药理学进展

主　编　钱之玉
副主编　席　亮
编　委　钱之玉　何　玲　席　亮　胡　梅
　　　　皋　聪　龚国清　文　娜

东南大学出版社
·南　京·

图书在版编目（CIP）数据

药理学进展／钱之玉主编．—南京：东南大学出版社，2005.5（2020.10 重印）

ISBN 978－7－81089－896－6

Ⅰ．药…　Ⅱ．钱…　Ⅲ．药理学—教材　Ⅳ．R96

中国版本图书馆 CIP 数据核字（2005）第 021559 号

东南大学出版社出版发行

（南京四牌楼 2 号　邮编 210096）

出版人：江建中

江苏省新华书店经销　　南京京新印刷有限公司印刷

开本：787mm × 1092mm　1/16　印张：29.25　字数：711 千字

2005 年 5 月第 1 版　　2020 年 10 月第 11 次印刷

ISBN 978－7－81089－896－6

印数：39501～42500 册　　定价：58.00 元

（凡因印装质量问题，可直接向读者服务部调换。电话：025－83792328）

前　言

生命科学日新月异的发展，对药学科学产生了深远的影响。高等药学教育由传统的化学模式向化学、生物学相结合的模式转变，已是不可改变的趋势；世界科技以高度综合为主的特征日益明显，采用多学科融合方法，认识和解决药学科学发展的各种问题，从而形成新概念、新方法和新的研究领域；应用现代生命新理论和新成果，认识生命现象，了解疾病的发生发展，掌握药物与机体的相互作用，赋予药理学新的内涵。

本书打破传统药学教学中的解剖学、生理学、病理学、药理学、毒理学等以学科为基础的课程和教材体系，建立多学科相互渗透、相互结合的综合性体系，按人体的组织系统，以正常生理生化—疾病发生发展—药物治疗转归为主线，按人们认识事物的自然属性，编写综合性教材，体现医为药之理，药为医之用及以人为本的教学思想和教学内容，努力做到对症治疗、对症下药，安全用药、合理用药，提高患者的生命质量。

本书根据上述思想和原则，共编写了18章，主要涉及失眠、疼痛、精神分裂症、老年痴呆、冠心病、慢性心功能不全、高脂血症、高血压、糖尿病、消化性溃疡、感染及恶性肿瘤等疾病及其药物治疗与进展。这些疾病多为常见病或严重威胁人类健康的重大疾病，提高这些疾病的防治水平，对延长寿命、提高人类生活质量具有重大的临床意义。

本书的编写和定稿，采用集体讨论、分工编写的方式；先成讲义，并在我校部分本科学生和江苏省执业药师继续教育中使用后，再由作者整理加工、主编修改和调整而成。本书是集体创造的成果，也是药学教学改革的一次大胆尝试。本书适用于医药院校本科及研究生教学之用，也可作为相关专业科研人员、医务工作者参考用书。

在本书编写过程中，钱淑云、沈祥春、唐富天、李文娜、马秉亮、张文平等博士生也参与了部分工作，在此一并表示深切的谢意。

由于编者水平有限，加之时间仓促，书中漏误之处在所难免，敬请读者不吝赐教。

钱之玉

2004年岁末

目 录

第一章　失眠及其药物治疗

失眠是一个没有得到充分重视和良好解决的全球性问题，长期失眠尤其是顽固性失眠会对人体造成诸多负面影响，比如损害身心健康，降低生活质量，影响工作学习能力，破坏人际关系，甚至导致意外事故的发生。因此，失眠的治疗不容轻视。

第一节　睡眠概述

一、睡眠的作用

睡眠是保持健康和觉醒的积极生理过程，因此健康的身体离不开健康的睡眠。能够迅速入睡并保持睡眠持续、安稳，睡醒后感觉精力充沛、头脑清晰，这就是健康睡眠。睡眠的功能尚未完全弄清，就目前所知，睡眠的作用包括：① 消除疲劳、恢复体力；② 保护大脑、恢复精力；③ 增强免疫，康复机体；④ 促进儿童的生长发育；⑤ 美容皮肤。

二、睡眠的分期

目前国际上通行的睡眠分期方法，是按照脑电波变化、眼球运动情况以及肌张力变化来划分的，一般将睡眠分为无（或非）快动眼睡眠（non-rapid eye movement sleep，NREM）和快动眼睡眠（rapid eye movement sleep，REM）两大类。

NREM 睡眠又可以分为四期，即浅睡眠期（1 期）、轻度睡眠期（2 期）、中度睡眠期（3 期）和深度睡眠期（4 期）。由于各期中脑电波呈现同步化的慢波，因此又称为慢波睡眠（slow wave sleep，SWS）或同步睡眠（synchronized sleep）。该期睡眠的主要特点有：① 全身包括脑代谢减慢，脑血流量减少；② 大部分区域脑神经元活动减少；③ 心率减慢，动脉血压降低；④ 机体温度降低。

REM 睡眠中脑电波呈现为去同步化的低振幅快波，所以又称为快波睡眠（fast wave sleep，FWS）或去同步化睡眠（desynchronized sleep）。REM 与 NREM 睡眠相比有本质区别，该睡眠期的特点有：① 脑血流量增加及代谢加快；② 大部分区域脑神经元放电活动增加；③ 心率加快，血压上升，而且变化较大；④ 脑组织温度升高；⑤ 从大多数指标来看，脑的活动状况与清醒时相似，然而身体其他部位的变化十分复杂：骨骼肌尤其是维持体姿的肌群张力减退，表现为运动神经元超极化，全身总体代谢（O_2 消耗）减低，眼外肌的阵发性抽搐导致眼球的快速运动，在神经元放电活动等方面也出现这种变化。

NREM 和 REM 睡眠反映脑的不同功能状态，这都是生理上所必需的。整夜睡眠中，REM 睡眠与 NREM 睡眠按一定周期交替出现，该变化周期称为睡眠周期。入睡后一般首先进入 NREM 睡眠，持续时间约 90 分钟，随后转入 REM 睡眠。REM 睡眠约持续 20 分钟，又转入 NREM 睡眠。整夜睡眠中一般出现 4～5 次上述周期性变化，并且越接近睡眠后期，REM 睡眠持续时间越长。然而，一个睡眠周期中并不一定含有所有阶段的睡眠，有时甚至在整夜睡眠中 REM 睡眠可阙如。

三、睡眠的生理调节

1. 神经调节　目前认为，生物体的脑部存在着两个系统，一个促进睡眠，另一个促进醒觉。要使睡眠得以发动，力量相对较强的醒觉系统的活动首先必须被动性地减弱，然后力量相对较弱的睡眠系统才能够发挥作用，使生物体入睡。关于睡眠与醒觉系统的定位问题，目前的认识还比较初步，认为两个系统的分布都比较广泛，并不是孤立地集中在某一局限的中枢部位。美国哈佛大学 Hobson 及 Mc. Carley 于 1974 年提出一种假说，提出觉醒状态、NREM 睡眠和 REM 睡眠相互交替的规律及其脑机制（见图 1－1）。

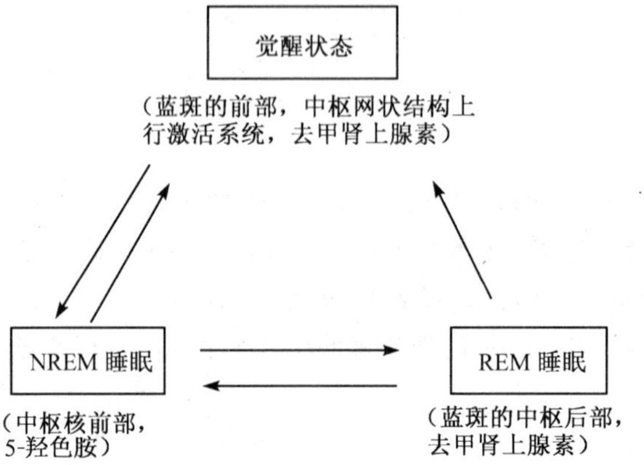

图 1－1　觉醒状态、NREM 睡眠和 REM 睡眠相互交替的规律及其脑机制的示意图

一般来说，脑干的中缝核、延髓的孤束核以及前脑的基底部分可能与睡眠的发动有关，上行网状激活系统及丘脑后下部可能与促进醒觉有关，而视交叉上核则与睡眠—觉醒周期的保持有关，也有人认为视交叉上核就是生物节律（生物钟）的所在部位。

睡眠的脑部机制研究还表明，睡眠受网状激活系统的控制，而后者又受脑内结构的制约和调节。延髓孤束核与睡眠功能有关，这个区域神经细胞的活动可导致睡眠，但破坏这个区域却并不引起失眠。因此，孤束核的作用可能与调节网状结构的上行激活功能有关。对于 REM 睡眠和 NREM 睡眠发生的中枢，研究的结果基本一致，认为导致 NREM 睡眠的中枢在中缝核，而调节 REM 睡眠的脑区域是脑桥背部的蓝斑。

中缝核区域的细胞主要产生 5－羟色胺（5－HT）这种神经递质。中缝核毁坏的范围越大，脑内 5－HT 的降低就越明显，睡眠时间也就越少。动物实验结果表明，脑内 5－HT 与 NREM 睡眠有密切关系。此外，给正常人口服 5－HT 的前体物质——左旋色氨酸，发现可以增加 NREM 睡眠，减少 REM 睡眠。

去甲肾上腺素（NE）在引起 REM 睡眠中起重要作用。破坏猫的脑桥背部蓝斑区域中部和后部神经细胞，能消除 REM 睡眠，同时，发现其脑内 NE 含量也明显降低。可见蓝斑区域与 REM 睡眠的关系密切，主要在于这里密集的 NE 神经。在动物实验中已证明蓝斑中部和后部神经细胞释放的 NE 对于 REM 睡眠的产生有重要作用。

除 5-HT、NE 与睡眠的产生和调节有密切关系外，睡眠还与 γ-氨基丁酸(GABA)和乙酰胆碱(Ach)有关。GABA 是中枢神经系统中最主要的抑制性神经递质。在脊髓以上部位的一些突触处，GABA 为突触后抑制性递质，通过增加膜对 Cl^- 及 K^+ 的通透性引起超极化而抑制神经元；而在脊髓内，GABA 是突触前抑制性递质，引起那里传入神经末梢部分去极化而降低传导。GABA 受体主要分为三种，即 GABA-A 受体、GABA-B 受体和 GABA-C受体，其中占主导地位的是 GABA-A 受体，它是配体门控 Cl^- 通道，突触前膜神经元释放 GABA 而开放；GABA-A 受体往往是中枢抑制药物的作用靶点。实验表明，Ach 有助于觉醒状态的维持，可以起到抑制中缝核头端的作用，从而对抗 NREM 睡眠。脑干的 Ach 与蓝斑核尾端一起对 REM 睡眠有重要作用。

2. 其他因子对睡眠的调节

(1) δ-睡眠肽对睡眠的影响：Pieron 等早在 1901 年将被剥夺睡眠 6～15 天后陷于深度睡眠的狗脑脊液灌注到正常觉醒的狗脑室中，发现能使后者的睡眠达到几个小时。他们认为在剥夺睡眠的狗脑室中存在一种导致睡眠的物质，后来 Monnier 等将其命名为"δ-睡眠诱导肽"(delta sleeping ducing peptide，DSIP)或"δ-睡眠肽"。DSIP 是一个 9 肽物质，相对分子质量为 849，可以分为 α 型和 β 型两类(比例为 1∶4)，β 型无活性，α 型则显示 DSIP 的活性。最初观察到 DSIP 仅对 NREM 睡眠有促进作用，而对 REM 睡眠无明显影响。但后来实验表明 DSIP 对 REM 睡眠也有促进作用，甚至与对 NREM 睡眠一样具有相似程度的促进作用。目前已知，DSIP 不仅能增加动物的睡眠量，而且有可能改变动物的行为模式，但是 DSIP 的浓度过低或过高，其效果都不好。一般静脉给药以 30～40 nmol/kg 效果最好；剂量加大，效果减少；到 10 倍剂量时，效果则消失。

(2) S 因子和尿性睡眠促进因子对睡眠的影响：Pappenheimer 等在剥夺睡眠后的山羊脑脊液中发现一种能使大鼠活动减少、睡眠增多的物质，主要是促进 NREM 睡眠。他们把此物质命名为"睡眠促进因子"或 S 因子。他们还从人尿中分离出了 S 因子。据推测 S 因子的相对分子质量为 300～500，其有效成分含有一个或多个肽键。Krueger 证明 S 因子是一种胞壁肽，并认为它可能是被白细胞吞噬后排泄出来的细菌的消化残留物，是体内免疫系统的一部分。他们曾经将人工合成的一种胞壁肽的变种——胞壁二肽注入大鼠、兔子、猫和猴子体内，结果发现它们都能产生比平时更多的 NREM 睡眠。

尿性睡眠促进因子(urinary sleep-promoting factor，SPU)是 Pappenheimer 等人从刚起床的人尿中提纯的，与 S 因子类似的促睡眠物质。脑室内注入少于 10 pmol 的 SPU 足以能使兔、猫或大鼠的 NREM 睡眠增加几个小时，但对 REM 睡眠的影响很小。

(3) 前列腺素与褪黑素在睡眠中的作用：前列腺素 D_2(prostaglandin D_2，PGD_2)是一种引人注目的促睡眠物质。Ueno 等人在清醒的大鼠上观察到，如果在第三脑室内注入多达 600 fmol/min 的 PGD_2，则不但可增加 33%的 NREM 睡眠，还可以增加 56%的 REM 睡眠。因此他们提出脑内的 PGD_2 可能是生理性睡眠的内源性调节者。

褪黑素(melatonin)是松果体产生的主要激素。它的作用主要是轻度的催眠和镇静作用。据 Holmes 等报道，大鼠腹腔内注射褪黑素可缩短入睡及醒来的时间，并且增加

NREM 睡眠和 REM 睡眠的时间。

(4) 其他因子：血管活性肠肽(vasoactive intestinal peptide，VIP)和精氨酸催产素(arginine vasotocin，AVT)均具有促进睡眠的作用。如脑室内注射 VIP 100 ng，可增加 65% REM 睡眠和 18%NREM 睡眠。AVT 可增进 REM 睡眠。

虽然以上所涉及的一些肽类物质的来源和作用部位尚在进一步研究之中，但是它们对睡眠—觉醒周期的发生和维持的生理调节作用是肯定的。

第二节　失眠概述

失眠是指睡眠的发生或(和)维持障碍，致使睡眠缺失，睡眠的质量不能满足个体的生理需要，加之对睡眠所持心态的影响，导致白日疲乏、犯困、萎靡等一系列神经精神症状。

一、失眠的诊断

失眠的诊断包括主观与客观两个方面。失眠的主观标准(临床标准)为：主诉睡眠生理功能障碍，出现白日疲乏、头胀、头昏、犯困等症状。仅有睡眠量减少而无白日不适者(短睡者)，不视为失眠。失眠的客观标准则根据多导睡眠图结果来判断：① 睡眠潜伏期延长(长于 30 分钟)而实际睡眠时间减少(每夜不足 6 小时)；② 觉醒时间次数增多(每夜超过 30 分钟)。

有睡意时，上床后 30 分钟不能入睡，觉醒时间每晚超过 30 分钟，且白天有症状的，在临床上可以诊断为失眠。

二、引起失眠的因素

1. 单纯精神因素　各种心理因素，使人产生不安、忧虑、烦恼和痛苦等，都会造成失眠。因情绪波动所致的失眠，多为一过性、状态性的失眠，大多呈短期性，主诉多为入睡困难、睡眠过浅、易醒，醒后又是久久不能入睡。对于这种失眠持续达数日者，须给催眠药物，治疗目的是防止形成慢性失眠。催眠药多选用快速短效类药物，能诱导入睡即可。

2. 疾病

(1) 躯体疾病：很多种疾病都可以引起失眠，失眠只不过是这些疾病的伴发症状，疾病治好了，往往失眠也就能治好。常见的能引起失眠的疾病有：

① 中枢神经系统疾病，如脑外伤、脑肿瘤、松果体瘤、脑血管疾病(脑出血、脑梗死)、帕金森病、老年性痴呆、偏头痛、血管神经性头痛等。

② 呼吸系统疾病，如慢性支气管炎、慢性阻塞性肺气肿等。需要提醒注意的是，缺氧和呼吸抑制比较严重时，尽量少用镇静催眠药物，因为目前的常用药物几乎都可抑制呼吸中枢，使缺氧加重。

③ 泌尿系统疾病，如慢性肾功能衰竭，患者的睡眠常常是短而破碎，只有肾透析或肾移植才能有效地解决。尿毒症还可以因毒物在体内蓄积而不可逆地损伤中枢神经细胞及使机体代谢紊乱。糖尿病、尿崩症、泌尿系感染等引起的尿频，也可以干扰睡眠。

④ 过敏性疾病如皮肤瘙痒、鼻堵塞等，也常常干扰睡眠，使睡眠无法进行。此时应用一些抗过敏药物效果常常很好，因为这些药物（如苯海拉明、扑尔敏）本身就具有一定的镇静催眠作用。

⑤ 消化系统疾病，如溃疡、肠炎、痢疾等，常造成腹痛、烧心、恶心、呕吐、腹泻、发热等症状，可明显干扰正常睡眠。

⑥ 循环系统疾病，特别是心衰、心绞痛、高血压、动静脉炎等，都可引起失眠。

⑦ 骨骼、肌肉、关节的炎症和疼痛是临床上常见的疾病，也可不同程度地引起睡眠障碍。

对于躯体疾病引起的失眠，首先应着眼于对原发疾病的治疗，原发病治愈、缓解，睡眠也会随之改善。另一方面，应适当给予催眠药物来改善睡眠，睡眠的改善既可促进原发疾病的痊愈，同时催眠药物本身又常能增强某些治疗药物的作用，如解热、镇痛、抗炎、降压、抗过敏药物等。

（2）精神疾病

① 神经症：神经症的基本症状为强烈的焦虑不安，又可分为焦虑性神经症（持续焦虑）、强迫性神经症（以强迫观念及强迫行为作为主要症状）、恐怖症（如广场恐怖症、恐高症等）和歇斯底里（焦虑转变为身体症状）等。

神经症的焦虑、不安及所派生出来的各种症状都可能成为入睡困难及睡眠维持障碍的原因。对于神经症及失眠症状的治疗，多采取综合疗法，如心理疗法和行为疗法相结合，给予适当的抗焦虑药物，如安定等。奏效后，失眠症状也会随之改善。为打断日间惊恐不安与夜间失眠这一恶性循环，在睡前也常要应用催眠药物。

② 抑郁症：特别是心因性抑郁症，患者常表现为情绪低落、郁郁寡欢、悲哀，日常生活中的兴趣和欢乐消失，有自责、自罪心理。因此，抑郁症主要是一种情感障碍性精神疾病。抑郁症患者活动减少、无力、易疲劳，绝大多数病人有睡眠障碍。睡眠障碍主要表现为REM睡眠的潜伏期缩短（正常人为90分钟，而抑郁症病人的首次REM睡眠出现是在入睡后50分钟以内），早醒及深睡眠减少。随着患者年龄的增加，后半夜睡眠障碍会变得越来越严重，主诉多为早醒和醒后很难再入睡。病人经常在半夜两三点钟时醒来，思绪万千，感情纠缠在悲哀境地而不能自拔。

失眠的严重程度与抑郁症严重程度有直接关系。当病情严重时，睡眠时间极度缩短，但白天并无明显困意，只感到极度的疲劳和失落感。这是因为觉醒水平增高，使白天入睡困难。

抑郁症患者睡眠时REM睡眠潜伏期缩短、SWS缩短、觉醒次数增多和早醒。

对于抑郁症患者的失眠，抗抑郁药往往能获得一箭双雕之效，即抑郁症缓解的同时失眠亦减轻。失眠严重时，睡前可适当服用安定等药物。

③ 躁狂症（或躁郁症躁狂阶段）：躁狂症或躁郁症躁狂阶段的患者有时整夜睡不着觉，而入睡困难及早醒则更为常见。躁狂症患者睡眠的脑电图变化与抑郁症很类似，主要是REM睡眠的潜伏期缩短，SWS明显减少。躁狂症偶尔也能在白天出现强烈困意，这可能与治疗药物的作用有一定关系。在躁郁症的抑郁阶段有时也可能表现为睡眠过多。对躁狂症或躁郁症，一般是针对主症进行治疗，如睡眠仍无改善再考虑加用催眠药物。

④ 精神分裂症：精神分裂症病程迁延，进展缓慢。急性期多有幻觉（幻听、幻视、幻嗅）

和妄想(被害妄想、夸大妄想)、支离破碎的思维、自我障碍、情感障碍和人格障碍等。慢性期可出现情感迟钝、行为退缩、意欲减退等。

失眠症状多在急性期发生,随病情恶化而加重。患者失眠的根源,可能是由于极度不安、恐惧感、疑惑和强迫观念所致。失眠表现以入睡障碍为主,伴有轻度易醒、早醒,使总睡眠时间缩短。有些急性期的精神分裂症患者由于强烈幻觉、妄想、恐惧和不安,处于过度兴奋状态,以致很难入睡,几乎到凌晨才能睡着,一直到午后方醒,形成一种昼夜颠倒的病状。从脑电图看,精神分裂症患者睡眠表现为SWS和REM减少,睡眠呈片段状。

对于精神分裂症患者的失眠,从治疗分裂症入手,使用强安定剂,如氯丙嗪、氟哌啶醇等,这类药本身就有很强的镇静作用。当病人过度兴奋时,也常使用催眠药物,且用量往往比治疗单纯失眠的治疗剂量要大。

3. 药物

(1) 镇静催眠药:相当一部分失眠者睡眠恶化的原因却是由服用镇静催眠药引起的。机体具有自我保护机能,催眠药物进入体内后会被药物代谢酶(主要是肝药酶)所代谢,使药物毒性降低、药效减弱,从而容易排出体外。而肝药酶的活性随着连续用药会越来越高,这就是肝药酶诱导作用。结果同样剂量的催眠药物,因被破坏、排泄加速,催眠效果明显降低,再加上长期用药使神经系统逐渐适应,也可使催眠效果降低。要达到最初用药时的疗效,就必须增加催眠药的剂量,就是说机体对药物产生了耐受性,使停药很难,因为这时失眠者对药物已产生了依赖性。药物一撤,精神就会极度不安,强烈要求恢复使用原来的药物。更严重的是,药物已经成了身体代谢所必需的一种成分,如参与大脑皮层的抑制过程,参与全身肌肉的正常活动等。突然撤掉催眠药就会引起一系列精神和躯体症状,如兴奋、不安、失眠、肌肉震颤甚至抽搐,即戒断症状。这种戒断症状对睡眠的影响反映在脑电图上就是睡眠明显减少、变浅,REM睡眠明显增加,梦魇增多,严重影响病人身心健康,并被迫继续用药。

(2) 其他药物:有些用于治疗其他疾病的药物,也可以影响睡眠,如抗癌药、抗癫痫药、口服避孕药、甲状腺制剂、糖皮质激素、β受体阻滞剂等。此外,咖啡、茶、可可等饮料中含有咖啡因、茶碱和可可碱等兴奋性物质,这些成分均可兴奋大脑皮层,如果睡前饮用,患者会因为过度兴奋而迟迟不能入睡。

4. 饮酒　每天晚上喝少量酒,可起到舒筋活血、松弛精神的作用,这对睡眠有一定好处。但有些长期饮酒者(酗酒者)戒酒后会产生戒断症状,因为酒精也会产生耐受性和依赖性。戒酒后精神上难以忍受,产生焦虑不安、意识混沌、错觉甚至幻觉(幻视更为常见),躯体症状则有震颤、抽搐、乏力等。戒酒后对睡眠的影响表现在入睡困难、深睡眠减少、易醒,而REM睡眠比例增加。在有些人,这种影响可以长期存在,成为慢性失眠者。嗜酒者睡眠障碍可能与酒精对脑内神经细胞损伤有关。酒精造成的肝脏损害最后可导致肝硬化,机体的代谢解毒功能减弱,某些有毒产物不能很快代谢、排泄而损害神经细胞。此外胃黏膜损伤可形成慢性胃、十二指肠溃疡,也可使睡眠恶化。对于戒酒引起的症状可适当使用抗精神病药物,但禁用苯二氮䓬类药物(如安定),因后者可使症状更加恶化,甚至造成突然死亡。

5. 环境因素造成的失眠

(1) 温度和湿度:睡眠需要良好的环境,卧室温度过冷、过热都可以妨碍人的入睡。湿度对睡眠亦有影响,理想的湿度是55%～60%,过于干燥或过度潮湿均不利于睡眠。

(2) 噪声和光亮:噪声是干扰睡眠的常见因素,有些人对噪声很敏感,日久天长就会形成慢性失眠。各种噪声对睡眠都是一种恶性刺激，甚至导致或加重神经衰弱。光亮是另一影响睡眠的因素，可明显干扰正常生理节律。

6. 生物节律改变引起的失眠　生物节律改变如由白班倒成夜班，或者出差旅行时差的变更等，都会引起失眠。人体内有生物钟，使某些生理功能呈现昼夜节律。人能够适应外界节律的变化，但如果这种变化太快，则往往会导致人体生物节律出现障碍。

三、失眠的分类

1. 从时间上分，失眠可分为：短暂失眠或瞬时失眠，持续数个晚上；短期失眠，持续不超过两个星期；慢性失眠，持续一个月以上，每个星期至少有三个晚上失眠。

2. 按照失眠的性质，可以分为生理性失眠症和病理性失眠症两大类。

生理性失眠症是指偶尔失眠，或因环境、情绪、饮食、娱乐、药物等引起的一过性、除疾病本身引起的失眠症。在人的一生中，几乎每个人都有过瞬间或短期失眠的体验。瞬时，乃至数天的短期失眠，并不能算是疾病，一般无需药物治疗。

病理性失眠症是指因各种疾病，如前述呼吸系统疾病、消化系统疾病、神经系统疾病等因素造成的不能正常睡眠，临床多见于老年高血压、脑动脉硬化、精神病等疾病。较长时间的慢性失眠，则为一种病态，应加以注意，要采取相应的措施以防继续发生。

3. 按照失眠的特点，失眠又可分为：① 入睡困难型：躺在床上，辗转反侧，往往一两个小时才能睡着。紧张、焦虑或身体不舒服引起的失眠常属此型；② 睡眠维持困难型：睡得不安稳，时睡时醒，醒过来就难以入睡，有些人甚至半夜醒来就再未阖眼。忧郁、身体疾病引起的失眠常属此型。

4. 从前述引起失眠的病因来看，失眠可以分为：① 精神疾病所致的失眠；② 身体疾病所致的失眠；③ 药物引起的失眠；④ 原发性失眠。虽然对原发性失眠分类还有所争议，但大部分学者都认为心理、生理性失眠为原发性失眠中最重要的原因。

四、失眠的发生机制

人们对睡眠的研究有两种方式，一是剥夺睡眠，一是给予充分睡眠，然后通过观察人体反应来认识。失眠的发生机制还不是十分清楚，但是失眠促进人类对睡眠—觉醒这一过程的研究。稳态机制和生物钟利用复杂的神经通路和一系列的神经递质、肽类物质控制睡眠—觉醒这个过程。从失眠与很多神经症状的相关性看，有人认为失眠的根源在于神经递质紊乱，并从调节神经递质入手，研究治疗失眠的药物。目前认为生物节律的失调和觉醒系统的加强在失眠的引发中起了很大的作用，很多临床病理是两者的综合。

五、失眠的不良后果

1. 诱发各种疾病　疾病可以引起失眠，反过来失眠也会诱发各种疾病，包括躯体疾病和精神疾病。慢性失眠，再加上长期用药，会打乱人体内分泌系统，使体内的各种激素水平失去平衡，导致免疫力下降，容易引发如高血压、糖尿病、心脑血管疾病以及消化道疾病等。另一方面，长期失眠使人记忆力衰退，脑功能减退导致性腺功能下降，引起机体衰老，甚至引发精神分裂、脑萎缩、老年痴呆、帕金森病等疾病。

2. 导致工作事故　失眠使患者白天倦怠、犯困，注意力不集中，思维判断力受到抑制，影响工作，容易导致事故的发生。美国睡眠障碍协会的调查显示，美国每年 45％的车祸及 55％的工伤事故都是由于睡眠障碍造成的。

第三节　失眠的药物治疗

治疗失眠的关键是消除导致失眠的各种因素，较理想的是综合治疗，包括心理、行为疗法和药物治疗等。这里我们主要讨论失眠的药物治疗。治疗失眠的药物已经完成了从巴比妥类向苯二氮䓬类的过渡，当前的研究方向又转向新型的非苯二氮䓬类药物，并且已经取得较大进展，这些药物的选择性更强、效果更好、副作用也更小。此外，天然催眠药物也是目前研究的热点，具有广阔的应用前景。

一、传统的镇静催眠药

（一）巴比妥类

巴比妥类药物早在 1903 年就被发明，在 20 世纪 30～50 年代，巴比妥类药物曾作为主要的催眠药，确实具有相当不错的疗效。然而 20 世纪 60 年代以后，巴比妥类药物作为催眠药使用就逐渐减少，可以说迄今已经基本上不用于失眠的治疗。最主要的原因有两点：一是当时已经有了更好的镇静催眠药，完全可以代替巴比妥类药；二是巴比妥类药物在应用过程中出现了严重的副作用，使临床医生与病人都望而生畏。如苯巴比妥和司可巴比妥都是强有力的催眠药物，但它们的治疗安全范围小，有明显的潜在成瘾、呼吸抑制和过量致死等作用，安全性远不如苯二氮䓬类药物。现在临床上只有苯巴比妥和戊巴比妥仍用于控制癫痫持续状态，硫喷妥偶用作静脉麻醉药。司可巴比妥（速可眠）作为最后一个巴比妥类催眠药，在 2000 年已被淘汰出国家基本药物目录。

巴比妥类药物是普遍性中枢抑制药，随着剂量逐渐增加，相继产生镇静、催眠、抗焦虑、抗惊厥和麻醉作用。10 倍催眠量时则可抑制呼吸，甚至致死。这类药物主要通过抑制脑干网状上行激活系统而发挥催眠作用。在非麻醉剂量时主要抑制多突触反应，通过延长氯离子通道开放时间而增加 γ－氨基丁酸（GABA）介导 Cl^- 内流，引起超极化，减弱谷氨酸介导的除极，较高浓度时则抑制 Ca^{2+} 依赖性动作电位，抑制 Ca^{2+} 依赖性递质释放，而且能在无 GABA 时直接增加 Cl^- 内流。

催眠剂量的巴比妥类药物可致眩晕和困倦，精细运动不协调，对巴比妥类过敏的患者可出现皮疹以及哮喘，严重者可发生剥脱性皮炎和 Stevens-Johnson 综合征，可致死。中等剂量即可抑制呼吸中枢。这类药物在肝脏中代谢，有肝药酶诱导作用，可以增加其他通过肝脏代谢药物的代谢率。长时间使用可发生药物依赖性，突然停药易发生“反跳”现象，患者有明显的睡眠紊乱，梦魇增多，迫使病人继续用药，终至成瘾，成瘾后停药，戒断症状明显，表现为激动、失眠、焦虑，甚至惊厥。

（二）苯二氮䓬类

20 世纪 50 年代，苯二氮䓬类药物（BZ）进入临床使用，由于其高效、安全范围大，已成为抗焦虑和失眠领域应用最广泛的药物。

BZ类药物镇静催眠作用明显，能缩短入睡时间，延长睡眠持续时间（主要延长2期睡眠时间）。然而这类药物会缩短REM睡眠，停药时则会代偿性反跳延长，使梦魇增多。现已认识到BZ类药物连续应用可引起明显的依赖性而发生停药困难，应高度重视。此外，本类药物还具有抗焦虑、抗惊厥以及中枢性肌肉松弛作用。

脑内具有与BZ类药物特异结合位点的受体，其分布以皮质为最密，其次为边缘系统和中脑，再次为脑干和脊髓。这种分布状况与中枢抑制性递质GABA的GABA-A受体的分布基本一致。GABA受体亚单位上有BZ类受体，本类药物与之结合促进GABA与GABA受体的结合而使Cl^-通道的开放频率增加，增强GABA突触抑制效应而产生中枢抑制作用。BZ类受体分为BZ_1和BZ_2受体，其中BZ_1受体与镇静、催眠作用有关，BZ_2受体与记忆、情绪有关。BZ类对两型受体均有一定亲和力，选择性不高，因而除了镇静催眠作用外，容易引起记忆力和情绪障碍。

1. 主要药物　根据药物作用的持续时间，可将BZ类分为短效、中效、长效三种。

(1) 短效药物的半衰期多不足10小时，作用迅速而短暂，因此一般无延续反应，主要用于入睡困难者，特别是白天需要头脑高度清醒的失眠患者。这类药物也可用于上半夜醒后难以再入睡的患者醒后服用。短效BZ类药物易形成依赖，且撤药后易产生反跳性失眠。该类药物包括三唑仑(triazolam)、奥沙西泮(oxazepam)、溴替唑仑(brotizolam)、甲磺酸氯普唑仑(loprazolam mesilate)、咪达唑仑(dormicum)等。

① 三唑仑：三唑仑(triazolam)是一种吸收快速和半衰期短的苯二氮䓬类催眠药物，有明显的镇静、催眠作用，作用机制与地西泮相似，但与地西泮相比，其催睡作用强45倍。由于吸收比较快，更适合作为治疗入睡困难的催眠药物。有许多研究报道认为，三唑仑可以减少睡眠潜伏期和增加总的睡眠时间。与长半衰期的苯二氮䓬类催眠药物比较，三唑仑所产生的白天嗜睡作用小，但由于其半衰期短，对治疗睡眠维持困难疗效较差。

本品口服吸收快而完全。口服15～30分钟生效，2小时血药浓度达峰值。血浆蛋白结合率约为90%，半衰期为1.5～5.5小时。大部分经肝脏代谢，代谢产物经肾排泄，仅少量以原形排出。多次使用可在体内有轻微程度的积累。可进入胎盘，又可分泌入乳汁。

患者用药后可能出现早醒和白天焦虑现象，多见头晕、头痛、倦睡，较少见恶心、呕吐、头昏眼花、语言模糊、动作失调，少数可发生昏倒、幻觉。本药所致的记忆缺失较其他苯二氮䓬类药物更易发生。

② 溴替唑仑：溴替唑仑(brotizolam)胃肠道吸收迅速，0.5～2小时血药浓度达峰值，血浆半衰期为6～9小时（老年患者）。本品在低剂量时即有良好的催眠作用，可缩短入睡时间，减少觉醒次数，延长睡眠时间。本品0.25 mg与硝西泮5 mg的催眠作用相当。偶可发生胃肠道不适、头痛、眩晕；大剂量时可见醒后疲乏、注意力障碍。肌无力、青光眼、肺病、肝病患者及妊娠和哺乳期妇女禁用。

③ 甲磺酸氯普唑仑：甲磺酸氯普唑仑(loprazolam mesilate)半衰期较短，且在体内不产生活性代谢产物，因而引起延续效应较轻，具有类似硝基安定、氟安定的催眠作用。本品适用于失眠症的短期治疗，包括不易入睡和夜间常醒患者。本品具有与苯二氮䓬类药物相同的不良反应和禁忌证。

④ 咪达唑仑：咪达唑仑(dormicum)口服吸收迅速而完全，血药浓度在0.4～0.7小时达到峰值，血浆蛋白结合率约为96%，血浆半衰期为1.5～2.5小时。60%代谢产物由肾脏排

泄。能缩短入睡时间，减少入睡后清醒期，延长睡眠持续时间，改善睡眠质量。本品特点是起效快，体内停留时间短，连续晚间服用不会导致体内蓄积，次晨无明显延续效应，停药后不引起反跳性睡眠障碍。临床用于各种失眠，特别适用于入睡困难患者；也用于术前给药及麻醉诱导等。口服后约 20 分钟内入睡，睡眠时间可恢复到与病人年龄相当的正常范围。本品不良反应少，可有恶心、头痛、疲倦等。长期应用可发生依赖性，但发生率甚低。妊娠早期及急性肺病者禁用。

⑤ 奥沙西泮：奥沙西泮（oxazepam）口服吸收慢，口服 45～90 分钟生效，2～4 小时血药浓度达峰值，数天血药浓度达稳态，血浆蛋白结合率为 86%～89%，半衰期一般为 5～12 小时。在体内与葡萄糖醛酸结合灭活，均经肾排泄，体内蓄积量极小。该药具有抗惊厥、抗癫痫、抗焦虑、镇静催眠、中枢性骨骼肌松弛和暂时性记忆缺失（或称遗忘）作用。随着用量的加大，临床表现可自轻度的镇静到催眠甚至昏迷。长期应用可产生依赖性。停药可能发生撤药症状，表现为激动或忧郁。

（2）中效药物的半衰期多在 10～20 小时，其作用介于短效与长效药物之间。主要用于以睡眠不实、多醒为主，兼有入睡困难的患者。用量较大时有延续反应。常用的该类药物有艾司唑仑（estazolam，舒乐安定）、替马西泮（temazepam）、阿普唑仑（alprazolam）、劳拉西泮（lorazepam）、氯氮䓬（chlordiazepoxide）等。

① 氯氮䓬：氯氮䓬（chlordiazepoxide，librium，利眠宁）是苯二氮䓬类中最先应用的药，目前其临床地位已逐渐降低。口服吸收慢，4 小时内血药浓度达到峰值；肌内注射吸收缓慢而不规则，血浆半衰期 7～28 小时。该药在生物转化过程中，可产生活性代谢产物，如去甲利眠宁、去甲羟基安定等，故长期服用有蓄积作用。老年及严重肝病患者应减量慎用，老年人用药后易引起精神失常甚至昏厥。此外，本药尚有嗜睡、头昏、恶心、便秘等副作用，长期大量服用可产生耐受性并成瘾，还能加强吩噻嗪类安定药（如氯丙嗪）和单胺氧化酶抑制剂（如优降宁）的作用，有加强中枢抑制的危险。哺乳期妇女及孕妇应忌用。

② 替马西泮：替马西泮（temazepam）为安定的代谢产物，具有类似硝基安定的催眠作用。本品口服迅速被吸收，2～3 小时血药浓度达峰值，其半衰期较短，为 9～12 小时。本品是一种半衰期中等的苯二氮䓬安定类催眠药物，多次使用可在体内有中等程度的积累作用。其吸收比较缓慢，更适合作为维持睡眠困难的催眠药物。有报道认为，在相同催眠作用的情况下，羟基安定白天残留损害作用最小，而低耐受性可以使本药使用达 3 个月。由于该药物适合治疗维持睡眠困难，且白天残留作用较小，最适合治疗老年人的失眠。本品副作用少，可有口干、无力等，长期应用可产生依赖性。孕妇慎用。

③ 劳拉西泮：劳拉西泮（lorazepam）口服吸收较慢，一般用药 2 小时后才出现疗效，服用 2～3 天后可达稳态血药浓度。生物利用度约为 93%，经肝代谢，代谢产物无药理活性。半衰期约 10～18 小时。药理作用与地西泮相似，但抗焦虑作用强于地西泮，并可持续长达 8 小时之久。常见不良反应有易疲劳、倦怠、嗜睡、眩晕、共济失调、肌张力减弱，常与用药剂量相关。本品长期使用可能产生药物依赖性。

④ 艾司唑仑：艾司唑仑（estazolam，舒乐安定）口服吸收较快，是快速吸收和半衰期中等的苯二氮䓬安定类催眠药物。口服后 3 小时血药浓度达峰值，2～3 天血药浓度达稳态。半衰期为 10～24 小时，血浆蛋白结合率约为 93%。经肝脏代谢，经肾排泄，排泄较慢。临床研究报道，晚上服用后其作用可持续 6 小时，可减少睡眠潜伏期 15～20 分钟。

⑤ 阿普唑仑：阿普唑仑（alprazolam）口服吸收快而完全，血浆蛋白结合率约为80%。口服后1～2小时血药浓度达峰值。2～3天血药浓度达稳态。半衰期一般为12～15小时，老年人为19小时。经肝脏代谢，代谢产物为α-羟基阿普唑仑，该产物也有一定药理活性。经肾排泄。体内蓄积量极少，停药后清除快。常见的不良反应有嗜睡、头昏、乏力等，大剂量偶见共济失调、震颤、尿潴留、黄疸。罕见的有皮疹、光敏、白细胞减少。个别病人发生兴奋、多语、睡眠障碍，甚至幻觉。停药后，上述症状很快消失。本品有成瘾性，长期应用后，停药可能发生撤药症状，表现为激动或忧郁。还有少数病人有口干、精神不集中、多汗、心悸、便秘或腹泻、视物模糊、低血压等症状。

(3) 长效药物的半衰期长达20～50小时，作用较慢，治疗时间较长，因而易有蓄积作用和延续反应，容易抑制呼吸。主要用于睡眠易醒、不实或早醒患者，但不宜连续使用。对兼有抗焦虑作用的长效BZ类药物，利用其延续作用的特点，每晚睡前服药后白天可不再应用其他抗焦虑药物，但使用期限不应太长。该类药物有地西泮（diazepam，安定）、氟西泮（flurazepam）、硝西泮（nitrazepam）、氯硝西泮（clonazepam）等。

① 地西泮：地西泮（diazepam，安定）口服吸收快而完全，生物利用度约76%。0.5～2小时血药浓度达峰值，4～10天血药浓度达稳态，半衰期为20～70小时。血浆蛋白结合率高达99%。地西泮及其代谢物脂溶性高，容易穿透血脑屏障；可通过胎盘，可分泌入乳汁。本品主要在肝脏代谢，代谢产物为去甲地西泮和去甲羟地西泮等，亦有不同程度的药理活性，去甲地西泮的半衰期可达30～100小时。本品肝肠循环，长期用药有蓄积作用。代谢产物可滞留在血液中数天甚至数周，停药后消除较慢。地西泮主要以代谢物的游离或结合形式经肾排泄。

常见的不良反应包括嗜睡，头昏、乏力等，大剂量可有共济失调、震颤。罕见的有皮疹，白细胞减少。个别病人发生兴奋、多语、睡眠障碍，甚至幻觉。停药后，上述症状可消失。长期连续用药可产生依赖性和成瘾性，停药可能发生撤药症状。孕妇、妊娠期妇女、新生儿禁用或慎用。以下情况慎用：严重的急性乙醇中毒；重度重症肌无力；急性或隐性闭角型青光眼；低蛋白血症时，可导致易嗜睡、难醒；多动症；严重慢性阻塞性肺部病变；外科或长期卧床病人；有药物滥用和成瘾史者。

② 氟西泮：氟西泮（flurazepam）为长效催眠镇静药，能明显缩短入睡时间，减少入睡后的觉醒次数，增加总睡眠时间。其诱导入睡时间平均在20分钟内，维持睡眠时间为7～8小时。连续应用28天均有效，表明本品为仅有的一种在延长总睡眠时间的同时可持续降低潜伏期及减少觉醒次数的药物。本品用于各种失眠症，尤适于入睡困难、夜间屡醒及早醒，也可用于习惯性失眠，对反复发作的失眠或睡眠障碍以及需睡眠休息的急、慢性疾病均有效。最常见的不良反应有头晕、嗜睡、共济失调，后者多发生于年老体弱者。亦可出现恶心、呕吐、腹泻等胃肠道反应。严重抑郁症患者，肝、肾功能不全者慎用。妊娠早期以及15岁以下儿童不宜使用本品。反复应用者应定期检查血常规及肝、肾功能。

③ 硝西泮：硝西泮（nitrazepam）口服易吸收，12小时内血药浓度达峰值，血浆半衰期为20～31小时。由于本品消除较慢，连续服用可在体内蓄积，有较好的安定、镇静催眠作用，引起近似生理睡眠，无明显后遗效应。本品口服后30分钟入睡，维持6～8小时。其不良反应较少，服用催眠剂量，次晨醒后可有思睡及轻微头痛。大剂量可引起患儿黏液及唾液分泌增加，老年患者易出现眩晕、肌无力、运动失调、精神错乱、恶梦、激动、失眠等。长期应用可

产生依赖性。重症肌无力患者、妊娠早期禁用。老人、肝功能不全者及呼吸系统功能障碍患者慎用。服用期间避免饮酒，不可驾驶车辆和操作机器。

④ 氯硝西泮：氯硝西泮(clonazepam)口服吸收迅速，生物利用度为 85%，血浆蛋白结合率约为 80%，单次用药半衰期为 10～20 小时，长期应用可达 20～36 小时。低剂量时即可很快使患者入睡，维持6～8 小时，作用与硝基安定相似，但镇静催眠和肌肉松弛作用较强。本品起效快、觉醒少，适用于各种类型的失眠，特别是神经性失眠、精神性失眠；也可用于麻醉前给药、麻醉诱导和维持麻醉。偶见头昏、头疼、心动过速和出汗等不良反应，本品可导致轻度呼吸抑制。大剂量连续服用可产生依赖性。约 20%患者可出现延续效应。

2. 不良反应　苯二氮䓬(BZ)类虽然较传统的巴比妥类和水合氯醛等药物优越，但同样存在难以克服的不良反应。大多数 BZ 类镇静催眠药物的副作用与这些药物的镇静药理作用有关。

(1) 残留效应：残留效应是指药物的催眠效应延长到白天时间里，产生了一系列不良反应，如宿醉效应、头晕、嗜睡、精神活动损害。残留镇静效应由药效的持续时间决定，而持续时间又由药物的半衰期和剂量决定。研究显示，在短效和长效药物之间以及同一类药物的不同剂量之间的残留期存在差异。

(2) 遗忘效应：遗忘效应是另一个与药物镇静催眠作用相关的副作用，是指在服药后不能记忆信息。遗忘程度与药物种类及药物的血浆浓度有关，药物剂量越高，其血中浓度越高，遗忘也越严重。

(3) 停药效应：BZ 类药物最常见的停药反应是反跳性失眠。反跳性失眠是一种睡眠紊乱，指在停止服用前几晚所用药物后，睡眠质量比没有治疗前还要差。反跳性失眠无论是失眠患者还是正常人都有发生，其特征是醒觉时间延长，超过基础线。从现有的报道来看，反跳性失眠的发生和严重程度有明显的个体差异，但尚没有前瞻性的研究来判断何种差异可以预见反跳性失眠的发生。为了避免反跳性失眠的发生，建议在用药时从产生疗效的最小剂量开始，并且在停药时逐渐减量。

(4) 依赖成瘾：BZ 类可致依赖和成瘾，长期使用该类药物所产生的不良反应和撤药后的戒断综合征是严重的。由于滥用，关于 BZ 类成瘾的报道也愈来愈多。造成 BZ 类滥用的原因是多方面的，但医生和患者自身的不合理用药是其主要原因，应引起警惕。对 BZ 类已产生依赖的患者，一般采用替代疗法或逐渐减药的方法。

可以看出，BZ 类药物产生药物依赖性主要由下列治疗模式引起：失眠或焦虑→BZ 类药物治疗→停药后出现反跳性失眠→继续用药→产生耐受性→需要不断加大药物剂量治疗→出现药物依赖→无法终止治疗。这种恶性循环是本类药物自身无法解决的矛盾。

3. 苯二氮䓬类的正确使用

(1) 使用原则：确认失眠的原因。躯体或精神疾患所致失眠，首先要解决这些原发疾病的治疗问题，对于长期失眠的病人必须深入寻找病因。一般临床使用药物治疗失眠问题的原则是：以入睡困难为临床症状的患者应该选用短效药物，少数患者如果是午睡困难也可以使用；夜间睡眠浅睡、易醒的患者可以使用中效药物治疗；夜间睡眠易醒和早醒的患者应该使用长效药物治疗；如果患者睡眠紊乱伴有焦虑、抑郁，应该使用抗焦虑或抗抑郁药物治疗；如果患者出现精神异常导致睡眠紊乱，应该使用神经阻滞剂(抗精神病药物)，必要时合并使用苯二氮䓬类安眠药物。

目前一致公认的是，苯二氮䓬类药物可用于短暂和短期失眠。与刺激有关的失眠也被认为是考虑使用催眠药物的主要适应证。通常这些失眠患者以前的睡眠都是正常的，一旦失眠问题解决后，患者的睡眠又恢复到以前的正常睡眠模式。对短暂和短期失眠，短暂使用镇静催眠药物是为了防止症状发展成为持久的心理性失眠。除非白天另外需要药物（如长效镇静催眠药物），短暂和短期失眠的治疗应该采用短效和中效药物。虽然可以采用短期的镇静催眠药物治疗慢性失眠，但对慢性失眠是否要长期使用镇静催眠药物还有争议。

有些慢性失眠者（精神生理性失眠及神经衰弱的失眠）如必须长期服苯二氮䓬类，最好可采用间断服药法，如假日服药：每周五、六晚服药一次或两次，其他时间不服药。这样可以避免药物耐受的产生，病人可得到每周至少一两晚充分的睡眠，基本上可以消除失眠的不良影响。对于慢性失眠者，医生诊治时应考虑其伴有习得性因素，在用药时要注意加强心理、行为方面的治疗，尽量停用药物。

苯二氮䓬类不用则已，用则要足量。Hollister（1979）推荐的一种判断合适催眠剂量的方法：就寝前 2 小时服一次药，出现其中之一的情况就认为是剂量合适：就寝前略感睡意；睡得比平常舒服、踏实些；次日醒得比平常晚些或在平常起时被叫醒有未睡足感或不清醒的感觉。恰当的剂量一般至少使患者每晚能睡上 7 小时，如果睡眠时间在服用苯二氮䓬类后仍然很短，甚至通宵不眠，那么应该考虑伴有其他情况，如抑郁症等。因而对于顽固性、严重的失眠，常需苯二氮䓬类与抗抑郁药并用。

不同的苯二氮䓬类，其等价剂量的药物安眠效果都差不多，副作用的发生率也差不多。如长期应用苯二氮䓬类，戒断症状易出现在那些半衰期短、高效价的药物。

（2）注意事项：服用苯二氮䓬类者，不管次日自觉精神活动是否有影响，对于要求高度集中注意的职业（如驾驶）来说，应警惕其操作事故的发生。睡眠期间需要被唤醒的工作人员不宜服苯二氮䓬类。

有严重的肝、肾功能不全者慎用苯二氮䓬类；重症肌无力、呼吸道阻塞性疾病、睡眠呼吸暂停综合征者禁用苯二氮䓬类；在妊娠早期（特别是怀孕 3 个月内）慎用苯二氮䓬类；对苯二氮䓬类过敏者禁用苯二氮䓬类。

与其他中枢抑制药物合用（如乙醇）会增强其中枢的抑制作用，甚至出现严重的后果，临床应用时应考虑这种效应。一般认为有酒精或药物滥用史的患者不能使用镇静催眠药。大量饮酒的患者或老年人慎用镇静催眠药。

有些失眠症应用苯二氮䓬类疗效较差，如睡眠时相前移、延迟综合征等。

（三）其他镇静催眠药

1. 水合氯醛　水合氯醛（chloral hydate）比巴比妥类的出现时间更早，至今仍在临床应用。该药口服或直肠给药均易吸收，15～30 分钟即可诱导入睡，维持时间 4～8 小时。该药催眠作用温和，不缩短 REM 睡眠时间，无明显的后遗作用，尤其适合老年失眠患者。较大剂量有抗惊厥作用，可用于小儿高热、破伤风以及子痫引起的惊厥。大剂量可引起昏迷和麻醉，抑制呼吸及血管运动中枢，可导致死亡。该药对胃黏膜有刺激性，须稀释后口服。长期应用也可产生耐受性、依赖性和成瘾性，突然停药可引起幻觉、烦躁、异常兴奋、谵妄、震颤等严重戒断反应。

2. 格鲁米特　格鲁米特（glutethimide）为非巴比妥类催眠药，具有镇静、催眠、抗惊厥等中枢抑制作用，还具有阿托品样抗胆碱作用和弱的止吐作用。口服 30 分钟起效，吸收不规则，作用持续时间 4～8 小时。可应用于失眠症的短期治疗，但不适合长期应用，因为其催眠作用仅在 3～7 天内有效，如需再给予本品治疗，应间隔 1 周以上，久用同样会成瘾。现已少用。

3. 甲喹酮　甲喹酮(methaqualone)口服后 2 小时内几乎全部吸收，催眠作用出现快而持续长，一般用药后 10～30 分钟内起效，可持续 6～8 小时。可用于神经衰弱、失眠、麻醉前给药。连续应用较大剂量数周，可产生耐受性及依赖性，故不可滥用。

二、具有镇静催眠作用的其他类药物

(一) 抗抑郁药

抗抑郁药对于某些失眠患者可能具有良好疗效。抗抑郁药主要通过抑制脑内的 5-羟色胺(5-HT)或去甲肾上腺素(NA)的再摄取，或抑制单胺氧化酶活性，减少脑内 5-HT 或 NA 的降解，从而使脑内受体部位的 5-HT 或 NA 含量增高，促进突触传递而发挥作用。有研究认为睡眠参数的异常与 5-HT 的减少有关，这提示通过提高突触间隙中 5-HT 的浓度可能会改善失眠患者的睡眠情况。抗抑郁药尤其是 SSRI 类，如氟西汀，可作为长期有效的治疗药物。研究表明，帕罗西汀用于治疗原发性失眠症时，患者的入睡时间缩短，睡眠时间延长，自我评价睡眠质量及日间功能均有明显改善，且该药副作用少而轻微。此外，丁螺环酮、阿米替林、曲唑酮、多虑平、马普替林等药物均具有显著的镇静催眠作用。

(二) 抗精神病药

本类药物临床常用的除吩噻嗪类、硫杂蒽类与丁酰苯类外，还有一些苯二氮䓬类及新型结构的抗精神病药。具有较强镇静催眠作用的药物主要有氯丙嗪、泰尔登、曲美托嗪、氯氮平、甲丙氨酯(眠尔通)等，其中氯丙嗪镇静作用不如泰尔登，但抗精神病作用较强。

(三) 抗组胺药

本类药物大多数具有镇静催眠作用，如苯海拉明、氯苯那敏(扑尔敏)、异丙嗪(非那根)等，特别适合用于过敏性疾病引起的睡眠障碍。

三、新型镇静催眠药物

(一) 非苯二氮䓬类催眠药物

由于苯二氮䓬类的不良反应难以克服，当前对于催眠药的研究开始由苯二氮䓬类转向非苯二氮䓬类，并且已经取得了很大进展，有些药物已经用于临床，还有些正处于临床研究阶段。

1. 唑吡坦　唑吡坦(zolpidem；思诺思，stilnox)是一种咪唑吡啶衍生物，在结构、药效和药代动力学方面均与苯二氮䓬类不同。目前，在欧洲和美国等地已得到广泛使用。从 20 世纪 90 年代以来，美国以唑吡坦作为该国主要的镇静催眠药，已有逐步取代苯二氮䓬类药物的趋势。

唑吡坦的主要作用是镇静催眠，抗痉挛和肌肉松弛作用较弱。本药对苯二氮䓬类受体亚型亲和力的选择性高于苯二氮䓬类，主要作用于小脑和大脑皮质中的 BZ_1 型受体。口服吸收快。口服后 0.3～3 小时血药浓度达峰值，清除半衰期平均 2.4 小时(0.7～3.5 小时)，作用可维持 6 小时，并且在体内无蓄积，故残余效应轻。对肝脏和肾脏疾病患者应调整药物剂量。老年人由于药物的半衰期延长，故开始使用药物剂量应比较小。

人体，相关结论有待进一步确证。Wurtman 作为麻省理工学院一项有关褪黑素用于控制睡眠的专利的发明人，明确地指出："没有证据"显示褪黑素对人类寿命的期望值会有任何影响，只有"微弱的证据"显示它能延长老鼠的寿命。Wurtman 进一步指出，保健食品店里出售的含一定剂量的褪黑素制剂可能降低性欲。对于艾滋病和癌症患者，褪黑素减轻症状的可能性和加剧症状的可能性一样大。一个由美国国家卫生部下属的卫生院资助的研究表明，健康的老年人和年轻人体内产生同样水平的褪黑素，这个结果打破了传统观念。还有些研究者认为，服用高剂量褪黑素可能促进大脑血管收缩，增加中风的危险。

四、天然催眠物质

1. 咔哇制剂　咔哇是生长在南太平洋岛国的一种植物，20 世纪 90 年代，由于咔哇所特有的缓解精神紧张、放松身心的独特功效，它被加工成为一种全新概念的健康食品，从南太平洋地区走出，开始风靡欧美等国家。

随着科技的发展，对咔哇的研究逐渐深入。研究人员现已发现，咔哇中含有一组称为咔哇内酯的脂溶性物质，能透过血脑屏障，作用于情绪调控中心——大脑边缘系统，通过调节中枢神经递质的活动，有效地调节情绪，从而使紧张焦虑、烦躁不安等不良情绪得以缓解。咔哇可用作催眠剂、止痛剂，同时也是抗紧张焦虑的调节剂。有下面症状的人都可以使用：入睡困难，多梦、早醒或半夜醒来睡不着；焦虑、抑郁、头痛、头晕、心悸、耳鸣；更年期烦躁，容易紧张，无缘无故地突然害怕，总觉得身体有什么毛病；容易烦恼和激动，忘性大，精力下降，活动减慢，注意力不集中，坐立不安、心神不定等。

但是值得注意的是，已有多起咔哇制剂肝毒性的报道。自从 2001 年报道了一例老年患者使用咔哇制剂发生严重肝毒性后不得不接受肝移植以后，该药的肝毒性就开始受到重视。2003 年 1 月开始咔哇制剂已经在整个欧盟和加拿大被禁用，美国 FDA 也发布警告：使用咔哇制剂后 11 例患者出现肝衰竭以致需要进行肝移植，并且有 4 例死亡。从不同的资料库得到的数据表明，总计达 78 例肝毒性被认为与使用了咔哇制剂有关，其中 4 例患者单独服用了咔哇制剂，23 例潜在地与服用了咔哇制剂有关，同时服用了其他可能具有肝毒性的药物。有关咔哇制剂肝毒性的发生原因目前还不清楚，但是有关研究表明，欧美和南太地区使用的咔哇制剂的药用部位和提取溶剂不同，据此研究者认为这可能是导致咔哇制剂在欧美上市短短十几年就发生严重肝毒性的原因。因为体外试验表明，不同部位提取的制剂对肝细胞的毒性作用有很大差异，另外，对不同咔哇提取物研究发现，咔哇水提取物即使长期使用也不会造成不可逆的肝脏损伤，停药后可以很快恢复。

2. 缬草制剂　缬草是败酱科缬草属多年生草本植物，具有广泛的药理活性和悠久的用药历史。在欧洲，民间喝缬草煎茶用于帮助入眠至少已有几百年历史。据分析，在缬草中含有具有镇静催眠作用的成分，其中最重要的成分为缬草酸与芳香性挥发油。缬草及其制剂已被收载于《美国药典》2000 版，在美国及欧洲市场缬草均为进入前 10 位的畅销天然药物。缬草提取物主要作用于脑内的 GABA 受体，可增加 GABA 释放，减少 GABA 再摄取和降解，从而产生肌肉松弛、解除紧张焦虑以及镇静催眠作用。在健康人体上，缬草制剂可以缩短睡眠的潜伏期，减少夜间觉醒次数，并且能够改善睡眠质量。一般说来缬草制剂的不良反应较少，服后也不会产生"宿醉"等现象。

3. 花香安眠气雾剂（含茉莉内酯）　古代就已发现花香可以帮助入眠。茉莉花是亚洲大量栽培的观赏兼食用的带香味的花卉。日本学者发现，通过鼻腔吸入微量“茉莉内酯”有助于失眠者入睡。日本一公司已研制成一种新型花香安眠气雾剂，其配方如下：药用乙醇50%，二氯二氟甲烷抛射剂49.5%，茉莉内酯0.5%。失眠者在临睡前用该气雾剂喷入口腔即可很快入睡。

4. 碳水化合物类复方安眠药　研究显示，某些碳水化合物有良好的助眠作用，如右旋糖（葡萄糖）、半乳糖等均具有这类作用。美国一家公司开发出一种新型安眠口服液，其主要成分如下：葡萄糖50 g、半乳糖10 g，加水至280 ml，另用马来酸调pH值为2.0。双盲试验结果表明，口服液效果显著优于安慰剂。

5. 复方氨基酸助眠剂　某些氨基酸或“支链氨基酸”可用于治疗失眠。据国外研究人员报道，将异亮氨酸、亮氨酸与缬氨酸等氨基酸与葡萄糖注射液一起注入静脉中，可使病人快速入睡且睡得十分香甜。尤其大手术病人、肾衰病人或其他长期卧床病人，经用上述复方氨基酸输液治疗后可显著改善睡眠。

6. 人参成分天然抗失眠药物　亚洲人参（高丽参或中国东北参）是一种沿用已有千年的滋补强壮类天然药物。日本学者证实，从人参中提取出的某些成分主要是人参皂苷与甾烷二醇，具有很强的镇静作用。动物试验表明：失眠小鼠注射上述人参提取物后能大大延长“慢波睡眠”时间（即熟睡阶段）、降低大脑的兴奋性。这一结果表明今后人参提取物有望成为新型天然安眠药物，市场前景广阔。

7. 复方维生素B_{12}助眠剂　将维生素B_{12}加入到葡萄糖注射剂中，注入失眠者的静脉中可使病人恢复正常睡眠周期，并且不易惊醒。

8. 亚麻酸助眠制剂　西方研究人员早在20世纪80年代就已发现，某些天然植物性食品可以帮助失眠者入睡，如富含“亚麻酸”的食品即为一种典型的“安眠食品”。20世纪90年代初，美国研究人员在月见草油中分离出纯α-亚麻酸，将其与植物油（如豆油、橄榄油）中丰富的亚油酸以1∶5比例加工成复方口服液给失眠患者试用，结果令人满意，故亚麻酸有望成为新型天然助眠保健食品的新资源。

总之，经过不断发展，人们逐渐认识到理想的催眠药物应具备下列条件：迅速诱导入睡、对睡眠结构无影响、次日无残留作用、不影响记忆功能、对呼吸无抑制作用、长期使用无药物依赖性或戒断症状、与乙醇以及其他药物无相互作用。随着研究的深入，相信在这一领域会有更多安全有效的新药问世。

第二章　精神分裂症及其药物治疗

第一节　概　述

“精神分裂”这一概念是由瑞士精神病学家布鲁勒在20世纪初首先提出的，尽管此后研究表明，精神分裂症患者确实具有脑结构性的改变，但是其本质是指病人的联想、情感和意志等精神功能发生“分裂”。因此，精神分裂症(schizophrenia)是一类以基本个性改变，思维、情感与行为的分裂，精神活动与环境的不协调为主要特征的最常见的精神病。目前全世界患病率约为1%，多起病于青壮年(18～35岁)，流行病学统计发病率约为万分之一。不同的国家和不同的文化对发病率无明显影响，虽然男女发病率相同，但男性发病年龄小于女性。长期的跟踪研究显示，所有被诊断为精神分裂症的患者，大约1/3可以完全恢复，另外2/3会反复发作，10%～15%的患者发展成为严重的精神障碍并有自杀倾向。

精神分裂症患者可表现出：① 阳性症状：包括妄想、幻觉、忧虑、思维紊乱、暴力行为(冲动、攻击行为)等；② 阴性症状：包括痴呆、情感淡漠、言语贫乏、生活自理差、社交与识别能力显著降低等；③ 认知障碍：包括注意障碍(如注意分散、注意专注与转移困难)、记忆障碍、抽象思维(如概括、判断、推理、执行功能等)障碍、信息整合障碍等。其病因和病理机制尚未明确，且病程长、难治愈，复发率和病残率均很高，约50%的精神分裂症病人在1年内有1次复发，大约85%的病人会在5年内复发。20世纪50年代氯丙嗪的问世，给精神分裂症的治疗带来了新的转机。但时至今日，抗精神病药物预防和治疗精神分裂症的效果仍不够理想，精神分裂症的复发问题仍然是困扰临床的一大难题。

第二节　临床症状及分型

(一) 临床症状

精神分裂症的起病、临床表现、治疗效果、预后呈现出明显的异质性。临床常见的是缓慢起病，早期症状与起病形式及临床类型有关，多为性格改变及类似神经症状：如性格反常、生活懒散、无端发脾气、敏感、多疑、自言自语、自笑、无原因的恐惧。一部分患者表现为头痛、失眠、情绪不稳、学习工作能力下降，有的还出现怕脏、反复洗手等行为。这些早期症状不固定，有时出现，有时不出现。

精神分裂症的症状大致可以分为特征性症状和其他常见症状。

特征性症状表现为思维缺乏连贯性和逻辑性，病人的言语缺乏内在意义上的联系。其他常见症状主要包括言语性幻听、感知综合征和妄想症，如被迫害、被控制妄想、钟情妄想、疑病妄想等。患者对自己的病态缺乏认识、无自知力而拒绝就医治疗。

（二）分型

对精神分裂症的分型，已从单纯的以症状为依据，逐渐引向症状与生物学、心理学等检查相结合。最初有学者将精神分裂症分为阳性症状和阴性症状两种。

阳性症状包括幻觉、妄想、阳性思维形式障碍、怪异或紊乱的行为。阳性症状可能与继发性皮质下多巴胺（DA）功能亢进有关，与右侧尾状核、右侧扣带回后部的局部脑血流量的下降，与左半球的海马旁区（Brodmann 氏 27 区、30 区）、左颞角上部、左纹状体腹侧部、左前额叶背外侧的局部脑血流量增加也有关，可见颞叶异常，在幻觉存在时丘脑、豆状核、伏核和海马的活动过多。

阴性症状包括思维贫乏、情感平淡、愉快感缺乏、社会退缩、意志缺乏、注意障碍等。生物学研究发现，阴性症状与原发性前额叶 DA 功能不足有关，此外，近来 5-羟色胺（5-HT）与阴性症状的关系受到重视。阴性症状也与前额叶皮质背外侧的功能不良或低下、尾状核功能亢进有关。左侧前额叶的背外侧（Brodmann 氏 46 区）、左侧前额叶的中部（Brodmann 氏 10 区）、左侧扣带回前部（Brodmann 氏 24 区、32 区）等部位的脑血流可有下降，而双侧尾状核头部的局部脑血流可能增加。

经典抗精神病药物（主要是 DA 拮抗剂）治疗阳性症状有效，而对治疗阴性症状则疗效差。应用 DA 激动剂可以改善部分病人的阴性症状。而新型抗精神病药利培酮是 DA/5-HT_2 平衡拮抗剂，对阴性症状也有效。

此后有学者提出，慢性精神分裂症病人的症状由阴性症状（精神活动贫乏）、歪曲现实（幻觉和妄想）、解体症状（思维形式、情感障碍）这三个症状群组成。此外，认知障碍也是精神分裂症独立的症状群，包括感知觉、注意力-觉醒度、记忆、语言、运动、空间思维、决策、判断推理等方面的缺陷，主要与阴性症状相关，阴性症状愈突出，认知缺陷愈严重。生物学研究发现，多巴胺、去甲肾上腺素、乙酰胆碱的不足都与认知障碍有关。

目前，临床上通常将精神分裂症分为下列几种类型：

1. 偏执型　也称为幻觉妄想型，以言语性幻听和妄想为主，患者的人格变化不明显，若治疗及时彻底可以获得很满意的效果。

2. 青春型　发生在青春期，表现为孤僻、学习工作能力下降、情绪低落、冷漠无情、情感上喜怒无常，偶尔有幻觉妄想发生。

3. 紧张型　主要表现为行为障碍，轻者表现为语言及动作反应迟钝，重者表现为紧张性木僵。

4. 混合型　多种临床症状，如幻觉、妄想、行为怪异、思维障碍等同时出现。另外还有不典型精神分裂症、儿童精神分裂症。

第三节　临床诊断

精神分裂症典型的临床表现包括：① 特征性的幻觉：分为幻听、幻视、幻嗅、幻味等，其中以幻听最为多见；② 思维障碍：包括思维内容障碍、思维逻辑障碍和思维联想障碍等；③ 异常行为。对有明显阳性症状者容易诊断，但有些患者以阴性症状为主，诊断比较困难。临床上，有些医师按照“4A”阴性症状（联想障碍、情感障碍、矛盾意向、孤独症）为精神分裂症的诊断依据，而另一些医师则以一级症状或阳性症状为精神分裂症诊断的依据。两者对于单纯表现为阴性或阳性症状的患者，常会作出不同的诊断。有研究认为，按诊断价值排序，情感平淡、妄想、意志缺乏和幻觉较其他阴性、阳性症状更高。

自知力是临床精神检查的重要组成部分，在诊断、鉴别诊断、疗效预测、治疗依从性及预后评估等方面具有重要的意义。国外对自知力的研究日益重视，研究发现，自知力与精神症状的严重程度及其变化显著相关，精神障碍越轻自知力越完善。

目前临床上主要是通过观察精神分裂症患者脑电图的异常发生率和它对应的脑波中具有的独特的电活动形式作为诊断的参考。随着精神疾病分类及诊断标准化的发展，精神分裂症脑电图研究有了进一步的发现。通过测试正常人和精神分裂症患者的自发脑电（EEG），比较其大脑皮层的信息传输，发现正常人在睁眼时大脑皮层信息传输比较活跃，当闭眼时信息传输相对减少；而精神分裂患者却恰恰相反。EEG 测试现在用作部分精神分裂症诊断的实验室辅助手段。

相对于自发脑电而言，脑诱发电位（evoked potentials，EP）是中枢神经系统在感受外界或内在刺激过程中产生的生物电活动，是一种大脑生理和心理活动的精神电生理学指标，有“窥探精神之窗”之称。无论是自发脑电，还是诱发脑电都属于时间分析方法，而大脑作为典型的时空复杂系统，对它的研究必然离不开时间和空间两个方面的分析技术。

脑电地形图（brain electrical activity mapping，BEAM）就是一种空间分析技术。它是在脑电图和脑诱发电位的基础上，运用计算机技术发展起来的一种反映脑波空间特性的技术，它以二维空间显示自发脑电和诱发脑电的信息。此外，还有人进行了三维脑电地形图的研究，与传统的二维脑电地形图相比，三维图对于脑部损伤的精确定位有明显优势。

除了以上三种脑电生理技术，目前在临床广泛使用的相关技术还有：药物脑电图（pharmaco electroencephalography，PEEG），主要用于对精神药物的评价（包括新药的寻找、药物的效力、药物的生物变异性等）；多导睡眠图（polysomno-gram，PSG），可监测和探讨睡眠时相转换的皮层发生和参与部位，对于抑郁症有临床价值；脑磁图（MEG）是对脑电图（EEG）的一种补充。脑电图常常只是作为实验室检查的一个部分，近年来，将这些脑电分析技术与脑扫描技术和功能影像技术，包括 CT、MRI、PET、SPECT、ET 广泛结合使用，为精神分裂症的诊断及研究工作提供了更有力的判据和支持。

精神分裂症与脑血流灌注的增高或降低有关，主要在额叶或颞叶血流灌注降低。国内有研究者对 22 例未经治疗的精神分裂症患者进行脑血流灌注显像，结果发现 22 例未经治疗的精神分裂症患者，脑血流减低发生率为 82%（18/22），病变主要集中在右侧大脑，以右侧额叶、顶叶、颞叶、枕叶和基底节功能降低为主。这表明脑血流灌注断层显像对精神分裂症的辅助诊断和疗效监测有一定的临床价值。

此外，精神分裂症患者有侧脑室扩大。傅引弟等人以CT测量180例精神分裂症患者侧脑室的大小，结果发现，40～60岁组以额角扩大为主，20～40岁组额角及体部均明显扩大，但前者改变明显大于后者，因此认为精神分裂症患者以额叶的脑髓质萎缩为主，侧脑室额角扩大对精神分裂症的诊断有一定意义。

有学者从循环复合物中发现了一种相对分子质量为32 000的蛋白，初步研究结果表明与精神分裂症有一定的相关特异性，诊断敏感性达87.2%，诊断特异性为90.2%，诊断指数大于170.0%，可能对精神分裂症的客观诊断有重要意义和潜在的应用价值。

临床观察发现精神分裂症患者呼吸中散发出一种持续的令人厌恶的气味，这是由于异常的新陈代谢，产生了带有刺激性气味的有机代谢产物，如戊烷、二硫化碳等。研究证实，精神分裂症存在细胞膜功能的异常，亚油酸及其前体甘油三亚油酸酯和二十碳二烯酸减少，导致脑组织中的磷脂如卵磷脂、磷脂酰乙醇胺和多不饱和脂肪酸均显著降低，此即精神分裂症的脂质膜假说。这些观察促进了精神分裂症的呼吸试验研究，即对呼吸中的挥发性物质进行分析，从而获得血液中能透过肺泡膜的低分子物质的信息，这在精神分裂症的诊断中也具有一定的意义。还有研究认为探查眼球活动可以作为精神分裂症的一种诊断标志，其他如皮纹，在诊断中也有一定的参考价值。

精神分裂症至今缺少诊断的生物学指标，国际精神分裂症的诊断标准(ICD-10)与中国精神分裂症诊断标准(CCMD-3)都是以临床表现为主要诊断依据。ICD-10诊断标准包括：特殊思维、妄想、妄想性知觉、幻听、紧张性行为(如兴奋、木僵等)、显著情感淡漠、言语贫乏、情感迟钝导致社会退缩等。CCMD-3诊断标准包括：言语性幻听、思维障碍、原发性妄想、情感冷漠、紧张综合征、明显的意志减退或缺乏等。

人格诊断问卷(简称PDQ)是美国Shyler博士(1983年)根据DSMⅢ中人格障碍的诊断标准编制的自陈式问卷，PDQ^{+4}则是依据DSM-Ⅳ对PDQ所作的进一步修订，包括107个项目、12个因子，分别用于评估DSM-Ⅳ中的12种类型的人格障碍。由主持医生逐一项目地询问，要求被试者依据发病前的个人情况在答题纸上作出回答，所得的测查结果用相关统计软件进行分析，在临床诊断上也有一定的价值。此外，DSMD的七轴诊断系统、精神障碍诊断量表在精神分裂症的诊断中也有一定的作用。

临床上，根据精神分裂症的严重程度、治疗预后等尚有早期精神分裂症、难治性精神分裂症等提法。早期精神分裂症并不是一个精神疾病的诊断学名称，而只表明精神分裂症处于初期阶段。此时，虽可出现某些精神症状，但多表现隐晦，常缺乏精神病性症状，更难有特征性症状。难治性精神分裂症通常指ICD-10诊断为精神分裂症，持续住院至少2年，心理社会功能的GAS得分不高于40，有明显妄想、幻觉、言语贫乏等。

第四节　病　因

精神分裂症的病因至今还不十分明了，大致可分为两大类，即环境危险因素和遗传因素。

（一）环境危险因素

环境危险因素包括生活压力、社会关系、性格类型、心理素质、怀孕期的伤害及病毒感染、出生时的并发症、儿童期的不良经历、神经发育障碍等等。阙梅燕等调查了124名病人，其中，51.61％的病例发病前均有不同程度的性格改变，主要表现为性格怪僻、内向、孤僻、郁郁寡欢、喜离群、不喜社交等，这种性格往往产生不良的人际关系，最终可能是导致其发病的重要因素。家庭因素如家庭背景、经济状况、婚姻关系等都是潜在的诱因，因夫妻关系不协调或离婚者占总病例的25.71％，家庭纠纷常常使患者病情加重。社会因素如升学考试、恋爱、练功等所致病例占总数的16.93％，这些病例均因感到极大的精神压力，乃至出现精神崩溃。

此外，发病还与年龄及季节有关。阙梅燕等发现，初次发病年龄在15～45岁，其中40岁以后发病者仅占4.84％，15～35岁发病者高达85％以上。初次发病月份以3～5月份较高，3个月发病者占总量的47.58％；其次为10～12月份，占27.42％。奚巍调查的220例中，男性患者平均发病年龄为(26.75±7.85)岁，女性患者平均为(26.14±7.97)岁。石宏志等对148例精神分裂症患者进行临床及相关因素分析，结果表明：婚姻状况较差者(未婚及离婚)患精神分裂症的概率明显增多，且男性患者多于女性患者；在所有患者当中有78.4％的人是性格内向型的；由于家庭纠纷、婚恋、工作问题、邻里不和等社会关系缘由导致精神分裂症的占61.5％。说明外在或内在因素导致心理压力和精神负担是引起该病的危险因子之一。

朱锡熙等把随机收集的250例精神分裂症病人根据有无精神病家族史把他们分成两组(家族组和散发组)，对两组的危险因素进行对比。结果发现，两组病人比其健康同胞有较多的婴幼期躯体疾病和母孕期、围产期伤害，但是家族组和散发组两组间的这些危险因素的频度比较无显著差异。这说明患者母孕期、围产期伤害和婴幼期的躯体疾病可能是导致精神分裂症的危险因素，然而这些危险因素与遗传因素比较，遗传因素是精神分裂症更主要的病因。

（二）遗传因素

虽然精神分裂症的发病及一般临床症状与许多因素密切相关，如心理和环境的因素参与了该病的发生，但不是主要原因，多数学者认为遗传和早期脑损伤或神经发育障碍是精神分裂症的主要诱因，其遗传率在70％～80％。

奚巍在调查中发现，有家族遗传史阳性者占31.36％，说明遗传因素在精神分裂症的发生中起着一定的作用。值得一提的是，家族遗传史阳性的平均发病年龄为(26.84±9.16)岁，阴性者为(26.23±7.27)岁，两者无显著性差异($t=0.4947$，$P=0.6222$)，提示家族遗传因素似乎对精神分裂症的起病早晚无直接影响。该研究还发现，有阳性家族遗传史的男性患者占24.51%，有阳性家族遗传史的女性患者占37.29%，女性家族遗传史比例明显高于男性，两者比较有显著性差异($P<0.05$)，这与Crow的观点一致：女性患者似乎更易受到遗传方面的影响。而在朱锡熙的研究中，有阳性精神病家族史的高达占52%。王琳等发现，有阳性家族史的人发生精神分裂症的危险达75.9%。李为斌等人调查后发现100例精神分裂症患者一级亲属中患病率为7.4%，而正常人一级亲属中患病率为0.35%，两者之间有显著差异。

精神分裂症患者与常人相比，存在一些器质性的不同、改变或者功能异常，如出生时体重偏轻、轻微躯体异常(MPA)(反映了胎儿期可能的神经发育异常)、皮肤电反应(GSR)异常、脑发育障碍(如脑容量减小，颞叶和海马等结构的变化，旁海马回、嗅球部以及海马细胞结构异常、大脑锥细胞的密度显著降低，左侧海马Ammon角CA_4扇形容积减少，海马前、中部各种大小的锥体细胞定向缺失，扣带回异常，海马血流和代谢功能的下降，局部电活动的异常和递质受体变化等等)、功能上的改变如注意损害、言语的流畅性差、短时视觉和言语记忆缺陷等。CT扫描显示精神分裂症患者边缘系统有病变，神经细胞数量减少、分布异常及排列方向紊乱，并有轻度脑萎缩，包括脑室的扩大和脑沟的增宽等早期脑损伤的标志。这些变化的原因可能与某些遗传基因缺陷或表达异常有关。

对于精神分裂症的遗传方式尚未有定论，目前仅是提出各种假设，包括单个隐性基因、单个主基因、多基因遗传等多种假设，还处于讨论和探索阶段，我国较多学者支持该症属多基因遗传的假说。马静山等的研究结果表明，该病遗传方式不符合常染色体基因显性和隐性遗传，也不符合性连锁遗传，而符合存在一个显性主基因的多基因遗传，其加权平均遗传率为149.3±5.1。杨如镜等人也有类似发现。因此，多数的研究支持精神分裂症属多基因遗传方式。基因定位研究发现，在染色体6p、22q和8p三个区域有不少的独立阳性重复报道，另外，在染色体其他位置也几乎都有过阳性的报道，但其中多数未能重复或未曾重复。6号染色体SCAI基因、D6S259、D6S470、D6S271、D6S274、D6S277、D6S282、D6S285、D6S296、和D6S1960位点，22号染色体的D22S278、D22S276、D22S283、D22S281和D22S304位点，8号染色体短臂D8S136、D8S258、D8S133、D8S261位点的阳性结果都有报道。另外，本病与4号染色体短臂、5号染色体长臂和10号染色体短臂的阳性结果也有关系，但是否能得到有效的独立重复还有待观察。关于候选基因的研究，主要集中于一些与本病病因机制有关的蛋白质、酶或受体基因。

关于本病的遗传机理及其与环境因素的关系有几种不同的假说：① 精神分裂症分为两种类型，分别主要由遗传因素和环境因素引起；② 完全由遗传因素引起；③ 由两种因素共同引起；④ 持续稳定的疾病特征由遗传因素引起，非遗传因素只是随机影响遗传因素。对于基因和环境两者的相互作用模式也有两种的解释：一种认为基因与环境因素是分别单独累积起作用的；另一种认为特异的遗传基础控制着个体对环境的易感性，即当高遗传风险的个体暴露于环境危险因素时，基因控制其易感性。美国哈佛大学精神科庄明哲教授对精神分裂症的遗传流行病学进行了系统的研究，他对遗传与环境两危险因素对疾病的相互作用提出了以下观点：① 基因环境相互作用模式，表现为不同的基因型对环境危险因素有不同的敏感度，或称“基因调控的环境的敏感性”。外在环境因素可能“打开”基因型，促成其表达为表现型(phenotype)；② 基因环境共同作用模式，或称“基因调控对环境危险因素的暴露程度”。

第五节　病理学特征及其病变机制

（一）病理学特征

1. 脑萎缩　脑内影像技术（CT 或 MRI）发现许多精神分裂症患者存在明显脑萎缩，表现为脑沟增宽和脑室扩大。病理检查发现，精神分裂症患者死后脑形态学异常的检出率为 40%～50%。病变的脑区主要是颞叶及边缘系统结构（海马、海马旁回、杏仁核等），尤其是优势半球。软膜下和脑实质内见多少不等，大小不一的淀粉样小体，呈散在或成片分布，尤以室管膜下、白质区血管周围最为明显。某些脑区如海马、海马旁回、扣带回、内嗅区、前额叶等有不同程度的细胞构建及迭合异常，呈现皱缩和变形，神经细胞数量减少或蜕变，后者表现为细胞萎缩，尼氏体溶解，胞质均质化或核消失。优势半球侧（左侧）的减少可能更明显。精神分裂症与大脑不对称性有密切联系，如患者左侧海马旁区宽度降低、脑室的扩大也局限于左侧颞叶角、左半球颞叶癫痫更容易出现分裂症样精神病等等。病理学、神经生理学、神经化学和电生理学异常也通常在左半球。

精神分裂症的结构成像研究发现，精神分裂症患者第三脑室和侧脑室有扩大，扩大的幅度可有所不同，侧脑室与全脑之比平均增加 40%。脑室的扩大一般伴有脑组织丧失，表现为脑体积缩小、重量减轻 5%～8%。研究表明，整个颞叶和颞叶内侧结构（海马、海马旁回、杏仁核）缩小较大，且灰质比白质减少更多、皮质变薄、脑沟加深。但脑室的扩大和脑体积的降低程度无一致的相关性，这提示脑室的扩大与脑室周围组织结构的降低呈不同的比例。也有报道称，尾状核、丘脑体积减小，但精神分裂症病例的皮层下结构成像没有得到明确的发现。至于小脑结构有否异常，尚待进一步的研究。通过尸体解剖可以证实这些改变，但也有一些尸体解剖与成像不一致的报道。

大多数研究发现，脑萎缩与精神分裂症患者的年龄之间无明显关系。普遍认为，病程长短对脑萎缩的发生有一定影响，病程越长脑萎缩发生率越高，且以阴性症状为主的精神分裂症患者脑萎缩发生率明显高于以阳性症状为主的精神分裂症患者，而与性别、家族史、病前性格、起病形式、亚型和治疗种类等无关。

2. 神经细胞排列方向和分布位置存在异常　主要表现为海马旁回、内嗅区等部位的锥体细胞排列方向紊乱。正常锥体神经元呈栅栏状、线状排列，树突顶朝向放射层，精神分裂症者这种方向可发生改变，甚至逆转。

3. 脑内存在局限性病灶　尸检发现，在精神分裂症患者脑中有高比例的非特异局灶性变性，如小梗死灶和白质的改变，白质区结构疏散，神经纤维肿胀，灶性脱髓鞘。70%的患者有纤维性神经胶质增生，以少突胶质细胞为主，且细胞胞浆空化，呈盒子样，通常位于间脑的脑室旁和室管膜下区及前脑基部附近。由于神经胶质增生是曾有炎症的信号，因此，有人推测精神分裂症与感染、缺血、自身免疫或神经变性过程有关。

4. 脑血流量和血流速度下降　运用多普勒超声仪测定 60 例精神分裂症患者脑及颈动脉的血流速度，并与 40 例健康正常人对照比较。结果发现，精神分裂症患者双侧颈总动脉及右侧颈内动脉血流速度明显减慢，流向脑部的血液明显减少；左侧椎动脉、左侧大脑前动脉及两侧小脑后下动脉的血流速度明显减慢。这表明精神分裂症患者脑内局部血液供应减少。

5. 脑内多巴胺(DA)受体密度增加　尸检发现某些精神分裂症病人脑内的DA受体密度增加。

（二）病理机制

多巴胺功能亢进和5-羟色胺(5-HT)系统功能不足是过去二十多年来精神分裂症病因机制的主要生化假说。此外，还有兴奋性氨基酸假说、神经肽假说和σ受体假说等。

1. 多巴胺功能亢进

(1) 与5-羟色胺的关系：5-HT投射纤维广布于全脑。上行5-HT纤维起源于中脑背侧缝际核(B7)和正中缝际核(B8)，并投射于前脑所有区域，包括丘脑和下丘脑、尾状核、豆状核、海马回和新皮层。有几个脑区，如额叶皮质和下丘脑接受B7和B8神经分布。但尾状核和豆状核主要接受B7神经输入，而海马主要接受B8纤维。黑质和腹侧被盖区(VTA)同时接受B7和B8的神经传入。尸检发现，精神分裂症患者皮质下区域内如豆状核、伏隔核、苍白球等中有5-HT传导的增加，而皮质区域内减少。

5-HT转运载体存在于5-HT突触前膜，是5-HT神经分布的一种标志。有研究报道认为，精神分裂症患者的额叶皮质中5-HT载体密度减少，证实分裂症患者额叶前部的5-HT神经分布选择性减少。5-HT对DA的释放有抑制作用，如果5-HT系统功能减弱而使DA功能亢进，可出现精神分裂症状。而且，不同的5-HT受体亚型还可调节影响不同的DA功能，间接地与精神分裂症相关。

5-HT受体分为7种，即$5-HT_{1\sim7}$，而每个5-HT受体中还有多个亚型。$5-HT_{2A}$和$5-HT_6$受体基因的静态突变与精神分裂症密切相关。$5-HT_{2A}$受体编码区T102Chis452Tyr和受体启动子区域G1438A的多态性与精神分裂症有关。$5-HT_{2C}$受体基因编码区第5位的鸟嘌呤被胞嘧啶替换，使受体蛋白23位半胱氨酸被丝氨酸替代形成cys238Ser多态性，可能与患者对抗精神病药物治疗的反应性有关。$5-HT_6$受体是与腺苷酸环化酶相关的G蛋白偶联受体，在人脑尾状核中表达最多，在纹状体中也大量表达，其C267T多态性可能与精神分裂症有关。另外，在$5-HT_6$受体基因编码区域还有一个Rsal限制性片段，其长度多态性可能也与精神分裂症有关系。

关于分裂症患者的额叶皮质中$5-HT_2$受体的研究结果是相互矛盾的。较多的研究报道认为，精神分裂症患者额皮质$5-HT_2$受体密度显著减少，而且此种密度减少与服用抗精神病药无关，但可能与突出的阴性症状有关。而另一些尸检研究发现患者额部$5-HT_2$受体密度增加，且与自杀有关系。致幻剂麦角酸二乙胺通过兴奋$5-HT_2$受体能诱发类似于精神分裂症的阳性症状，这一发现提示$5-HT_2$受体功能增高可介导精神分裂症的阳性症状。与青春型患者相比，偏执型患者的生化变化不同，偏执型患者显示DA/5-HT比值高，而青春型相反，此差异反映了精神分裂症的异质性。

(2) DA受体亚型：大脑中有五种类型的多巴胺受体，分别为D_1、D_2、D_3、D_4、D_5受体，其中D_1、D_5受体为一类型，称为D1家族；D_2、D_3、D_4受体为另一类，称为D2家族。多巴胺受体家族中受体与药物的亲合力是不同的，D2家族与典型的抗精神病药有高度亲合力。D_2受体在脑内尾状核、豆状核、嗅球中表达最高，是精神药理学研究的重点。精神分裂症与D_2受体密度增高或功能异常有关。目前检测到的人类D_2基因错义突变有三种，即Va196→

Ala、Pro310→Ser 和 Ser311→Cys。其中，Ser311→Cys 错义突变可能与精神分裂症相关。抗精神病药都有拮抗 D_2 受体的作用，且抗精神病效价与 D_2 受体的拮抗强度有关，但对 D_2 受体选择性高的药物对阴性症状的治疗效果不甚理想。因此，从抗精神病药物今后的发展来看，发现抗阴性症状的更全面、更有效的药物，仅仅从阻断 D_2 受体的作用效果来研究，是十分有限的。

除 D_2 受体以外，精神分裂症可能还与 D_3 受体显著相关，与 D_4 受体微弱相关。D_3 受体广泛分布于边缘系统，典型与非典型抗精神病药均可抑制或调控其表达。D_3 受体基因位于 3q13.3，一些研究发现精神分裂症患者，该位点的纯合子增加，但另一些研究却出现矛盾的结果，一些研究还发现具纯合子的精神分裂症患者对神经阻滞剂的反应好。一些药物如舒必利(sulpiride)、阿米舒必利(amisulpride)、卡匹帕明(carpipramine)、哌泊噻嗪(pipotiazine)、匹莫齐特(pimozide)、奈莫必利(nemonapride)等，相对地与 D_3 受体的结合力较高。在临床上这些药物对阴性症状都有某种程度的疗效，说明 D_3 受体与精神分裂症的阴性症状有关。分子生物学技术确定的在脑中表达的多巴胺 D_4 受体涉及精神分裂症的病理生理学。氯氮平有较高的 D_4 受体亲和力，可能与其在治疗精神分裂症中的独特功效有关。但也有研究表明，D_4 基因的遗传学变异与精神分裂症的发病以及氯氮平的治疗反应并无联系。

(3) 脑内 DA 神经通路：业已发现脑内 DA 神经通路有四条：① 中脑-皮质系统：与高级精神活动有关；② 中脑-边缘系统：与情绪、本能活动有关。药物的抗精神病作用与阻断此两条通路的 DA 受体有关；③ 黑质-纹状体通路：管理运动调节，与抗精神病药的锥体外系副反应(EPS)的发生有关；④ 结节-漏斗系统：调节内分泌功能，与抗精神病药引起体重增加、泌乳有关。

(4) 精神分裂症与帕金森氏症的关系：在黑质-纹状体中，多巴胺能神经元以 DA 为神经递质，对脊髓前角运动神经元起抑制作用；而胆碱能神经元以乙酰胆碱(Ach)为神经递质，对脊髓前角运动神经元起兴奋作用。正常时两者相互对抗，处于平衡状态，共同调节运动功能。而当黑质多巴胺能神经元变性，纹状体 DA 含量就下降，或随着老化多巴胺能神经退化速度快于胆碱能神经，打破两者的功能平衡时，就造成运动过度兴奋，即出现帕金森氏症。因此依据该病理机制，帕金森氏症治疗方法主要有：① 补充脑内 DA 含量(左旋多巴、卡比多巴、金刚烷胺)；② 减少脑内 DA 的降解(B-型单胺氧化酶抑制剂，MAO-B 司立吉林)；③ 激动 DA 受体(溴隐亭)；④ 中枢抗胆碱药(苯海索、卡马君)。但溴隐亭以及左旋多巴等帕金森氏症治疗药过量，可诱发脑内 DA 功能亢进，从而引起精神混乱，使正常人产生呆板行为，加剧精神分裂症的症状。而苯海索可用于缓解或减轻精神分裂症治疗药因阻断黑质-纹状体 DA 受体所引起的锥体外系反应。

2. 谷氨酸功能不足　目前还有一种新的假说，即谷氨酸/多巴胺假说，认为与多巴胺功能过度一样，谷氨酸在基底神经节功能失调和纹状体谷氨酸活动不充分也与精神分裂症有关。研究发现，苯环己哌啶——谷氨酸 N-甲基-D-门冬氨酸(NMDA)受体拮抗剂在正常受试者中产生类似精神分裂症的症状。虽然从谷氨酸系统中开发新药较困难，但谷氨酸系统的药理学，包括用分子生物学技术描述多受体亚型正在被发掘之中。

3. 大脑的不同区域内存在异常的功能联系　有研究认为，精神分裂症的病理生理机制是在大脑的不同区域内存在异常的功能联系，其神经解剖基础是在某些大脑区域内部或之间存在错接的神经环路。运用磁共振成像(MRI)和正电子发射层摄影术(PET)等影像学手段研究发现,精神分裂症患者的注意、记忆及目标搜寻能力损害与额叶后部、丘脑、颞叶上回、扣带回和顶叶有关,患者的听觉信息处理障碍可能与独特的额叶-颞叶神经网络通路有关,患者的认知障碍与皮层-小脑-丘脑-皮层的回旋通路功能异常有关。

4. 与基因多态性和细胞因子的调节有关　COMT 基因、载脂蛋白 E(ApoE)基因以及介导精神分裂症患者免疫功能异常的细胞因子,如:人类白细胞抗原(HLA)基因、白介素受体(IL-1、2、3、4、6、8、10、18)、肿瘤坏死因子(TNF)、干扰素(IFN)、免疫球蛋白(IgG,IgA,IgM)、补体 C4、与神经发育有关的神经营养因子、生长因子及其受体的遗传多态性,均可能与精神分裂症相关。

阿朴脂蛋白(ApoE)是一种多态的载脂蛋白,共有三种结构变异体(ApoE2、ApoE3、ApoE4),不仅在调节脂质代谢、维持胆固醇平衡方面起着重要作用,同时在神经元生长、特别是在中枢神经元损伤时对膜的修饰以及对海马功能的影响中起着重要作用。精神分裂症易感性的个体差异,可能与脑中 ApoE 蛋白变异体的不同有关。ApoE 变异体受一个基因座上三个等位基因控制,分别为 ε_2、ε_3 和 ε_4,并由此产生六种基因型,即 ApoE2/2、E3/3、E4/4 三种纯合子型和 ApoE2/3、E2/4、E3/4 三种杂合子型。有研究发现,精神分裂症与 ε_4 呈正相关。

司天梅等的研究发现,精神分裂症患者 HLA-A9、HLAS-B27、HLA-DQ2 抗原频率比对照组高。其中 HLAS-B27 的差异具有显著性($P<0.05$),$RR_{B27}=5.65$,这表明 B27 表型者患精神分裂症的危险性是非 B27 者的 5.65 倍。

细胞因子是一组由多种细胞产生,并具有广泛生物活性的多肽或小分子蛋白。脑内的多种细胞,如神经元、胶质细胞等均能合成细胞因子,而且外周血中的一些细胞因子,如 IL-2、IL-6 等也可通过血脑屏障进入各脑区。IL-2 能刺激纹状体 DA 的释放及调节下丘脑 K^+,引起 NE 释放,可调节脑内神经递质功能。脑脊液中 IL-2 水平与精神病复发相关,无论在药物治疗或停用后,有精神病复发倾向的病人脑脊液中 IL-2 水平明显增加,而末梢中 IL-2 水平不受影响,这种变化具有较高特异性,因此可将脑脊液中 IL-2 水平变化作为预测精神疾病复发的一个重要指标。

IL-6 是一种多效应的细胞因子,可促进星形胶质细胞生长,增加神经生长因子的释放,对中枢神经元具有明显的神经营养作用,因此,IL-6 具有抗精神分裂症的作用。研究发现,精神分裂症患者血中 IL-6 有降低趋势,病程越长者其血清 IL-6 水平越低。IL-6 降低继而乙酰胆碱降低,神经生长因子减少,从而影响神经细胞的正常形态结构及生理功能。但是也有许多研究显示,精神分裂症患者或患者同胞、父母血浆 IL-6 浓度升高。由于 IL-6 可提高含有酪氨酸羟化酶的中脑神经细胞存活率及 DA 含量,并可提高海马及前额叶 DA 和 5-HT 活性,从而可能参与了精神分裂症病理生理过程或易感性。因此,IL-6 在精神分裂症中的作用有待进一步研究。IL-8 可直接或间接作用于中枢神经系统,影响人的行为,引起精神活动异常,也可能参与了精神分裂症病理生理过程或易感性。

有报道称,脑室内注入 IFN 可致语言表达困难,对语言指令无反应。另外发现,干扰素在临床应用中有 33%的使用者可致帕金森综合征,说明干扰素对脑功能影响很大。精神分裂症患者 α-IFN 抗体降低,说明 α-IFN 水平升高。

精神分裂症患者及患者一级亲属血清 IgG、IgM、IgA 水平也较正常人高。与神经发育有关的神经营养因子、生长因子及其受体也成为目前研究的热点，尤其是神经营养因子-3，最近在运动前区发现了神经营养因子-3的双苷酸重复多态性。研究表明，精神分裂症与其多态性呈正关。胆碱能神经功能障碍在记忆丧失及认知障碍中起重要作用，神经生长因子对胆碱能神经损害起着保护作用，使损害后的细胞保持正常形态，促进儿茶酚胺能和胆碱能神经元的存活。

5. 细胞免疫功能紊乱　早期研究提示精神分裂症患者有细胞免疫功能的紊乱，且认为这种免疫学功能改变可能与精神分裂症病因有内在联系。神经免疫内分泌学研究指出：中枢神经系统、免疫系统和内分泌系统所构成的复合结构及其机能联系称为三角机能系统，它形成机体大脑的内稳态。不同水平的失衡造成其非稳态，很可能是精神分裂症发生的第一级病因。

6. 自由基活动异常　还有研究表明，精神分裂症患者可能存在氧自由基代谢紊乱，儿茶酚胺及其衍生物，如6-羟多巴胺，自身氧化所产生的自由基超氧阴离子和羟自由基具有很强的神经毒性，它可对脑细胞脂质产生过氧化损害，生成过氧化脂质(LPO)而导致精神障碍。自由基活动越异常，精神症状可能越重。机体清除氧自由基的速率取决于超氧化物歧化酶(SOD)和红细胞谷胱甘肽过氧化物酶(GSH-Px)等一系列抗氧化酶的活性。SOD可使超氧阴离子歧化为过氧化氢，并由GSH-Px等将过氧化氢降解为水和氧气。张向阳等发现，精神分裂症患者LPO和SOD含量均显著高于正常人，而GSH-Px显著低于正常人；进一步分析发现，患者SOD增高与阳性症状有关，可能继发于多巴胺(DA)功能亢进导致的自由基生成增多。有研究认为，SOD增高与阴性症状也有一定的内在联系。开始以阳性症状为主的病人因DA代谢亢进，自由基显著增多，自由基对神经递质受体或神经元产生损伤作用。随着病程的发展，导致DA功能减退，逐渐出现阴性症状，但自由基的损伤过程仍存在，机体对自由基产生防御的SOD水平仍较高，因此阴性症状与SOD也有一定程度的相关。

第六节　药物治疗及其研究进展

一、西药治疗

1. 典型抗精神病药物　代表药物氯丙嗪是1952年第一个用于治疗精神病的吩噻嗪类抗精神病药(其他还包括奋乃静、氟奋乃静、三氟拉嗪、硫利达嗪等)，以后又陆续开发了很多作用相同但化学结构不同的硫杂蒽类(泰尔登)、丁酰苯类(氟哌啶醇)等，它们都属于第一代抗精神病药，又称传统或典型抗精神病药。典型抗精神病药临床应用已40余年，疗效确凿、剂型齐全、价格低廉。

以氯丙嗪和氟哌啶醇为代表的典型抗精神病药物，主要的药理机制是拮抗中枢中脑至皮层及边缘系统通路的多巴胺2(D_2)受体。近半个世纪以来，国内外已有大量的研究证实，典型抗精神病药物具有较好的抗精神病作用，尤其是对精神分裂症的阳性症状(如幻觉、妄想、思维障碍等)疗效好，但对阴性症状(如情感淡漠、言语贫乏、社交减弱等)的疗效就明显不如阳性症状好，同时还会引起多个系统（神经系统、运动系统、心血管系统、消化系统、内分泌系统、造血系统等）的不良反应，因而限制了它们的临床应用。在不良反应中以锥体外系反应（EPS）多见，表现为帕金森氏样症状、急性肌张力障碍、震颤、僵硬、静坐不能及迟发性运动障碍等，这些不良反应的发生与药物剂量之间存在正相关，故制约着药物发挥最佳疗效。

（1）盐酸氯丙嗪（冬眠灵）

片剂，25 mg，50 mg；肌内注射剂：25 mg/ml。治疗精神病从小剂量开始，轻症一般300 mg/日，中症450～500 mg/日，重症600～800 mg/日，症状控制后渐减至维持量50～100 mg/日。拒服药时，可用25～100 mg/次，加于20 ml 25％葡萄糖溶液内，缓慢静脉推注。

【药理作用】

① 抗精神病作用：氯丙嗪主要由肝代谢、肾排泄，$t_{1/2}$约30小时。氯丙嗪能选择性消除精神病人的躁狂、幻觉和妄想等症状，使之对周围的事物不感兴趣、情感淡漠、活动减少、有嗜睡感，但神志清楚，即使入睡也易唤醒。能消除动物的攻击行为，使凶猛的动物驯服。

② 镇吐作用：小剂量选择性抑制延髓化学催吐感受区（CTZ）的DA受体，对抗各种化学刺激引起的呕吐，对前庭刺激的运动病如晕车、晕船的呕吐效果较差。

③ 降温作用：能抑制丘脑下部的体温调节中枢。临床上将氯丙嗪、异丙嗪和哌替啶合用，称“冬眠合剂”，用于严重感染、高热惊厥和休克的病人，有镇静、降温和抗休克作用。

④ 加强中枢抑制药（如镇痛药、全麻药、镇静催眠药）的作用，合用必须减量。

【不良反应】

① 一般不良反应：嗜睡、困倦、口干、便秘、视物模糊、体位性低血压。

② 锥体外系反应：肌震颤、动作迟缓、面容呆板、流涎、静坐不能、迟发性运动障碍、不自主的呆板运动，如吸吮、舔舌、咀嚼等。

③ 对内分泌影响：体重异常增加、停经、溢乳、阳痿。

④ 过敏（皮疹）。少数病人可致肝损害。

（2）氟哌啶醇

片剂，2 mg、4 mg，治疗精神分裂症，16～20 mg/日。注射剂：5 mg/ml，5～10 mg/次，2～3次/日，肌内注射。口服吸收快，$t_{1/2}$为21小时。锥体外系副作用明显。据报道，采用银杏叶提取物（舒血宁）360 mg/日结合固定剂量的氟哌啶醇（0.25 mg/kg）对慢性精神分裂症患者进行治疗，疗效比单用氟哌啶醇要好，尤其对阳性症状作用明显，而且银杏叶提取物具有减轻氟哌啶醇锥体外系和行为毒性副反应的作用。

【联合用药】

① 锂（碳酸锂）对正常人精神活动几乎无影响，可抑制脑内去甲肾上腺素（NA）和DA的释放，对精神分裂症有一定疗效，并且对接受抗精神病药物疗效不佳的患者可作为一种辅助治疗，但其疗效极为有限，并明显低于抗精神病药物。

② 苯二氮䓬类镇静催眠抗焦虑药可作为抗精神病的辅助治疗药物，常用于精神分裂症急剧恶化的患者，特别是伴有严重焦虑、不安和烦恼的患者。这类药物一般在2周内即见效，但第4周时疗效开始减退，治疗有效的症状包括阳性症状、阴性症状、核心症状以及焦虑和激越症状，其中对幻觉、妄想、思维障碍、自发性行为、社会交往、家庭兴趣的改善较明显。

这类药物还能缓解精神紧张症、药源性紧张症、静坐不能和其他锥体外系副作用。将苯二氮䓬类与抗精神病药物合用，可降低后者的剂量。值得注意的是，同时服用苯二氮䓬类和氯氮平的患者可出现呼吸暂停、严重低血压和神志丧失的严重副作用，其他不良反应也不可忽视。首先是镇静和认知损害，镇静效应发生率约为32%；其次是唤醒和兴奋，在这类药物的治疗或撤药阶段，34%的病人出现唤醒和兴奋，表现为精神病症状恶化。另一研究报告，服用氯硝安定(3～5 mg/d)的病人，31%出现攻击和暴力行为，此外，这类药物还可引起依赖、撤药症状。

③ 卡马西平等抗惊厥药有某些抗精神病辅助治疗作用，但其疗效较低，不能单用于维持治疗。

④ 精神分裂症患者在其急性精神病发作恢复后或其他时间可发生抑郁症。抗抑郁药物单独治疗精神分裂症并无作用，但可作为辅助性药物用于治疗精神分裂症、抑郁以及有强迫观念与行为或惊恐行为的患者。

⑤ 抗精神病药物常引起锥体外系不良反应，将抗精神病药物与抗帕金森氏药(如苯甲托品、卡马君和苯海索)合用，可治疗或预防这些不良反应。

2. 非典型抗精神病药物　代表药物氯丙嗪，自其引入临床以来，有20%～30%的精神分裂症病人对传统的抗精神病药疗效不满意，且因副反应导致55%的病人不依从治疗，开发新型抗精神病药已成为治疗的关键。非典型抗精神病药物泛指药理上和典型抗精神病药有别，而锥体外系反应(EPS)小的新一类抗精神病药，是抗精神病药的第2代产品。

近年来有多种非典型药物相继上市、应用或进入临床实验，其中，研究较多、应用较广的有舒必利、氯氮平和利培酮(维思通，risperidone)。目前，舒必利与利培酮已成为我国治疗以阴性症状为主的精神分裂症的两种常用药物。此外，现已在国内外上市的还有：奥氮平(olanzapine)、舍吲哚(sertindole)、喹的平(quetiapine)等。正在进行临床Ⅱ、Ⅲ期研究开发的有：ziprasidone、qianzapine、seroquel、savoxepine、zotepine、iloperidone、amperozide等。

5-HT_2/D_2 受体混合作用，且对5-HT_2受体拮抗作用大于D_2受体，已作为非典型抗精神病药的标志。近10余年来，5-羟色胺/多巴胺(5-HT_2/D_2)受体拮抗剂(SDAs)显示出良好的临床应用前景，逐渐成为治疗精神分裂症的一线药物。

传统抗精神病药在治疗量时同时阻断边缘系统和纹状体中的D_2受体，阻断前者可改善精神症状，而后者则诱发EPS。SDAs药物如氯氮平、利培酮、奥氮平等对边缘系统DA受体具有选择性阻断作用，而在中枢的腹背盖区、前额叶皮质和纹状体则通过阻断5-HT_2受体，来刺激DA从前膜向后膜释放，增加裂隙间DA含量，并可减少D_2受体阻断，减轻或不产生EPS，但不影响边缘系统中的D_2受体阻断。

典型和非典型抗精神病药相比较：前者受体作用范围窄，主要作用于D_2，对阳性症状疗效好，但对阴性症状和认知症状疗效差；有效剂量大，EPS和迟发性运动障碍(TD)明显，常见催乳素升高，镇静作用强，治疗依从性差。而后者受体作用范围广，同时作用于5-羟色胺受体和多巴胺受体，对5-HT_2受体的作用强于对D_2受体，作用谱广，对阳性、阴性和认知症状疗效均较好，对难治患者有一定效果，有效剂量一般较小，EPS和TD轻或无，催乳素升高较少(利培酮除外)，镇静作用除氯氮平外都较弱，治疗依从性好，有利于长期维持治疗和预防复发。

(1) 舒必利：舒必利(止吐灵，sulpiride)，片剂：100 mg。开始剂量为300～600 mg/d，一

周内增至600～1 200 mg。注射剂：50 mg/2 ml，100 mg/2 ml。临床应用舒必利，须从小剂量开始，视其耐受量大小而逐渐加量，对伴有心血管疾病或老年患者，更应谨慎用药。该药对精神病的木僵、幻觉、妄想、精神错乱的疗效较好，并有一定的抗抑郁作用。半衰期为8～9小时。其副反应主要有：烦躁，食欲不振，体重增加，月经异常，泌乳，不能射精，排尿困难，运动失调，低钠血症，一过性血压呈上升或下降，心电图T波、ST段改变及轻度锥体外系反应等，其副反应程度大都与使用剂量的大小相关。

(2) 氯氮平：氯氮平(clozapine)，片剂：25 mg。开始剂量为50～100 mg/d，分2～3次服，逐渐递增，最高达600～800 mg/日，维持量100 mg/日。该药是近年来研究最为深入、在我国应用最为广泛的非典型抗精神病药物，能阻断D_1、D_2、D_4、$5-HT_2$、$5-HT_3$、$5-HT_{2c}$、H_1、α_1和M_1等9种受体，且对IL-2等细胞因子有复杂的调节作用。研究发现，氯氮平对难治性精神分裂症的疗效优于氯丙嗪，对阳性和阴性症状的改善超过传统的抗精神病药15%～25%，有些慢性病症状几乎可以完全缓解，对减少敌意和攻击行为特别有效。氯氮平可改善言语流利程度和运动速度，显著改善短期回忆。该药不仅适用于精神分裂症急性期的治疗，也适用于长期维持治疗，除明显抗精神病作用外，尚有抗躁狂和一定的抗抑郁作用，并较少导致锥体外系反应。氯氮平并不作为一线药物推荐，是因其副作用较多，如体重增加、嗜睡、流涎、血糖升高、粒细胞减少等。有研究发现氯氮平对脑干功能有影响，可能是对脑干有毒性作用。

(3) 利培酮：利培酮是继氯氮平之后第一个被FDA批准上市的新型抗精神病药，是第一个人工合成的苯异恶唑类$5-HT_2/D_2$受体混合拮抗剂。对D_2、$5-HT_2$、α_1、α_2和H_1受体具有高亲和力，具有较弱的D_2受体拮抗作用，能改善阳性症状；同时有强$5-HT_2$受体拮抗作用，能改善阴性症状及情感症状，并部分抵消D_2拮抗所致的EPS。利培酮(平均剂量4.6 mg/d)改善慢性精神分裂症患者的认知功能较氟奋乃静葵酸酯(平均剂量12.5 mg/两周)更为显著。对老年期精神分裂症的显效率为74%，对青壮年的疗效约为64%。利培酮对言语性工作记忆和空间工作记忆有改善作用，可显著改善选择性注意和觉醒度，可能是通过对$5-HT_{2A}$拮抗作用来提高学习和记忆效率。对焦虑、抑郁、情感交流障碍和运动迟滞等症状的起效快于思维形式障碍、幻觉、妄想及敌对性等症状。目前该药已经成为治疗精神分裂症的一线药物。可用于给予传统抗精神病药效果不佳或无法耐受的难治性精神分裂症患者，也有人将利培酮短期内联合小剂量氟哌啶醇，用于治疗精神分裂症的阳性症状。其半衰期为20～24小时。每日1～2次，有效且能耐受的剂量是2～6 mg/d，用量4～6 mg/d(平均4.7 mg/d)能有效改善阳性、阴性症状及部分认知功能障碍。6 mg/d比氟哌啶醇20 mg/d的临床效果更佳，具有较低的EPS和强大的抗精神病效应，很少引起粒细胞缺乏，可作为一线药物。

常见不良反应有困倦、激越、焦虑、失眠、头疼和恶心，头昏、心动过速及体位性低血压发生率不到1%。可出现剂量相关的锥体外系反应、轻度镇静、体重增加、消化障碍和催乳素升高，导致骨质疏松、泌乳、女性闭经或月经紊乱。利培酮和氯氮平比较，两者都具有较低的镇静和抗胆碱能活性，对认知功能某些方面有改善作用。这种改善一般在服药6周后出现，服药后6个月改善最明显，并一直持续到用药治疗后12个月。但相对来说，氯氮平对执行功能和回忆性记忆的改善效果出现要慢，而利培酮起效较快，7天就见效，两种药物疗效相当，仅在副作用方面存在一定的差别。

(4) 奥氮平:奥氮平的化学结构和药理特性与氯氮平相似,而耐受性优于氯氮平。对5-HT_2、D_1、D_2、D_3、D_4、α_1、H_1 和 M_1～M_5 受体亲和力高。主要用于治疗精神分裂症和其他精神行为障碍,包括精神病性抑郁和躁狂、老年和儿童精神行为障碍,日服 1 次即可减轻阳性和阴性症状,并可治疗同一病症中的抑郁状态。奥氮平(平均剂量 9.1 mg/d)改善慢性精神分裂症患者的认知功能较氟哌啶醇(平均剂量 4.4 mg/d)更为显著。半衰期约为 31 小时,常用量为 10～15 mg/d。常见不良反应为困倦、头昏、嗜睡、体重增加、肌张力障碍,但均少于传统的抗精神病药物。心动过速及体位性低血压发生率不到 1%;约 2%的患者出现一过性血丙氨酸转氨酶(ALT)增高;具中度镇静、体重增加、抗胆碱副作用,也可发生轻度锥体外系反应;对血浆催乳素浓度影响甚微,故无男性乳房增大、泌乳、女性闭经等副作用。

(5) 喹的平:喹的平的结构与氯氮平或奥氮平相似,是继利培酮、奥氮平之后问世的又一新型非典型抗精神病药物,可望逐渐取代氯氮平而成为抗精神病的主要药物之一。与 5-HT_2、5-HT_6、H_1、α_1、α_2 受体亲和力高,对 D_2 受体有中度亲和力,对 D_4 和 M_1 受体的亲和力低。在肝中主要由 $CYP3A_4$ 代谢。对精神分裂症阳性症状的疗效与传统药物相似,对阴性、认知及情感症状的疗效高于传统药物,不仅可以改善继发的阴性症状,也可以改善原发性症状。喹的平(平均剂量 600 mg/d)改善慢性精神分裂症患者的认知功能较氟哌啶醇(平均剂量 12 mg/d)更为显著。半衰期为 6～9 小时,常用量为 225～250 mg,每日 2 次。常见不良反应为一过性困倦、头昏、口干、中度镇静和体位性低血压;可出现轻度激动、抗胆碱副作用或体重增加;未见催乳素升高、锥体外系反应、恶心或消化障碍。

(6) 舍吲哚:舍吲哚是强 5-HT_{2A}、5-HT_{2c}、D_2 和 α_1 受体拮抗剂,对 α_2、H_1 和胆碱能受体的拮抗作用较弱。其选择性地作用于边缘系统和腹被盖区的 DA 和 5-HT 受体,几乎不影响纹状体功能,故少见锥体外系副反应。半衰期为 27 小时,日服 1 次。使用量由 4 mg/d开始递增,充分治疗量为 20 mg/d。主要不良反应为鼻充血、头昏、恶心、异常射精、心电图 Q-T 间期延长、中度体重增加、轻度消化不良和体位性低血压;未见激动、镇静、转氨酶升高、催乳素增高和锥体外系反应。

(7) 临床试验药物:ziprasidone 治疗效应与氟哌啶醇相同,主要副反应为镇静、头痛、激越、低血压、头晕,EPS 比氟哌啶醇(15 mg/d)少。qianzapine 的抗精神病疗效与氟哌啶醇(7.5～17.5 mg/d)相当,且治疗阴性症状优于氟哌啶醇,EPS 的发生率与安慰剂无明显差异;主要副反应有眩晕、便秘、口干、失眠、激越,可引起一过性转氨酶升高、体重增加、心电图 Q-T 间期延长,无催乳素升高和血液方面异常。seroquel 的疗效与氟哌啶醇相当,用量 300 mg/d 可明显改善阴性症状,EPS 发生率类似安慰剂;主要副反应有失眠、头痛、激越、低血压和轻度体重增加,但催乳素不升高。

(8) 利坦色林:利坦色林(ritanserin),为 5-HT_2 受体拮抗剂,能改善精神分裂症的阴性症状和情感症状,但不能改善阳性症状。将利坦色林与传统抗精神病药合用,既改善阳性症状,又改善阴性症状,还能减少传统抗精神病药引起的 EPS。

(9) 匹莫齐特:匹莫齐特(pimozide),片剂,2 mg。使用量:2～12 mg/d。对 D_3 受体的结合力较高,在临床上抗幻觉、妄想作用较好,对阴性症状有某种程度的疗效,能使慢性精神分裂症患者活跃起来。EPS 不明显。

(10) 洛沙平:洛沙平(loxapine),胶囊剂,10 mg、25 mg,是苯二氯氮䓬类化合物。用量 60～100 mg/d,对敌对猜疑、思维障碍和缺乏活力等症状效果好,尤其对青春型或伴有明显情感特征的精神分裂症疗效较佳。副作用与氯丙嗪相似，EPS 明显。

(11) 蛇毒制剂：蛇毒制剂在临床上广泛用于脑血管病人的治疗，而在精神科应用较少。目前采用精制蝮蛇抗栓酶 1 g 加入 250 mL 0.9%生理盐水中静滴，每天 1 次，3 周为 1 疗程。结果表明，蝮蛇抗栓酶对治疗以阴性症状为主的精神分裂症有一定的效果，而对阳性症状无明显效果。

3. 对精神分裂症认知障碍的治疗　研究表明，75%的精神分裂症病人存在认知功能损害，且属精神分裂症的一个核心症状，主要包括注意障碍（包括听觉和视觉注意两方面，主要表现为注意分散、注意专注与转移困难、选择性注意障碍、觉醒度降低）、记忆障碍、抽象思维障碍（主要包括概念分类和概括障碍）、联想（判断、推理）障碍和解决问题的决策能力障碍、执行功能困难、信息整合障碍（主要包括视觉-听觉综合、视觉-运动觉综合、视觉-听觉-运动觉综合、现实信息与以往信息综合等联想过程的整合紊乱）。其中影响病人生活质量的主要认知功能损害是记忆、注意和执行功能损害。

精神分裂症的认知功能损害与精神分裂症症状之间存在某种程度上的联系，大多数认知功能损害与阴性症状有关。精神分裂症发病早期的认知功能障碍相对稳定，但难于治疗，心理学干预技巧和药物治疗能提高操作功能，但不能达到完全正常。目前，针对精神分裂症认知功能损害的治疗手段大致可以分为三大类：

(1) 药物治疗：乙酰胆碱能系统与记忆密切相关。传统抗精神病药物主要有多巴胺 D_2 阻滞及抗胆碱能作用，同时因其锥体外系副反应而合并使用抗胆碱药物，这些都对记忆有损害作用。但目前尚未完全清楚药物对认知功能的作用范围。例如，并非对所有记忆形式影响程度都一样，最一致的结果是，发现使言语记忆受损（如氯丙嗪、甲硫达嗪等）对工作记忆影响不大。多巴胺可提高注意，多巴胺拮抗剂则降低注意。使用具有多巴胺拮抗作用的传统抗精神病药物可使急性精神分裂症视觉运动觉醒度等注意方面受损，而在维持性治疗中则对觉醒度有改善。研究表明，多巴胺 D_2 阻滞剂对认知功能（包括执行功能）有负性影响。非典型抗精神药物一般都具有低 DA 亲合力或高 $5-HT_{2A}$ 亲合力，具有较低的镇静作用和抗胆碱能活性，故一般都不损害而具有保持认知功能作用，这优于传统抗精神病药物。维思通对言语性工作记忆和空间工作记忆有改善作用，可能与其拮抗 $5-HT_{2A}$ 有关。氯氮平和维思通还可显著改善选择性注意和觉醒度，显著改善执行功能和回忆性记忆。

(2) 社会心理方面的介入：包括社会支持、家庭治疗、社会技能训练和认知功能的训练等。同脑器质性疾病认知缺陷一样，功能性精神疾病的认知缺陷也可通过一般性刺激方法、替代转换方法、行为学习方法等训练技巧来促进其改善。

(3) 改善神经认知：单纯的药物治疗和社会技能训练改善认知的效果均不能令人满意，因此可通过改善神经认知的方法，来恢复精神分裂症患者的认知功能。认知矫正治疗是通过一系列训练，教患者学会用于解决问题的信息加工策略，提高监督注意系统能力来改善认知功能。

4. 难治性精神分裂症患者的药物治疗　难治性精神分裂症患者是指诊断正确、接受不同类型的抗精神病药、以不同的给药途径、足药量足疗程治疗却未获满意疗效的患者，约占精神分裂症患者中的 40%，其中包括难治性阳性或阴性症状者、不能耐受抗精神病药最低治疗剂量者、足剂量抗精神药维持治疗或预防治疗失败者。使患者变得难治的原因可能是：现有的药物治疗和其他治疗方法不能有效地缓解患者的体征和症状；药物副作用限制或妨碍有效治疗的应用。相当一部分患者服用抗精神病药物后，出现无法耐受的副作用，如静坐不能、迟发性运动障碍、迟发性肌张力障碍、类帕金森氏综合征等而终止治疗；治疗依从性差：停药几天或几周，未出现不良后果便中断治疗而导致复发；维持治疗失败等等。

(1) 对于难治性阳性症状可考虑：

① 增加药量或改药；

② 将几种典型抗精神病药联用，通常是高效价药和低效价药联用；

③ 典型抗精神病药加辅助药治疗，如抗精神病药加锂盐或加用苯二氮䓬类药物或电休克(ECT)，可改善某些难治性患者的激越及阳性症状；

④ 用氯氮平治疗。研究证实，氯氮平治疗难治性患者疗效明显优于氟哌啶醇等典型抗精神病药。对于精神分裂症患者的冲动、攻击、自伤等暴力行为，氯氮平也是相当有效的，但需要较高的剂量治疗。氯氮平的缺点是有引起粒细胞缺乏症的风险，应定期监测血细胞数。

⑤ 将典型抗精神病药与非典型抗精神病药(氯氮平或舒必利等)联用，或两种非典型抗精神病药如舒必利与氯氮平联用。由于联用时作用互补，疗效好且药物剂量比单用时小，副作用随之减轻而易被病人接受。

⑥ 测定血药浓度。血药浓度低可能说明患者依从性差，对快代谢者或者药物吸收不完全者，可改用长效注射制剂。

(2) 对于难治性阴性症状可考虑　采用氯氮平或利培酮治疗。研究表明，氯氮平和利培酮能明显改善精神分裂症患者的社交功能和职业适应能力，可有效治疗阴性症状，而氟哌啶醇对阴性症状无效。朱倩芸等以平均剂量为 6.4 mg/d 的利培酮治疗 15 例精神分裂症患者 8 周，发现对于给予传统抗精神病药效果不佳或无法耐受的难治性精神分裂症患者，利培酮不仅耐受良好，而且与中等剂量的氯氮平效能相当。典型抗精神病药如氟哌啶醇、氟奋乃静等可引起静坐不能、运动不能等副作用，且出现副作用的剂量与其最小有效治疗量相互重叠。患者也许不能耐受适当剂量的药物治疗，可考虑换用 EPS 小的新一代非典型抗精神病药。

目前认为氯氮平是治疗难治性精神分裂症最有效的药物。然而，该药并非对所有患者都有效。对于氯氮平治疗无效的患者可考虑延长疗程或增加药量。精神分裂症患者的药物疗程一般为 6～8 周，而处理难治性患者，氯氮平的疗程应在 6 个月以上。氯氮平疗效不显著的患者坚持治疗 6～12 个月是必要的。氯氮平治疗一年尚无明显疗效的患者，可考虑合并 ECT 治疗。ECT 对急性的、病期短的精神分裂症患者显效快，抗精神病药合并 ECT 对部分难治性患者有一定效果，对有阳性症状、情感症状者疗效较好。抑郁是精神分裂症常见的伴随症状，氯氮平合用抗抑郁药可预防精神病复发。对不能耐受氯氮平的患者可选用三种新的抗精神病药：奥氮平、舍吲哚、喹的平。这三种药物引起的 EPS 都小，对阴性症状都比常规抗精神病药更有效。

对于难治性阴性症状还可考虑采用：① 拟多巴胺能药物如金刚烷胺、溴隐亭、左旋多巴；② 抗胆碱药如二环己丙醇；③ α_2 受体激动剂如可乐宁；④ 抗组胺药如法莫替丁；⑤ 自由基清除剂，如维生素 C、维生素 E 等。

二、中药治疗

西药治疗精神分裂症虽疗效确切，但存在副作用大、复发率高、部分病人疗效不显著等问题。年老体弱合并严重躯体病者，个体对西药耐受差、药物反应严重、西药过敏者更适合中医治疗。精神分裂症属中医学“癫狂”范畴，多为所愿不遂，心情不畅，忧思郁结导致气滞、血瘀、痰结凝滞神明，心神失养而发病。

中药在精神病防治上的机制尚不明确，有研究发现，中药多具有清除自由基、保护脑组织的作用。防治精神病的中药基本方为：柴胡 10～15 g、香附 15～30 g、半夏 10 g、枳壳10～15 g、菖蒲 15 g、远志 10～15 g、胆南星 10～15 g、丹参 30 g、炒桃仁 10～15 g、炒枣仁 30 g、柏子仁 15 g。加减：痰火内扰型加大黄、厚朴、礞石、木通；痰湿内阻型加茯苓、陈皮；气滞血瘀型加当归、红花、赤芍；阴虚火旺型加玄参、黄连、天冬、麦冬；阳虚亏损及老年体虚者加黄芪、太子参、肉桂；躁动不安或治疗不合作者加用小剂量氟哌啶醇 5 mg 合并东莨菪碱 0.3 mg，肌内注射，每日 1～2 次。方中柴胡、香附、枳壳起疏肝理气解郁的作用；半夏、菖蒲、胆南星、远志可化痰开窍醒神；丹参、炒桃仁可活血化瘀；炒枣仁和柏子仁可养心安神。诸药合用，共奏解郁化痰、活血安神之功，气血畅达、心神得养而病愈。

近年来采用中西医结合法治疗精神分裂症取得了较大进展，急、慢性精神分裂症采用中药复方配合小剂量抗精神病西药治疗，疗效优于单纯中药或西药治疗，并能减少用药量及不良反应。

周氏认为先用西药，然后采用中西药合用，同时酌情逐渐减少西药，后单用中药，利用了中西药的优点，能扬长避短，互相配合，共奏疗效。赵氏用柴胡龙牡汤加减(生龙骨、生牡蛎、大黄各 60 g，代赭石、磁石、合欢花各 30 g，佐柴胡、桂枝、黄芩)治精神分裂症 31 例，有效率达 94%。对照组用氯丙嗪(584 mg/d)，疗效虽同，但中药副作用少，故疗效指数更高。两者复发率分别为 27.5%和 76.6%。范氏以中药为主，辅小量西药治疗：生石膏 250 g、生大黄 80 g、生铁落 35 g、礞石、代赭石各 65 g、芒硝 20 g、氯丙嗪 50～200 mg，治精神分裂症 182 例，有效率约 95.5%。刘氏用宁神解郁汤(炒枣仁、夜交藤、菖蒲、当归、五味子、郁金、柴胡)合氯丙嗪(100～200 mg/d)治精神分裂症 100 例，显效率为 93%；对照组氯丙嗪(400～800 mg/d)，显效率约 82%。胡氏用温阳兴奋汤(巴戟天、仙茅、附子、肉桂、龟板、丹参)合氯丙嗪治慢性精神分裂症 80 例，有效率为 92%；西药组 76 例，有效率仅 51%。刘氏用健脾宁神汤(白术、枣刺、熟地、丹参、百合、当归、甘草)合氯丙嗪(100～300 mg/d)治 32 例难治性精神分裂症，有效率 84.3%。李氏等采用破瘀涤痰法(丹参、水蛭、大黄、红花、石菖蒲、竹茹、茯苓、半夏、陈皮等)结合氯丙嗪治疗 50 例精神分裂症患者，与单用氯丙嗪治疗的 50 例对比，前者有效率为 82%，后者为 58%；治疗后的复发率前者为 26%，后者为 62%。李氏以精神康复胶囊(半夏、瓜蒌、牛黄、丹参、远志)治疗 204 例，与氯丙嗪治疗的 40 例相比，两组疗效相当，而副反应以西药组更明显。许氏用康宁 1 号(炒枣仁、茯苓、知母、五味子、玄参、甘草)治精神分裂症，发现患者的复发率显著降低，且服用越长效果越好，认为该方主药酸枣仁预防精神病复发有良效。

王慧琴以清肝化瘀汤(基本方为柴胡、枳实各 10 g，丹皮、夏枯草、生山栀、赤芍、全当归、生地各 30 g，川芎、红花各 20 g，生大黄〈后下〉15 g，加入清水煎煮，煎两次后，将汁混匀，分早晚两次各口服 200 ml)治疗精神分裂症 58 例，每日 1 剂，45 天为 1 疗程，总有效率为 91.4%。而以氯丙嗪合三氟拉嗪片治疗的对照组的总有效率为 76.2%，两组有显著性差异。龚帆影以温胆汤(半夏、枳实、竹茹、陈皮、生姜、甘草为主方)治疗 11 例精神分裂症患者，取得满意疗效。李爱峰以四逆汤(附子 10～60 g〈先煎 1 h〉，干姜 10～20 g，炙甘草 10 g，人参 5～10 g，肉桂 10 g，水煎 2 次，共取汁 400 ml)，每日 1 剂，30 天为 1 个疗程，治疗精神分裂症 30 例，也取得了较好的疗效。都弘等发现，中药醒癫汤合利培酮治疗以阴性症状为主的精神分裂症疗效较舒必利好，且副反应小。

周龙标等用珍氯片(氯丙嗪 25 mg 和速溶珍珠层粉 60 mg 组成)治疗精神分裂症，每日 8～17 片，分 2 次服。另一组给予氯丙嗪 200～500 mg/d，分 2 次口服。结果表明，珍氯片组总有效率 75.0%(显效率 11.0%)，氯丙嗪组 83.0%(显效率 13.0%)，差异不显著，但珍氯片组心动过速、肝功能异常、便秘、口干等不良反应发生率显著低于氯丙嗪组。梁氏用康复灵丸合抗精神病药物，较单用抗精神病药治疗疗效有显著差异，对康复期病人可用康复灵丸取代传统抗精神病药物。

因自由基可能参与了精神分裂症的病理过程，应用抗氧化剂可能改善精神分裂症的病理症状。银杏叶提取物(舒血宁等)的主要成分黄酮苷能提高红细胞单胺氧化物歧化酶活性，抑制脂质过氧化，清除自由基，降低多巴胺功能亢进造成的氧化损伤，调节内环境稳态，从而提高抗精神病药的疗效。但银杏叶提取物对多巴胺功能亢进本身并无直接作用，而是作用于损伤的次级环节，因此应与抗精神病药合用。另外，银杏叶提取物对阴性症状也有一定的疗效，可能是因为在减轻自由基的进一步损伤、促进神经元的修复方面起了一些作用。此外，大多数抗精神病药阻断多巴胺受体，导致多巴胺更新率和代谢升高，通过氧化作用，导致自由基增多，造成神经元的损伤，产生诸如迟发性运动障碍等副作用。银杏叶提取物可通过清除自由基，减轻进行性损害过程，提高神经元的自身修复，从而减轻氟哌啶醇等抗精神病药物所致的锥体外系和行为毒性副反应。

第七节　精神分裂症的治疗原则及药物选择

一、精神分裂症药物治疗的三个阶段

1. 急性治疗期　目的在于控制、稳定患者的急性期症状。在急性期内药物不宜给予小剂量，否则容易使病程拖延，难以治好。但一般也不要过快增加至大剂量，以免产生严重副作用。

2. 巩固治疗　指治疗已经取得良好效果，并达到临床缓解的标准时，原治疗剂量不变，再用 2～6 个月。病程愈久，疗程应相对延长。

3. 维持治疗(康复期治疗)　由于多数精神分裂症患者的病程较长，患者停药后复发率很高，所以进行康复期治疗非常必要。康复期治疗主要包括：

(1) 康复期维持药物治疗。如果精神分裂症患者的精神症状消失 3 个月以上，患者自知力恢复，在巩固治疗期间病情稳定，可考虑逐渐减少药物剂量至维持剂量。一般情况下维持量为治疗量的 1/3～2/3，治疗时间少则 2 年以上，或终身服药。近年来常采用口服或注射抗精神病药长效制剂(如氟奋乃静葵酸酯和氟哌啶醇葵酸酯)进行维持治疗，以防止复发。

(2) 心理治疗。精神分裂症病人病情稳定后，进入康复期阶段，病态思维已经控制，自知力逐渐恢复，抗精神病药物的副作用常使他们不愿意接受药物治疗，由此导致复发。因

此，心理疏导非常重要。

(3) 家庭和社会治疗。患者出院后，家庭成员应该主动介入和参与对患者有利的医疗康复活动，使家庭环境有助于患者的康复治疗，有选择地培养患者的动手能力，促进患者体力和脑力功能的恢复，以尽快适应社会。

早期发现、早期诊断、早期治疗对精神分裂症的预后非常重要。国内外学者一致认为，不坚持药物维持治疗、自行停药、减药、不规律服药是影响疗效、导致精神分裂症复发的首要因素。预防复发需要重视巩固治疗、维持治疗。一般来说，治疗精神分裂症以抗精神病药物为主，辅以职业训练和心理治疗。

二、治疗原则

1. 尽可能单一用药，用足剂量和足疗程，避免过早减、停药或换药。

2. 单一用药疗效不佳，可考虑两种化学结构和药理作用不同的药物联用。

3. 药物用量应从小剂量开始，逐渐增加到有效推荐剂量，应缓慢减药、换药。

4. 根据患者的精神症状、生理状况、依从性、药物的适应证、禁忌证和不良反应以及药物的相互作用来选择抗精神病药物，实行治疗个体化。

5. 国外一般推荐非典型抗精神病药物如利培酮、奥氮平、奎的平作为一线药物选用。

6. 达临床缓解标准后，要有巩固治疗和足够疗程的维持治疗期。维持治疗可选用长效抗精神病药物。

三、药物选择

根据不同的临床表现，分别选择一线抗精神病药物。

1. 对于思维贫乏、情感淡漠、社会功能缺陷等阴性症状，首选利培酮或舒必利，达到治疗剂量后，观察 4～6 周。

2. 对于阴性症状中的紧张性木僵状态，首选舒必利。

3. 对于阳性症状中的兴奋、激越、焦虑，首选苯二氮䓬类，同时合用非镇静性强效抗精神病药物，如利培酮。对极度兴奋躁动者，可肌内注射冬眠合剂(每支含氯丙嗪、异丙嗪各 25 mg，每次 1～2 支)或氟哌啶醇(每次 5～10 mg)。

4. 对于幻觉、妄想等阳性症状，首选利培酮或喹的平。氯氮平也有较好的疗效，但副作用多，不作为一线药物使用。也可选氯丙嗪、奋乃静、甲硫哒嗪、氟哌啶醇等经典抗精神病药物，但这些传统抗精神病药物有较严重的锥体外系不良反应和多方面的副作用。对治疗不合作者，首选肌内注射冬眠合剂或氟哌啶醇。需要长期治疗者，可选癸氟哌啶醇(安度利可，25～100 mg，每 2 周肌注 1 次)或癸氟奋乃静(25～50 mg，每 2～3 周肌注 1 次)等长效抗精神病药物。

精神分裂症是一种由多基因遗传因素、环境因素和心理因素共同作用所导致的严重而复杂的精神活动障碍的疾病，患者个性改变、感知、思维、情感、行为和精神活动不相协调，社会适应能力下降，自身缺乏正确判断。认知功能损害是其核心症状之一，主要涉及注意、记忆(包括工作记忆、瞬时记忆、短时记忆和长时记忆)、抽象思维(主要表现在执行功能)、信息整合以及知觉、情感和行为等方面的障碍，患者的长期预后和社会功能障碍均主要取决于认知受损的程度。患者自知力低，出现幻听、妄想、思维紊乱等。精神病理学的研究进展促进着精神分裂症神经生化病理假说的不断完善，也大大提高和改善了该疾病的治疗水平。SDAs这一类药物的研究进展，提示精神分裂症的单胺病理并不局限于DA系统，还包括5-HT系统，两者共同参与精神分裂症的单胺代谢异常。但仍有很多疑问，诸如：5-HT系统是直接作用还是通过影响了其他系统(DA)的继发作用；对阴性症状的疗效是否与EPS的减轻或阳性症状的缓解有关；参与的DA受体和5-HT受体究竟是哪种亚型；5-HT/DA的拮抗是否存在理想的比率等等，这些都有待于进一步深入的研究。虽然，非典型抗精神病药为精神分裂症患者的治疗带来了新希望，与非药物处理如家庭治疗、心理治疗、社区干预相结合能使患者获益，但目前精神分裂症的治疗效果远没有令人满意，难治性精神分裂症患者为数不少，有待生物学基础研究、药物开发、临床研究和社区干预多方面共同努力，来解决这一难题。

第三章　抑郁症及其药物治疗

抑郁症(depression)是严重威胁人类健康的常见疾病，也是各类精神疾病中发病率最高的疾病。据世界卫生组织(WHO)专家的预测，到2020年精神性疾病将成为导致死亡和残疾的第二大原因，其中抑郁症将成为危及人类健康的第五大疾病，是21世纪的重要“杀手”。造成抑郁症的主要原因为生活紧张、贫困和暴力等。抑郁症不仅使患者的工作效率、生活质量和身心健康受到严重影响，如抑郁症提高了心脑血管疾病患者的病死率，使癌症患者的生存率及生活质量大大下降，还可导致家庭和社会人际关系紧张及生产力下降。据统计，美国1992年因抑郁症造成的经济损失约430亿美元，大部分来自患者工作能力的降低和丧失。WHO的最新调查表明，全球现在有2～4亿人口正为抑郁症所苦，在亚洲至少有5 000万患者，其中女性中终生抑郁症患病的比例远大于男性，约为男性的2～3倍。目前全球抑郁症的发病率为5%～12%，再发病率为50%，约2/3的抑郁症患者曾有自杀想法与行为，且15%～25%的抑郁症患者最终自杀成功。抑郁症在25～30岁和60岁以上的人群中发病率最高。同时抑郁症的发病率亦和社会发达程度有关，美国和日本的抑郁症发病率最高，据报道美国每15人中就有1人受到抑郁症的困扰，而非洲的发病率最低。

随着我国经济和社会的快速发展以及生活环境、生活方式、价值观念的改变，人们的心理压力、精神压力不断加大，精神疾病尤其是抑郁症的发病率亦呈不断上升的趋势，这应引起人们的广泛关注。精神疾病所占负担在我国疾病总负担中已跃居首位(死亡率低而致残率高)，约占20%，而抑郁症又首当其冲。但与抑郁症对人类健康造成的巨大损害所不相称的现实则是：抑郁症被接受、被了解程度低；知晓率低但未治率高；绝大多数抑郁症状并未引起病人、家属或医生的重视；约1/3的患病者从未接受过医生的诊治；即使患者就诊于医院，被非精神科医生漏诊者也高达60%；而仅有10%左右的患者接受了合理的治疗。在综合性医院中，大多数躯体疾病伴有的抑郁障碍也通常被忽视，其中能得到及时处理者更是少之又少。

抑郁症患者应以药物治疗为主，同时辅以心理治疗。如果发现抑郁情绪持续，自己无法排解，应及时找专家进行心理咨询、疏导。如诊断为抑郁症则要服用抗抑郁药物治疗，药物治疗疗效显著，有效率在70%～80%。同时抑郁症患者应该培养积极乐观的态度，培养个人的爱好兴趣，善于发掘工作和生活的乐趣，扩大交际范围等。一般经过治疗，大部分病人是可以治愈的。

第一节 抑郁症的特征性症状及诊断

何谓抑郁症？简而言之是由各种原因引起的以抑郁为主要特征的心情或情感失调(mood, affective disorders)所表现的临床症状。这种障碍可以从轻度的不佳情绪到严重的抑郁,它有别于正常的情绪低落。

表 3-1 是用于测量抑郁症状的有名的 Hamilton 抑郁症状测量表(Hamilton Depression scale for Depression, HRSD),可以参照此表进行抑郁症的评定。此表是目前最常用并且也被认为是最标准的抑郁测量表,用于抑郁症的医学检查,以确定是否患抑郁症及其严重程度,还用于评定治疗药物的疗效,以及用于科研。

表 3-1 Hamilton 抑郁症状测量表

圈出最适合病人情况的分数			
1 忧郁情绪	0 1 2 3 4	2 有罪感	0 1 2 3 4
3 自杀	0 1 2 3 4	4 入睡困难	0 1 2
5 睡眠不深	0 1 2	6 早睡	0 1 2
7 工作和兴趣	0 1 2 3 4	8 阻滞	0 1 2 3 4
9 激越	0 1 2 3 4	10 精神性焦虑	0 1 2 3 4
11 躯体性焦虑	0 1 2 3 4	12 胃肠道症状	0 1 2
13 全身症状	0 1 2	14 性症状	0 1 2
15 疑病	0 1 2 3 4	16 体重减轻	0 1 2
17 自知力	0 1 2	18 日夜变化	A 早 0 1 2 B 晚 0 1 2
19 人格或现实解体	0 1 2 3 4	20 偏执症状	0 1 2 3 4
21 强迫症状	0 1 2	22 能力减退感	0 1 2 3 4
23 绝望感	0 1 2 3 4	24 自卑感	0 1 2 3 4

一般总分超过 35 分为严重抑郁,超过 20 分为轻、中度抑郁,小于 8 分为无抑郁症。

(一) 抑郁症病人的特征性症状

1. 持久的情绪抑郁或情绪低落,这种情绪特点与正常人的情绪反应有以下不同:

(1) 可以在无任何诱因的情况下感到莫名其妙的心情不好;

(2) 虽有突发的事件,但与抑郁的发生无因果联系,且不因生活事件的消除而情绪好转;

(3) 不良情绪可持续数周或数月,几乎天天如此,不经治疗难以消除且随着时间迁移而日益加重;

(4) 一般的安慰劝导、高兴之事难以改善病人的情绪;

(5) 抑郁情绪大多影响其工作、学习、生活、社交活动等;

(6) 具有其他的症状,如认知障碍、精神减退;

(7) 有病理生化的改变发生;

(8) 有的类型有晨重夜轻的节律变化,而有些会相反。

2. 对于各种情感无反应，包括对于原先令人高兴的生活事件，如：晋升、加工资、高考题名、举行婚礼，或者对令人悲伤哀愁、愤怒恐惧的事情也没有相应的正常感受；另外的一种情况为情感无法表达出来，与上述的症状相反，病人可以认识客观事物的喜怒哀乐的性质，并有相应的情感体验，但是无法用表情、动作、言语表达出来，其主要表现与上述的情感无反应相类似。主要表现为：

(1) 兴趣丧失；

(2) 注意力减退；

(3) 不愿社交；

(4) 自尊心、自信心下降、自卑自责观念严重；

(5) 自杀观念；

(6) 对于自己和现实世界缺乏真实感受，总认为不是真实存在的。

3. 精力不足或缺乏，主要表现：

(1) 认知活动的减退：表现为记忆力减退，思维迟缓，注意力不集中等；

(2) 体力、脑力活动的抑制或运动抑制：如体力下降，易疲劳感，全身无力；脑力活动效率下降；主动性积极性差；生活慵懒，欲望丧失。

4. 自主神经和躯体功能的紊乱，如交感神经、副交感神经系统兴奋时出现的躯体症状。

5. 内分泌功能的紊乱与躯体障碍，包括：

(1) 激素分泌下降所导致的男、女性症状：如月经不调、阳痿、性欲下降等；

(2) 肾上腺素、去甲肾上腺素分泌不足出现的症状；

(3) 甲状腺素分泌不足引起的症状等。

(二) 抑郁症的诊断指标

临床上，对于抑郁症也有一些生物学诊断指标。国内地塞米松抑制实验(DST)被认为是诊断内源性抑郁症的可靠生物学标记，可用来确定内源性抑郁症的诊断。其主要原理是由于抑郁症病人的脑部去甲肾上腺素含量下降，从而导致下丘脑—垂体—肾上腺轴(HPA轴)功能活动亢进，使用地塞米松后血中的皮质醇不受抑制。DST 还可用来区别原发性抑郁症与继发性抑郁症。对于抑郁症的各种亚型，DST 结果有所不同。

促甲状腺激素释放激素(TRH)实验诊断，也可作为内源性抑郁症的生物学诊断标记。由于抑郁症病人的脑部 5-HT 神经递质含量减少，不能促进 TRH 的释放，使下丘脑—垂体—甲状腺轴(HPT 轴)功能减退。因此注射 TRH 后，仅能使促甲状腺激素(TSH)分泌量稍微上升些，以此来作为阳性标记。

此外还可用基因诊断技术来判断病人是否有基因缺陷，在染色体的什么部位，使情感障碍得以被早期发现。

第二节　抑郁症的基本类型

Robins 等在 1970 年以生物遗传学为基础对抑郁症提出原发性与继发性的分类概念。原发性抑郁症是指发病前无其他精神疾病及临床各科疾病的抑郁症。继发性抑郁症是指先有其他精神疾病或临床各科疾病等原发疾病，在这些疾病的发生发展过程中又出现的抑郁状态或综合征。

原发性抑郁症可分为很多亚型，根据病因分为由于内部因素（遗传）引起的内源性抑郁症和社会心理因素所引起的外源性抑郁症；根据精神运动性的表现分为具有抑制表现的迟滞型抑郁症和兴奋表现的激越型抑郁症；根据起病快慢、病程长短分为急性和慢性抑郁症；从药效和脑生化的改变可分为A型（脑中去甲肾上腺素功能低下）和B型（脑中5-羟色胺功能低下）抑郁症；或者根据病史分为单相（在病史中只有抑郁多次发作，一般连续三次）和双相（在抑郁发作前或后出现躁狂发作，或躁狂抑郁混合发作的症状）。国内外的临床诊断标准又根据临床的具体表现有很多具体的分型，这里就不再赘述。

在原发性抑郁症中，有关抑郁症与遗传有关的假说已经得到了遗传学方面的调查证实。据报道，若父母中1人患抑郁症，子女患病概率为25%；若双亲都是抑郁症病人，子女患病率提高到50%～70%。而最近美国科学家使用基因图谱研究发现了与抑郁症有关的基因区域，他们已经识别出19个不同的基因区与抑郁症有关。研究小组发现，有些基因变异似乎是出现在特定性别——某些只在女性身上出现，而至少有一种只出现在男性身上。研究人员说，这也许有助于解释为何女性似乎更容易在青春期、怀孕和生育期以及更年期遭遇抑郁症困扰。他们还注意到，如果某家庭拥有这些基因变异，那么家庭中成员的寿命倾向比一般人短。

其次本病常由心理社会因素所诱发，如夫妻争吵、离异、亲人分别、意外的伤残、工作困难、人际关系紧张等应激性生活事件以及严重的躯体疾病等，使患者担心、焦虑，以致发生抑郁、苦闷、沮丧。正常人经过疏导，此种压抑的情绪很快就消失。但是抑郁性神经症患者，尤其抑郁人格障碍者，抑郁维持时间较久，故病程缓慢迁延。有性格障碍者明显缺乏自信，有自卑感，其特征为情绪低落，寡言少语，喜欢沉思，精力不足，凡事均看得悲观，回忆过去则谴责自己，展望未来则缺乏信心，觉得现实困难重重，所以遇到上述应激性事件就会发生抑郁症状。抑郁症的复发也与病人所处的社会环境和人际交往适应问题有关，其中能否获得良好的社会支持，对于缓解心理压力、减少发病具有重要意义。

继发性抑郁症与各种疾病有关，根据其病因可分为以下类别：

1. 内分泌疾病所致抑郁综合征。如甲状腺功能亢进或低下，甲状旁腺功能亢进或低下，经前期紧张综合征及周期性精神病，妊娠、产后、更年期综合征，肾上腺皮质机能亢进综合征（库欣综合征），肾上腺皮质机能减退（阿狄森氏病）。下丘脑—垂体—肾上腺素轴、下丘脑—垂体—甲状腺轴、下丘脑—垂体—性腺轴的功能与抑郁症的发病有关。如上述多种激素分泌紊乱，可以导致抑郁症状的发生。

2. 脑下垂体疾病所致抑郁综合征。功能亢进的肢端肥大症中有15%的病人会出现抑郁状态，而腺垂体功能减退的西蒙病以及因产后大出血、腺垂体血栓形成和坏死而发生的席汉病可以出现抑郁状态。

3. 代谢疾病所致抑郁综合征。如糖尿病、水电解质代谢障碍（脱水、水中毒、低血钾、高血钙、低血钙、低血镁）、血紫质病（血卟啉病）等所致抑郁综合征。

4. 脑肿瘤所致抑郁综合征。颞叶肿瘤患者最常见抑郁状态，约有14%的病人出现症状；但大多数没有达到严重抑郁的程度，多有焦虑、疑病和神经衰弱症状；病史和检查中有脑器质性病变的表现。

5. 周期性间脑疾病所致抑郁综合征。此病多见于男性少年，缺乏明确的器质性病因，规律性周期发作，临床的突出表现为抑郁状态—嗜睡状态—躁狂状态—恢复正常。

6. 脑卒中所致抑郁综合征。急性期和卒中后均可发生；脑卒中后抑郁临床表现分为两类，一类是轻度抑郁，表现为悲伤、乏力、睡眠障碍、注意力下降、兴趣减退、思虑过度、情绪易激惹等；另一类是重度抑郁，除了上述轻度抑郁症状外，还有紧张焦虑、早醒、兴趣丧失、思维迟缓、食欲减退、体重减轻。自杀企图是脑卒中后抑郁最危险的症状，可出现在脑卒中后的早期或恢复期，应引起高度注意。

7. 神经系统器质性病变所致抑郁综合征。神经系统器质性病变包括多发性硬化症、汉廷顿（Huntington，HD）病、阿尔茨海默病（Alzheimer dementia，AD）、帕金森氏病（Parkingson's disease）；脑动脉硬化的病人约有 1/3 在不同阶段出现抑郁发作，本病初期患者的人格较为完整，智能损害不重，病情呈波动特点，随着病情的发展，在出现抑郁症状的患者中有5%～10%的患者呈现比较严重和持久的抑郁状态，并伴有意识混浊、情绪不稳，严重时可有出现自责、自罪的表现，部分患者有自杀行为。癫痫性抑郁可以在癫痫发作的间隙期出现，称间发性抑郁，患者可以在无任何诱因的情况下突然出现抑郁，常常伴有苦闷性焦虑，患者常有自杀和伤害他人的行为，还可见癫痫的其他表现。震颤麻痹又称帕金森氏病，发病前可先出现抑郁症状，也可以是同时出现，震颤麻痹所伴发的抑郁表现为苦闷、对前途悲观、易激惹及自杀观念，焦虑症的发生率也很高，但很少有内疚、自责、失败感及被惩罚感。这类病人有较高的自杀意念，但实际自杀率很低。

8. 各种感染性疾病所致抑郁综合征。各种感染性疾病如麻痹性痴呆、流行性脑炎、散发性昏睡性脑炎、单纯疱疹病毒感染脑炎、亚急性脑炎、艾滋病、其他感染性疾病等。

9. 内脏器官疾病所致抑郁综合征。内脏器官疾病如肺脑综合征或肺性脑病，肝脑综合征，冠脉硬化性心脏病，风湿性心脏病，急、慢性肾衰长期透析等。

10. 全身性系统性红斑狼疮所致抑郁综合征。

11. 血液病所致抑郁综合征。血液病如各种贫血、白血病、血小板减少性紫癜。

12. 营养物质缺乏所致抑郁综合征。营养物质缺乏包括维生素 B 族缺乏、维生素 C 缺乏、叶酸缺乏、菸酸缺乏等；其他相关的还有高半胱氨酸血症、低血清胆固醇水平、G 蛋白功能下降、缺乏微量元素等。

13. 各类药物和物质应用、依赖、中毒所致的抑郁综合征。常见因素如酒精中毒、镇痛药滥用及中毒、抗精神病药等。多种抗精神病药均可引起，如利血平、氯丙嗪、氟哌啶醇、长效氟奋乃静等。此外，甲基多巴、普萘洛尔、口服避孕药、激素、阿的平等也能引起药源性抑郁。这些药源性抑郁有下列特点：发生抑郁前有明显的锥体外系反应，尤以静坐不能为多；病人常出现波动性的焦虑、烦躁、情绪不稳，随后出现消极抑郁、自伤或自杀；大多数患者诉有严重的内感性不适，这是一种难以描述的体内的一种不舒适的感觉；患者一般能说出他们的内心体验；停药后随着躯体反应减轻，一周后抑郁症状也同时逐渐改善而消失。

14. 精神疾病所致抑郁综合征。精神疾病包括精神分裂症、神经症、人格障碍等。

如上所述，原发性抑郁症主要包括精神障碍（心情、认知、意志、行为等）、躯体功能障碍、生化代谢功能障碍以及睡眠障碍等。继发性抑郁症的抑郁状态只是原发疾病整个症状中的一部分，只要积极治疗原发疾病并辅以抗抑郁药物，一般会随着原发因素的减除而好转。

根据抑郁症特殊的发作阶段和特点，抑郁症还可以分为产后抑郁症、老年抑郁症、儿童及青少年抑郁症、更年期抑郁症、季节性抑郁症和隐匿性抑郁症等,下面分别介绍这几种抑郁症的临床特点。

(1) 产后抑郁症:产后抑郁症(PPD)是一种有特殊症状的疾病,是由于分娩时产妇身体急剧变化,引发激素水平的变化及生化反应所导致。甲状腺、肾上腺激素(可的松)等怀孕期大量增加的激素此时也都减少,这些变化在产后 24~36 小时出现。产后抑郁症的症状包括:焦虑、偏执、疏离感(特别是与婴儿之间)、失眠、食欲不振、缺乏性欲、哭泣不止、产生幻觉,甚至有自杀的举动,严重的还须住院治疗。一般在产后 6 周内发病,如不治疗,产后抑郁症状可持续数周。有 10%~20%的产妇在生产后会发生产后抑郁,发生抑郁前产妇常有产后心理适应不良、睡眠不足、照料婴儿过于疲劳等情况出现。产后抑郁症可造成母婴连接障碍。母婴连接是指母亲和婴儿间的情绪纽带,它取决于一些因素,包括母婴间躯体接触、婴儿的行为和母亲的情绪反应性。这种情感障碍往往会对孩子造成不良影响。研究表明,母婴连接不良时,母亲可能拒绝照管婴儿,令婴儿发生损伤,并妨碍婴儿的正常生长发育。据报道,孩子多动症即与婴儿时期的母婴连接不良有关。患产后抑郁症的母亲不愿抱婴儿或不能给婴儿有效的喂食及观察婴儿温暖与否;不注意婴儿的反应;厌恶孩子或害怕接触孩子,甚至出现一些妄想,如认为婴儿是新的救世主(夸大妄想),孩子生病或死亡(疾病妄想),孩子的形状、大小、色泽改变(体象改变),或孩子变为野兽或邪恶(变兽妄想)等。对早期婴儿的不良影响会令孩子在出生后头 3 个月出现行为困难。对后期婴儿(12~19 个月)的影响研究表明,母亲的产后抑郁症与婴儿的认识能力和婴儿的性格发展相关。母亲产后抑郁症的严重程度与婴儿的不良精神和运动发展呈正比。对儿童早期(4~5 岁)的影响的研究发现,在产后第一年有抑郁症的母亲,她的孩子的能力和认知指数均显著低于健康妇女的孩子。

(2) 老年抑郁症:由于老年抑郁症不是一种单独的疾病单元,其临床表现与青年人的表现不尽相同,有其特殊性。其临床表现主要有:① 情感障碍:指的是心情不佳,自己明明知道没有任何不愉快的事情,却就是高兴不起来,对什么事情都没有兴趣,包括原来喜爱的事情,有的老人还无精打采的,自觉没精神。看别人高兴时,觉得没意思。孤独感严重,却又怕乱,不爱人多,不喜欢热闹场面。约有一多半的老人还伴有心烦意乱,坐立不安,易为小事发脾气,看什么都不顺眼。对自己的病感到没有希望,甚至绝望,严重时觉得生不如死,产生轻生的念头,或产生自杀行为。对自己的痛苦体验显示出淡漠或迟钝,也是老年抑郁症病人的特点。② 思维障碍:脑力迟钝,觉得思考问题很困难,所以很少与别人主动交谈,严重的病人一句话都不说。有的病人常常悔恨、责备自己,在回忆往事时,常责备自己对子女的培养没尽到责任,没有把孩子培养成出色的人。有的病人不仅责备自己,还可能产生责备别人,多疑敏感,认为家里人不关心自己,子女不孝顺,领导不照顾自己等等,而产生对他人的不满情绪。因此,一方面自责,另一方面又觉得自卑,认为自己成了废人,无用的人,免得拖累家人,不如一死了之,自杀念头十分坚决。③ 认知功能减退症状:病人自觉脑子变慢、变笨,认为自己记忆力下降,变成痴呆了。这种自觉症状尤其突出表现为丢三落四,转眼就忘,这也加重了病人的悲观情绪。临床上对病人进行智力测验时,可以发现:其计算力、理解力、综合判断力及记忆力都有下降,可以表现出轻度至中度痴呆水平。但是,这种状态是短暂的,是抑郁情绪、思维活动迟钝造成的假象,一旦情绪好转,思维灵活,“痴呆”就好转、消失了,测验结果也可以很快恢复正常。因此,被叫做抑郁性假性痴呆。④ 行为障碍:在情绪低落的基础上，产生行为障碍。严重时完全卧床，极少活动，甚至生活不能自理。自杀行为在老年期抑郁症病人中很常见，而且很坚决，部分病人可以在下定自杀的决心之后，表现出镇定自若，不再有痛苦的表情，进行各种安排，如会见亲人等，寻求自杀的方法及时间等。因此，常常由于这种假象，而使亲人疏于防范，很容易使自杀成为无可挽回的事实。⑤ 躯体症状：许多老年抑郁症病人认为：自己是由于身体不好，才引起心情不好的，而不把心情不好当成病，不重视。主要的躯体症状有：失眠，食欲下降，消瘦，严重的在一个月之内体重可下降 5 公斤左右，也可以有腹胀、便秘等症状，全身疲乏无力的症状很普遍，心慌、胸闷等症状也较常见。由于这种以躯体症状为主要表现，而不把心情忧郁当成一回事的老年抑郁症，病人常常到内科、神经科去看病，常常进行各种检查，都无法确诊，被称为“隐匿性抑郁症”，也是老年期抑郁症的一个类型。

（3）儿童及青少年抑郁症：在许多人的眼里，只有大人才患抑郁症。其实，儿童及青少年也能患上抑郁症，统计研究表明，随着社会环境和社会主流文化不断发生变化，以往被认为是成年人疾病的抑郁症也开始悄悄进入儿童及青少年的生活中，其患抑郁症的比例已经从过去的 3%左右上升到如今的 8%左右。一般有如下 7 种表现：① 缺乏正常儿童的情感反应。面对优越的物质条件和生活环境，以及父母亲人的宠爱，患者并无喜悦欢乐之情，反而感到冷漠。儿童可以表现为言语障碍、行为异常。② 似病非病。患者一般年龄较小，不会表述情感问题，只说身体上的某些不适。如有的孩子经常用手支着头，说头痛头昏；有的用手捂着胸，说呼吸困难；有的说嗓子里好像有东西，影响吞咽。他们的“病”似乎很重，呈慢性化，或反复发作，但做了诸多医学检查，又没发现什么问题，吃了许多药，“病”仍无好转迹象。③ 不良暗示。如患者一到学校门口、教室里，就感觉头晕、恶心、腹痛、肢体无力等，当离开这个特定环境，回到家中，一切又都正常。④ 逃避环境。可能在学校与他人发生过一些矛盾，或者根本就没什么原因，患者便深感所处环境的重重压力，经常心烦意乱，郁郁寡欢，迫切要求父母为其想办法，调换班级、学校。可是当真的到了一个新的地方，患者的状态并没有随之好转，反而会另有理由和借口，还是认为环境不尽如人意，反复要求改变。⑤ 反抗父母。不跟父母沟通交流，处处与父母闹对立。一般表现为不整理自己的房间，乱扔衣物，洗脸慢，梳头慢，吃饭慢，不完成作业等。较严重的表现为逃学，夜不归宿，离家出走。⑥ 自杀行为。重症患者利用各种方式自杀。对自杀未果者，如果只抢救了生命，未对其进行抗抑郁治疗（包括心理治疗），患者仍会重复自杀。因为这类自杀是有心理、病理因素和生物化学因素的，患者并非甘心情愿地想去死，而是被疾病因素所左右，身不由己。⑦ 大约 16%的患抑郁症的儿童和青少年，其病症并不符合传统上对抑郁症的定义，即所谓非典型症状。除了情绪反应之外，非典型的抑郁症状还包括如胃口增大、体重增加、睡眠增多和行动迟缓。典型的抑郁症普遍有失眠的表现，而非典型的抑郁症表现正好相反，这些孩子睡觉的时间比普通孩子更长。

（4）更年期抑郁症：是一种发生在更年期的常见精神障碍。更年期抑郁症患者多因为某些躯体或精神因素方面的诱因，常常发生生理和心理方面的改变。生理功能方面的变化多以消化系统、心血管系统和植物神经系统的临床症状为主要表现，见食欲减退、上腹部不适、口干、便秘、腹泻、心悸、血压改变、脉搏增快或减慢、胸闷、四肢麻木、发冷、发热、性欲减退、月经变化以及睡眠障碍、眩晕、乏力等。生理方面变化常在精神症状之前出现，往往随着病情发展而加重，经过治疗后，躯体症状消失得比精神症状早。更年期抑郁症一般起病缓慢，逐渐发展，病程较长，开始多表现为神经衰弱症状，如失眠、乏力、头昏、头疼、烦躁不安等各种躯体不适感。病人常是情绪低落、郁郁寡欢、焦虑不安、过分担心发生意外，以悲观消极的心情回忆往事。患者认为自己不仅无用，而且有罪，周围的人也都在议论他，甚至有人要谋害他，即精神病性症状的关系妄想、被害妄想、自罪妄想。很多病人还具有疑病妄想和虚无妄想，即对自己躯体方面过分关心，对一些细微的不适感觉都很敏感。更年期抑郁症突出的症状是焦虑紧张，面容憔悴，两眼充满恐惧和绝望的神色，有些患者会发生自伤、自杀行为。自杀除了服毒、自缢、跳楼、跳井等方式外，还往往采取一些意想不到的自伤、自杀方式。总之，若处于更年期的年龄阶段，感到对什么都不感兴趣，情绪低落、沮丧，整日紧张焦虑或怀疑自己患了不治之症，有时候常有这样那样的痛苦，可是又查不出具体疾病，就提示可能患了更年期抑郁症。

(5) 季节性抑郁症：是以秋冬季节抑郁症状反复发作，伴有睡眠增多、食欲增强、喜吃甜食及体重增加等非典型症状，而春夏季节症状完全缓解或部分转为躁狂发作为特征的一类情感性障碍。通常随着年龄的增长、病程的延长，抑郁的症状有逐渐加重的趋势。规律发作数年后，抑郁发作渐渐与季节变化无关联，出现普通抑郁症的特点。关于其发病原因，多个学者研究表明褪黑素(melatonin，MT)在其中起重要作用。MT是松果体细胞分泌的肽类激素，可参与时间生物学节律的调节，参与前述三个内分泌分泌轴的调节，如对生育、月经、中枢神经系统活力的调节，它也是强有力的内源性睡眠诱导剂。周期性发作的抑郁症，如季节性抑郁症被认为与MT的分泌有关。鉴于此原因，采用光疗法治疗季节性情感障碍和非季节性情感障碍均取得疗效。推断其机制为用强光照射病人，使MT分泌受到进一步的抑制，含量下降，之后出现反射性的MT分泌增多，恢复对内分泌轴的抑制作用，使去甲肾上腺素含量上升，起到治疗作用。

(6) 隐匿型抑郁症：以躯体不适为主，没有情绪低、言语少和动作迟缓的典型症状。常见的主诉是浑身有说不清楚的难受，症状繁多，如胸痛、背痛、阳痿、皮肤瘙痒、失眠、乏力等，可涉及到呼吸、消化、心血管、泌尿生殖、肌肉骨骼及中枢神经等系统，往往会误诊为“神经官能症”、“神经衰弱”、“肾亏”等。这类患者在我国较为多见。由于治“标”未治“本”，故收效甚微。症状虽多，却以头痛、失眠、早醒为主，醒后不易再入梦乡。此外，还有“昼重夕轻”的昼夜节律和“春秋季重，夏季轻”的季节性节律；大多数病人有焦虑情绪，女病人在月经期间焦虑加重，经抗抑郁剂治疗后，病情迅速好转。隐匿性抑郁症的这些特点是神经官能症等疾病所不具备的。如果病人有抑郁症的家族史可帮助诊断。内、外、妇、儿、神经、泌尿等诸科的疾病都可产生与隐匿性抑郁症相似的症状，所以须作认真鉴别。

第三节　抑郁症的发病机制

抑郁症的发病原因可能与社会心理、遗传、人体的生化改变及神经内分泌有关。其中遗传因素很重要，家族中有患病者的人群发病率是一般人群发病率的10～30倍，血缘关系越近，发病率越高。抑郁症的发病机制尚未完全清楚，下面介绍几种可能的机制。

（一）单胺递质假说

单胺递质假说认为中枢神经系统内 NE、5－HT 等单胺递质的减少可导致抑郁症的产生，这也是目前大部分人接受的一种理论。其中包括：

1. 去甲肾上腺素(NE)假说　20 世纪 60 年代 Joseph J. Schildkraut 提出，抑郁症的形成是由于脑内某些神经通路中的 NE 缺乏造成的，尤其是脑干的蓝斑核向边缘系统投射通路中的 NE 缺乏，而边缘系统主要与人的情感和情绪反应有关。这一假说得到很多实验的支持，如利血平能排空脑内单胺类递质，常引起抑郁，而去甲肾上腺素的前体物质左旋多巴能对抗利血平引起的抑郁；抑郁症患者的尿和脑脊液中 NE 的代谢产物明显减少，尸检发现抑郁症自杀者的皮层中 NE 受体的密度明显增加，这也反映了突触间隙 NE 水平的降低；NE 再摄取抑制剂可以改善很多抑郁症病人的症状，更说明 NE 参与了抑郁症的形成。

2. 5－羟色胺(5－HT)假说　5－HT 假说认为，中枢神经系统内 5－HT 水平的降低是抑郁症产生的主要原因之一。在自杀的抑郁症患者的脑脊液中 5－HT 的代谢产物明显减少，说明患者脑内 5－HT 的水平较低；其次抑郁症患者脑内与 5－HT 神经元相关的表面分子水平明显降低，显示 5－HT 神经元的数量明显减少；尸检发现抑郁症患者脑内 $5-HT_2$ 受体的密度亦升高，这也提示脑内 5－HT 递质过少。至于 5－HT 和 NE 的关系，有人曾提出了允许假说，认为中枢神经系统内 5－HT 水平的降低，触发 NE 水平的降低，从而导致抑郁症的产生。20 世纪 80 年代末期至 90 年代，抗抑郁药选择性 5－HT 重摄取抑制剂氟西汀等的出现，使5－HT与抑郁症的关系更加受到重视。

3. 多巴胺(DA)学说　脑内 DA 的缺乏亦与抑郁症的形成有关，但其受重视程度比 NE 和 5－HT 小得多。有些试验结果提示，在抑郁症患者的脑脊液中 DA 代谢产物减少，也有结果显示 DA 代谢产物没有变化或增高，不管怎样，DA 的代谢与抑郁症有关。

另外，乙酰胆碱(Ach)、γ－氨基丁酸(GABA)等神经递质也有可能参与了抑郁症的病理机制。

但单胺递质假说不能解释一些现象，如通常抗抑郁药在给药数小时后就增加突触间隙神经递质的浓度，但抗抑郁的疗效却要在连续治疗 2～4 周后才出现；噻奈普汀是减少突触间隙神经递质的浓度，但也能有效地抗抑郁；伊普吲哚(iprindole)缺乏阻断单胺递质再摄取的作用仍有抗抑郁作用，而可卡因能阻断单胺递质再摄取的作用却无抗抑郁的作用。这提示抑郁症的病理机制可能涉及神经传递功能的多个环节。

（二）神经内分泌的功能改变引起抑郁症

1. 边缘系统—下丘脑—垂体—肾上腺轴(LHPA)的功能改变与抑郁症。LHPA 参与了机体对应激的反应，而应激反应可能是内源性和反应性抑郁症形成的重要原因。实验证明长期 LHPA 轴的激素水平过高会导致精神疾病。20 世纪 60 年代就发现未经治疗的抑郁症患者的尿、脑脊液和血液中，肾上腺皮质激素的水平升高，有 20%～40%的抑郁症患者体内可的松的水平升高，且年龄越大、复发率越高的患者，血浆中可的松的升高越明显。注射地塞米松不能抑制下丘脑—垂体—肾上腺的分泌，表明抑郁症病人的负反馈机制受损。LHPA 高分泌的患者对心理治疗不敏感，可的松水平的高低与疗效有关，持续升高时复发率也高。酮康唑能够抑制地塞米松和可的松的合成，可用于治疗某些顽固性的抑郁症。另外发现 5－HT、NE 和 Ach 能神经的功能障碍可以增强 LHPA 轴的功能。给动物注射促肾上腺皮质激素刺激因子(CRF)，能产生与人类相似的失眠、食欲下降和焦虑症状。

2. 研究发现，抑郁症病人对促甲状腺激素释放激素（TRH）引起的促甲状腺激素（TSH）的分泌及 α_2 受体激动剂引起的生长激素的分泌均反应迟钝。抑郁症患者脑脊液中生长抑素的分泌亦减少。

3. 雌激素与孕激素也被认为与抑郁症密切相关。如月经前激素的改变可导致原有抑郁症状的加重，孕妇产后可出现产后抑郁症。很多研究表明雌激素对中枢神经系统的5－HT、去甲肾上腺素和胆碱能神经元及受体产生多种生理作用，如增加5－HT的转运泵作用，降低单胺氧化酶的活性，触发抗抑郁药下调5－HT_2受体的作用，改变酪氨酸羟化酶的活性，增加乙酰胆碱的合成等。雌激素在情感性疾病及其治疗方面的重要作用可能与其对5－HT系统的影响有关。用抗抑郁药对切除卵巢的雌性大鼠进行长期治疗，发现不能下调5－HT受体，但在其中加入雌激素后，5－HT受体得到一定程度的下调。另外绝经后未进行激素替代治疗的妇女，5－HT受体的密度明显偏高，一旦用激素替代治疗后，5－HT受体水平恢复正常。在脑内的雌激素可以通过3条途径影响抑郁症的治疗：与其他精神药物协同作用，促使机体对药物产生反应和作为某些精神药物必需的基因调节物。

孕激素已被认为是GABA受体的弱变构调节因子，使氯离子通道的通透性增加，因而可能具有镇静和抗焦虑作用。还发现孕激素可降低雌激素对中枢神经元的作用，注射外源性的孕激素可使女性的情绪不稳定，但降低雌激素水平可稳定其情绪，甚至产生明显的抗抑郁效应。

（三）第二信使系统异常与抑郁症

1. G蛋白功能异常　单胺类神经递质受体多数是G蛋白偶联受体。许多研究证据提示，抑郁症G蛋白偶联的cAMP信号传导通路异常。20世纪70年代人们就发现，长期抗抑郁剂治疗可引起大脑去甲肾上腺素能β受体偶联的腺苷酸环化酶（AC）敏感性降低，并且常伴有β受体密度的降低。Mooney等人研究发现，抑郁症患者的血小板在受体激动剂的激发下没有观察到与正常人一样的AC功能的改变，可能因为抑郁症患者血小板上Gs和Gi协调功能受损。自杀死亡的抑郁症患者脑前额叶AC活性明显下降，PKA含量降低。

2. 磷酸肌醇信号传导异常　研究表明磷酸肌醇（PI）传导通路在单相和双相情感障碍患者中有异常。蛋白激酶C（PKC）和磷脂酶C（PLC）是PI信号传导通路的重要组成成分。研究认为它们参与了多种生理功能，如神经递质的合成、释放、再摄取、神经发育、基因转录、长时程增强和行为反应。药理研究证实，抑郁症患者血小板膜PKC活性下降，躁狂病人血小板膜PKC活性增强，去甲丙米嗪和锂盐可改变这些病人血小板上的PKC活性，提示PKC的功能可能与情感障碍的发病机制有关。

3. 丝裂原活化蛋白激酶传导通路异常　丝裂原活化蛋白激酶（MAP激酶）是细胞内信号传导的一类关键酶，包括ERK1、ERK2、JNK/SAPKs、p38/RK等成员。该家族在细胞外信号向核内的传导中起重要作用。尸检发现，抑郁症患者前额叶皮层和海马中ERK1、ERK2的活性显著降低。

4. 核转录因子的异常　核转录因子（CREB）可被多个信号传导通路所激活或抑制，并最终调控基因的转录，对它的功能和含量的研究可以在一定程度反应细胞总体信号传导的改变。抑郁症患者死后的颞叶皮层CREB的含量减少，长期使用多种抗抑郁剂包括5－HT再摄取抑制剂，都可以引起CREB水平的升高。CREB可能是多种抗抑郁药作用的靶点。

(四) 神经激肽假说

大脑中的肽类神经递质可能与抑郁症的发病有关。如 P 物质是脑中的一种神经肽，其拮抗剂有抗抑郁的作用。P 物质在大脑中的分布较广，在与情绪有关的区域杏仁核和边缘系统表达较高，在这些区域单胺类的神经递质也很丰富，P 物质可能通过对单胺类的调节作用而参与了抑郁症的发病。另外有研究发现神经激肽 NK-A、NK-B 参与了抑郁症的病理机制。

(五) 免疫系统异常与抑郁症

有证据显示，抑郁症患者可同时存在免疫激活(巨噬细胞活性增高等)和免疫抑制(自然杀伤细胞活性下降)现象。现有三种细胞因子 IL-1、IL-6 和 TNF-α 被认为与抑郁症的某些行为改变有关。这三种细胞因子的受体在大鼠脑的海马和下丘脑有高密度的分布。给大鼠脑室注射 IL-1 可引起精神运动迟滞、发热、睡眠障碍、体重减轻和食欲减退，而这些常为抑郁症的表现。IL-1 可通过促进 CRF 合成和通过下丘脑上调 HPA 激素轴，使促肾上腺皮质激素释放激素(CRH)和生长激素释放激素(GHRH)释放增多，导致 HPA 轴激活和交感神经兴奋。IL-1 还能直接抑制糖皮质激素受体的表达及其功能，阻断糖皮质激素对效应组织的作用，使 HPA 轴负反馈调节功能减弱，导致 HPA 轴功能亢进。抑郁症患者的血浆中 IL-6 含量升高还与皮质醇相关，表明 IL-6对 HPA 也有激活作用。

研究发现细胞因子与情感障碍的关系还可能通过对神经递质的影响来实现。离体研究发现 IL-6 能降低色氨酸的含量，减少 5-HT 的合成。IL-1 能增加游离的色氨酸和 5-HT 的代谢物，IL-1β 被认为是 5-HT 转运体的调节物。抑郁症患者血清 IL-6 和 C-反应蛋白(CRP)、触珠蛋白以及 α-酸性糖蛋白等快反应蛋白升高，导致色氨酸含量下降，致使脑中 5-HT 水平下降。研究认为选择性 5-HT 再摄取抑制剂(SSRIs)能减少抑郁症病人 IL-6 和快反应蛋白的释放。

上述结果提示，作为抑郁症起因的单胺神经递质功能的紊乱可能继发于上述细胞因子的改变。

(六) NMDA 和 σ 受体与抑郁症

动物实验表明 NMDA 受体拮抗剂具有抗抑郁和抗焦虑作用，因此有人认为 NMDA 受体复合物可能参与了抑郁症的形成，其中的甘氨酸结合位点可能就是抗抑郁药的作用靶点。

σ 受体广泛分布于中枢和外周组织中，包括免疫细胞，σ 受体与多种抗精神病药均有较高的亲和力。有实验表明一些抗抑郁药能通过调节边缘系统的 σ 受体，特别是 σ-1 型受体而起作用。影响 σ-1 型受体进而调节 NMDA 的过程为人们研制新的抗抑郁药提供了线索。

由上可知，抑郁症是一种病理机制复杂的精神性疾病。

第四节　抑郁症的药物治疗

抑郁症的治疗除药物治疗外，还有电休克疗法、电击颈迷走神经疗法、音乐疗法、胰岛素昏迷疗法、心理疗法等。这里我们主要讨论的是抑郁症的药物治疗。

在抗抑郁药(antidepressants)问世之前,通常采用电击法治疗抑郁症。20 世纪 50 年代后期,随着抗抑郁药的出现,此疗法逐渐被淘汰。最早出现的抗抑郁药为单胺氧化酶抑制剂(MAOIs)中的异丙烟肼和三环类药(TCAs)中的丙咪嗪,以后相继合成很多类似化合物并广泛应用于临床。这两类药物通常被称为经典的抗抑郁药或第一代抗抑郁药。20 世纪 80 年代后抗抑郁新药研制发展迅速,开发了第二代 TCA 如阿莫沙平、四环类米安色林,以及 1980 年代末期出现的氟西汀为代表的选择性 5-HT 再摄取抑制剂,这些药物不良反应明显减少,疗效与传统的 TCA 相似。目前临床较为常用的抗抑郁药有 20 多种,根据抑郁症的发病机制假说,抗抑郁药的作用机制主要是:① 减少突触部位 NE、5-HT 递质的降解氧化,延长神经递质的作用时间;② 减少突触前再摄取,使突触间隙中递质的作用时间延长,相对提高 NE、5-HT 神经元的兴奋性;③ 抑制负反馈机制,增加神经末梢的神经递质的释放量。抗抑郁药可分为三环类药(TCAs)、四环类抗抑郁药、单胺氧化酶抑制剂(MAOIs)、选择性 5-HT 再摄取抑制剂(SSRIs)、选择性 NE 再摄取抑制剂(NRIs)、NE/5-HT 双重再摄取抑制剂(SNRIs)、5-HT 受体拮抗/5-HT 再摄取抑制剂(SARIs)、NE/DA 双重再摄取抑制剂(NDRIs)、NE 能和 5-HT 能抗抑郁药(NaSSAs)等。这些药物的作用机制均与脑内单胺递质有关。还有一些其他类型的抗抑郁药正处于临床研究阶段。

1. 单胺氧化酶抑制剂(MAOIs) 单胺氧化酶抑制剂异丙烟肼是第一个用于治疗抑郁症的药物,为异烟肼的异丙基衍生物,1957 年 Kline 用于治疗抑郁症获得成功。以后相继有很多类似的化合物用于临床治疗,其中主要有超苯环丙胺(tranylcypromine)、苯乙肼(phenelzine)、异卡波肼(isocarboxazid)等。但这类药物不良反应较多,如中毒性肝损伤、与酪胺食物伍用可产生高血压危象,另外其疗效较差,只有 35%的治疗病人达到治愈水平,远不及 TCAs。现临床很少用于治疗抑郁症,多用于治疗恐怖症。

人体内的单胺氧化酶(MAO)有两种类型,即 MAO-A 和 MAO-B。根据药物对 MAO 的抑制特性可将 MAOI 分为可逆性 MAO-AI 和可逆性 MAO-BI(可逆性、选择性 MAOI,简称 RIMAs)、可逆性 MAOI、不可逆 MAO-AI、不可逆 MAO-BI、不可逆 MAOI。由于可逆性 MAOI 的出现,尤其是可逆性 MAO-AI 的研制成功,改变了 MAOI 在抑郁症治疗中的地位,因其副作用小,已作为一线抗抑郁药物使用。

目前临床广泛使用的 MAO-AI 是 Roche 公司研制的吗氯贝胺(moclobemide),国外较常用的是 Roche 公司生产的 AURORIX,国内常用的是苏州中化药品工业有限公司生产的恬泰。该药通过抑制 MAO-A,提高脑内 NE、5-HT、DA 的水平,使大脑兴奋性增加,解除抑郁症状。本品起效快,对各种类型的抑郁症均有效,也可用于焦虑症、老年性痴呆的治疗;不良反应较少,一般无抗胆碱能效应,体重增加少,能够避免高血压危象的发生。缺点是药物的配伍禁忌较多,如禁止与杜冷丁一起使用。餐后服用,用量 300～450 mg/d,分 2～3 次口服,最大剂量可达 600 mg/d。治疗 1 周后才能调整剂量,如停止使用,可立即用三环类药物或其他抗抑郁药治疗,不需等待。

2. 三环类抗抑郁药 三环类抗抑郁药(TCAs)的原始型药物为丙咪嗪(imipramine,米帕明),20 世纪 50 年代就应用于临床,随后又合成了很多结构类似的化合物广泛应用于临床。第一代的三环类抗抑郁药主要包括丙咪嗪、去甲丙咪嗪、氯丙咪嗪、多虑平、阿米替林、去甲替林、普罗替林等;第二代三环类抗抑郁药主要有阿莫沙平(amoxapine)、洛非咪嗪(lofepramine)等。三环类抗抑郁药疗效肯定,能使约 70%的病人获得缓解,50%左右的病人完全缓解。这类药物现仍然是日本抗抑郁药物市场的主导产品，在我国也在广泛使用。

【药理作用特点】 TCAs 主要通过抑制中枢神经突触间隙 NE 和 5-HT 的再摄取，增加这些物质在突触间隙的含量，使病人精神振奋，情绪提高。TCAs 中，不同的药物对 5-HT 和 NE 再摄取的抑制程度不同，因而疗效也各不相同。总的来说，三环类抗抑郁药疗效肯定，至今仍是治疗重度抑郁症疗效最好的药物，但对不典型抑郁症和精神病性抑郁疗效较差。由于 TCAs 对单胺递质（NE、5-HT、DA 等）的再摄取缺乏选择性和特异性，作用复杂，而且 TCA 对 M 受体、H_1 受体和 α_1 受体亦有阻断作用，因此不良反应较多。TCAs 有如下缺点：① 对约 30%病人疗效不佳。② 有明显的抗胆碱能不良反应，出现口干、便秘、视物模糊等症状，阻断 H_1 受体后引起镇静、嗜睡和体重增加等，阻断 α_1 受体引起体位性低血压、反射性心动过速和头晕。很多病人不能耐受，降低了治疗依从性。③ 有奎尼丁样作用，对心脏产生明显的毒性，过量服用可引起室上性心动过速，严重者可导致室性纤维颤动而危及生命。④ 可引起肢体麻木、针刺感等感觉异常，或肌肉颤动、癫痫发作，有的病人可发生精神障碍，亦可引起焦虑，偶可引起幻视和精神症状恶化。⑤ 可引起性功能障碍，如性欲减退、阳痿、射精延迟或抑制、性快感丧失等。⑥ 偶可引起骨髓抑制。⑦ 起效慢，一般需 2 周以上。

【药物相互作用】

(1) TCAs 在肝脏经肝药酶代谢。能抑制肝药酶的药物如 SSRIs、吩噻嗪类，可减慢 TCAs 的代谢；能诱导该酶的药物如巴比妥类、酒精、口服避孕药等，能降低其血浓度，减弱抗抑郁作用。

(2) 不能和 MAOIs 一起使用，否则可诱发高血压危象等。

(3) 服用 TCAs 时慎用麻黄碱等拟交感神经药物。

(4) 可降低抗惊厥药物的作用强度并降低癫痫阈值；治疗初期有诱发躁狂或轻躁狂的可能。

(5) 与抗组胺药和抗胆碱药伍用可相互加强作用。

(6) 可加强乙醇等中枢抑制药的作用。

(7) 可降低胍乙啶和可乐定的降压作用。

(8) 与甲状腺素合用易造成心律失常。

(9) 抗高血压药胍乙啶、甲基多巴、利血平可增强 TCAs 的低血压效应。

【禁忌证】 心血管疾病，癫痫，肝功能障碍，青光眼，哮喘，前列腺肥大，甲亢，尿潴留，精神分裂症。

【不良反应】

(1) 轻微不良反应可出现便秘，头昏，萎靡，口干，视物模糊，心率增快，恶心等。

(2) 有严重不良反应，且须停药或减量并加以处置的情况有：低血压昏厥，出现谵妄（如过量时，与其抗胆碱能作用有关），严重心率失常，尿潴留，剧烈头痛，癫痫发作，骨髓抑制，性功能障碍，皮疹，高热。

【使用方法】 采用逐渐加药口服法，约在 1 周内逐日增加至最高治疗剂量。一般在 2 周左右产生疗效，有效巩固治疗不应低于 4～8 周。药物的剂量增减和调整应根据疗效和耐受性两方面因素进行，使用任何一种药物都应充分考虑个体化的用量。待抑郁症病情缓解时，应减少用量至充分治疗阶段的 1/4～1/3，再进行为期 2～3 个月的维持治疗，然后逐渐停药。

【合理用药的基本原则与注意事项】 很多种抗抑郁药具有心脏和肝脏毒性。最近发生过心肌梗死者，不能接受抗抑郁药物治疗。治疗过程中按时进行血压和心电图监测，不能驾驶汽车或从事高空操作，避免饮酒和合用其他药物。孕妇和哺乳妇女应慎重使用。高龄患者应减少用量，如服用三环类抗抑郁药应为一般人的1/4左右。

【中毒与解救】 超剂量服用可产生严重的毒性反应。临床表现为昏迷、癫痫发作和心律失常三联征。此外还可见高热、低血压、膀胱及肠麻痹、呼吸抑制和心脏骤停。可因呼吸循环衰竭而死亡。解救措施主要包括支持和对症处理。目前尚无有效安全的拮抗治疗，可试用胆碱酯酶抑制剂如毒扁豆碱，该药易透过血脑屏障，缓慢静脉注射2 mg可迅速缓解中枢抗胆碱能的中毒症状，但该药半衰期短，须每隔0.5～1小时重复给药1次，每次1～2 mg，直到中枢神经中毒症状完全消失为止。解救过程中还必须充分考虑毒扁豆碱本身的中毒症状和禁忌证。

3. 四环类抗抑郁药　代表药物为米安色林(mianserine)、马普替林(maprotiline)。其中马普替林为选择性NE再摄取抑制剂，对5-HT摄取几乎无影响，其抗胆碱作用、镇静作用和对血压的影响与丙咪嗪相似；能延长REM时间，延长Q-T间隔，增加心率；与三环类抗抑郁药一样，用药后2～3周后才充分发挥疗效，为广谱抗抑郁药；用于各型抑郁症，尤适用于老年抑郁症。米安色林对突触前α_2受体有阻断作用，通过抑制负反馈机制使突触前NE释放增多；疗效与TCA相当，兼有抗焦虑作用，而抗胆碱和心血管作用较少，很少引起低血压；适用老年和伴有心脏病的抑郁症患者。

4. 选择性5-HT再摄取抑制剂　20世纪80年代后期，选择性5-HT再摄取抑制剂(SSRIs)的出现使TCAs和MAOIs逐渐退出抑郁症治疗舞台的中心。目前国际常用的5种SSRI为：氟西汀(fluoxetine)、帕罗西汀(paroxetine)、氟伏沙明(fluvoxamine)、舍曲林(sertraline)和西肽普兰(citalopram)。其中氟西汀的临床应用最为广泛。

【药物动力学特点】 SSRIs口服均易吸收，但有首过效应，生物利用度较差。易透过血脑屏障进入中枢。氟西汀、帕罗西汀、舍曲林的血浆蛋白结合率较高(>95%)，SSRIs单次给药$t_{1/2}$ 24～48小时，多次给药的$t_{1/2}$大大延长，达到稳态血浓度的时间为1～2周。氟西汀的代谢产物去甲氟西汀仍具有活性，在体内作用时间长，其他药物的代谢产物无药理活性。除西肽普兰外，其他SSRIs对肝脏细胞色素P450酶均有不同程度的抑制作用。

【药理作用特点】 SSRIs的作用机制为选择性抑制突触前膜对5-HT的重摄取，使突触间隙5-HT的浓度增高，从而增高5-HT能神经的突触传递的功能，达到缓解症状的治疗效果。其中舍曲林和帕罗西汀对5-HT再摄取的抑制能力最强，而西酞普兰可能是唯一真正的SSRI，不产生其他的效应。所有SSRIs的抗抑郁程度相似，迄今尚未证明SSRIs之间在疗效方面的很大区别。另外，多数SSRIs存在起效慢的缺点，用药4～6周后才产生明显的疗效，只有西肽普兰及其S型异构体草酸依地普仑(lexapro)起效较快，约一周以后病人的症状就可以得到明显的改善。

【适应证】 SSRIs主要治疗各种类型的抑郁症和强迫症，尤其对于不能耐受TCAs的病人及有自杀倾向的病人较为安全。在很多国家已成为抗抑郁的首选药物。在SSRIs中，虽然西肽普兰及其异构体lexapro对重度抑郁症具有较好的疗效，但总体上SSRIs对重度抑郁症的疗效不如TCAs。另外，SSRIs还可以治疗焦虑症(氟西汀除外，因其可兴奋5-

HT_2 受体，引起焦虑、失眠）、慢性疼痛、惊恐症、神经性贪食、早泄、精神分裂的阴性症状等。SSRIs 使用安全，不会因服用过量而导致死亡，几乎没有心脏毒性，患者耐受性好，且服药方便，每日 1 次，绝大多数患者不需要调整剂量，病人能够长期服用且没有成瘾性，对抑郁症复发和维持的治疗特别有利。近来有报道 SSRIs 可降低心肌梗死等心脏病的发作危险，可能是该类药物调节 5－HT 介导的血小板激活作用，具有抗血小板效应，与阿司匹林预防心肌梗死类似。但此作用到底是该药的抗抑郁、抗焦虑还是抗血小板聚集效应引起的结果，目前还不清楚。

【SSRIs 的常见不良反应】 SSRIs 与 TCAs 比较，镇静作用小，抗胆碱作用弱，心脏毒性低。其不良反应的发生率较低且症状较轻，一般给药后一周内较明显，随服药时间的延长逐渐减轻，通常不影响治疗。SSRIs 常见不良反应主要有以下几个方面：

（1）恶心、呕吐、腹泻、便秘等胃肠道反应最为常见，可能与 5－HT_3 受体激动引起胃肠功能紊乱有关。可通过餐时服药来降低胃肠副作用，但舍曲林除外，因其吸收易受食物影响。

（2）睡眠障碍、焦虑、头痛、食欲减退等中枢神经系统症状（与 5－HT_2 受体激动有关）。如氟西汀能引起焦虑，激动失眠，多于早晨给药。

（3）性功能障碍，可能亦与 5－HT_2 受体激动有关，表现为性欲减退、阴茎勃起不良、延缓性高潮、阳痿、射精障碍等。

（4）口面部肌张力障碍，如服用 SSRIs 后可引起口吃。

（5）SSRIs 能引起胆碱能性质的眼不良反应：青光眼、浊视、复视、瞳孔散大、结膜炎、眼干燥和眼调节问题，对易感病人如有青光眼病史、远视、老年或青光眼家族史的病人，存在引起急性窄角青光眼的风险。

（6）SSRIs 还可引起内脏出血，尤其是对老年病人，并且随着药效的增强，出血的可能性也在增加。这必须引起临床医生的高度关注。

临床用药时须判断这些不良反应与抑郁症本身症状的区别，以更好地确定药物疗效，合理选择用药。

【SSRIs 的药物相互作用】 已知的 SSRIs 的药物相互作用较少，主要有以下几种情况：

（1）有些药物能增加 SSRIs 的毒性。① 司立吉林、苯乙肼等 MAOIs、5－羟色氨酸（5－HTP）及腺苷甲硫氨（SAMe）、圣约翰草（St. John's Wort）与 SSRIs 合用，可出现血清 5－HT 过高的症状，出现中枢兴奋、肌张力增强、颤抖、肌阵挛和意识改变等反应。因此停用 MAOIs 后使用 SSRIs，或停用 SSRIs 后使用 MAOIs，二者之间最少间隔 2 周，但使用氟西汀后至少间隔 4～5 周才能使用 MAOIs，因为氟西汀的半衰期较长且其代谢产物仍具有药理活性。② 克拉霉素与 SSRIs 合用可引起谵妄。

（2）SSRIs 可改变其他药物的作用。① 可使阿斯咪唑、特非那丁的血药浓度增高，引起室性心动过速、Q－T 间隔延长等。② 除西肽普兰外，SSRIs 均不同程度抑制药物代谢酶 CYP2D6，可增强 TCAs、吩噻嗪类、Ⅰc 抗心律失常药（普罗帕酮，氟卡尼）的作用及毒性反应。③ 延长安定的半衰期。④ 使氟哌啶醇产生严重的锥体外系反应。⑤ 与锂盐合用可提高锂的血中浓度及神经毒性。⑥ 与抗凝血药华法令合用时，可延长凝血酶原时间，导致出血。⑦ 与抗惊厥药苯妥英钠、卡马西平等合用，增加后者不良反应的发生率。⑧ 除舍曲林外，其他 SSRIs 可增加中枢抑制药的作用。⑨ SSRIs 中的氟伏沙明与普萘洛尔和氨茶碱合用，可增加后两者的血药浓度。

【代表药物】

氟西汀（prozac，百忧解，Lilly公司；优克，美国华生公司）：能显著改善抑郁症的精神运动性抑制和无力疲乏，主要不良反应有恶心、呕吐、焦虑、失眠、神经质、食欲减退、体重减轻、转躁狂发作和诱发癫痫发作，使某些病人的性功能减退，出现暴力倾向和低血钠。氟西汀在20世纪末被誉为奇迹般的药物。但自从1988年该药在美国推销以后，便出现接二连三的令人费解的报道，服用该药的患者发生暴力和自杀的事件日益增多。氟西汀可能在某些服药的病人身上引起一种奇怪的、激动的心态，导致他们产生一种无法克制的自杀或谋杀的欲望。很多人在服药后的最初几个星期内变得焦躁不安（akathisia）、坐立不宁，完全丧失自控能力，最终导致自杀或谋杀，同时服用镇静剂可以预防这种现象的发生。1992年，在德国，该药品包装上出现了"存在自杀危险"的说明，但1991年9月FDA的精神药物咨询委员会决定，"在抗抑郁药物的使用与自杀或暴力行为之间，百忧解没有可信的随意的联系"，FDA最终反对在药品标签上贴上警告语。

帕罗西汀（seroxat，塞乐特，中美史克必成）：有抗胆碱作用，能迅速改善焦虑和失眠。对恐惧症和社交焦虑症疗效显著。主要不良反应为性功能障碍、尿频、疲乏、体重增加、眩晕和出汗、视力模糊、口干、便秘。

舍曲林（zoloft，左洛复，辉瑞公司）：为强效SSRI，还能增加DA释放，较少引起帕金森氏综合征、催乳素增多、疲乏和体重增加，改善病人的认知能力和注意力。对女性和老年人抑郁症尤为适宜，对强迫症亦有效。2003年2月FDA批准其用于长期治疗社交恐惧症，这是SSRI中第一个和唯一被批准用于该症长期治疗的药物。舍曲林常见的副作用包括消化不良、难以入睡、腹泻、口干等。

氟伏沙明（luvox，兰释，苏威公司）：对各种类型的抑郁症都有效，是SSRI中最好的治疗强迫症的药物，同时对社交焦虑症、惊恐性障碍也有效。偶有转氨酶升高、心动过缓、低血压等不良反应。

西酞普兰（cipramil，喜普妙，丹麦灵北药厂；celexa，Forest公司）：起效迅速（1周起效），不影响认知和精神运动性行为，适用于各种抑郁、老年性痴呆、多发性梗死性痴呆、强迫症、惊恐发作、酒精滥用、脑卒中后的病理性哭笑，尤其适合躯体疾病伴发抑郁且有多种药物需要合用者，如卒中后抑郁。耐受性好，对心脏无毒性，头晕、焦虑、失眠的发生率低。其S型异构体escitalopram比其更有效，耐受性良好。

SSRIs这类药物已占据抗抑郁药市场份额的70%以上，是欧美国家治疗抑郁症的主要产品。在我国，1999年SSRIs产品占抗抑郁药品销售额的84%。目前国内市场上销售的SSRIs主要为美国礼来（百忧解）、中美史克（塞乐特）和辉瑞（左洛复）公司所垄断，国内药厂所占的市场份额很小。

5．选择性NE再摄取抑制剂（NRIs）

（1）地昔帕明：是强效选择性NE再摄取抑制剂，其效率为抑制5－HT再摄取的100倍以上。对DA的摄取亦有一定的抑制作用，对H_1受体有强拮抗作用，对α受体和M受体拮抗作用较弱。对轻、中度抑郁症疗效较好。

（2）马普替林：见四环类抗抑郁药。

（3）去甲替林：抑制NE再摄取远强于对5－HT的再摄取。药理作用均较母药阿咪替林弱，治疗内源性抑郁效果优于反应性抑郁症，显效快。

(4) 普罗替林：选择性抑制 NE 再摄取，几乎不影响 5 - HT 系统，拮抗 α_1、H_1 和 M 受体的作用均较弱。

(5) 阿莫沙平：为抗精神病药洛沙平的去甲基代谢物，对 NE 再摄取有选择性抑制作用，仍有微弱的多巴胺受体阻断作用，因此还有一定的安定作用，给药后一周即有效。除与其他 TCAs 有相似的不良反应外，还会出现抗精神病药的一些不良反应，如运动障碍、泌乳等。

(6) 瑞波西汀(reboxetine，edronax)：选择性抑制 NE 的再摄取，而不抑制 5 - HT 和 DA 的摄取，对 MAO - A 无抑制作用，对 α、M 受体的亲和力极低，对肝药酶(CYP450)作用少。疗效与 TCAs 和 SSRIs 相似，甚至超过 SSRIs。研究表明，其在改善某些社会功能，如与他人的交往和自我感觉，以及动力和精力的改善方面优于氟西汀。对重症抑郁症相当有效，对其他抗抑郁药治疗无效的患者疗效亦较好，可作为 SSRIs 治疗困难病例的辅助用药。不良反应主要为口干、便秘、排尿困难(排尿间断和症状明显的尿道口阻塞等)、低血压或心动过速，较少发生认知和精神运动损害，几乎无性功能障碍、体重增加和镇静作用，患者耐受性好。

6. NE 和 DA 再摄取抑制剂(NDRIs)　代表药物为盐酸安非他酮(amfebutamone)，又称布普品(bupropion)或丁胺苯丙酮，其抗抑郁作用与 TCAs 和 SSRIs 相当。该药能显著改善 DA 下降导致的精神活动下降、快感丧失、嗜睡、认知功能下降等症状。当病人对 SSRIs 无反应或不良反应难以忍受时，它可以增加 SSRIs 的疗效，并能降低不良反应，特别是 SSRIs 引起的性功能障碍。该药适用于各种类型的抑郁症，用于双相抑郁时转躁狂的风险较小。此药比较安全，几乎无镇静作用和抗胆碱作用，不影响心血管系统和血压，但可诱发或加重惊厥。在美国已成为抑郁症治疗的主要药物之一。

7. NE 及 5 - HT 再摄取抑制剂(SNRIs)　代表药物文拉法辛(venlafaxine，Efexor)，低剂量时是 SSRIs 的效应，中剂量时抑制 NE 再摄取，高剂量时抑制 DA 再摄取，即抑制 5 - HT 和 NE 的作用较强，对 DA 的再摄取抑制作用较弱。中高剂量时的效应相当于安非他酮。起效较 TCAs 快(4 天到 1 周)，高剂量时疗效优于 TCAs 和 SSRIs。用于治疗各种抑郁症，对严重抑郁症的疗效好，亦用于焦虑症、强迫症、惊恐发作，可用于对其他抑郁药无效的患者。本品的主要不良反应有恶心、头晕、头痛、睡眠障碍、口干、出汗、乏力、焦虑、震颤、阳痿和射精障碍，过量使用可致心血管毒性、中枢抑制、癫痫发作，有报道认为文拉法辛有出现躁狂的可能。1994 年本品首次上市，但由于恶心的发生率高，限制了其使用，每日 1 次的缓释制剂可降低这种不良反应。有些病人可引起血压升高，故禁用于高血压患者。在肝硬化和严重肾脏疾病患者，本品的清除率降低，因此需减少用量。

度洛西汀(duloxetine)是由美国礼来公司生产，2002 年 FDA 批准用于治疗重型抑郁症。一项为期 8 周的安慰剂和帕罗西汀(20 mg/d)比较的Ⅲ期临床试验结果表明，每日 80 mg 度洛西汀治疗的重型抑郁症患者的抑郁症状改善得更为明显。度洛西汀治疗组有 50％的患者抑郁症状得到了缓解，而安慰剂组仅有 29.5％。通过为期 1 年的研究发现，服用度洛西汀 80～120 mg/d，长期疗效比较好，没有高血压和尿间断的现象出现。

常见的还有米那普仑(milnacipran，Ixel)、洛夫帕明(lofepramine)。米那普仑的疗效与 TCAs 接近，但毒副作用小，对重症抑郁的治疗更加有效。

8. 5-HT_2 受体拮抗/5-HT 再摄取抑制剂(SARIs) 代表药物为奈法唑酮(nefazodone,Serzon),是为了改善曲唑酮的镇静与体位性低血压而开发的新型抗抑郁药,为 5-HT 再摄取抑制剂,同时有拮抗突触后 5-HT_2 受体的作用。口服后吸收快而完全,达到峰时间约为 1 小时,首过效应明显,消除半衰期为 2～4 小时,与血浆蛋白结合率高。在体内大部分被代谢,代谢产物羟化奈法唑酮仍具有活性,不到 1%的药物以原形从肾脏排泄。药效与丙咪嗪和 SSRIs 相当,用于治疗重度抑郁症、反复发作的抑郁症、老年期抑郁症及某些睡眠障碍。由于 5-HT_2 受体的拮抗作用,其与 SSRIs 的主要区别为不引起焦虑、失眠和性功能障碍。因与 α_1 和 H_1 受体没有亲和力,很少引起体位性低血压和镇静作用。该药对 CYP3A3 和 CYP3A4 的抑制作用明显,引起药物相互作用的可能性较大。主要不良反应有:嗜睡、恶心、口干、头晕、阴茎异常勃起,偶然还引起静坐不能。该药已在欧洲停止销售,因为可引起肝脏衰竭而致死亡。

9. α_2、5-HT_2 和 5-HT_3 受体拮抗剂(NaSSAs) 代表药物为米氮平(mirtazapine, Remeron,瑞美隆),具有独特的药理学特性,对中枢突触前膜 α_2 受体、突触后膜 5-HT_2、5-HT_3 受体和 H_1 受体均有拮抗作用,可使 5-HT 和 NE 能的神经传递功能增强,减轻恶心(与 5-HT_3 受体拮抗有关)、失眠和性功能障碍的不良反应(与 5-HT_2 受体拮抗有关),却能使体重增加(与其抗组胺作用有关)。其对单胺类递质再摄取作用极小,对 M 受体和 DA 受体的亲和力很低。米氮平对中枢和外周 α_1 受体有轻度的拮抗作用,这与该药有时引起体位性低血压有关。本品的主要不良反应为嗜睡、过度镇静、口干、食欲和体重增加,反应较轻,可在用药中自动恢复。对伴有焦虑、失眠、心血管疾病的抑郁症患者和老年抑郁症患者更适用。

10. 其他抗抑郁药

(1) 曲唑酮(trazodone):其抗抑郁作用机制可能与抑制 5-HT 再摄取有关,同时具有 α_2 受体阻断剂的特点,可翻转可乐定的作用。口服后吸收快速完全,血浆蛋白结合率较高为 89%～95%。在肝脏代谢,中间代谢产物氯苯哌嗪仍具有抗抑郁活性。曲唑酮因有镇静作用,适于夜间给药。无 M 受体阻断作用,也不影响 NA 的再摄取,所以对心血管系统无明显影响,也少见口干、便秘等,是比较安全的抗抑郁药。适用于老年或伴有心血管疾病的抑郁症病人。

(2) 噻奈普汀(tianeptine):其结构属于三环类抗抑郁药,但与传统的 TCAs 的药理作用不同,其可增加突触前 5-HT 的再摄取,增加囊泡中 5-HT 的贮存,且改变其活性,使突触间隙 5-HT 减少,而对 5-HT 的合成及突触前膜的释放无影响。长期服用可减少抑郁的复发,对老年抑郁症具有较好的疗效,并能改善抑郁症伴发的焦虑症状。不良反应比传统的 TCAs 轻,镇静、抗胆碱能和心血管系统的不良反应较少,常见的不良反应有口干、便秘、失眠、多梦、头晕、恶心、激惹、紧张等。肾功能损害者及老年人应适当减少剂量。

(3) 色氨酸(tryptophan):抗抑郁效果主要是由于其可转换为 5-HT,但作用较低。与 MAOs 抑制剂和 TCAs 合用可增强效果,用于治疗难治性抑郁症,但应避免与 5-HT 再摄取抑制剂合用,以防高血清素综合征的发生。国内尚无此药的临床使用经验。

(4) 奥沙氟生(oxaflozane):口服吸收迅速完全,全身广泛分布,主要在肝脏代谢,代谢产物自尿排泄。无抗胆碱和交感阻断作用,无心肌毒性。适用于抑郁症、焦虑症,尤其对反应性或抑郁性神经症更佳,也适用于肿瘤病人的情绪障碍。忌用于肾功能衰竭病人,不宜与

TCAs、MAOIs 及苯丙胺合用。

(5) 诺米芬辛(Nomifensine):能显著抑制 NA 和 DA 的再摄取,抑制 5 - HT 再摄取的作用比较弱。心血管和抗胆碱作用均很弱,适用于治疗内源性抑郁症、躁狂抑郁症、焦虑抑郁症。有报道该药在临床上出现严重的免疫反应和溶血性贫血,在有些国家已停用。

(6) 齐美利定(zimelidine):主要选择性抑制 5 - HT 再摄取,对 NE、DA 的作用小,大部分药理作用是去甲基代谢产物引起,用药后可引起体重减轻,尤其适用于体重增加的抑郁病人,亦用于恐怖症、焦虑症。因可导致格林-巴利(Guillain-Barre)综合征,现已停止常规使用。

镇静催眠药和抗精神病药也可以用于抑郁症的治疗,如抗精神病药可治疗精神分裂症病人伴发的抑郁症状。

11. 抗抑郁天然药物　天然草本植物藤黄科金丝桃属植物金丝桃(又称贯叶连翘,St. John's Wort),在欧美已广泛应用于临床治疗轻、中度抑郁症。在德国用其来调节情绪已有百余年的历史,用来治疗抑郁也已超过 15 年,现已被列入德国药典,治疗抑郁症、焦虑、不安定情绪及失眠,是德国医生治疗抑郁症的首选药物,其处方量是氟西汀的 20 倍。在美国的销量亦逐年上升,同时也是最畅销的营养保健补充品之一。临床研究表明:金丝桃平均剂量每日 1 050 mg 治疗中度抑郁和丙米嗪用量 100 mg/d 的疗效相当;德国拜耳药厂金丝桃提取物(Remotiv)500 mg/d 治疗轻、中度抑郁,连续给药 6 周,和丙米嗪 150 mg/d 的疗效相当,且其耐受性较好;还有一项1 700例病人参加的临床试验结果表明,每日口服金丝桃提取物 3 次,连续 4～6 周,70%的病人症状改善,其抗抑郁效果与目前使用的 MAOIs、TCAs、SSRIs 一样好,且只有 37%的病人出现轻微的肠胃不适及皮肤过敏副作用。一般认为金丝桃对抑郁的治疗起效较慢,作用不如 TCAs 等,对重度、极重度抑郁症的疗效有待进一步研究。国内亦已开展了金丝桃素提取工艺的及其制剂的研究。金丝桃的主要抗抑郁成分为金丝桃素(hypericin)和假金丝桃素(pseudohypericin),研究认为其抗抑郁机制与抑制5 -HT重摄取和降低体内IL - 6水平,使肾上腺皮质激素释放减少有关。与 MAOIs、TCAs、SSRIs比较,该草药不良反应较少且较轻,主要有口干、瞌睡、胃肠道症状、皮肤光敏反应和疲乏。因会增加其他抗抑郁药物的不良反应,故不能与其他抗抑郁药一起使用。

在美国,卡瓦胡椒(咔哇)亦是治疗抑郁症的重要植物药,其主要活性成分为咔哇内酯。据报道,具有抗抑郁活性成分的植物还有巴戟天、银杏、槟榔、内蒙黄芪、印度冷杉等。具有抗抑郁活性的中药复方有柴胡加龙骨牡蛎汤、消郁神安汤、五草芍药汤、百合地黄汤、甘麦大枣汤、二仙汤、大承气汤、小柴胡汤等。

由于中草药具有性温和、副作用少、耐受性好、便宜的特点,在抗抑郁市场应有广阔的前景。有必要对上述植物和复方的有效成分及作用机制进行进一步研究,以提高现有药物的疗效和质量及开发出新的抗抑郁药物。

12. 抗抑郁药新产品开发趋势　从丙米嗪、阿米替林、苯乙肼等第一代抗抑郁药到以氟西汀等为代表的第二代 SSRIs 抗抑郁药物的出现,药物的疗效肯定,不良反应越来越少,药物的选择范围也越来越大。在我国随着抑郁症患者的增多,抗抑郁药的临床使用量在逐年增加,TCAs 的用量最大,SSRIs 的使用增长率最高,SSRIs 逐渐占领抗抑郁市场的绝对份额。尽管抗抑郁药很多,总有一部分病人对所有药物耐药,必须借助电惊厥治疗,因此有必要开发新型抗抑郁药。

目前全球新产品的开发呈两大趋势：一是开发 SSRIs 产品，针对新适应证的治疗，如强迫症和焦虑症，并试图对它们加以改进，以获得作用更强或起效更快的 SSRIs。如 Forest 公司开发了西肽普兰的纯活性 S 型产品 Lexapro，该产品的主要特点为起效快（1 周），作用强（是西肽普兰的 2～4 倍），不良反应少（主要为恶心、失眠、腹泻和流感样症状），用于重度抑郁症的治疗。二是开发新类型产品，如同时作用于 NE、5－HT 和 DA 的三个神经递质系统及兼有 5－HT 受体作用的 5－HT 重摄取抑制剂或纯粹 5－HT 受体亚型的激动剂或拮抗剂。葛兰素史克公司的 vilazodone（5－HT 再摄取抑制剂，5－HT_{1A}受体部分激动剂），NeuroSearch 公司的 NS2389 是能够阻断多巴胺重摄取的“三重作用”的化合物；山之内公司的 YM992 兼有 SSRI 活性和阻断 5－HT_{2A}受体的能力，而有利于提供更多的 5－HT，以用于刺激与抑郁有关的受体；AstraZeneca 公司 NAD299 是高度选择性的 5－HT_{1A}抑制剂，这些化合物均处于临床试验阶段。

默克公司的 MK－0869 是几十年来首次发现的与现有抗抑郁药机理完全不同的化合物，为纯粹的 P 物质拮抗剂，又称神经肽－1 受体拮抗剂（Neurokinin－1 receptor antagonist）。P 物质在大脑中分布较广，在与情绪有关的区域——杏仁核及边缘系统表达较高，可能对单胺类起调节作用。该物质在动物试验中有良好的抗抑郁活性，初步的临床试验表明 MK－0869 的疗效与帕罗西汀相同，明显好于安慰剂。不良反应亦比帕罗西汀少得多，尤其是其引起性功能障碍的可能性减小了。但 1999 年的Ⅱ期临床试验结果令人失望，未能肯定其抗抑郁活性，因此 MK－0869 对抑郁症病人的确切疗效还需要进一步临床试验的证实。

另外，目前有几家制药公司正在研究开发促肾上腺皮质激素释放因子（CRF）拮抗剂来治疗抑郁症，其中有一个产品Ⅱ期临床试验显示有明显疗效，与帕罗西汀相似，但因出现肝脏毒性已终止试验。其他产品亦已进入Ⅱ期临床试验阶段，有望出现有前途的新药物。随着对抑郁症发病机理的进一步认识，相信会出现更多新的种类的抗抑郁药物。

第四章　阿尔茨海默症及其药物治疗

第一节　概　述

阿尔茨海默症(Alzheimer's disease, AD)亦称老年性痴呆症或早老性痴呆症，是老年期常见的一类慢性、进行性神经细胞退行性病变。老年痴呆包括阿尔茨海默型痴呆、血管性痴呆(VD)、混合型痴呆和其他痴呆。其中阿尔茨海默型痴呆和血管性痴呆是老年痴呆中两大最主要的类型，患病率占所有痴呆的90%以上。1906年阿尔茨海默医生首次报告一名老人发生进行性痴呆，伴有失语、遗忘等症状，且脑组织中发现特有的老年斑和神经元纤维变性，于是将这类病称为阿尔茨海默氏痴呆。AD常发生于老年人群，目前估计其患病率在65岁以上的老年人口中约占5%，在75岁以上的老年人口中则上升为20%。AD目前已成为继心脏病、肿瘤和中风之后的第4位死亡原因。

本病以近事易遗忘，而对几十年前的事还能记忆犹新，病情逐渐发展，对往事亦遗忘为特点，表现为记忆力、计算力、判断力、注意力、抽象思维能力、语言功能减退，进行性认知功能障碍，情感和行为障碍，独立生活和工作能力丧失，对时间、人物和地点的定向力发生障碍，不认家门，四处游走等。晚期患者生活不能自理，甚至卧床不起，还可有口、面出现不自主动作，如吸吮、撅嘴、厌食或贪食，大小便沾满全身等等。

AD的临床症状主要是记忆障碍、认知功能缺失及痴呆。依据世界卫生组织的国际疾病分类(ICD-10)的诊断标准，AD可分为轻、中和重度三种损害：① 轻度：记忆障碍影响到病人的日常生活，但仍能独立生活，主要影响近期记忆，远期记忆可以受影响或不受影响，完成复杂任务有明显障碍。② 中度：较严重的记忆障碍，已影响到病人的独立生活，可伴有括约肌功能障碍，需他人照顾，对任何事物完全缺乏兴趣。③ 重度：严重的记忆障碍，完全依赖他人照顾，有明显的括约肌功能障碍。痴呆患者的病理改变包括广泛的神经元丢失、脑内出现无数神经元纤维缠结和老年斑。

我国是目前世界上社会老龄化速度最快的国家之一，随着老龄人口的逐年增加，AD必将成为一个严重的社会问题和经济问题，因此，AD已成为我国在21世纪所面临的重要课题之一，对AD的防治研究关系到老龄社会人群的生活乃至生存质量，必须予以足够的重视。

一、发病率和市场用药情况

据 WHO 最新估计，到 2005 年全世界 65 岁以上老年人口将达 8 亿，AD 患者将占 10%，而在 85 岁以上老年人口中将占 50%。随着人口老龄化日益严重，AD 的发病率与日俱增。我国有关 AD 的流行病学研究尚不完善，目前的国内状况是，真正到医院就诊的痴呆患者往往已经发展到中、重度，这无疑增加了治疗的困难，而且仍有大批痴呆患者长年不能接受治疗。引起痴呆的病因主要有两种——AD 和脑血管性痴呆，根据上海的流行病学调查显示，我国 55 岁、65 岁以上人口中痴呆的患病率分别为 2.57% 和 4.6%。北京老年病医疗研究中心对北京地区 2 788 名 60 岁以上老人的调查发现，有 208 名老人患有痴呆症，患病率高达 7.5%，其中女性病人 139 人，患病率达 9.7%，显著高于男性患病率的 5.8%。在这些统计学调查中又发现，由 AD 引起痴呆的大约占 65%，而脑血管性痴呆约占 25%，可见，对 AD 的预防和治疗是减少痴呆病人数量的主要手段。AD 病程一般较长，为 3～20 年，病情较轻者由于记忆障碍、智力下降影响患者正常的日常生活，病情严重者不但生活不能自理，需要家人照顾，甚至行为怪异，具有破坏性，影响他人生活，而且用于照顾和治疗 AD 病人的相关费用也很惊人。因此，AD 给患者带来极大的痛苦，也给社会、家庭和患者带来沉重的负担。

由于 AD 患者的不断增多，且需长期用药，因此 AD 治疗药物的市场销售额也一直在稳步增长。20 世纪 90 年代该类药物已成为畅销药物，21 世纪初该类药物的销售额有可能超过现在排列在前三位的治疗心血管疾病药物、治疗胃肠道疾病药物和抗感染药物市场的份额，其发展势头看好。大量调查表明，我国对 AD 的研究正在迅速接近国际先进水平。

二、病因及治疗设想

目前，该病的病因及具体的发病机制尚不十分清楚，现在一般认为 AD 的病因包括：遗传因素、年龄因素、自由基的损伤作用、病毒感染、头颅外伤、铝中毒、免疫异常反应、脑淀粉样血管病、脑代谢障碍、维生素缺乏、性激素水平低下、微管相关蛋白（tau）过度磷酸化以及性别、环境、糖尿病、心脏病、吸烟和饮酒等。现就主要致病因素叙述如下：

（一）遗传因素

许多神经变性疾病都与遗传因素有关，AD 也不例外。Down 综合征（先天愚型综合征）是一种常染色体畸变的遗传性疾病，它是常染色体畸变所致的胚胎性发育障碍而引起的发育畸形。有人用电镜证实 30 岁以上的 Down 综合征患者脑尸检的病理改变与 AD 相同，而且其病理改变程度随着年龄的增长而愈加典型。所以 AD 与 Down 综合征有着密切的联系，都与遗传因素有关。研究者发现，患有 Down 综合征的婴儿，如果能活到中年的话，几乎都产生神经退化病，其临床症状与 AD 很相似。研究证实：患 Down 综合征的婴儿第 21 号染色体发生变异，因此研究者们提出，AD 也许与 21 号染色体病变有关。在早期突发 AD 的研究中发现，AD 发病与 21 和 14 号染色体有关，14 号染色体病变占 AD 发病比例更高。而晚期突发 AD 又与 19 号染色体病变有关。

从 20 世纪 50 年代起，科研工作者就开始对 AD 进行遗传学研究。统计资料表明，AD 病人双亲及兄弟姐妹患 AD 的危险率比一般人群高，单卵双生患者发病率比双卵双生发病率高数倍。其遗传方式可能为不完全外显性常染色体显性遗传。目前已相继发现了 4 条染色体与AD有关，分别是21、19、14、1号染色体。位于21号染色体上的基因编码一个695～770个氨基酸组成的跨膜蛋白——淀粉样前质蛋白APP，而淀粉样蛋白Aβ是这个蛋白的一部分。对家族性AD早发型(<65岁)家谱分析，发现了APP基因的几种形式的突变，这些突变造成了Aβ质与量的异常，加速了老年斑的"成熟"，从而促进AD发病。位于14号染色体上S182基因与家族性AD早发型也有关。位于19号染色体上的载脂蛋白E(ApoE)的等位基因与AD的晚发型(>65岁)有关。ApoE有三种等位基因：$ApoE_2$、$ApoE_3$、$ApoE_4$。其中$ApoE_4$与AD的关系密切，$ApoE_4$的表达能增加Aβ的聚结，使神经原纤维蛋白脱离微管系统，促使神经纤维缠结。遗传病学家对家族性AD晚发型研究发现，如果家族成员是$ApoE_4$杂合体，AD的患病率增加2～3倍；如果是$ApoE_4$纯合体，则增加8倍。

AD受常染色体的遗传和环境因素的共同影响导致发病，其理由可能是：① 每个人都可能带有AD的遗传基因，随年龄的增长，在某种特殊危险因素影响下，一部分人会发生痴呆。② 只有一部分人带有AD的遗传基因，在某种环境有害因素的诱导下会发生痴呆。

(二) 衰老因素

随着年龄的逐渐增长，体内有毒物质不断积累增多，如Aβ随增龄而增加，在大脑内不断累积致使正常神经元功能逐渐老化。正常衰老过程中人体代谢机能下降，例如葡萄糖的转运和利用随年龄的增长而降低，而AD患者则降低更显著。葡萄糖利用降低，导致ATP耗竭，细胞转运功能失常，细胞钾离子显著升高，引起突触前膜去极化，增加神经冲动的发放频率和囊泡中谷氨酸的释放，导致细胞外液谷氨酸含量大大增加并激活其受体，引起受体门控的离子通道开放，钙离子、钠离子、氯离子和水流入胞内，激活许多酶，导致一系列级联反应，生成自由基，造成迟发性神经元死亡。同时衰老引起糖皮质激素升高，能降低神经元对葡萄糖的摄取，增强兴奋性氨基酸(EAA)受体过度激活引起的神经元损害。这些都说明AD与衰老息息相关。Jorm等发现AD的患病率随年龄增加而升高，平均每增加5.1岁，痴呆患病率就翻一番。65～74岁、75～84岁和85岁以上各组的AD患病率分别为1.3%、4.0%和7.9%。

(三) 病毒感染

1982年Ball首先报道了单纯疱疹可能向心性地移到Meynert神经核而引起神经变性疾病。1987年Renvoize等报道了33例AD患者和28例健康对照组血清中9种病毒的滴定结果，发现在AD患者血清中，单纯疱疹病毒、流感AB病毒和麻疹病毒滴定度较高。也有人怀疑AD与慢病毒(slow virus)或病毒前蛋白(precursor protein)有关，这是因为某些临床研究证明由病毒引起的慢性神经变性疾病Creutzfeldt-Jakob病、杰斯综合征(Gerstmann Straussler syndrome)和库鲁病(Kuru)的临床表现和病理改变与AD有许多相似之处。所有这些证据都说明AD可能与病毒感染有关。

(四) 物理因素(脑外伤)

从病理尸检中发现，脑外伤患者的脑组织中有许多神经纤维缠结，故有人认为脑外伤可以产生神经缠结，它是AD的病因之一。根据文献报道，反复有脑外伤的患者和有过严重脑外伤史者，其AD患病率明显高于无脑外伤史者，且患病年龄较早。这可能是由于：① 脑外伤损害血脑屏障，使体内白细胞穿过血脑屏障与脑组织内抗原发生自身免疫反应；② 脑外伤引起谷氨酸等兴奋性氨基酸的释放，导致兴奋性毒性，从而损害神经元，引起神经细胞坏死或凋亡，引起 AD 的发生。

（五）职业因素和教育程度

低教育水平和体力劳动职业是 AD 发生的危险因素。研究显示，手工劳动者及长期在振动环境中如接触电锯、风镐、风钻等作业的人，其 AD 患病率很高。另外，从事暴露于黏合剂、杀虫剂和化肥的职业者，其患 AD 的危险性也会增加。兴趣狭窄、文化水平低及一生中经历的重大生活事件等社会心理因素均会在 AD 的发病中起作用。因脑贮备的差异，受教育水平高者可能中枢神经系统能力较高（皮质突触更多），因而对 AD 的进行性神经功能衰退有较大的抵抗力。高文化水平可延迟 AD 病理的临床表现，受教育程度越高，患痴呆的比例越低。低教育或缺乏教育者 AD 的发病率高，有调查显示文盲老人患痴呆的危险度是非文盲者的 17 倍。因此，早期接受教育是 AD 的保护因素。

（六）对神经元有毒的物质

20 世纪 80 年代，有两组研究者分别从 AD 患者脑膜血管壁和老年斑中心提取到了同一种蛋白质——淀粉样蛋白 Aβ，并证实了 Aβ 是构成老年斑中心的物质。大量的体外试验显示，Aβ 对神经元有毒性作用，可直接引起神经元变性，增加低糖对神经元的损害，增敏神经元对兴奋性毒性的反应等等。将从 AD 患者大脑中提取的 Aβ 注入大鼠的海马和皮层中，均引起了类似 AD 的神经元变性。Aβ 可能是通过激活神经元凋亡等多种途径而对神经元产生中毒作用。淀粉样肽假说强调 Aβ 凝聚，而非已成熟的淀粉样纤维在 AD 发病中的作用，具有神经毒性的 Aβ 参与了神经缠结的形成。

研究人员发现，若干无机盐类物质及其某些有机化学物质都可以引起脑神经细胞的中毒死亡。铝是一种神经毒素，容易通过嗅神经和血脑屏障而进入脑内，破坏血脑屏障功能，改变脑细胞活性。用铝制剂做动物试验发现，动物在 15 天后出现神经中毒症状。铝进入脑内沉积在大脑皮质、海马和杏仁核内富有谷氨酸神经元等部位，同氨基酸链上的谷氨酸和精氨酸结合，形成谷氨酸铝盐或精氨酸盐的稳定复合物，引起双螺旋蛋白的异常磷酸化反应，形成神经缠结和淀粉样蛋白前体而产生老年斑。在脑细胞内，铝主要沉积在细胞核内、神经缠结内、老年斑内、淀粉样蛋白核心内及溶酶体内。1973 年有人用原子吸收光谱仪（AAS）测得铝在健康人脑中正常含量是（1.8±0.8）mg/g（脑组织干重），AD 患者脑内铝的含量是（3.6±2.9）mg/g（脑组织干重），首次发现在 AD 患者脑组织中铝含量明显增高。实验证明脑内铝的含量大于 4 mg/g（脑组织干重）即可引起神经细胞变性，因而提出铝是导致 AD 的病因之一，但是目前尚未找到铝是引起神经缠结形成的直接原因。另据文献报道，长期同铝接触的人群中，其 AD 的患病率并不高，所以铝是导致 AD 的病因之一，还是 AD 导致铝继发性的脑内沉积，迄今仍未得到定论。

另外，许多人对汞、硒及锌等元素也进行了研究，但没有充分证据证明 AD 与汞、硒和锌等元素有关。有研究发现，机体内的有机物，例如：谷氨酸盐类、天冬氨酸类等大量堆积，也可以使脑细胞中毒而发生 AD。所以，从脑细胞中毒方面进行研究，也可能成为研究 AD 病因的一种途径。有研究者还提出了脑内铁的积累也是 AD 的发病因素之一。他们发现老年斑周围的神经细胞含有大量的铁，这些铁可能与 Aβ 基因作用，使细胞产生大量 Aβ 蛋白。

（七）免疫系统机能紊乱

随着年龄的增长，老年人 AD 患病率明显增高，AD 发生与免疫系统衰退、自身免疫性疾病增加有关。过去认为，中枢神经系统内不发生免疫反应。近年研究发现，在 AD 患者脑内也存在细胞因子及其受体、抗体、补体等自身免疫反应物质，脑内自身免疫反应与其脑内病理变化的形成存在密切关系，并且在AD患者的脑内存在抗胆碱能神经元等多种抗体，推测自身抗胆碱神经元抗体可能是引起胆碱能神经元损伤的一个原因，与AD的病理学特征的形成存在一定的关系。淀粉样变性作为“非自身”抗原可激活补体系统，并加速合成补体及各种抑制因子，造成广泛的神经元损伤和死亡。

（八）激素代谢紊乱或减少

近年来研究表明，HPA轴与AD的发生密切相关。AD患者肾上腺皮质功能亢进，随年龄增长，海马神经元的减少与糖皮质激素水平成正相关。绝经后妇女雌激素水平下降，使用雌激素比不使用者，其AD及痴呆的危险性降低，并且具有剂量-效应梯度的关系，提示老年妇女可能由于雌激素的缺乏而使AD发生的危险性增加，并且证实任何时候使用雌激素都可以减少AD发病率，因而雌激素的替代治疗也许能防止或延迟痴呆的发生。松果体素（褪黑色素）呈现季节性节律变化，研究表明这种节律变化仅存在于80岁以下对照组老年人，而80或80岁以上对照组老年人及AD组患者，这种节律变化消失，提示老年人松果体素水平随着衰老而降低，AD患者降低更加明显。松果体素是机体内强大的内源性自由基清除剂，具有显著的抗衰老及防治老年性相关的痴呆病的作用，因此松果体素水平的下降可能引起AD。

（九）中医理论

中医病机学说认为痴呆之发病在五脏，与肾、肝、心、脾四脏关系尤为密切，主要与七情内伤、久病耗损、年迈体虚而致脏腑失和有关。人至老年，肾精衰枯，脑海空虚；或肾阴不足，虚火上炎，灼伤心阴；或心血不足，虚阳上扰，神明不敛，形成痴呆的虚证。情志失调，损伤脾胃，痰浊内生，蒙蔽清窍，形成呆病虚实夹杂之证。痰浊是人体脏腑气血失和、津液运化失常的病理产物，同时又是一种危害甚广的致病因素，是加速脑衰老导致老年痴呆发生的重要因素。瘀血与脑衰老及老年痴呆的发生关系也十分密切，中医素有“老人多瘀”、“久病必瘀”、“虚久致瘀”的说法。

对于AD，至今尚未找到有效的治疗方法。有研究者提出了一些治疗设想：① 治疗躁动、攻击、压抑、焦虑、冷漠、睡眠或食欲改变等行为方面的症状；② 治疗痴呆的基本症状，如记忆、语言、注意力、定向力、智能障碍等；③ 延缓疾病的发生或减慢疾病的进展速度。前两方面的设想主要是短期的对症治疗；而后者是一种长远的对因治疗的设想，通过进一步了解AD的病因及病理过程，来控制发病过程，从而达到预防、改善、治愈或阻止疾病的进展的目的。

三、病理学特征及其病变机制

（一）病理学特征

病理学研究表明，AD患者脑内存在两个主要的病理学特征：

1. 大量的老年斑　老年斑（senile plaque）的核心成分是β-淀粉样蛋白（amyloidβ-protein，Aβ），是以非溶性聚合物形式存在的。Aβ由细胞分泌，在细胞基质沉淀聚积后可产生很强的神经毒性，是引起轴突异常生长和其他神经病理学特征的原发病灶，也是老年斑周边神经元变性和死亡的主要原因。Aβ随着年龄增加而在脑内不断累积，其神经毒性涉及到复杂的分子机制，包括促进自由基的形成、破坏细胞内的 Ca^{2+} 稳态，降低 K^{+} 通道的功能，与炎性蛋白(细胞因子、补体等)相互作用,在脑内引起炎症反应与免疫病理过程。

基于Aβ在AD发病过程中的病理作用,有研究认为AD治疗的靶点应包括:抑制与Aβ形成有关的蛋白酶,恢复神经元对淀粉样前体蛋白(APP)代谢的正常调节,阻止Aβ装配成有毒性的聚合体,保护神经元免受Aβ的神经毒作用,修复受损的基因等。

2. 神经纤维缠结　AD病人脑内神经纤维缠结(neurofibrillary tangles)由成对螺旋丝在神经元内积累而成,组成成对螺旋丝的主要亚单位是过度磷酸化的微管相关蛋白——tau蛋白。神经纤维缠结的含量与AD病人的痴呆严重程度密切相关。当tau蛋白超磷酸化后失去微管蛋白结合能力,影响微管的形成和稳定性。微管结构受损则会影响神经元胞体与末梢间营养物质运输,从而严重影响神经元功能。

老年斑和神经纤维缠结都会导致选择性神经元死亡。

(二)病变机制

1. 神经细胞内钙稳态失调机制　神经细胞死亡主要有两种形式,即细胞凋亡和坏死,后者主要由于不可控制的大量离子内流和细胞溶解,而钙离子是主要元凶。现已知包括兴奋性毒性、能量利用减少和Aβ的作用等均可破坏神经元的钙稳态,导致神经细胞内钙超载而引起蛋白质、脂质和DNA的损伤,最终引起细胞死亡。钙介导的神经元毒性已经得到电生理、形态学和分子生物学研究的确认。德国学者Fleickstein的研究指出,人体内的几种动脉内钙含量随年龄增加而增加,到老年时钙含量增加数十至数百倍。钙稳态失调和氧化应激被认为是神经元损伤、死亡的关键因素。现趋向于认为,它们是急性和慢性神经退行性疾病和细胞死亡的"最后共同通路"。神经细胞坏死主要是不可控制的大量离子内流和细胞溶解,神经细胞凋亡主要是"死亡基因"表达增加所致。现已确定,"死亡基因"的表达增加或大量离子内流入细胞,其元凶仍然是钙稳态失调和自由基生成过多;反过来,各种基因的、环境的因素都会影响神经元的钙稳态和自由基代谢。

在AD发病早期,脑皮质和海马的退行性病变的细胞表达高水平的谷氨酸受体,该受体激动后导致钙内流增加。如在培养的大鼠和人脑细胞中加入谷氨酸或钙离子载体后,细胞骨架会出现类似于AD病人神经纤维缠结的病理变化,加入Aβ后会引起静止期钙离子缓慢进行性增加,但是Aβ促钙内流作用在钙缺乏的介质内会大为减弱,说明钙内流增加是Aβ引起细胞损伤和死亡的主要病因。正是由于钙在脑神经细胞和成纤维细胞内的堆积,导致钙依赖性突触的可塑性受到损害,从而导致AD的发生。

2. 氧化应激机制　人在衰老过程中,脑组织的物质和能量代谢异常将会导致大量自由基的产生。因为神经元细胞膜含有大量的易被氧化的多聚不饱和脂肪酸,自由基作用于神经元细胞膜产生脂质、蛋白质过氧化,细胞凋亡和炎症等,从而损伤细胞膜、细胞器和一些酶的功能。自由基还能作用于核酸,使DNA发生突变、交联、单链短裂等结构和功能的改变,影响信息物质的传递、转录和复制,造成错误蛋白质的合成,使人的记忆和智力下降。当细胞内的钙持续升高并同时存在自由基时,还会出现恶性前馈循环,即钙加速自由基的生成,自由基加速胞内钙的堆积。自由基已被视为各种发病机理的交汇点。尸检报告表明:AD病人脑内Aβ的含量明显比正常人多,Aβ可引起自由基大量产生,神经元细胞膜脂质严重过氧化,最终导致神经细胞死亡。

3. 线粒体机能障碍机制　能量代谢是机体维持正常生理功能的基础,一旦遭到破坏,便会导致疾病的发生。脑虽然只占人体重的2%,却是一个高耗能组织,对血流量和氧的需求分别占全身总量的20%和25%。生物能量以ATP形式存在,ATP的合成主要在线粒体内膜上进行,如线粒体机能发生障碍,必然影响ATP合成,从而进一步影响脑能量的供给,使神经元受损,导致AD的发生。ATP的产生是通过氧化磷酸化反应和一系列电子传递链,包括复合酶Ⅰ、Ⅱ、Ⅲ、Ⅳ、Ⅴ的作用,最终经ATP酶合成ATP。研究表明,AD病人脑内及血小板中复合酶Ⅰ、Ⅳ含量减少,因此能量合成受阻。线粒体的能量代谢过程要消耗大量氧气,在正常情况下,1%~3%的氧在氧化磷酸化过程中被氧化成超氧阴离子,但可以被SOD、还原型谷胱甘肽、NADPH、维生素E、维生素C等及时清除。在病理情况下,尤其是脑缺血-再灌注损伤,引起线粒体形态、功能受损,ATP生成减少,单磷酸腺苷和次黄嘌呤生成增多,经黄嘌呤氧化酶的酶促作用生成超氧阴离子。在线粒体受损过程中还会产生NO等自由基,高浓度的NO能抑制线粒体传递系统复合酶Ⅰ、Ⅲ和三羧酸循环中的代谢酶的活力,引起神经元变性、坏死。此外,脑内葡萄糖代谢中产生的NADH和NADPH可用来提供自由基清除剂谷胱甘肽的还原性巯基,葡萄糖代谢障碍将损伤还原性当量物质的产生,从而削弱清除自由基的能力,加强自由基在老化和神经退化性疾病中的作用。

4. 兴奋性毒性机制　兴奋性氨基酸EAA是中枢神经系统中的兴奋性神经递质,以谷氨酸、天门冬氨酸为代表的酸性氨基酸在神经系统传递兴奋信息的过程中起重要作用,与中枢神经细胞的存活、突触的形成、突触可塑性、学习记忆等密切相关。人在衰老过程中,特别是在AD病人中,其脑血流量显著降低,导致大脑缺血缺氧,在这种情况下,脑中可提供能量的底物减少,谷氨酸释放增加,再摄取能力降低,导致谷氨酸大量堆积,激活谷氨酸受体门控的离子通道,可引起大量钙内流,激活系列链式反应,产生大量活性氧物质,最终导致神经元退行性病变和迟发性坏死。皮质之间的联络纤维和海马的主要投射纤维均属谷氨酸能神经元,是该病脑内的易损部位,其神经细胞变性与其对谷氨酸的兴奋性神经毒的敏感性增强有关。另外,体外实验证明,把谷氨酸加到培养的神经细胞中可引起Aβ的前体物APP合成增加,产生更多的神经纤维缠结。这些都说明兴奋性毒性机制可导致AD。

5. 免疫炎症机制　由于脑内占细胞数目90%以上的神经胶质细胞(glia),尤其小胶质细胞(microglia, Mic)与星形细胞(astrocyte, Ast),在AD病变过程中被活化,推测它们参与AD的病理过程。尽管这些glia介导神经损害的确切机制尚未明了,已发现与其释放免疫介质(如毒性自由基、细胞因子、谷氨酸盐、神经毒素等)有关。大量证据表明,AD患者脑内老年斑周围有胶质细胞激活及炎性细胞因子如白介素-1α和白介素-6等生成的炎症反应,这些反应可进而通过产生自由基,如一氧化氮等,引起神经细胞死亡。许多疾病的神经元损伤也都与神经系统内过度的炎症免疫反应有关,其间还涉及几类胶质细胞,尤其是小胶质细胞与星形细胞间的相互作用。AD患者脑内炎症似乎在淀粉样蛋白斑块沉积中起作用。对AD免疫炎症反应机制的深入研究及非甾体抗炎药的应用,可能为AD的病因学研究和防治开辟一条新的途径。Elan公司开发了一种候选疫苗:含淀粉样蛋白前体蛋白质神经毒性碎片BAP42的AN-1792(合成淀粉样蛋白肽),其作用是刺激对脑内淀粉样斑块的免疫反应,分解这些斑块而干预疾病发展,目前正开始Ⅰ期临床试验。

6. 细胞凋亡机制　研究发现,AD患者的特定神经组织具有细胞凋亡的形态学特征,在神经细胞凋亡过程中有大量Aβ产生;反过来,Aβ及突变型早老素又可引起神经细胞凋亡。另外,神经营养因子的缺乏也可引起细胞凋亡,这些证据都提示细胞凋亡参与AD的病变过程。

高浓度的Aβ引起细胞凋亡的机制可能是：① Aβ的过量产生可能导致APP非淀粉样代谢途径的减少，因而产生较少的sAPP。sAPP具有神经保护作用，由于sAPP的减少，神经细胞对许多损伤因素敏感性增加。② APP的突变体和其他蛋白结合可引起细胞死亡。Aβ的神经毒性决定于它的聚集状态和构象状态，经过Aβ处理的神经元出现轴突营养不良、神经细胞膜空泡化、染色体固缩、DNA短裂、凋亡小体生成。经过Aβ处理24小时的神经元，从中提取DNA电泳，出现寡聚核苷酸的梯状分布，这些都是细胞凋亡的特征性生化变化。

脑内神经营养因子NGF和其他神经营养因子缺乏会造成基底前胆碱能神经元的凋亡，胶质细胞在提供神经元赖以生存的神经营养因子方面起着重要作用。

7. 胆碱能神经退变机制　乙酰胆碱(Ach)是中枢神经系统最重要的递质之一，与学习、记忆等智力活动有关。动物试验证明，在给动物学习训练后注射拟胆碱药毒扁豆碱可加强其记忆活动，而注射抗胆碱药东莨菪碱可使其记忆减退。实验研究中无论是化学方法(用抗胆碱药东莨菪碱、樟柳碱制备胆碱性记忆缺失模型)还是手术方法，都以损毁胆碱能神经元或切断胆碱能神经通路来建立痴呆模型。临床发现在老年痴呆早期，胆碱功能缺乏的症状早于其他任何症状。胆碱能神经损伤或退化会导致乙酰胆碱分泌的减少，因此，胆碱能神经功能的减弱是造成痴呆的重要病理机制。

基底前脑的Meynert核和内侧隔核是脑内主要的胆碱能神经细胞区带，它们发出投射纤维至皮质和海马的皮层下，这些投射纤维释放的Ach对皮质神经元的神经活动起着重要的作用。在AD患者脑中，基底前脑的胆碱能神经细胞明显减少，胆碱能神经纤维发生退变，生成Ach的限速酶——胆碱乙酰转移酶(ChAT)，在脑内的表达也相应降低，导致Ach的量减少。

胆碱能神经纤维发生退变又能促进Aβ的产生和tau蛋白的过度磷酸化，而Aβ反过来通过直接或易化其他有害因子的神经毒作用使突触前胆碱能神经退变，由此形成恶性循环。Aβ可能是通过以下环节损伤胆碱能神经：① 促进神经元释放胆碱到细胞外，耗竭细胞内胆碱，从而减少Ach的合成；② 激活tau蛋白激酶1，使丙酮酸脱氢酶磷酸化，从而减少丙酮酸转变为乙酰辅酶A，而乙酰辅酶A是合成Ach的原料；③ 作用于L型电压依赖性钙通道，使细胞内钙离子浓度增加，促进胆碱酯酶AchE的表达，分解Ach。

8. 基因突变机制　研究发现，AD病变过程中存在基因突变，现已发现4种基因突变或多行性与Alzheimer's病有关，即21号染色体的淀粉样蛋白前体APP基因、14号染色体早老素1基因(PS1)、1号染色体的早老素2基因(PS2)和19号染色体的载脂蛋白E4基因($ApoE_4$)。这种突变为AD早期发作安排好载体并增加老年期发病率，尿中的异前列腺烷(isoprostane)可能是其可靠的代理标志物，从而为进行简单有效的AD诊断以及基因治疗提供了依据。

四、AD的临床表现及其诊断

(一) 临床表现

阿尔茨海默症患者的临床症状主要为持续并进行性的智能衰退，通常无缓解，很少见到平稳期。AD的发病进程可分为三个阶段：

第一阶段（病期1～3年），首发症状为记忆障碍，特别是学习新知识和近期回忆障碍，突出地表现为遗忘，在空间技能上出现图形定向和结构障碍，语言描绘能力及推理能力差，情感淡漠，容易激怒或悲哀，在工作学习各方面表现出明显的能力不足。

第二阶段（病期2～10年），近期和远期记忆均明显损害，失语、失用、认知缺损，由初期的情感淡漠变为不安，多数患者频繁走动，少数有尿失禁，运动障碍明显，所有智能严重受损，脑电图（EEG）显示背景脑电图慢节率。

第三阶段（病期8～12年），运动障碍更加严重，智能严重衰退，病人与周围环境已无法正常接触，生活已完全不能自理，语言支离破碎，毫无意义，多数患者表情淡漠，终日少语少动。EEG显示弥漫性慢波，CT检查可观察到脑萎缩、脑室扩大和脑沟增宽。

（二）诊断

AD是一种发生在老年期或老年前期的慢性、进行性痴呆，主要病理变化是大脑皮质的广泛的、弥漫性萎缩。在45～65岁，属于老年前期发病的，叫做早老性痴呆。65岁以上，老年期发病的叫做老年性痴呆。过去认为不是一种病，近年来的研究发现：临床表现和病理变化两者是相同的，因此认为是同一疾病的不同亚型。

AD的诊断以上述临床表现为基础，因AD的难治性，晚期诊断无多大意义，只有早期诊断、早期治疗才能延缓病情发展。根据"*The Diagnostic and Statistical Manual of Mental Disorders*"一书，AD的早期诊断标准如下：

1. 原有的较好的或正常的认知水平逐渐下降，导致社会和职业技能下降。

2. 近事记忆障碍（不能学习新的事物）及至少有下列表现之一：① 语言障碍（找词困难）；② 不能执行技术性操作（非肢体无力或瘫痪的影响所致）；③ 视觉过程障碍（失认和结构障碍）；④ 执行功能障碍（包括抽象思维和集中能力）。

3. 认知障碍。

4. 以上种种缺陷不伴随谵妄状态。

脑电图和皮层诱发电位的测试对于AD的诊断有一定的意义，随着科技的发展将逐渐被更先进的仪器和手段所代替，如CT、核磁共振成像技术（MRI）、计算机断层扫描显像、分子生物学检测技术。对AD患者的CT检查结果显示：脑白质密度减低，脑萎缩，且以双额叶皮质萎缩为主。由多发性腔隙性梗死引起的痴呆也有脑萎缩，但主要以双侧基底节区域为主，且脑白质密度减低程度更严重。随着影像学技术的发展，MRI依其多方位、多参数的高软组织分辨率，海马及其周围结构的形态学改变被最先研究，并已得到初步比较肯定的结果：首先是脑萎缩，尤其是内侧颞叶（海马结构、海马旁结构）萎缩。尽管AD可导致弥漫性脑萎缩，但许多研究证实，内侧颞叶萎缩是AD出现最早、最敏感的指征。

中山医科大学利用^{18}F-脱氧葡萄糖正电子发射计算机断层扫描（PET）显像，研究AD患者脑代谢影像特征及诊断标准，取得显著成就。他们对13例AD患者PET显像及半定量分析显示：病人的双侧大脑半球皮质区放射性摄取减低，即脑的糖代谢下降，呈对称分布；基底节如纹状体及丘脑、黑质等部位基本正常，但重症患者基底节糖代谢亦下降。而对照组的13名正常人脑PET显像可见大脑各叶、纹状体、丘脑、中脑及小脑放射性分布均匀对称，有5例老年人的脑皮质沟回加深、脑沟增宽，提示有脑萎缩表现。PET借助放射性扫描成像获取细胞活动或代谢的信息，是先进的功能性影像技术。在还未发生CT、MRI可检测到的形态学改变时，PET即可发现病变，尤其在疾病早期，提示PET在AD诊断上具有更高的灵敏度和准确性。

分子生物学技术主要是通过检测以下指标对AD进行诊断的：

1. 血和脑脊液(CSF)中淀粉样蛋白衍生物　AD患者脑内有大量β淀粉样蛋白(Aβ)积聚，呈弥漫斑或典型老年斑。研究资料表明，APP、PS_1、PS_2 基因错义突变，及 $ApoE_4$ 均与Aβ生成及沉积有关。临床上采用CSF中Aβ诊断AD，其敏感性为100%，特异性为63%。

2. 脑脊液tau测定　AD神经纤维缠结的主要成分是成对螺旋细丝(PHF)，而PHF是由微管相关蛋白(tau)的过度磷酸化而形成的。应用酶联免疫吸附法测定表明：AD患者CSF中tau的含量较健康老人对照组高。CSF中tau含量增高可作为AD诊断的辅助指标，也可监测疾病的进展及对治疗的反应。

3. 神经元纤丝蛋白(neuronal thread protein，NTP)　NTP是脑内表达的一组分子家族，免疫学上与胰丝蛋白相关。与其他神经疾病患者及健康对照组相比，尸检发现AD患者脑中NTP免疫反应显著增多，并与痴呆进展程度和神经元变性相关。NTP片段为41 kD蛋白，其含量测定有可能用作AD辅助诊断的生物学指标，目前仍在继续研究中。

另外，我国医学专家经过多年的研究，研制成功了WEN老年期痴呆检测仪。对测试者，采用"连线法"和"画图法"以及人机对话的方式了解其智力状况，计算机根据每项内容所占的比例打分，评判病情的严重程度，这对AD的预防有重要意义。

五、预防

目前对AD尚无良好的治疗手段，因此早期预防显得格外重要。随着我国经济的高速发展，人民生活水平不断提高，人均寿命也不断延长，我国正逐渐迈向老年化社会，向大众宣传、普及预防老年病尤其是老年痴呆症的知识有重大意义。

(一) 培养良好的生活习惯

首先要戒烟、少饮酒。长期高糖、高盐、高脂的饮食易使血压升高、动脉硬化，到年老易患痴呆，因此饮食要低糖、低盐、低脂。常吃富含维生素B的食物能有效地降低老年痴呆的发病率，如臭豆腐、贝类、海带、肝、肾、白菜和萝卜等。常吃富含胆碱的食物，如豆类及其制品、蛋类、核桃、鱼、瘦肉等。胆碱有助乙酰胆碱的生成，乙酰胆碱能增强记忆力，有预防痴呆的作用。少使用铝质炊具，因为食物易被游离出来的铝元素污染而进入体内，损害中枢神经系统，引起智力下降导致痴呆。勤动脑，大脑接受信息刺激越多，脑细胞越能保持活力不易衰老。老年人退休后应该安排一定时间做些让头脑活动的事情，如看书、写字、绘画、手工编织等，直接刺激脑细胞，促进大脑思维活动，防止脑细胞老化萎缩。积极参加体育锻炼使血液循环加快，大脑供血量增加，脑细胞得到充足的营养，细胞活力增强，能健脑防痴呆。注意睡眠质量，保持乐观、平稳的心态，忌急躁、悲观。

(二) 服用药物预防

对于老年人，在医生指导下，适量服用一些滋阴补肾的中成药如"六味地黄丸"等，有抗衰老、抗氧化、增强记忆、改善健忘的作用。绝经后妇女可在医生指导下适量服用雌激素，能使脑血流量增加，改善脑组织营养，延缓女性老年痴呆的发病年龄，并能减轻症状。对于睡眠质量不好的老人可服用褪黑素改善睡眠，延缓衰老。

(三) 动用医学资源预防

开展老年痴呆的流行病学调查，筛选记忆障碍患者，追踪随访，早期干预。当父母或同胞中发现此病时，子女及兄弟姐妹须做与此病有关的基因检查，不回避、不忌讳，及早到医院就诊。

六、治疗

（一）西医治疗

西医对 AD 的治疗可分为药物治疗和神经干细胞治疗。药物治疗又分为对症治疗、对因治疗。治疗 AD 的药物包括改善脑血液循环和脑细胞代谢的药物，拟胆碱药，钙通道调节剂，神经递质调节剂，防止 Aβ 沉积药，抑制 β、γ-分泌酶药，非甾体抗炎药物，神经营养因子等。20 世纪 70 年代研究主要集中在乙酰胆碱与 AD 的关系；80 年代主要是研究胆碱酯酶抑制剂对 AD 的影响；90 年代不仅有乙酰胆碱受体激动剂，还包括了雌激素、消炎镇痛药、抗氧化剂、抑制淀粉样蛋白沉积的药物及钙离子拮抗剂。患者对某特定药物的反应有显著差别，这种反应的差别与 AD 发病的阶段、痴呆的程度、脑功能损伤程度、遗传因素（散发型与家族型）和个体差异等因素有关。目前治疗 AD 的药物效果一般都不好，只能缓解病情，不能逆转病情。尽管如此，此方面的新药研究发展迅速，相信不远的将来会有特效药出现。这几年干细胞研究非常热，将神经干细胞移植到 AD 患者的脑内，是一种彻底根治该病的、具有潜力的新的治疗方法。

1. 对症治疗　在老年痴呆的早期，胆碱功能缺乏的症状的出现早于其他任何症状，AD 特征之一的神经元凋亡也主要发生在胆碱能神经元。从治疗角度看，美国 FDA 批准上市治疗 AD 的药物均为胆碱酯酶抑制药。各种精神症状如嗜睡、抑制、焦虑、攻击行为甚至成为植物人，在 AD 中常见，治疗中选择各种抗精神病药物是合理的，但是绝大部分抗精神病药物都有副作用，甚至使病情恶化。控制精神症状首先应试用非药物疗法，如增加活动、消除疑虑等。必须采用药物治疗时，要从小剂量开始逐渐增加，同时密切注意病情变化，及时停药。

2. 对因治疗　有研究报道 AD 的众多病因中，得到广泛承认的是遗传学和神经元中毒学说。根据这两个学说推测的发病机制可能是：不同的基因或其他异常，直接地或间接地使 APP 表达增加或代谢紊乱，导致了 Aβ 的产生和消除不平衡，这种不平衡日积月累造成 Aβ 的沉积和老年斑的形成，使神经纤维缠结，最后导致神经元变性和死亡。Aβ 在 AD 发病中起到了中心和共同通道的作用。对 Aβ 连锁反应的多个环节进行干扰，打断其恶性循环是治疗 AD 的一个重要战略措施，这包括抑制 Aβ 的产生、促进 Aβ 的代谢、防止 Aβ 的沉积。Aβ 是由其前体蛋白 APP 在加工修饰过程中经不同的剪切方式形成的，由 39～43 个氨基酸残基所组成，被认为是 AD 发病的主要原因之一。Aβ 的前体 APP 含量减少，Aβ 的生成也随之减少。为减少 APP 的生成，可用抗体封闭或反义技术——反义 DNA、反义 RNA、反义寡核苷酸来抑制与其互补的特异基因或其 mRNA。α-分泌酶酶切位点的肽键发生水解不能形成 Aβ，而 β、γ-分泌酶酶切位点则可产生 Aβ。选择性地升高 α-分泌酶或抑制 β、γ-分泌酶的活性都能阻止 Aβ 的生成。

有的研究已发现抑制 Aβ 表达的药物，从而阻止 Aβ 的产生。2002 年 5 月份的 Nature 杂志介绍了一种治疗阿尔茨海默病的新疗法。罗氏公司科研人员开发出新药 CPHPC，并用于阿尔茨海默症病人的试验研究。CPHPC 能帮助去除人体内一种被称为血清淀粉样 P 成分（SAP）的血蛋白。去除 SAP 可使淀粉样斑块不稳定，从而使人体能依靠其正常清除机制分解这些斑块。迄今，他们已在动物模型中证实了这一点，并也已在对19名系统性淀粉样变性病人的试验中得到阳性结果。这些病人使用CPHPC持续治疗近一年后，未出现不良反应，且病情得到持续满意的控制。尽管尚处早期阶段，但该新疗法研究已引起不小的轰动，这也许是因为以淀粉样物质沉着为作用靶被广泛认为是治疗阿尔茨海默病的最好途径。研究人员还设计出各种分解淀粉样物质沉着的药物，如PranaBiotechnology公司的PBT-1，它以结合于淀粉样蛋白表面上的铜和锌为靶点，降低淀粉样蛋白水平。

3. 神经干细胞治疗　干细胞是一种未分化细胞，具有自我复制和分化成多种功能细胞的能力，可分化为全能干细胞、胚胎干细胞、多能干细胞。神经干细胞就是一种多能干细胞，它不仅存在于胚胎神经系统，也存在于成年人脑的某些部位，如海马、纹状体等。现在胚胎神经干细胞、离体神经干细胞都已成功分离，能在体外培养和传代，再接种到脑内存活、扩增。神经干细胞具有分化成神经细胞、胶质细胞的潜能，利用神经生长因子可使其定向分化成所需的功能细胞，如产生Ach和多巴胺(DA)的神经细胞。

4. 其他

(1) 作用于NMDA受体的药物：兴奋性氨基酸是中枢兴奋性突触的正常递质，参与突触的传导联系等正常生理功能，但当其过度兴奋NMDA受体时，可影响与学习记忆有关的突触的可塑性，使钙通道开放，以致细胞内钙超载而引起细胞死亡。基于该假说，应用NMDA受体低亲和性非竞争性拮抗剂治疗痴呆，显示了神经保护和提高胆碱能功能的作用。如美金刚胺对轻、中度痴呆者在行为和精神症状改善上都有显著的提高，药物耐受性良好。

(2) 抗炎药：吲哚美辛100～150 mg/kg体重，连用6月可使患者认知功能改善。

(3) 抗脑缺血药：缺血性脑损伤的早期有钙稳态失调，兴奋性毒性，自由基过量产生等。晚期出现神经元迟发性死亡和炎症，与之相伴而来的是神经症状的缺失、记忆和认知功能减退。

(二) 中医治疗

AD属于中医的"呆病"范畴，中医药在痴呆的治疗上具有独特的理论和丰富的实践经验。藏象理论认为AD的发病与五脏，特别是肝、肾功能失调，气血阴精亏耗和痰瘀火邪阻络有关。具体来说就是年老脏腑功能减弱，气血渐耗，肾精亏虚，以致心神失养，髓海空虚无以养脑守神；或脾气虚弱，健运失职，痰浊内生，蒙蔽清窍；或气虚血亏，脉络痹阻，脑髓失养。其中心肾不足、气虚血亏、阴损精衰是发病的核心，而痰瘀火邪阻络则是AD发病的重要因素。中华全国中医学会老年医学会将老年痴呆分为两类：① 虚证：髓海不足、肝肾亏虚、脾肾两虚。② 实证：心肝火盛、痰浊阻窍、气滞血瘀。

中医对AD的施治原则是滋补肝肾、活血化瘀、化痰通络，但各流派治法不一，各有特点。如：王氏辨证治疗老年性痴呆，对髓海不足者，用补肾益髓汤治疗；肝肾阴虚者，选知柏地黄丸、转呆定智汤治疗；脾肾不足者，选还少丹、归脾汤、金匮肾气丸；心肝火盛者，以黄连解毒汤加味；痰浊阻窍者，选洗心汤、转呆丹；瘀血内阻者，选通窍活血汤、桃红四物汤等。有人以活血化瘀法为主辨证治疗老年性痴呆30例，分为气滞血瘀型、痰浊阻络型、气虚血瘀型、精亏血瘀型，总有效率为86.7%。还有人辨证治疗老年性痴呆60例，分为狂躁型和抑郁型，分别采用活血祛痰、清心降火和滋养心肾法治疗，取得较好的疗效。

从天然产物和中草药中发掘具有抗老年痴呆的药物有重要的理论和实用意义。中药是开发抗神经细胞凋亡剂的重要来源，针对AD不同的病证，发挥清热解烦、舒肝安神、开窍醒脑、活血化瘀、理气化痰、益气养阴等多种功能，达到解除患者对药物的依赖性，调理人脑机能，起到治本的作用。如，从黄皮叶中分离得黄皮酰胺对撤血清、低血钾和Baxa(X蛋白)高表达的PC_{12}细胞凋亡均有明显的抑制作用；灯盏花素片口服治疗AD有效率为62.9%；以黄精、熟地、丹参、远志等中草药组方的脑力康对老年性痴呆和血管性痴呆的有效率达85.7%。由于中药的独特功能，无论在费用上还是治疗作用等方面，对老年痴呆慢性病的治疗具有很好的前景。

中药治疗AD有其独特优势：中药复方含多味中药，单味药又含多种成分，可以有机配伍，作用于多系统、多环节、多途径、多靶点，而且副作用小；并能根据该病的病因病机特点及证候特征，采用据证立法，依法组方的原则进行临床疗效观察，以筛选有效方药，是近年来老年性痴呆的主要研究方法之一。常用的主要方药包括：① 调心方：党参、茯苓、甘草、菖蒲、远志等；② 补肾方：天冬、麦冬、生地、山萸肉等；③ 益气活血、开窍醒脑方：黄芪、白术、丹参、生蒲黄、菖蒲、远志、通天草等；④ 益肾化瘀方：熟地黄、山茱萸、枸杞子、当归、丹参、郁金、赤芍、川芎、石菖蒲；⑤ 益气活血、健脾益智方：黄芪、丹参、制首乌、人参、枸杞、当归、远志、石菖蒲、地龙、山楂。

最近几年，许多天然药物经过研究被认为是治疗或改善AD的有效药物，如银杏叶提取物、蛇麻子素、金丝桃苷、黄皮酰胺五味子酚等。许多药物单体也被开发出来应用到临床，如与神经递质有关的石杉碱甲、加兰他敏、庚基毒扁豆碱等；促进脑细胞代谢和血液循环的药物如芹菜甲素、银杏提取物等。

七、治疗AD药物的分类

1. 改善脑血液循环和脑细胞代谢的药物　主要包括吡拉西坦、脑复康、吡硫醇、脑复新、氢化麦角碱、喜得镇、都可喜、长春胺、长效长春胺、长春乙酯、环扁桃酯、氯酯醒等。

2. 拟胆碱药

(1) 乙酰胆碱酯酶抑制剂：毒扁豆碱(synapton)、四氢氨基吖啶(他克林，tacrine)、利凡斯的明(rivastigmine)、多奈哌齐(donepezil)、TAK-147(amiridine)和石杉碱甲等。

(2) Ach受体激动剂：占诺美林(xanomeline)、milamelineshi等。

(3) 促Ach释放剂：4-氨基吡啶(4-aminopyridine)。

3. 钙通道调节剂　尼莫地平、奈非西坦等。

4. 神经递质调节剂　美金刚胺(memantine)、利诺比定(Dup-996)、NS2330、5-HT_3受体拮抗剂昂丹司琼(枢复宁)等。

5. 激素类药物　雌激素、睾丸素、孕烯醇酮PREG、去氢表雄酮DHEA及孕烯醇酮硫酸酯PREGS、去氢表雄酮DHEA等。

6. 非甾体抗炎药物　美洛昔康(meloxicam)、塞来昔布(celecoxib)、罗非昔布(rofecoxib)、依托昔布(etoricoxib)、帕瑞昔布(parecoxib)、布洛芬、双氯芬酸、萘普生等。

7. 神经营养因子　神经生长因子(nerve growth factor，NGF)、脑源性神经营养因子(brain-derived neurotrophic factor，BDNF)、转移生长因子(transforming growth factor，TGF)、胶质细胞源性神经营养因子(glial-derived neurotrophic factor，GDNF)、成纤维细胞生长因子(fibroblast growth factor，FGF)等。

8. 中药和天然药物

(1) 中药

① 单味药：人参、刺五加、银杏、石杉、山药、灵芝、薏苡仁、何首乌、当归等；

② 汤剂：益气活血汤；

③ 冲剂：醒脑康；

④ 中成药：六味地黄丸、补中益气汤、归脾汤、天王补心丹。

(2) 天然药物

① 阿朴脂蛋白 E_4（$ApoE_4$）和阿朴脂蛋白 E_2（$ApoE_2$）。

② 自由基消除剂和抗氧化剂：银杏叶提取物 EGB－761、活血宁胶囊、百路达胶囊、银可络、达纳康、金钠多等，以及维生素 C、维生素 E 和多肽类药 Idebenone。

9. 其他　蛋白质分解酶：番木瓜碱。

第二节　治疗 AD 的药物及其研究进展

随着世界人口平均寿命的逐年延长，全球人口趋于老龄化，AD 发病率逐年上升，成为威胁人们晚年健康的一大隐患。近年来，治疗老年痴呆药物的研究和开发已引起世界各国医药界的高度重视，随着对老年人神经生理、生化、药理等方面研究的不断深入，相关药物的开发研究不断取得进展。

AD 治疗药物的研究与开发除了改善脑血液循环和脑细胞代谢的药物外，还包括改善脑神经传递功能方面的药物，如神经递质受体激动剂、神经递质分解酶抑制剂等。近年来在神经肽、神经生长因子和中草药等方面的研究也十分活跃，并取得了一定进展。目前已有一些针对 AD 治疗的药物在国内上市，如安理申、他克林等，还有一些已经完成临床试验，正准备上市，如艾斯能。总体说来，对轻度 AD 患者，这些药物能在一定程度上改善和缓解痴呆症状，但不能逆转或阻止痴呆的进展，对重度 AD 患者至今还没有疗效明显和确切的药物。

目前已用于治疗 AD 的药物主要有以下几类：

1. 改善脑血液循环和脑细胞代谢的药物　这一类药物能够促进细胞对葡萄糖的利用，增加神经元代谢，起到增强神经信息传导，改善智能的治疗作用。研究发现，AD 患者存在糖、蛋白、核酸、脂质等代谢障碍，同时其脑血流量及耗氧量明显低于同龄正常人。因此，脑代谢激活剂和脑循环改善剂就成为治疗 AD 的一大类药物，包括吡拉西坦、脑复康、吡硫醇、脑复新、氢化麦角碱、喜得镇、都可喜、长春胺、长效长春胺、长春乙酯、环扁桃酯、氯酯醒、己酮可可碱、巡能泰、麦角溴烟酯和钙离子拮抗剂，如尼莫地平、尼莫通、氟桂利嗪、桂利嗪等。尼莫地平选择性扩张脑血管，减少因钙内流造成的神经细胞损伤或死亡，从而改善记忆和认知功能。此类药物可加服大剂量复合维生素 B 和维生素 C 以及烟酸、三磷酸腺苷、细胞色素 C 和中药六味地黄丸等，对改善和治疗轻、中度 AD 患者的某些症状如记忆力减退、适应环境能力降低等有一定的作用。

(1) 吡拉西坦(脑复康)：直接作用于大脑皮层，可提高脑组织内腺苷酸激酶活性以及大脑 ATP 与 ADP 的比值，促进信息传递，促进大脑对磷脂和氨基酸的利用，增加大脑对蛋白质的合成，具有激活、保护和修复神经细胞的作用，提高大脑对葡萄糖的利用率和能量储备，提高学习能力。口服，每次 800～1 600 mg，每日 3 次，6 周为一个疗程。

（2）茴拉西坦：为 γ 内酰胺类脑功能改善促智药，易透过血脑屏障选择性地作用于中枢神经系统，能有效地改善某些原因引起的记忆障碍，通过拟胆碱作用使乙酰胆碱合成和释放过程的抑制得到恢复，促进脑代谢提高记忆。口服，每次 0.2 g，每日 3 次，疗程 1～2 月。

（3）胞磷胆碱（喜德镇）：本品为核酸衍生物，在卵磷脂的合成中起重要作用，通过促进卵磷脂的合成而改善脑功能，改善意识状态，调节脑血管运动张力，能增加脑损伤部位对氧的摄入量及氧化磷酸化能力，促进大脑的新陈代谢。肌注，每日 200 mg。

（4）二氢麦角碱：该药直接作用于多巴胺和 5-羟色胺受体，增强突触前神经末梢递质的释放和突触后受体的刺激，改善突触神经传递功能，增加脑血流量及脑对氧的利用率。口服，每次 0.5～1 mg，每日 3 次，3 月为 1 个疗程。

（5）都可喜（duxil）：能有效提高脑动脉血氧含量，增加动脉血氧分压和氧饱和度，改善大脑微循环。临床研究显示其能改善情绪、行为障碍，对轻、中度 AD 患者有效。口服：每次 40 mg，早晚各 1 次。

（6）尼麦角林（脑通）：该药促进神经递质 DA 转换，刺激神经传导，改善精神和情绪上的异常；增强脑细胞能量代谢，增加氧和葡萄糖的利用，改善学习和记忆能力。口服，每次 5～10 mg，每日 3 次。

（7）艾地苯醌：抑制过氧化脂质的生成，保护脑缺血时的脑线粒体机能，提高脑内局部葡萄糖的利用率，改善脑的能量代谢，提高记忆能力。口服，每次 30 mg，每日 3 次。

（8）金纳多（银杏叶提取物）：可扩张冠状动脉和脑血管，缓解动脉痉挛，改善微循环，促进心脑代谢，对神经细胞起保护和促进功能恢复的作用，还能清除自由基和抑制细胞膜脂质的过氧化。加入 500 ml 葡萄糖注射液或 500 ml 生理盐水注射液中，每天静脉滴注。

（9）吡硫醇（脑复新）：口服，每次 100～200 mg，每日 3 次。

（10）氢化麦角碱：口服，每次 1.5 mg，每日 3 次，饭前服。

（11）尼莫地平：口服，每次 20～60 mg，每日 3 次。

（12）桂利嗪（脑益嗪）：饭后口服，每次 20～50 mg，每日 3 次。

（13）氟桂利嗪（西比灵、脑灵）：口服，每次 5～10 mg，睡前服。

（14）长春西汀（卡兰）：口服，每次 5～10 mg，每日 3 次。

（15）川芎嗪：口服，每次 100 mg，每日 3 次。

（16）巡能泰：饭后口服，每次 400 mg，每日 2～3 次。

2. 拟胆碱药　研究表明，脑内乙酰胆碱的含量与记忆密切相关，AD 患者记忆力减退，定向力丧失，行为和个性改变等的一个主要原因是胆碱能不足，补充胆碱类药物能改善其记忆和思维能力。因此，具有增强胆碱能作用的药物在 AD 的治疗方面发挥了重要的作用。增强脑内胆碱能系统的功能主要有 3 条途径：降低乙酰胆碱的分解，直接兴奋胆碱能受体或增加 Ach 的释放。目前研究开发较多的药物是乙酰胆碱酯酶抑制剂（Acetylcholinesterase Inhibitors，AchEI）和毒蕈碱及烟碱型（M 及 N 型）Ach 受体激动剂。

（1）乙酰胆碱酯酶抑制剂：AchEI 可减少 Ach 的代谢分解，增加突触 Ach 含量，从而延长突触后受体的兴奋，但其前提是突触前神经元合成功能必须完好。这类药物包括：

① 毒扁豆碱（synapton）：易于吸收和透过血脑屏障进入中枢神经系统，但半衰期短，治

疗窗窄，毒副作用大，临床应用价值不大。

② 四氢氨基吖啶（他克林，tacrine）：是第一个通过 FDA 并在临床上治疗 AD 的 AchEI。临床试验表明，大剂量应用他克林可明显改善轻、中度 AD 患者的认知能力。但该药品生物利用度要低于利凡斯的明（rivastigmine）和多奈哌齐（安理申，donepezil），并有较大的副作用，主要是肝功能异常及消化道症状。维丫啶（velnacrine，HP029）是四氢氨基吖啶的代谢产物，不良反应更小、治疗效果更明显，现已进行Ⅱ、Ⅲ期临床试验。

③ 利凡斯的明（rivastigmine）：是美国科学家最近研制出的一种治疗 AD 的新药，它属第二代 AchEI。大规模的临床试验（Ⅲ期）已证明这种新药的安全性、有效性，服药患者的日常生活、行为和认知能力有明显改善，证明对 AD 的主要症状普遍有效。该药的不良反应为消化系统症状，如恶心、呕吐、食欲不振、消化不良、体重减轻等，且随用量增加而加重。因此，对胃溃疡、消化道出血、窦性心律不齐和室上性传导阻滞患者，应该慎重给药。

④ 多奈哌齐（安理申，donepezil）：为六氢哌啶衍生物，是第二代、也是第二个被美国 FDA 特许用于治疗 AD 的可逆性 AchEI，对胆碱酯酶有极高的选择性。多奈哌齐是一种长效的用于轻、中度 AD 的对症治疗药，对 AD 患者的临床症状有较好的改善作用，但本品不能阻断 AD 的发展，若要保持疗效，应长期服用。临床试验尚未发现与其他药物有相互干扰作用。该药半衰期长，约为 70 多个小时，每日只需口服 1 次。药效强、疗效较好，对 AD 患者的药物半数有效浓度（EC_{50}）为 13.4 mg/ml。安全性高，不良反应轻微，主要表现为疲倦、腹泻、恶心、呕吐和肌肉痉挛。大部分作用都是短暂和轻微的，很少因恶心、呕吐等胃肠反应而停药，未发现肝毒性。由于他克林的严重肝毒性、高剂量、短半衰期等原因限制了其临床应用。与他克林相比，多奈哌齐在这些方面具有明显的优势，有逐渐取代他克林的趋势。其用法和用量为：口服 5 mg，每日 1 次。服用 1 个月后可增至 10 mg，每日 1 次，晚上睡前服用。对肾功能及轻、中度肝功能不全患者，无需调整剂量。

⑤ TAK－147（amiridine）：是日本武田公司开发的新型 AchEI，它在脑内作用时间长，具有中枢胆碱能活性和选择性。慢性给药可提高老年大鼠的学习记忆能力，无行为不良反应。已进行治疗 AD 的Ⅱ期临床试验，能刺激 AD 病人受抑制的脑能量代谢。

⑥ 石杉碱甲（哈伯因，Huperzine A）：是我国学者从石杉属植物千层塔中分离到的一种新生物碱，是一种强效的可逆性 AchEI。动物实验显示对脑生物电有激活作用，对小鼠的学习记忆功能有明显促进作用。临床报道，能改善老年性记忆功能减退，显著提高 AD 患者的记忆、认知和行为功能，在临床治疗剂量无明显不良反应，仅个别病人有轻微和短暂的头昏反应。其片剂规格、用法有 150 μg，每日 3 次和 250 μg，每日 3 次。值得注意的是哈伯因使用剂量过大时不仅不能提高记忆，且有严重的副作用。由于来源困难，有待于对其进行结构改造的研究。

此外，Sanochemia Pharmazeutika AG 公司（维也纳/奥地利）生产的第一个在欧洲上市的 AchEI——加兰他敏被批准在瑞典上市，并报送欧盟以期获准进入欧洲其他市场。国外多中心临床实验显示其对轻、中度症状的 AD 有效，大多数患者耐受良好，毒副作用较低，无心、肝、肾毒性，故可长期应用。

(2) Ach 受体激动剂：增加脑内 Ach 的另一种途径是开发突触后 M 及 N 型 Ach 受体激动剂。它们可能优于 AchEI，不会减少膜磷脂酰胆碱的组成。由于在中枢神经系统中 N 受体密度低，又无适当配体，故研究较少，而对 M 受体研究较多。现有的用于 AD 的改善和治疗的 M 胆碱受体激动剂包括以下一些药物：

① 槟榔碱：可以提高老年猴的学习能力，能明显改善 AD 患者的记忆功能，但由于半衰期短、治疗窗窄，使其临床应用受限。近年来对其进行结构改造，获得了 RU35963、RU35926、RU47029 和 RU35986 等有效的、具有较好 M_1 受体选择性的 M 受体激动剂，其活性比槟榔碱高 2～3 个数量级，而且作用时间长。

② 占诺美林(xanomeline)：为毒蕈碱 M_1 受体选择性激动剂，高剂量服用时可明显改善 AD 患者的认知功能和动作行为能力，但由于该药在胃肠及心血管方面的严重副作用，研究者正在寻求避免此类副作用的经皮给药方案。

③ 高选择性毒蕈碱 M_1 受体激动剂(sabcomedine hydrochloride)：具有改善认知缺陷、提高认知能力的作用，且有安全性、耐受性好等优点，常见不良反应为轻微流汗。

④ Milamelineshi：是 M 受体部分激动剂，能提高啮齿动物的认知能力和中枢胆碱活性，在临床剂量下不引起外周胆碱能不良反应。

此外，还有两种 M 受体激动剂，Boehringer Ingelheim 公司的 talsaclidine 和 Pfizer 公司的 CI－1017 正在开发中。

对烟碱型受体的研究较少，通过这条途径起作用的化合物，如大风公司的 GTS－21 和 SIBIA 公司的 SIB－1553A 刚开始开发。研究表明，GTS－21 长期给药可增强老年大鼠学习记忆能力，其作用与烟碱相近，可优先作用于 N 型受体，毒性较低，有可能为改善 AD 及其他认知功能缺陷提供新的治疗途径。

(3) 增加 Ach 合成和释放的药物：基于 Ach 减少的理论，最早用突触前胆碱药，如胆碱、卵磷脂来增加 Ach 的合成和释放，但无显著效果。还有人建议使用促 Ach 释放剂 4－氨基吡啶(4－aminopyridine)，但缺乏大型的临床验证。研究表明，非选择性的钾通道阻滞剂通过延迟去极化和延长突触前神经末梢的钙流入引起神经递质(包括 Ach)释放增加，对改善患者的识别能力有中度作用，其作用不强可能是因为这些药物的中枢神经系统穿透力低，选择性差或活性不够等。若要想这类药物用于治疗 AD，则所用药物应具备能增加 Ach 的释放而不减少膜磷脂酰胆碱组成的优点，膜磷脂酰胆碱的损失使 Ach 的合成受到限制，导致胆碱输出量减少。有研究报道，原来临床上用于器官移植抗排斥的强力免疫抑制剂环孢素，能保护早老性痴呆大鼠模型的胆碱能神经元，增强胆碱乙酰基转移酶的免疫活性，从而可用于以胆碱能系统发生改变为特征的脑科疾病。

3. 钙通道调节剂　其应用是根据神经细胞变性过程中有细胞内钙离子浓度的增高、钙超载导致线粒体膜破坏并过度活化蛋白激酶和磷脂酶，触发细胞功能丧失凋亡。动物实验表明，钙离子拮抗剂维拉帕米可以改善 AD 模型动物的行为障碍。通过电压敏感性 Ca^{2+} 通道的 Ca^{2+} 内流，能介导神经末梢去极化引起的神经递质释放，Ca^{2+} 通道调节剂可以通过 Ca^{2+} 的内流增强 Ach 的释放。奈非西坦是属于一类被称为“非边缘性”增智的药物，这类药物具有不同的化学结构，均通过对大脑皮层的作用增强认知能力和防止学习、记忆的损伤。它不具有毒蕈碱受体激动剂和拮抗剂的特性，也不抑制 Ach 的活性，所以这种药物的抗遗忘和增强记忆的作用是通过提高大脑皮层 Ach 的释放而实现的。它依赖 cAMP 的蛋白激酶增强 Ca^{2+} 通道活性，可能是其增强 Ach 释放的原因。该药在日本已进入Ⅲ期临床研究。

双氢吡啶类钙拮抗剂尼莫地平对多种化学性记忆障碍模型均显示出良好的效果。我国和德国几乎同时将尼莫地平试用于早老性痴呆、血管性痴呆，结果表明尼莫地平在认知障碍、操作、情感和社会行为等方面都有明显改善作用。

4. 神经递质调节剂　由于AD患者大脑神经元进行性退变，致使脑内一系列神经递质均受影响，除上述讨论的Ach以外、还包括谷氨酸、5-羟色胺、γ-氨基丁酸、去甲肾上腺素及肽类等。研究发现，AD患者大脑蓝斑中NE浓度、皮质和中缝核中5-HT浓度、海马区L-Glu浓度以及颞、枕叶和海马的GABA含量显著降低，某些部位的多巴胺含量减少。神经肽类的改变主要表现为生长抑素和神经肽Y降低。

在AD患者中，由于神经元变性导致锥体细胞Glu释放量降低，因此，调控退化的Glu神经元的突触活性，有望治疗老年性痴呆。美金刚胺(memantine)是一种非竞争性N-甲基-D-天门冬氨酸(NMDA)阻断剂，在美国进行了Ⅲ期临床试验，主要用于治疗AD。当Glu以病理量释放时，美金刚胺会减少其神经毒性作用；当Glu释放过少时，美金刚胺可以改善记忆过程所需Glu的传递。临床研究表明，美金刚胺用于AD患者具有较好的耐受性。

美国研制的利诺比定(Dup-996)能增加Ach、5-HT和DA的释放，被认为是目前最有效的治疗AD的药物，预计该药两年内将可投放市场，以造福患者。

丹麦的NeuroSearch公司最近研究开发的NS2330可以增加DA和NE的活性，同时也可刺激Ach在大脑皮层(包括感知部位)的释放。因这三种神经递质的功能都受到AD的影响，而NS2330对这三种递质的活性都有调节作用，可能对AD具有较好的治疗效果。目前该药的Ⅰ期临床工作已经完成。

5-羟色胺3受体拮抗剂原用于止吐，现有研究根据5-HT_3受体在大脑中的分布状态，推测此类拮抗剂应有其他中枢神经系统的作用。如5-HT_3拮抗剂昂丹司琼(枢复宁)，能改善胆碱能神经功能不足的动物如鼠、狨等的识别能力；临床试验表明昂丹司琼能改善老年病人受损的记忆力。因此，昂丹司琼及其他5-HT_3受体拮抗剂(托烷司琼、格拉司琼)等有可能给AD患者带来福音，其具体机制有待进一步研究。

5. 激素类药物　研究发现，使用雌激素或雌激素替代疗法可以缓解女性AD患者的症状，并可能延缓或防止患者病情的发展，减少AD的发病率。研究认为，雌激素的这方面作用与其抗氧化、减少淀粉样蛋白沉积对细胞的损伤、促进乙酰胆碱的产生以及神经细胞的修复、生长和存活，防止神经细胞死亡等有关。雌激素对神经细胞的作用是直接的，在神经细胞中有雌激素受体。在培养液中加入雌激素会刺激下丘脑神经细胞的生长，其作用类似神经生长因子(NGF)。雌激素的另一个作用是对淀粉样蛋白前体(APP)代谢的影响。生理剂量的雌二醇可以增加体外培养细胞的APP的可溶性片段，而细胞内APP并不改变，提示雌激素可以改变APP的代谢而减少其在细胞内的沉积。雌激素可以抑制内皮素的血管收缩作用，促进血管扩张，增加心输出量，加快动脉血液循环，包括颈内动脉和脑血流循环。雌激素还可以改善绝经后妇女的情绪、忧郁、感知觉、注意力、理解力、计算能力、定向力和记忆力等认知功能。又有研究表明，男性睾丸素可以用来治疗包括AD在内的多种神经退化性疾病，可治疗男性记忆力丧失、抑郁等病症。

神经甾体是一类产生及作用均与神经系统密切相关的甾体化合物。依据其来源可分为两类：一类产生于神经系统；另一类产生于内分泌腺。如，在脑及周围神经系统中发现的孕烯醇酮PREG、去氢表雄酮DHEA及它们的硫酸脂PREGS、DHEAS和脂肪酸酯PREGL、DHEAL。神经甾体不管其来源如何，均不具有激素作用，在体内又易解毒，因此引起了人们广泛的研究兴趣。研究发现 PREG、DHEA 及它们的硫酸脂 PREGS、DHEAS 和脂肪酸酯 PREGL、DHEAL 等均对认知功能具有改善作用，可提高实验鼠的空间方位认知、学习及长期记忆能力。目前，已有将 DHEAS 试用于 AD 患者的治疗。

6. 非甾体抗炎药物　AD 发病的炎症学说启发人们用抗炎药物减缓或阻止 AD 发病。流行病学报告提示，经常服用阿司匹林或消炎镇痛药物的老年人患 AD 和认知障碍的危险性明显低于对照人群。近年的双盲实验也进一步证实了抗炎药物确可延缓 AD 症状的发展，这些抗炎药物包括固醇类及非固醇类抗炎药物（NSAIDs），甚至抗麻风病药物氨苯砜在用于治疗多种过敏或自身免疫疾病时，也发现有减缓痴呆发生的作用，但其抗炎机制尚未明了。在用 NSAID 消炎痛治疗 AD 的一项有安慰剂对照的双盲试验中显示，100～150 mg/kg 消炎痛可使患者认知功能的改善明显优于安慰剂对照组。这些研究尽管提示了抗炎药物用于 AD 治疗的可能性，然而这些数据无法预示哪一种或哪些药物合用才有效。大多数 NSAIDs 有诱发消化道溃疡的严重副作用，这方面，新的环氧酶－2（COX－2）选择性抑制剂受到格外注意，因为它的胃肠道副作用小而适合许多老年病人。固醇类药物可进入大脑，但长期应用可致水电解质失衡而诱发充血性心力衰竭和骨质疏松，增加感染机会，抑制下丘脑垂体功能而致内分泌失常等。因此，有必要筛选和开发选择性调节免疫反应的、副作用小的新药用于控制 AD 等中枢神经系统退行性病变。

研究表明，AD 患者脑中 COX－2 有过度表达，在海马 CA1 锥体层中有选择性脂信号炎症基因的表达，包括 COX－2 的上调。有研究认为，非甾体抗炎药对 AD 的神经保护机制可能与其抑制脑中 COX－2 的活性有关，通过抑制与老年斑形成有关的炎症反应，如抑制小胶质细胞增生或干扰老年斑形成而延缓老年痴呆的发病。目前有望用于治疗和预防 AD 的 COX－2 选择性抑制剂有：美洛昔康（meloxicam）、塞来昔布（celecoxib）、罗非昔布（rofecoxib）、依托昔布（etoricoxib）、帕瑞昔布（parecoxib）等。小剂量阿司匹林可以减缓老年性痴呆恶化，这是因为阿司匹林具有增加脑血流量、防止血液凝固的作用。此外，布洛芬、双氯芬酸、萘普生等都有可能成为治疗老年性痴呆的有效药物。最近有报道，从咖喱粉香料中提取的化合物姜黄素，具有强大的抗氧化和抗炎症作用，与布洛芬联用有望用于预防和治疗 AD。

7. 神经营养因子　神经营养因子是一类能促进神经系统发育和维持神经系统功能的蛋白质。研究表明：老年性记忆障碍可被多种神经营养因子改善，如：神经生长因子（nerve growth factor，NGF）、脑源性神经营养因子（brain-derived neurotrophic factor，BDNF）、转移生长因子（transforming growth factor，TGF）、胶质细胞源性神经营养因子（glial-derived neurotrophic factor，GDNF）、成纤维细胞生长因子（fibroblast growth factor，FGF）等。它们的治疗机制是刺激神经细胞合成必需的神经介质和重建变性神经细胞的突触系统。NGF 是最典型、迄今研究最深入的神经营养因子之一。近年发现 NGF 对成熟神经元的维持以及神经元损伤后的再生起着十分重要的作用，能保护神经元对抗有毒物质、机械性损伤或脑缺血等。NGF 对基底前脑胆碱能神经有很强的神经营养作用，脑室内注射 NGF 可逆转老年大鼠空间记忆损害，防止和减少脑实验性损伤或因年龄增加引起的中隔、基底核及纹状体的胆碱能神经元萎缩，并改善其行为，这可能是通过多种脑胆碱能或非胆碱能系统神经营养受体的调节来实现的。这些证据提示 NGF 等神经营养因子有可能用于 AD 的治疗，但由于该类物质的来源有限，产量较低，成本高，以及不易通过血脑屏障而造成给药困难等，限制了它们的临床应用，一个十分诱人的途径是寻找和开发可影响上述神经营养因子生成或作用或模拟神经生长因子作用的小分子药物。

8. 中药和天然药物

(1) 中药：研究发现，人参、刺五加、银杏、石杉、山药、灵芝、薏苡仁、何首乌、当归、白芍、地黄、黄精、山茱萸、枸杞子、沙棘、胡桃仁、桑椹、海马、淫羊藿、肉苁蓉、五味子、大黄、黄连、石菖蒲、远志、天南星、郁金、川芎、丹参、葛根、山楂、天麻、鹿茸、茯苓、三七、冬虫夏草、白果、马钱子、麝香等均具有一定的益智和提高记忆效果，多数是通过补益和活血化瘀作用来改善或增强脑功能的。但单味中药用于 AD 的治疗通常有效性不够，临床上使用的大多是方剂。如：临床观察表明，由黄芪、丹参、党参、益智仁、石菖蒲、枸杞、首乌、川芎、炙远志、赤芍等组成的益气活血汤，可使 AD 患者脑部血流量明显增加，CT 显示脑萎缩灶范围缩小。由丹参、川芎、当归等活血化瘀中药组成的醒脑康冲剂为临床治疗小儿智能低下和 AD 的固定方剂。一些中成药在抗痴呆方面的作用也引起专家的关注，研究证实，六味地黄丸、补中益气汤、归脾汤、天王补心丹四种传统补肾中药都有抗衰老及抗氧化作用，对于早老性痴呆、神经衰弱及健忘均有一定的疗效。

(2) 天然药物：由于 AD 的治疗需要长期用药，而许多药物的毒副作用限制了其长期应用。因此，药学工作者开始把目光转向天然药物的研究，试图从中开发出有效的、副作用小的治疗 AD 的药物。这方面主要包括：

① 阿朴脂蛋白 E_4($ApoE_4$)：已知 AD 的发病情况与遗传基因有着较为紧密的联系，神经系统在发生疾病或受到损伤时，脂蛋白 E(ApoE)水平十分明显地升高。ApoE 的等位基因 E_4($ApoE_4$)与后发家族性及散发性 AD 有关，在 AD 的免疫炎症反应中起关键作用，它可与 Aβ 结合，诱发一个异常的 β-折叠片层结构，能改变可溶性 Aβ 样肽(sAβ)的正常结构，从而促进 Aβ 聚合沉淀。$ApoE_4$ 纯合子的人，AD 发生率异常地高。目前，$ApoE_4$ 和 $ApoE_2$ 有望开发成为疗效比较确切的药品。

② 自由基消除剂和抗氧化剂：研究发现，银杏叶提取物 EGB-761 具有自由基消除作用，可抑制磷酸二酯酶和诱导型一氧化氮合成酶的活性，将其用于治疗 AD 患者，发现有明显的认知功能改善作用。此外，银杏叶制剂还有很多，如银杏天保、活血宁胶囊、百路达胶囊、银可络、达纳康、金钠多等等，都具有较强的自由基清除作用，能促进大脑循环代谢，增强记忆。维生素 C、维生素 E 是重要的抗氧化剂，具有神经保护作用，还可能通过抑制和清除脑内 β-淀粉样蛋白沉积，产生延缓衰老的作用。Idebenone 是日本武田公司开发的一种不能溶解的多肽，它既能清除自由基，也能刺激某些神经生长因子的作用。早期研究表明该化合物能有效治疗中度痴呆症。

9. 其他　日本的一项研究表明，一种名为番木瓜碱的蛋白质分解酶与 AD 的诱发有关，该酶抑制剂可能有助于治疗 AD。最近有研究报道，咀嚼可以防止老年人记忆力衰退，下巴的活动可以增强脑部海马区的信号，但其作用机制现在仍然没有明确。还有研究发现，补充叶酸和维生素 B_{12} 可能有助于阻止和延缓 AD 病情恶化。减少摄食量可以保护大脑避免因年龄引起的功能退变，一些相关性研究显示，相比于美国和加拿大，中国和日本由于饮食摄入的热量更少，因此相应的 AD 发病率也减少。此外，中国运用微量元素医学食疗法治疗脑萎缩、老年性痴呆也获得一些进展和突破。

虽然，治疗 AD 的药物发展很快，包括胆碱酯酶抑制剂、胆碱能受体激动剂、自由基清除剂和抗氧化剂、非甾体抗炎药物、神经递质调节剂、雌激素、神经营养因子、钙拮抗剂等，但由于 AD 的确切病因尚不明确，因此，目前对 AD 的临床治疗还停留在对症施治阶段。从长远看，要彻底治愈 AD，应阻断和逆转 AD 的发展，神经干细胞治疗就是一种很有前途的治疗方法。AD 的发病是由多因素共同作用的结果，因此针对不同因素的多药物综合治疗可能是将来 AD 治疗的发展方向。

第五章 脑中风及其药物治疗

第一节 概 述

脑中风,又称脑卒中或脑血管意外,是中老年人的常见病、多发病,主要以脑部缺血及出血性损伤为临床指征,是现今人类死亡率最高的三大疾病之一,而且致残率高,预后差,严重影响人们的健康和生存质量。据世界卫生组织 MONICA 计划的调查结果表明,中风平均发病率在东方高于西方,东欧高于西欧,日本等亚洲国家脑血管发病率位于世界较前位。在我国,脑中风是近年来仅次于癌症的第二死因,多数脑中风的病人,在中风之后可以存活下来,但是却留下半身不遂、口齿不清、智能退化等身体残障的永久性后遗症。每年新发生脑卒中的病人大约有 150 万例,死亡 100 万左右,尤其以脑力劳动者多见,幸存者绝大部分留有后遗症,是当前死亡率、致残率很高的常见病,给社会和家庭造成的损失是无法估量的。随着人口老龄化程度的加剧,脑中风已成为倍受社会关注的问题。

脑中风主要分为三类:① 缺血性脑中风,占发病率的 59.8%,常在睡眠或安静的条件下发病,大多由脑动脉硬化、心源性栓塞、小动脉脂质透明变化导致的闭塞以及血管炎和血液系统疾病等引起;② 出血性脑中风(脑出血或蛛网膜下腔出血),占发病率的 39.3%,多在高血压、动脉硬化或糖尿病病史的基础上,因气候骤变或情绪激动、饮酒、用力排便等因素的应激性刺激,使血压异常升高、血管破裂而突然起病;③ 混合型脑中风,即出血性和缺血性中风同时发生在一个患者身上,是脑卒中的一种特殊形式,约占发病率的 0.9%。

引发脑中风的危险因素有很多,如:高血压、心肌梗死、房颤、无症状颈动脉狭窄、糖尿病、药物滥用、不良生活方式(吸烟、饮酒、体力活动不足、饮食结构不良等)。脑中风发病机理也较为复杂,涉及脑组织的能量代谢紊乱、局部脑血流和代谢的变化、脑水肿、血脑屏障的损害、兴奋性氨基酸毒性、自由基损伤、神经细胞凋亡、炎症反应及神经细胞内钙超载等多个环节。临床表现以突然昏倒,不省人事,伴见口角歪斜,半身不遂,语言不利等为主,其并发症有偏瘫、便秘、精神抑郁、癫痫等。随着对其病因及病理机制研究的不断深入,脑中风及其并发症的治疗也有很大发展,主要包括针灸、中药、西药以及中西医结合治疗等方法。

一、病因

诱发脑中风的因素很多也很复杂,一些因素与脑中风的发生密切相关,被认为是本病的致病因素,又称危险因素。它们分为两类:一类是无法干预的,如年龄、基因、遗传等;另一类是可以干预的，如能对这些因素予以有效的干预，则脑血管病的发病率和死亡率就能显著降低。引起脑中风的危险因素有：年龄、遗传、某些心血管疾病、高血压、低血压、糖尿病、肿瘤、结缔组织病、风湿病、心源性栓塞、动脉炎、血液病、代谢病、膳食、生活习惯(吸烟、饮酒)、药物、眼底动脉硬化、高脂血症、肥胖，以及饮食因素如高盐、多肉、高动物油饮食、饮浓咖啡、浓茶、体力活动过量等。现简述如下：

（一）心血管疾病

高血压、动脉粥样硬化、风湿性心脏病、冠心病、心力衰竭、房颤等都可导致或伴发脑部血管狭窄、闭塞，使脑局部缺血或因血管的破裂而出血，引发脑中风，特别是伴有心律失常和心肌梗死的患者极易患缺血性脑中风。临床及动物实验已证实，高血压可导致出血性和缺血性中风，其危险程度与血压高度呈线性关系，是引起脑中风最重要的危险因素。收缩压和(或)舒张压增高均是各类脑中风的危险因素，因此，有效地控制血压升高可减少脑中风的发生，而且，高血压性脑动脉硬化是混合性中风的发病基础。动脉粥样硬化也极易引起缺血性脑中风，其严重程度与颈静脉的狭窄程度有关。主动脉粥样板块大于或等于 4 mm，并伴有颈动脉狭窄，会使发生脑中风的危险性增高。高血压患者得脑中风的机会是没有高血压的人的 2～4 倍。血压越高，脑中风的危险性也越高。许多种心脏病与中风有密切的关系。心房颤动，当合并风湿性心瓣膜疾病时，脑中风的发生率增加了 18 倍；非瓣膜疾病的心房颤动也使得中风的机会提高 5 倍。颈动脉狭窄初期大多没有症状，它会随着年龄逐渐进展，当狭窄程度高于 75%时，每年脑中风的机会增加到 3.3%。血脂过高，如甘油三酯与胆固醇偏高会促进粥状动脉硬化，而使得脑中风的机会增加，胆固醇又可分为高密度脂蛋白胆固醇与低密度脂蛋白胆固醇，低密度脂蛋白胆固醇会加速粥状动脉硬化而增加脑中风的机会，高密度脂蛋白胆固醇浓度较高时，则较不会有粥状动脉硬化。暂时性缺血发作是指发生了神经学缺陷，例如半身不遂、说话困难、一侧身体麻木、视野障碍等，在发生后 24 小时内完全康复，与脑中风有密切的关系；暂时性缺血发作后的第一年内，发生脑中风的机会最高。

（二）糖尿病

糖尿病是引发脑中风的又一重要危险因素。糖尿病常造成冠状动脉、周边动脉和脑动脉的粥状动脉硬化和微小血管病变，使脑中风的机会增加。研究表明，非胰岛素依赖性糖尿病患者中风发病率比正常人高 3～5 倍，这是因为一方面，糖尿病患者血糖浓度高，而高血糖会增加脑中风急性期的脑损伤及死亡率。高血糖对脑损害的主要机制为：中风后脑组织缺血、缺氧，ATP 供应不足，大量葡萄糖以无氧酵解方式供能，结果产生大量乳酸，造成乳酸中毒。另一方面，某些糖尿病患者胰岛 β 细胞受损，胰岛分泌胰岛素功能下降，导致体内胰岛素量减少，而胰岛素不仅对短暂性局灶性脑缺血有益，同时可明显减小梗死范围。临床上有人报道，对局灶性脑缺血患者使用适当的胰岛素，降低了脑中风发病率。其次，糖尿病患者由于糖代谢紊乱常引起乳酸中毒症，而乳酸中毒是影响神经细胞存活的最重要的原因之一，从而诱发脑中风。

（三）膳食因素

膳食与脑中风的发生密切相关，流行病学研究表明：脑中风患者蛋白质的摄入量明显低于非脑中风患者，山区居民摄入的蛋白质量少且质差，脑中风发病率也高。同时还发现，不同来源的蛋白质对血压的影响可能不同，富含甲硫氨酸、羟脯氨酸的大豆蛋白和鱼类蛋白可使高血压和中风的发病率降低。

蛋白质对脑中风起保护作用的机制可能是：① 膳食中的蛋白量影响血管壁结构，可能增加收缩蛋白量或改变小动脉平滑肌细胞膜的通透性；② 一些神经递质，如多巴胺、5-羟色胺、去甲肾上腺素等，以及某些神经肽都与蛋白质代谢有关，故增加蛋白质摄入量可能通过改变中枢或周围神经元活性，发挥保护作用；③ 蛋白质的某些代谢产物具有利尿作用，促进钠的排泄；④ 通过影响细胞钙代谢，发挥保护作用。

高钙膳食以及适量摄入钾盐、镁盐、铬、硒、叶酸、维生素C和维生素E等可降低脑中风的发病率；而高钠、高锌、高铁、脂肪摄入过多以及血浆同型半胱氨酸水平过高均易引发高血压和脑动脉硬化，从而增加患脑中风的危险性。高脂蛋白a(Lpa)与有症状的缺血性脑血管病的严重程度和颈动脉狭窄程度有关，Lpa被公认是发生脑血管病的最好的单一标志，目前已广泛应用Lpa作为测定动脉粥样硬化性疾病、缺血性脑卒中的危险因素的指标。总之，高脂食物对预防脑中风极其不利。

（四）药物因素

滥用药物也是脑中风的诱因之一，通常滥用的药物有：海洛因、苯丙胺类、可卡因、麻黄碱、口服避孕药、雄性激素等。

1. 海洛因　有文献报道几例静脉注射海洛因成瘾者发生脑梗死，血管造影术显示这些患者的颈内动脉变窄、颅内小动脉呈串珠状。

2. 苯丙胺醇(PPA)　是一种鼻血管收缩剂，长期使用可发生脑脉管炎、动脉痉挛、诱发脑出血。含有PPA的感冒药在国内外已禁止使用。

3. 苯丙胺类　这些药物可引起脑出血和蛛网膜下腔出血、脑脉管炎。

4. 可卡因　这种物质可以吸入，或皮下、肌内、静脉注射，它与脑梗死的联系是非常明确的，血管造影术所见与苯丙胺引起的脑脉管炎类似。

5. 麻黄碱　它是α和β交感神经肾上腺素受体激动剂，滥用麻黄碱后发生的缺血和出血性脑中风均有报道。

6. 口服避孕药　口服避孕药可增加X因子、Ⅱ因子及纤溶酶原的产生，减少抗凝酶的产生，通过减少前列环素PGI_2的形成，增加了血小板聚集。根据文献报道，在口服避孕药妇女中，脑卒中发病率为万分之一。口服避孕药可能导致出血性或非出血性脑梗死及蛛网膜下腔出血。

7. 雄性激素　实验证明，睾丸酮通过抑制大鼠动脉平滑肌内PGI_2，刺激血栓形成。有人报道，一性功能障碍男性自行服用睾丸素发生脑中风。

8. 抗凝剂　抗凝剂治疗缺血性脑血管病，但可能增加转化为出血性脑中风的危险已为大家所熟识。因此，在使用肝素等药物时一定要千万小心。

9. 大剂量的阿司匹林　值得一提的是，小剂量的阿司匹林虽是预防脑中风的经典药物，但大剂量的阿司匹林却可能诱发脑中风，其理由是：大剂量阿司匹林（大于320 mg/日）既抑制血小板内花生四烯酸转化为血烷A_2(TXA_2)，TXA_2可促使血小板聚集和血管平滑肌收缩；又抑制血管壁合成前列环素(PGI_2)的过程，PGI_2有抑制血小板聚集和引起血管扩张的作用。小剂量的阿司匹林主要抑制前者，且不良反应减少；但大剂量的阿司匹林可能促进血栓的形成和脑血管痉挛，诱发脑中风，须谨慎使用。

（五）其他因素

不良生活习惯，如吸烟，可提高血浆纤维蛋白质含量，是脑中风重要的危险因素，仅次于年龄与高血压，也可引起脑血管瘤，而颅内动脉瘤易致发生蛛网膜下腔出血。脑中风危险性与吸烟数量相关，但吸烟对不同原因所致的脑中风影响不同。酒精能使血小板凝集，促发凝血反应而引起脑血管痉挛；过量饮酒易诱发高血压，也是出血性中风的危险因素之一。某些病毒和细菌的感染可激活白细胞，导致内皮细胞功能障碍，引起血管痉挛，促使氧自由基、脂质及蛋白水解酶释放，参与缺血性脑损伤和缺血早期再灌流损害，也是诱发缺血性中风的危险因素。除上述因素外，肥胖、放射性物质、血中红细胞压积、血小板浓度、阿朴脂蛋白、镰型细胞病、类胰岛素生长因子、纤维蛋白原、基因遗传多态性、种族等均与中风的发生有关。地区性差别在非中风高危人群中也存在，与脑中风是有内在联系的。有研究发现，云南少数民族地区，凡是其生活方式接近汉族的，血压、血脂水平与汉族人差不多，仍按本民族方式生活的，则血压、血脂就偏低；而拉萨藏族因吃钠盐多，血压、血脂不但高于当地汉族人，而且在全国发病率最高。不难看出，地区之间，民族之间血压、血脂的差别主要是与生活方式、膳食有关。

二、发病机制

对脑中风发病机制的认识是对其有效预防的基础，为了改善脑中风的预防和治疗，近年来，对脑中风的病理机制研究越来越受到重视，并取得了一定进展。

1. 缺血性脑中风　近年研究发现，脑梗死与损伤级联反应有关，主要包括兴奋性毒性、周围去极化、炎症和程序性细胞死亡四种具体机制。脑缺血引起兴奋性氨基酸（EAA）从细胞内释放，胞外谷氨酸浓度骤增，突触后谷氨酸受体过度激活，使 Na^+、Cl^-、H_2O 被动进入细胞内，引起神经细胞急性渗透性肿胀，以至坏死。同时促使 Ca^{2+} 内流和内钙释放，使细胞内钙离子浓度增加，大量 Ca^{2+} 沉积于线粒体，干扰氧化磷酸化过程，影响能量的产生。脑血管平滑肌细胞内 Ca^{2+} 浓度增加可致血管收缩、痉挛，血管阻力增加，延迟再灌，这对侧支循环尤为不利，可使梗死灶扩大。胞内钙离子浓度增加还可激活大量的酶，导致花生四烯酸的形成、氧自由基的产生等一系列生化反应，最终导致神经细胞的迟发性坏死。细胞进一步去极化释放钾，引起去极化的发生从缺血灶中心扩散到梗死周围附近（半暗区），即梗死周围去极化。

氧自由基和其他信使激活炎性细胞因子和酶，导致小胶质细胞激活，产生炎症反应。过度的炎症反应不仅影响局部的血液供应、直接损伤脑组织，而且炎症本身又产生自由基，导致恶性循环。氧自由基损伤 DNA，进而和其他机制一起导致细胞凋亡。

近来研究表明，全脑或局部脑梗死均可激活细胞凋亡过程，脑缺血后诱发神经元凋亡的原癌基因有：c-fos、c-jun、Fas、bax 和 p53 等。神经细胞凋亡过程主要发生在位于最严重缺血区和正常灌注区之间的中间区（半暗区），其证据是在半暗区可见 caspase－3 蛋白表达上调。神经细胞发生凋亡时半暗区血流减少，以至神经元的功能及相应电活动中断，但尚能维持细胞膜泵和离子梯度的水平。脑梗死 5 小时，神经细胞开始凋亡，48 小时达高峰，且持续到血管再通后的 4 周。急性脑梗死后血管再灌流时伴随氧自由基产生，兴奋氨基酸释放及细胞内 Ca^{2+} 增高可诱发凋亡。总之，这些发病机制相互影响、交错作用，最终导致脑中风。

随着缺血性脑损伤机制研究的深入，发现脑组织也能产生细胞因子和化学因子，表达黏附因子，引起炎症反应。据报道，脑卒中后 48～72 小时，脑脊液细胞涂片发现有多形核白细胞聚集、浸润。在急性缺血性脑卒中病人中检测到，可溶性 E－选择素在中风后 8 小时升高，72小时后恢复至基础水平。脑卒中后4～5天在患者脑皮质梗死区微血管中可见ICAM－1的表达上调。白细胞浸润与黏附分子的变化均在缺血再灌流中出现，说明再灌流加重了白细胞与内皮细胞的黏附及由此造成的损伤。另有研究表明：脑缺血或脑梗塞时，Ca^{2+}，Mg^{2+}－ATP酶活性降低，细胞内Ca^{2+}浓度增加，导致肌球蛋白轻链激酶（MLCK）异常活化，血小板黏附和聚集性增高，释放反应和代谢产物增多，血液流变学明显异常，全血黏度及血浆黏度增高，流动下降，从而导致血管瘀阻，又会加重脑缺血的发生。

此外，基于中风与遗传也有一定的关系，国内外已对一些中风相关基因的遗传多态性进行了研究，包括亚甲基四氢叶酸还原酶（MTHFR）、阿朴脂蛋白（ApoE）、血管紧张素转换酶（ACE）、血管紧张素原（AGT）、一氧化氮合成酶（NOS）等，发现这些基因的突变与脑卒中存在一定的联系。如，MTHFR基因的遗传变异可改变血浆同型半胱氨酸（homocysteine，Hcy）的水平，而血浆Hcy水平升高是中风的独立危险因素，50％以上的脑卒中患者血浆Hcy水平升高。$ApoE_4$可以升高血浆胆固醇水平，加速动脉粥样硬化的形成，使脑卒中及血管性痴呆的发病率升高，并且可能与高血压和肥胖有关。ACE基因D等位基因在隐性模型上是脑梗死的一个中度的独立的危险因素。此外，血小板胶原受体整合蛋白α_2、纤维蛋白原Bβ、前凝血酶等基因的多态性与脑卒中关系的研究亦有报道。研究表明，这些中风相关基因的遗传多态性存在明显的种族差异性，通过不同的遗传机制在卒中的发生、发展中发挥作用，脑中风可能是多种环境因素在遗传基础上协同作用的结果。由于缺血性中风本身即包含了一系列不同的表型，而每个不同的表型有其不同的遗传模式，因而要确定致病的突变基因仍然需要做大量的工作。中医理论认为脑络不畅是缺血性中风复发的基本原因，情志失调是常见诱因。

2. 出血性脑中风　出血性脑中风的发病机制大多为慢性血压增高导致脑动脉壁透明样变性并破坏管壁韧性，而后突然增高的血压使血管壁或已形成的小动脉瘤破裂出血产生“血肿”，造成颅内压增高，同时血肿对周围组织压迫，造成血循环障碍，出现相应的临床指征。

大量临床资料表明，50～60岁是脑出血的高发年龄。中医理论认为，年高体衰、肝肾阴亏、肝阳亢盛为这个年龄段的显著特点。肝肾之阴俱损，阴虚则肝阳无制而偏亢。肝阳偏亢则易于情志不和，肝气郁结，郁而化火，炼津为痰。情志、劳倦是脑出血的主要诱发因素，脑出血的发生，多由情志、烦劳而诱发。瘀火痰浊上阻脑窍是脑出血的病理特点，肝阳化火，痰火上壅，迫血妄行，络破血溢，形成脑出血。血溢脉外，即为瘀血，瘀血凝滞积聚于脉外，造成局部血流障碍，压迫脉道，则致再次出血。瘀血既是出血的病理产物，又是继续出血的病因。

3. 混合性中风　混合性中风多发生于高血压病患者，病因与发病机制初步被认为主要与高血压时小动脉硬化有关。高血压小动脉硬化时，局部严重的纤维素样坏死变薄的小动脉壁和微动脉瘤破裂是脑出血的主要原因；而管腔狭窄的细小动脉和微动脉瘤内血栓形成则是腔隙性脑梗死的主要原因。另外出血性中风后，有可能通过压迫而致血管痉挛，血凝平衡机制失调，全身性血压降低等使原有狭窄的血管腔闭塞；也可能在血管闭塞后，进入另一血管的血流量增加，使原有小动脉瘤的血管不能承受更多的血液而致血管破裂出血。

现代医学认为脑血栓形式的主因是血液有浓、凝、聚的倾向，血液动力学的异常，微循环发生障碍。中医认为，中风之因不外乎风、痰、瘀、火、气、虚六端，缺血性中风总的病理机制是气血逆乱，上犯于脑。无论是缺血性中风，还是出血性中风，气虚是致病根源，血瘀是病邪的核心，血脉不通是中风病发生的一个重要机制。

三、临床表现及诊断

临床上发生脑中风往往具有先兆性表现，如：手足麻木，特别是半边手足麻木，伴有一手合不拢或持物不牢；患者诉说有眼前漆黑、眩晕、耳鸣、失眠等一过性症状，尤其是一过性失明被视为脑中风的早期信号之一；出现口齿不清，不自觉地流涎及眼面部有紧迫感；经常头疼，头昏，眼花，乏力等不适或偶感头沉及颈项部板紧。

缺血性脑中风发作的特点是：发病快，症状消失也快，但可反复发作。持续时间短者数秒、数分钟，长者可达数小时，在整个发病过程中，多无意识障碍。在临床上缺血性脑中风分为颈动脉系脑缺血和椎-基底动脉系脑缺血。前者主要表现有：对侧肢体短暂的无力、动作不灵活、瘫痪、麻木、感觉减退或消失，也有失语、理解障碍，其特征性症状是单眼失明；后者主要表现有：眩晕伴恶心、呕吐、耳鸣，交叉性肢体瘫痪、感觉障碍、共济失调、突然跌倒，有时在锁骨下动脉区可闻及血管杂音。

出血性脑中风常常是由于高血压伴脑动脉病变，在血压骤升时破裂所致，大量血液突然破入脑实质，出现颅内压增高的症状，如头痛、恶心、呕吐等。病人常突然意识丧失，面部潮红，呼吸急促，脉搏慢，体温升高。症状视出血部位有差别，如蛛网膜下腔出血者发生剧烈的头痛、颈项强直、不同程度的意识障碍甚至昏迷；内囊出血者出现深度嗜睡乃至昏迷，一侧上下肢软瘫，两眼通常向出血侧凝视，颈项强直；小脑出血病人起病时神志清楚，一侧枕后剧烈头痛、眩晕、频繁呕吐，步态蹒跚，如病情不得控制则会四肢瘫痪、瞳孔缩小、昏迷，常于1～3天死亡。

混合性中风的概念是1988年黄如训等提出的，其临床特点与治疗措施有一定特殊性，但目前尚未形成统一的诊断标准；出血性和缺血性中风同时发生在一个患者身上时，称为混合型中风。混合性中风者其脑内两个血管区同时或短时间内相继发生出血和梗死，混合性中风起病急骤，其临床表现更加复杂多样，以意识障碍为主，伴有偏瘫、偏身麻木、失语、共济失调、癫痫发作等，存活率极抵。

据国外报道，缺血性中风再灌注后1小时，脑膜脉管系统即有微血管出血和轻度炎症浸润，程度从小的淤点到明显水肿，有的新鲜梗塞灶其边缘可显示散在性淤点。既往有先天性心脏病、风湿性心脏病、高血压性心脏病、肺源性心脏病或冠心病者，一旦患急性缺血性中风后，转化为脑出血者颇为多见。因此，心源性栓塞比动脉粥样硬化性栓塞有更高的出血转化危险，临床上，大片脑梗死，特别是大脑中动脉所致大面积卒中者，更易并发出血转变。脑出血患者在瘀血吸收过程中，经CT或MRI复查时，往往会在原出血灶或边缘出现低密度阴影的梗死灶。这说明在脑血管破裂出血时，血液除向血脉外溢出，还会在出血的血管内留有淤血凝结，其后，随着疾病的发展而逐渐形成梗死病灶。因此，临床上脑出血造成梗死或脑梗死并发出血以及梗死与出血相继并存者时有发生。

由于脑中风后大脑局部缺血或出血，患者某种认知功能会受到不同程度的影响，临床表现为：记忆障碍、视觉反应时间延长、出现抑郁情绪、语言流畅性下降等。脑出血病人的记忆、意识、语言障碍程度比脑梗死患者明显更严重。缺血性中风患者大多有不同程度的肢体功能障碍，如偏侧肢体瘫痪。此外，中风发生后，有时会出现癫痫发作的症状，有早期癫痫发作及迟发性癫痫两种，前者指中风后2周以内出现的癫痫发作，后者为2周以上出现的癫痫发作。癫痫发作的原因主要可能是脑组织缺血缺氧，导致钠泵衰竭，钠离子大量内流，使神经细胞膜的稳定性发生改变，出现过度除极化。中风幸存者的后遗症也具有多样性，便秘是脑中风后胃肠动力障碍的主要临床表现，便秘严重时大便需憋气和全身用力，从而造成脑出血或出血性中风复发，使病情恶化。

目前，脑中风主要通过影像学检查来进行临床诊断。根据CT或MRI进行定性、定位、定量的诊断，是目前诊断中风，尤其是混合性中风的一个主要方法。CT能早期、准确地发现出血灶和梗死灶，区分是新近发生的还是陈旧的。高场强MRI比CT能显示更多的腔隙性梗死，诊断混合性中风比CT更可靠。彩色多普勒超声检查可用于观测颈动脉内径狭窄和动脉内中膜增厚情况，较早地发现颈动脉病变，显示颈动脉粥样硬化斑块，对中风患者预防、及早治疗及预防复发有预示作用。联合超声检查颅内血流和颈动脉血流，可为临床提供更多的血流动力学资料，对不同类型脑中风的诊断、疗效观察、预防复发都有帮助。此外，数字减影血管造影术、核磁共振血管造影、复式彩色血管超声及多普勒等神经影像及脑血管血流动力学评估技术也在脑中风的检查中广泛应用。某些生命体征，如体温、脉搏、呼吸、血压、舌苔、尿量等的变化以及一些实验室辅助检查，如测定电解质、颅内压、外周白细胞、溶血磷脂酸(LPA)、脑血管血流动力学等可用作脑中风病情的提示。电解质失衡、颅内高压、外周白细胞升高伴粒细胞升高、溶血磷脂酸的值增高均表明病情可能恶化。颈动脉探头检测脑血管血流流速可预测脑血管破裂的潜在危险。最近，红细胞变形性的研究也揭示了与缺血性中风的密切关系，也可以用这个来对缺血性中风进行诊断。

四、预防

由于脑中风发病率、致死率、致残率和复发率都很高，且预后差，最好的方法是预防。预防脑中风首先要养成良好健康的生活习惯，提高自我保健意识，加强体育锻炼，控制体重，预防肥胖，提倡低盐高钾饮食，多食新鲜水果、蔬菜。针对容易诱发脑中风的疾病，如高血压、糖尿病、高脂血症、高半胱胺酸血症等要合理用药。定期检测心电图、血压、血脂、血糖、溶血磷脂酸、脑血管的功能状态，血液流速，血管有无硬化、痉挛等，及时发现并控制诱发脑中风的危险因素。如发现溶血磷脂酸增高，应立即采取各种手段预防脑血管病的发生。

近年来，国内外学者借助经典的神经生理学、分子杂交、免疫组化、神经纤维示踪等技术，证实了哺乳动物在体内存在条件性中枢神经原性保护(Conditioned Central Neurogenc Neuroprotection，CCNN)机制，它是机体本身固有的，在外界或内在环境改变下才被激活，从而使机体的脑、心、脊髓等重要器官对缺血等伤害性刺激的耐受性大大提高。其可能机制是：① 抑制病灶周围电活动；② 抑制缺血区脑组织白细胞浸润；③ 抑制神经元兴奋性毒性损伤；④ 抑制神经元凋亡；⑤ 抑制脑血管炎症反应；⑥ 促进神经组织的结构重建。鉴于CCNN的预制性脑保护作用，其机制可用于脑卒中高危人群，进行一级及二级预防，降低脑卒中的发病率，减轻发病程度，改善预后。

随着对缺血性脑梗死的发病机制、脑卒中危险因素等认识的深化，目前提出了预防性脑保护的概念，即预防性使用某些药物或措施后，减轻缺血性损伤的程度，增加缺血后神经元存活率，改善预后，从而预防性地阻断急性缺血性脑卒中的发生与进展。例如，用抗凝药可使心房纤颤患者减少脑卒中发生。颈动脉内膜剥脱术、阿司匹林、噻氯匹定都能降低有过脑卒中或短暂脑缺血发作史的患者发生完全性脑卒中的危险性。目前具有预防性神经保护效应的药物包括：电压依赖性钙通道阻滞剂、钠通道阻滞剂、N－甲基－D－天门冬氨酸受体竞争性和非竞争性拮抗剂、谷氨酸和甘氨酸拮抗剂、突触前释放抑制剂、突触后拮抗剂、突触调节剂(使君子酸受体拮抗剂或 γ-氨基丁酸受体激动剂)、calpain 抑制剂、内皮素拮抗剂、腺苷增强剂、多肽生长因子、抗黏附因子、凋亡抑制剂和抗氧化剂等。此外,中草药制剂如灵芝提取液、三七根与珠子参、黄柏、水飞蓟宾、虫草菌丝、丹参及促精增智液等均有一定的神经保护作用,且其机制多与抗氧化作用有关。预防性脑保护的提出对缺血性脑卒中实验及临床研究起到重要的指导及推动作用。通常,在 LPA 轻度增高时可使用小剂量阿司匹林,中度增高时用抗凝药物华法令或金纳多,重度增高出现说话不清、肢体麻木时可用低分子肝素或肝素钠治疗,以预防脑中风的发生。

五、药物治疗

(一) 西药疗法

对于脑中风的种类、临床症状、发病程度,西医采用不同的治疗方案。关于脑中风治疗药物将在下节详述,本节只简述治疗原则。

1. 缺血性脑中风　对缺血性脑中风,首先应避免低血压情况的发生。若血压过高,应对血压进行有效控制,调整血压一般不用降压药,否则引起血压下降,减少脑灌流,加重脑缺血。在完全排除脑出血的情况下可实施抗凝和抗血小板聚集治疗:静脉注射或静脉滴注肝素,但有出血可能,故应监测凝血时间,同时,备维生素 K_1、鱼精蛋白等对抗剂以防不测;抗血小板聚集药对减少脑卒中的危险性是有利的。小剂量阿司匹林是预防脑卒中的标准治疗药物,其作用是阻断环氧化酶而抑制血小板的功能。磷酸二酯酶抑制剂双嘧达莫与阿司匹林合用可使 cAMP 作用增加,抑制血小板对 ADP 诱发的聚集敏感性,提高疗效。对急性缺血性脑梗死,病情严重的治疗原则是控制血压、适当处理脑水肿、积极处理并发症。血压过低适当用多巴胺、间羟胺升压。联合使用呋噻米、甘油、地塞米松脱水降颅内压。用组织纤溶酶激活剂 tPA 等溶栓,改善血流。此外,还可选择使用钙离子通道拮抗剂、EAA 受体拮抗剂、自由基清除剂、神经节苷脂、脑代谢增强剂,对缺血性脑采取保护治疗。另外,还有一些其他治疗,近年研究发现,纳络酮对脑缺血的病理生理有一定作用;脱水药如甘油、甘露醇只限于急性期脑水肿患者。

2. 出血性脑中风　对出血性脑中风者的治疗原则是:防止继续出血,积极抗脑水肿,降低颅内压,调整血压,改善循环;因脑出血第二天即开始出现脑水肿,应快速积极抗脑水肿,降低颅内压,方法同上。对合并消化道出血或有凝血障碍可使用止血剂及凝血剂。对年龄不太大,生命体征平稳,小脑出血血肿大于 10 ml 或壳核出血血肿大于 50 ml 或丘脑出血血肿大于 10 ml 的患者可用外科手术治疗,行血肿清除术或血肿抽吸术。对重症原发性脑室出血可行颅骨钻孔,脑室外引流加腰穿放液治疗。这不仅可挽救病人生命又可提高生存质量。

3. 混合性中风　近十年来,随着 CT、MRI 成像技术在临床上的广泛应用及尸检发现,有些脑中风患者其脑组织中既有出血灶,又有梗死灶,临床表现相当复杂,给诊断和治疗带来困难。

混合性中风的治疗原则是:① 稳定血压:高血压是脑卒中发病的主要危险因素,控制高血压,把血压稳定在理想水平是防止再出血的关键。② 降低颅内压:在混合性中风时,无论出血灶还是缺血灶都会产生颅内压增高,因此脱水降颅内压是治疗混合性中风的有效措施。③ 防止并发症。④ 加强支持疗法:当病人昏迷时,要及时静脉补液,保证营养和能量供给。

（二）中药疗法

祖国医学对中风的认识在《内经》、《金匮要略》均有记载，认为其发病机制主要在于肝阳化风、气血并逆、直冲犯脑，与心、肝、肾三脏阴阳失调有关。

中药复方疗法的治疗原则是中风急性期标实症状突出，急则治其标，以祛邪为主，常用平肝熄风、清化痰热、活血通络、醒神开窍等疗法。在恢复期及后遗症期，多为虚实夹杂，邪实未清而正虚已现，治宜扶正祛邪，常用育阴熄风、益气活血等法。针对中风症状不同，治疗方法亦不同，即分证论治。现简述如下：

1. 气虚血瘀，经络痹阻证　多在休息或睡眠时发病，肢体麻木，头晕，半身不遂，面白气短，舌暗脉细。治法：益气活血，逐瘀通络。方药：补阳还五汤加减。

2. 肝阳暴亢，风火上扰证　即突然半身不遂，面红耳赤，口苦咽干，心烦意乱，脉弦有力。治法：平肝泻火，熄风化瘀。方药：天麻钩藤饮加减。

3. 痰热腑实，风痰上扰证　突然半身不遂，口舌歪斜，语言障碍，腹胀便秘，舌质暗红。治法：化痰通腑，泻热醒神。方药：星蒌承气汤加减。

4. 阳虚风动，血溢脑府证　头晕头痛，耳鸣目眩，少眠多梦，侧肢麻木，半身不遂，苔少脉细。治法：育阴熄风，活血化瘀。方药：镇肝熄风汤合化瘀血汤加减。

5. 风火上扰，痰浊蒙蔽清窍证　卒然神识恍惚，肢体强劲拘紧，口舌歪斜，舌质暗，脉有力。治法：熄风降火，化痰导浊水下行。方药：羚角钩藤汤合疏凿饮子加减。

6. 阳升风动，痰热内闭清窍证　突然昏仆，不醒人事，牙关紧闭，面赤身热，呕血，舌苔黄腻，脉滑。治法：清肝熄风，化痰醒神开窍。方药：灌服安宫牛黄丸并用羚羊角汤加减。

7. 风动痰壅，浊邪蒙塞清窍证　突然晕倒，不醒人事，牙关紧闭，半身不遂，四肢不温，舌质暗淡。治法：豁痰熄风，醒神开窍。方药：急用苏合香丸温开水化开灌服。

8. 元气败脱，神明散乱证　突然昏仆，目合口张，鼻鼾息微，二便自遗。治法：益气回阳，救阴固脱。方药：大剂量参附汤合生脉散灌服。

（三）中西药结合疗法

祖国医学理论源远流长、标本兼治，西医治疗目标明确、起效快，两者结合相互取长补短，对治疗脑中风有良好疗效，且不良反应明显减少。如对短暂性脑缺血发作，用潘生丁和阿司匹林，并进行抗凝疗法。对动脉性脑梗死者用低分子右旋糖酐 500 ml 静滴，每日 1 次；精制腹蛇抗栓酶加入生理盐水或 10%葡萄糖溶液 250 ml 静滴，1 日 1 次，1 周为 1 疗程。对高血压性脑出血者，控制脑水肿，减低颅内压，用 20%甘露醇或 25%山梨醇 250 ml 静滴，6～8 小时 1 次，1 周为 1 个疗程。除上述采用西医的降低颅内压、调整血压等对症、支持疗法外，均以补阳还五汤加减：黄芪 40 g，桃仁、红花各 12 g，当归、丹参、川芎等各 10 g，地龙 40 g（基本方）。对脑梗死者：加枸杞子、杭白菊、粉丹皮各 10 g，泽泻、淮山药、萸肉各 12 g，西洋参 6 g（另煎冲），生山楂 15 g，水蛭 3 g（另研分吞）。对脑溢血者：去桃仁、红花、川芎、丹参、黄芪，加西洋参 6 g（另煎冲），丹皮、阿胶珠各 12 g（分冲），生、熟地各 12 g，生白芍、鳖甲、川牛膝、生山楂、枳实各 12 g，待病情稳定后去丹皮，加地鳖虫 12 g、水蛭 3 g（研末分吞）。对颅内压高者：加生军 12 g（后下），川牛膝 12 g，淮牛膝 20 g。对高血压者：加夏枯草 15 g、桑白皮 40 g。

另据报道，对在中风早期如有较明显意识障碍者，应用甘露醇治疗脑水肿、继以低分子右旋糖酐、丹参注射液、654－2、罂粟碱、脑复康、尼莫地平、阿司匹林、维生素 C、维生素 E 等及时对症治疗，然后在上述西医治疗基础上配合补肾活血方药，主要药物有：熟地黄、山萸肉、巴戟天、淫羊藿、麦门冬、五味子、炙附片、西洋参（或红参）、桃仁、红花、赤芍、地龙、当归、川芎、大枣等；言语障碍者加石菖蒲、茯苓、远志；血压增高者加钩藤、天麻、菊花。瘫痪侧肢体疼痛、挛缩者加桑枝、枳实、柴胡、牛膝等；每日1剂，水煎400～500 ml，分2次饮服，2周为1个疗程，连续或间歇服用。

六、治疗脑中风药物的分类

（一）治疗缺血性脑中风的药物

1. 改善脑血流的药物

（1）溶栓药物：尿激酶、重组组织型纤溶酶原激活剂 rt－PA、蛇毒制剂、蚓激酶（lumbrukinase）。

（2）抗凝药和抗血小板药：抗凝药：肝素、低相对分子质量肝素；抗血小板药：① 抑制血小板花生四烯酸AA代谢的药物，如阿司匹林。② 增加血小板cAMP药物，如前列环素、潘生丁、双嘧达莫等。③ 特异性抑制cAMP活化血小板的药物，如噻氯嘧啶、氯吡格雷（clopidogrel）。④ 血小板膜蛋白受体拮抗剂，如RGD三肽和Abeicimab。

（3）血管扩张剂：维脑路通、氢化麦角碱、盐酸罂粟碱。

（4）扩容药物：低分子右旋糖酐、羟乙基淀粉。

2. 神经细胞保护治疗药物

（1）钙通道阻滞剂：尼莫地平、芋螺毒素、左依莫帕米。

（2）兴奋性氨基酸EAA受体拮抗剂：① NMDA受体拮抗剂：selfotel、eliprodil、苯环己哌啶（MK－801）。② AMPA、KA受体拮抗剂：NBQX、GYK152466、YM－90K。

（3）一氧化氮合酶抑制剂：7－硝基吲唑。

（4）腺苷A激动剂和转运抑制剂：丙戊茶碱、吡拉西坦（piracetam）。

（5）GABA增强剂：蝇蕈醇（muscimol）。

（6）谷氨酸释放抑制剂：拉莫三嗪、lubeluzole。

（7）自由基清除剂：超氧化物歧化酶、谷胱甘肽、拉扎碱类（lazaroids）。

3. 抗白细胞-内皮细胞黏附的药物　抗ICAM－1抗体。

4. 减轻缺血性脑水肿的药物　甘油、甘露醇。

5. 中药及海洋药物　人参皂苷、当归、HSH－DPS。

（二）治疗出血性脑中风的药物

1. 降低颅内压的药物　甘露醇、速尿、白蛋白。

2. 降血压药　甲基多巴、利血平。

3. 抗感染药物　青霉素、糖皮质激素。

4. 止血药　止血芳酸、安络血、立止血。

5. 神经营养剂　神经节苷脂GMI、胞二磷胆碱。

6. 活血化瘀中药　丹参、川芎、红花、桃仁、赤芍。

（三）治疗混合性脑中风的药物

治疗混合性脑中风的药物主要为：脱水剂、降压药、脑活素、胞磷胆碱。

第二节　治疗脑中风的药物

一、治疗缺血性脑中风的药物

依据作用机制的不同，目前缺血性脑中风的治疗药物主要有以下几类：

（一）改善脑血流的药物

主要包括溶栓降纤、抗凝、抗血小板、血管扩张剂和扩容药物。临床结果显示，起病3小时的病人，溶栓治疗是有效的，而超出起病3小时的缺血性脑中风，应用溶栓治疗不仅不能改善神经功能缺损，而且增加颅内出血的危险性。溶栓治疗药目前主要有组织型纤溶酶原激活剂、链激酶、单链前尿激酶。抗凝治疗通常使用小剂量阿司匹林，改善急性缺血性脑中风病人的预后。安克洛酶、东菱可栓酶、蝮蛇抗栓酶等降纤酶可降低纤维蛋白原浓度，从而降低血黏度，改善脑血流量。单独应用降纤酶治疗急性缺血性脑中风，宜在早期静脉注射，但不能作为溶栓的替代治疗。临床研究提示，有目的的扩容能改善缺血区的脑血流灌流。

1. 溶栓药物　脑血管的闭塞是由于血小板、白细胞、血流动力学改变及血管壁改变等相互作用而引起，首先是血小板聚集形成血小板栓子，继而纤维蛋白沉着形成纤维蛋白栓子。血栓的形成是导致脑中风的主要原因之一。

溶栓药物通过改变凝血和纤溶机制使卒中病人脑动脉再通，主要分三代。第一代：尿激酶UK、链激酶SP；第二代：重组组织型纤溶酶原激活剂rt-PA；第三代：对天然溶栓剂进行分子修饰及经过生化技术处理的新型溶栓剂。

(1) 尿激酶：尿激酶是一种最先在尿中发现的天然血浆纤维蛋白原激活物，其作用机制是：直接激活纤溶酶原转为纤溶酶，降解纤维蛋白和纤维蛋白原。目前研究显示，尿激酶的前体——尿激酶原具有更好的选择性。

(2) 重组组织型纤溶酶原激活剂(rt-PA)：rt-PA能选择性作用于局部血栓中的纤溶酶原，使之转化为纤溶酶而起溶栓作用，且副作用小，目前在临床上的应用占有十分重要的位置，但价格昂贵，半衰期也较短。美国国立卫生研究院对rt-PA的安全剂量范围进行了研究。发现在卒中发生后90～180分钟给病人静脉注射rt-PA(0.35～1.08 mg/kg)治疗，经CT检查，46%的患者在24小时内症状明显改善。而在0.95 mg/kg组，有两例发生脑出血伴症状恶化，因此rt-PA的最大使用剂量应限制在0.90 mg/kg以下。

(3) 蛇毒制剂：蛇毒制剂在人体内能快速产生纤维蛋白原样作用，但并非直接激活血浆纤维蛋白原，而是刺激内皮细胞释放血浆纤维蛋白原激活物。欧、美、日从南美蝮蛇中提出的batroxobin，商品名东菱克栓酶，它能诱发rt-PA(组织型纤溶酶原激活剂)释放，使纤溶酶原转变为纤溶酶，抑制血栓形成，具有降低血管阻力、改善微循环作用，是安全有效的溶栓药物。

(4) 蚓激酶：此药由中国科学院生物物理研究所和江西江中制药厂共同研制，是一种预防及治疗脑梗死的新药，适用于治疗血栓形成和栓塞性疾病，尤其对缺血性脑血管病有显著疗效。博洛克是以人工培养的一种特殊蚯蚓为原料，用生化分离技术从蚯蚓中分离的一种蛋白水解酶。加工后的博洛克是一种多分酶制剂，分别属于两种类型酶，即纤维蛋白酶原激活物和纤维蛋白溶酶，它具有直接溶解纤维蛋白和激活纤维蛋白酶原的作用，不仅能改善高黏血症，起到纤溶作用，还能降低纤维蛋白原，降低血液黏度，改善血小板聚集功能。目前已进入Ⅲ期临床实验研究。

2. 抗凝药和抗血小板药　为防止血栓的扩展及由此导致的神经功能损伤的加重，以防脑血管意外的再发，临床上常使用一些抗凝药进行治疗。最常用的是肝素(heparin)和低相对分子质量肝素。肝素是一种长短不一的酸性黏多糖，相对分子质量为 5 000～30 000 kda，主要从牛的肺和肝中提取。肝素作为抗凝血酶Ⅲ(AT－Ⅲ)的辅助因子，与 AT－Ⅲ分子的赖氨酸残基结合生成肝素-AT－Ⅲ复合物，AT－Ⅲ与肝素结合后，其精氨酸反应中心发生构象变化，加速与凝血酶、Ⅸa、Ⅹa、Ⅺa 的活性中心丝氨酸残基结合而使之灭活。肝素可加速此反应达 4 倍以上，故抗凝作用强大，有发生大出血的可能，禁用于脑出血的治疗。低相对分子质量肝素的平均相对分子质量为 5 000，它的特点是：① 抗血栓作用强而抗凝血作用较弱；② 对血小板功能影响小，并发血小板减少和出血的副作用也减少；③ 在体内不容易清除，作用时间长。目前在临床应用的低相对分子质量肝素有 fraxiparin、ardepain、enoxapanrin 等。

血小板血栓形成是溶栓失败和血管再栓塞的重要原因，脑梗死者体内血小板处于活化状态，抗血小板药可通过抑制血小板黏附、聚集和释放，从而防止血栓形成。此类药物分四类：① 抑制血小板花生四烯酸 AA 代谢的药物，如阿司匹林阻断环氧化酶 COX 使血栓素 TXA_2 生成减少，从而达到抗血小板聚集的作用。有数据表明小剂量的阿司匹林能使短暂性脑缺血、轻度脑梗死发生率减少 22%。② 增加血小板 cAMP 药物，如前列环素、潘生丁、双密达莫等，这些药物和阿司匹林合用效果更好。③ 特异性抑制 cAMP 活化血小板的药物，如噻氯嘧啶。1998 年由法国公司开发上市的新药氯吡格雷(clopidogrel)通过抑制 ADP，从而抑制血小板的活化，在体内、体外试验均有类似阿司匹林的抑制血小板的黏附、聚集和释放作用。口服容易吸收，是预防脑栓塞(中风)的良好的辅助治疗药，但不适用于急性血栓治疗。④ 血小板膜蛋白受体拮抗剂，如 RGD 三肽和 abeicimab，开发此类新药有一定的前途。

3. 血管扩张剂　近年来有人对缺血性脑血管疾病用血管扩张剂提出了异议，认为不仅无意义，反而使病情恶化。在脑梗死发病初期，39%的患者梗死局部充血，同时发现过度灌注的部位血管处于麻痹状态而高度扩张，即使使用血管扩张药，对病灶区血管也不起作用，反而使正常部位的血管扩张，病灶区的血流量更加减少，即所谓“脑内盗汗”。因此扩血管药物的应用要慎重，一般认为脑梗死发病 12 小时以内，在尚未出现过度灌注症状以前应用有益。

扩血管药物多用于缺血性脑中风恢复期，扩血管药物很多，常用的如下：① 维脑路通：口服或加入 10%葡萄糖液 500 ml 静脉滴注。② 氢化麦角碱：又名海得琴、喜得镇，舌下含化。③ 盐酸罂粟碱：加入 5%葡萄糖盐水或低分子右旋糖酐 500 ml 静脉滴注。

4. 扩容药物　迅速补足或扩充血容量能对抗休克，明显改善微循环，常用制剂有低分子右旋糖酐和羟乙基淀粉。右旋糖酐又称葡聚糖，是由肠细膜明串珠菌在含蔗糖的培养基中发酵生成的多糖类。羟乙基淀粉又名 HAES－斯特尔输液，706 代血浆，能明显改善微循环和血液载氧能力，降低血浆黏度，减少红细胞聚集。其优点是大量输注时对肝肾功能无损害，但半衰期长达12小时，排泄慢，偶见过敏反应。

5. 中药　对于急性脑缺血性中风的治疗，国内常用活血化瘀中药或低分子葡聚糖，这是利用其轻度扩容作用，通过减少血细胞比容，增加脑血流量。常用的活血化瘀中药有川芎、绞股蓝、丹参、当归、赤芍等。临床现有许多治疗缺血性脑中风的活血化瘀的中药复方制剂，如补阳还五汤（黄芪、归尾、桃仁、红花、川芎、赤芍、地龙），通过提高机体清除自由基能力，降低脂质过氧化物损伤，对脑血栓形成急性期有一定的直接和协同的治疗作用，用于治疗早期脑梗死和缺血性中风。此外，还有益气活血汤（川芎、当归、黄芪、红花、丹参）、芪蛭果胶囊（黄芪、西洋参、水蛭、川芎、无花果、决明子、石菖蒲）、活血Ⅱ号注射液（又名冠心Ⅱ号注射液，由丹参、赤芍、红花、降香、川芎组成）、保和丸加味（陈皮、半夏、茯苓、炒莱菔子、连翘、山楂、神曲、丹参、赤芍、全蝎、地龙）、华佗再造丸（川芎、南星、红花、当归、白芍、人参）等。

（二）神经细胞保护治疗药物

治疗脑缺血的神经细胞保护剂主要包括以下几种：钙通道阻滞剂、兴奋性氨基酸EAA受体拮抗剂、一氧化氮合酶抑制剂、腺苷转运抑制剂、GABA增强剂、自由基清除剂等。神经保护有广阔的应用前景，既可单用，也可与溶栓药联合应用。

1. 钙通道阻滞剂　在神经组织至少有L、P、N、T等四种类型的钙离子通道。L型钙通道阻断剂尼莫地平作为神经保护剂对脑血管有很高的选择性，它不单阻断L型通道，舒张血管，而且对神经元有直接改善作用。达罗地平（Darodipine）是另一种二氢吡啶类药物，药效学试验表明它能明显改善脑缺血症状。N型通道阻断剂SNXⅢ为合成的芋螺毒素（Conotoxin）的多肽衍生物（Conopeptide），临床上对中风有效，其神经元保护作用是抑制谷氨酸的释放，而非直接作用于钙通道。左依莫帕米（levemopamil）属于苯烷胺类，能透过血脑屏障，扩张血管，减小脑梗死范围。SB201823作为广谱型神经元钙通道阻断剂，能使脑缺血大鼠80%的神经细胞免受缺血性损伤。另据报道，四氢异喹啉类生物碱蝙蝠葛苏林碱（daurisoline）对N型钙通道有阻断作用，对大鼠脑缺血有保护作用。

2. 兴奋性氨基酸EAA受体拮抗剂　兴奋性氨基酸包括谷氨酸和天冬氨酸，谷氨酸的兴奋性毒性作用是脑缺血细胞死亡的重要因素。兴奋性氨基酸受体包括NMDA受体，AMPA受体，KA受体等，其中NMDA受体、AMPA受体与脑缺血关系最为密切。

(1) NMDA受体拮抗剂包括：竞争性NMDA拮抗剂，如selfotel（CGS－19755）、eliprodil，和非竞争性NMDA拮抗剂，如苯环己哌啶（MK－801）、右美沙芬、cerestat（CNS1102）等，可阻断钙离子通道，抑制细胞内钙升高引起的细胞死亡和神经兴奋性的扩散，延缓和减轻自发性或溶栓后再灌流损伤，延长治疗时间窗，增强神经细胞对缺血的耐受，阻滞细胞死亡。

(2) AMPA、KA受体拮抗剂，如NBQX、GYK152466、YM－90K。

动物实验表明这类化合物均可明显保护神经细胞免受伤害，具有一定的疗效，且副作用较小。

3. 一氧化氮合酶抑制剂　当受到兴奋刺激时，神经元或胶质细胞可释放一氧化氮（NO）。在生理浓度下NO能使血管扩张，抑制血小板或白细胞的聚集、黏附，因而对神经元有保护作用；脑缺血时大量NO释放，远超出生理浓度，则会产生过氧化亚硝酸离子，介导谷氨酸毒性，加重自由基损伤，对神经元有破坏作用。因此，NO合酶抑制剂，如7－硝基吲唑对神经元损伤有保护作用。

4. 腺苷A激动剂和转运抑制剂　脑缺血后脑细胞外液中腺苷大量蓄积，可能是大量谷氨酸导致腺苷增加。腺苷对神经元有保护作用，因为它能作用于突触前腺苷受体，使EAA释放减少，激活突触后腺苷受体，稳定细胞膜，抑制血小板和中性粒细胞聚集，从而限制脑神经元损伤的扩展。例如，腺苷A受体激动剂丙戊茶碱（propentofylline）能抑制细胞摄取腺苷A，增加细胞外液腺苷A的浓度，减少细胞外Glu浓度，抑制EAA释放和减少 Ca^{2+} 进入神经元内。另一种腺苷A受体激动剂长春西汀，对缺血、缺氧引起的脑血管疾病也有效，可减小梗死范围，保护海马神经元不受缺血损伤。腺苷转运抑制剂吡拉西坦（piracetam）能增加脑内cAMP，刺激腺苷A激酶；HWA285和GP688可提高细胞外腺苷A水平，改善脑缺血区能量代谢障碍。

5. GABA增强剂　GABA是脑内主要的抑制性神经递质，几乎存在于所有的神经元。脑缺血后，GABA从突触前终板释出，激活GABA受体，调控氯离子通道，其主要生理作用是对缺血后兴奋性氨基酸递质谷氨酸导致神经元死亡的连锁反应起平衡作用。GABA增强剂，如Muscimol等，能拮抗脑缺血损伤。

6. 谷氨酸释放抑制剂　突触前钠通道拮抗剂能抑制突触前谷氨酸释放，可能对卒中治疗有益。拉莫三嗪及其衍生物BW619C98对神经元的保护作用与抑制突触前谷氨酸释放有关，并作用于突触前电压敏感性钠通道。lubeluzole是一种新的安全有效的谷氨酸释放抑制剂，在急性脑梗死发病6小时内，静脉注射lubeluzole(10 mg/d)，5天后，发现疗效好且无明显副作用。此药最近已在北美通过临床研究。

7. 自由基清除剂　脑缺血再灌注时，氧自由基在体内抗氧化机制受损能引起脑细胞损伤。研究和应用有效的清除自由基的药物是保护脑组织免受损伤的重要措施之一。研究表明：自由基清除剂，如超氧化物歧化酶（SOD）、过氧化氢酶、谷胱甘肽、维生素E、Lazaroids、Lubeluzole、替拉扎特（Tirilazad），能缩小大鼠脑缺血梗死的体积。Tirilazad是一种新研制的脂质过氧化抑制剂，能减少多种卒中模型的梗死面积，目前已进入Ⅲ期临床研究。

（三）抗白细胞-内皮细胞黏附的药物

由于白细胞与内皮细胞黏附在脑缺血和缺血再灌注的炎症反应中对诱发细胞损伤起重要作用，故可以从降低白细胞聚集、阻断致炎因子、抑制和调控黏附分子表达、阻断黏附分子等几个方面拓展脑中风的治疗。已知一些致炎因子（IL－1，IL－2，TNF－α，H_2O_2，PAF等）可刺激黏附分子在数量与功能上显著上调，干扰致炎因子可抑制黏附分子的表达，进而减少白细胞与内皮细胞的黏附，减轻脑损伤部位的炎症。现已证实，抗细胞因子抗体（如anti IL－1等）对脑缺血具有保护作用。由于致炎因子（IL－1，TNF－α）等必须通过核转录因子NF－κB（nuclear factor κB）来调控黏附分子的基因表达，因此，NF－κB有望成为缺血性脑中风治疗的新靶点。研究发现，许多临床使用的抗炎药都具有抑制NF－κB活化的作用，如阿司匹林与其代谢产物水杨酸钠、N－乙酰－L－胱氨酸等对神经元保护的作用是通过阻断NF－κB活化而实现的。用单克隆抗体直接阻断黏附分子的作用是目前研究的热点之一，研究表明，抗ICAM－1抗体可减轻局部脑缺血和灌流后脑细胞损伤，改善血流量和微循环，将其与溶栓疗法合用可使溶栓更充分。

（四）减轻缺血性脑水肿的药物

缺血区的脑水肿是导致死亡的重要原因，脱水剂（如甘油、甘露醇等）能减轻水肿并改善缺血区的脑血流。动物实验表明，甲泼尼松和地塞米松可减轻局灶性脑缺血水肿和组织损伤，可能对缺血性脑卒中的治疗有益。

（五）中药及海洋药物

中药治疗脑缺血有其独特之处，人参皂苷、当归、川芎、盐酸小檗碱、脑复康在临床已有应用。海洋药物有良好的开发前景，海洋多糖在抗凝、抗栓、清除自由基等方面活性很强。我国自行研发的一类海洋新药HSH－DPS就是从海藻中提取分离、分子修饰制取的硫酸多糖，实验证明该药能改善缺血再灌注大鼠的脑梗死和脑水肿情况，目前已进入Ⅰ期临床研究阶段。

二、治疗出血性脑中风的药物

脑出血是一种严重威胁人类健康与生命安全的疾病，迄今为止尚无满意的治疗方案，根据治疗目的将对抗出血性脑中风的药物分成以下五类：

（一）降低颅内压的药物

脑出血产生的血肿增加颅内容量，阻塞脑脊液回流造成脑积水，最后导致颅内压急剧增高，可引起脑疝而致死。当临床见到昏睡、昏迷、头痛、呕吐，尤其有脑疝形成征象时，应立即用脱水剂减轻出血性脑水肿。常用脱水剂有20%甘露醇、速尿、地塞米松、甘油果糖、白蛋白、β－七叶皂苷钠等。为了加强脱水作用，将甘露醇、速尿和地寒米松组成“三合一”脱水剂。必要时可采用CT定位钻孔加尿激酶溶解血肿或开颅清除血肿。

1. 甘露醇　甘露醇是治疗各种原因引起脑水肿的首选药，是降低颅内压最有效的脱水剂。甘露醇具有抑制自由基损害、降低血黏度、减少红细胞聚集、降低脑血管阻力、增加脑灌流量的作用。静脉注射后血浆渗透压迅速升高，使组织间液中水分向血浆转移，产生脱水作用，而且通过稀释血液，增加循环血容量及肾小球滤过率，间接抑制 Na^+、K^+、Cl^- 转运系统，减少髓袢升支对 NaCl 的重吸收，达到排钠利尿的作用。

2. 速尿　主要作用于髓袢升支粗段的上皮细胞，抑制此段管腔膜上 Na^+、K^+、Cl^- 转运系统，抑制 Cl^- 主动转运，减少 Na^+ 重吸收，降低肾对尿的稀释功能，排出大量的电解质而产生强大的利尿作用。

3. 白蛋白　白蛋白主要通过提高血液胶体渗透压达到脱水效果，是较理想的脱水剂，在上述脱水效果不佳时，可加用此药。

4. 地塞米松　有清除自由基作用，可稳定细胞膜结构，稳定血脑屏障，使脑脊液生成减少，加速脑水肿消散。

（二）降血压药

血压升高和波动幅度太大是脑出血的重要诱发因素，大多数脑出血患者都伴有不同程度的高血压。脑出血发生后，尽快控制高血压和颅内高压，对维护脑循环、制止脑出血、预防再出血、降低致残率和死亡率都十分重要。及时采用降压药治疗有助缓解病情，但又不能降得过低，一般将血压控制在18.67～20/10.67～12 kPa为宜。但应注意，由于脑出血时脑血管已处于扩张状态，病灶周围过度灌注且充血，不宜选用扩血管降压药。临床常用的药物有：

1. 甲基多巴（methyldopa）　它能透过血脑屏障进入中枢并转化为 α－甲基去甲肾上腺素，激动延脑孤束核 α_2 受体，使血管运动中枢抑制，降低外周交感神经的兴奋性，发挥降压作用。一般采用静脉滴注，急性期过后口服。

2. 利血平　利血平的降压原理是影响去甲肾上腺素的摄取、合成和储存等多个环节，使外周去甲肾上腺素能神经末梢递质耗竭而实现降压。利血平降压作用缓慢、温和、持久，且有镇静、安定作用，因此常为临床治疗脑出血降压药，但长期使用可发生椎体外系症状及精神抑郁。

（三）抗感染药物

对于严重瘫痪、意识障碍者，在发病时应积极使用青霉素等抗生素以防治感染。芬兰序奥皮欧大学专家小组，在序奥皮欧举行的脑化学国际会议上介绍的研究成果表明，在脑血栓发生后的4小时之内，如果及时给予大剂量的抗生素，将可以使60%的患者避免出现瘫痪。这个专家小组已经着手进行改变抗生素化学结构的试验，力图使新药减小抗生素的杀菌作用，加大抗血栓功能，使之适用于脑血栓的治疗，估计这种新型抗生素的问世还需要4～5年的时间。其次，在脑出血的急性期应用糖皮质激素（如地塞米松）不仅可以减轻脑水肿，还可增强病人的应激能力，使之度过危险期。

（四）止血药

对止血药在临床上治疗脑出血至今仍有争议。一般对于凝血机制障碍引起的脑出血伴有消化道出血者可应用止血药，如：止血芳酸、安络血、立止血等。

（五）神经营养剂

脑出血造成神经功能的缺损。神经节苷脂GMI对减轻神经功能损害和促进神经组织再生具有重要作用。但该药全身静脉注射后，80%很快被肝脏代谢，首过效应明显，影响药物发挥作用。动物实验表明，脑出血后24～48小时腹腔内注射胞二磷胆碱后，血肿周围水肿区及缺血区较对照组明显减小，神经功能状况亦明显改善。

（六）活血化瘀中药

20世纪80年代以前，活血化瘀法仅用于缺血性中风，而禁用于出血性中风；90年代以后，人们逐渐认识到出血形成的血肿是诱发出血性中风的根源。现代药理学研究表明，活血化瘀药大多具有改善出血灶局部的微循环，促进血肿吸收，增快损伤脑组织的修复，解除脑损伤部位血管的痉挛状态，提高脑组织的耐缺氧性，降低毛细血管通透性，减少渗出，降低血黏度，促进自由基清除等作用，可用于出血性脑中风的急性期治疗。目前常用的活血化瘀药有丹参、川芎、红花、桃仁、赤芍、水蛭、血竭、蒲黄、三七、益母草、生大黄、泽兰、炮山甲、当归尾、豨莶草、地鳖虫、鸡血藤、牛膝等。大黄是传统的治疗中风的中药，其味苦性寒，有通便导滞、泻火凉血、活血祛瘀、降压、降血脂、改善血管脆性之功效，可降低患者颅内压，减轻脑水肿，促进患者神志转清，恢复脑功能，合理运用大黄对病情的预后有积极的意义。临床采用通脑灵合剂（生大黄、制大黄、水蛭、桃仁、胆南星、郁金等）治疗急性出血性中风，能提高患者脑部血管弹性，改善脑部供血和血液流变性，有利于血肿的吸收与消除。出血性中风急性期的最佳治疗方案是西医的脱水剂与活血化瘀中药联合应用，使之达到活血而不加重脑水肿，脱水而不增加血黏度的作用。

三、治疗混合性中风的药物

脑水肿是脑出血和脑梗死给脑组织造成的共同病变，控制脑水肿是混合性中风急性期治疗的主要原则，可选用合适的脱水剂和降压药。脑活素、胞二磷胆碱等神经保护剂可改善脑细胞代谢，减少神经元的损伤，也可用于混合性中风的防治。

第三节　治疗脑中风并发症的药物

由于脑中风病情变化快，并发症多，病死率高，专家主张辨证分型治疗，对严重并发症应给予西医对症治疗。治疗中风并发症的中西药物主要有以下几种：

一、治疗瘫痪的药物

1. A型肉毒毒素　A型肉毒毒素是目前国内外最常用的一种较强的肌肉松弛剂，局部注射后药物集中在关键肌肉，并在肌肉内弥散，其中的神经毒分子迅速与神经肌肉接头的胆碱能突触前受体结合，阻滞神经突触乙酰胆碱的释放，缓解靶肌肉或肌群痉挛，可用于中风、脑外伤、脑瘫等脑损伤所致肢体大肌肉痉挛和偏瘫。

2. 中药及中成药　中医认为中风后肢体痉挛是由风痰流窜经络，血脉为痰瘀痹阻，筋脉失养所致，可用祛痰逐瘀法治疗中风后痉挛瘫痪，基本方以水蛭、全蝎、僵蚕、桃仁、胆南星、酒大黄为主。《医林改错》指出"半身不遂，元气亏损，是其本源"，益气活血汤能大补元气，行其经络，在临床治疗偏瘫上取得良好疗效。一些中成药如瘫复康、华佗再造丸、大活络丸、人参再造丸均为临床治疗瘫痪的常用药。另外，还可采用当归注射液、复方当归注射液、复方丹参针剂进行穴位注射治疗。此外，研究表明，针灸综合治疗以及采用高频率电刺激的物理康复治疗都能起到缓解肌肉痉挛的作用，对中风后痉挛性瘫痪也有一定疗效。

二、治疗便秘的药物

脑中风后便秘发生率高，且常会因此加重病情。发生脑中风时皮质功能受到不同程度的抑制，同时，神经冲动及传导障碍以致不能有效地、规律地引起排便反射。老年人胃肠消化功能低下，调节功能紊乱，也容易发生便秘。老年—脑血管—便秘，三者之间存在一定的联系。在脑中风的恢复期，患者的意识障碍逐渐消失，可因肢体功能尚未恢复，生活不能自理，故而焦虑、忧郁、悲观、恐惧，这种心理状态使交感神经兴奋占优势，胃肠道消化液分泌减少，导致便秘。

常用通便药有开塞露、果导等。中药大承气汤（大黄、芒硝、厚朴、枳实、黄芪、甘草）与胃肠促动力西药西沙比利联合使用是治疗中风胃肠动力阻滞性便秘的有效方法。西沙比利能选择性地促进肠肌间神经丛释放乙酰胆碱，从而促进胃肠道运动。大承气汤是中医通里攻下的代表方，方剂中的大黄可使胃肠平滑肌电活动明显增强，增强乙酰胆碱对离体豚鼠回肠和结肠的收缩作用，黄芪具有增强小肠运动和平滑肌紧张度效应。另外，王利群等对用口服缓泻药或直肠给开塞露简易通便无效者，用芒硝液灌肠治疗脑中风引起的便秘，也取得比较好的效果。

三、治疗抑郁症的药物

常用药物有四环类抗抑郁药物如阿米替林、丙咪嗪、麦普替林等，但因其副作用较大而受到限制。选择性5-羟色胺再摄取抑制剂，如舍曲林和帕罗西汀，因其高效、副作用小、对心脏传导无影响，是首选的一线抗抑郁药。用药后发现脑中风抑郁症状明显好转。

四、治疗癫痫的药物

脑中风后并发癫痫不仅能加重脑损伤，而且还可使血浆儿茶酚胺水平升高，引起如高血压、高血糖、酸中毒等全身多系统病理异常，较原发性癫痫具有更大危险性。因此，如何迅速控制中风后癫痫发作就显得十分重要。丙戊酸钠是目前临床应用较广的一线广谱抗癫痫药，它的作用机制是：阻断钠通道，升高谷氨酸脱羧酶活性，使 GABA 合成增加，并抑制 GABA 再摄取，使突触间隙 GABA 浓度升高。丙戊酸钠对全身性、局限性发作和失神小发作等均有良好疗效且副作用小，适用于年龄偏大的中风后患者。

脑中风是当前危害人类生命与健康的常见病，是中老年人致死、致残的主要原因之一。随着我国老年人口数量迅速增加，脑卒中的发病率呈现逐渐上升的趋势，给社会、家庭、患者带来的经济损失和精神打击是不言而喻的，因此对脑中风的防治与研究是我们医药科学工作者的当务之急。脑中风诱发因素多，发病机制复杂，临床表现千变万化，后遗症严重，目前对这一疾病尚无良好的治疗手段，其原因主要有两点：一是没有发病完全弄清楚其发病机制，二是针对性强、疗效好的药物不多。鉴于此，对这两点的研究开发已成为世界各国脑中风学术界工作的重中之重。近年来，这些方面的研究已经取得了可喜的进展。例如对脑中风发病机制的研究已深入到分子生物学水平，发现脑缺血后有早发反应基因（immediate early genes IEGs）和热休克蛋白（heat shork protein HSP）的基因的表达。早发反应基因与神经细胞凋亡密切相关，热休克蛋白是一种保护性蛋白，具有增加脑细胞对缺氧的耐受性，抵抗进一步致死性损伤的作用。一些新药如谷氨酸释放抑制剂 Lubeluzole 在北美已通过临床研究，自由基清除剂 Tirlazad 已进入Ⅲ期临床研究，这些都是治疗脑中风的良好的药物。对脑中风的研究任重而道远，相信通过无数科研人员的辛勤劳动，人类定会在不远的将来凭其智慧战胜这一顽疾。

第六章　疼痛及其药物治疗

第一节　概　述

疼痛(pain)是一类复杂的生理心理活动，包括伤害性刺激作用于机体所引起的痛感觉，以及机体对伤害性刺激的痛反应(躯体运动性反应和(或)内脏植物性反应，常伴随有强烈的情绪色彩)，是临床上最常见的症状之一。长期以来，人们对疼痛的认识比较片面，认为疼痛只是疾病的症状，只要疾病治好，疼痛就会消失，镇痛只能起到治标作用，因此常常被忽视，尤其是对轻、中度的疼痛的治疗。然而目前全球有无数的各类疾病患者正在忍受着各种程度疼痛的折磨，不仅影响到他们的生活质量，而且可能会引发其他的病理变化，比如情绪、心血管和呼吸等方面的变化，甚至导致休克。据有关数据统计，在欧美有35%的人患有慢性疼痛；世界上每天有约550万人忍受癌痛的折磨；中国城市居民中大约57%的人经历过不同程度的头痛。现在慢性疼痛已作为一种病症，引起了医学界的高度关注，1999年在维也纳召开的第九届世界疼痛大会(IASP)上首次提出了“疼痛不仅仅是一种症状，也是一种疾病”。世界卫生组织(WHO)也于2000年提出“慢性疼痛是一类疾病”。现在世界疼痛大会已正式把疼痛称为继呼吸、脉搏、体温和血压之后的人类第5大生命指征。

现在疼痛一般分普通疼痛和慢性顽固性疼痛，前者指一些偏头痛、腰背痛、关节痛等，后者包括三叉神经痛、带状疱疹后遗神经痛、反射性交感神经萎缩症、癌痛等。普通疼痛可由长期的局部疼痛转变成复杂的局部疼痛综合征或中枢性疼痛，甚至变得非常剧烈，成为难治的顽固性疼痛病。疼痛可使患者的心理、精神状态失衡，使之产生忧郁、焦虑、烦躁及恐惧；疼痛还会影响患者各个系统的正常生理机能，例如浅表性疼痛可引起心动过速、呼吸增快变浅；急剧疼痛可使心率减慢，甚至心跳骤停；严重疼痛可影响胃肠道蠕动、消化道功能、植物神经功能，出现恶心、呕吐、食欲不振及大汗淋漓等。剧烈的或长期连绵不断的疼痛，可使人体某个器官、系统的功能发生紊乱乃至异常，造成生活质量下降，可能导致病人抑郁或残疾甚至自杀，因此镇痛不再是“治标不治本”，而是针对“痛”这一病症进行治本治疗。

美国106次国会已经通过一项决议，宣布从2001年1月1日起的10年为“疼痛控制和研究的十年(Decade of Pain Control and Research)”。这是继20世纪最后的10年“脑的十年”之后的又一伟大科技战略规划。相信这十年战略规划一定能够推动世界范围内疼痛研究和临床治疗的发展，为全人类战胜疼痛和提高生活质量起到促进作用。

第二节　疼痛的生理学

目前疼痛的一般定义是：伴随着现有的或潜在的组织损伤的一种令人不愉快的感觉和情绪上的感受。疼痛是一个极为复杂的主观感受，影响因素多，个体差异大，常与自主神经、运动反应、心理和情绪反应交织在一起，受个人过去生活经验的干预。疼痛与其他感觉一样，是由一种适宜的刺激（伤害性刺激）作用于外周感受器（伤害性感受器），换能后转变成神经冲动（伤害性信息），循相应的感觉传入通路（伤害性传入通路），进入中枢神经系统，经脊髓、脑干、间脑中继后直到大脑边缘系统和大脑皮质，通过各级中枢整合后产生疼痛感觉和疼痛反应。

一、痛觉感受器

痛觉的感受器是游离的神经末梢，广泛分布于机体的皮肤、肌肉、关节和内脏等不同组织，又称为伤害性感受器。伤害性刺激或者直接兴奋这些感受器，或者通过释放致痛物质激活这些感受器。体内的传入神经纤维主要分为四类：Ⅰ（Aα）为肌梭和腱器官的传入纤维，Ⅱ（Aβ）为皮肤的机械感受（触、压、震动）传入纤维，Ⅲ（Aδ）为皮肤痛、温觉和肌肉的深部压觉的传入纤维，Ⅳ（C）为无髓鞘痛觉纤维以及温度、机械感受传入纤维。由于各类传入神经纤维具有不同的兴奋阈值：Ⅰ和Ⅱ类传入纤维刺激阈值低，可被触摸和震动等非伤害性刺激所兴奋。而传导痛刺激的Ⅲ类，特别是Ⅳ类传入纤维，它们的兴奋阈值高，损伤性刺激方能使其兴奋。所以一般将伤害性感受器分为两大类，即由细的有髓鞘的Aδ传入纤维传导的称为Aδ伤害性感受器，由无髓鞘的C传入纤维传导的称为C伤害性感受器；根据伤害性刺激性质的不同，这两类伤害性感受器又可分出不同的类型：一类为高阈值机械感受器（HTM），其只对强的机械刺激起反应；另一类为多觉型伤害性感受器（PMN），其不仅对机械刺激产生反应，也对温度（热和冷）刺激和化学物质的刺激起反应，皮肤、肌肉、关节都存在这些伤害性感受器。外伤、疾病或炎症都能引起组织损伤，损伤的组织便向细胞外液中释放一些能引起疼痛的内源性化学物质，这些物质统称为致痛物质，诸如K^+、H^+、组胺、5-羟色胺、前列腺素、缓激肽和P物质等，这些致痛物质除能直接兴奋伤害性感受器外，还能通过改变局部生化微环境，间接地提高伤害性感受器的兴奋性，降低其兴奋阈值，使伤害性感受器敏感化。感受器在接受伤害性刺激后转变成神经信号，使膜电位发生变化，获得启动电位，继而产生紧张电位，电流穿过细胞，扩布到轴突的冲动始发部位。总之，感受器是痛觉形成过程中起到接受刺激角色的作用，或是痛觉的第一环节。

二、痛觉的传入

伤害性刺激和内源性致痛物质，通过伤害性感受器的换能机制转变成神经冲动，循着外周神经的传入纤维，将伤害性信息传入脊髓背角或延髓。一般认为，传导伤害性信息的纤维是较细的Aδ和C两类纤维，并认为Aδ纤维传导快速的刺痛，C纤维则传导缓慢持久的灼痛。

（一）疼痛信号在脊髓中的传递

脊髓是疼痛信号处理的初级中枢。伤害性刺激的信号由细纤维传入脊髓背角，经过初步整合后，一方面作用于腹角运动细胞，引起局部的防御性反射，如屈肌反射等，另一方面则继续向上传递。神经解剖学和神经生理学的研究表明，背角中感受伤害性刺激的细胞集中在 Rexed Ⅰ层和Ⅴ层。Ⅴ层细胞对触、压、温度及伤害性刺激等各种刺激都能发生反应，而对伤害性刺激的反应具有高频率持续放电的特殊形式，被称为广动力型细胞。背角Ⅴ层细胞在传递伤害性信号中起着重要的作用。Ⅱ层细胞（胶状质细胞）其轴突走行距离短，对伤害性信号起调节作用。研究表明，特异性伤害感受神经元在痛觉的空间定位和感觉性质的分辨中起主导作用，而非特异性伤害感受神经元在痛觉强度分辨中起重要作用。

P 物质和谷氨酸被认为是伤害性信息传递信使物质。P 物质为 11 肽，相对应的受体为 NK－1（神经激肽 1 型受体），兴奋 C 纤维可诱发 P 物质的释放。鞘内注入 P 物质可引起动物的伤害性反应，而 NK－1 受体拮抗剂则使动物痛阈升高。在脊髓背角，短时程反应的兴奋性氨基酸系统，由非 NMDA 受体介导；而 P 物质与兴奋性氨基酸共存的长时程反应系统，由 NK－1 受体和 NMDA 受体共同介导。

（二）疼痛信号由脊髓传递入脑通路

一般认为，与痛觉的传导有关的脊髓上行通路主要有：

1. 躯干、四肢的痛觉通路

(1) 新脊-丘束：外周神经细胞纤维由背根的外侧部进入脊髓，然后在背角换元，再发出纤维上行，在中央灰质前交叉到对侧的前外侧索内，沿脊髓丘脑侧束的外侧部上行，抵达丘脑的腹后外侧核（VPL）。该束传递的信息可经丘脑的特异感觉核群（即 VPL）投射到大脑皮质的中央后回（3、1、2 区）的上 2/3 处，具有精确的定位分析能力。

(2) 旧脊-丘束或脊-网-丘束：也是由背角的轴突组成，交叉后沿脊髓丘脑侧束的内侧部上行。在上行途中，多数纤维终止在脑干的内侧网状结构等处，再经中间神经元的多级转换传递而到达丘脑的髓板内核群等结构，与疼痛伴随强烈情绪反应和内脏活动密切相关。

2. 头面部的痛觉通路　头面部痛觉第一级神经元细胞体位于三叉神经半月神经节，其轴突终止于三叉神经感觉主核和三叉神经脊束核，由此换元发出纤维越过对侧，组成三叉丘系，投射到丘脑腹后内侧核（VPM）。自 VPM 发出的纤维，经内囊枕部投射至大脑皮质的中央后回（3、1、2 区）下 1/3 处。

3. 内脏痛觉通路　内脏痛觉的传入途径比较分散，即一个脏器的传入纤维可经几个节段的脊髓进入中枢，而一条脊神经又可含几个脏器的传入纤维，因此内脏痛往往是弥散的，定位不够明确。

三、痛觉的整合

形态学和电生理均证实，丘脑是最重要的痛觉整合中枢。痛觉冲动进入丘脑，即可感觉疼痛，但感知的疼痛是模糊的、定位不清的。知觉本是大脑皮层独有的功能，但人们至今对大脑参与痛觉的了解甚少，尚未发现大脑皮质内有疼痛中枢。然而，丘脑痛觉中枢在大脑有广泛的投射区：第一感觉区位于中央后回，主要是外部感受器的投射区，也叫疼痛分辨区。第二感觉区位于脑岛的髓中央前回之间的皮质，主要是内脏感觉的投射区，并与情绪和行为有关，易受麻醉药物影响。目前已知皮质第四感觉区位于中央前回，为肌肉关节等深部感受器投射区，是疼痛空间位置的辨认区。

第三节 痛觉的调制

所有的中枢神经系统对来自各方面的信息有加工整合的功能，同样，痛觉不仅有痛觉信息的传递系统，而且有痛觉信息的调制系统，而且两者密切联系，相互作用，不可截然分开。现在研究认为在中枢神经系统的不同水平上存在着调制痛觉的神经机构，主要有以下几部分组成。

一、脊髓水平的调制

脊髓背角是对伤害性传入信息进行整合的初级中枢，它不仅接受伤害性信息的传入，还接受非伤害性信息的传入。这里还有许多兴奋性和抑制性中间神经元组成的局部神经元回路，此外，来自脊髓以上结构的下行纤维也投射到这个部位。脊髓背角还含有十分丰富的生物活性物质，这些神经形态和神经生物化学的特点说明，这一部位对痛觉有重要的调制作用。1965 年，Melzack 和 Wall 提出了脊髓的“闸门控制学说”，其主要内容是：脊髓背角对伤害性信息的节段性调制过程中，背角的胶状质在其中起着关键的闸门作用。这一学说认为粗纤维传入的侧支对神经胶质细胞起兴奋作用，从而加强对传递神经元的抑制性影响（关闭闸门），以致减少痛感觉和痛反应；相反，细纤维传入的侧支对神经胶质细胞起抑制作用，从而解除了对传递神经元的抑制性影响（开放闸门），导致痛感觉和痛反应的加强。此外，脊髓闸门的节段性调节还受大脑中枢的控制，粗纤维的快速传导可将外来信息传递入大脑。闸门控制学主要的特点是，把来自外周和中枢的冲动对痛觉传递的调制和痛觉传递本身结合在一起进行综合考虑，不仅为一些传统古老的止痛方法（抚摸、按摩等）和对疼痛的复杂心理影响提供了科学解释，而且还促进了镇痛方法的发展。

另外，在脊髓背角胶质区，存在着大量的 GABA 能的中间神经元，其轴突及含囊泡的树突与传入神经 C 纤维末梢形成突触联结。GABA 受体类型中，$GABA_B$ 受体主要集中在背角Ⅰ、Ⅱ层，C 纤维末梢上存在着这类受体。$GABA_B$ 受体激动剂 baclofen 可对背角神经元的伤害性反应产生长时间的抑制作用。

在背角胶质区，还有大量的阿片肽能（包括脑啡肽和强啡肽）中间神经元及各类阿片受体存在。脊髓鞘内注入微量吗啡或阿片肽，镇痛作用明显，提示阿片肽参与背角痛觉信息的调制，既有突触前机制，也有突触后机制。

二、内源性痛觉调制系统

20 世纪 60 年代研究吗啡镇痛作用的机制时，我国学者邹冈和张昌绍首先发现，在兔第三脑室周围灰质内注入微量吗啡能够持久地抑制光热刺激所引起的痛反应。随后有许多工作证明，从第三脑室尾端开始，沿中脑导水管到第四脑室头端为止的周围结构内注射微量吗啡均有镇痛作用，一般认为最有效区在中脑导水管周围灰质（PAG）的腹外侧部。以后有人发现脑刺激镇痛与注射吗啡的有效镇痛区是完全一致的。

1973 年国际上报道了脑内存在着阿片受体，1975 年又首次发现了甲硫脑啡肽和亮脑啡肽，关于阿片肽与镇痛关系的研究取得重大进展，证明阿片受体的分布与吗啡镇痛及脑刺激镇痛的有效部位十分一致，阿片肽在体内参与镇痛过程。在总结大量实验资料的基础上，20 世纪 70 年代中有人提出了内源性痛觉调制系统的概念。内源性痛觉调制系统，一般是以 PAG 为核心，联结延髓头端腹内侧网状结构(RVM)，通过下行抑制通路对脊髓背角的痛觉初级传入活动进行调节。

1. 下行抑制系统

(1) 中脑导水管周围灰质：中脑导水管周围灰质(PAG)是内源性痛觉调制系统中起核心作用的重要结构。它在痛觉调制中的重要性在于凡是由激活更高级中枢所产生的镇痛效应，大多数都被证明是通过它才得以实现的。PAG 的镇痛作用是由于激活了下行抑制系统的结果，而在切断脊髓背外侧索(DLF)后消失。

(2) 延髓头端腹内侧网状结构

① 中缝脊髓系统：中缝大核的 5-羟色胺能神经元是 PAG 下行抑制的重要转递站。尽管 PAG 含有大量脑啡肽能神经元，但是它们不投射到 NRM，许多实验表明 PAG 主要通过神经降压素(neurotensin)激活 NRM 中神经元的活动。

② 中缝旁脊髓系统：主要包括大白鼠的网状旁巨细胞核(RPG)、外侧网状旁巨细胞核(Rpgl)、Rpg 腹侧的网状巨细胞核的 α 部分(Rgcα)。这些核团的去甲肾上腺素能、脑啡肽能、5-羟色胺能的下行纤维，都经 DLF 终止于脊髓背角，是痛觉下行抑制的重要组成部分。在延髓，除了 RVM，延髓尾部的外侧网状核(LRN)和蓝斑核(LC)也是下行抑制系统中的一个重要结构，去甲肾上腺素是 LC 和 LRN 下行抑制的主要神经递质。总之，在汇集脑的高级部位的各种传出活动对脊髓痛觉信号的传导起调制影响时，PAG 和 RVM 起着最后驿站或共同通路的作用。

2. 下行易化系统　20 世纪 90 年代初，下行易化系统的激活是通过降低痛阈值来提高机体对伤害性刺激的反应能力的，这可能在某些生理及病理状态下有着一定的意义。

三、间脑和端脑的调制

1. 丘脑　丘脑既是各种躯体感觉信息进入大脑皮质之前的最重要的传递中枢，也是重要的整合中枢，如髓板内核群包括中央核(CM)、中央外侧核(CL)及束旁核(Pf)等。Pf、CL 是痛觉冲动的接受中枢，而 CM 核可能是一个调制痛觉的中枢结构。

2. 边缘系统和基底神经节　在边缘系统的某些结构，如扣带回、海马和下丘脑等部位，也可记录到痛敏细胞，这可能和痛的情绪成分有关。又有人观察到，刺激隔区、视前区可使动物的痛阈提高，也能缓解病人的顽痛症状。

尾核是基底神经节中最大的一个核团。近年来有资料表明，刺激尾核能产生镇痛作用，临床上电刺激尾核常常可以满意地缓解癌症病人的顽痛。

3. 大脑皮质　这是多种感觉信号进入意识领域形成感觉的重要部位，因此大脑皮质的机能似乎在于痛觉的分辨而不是痛觉的感受。

第四节　疼痛的分子生物学研究

对于疼痛及其信息传递和调节的研究和认识已深入到分子水平，并且为疼痛的防治开拓了新的思路。下面简要介绍有关这方面的研究情况。

一、伤害性感受的外周分子机制

由伤害性刺激激活的传入C神经和A感受伤害神经，对组织损伤和炎症化学物质特别敏感，传入神经的激活诱发轴突反射，释放感觉神经肽（包括P物质、神经激肽A、降钙素基因相关肽等），这些肽类通过血浆外渗释放活性物质，改变感觉神经和邻近节后交感神经纤维的兴奋性，激活免疫细胞，改变局部血流，最终导致其他肽类的分泌的异常增多。化学性疼痛传导促进了膜受体与离子通道和第二信使系统的相互作用，引起膜兴奋性和细胞表型的改变，使许多化学促进信号开始连锁反应，增加了信号放大和调节的潜力，使神经和非神经组织有了相互作用的机会，是组织损伤后再生和修复的主要机制，也是造成痛觉的原因。伤害性刺激换能有关的分子生物学机制如下：

1. 多种电压门控 Na^+ 通道　电压门控 Na^+ 通道在神经细胞动作电位的形成和扩布过程中起着极其重要的作用。通过cDNA克隆等技术发现，哺乳动物的 Na^+ 通道存在不同的亚型，根据对河豚毒素（TTX）敏感性的不同，大致可将 Na^+ 通道分为TTX敏感和TTX不敏感的两大类。研究发现TTX不敏感的 Na^+ 通道参与了伤害性信息的传导。在损伤早期，TTX敏感的 Na^+ 通道上调，使自发放电增加。在神经损伤和炎症时，TTX不敏感的 Na^+ 通道mRNA表达上调，钠电流也增强。前列腺 E_2、神经生长因子和5-HT等致痛物质都可增加TTX不敏感的钠电流。缓激肽也可作用于这类 Na^+ 通道，增加伤害性传入的敏感性。因此，TTX不敏感的电压门控 Na^+ 通道的异常表达可导致疼痛，特别是病理性疼痛。研究具有阻断这种TTX不敏感的 Na^+ 通道的化合物已成为研制新镇痛药的方向之一。

2. 缓激肽受体　缓激肽（bradykinin，BK）具有很强的致痛作用。缓激肽通过磷脂酶C活化和蛋白激酶C的刺激，可使感觉神经去极化，从而增加细胞膜对 Na^+ 的传导性，这可能就是缓激肽引起明显疼痛反应的作用基础。体外实验证实，缓激肽可增加躯干和内脏感觉神经的伤害感受器（nociceptor）C纤维的放电，故缓激肽不仅是一种致痛源，且增加人体对疼痛的感受力和时程。研究发现体内存在两类BK受体，分别为BK-1和BK-2受体，缓激肽早期激活伤害性感受器是通过BK-2受体实现的，而BK-1受体在正常情况下很少表达，在炎症组织中表达增加。故认为BK-2受体对缓激肽的致痛起介导作用，BK-1受体参与痛觉过敏的形成，其他炎性产物包括细胞活性因子和白介素-1（IL-1）、IL-6和IL-8及肿瘤坏死因子-α（TNF-α），通过激活BK-1受体或前列腺素类产物及刺激交感神经也可引起痛觉过敏，这类痛觉过敏能被消炎痛、IL拮抗剂（lys-D-pro-thr）或交感神经切除术以及肾上腺素受体拮抗剂所拮抗。

3. 神经营养因子及其受体　神经营养因子是外周感觉神经元生长发育所必需的。近年发现，神经生长因子和其他神经营养因子也作用于成年动物的伤害性神经元，并参与炎症性和神经源性疼痛的发生。神经营养因子有许多种，各与其酪氨酸激酶（TrK）受体结合，其中神经生长因子（NGF）与 TrKA 受体进行高亲和力结合，还能与 P75 受体进行低亲和力结合。

炎症刺激使纤维细胞、角质细胞和雪旺细胞增加生长因子的合成，其中 NGF 通过刺激肥大细胞释放组胺和 5－羟色胺，引起感觉神经兴奋性延长，改变细胞表型，导致痛觉过敏。另外，NGF 在无髓鞘传入纤维、高应答伤害性感受器及 Aδ 纤维中的过度表达可以增加皮肤的神经支配。高浓度 NGF 作用于酪氨酸-激肽结合受体，调节细胞转录因子，从而产生特异性基因表达，NGF 增加合成，轴浆转运神经 P 物质和 CGRP，造成中枢和外周感觉神经末梢释放大量的 P 物质和 CGRP，细胞激动素（IL－1β 和 TNF－α）也刺激 NGF 的合成，感觉神经释放的 P 物质又增加细胞激动素的生成，由此形成正反馈。因此应用选择性 NGF 拮抗剂能有效地止痛和抗炎。

研究发现 NGF 基因被敲除的小鼠，对夹尾巴不出现嘶叫，也不挣扎扭动，说明缺乏 NGF 的小鼠对痛刺激不敏感。同样，缺乏 TrKA 受体或 P75 受体的小鼠，对机械伤害性刺激和热伤害性刺激的敏感性也都大大降低。此外，用加进有义（sense）NGF 核苷酸的方法使 NGF 过度表达，结果动物对伤害性刺激的阈值降低，出现痛觉过敏和痛觉超敏。相反，用反义（antisense）NGF 核苷酸的方法使 NGF 表达不足，动物便出现痛觉敏感性降低。这些研究说明，NGF 参与痛觉的形成和痛觉过敏的发生。

上述研究成果为研制治疗疼痛的新药提供了理论依据。如抗 NGF 的抗血清和 TrKA－IgG 融合蛋白可减轻炎症性疼痛和神经源性疼痛；由于酪氨酸激酶抑制剂能阻断 NGF 激活 TrKA 的效应，提示其很有可能发展成新的镇痛药。

二、痛觉调制的分子机制

伤害性刺激信号传入中枢，一方面沿伤害性传导通路，传到大脑皮质产生痛觉；同时，也在各级水平上激活痛觉调制系统，将伤害性信息进行整合。

1. P 物质及其 NK－1 受体　伤害性初级传入纤维进入脊髓胶状质可以大致分成两类纤维，靠近外侧的是细直径纤维，含有丰富的肽类物质，主要是 P 物质和 CGRP；靠近内侧的是传入纤维，含有很少的神经肽，但却表达出一种独特的嘌呤受体（P2X3）受体。

实验证明，外周伤害性刺激能促使 P 物质在脊髓背角的释放，慢性痛时，其在脊髓内的释放范围比之在急性痛时更广泛，且密度也更大。例如在炎症时，P 物质及其受体（NK－1 受体）的表达均上调，而且部位不局限于Ⅰ、Ⅱ层，也出现在Ⅲ、Ⅳ层。P 物质的前体前速激肽 A（PPT－A）敲除后，小鼠放在热板上的反应和在爪部注射甲醛溶液后的反应大为减弱。

2. ATP、腺苷及其 P2X3 受体　长期以来，ATP 一直只被认为是体内一种储能和供能物质，自从提出“嘌呤能神经学说”以后，有人认为嘌呤能神经元利用腺苷和 ATP 作为神经递质，研究发现 ATP-腺苷在损伤感觉神经的“末梢发痛机制”和“中枢的疼痛传递调节机制”中起作用。接着又分出两大类嘌呤受体：与腺苷起反应的称为 P1 受体，与 ATP 起反应的称为 P2 受体。后来又根据组织反应的类型和激动剂作用效力顺序，将 P2 受体区分为 P2X 和 P2Y 两类亚型。前者的激活导致平滑肌的收缩反应，而后者的激活引起舒张反应。目前已知 P2X 受体属配体门控离子通道受体，其余的均为 G 蛋白偶联受体。到目前为止，利用分子生物学手段已经相继克隆了 P2X1～P2X7 受体，近年来对 P2X 嘌呤受体亚单位 mRNA 分布的研究表明，P2X3 亚单位只存在于背根神经节中，而且是在与伤害性感受有关的小直径细胞表达，因此 P2X3 亚单位必然与伤害性感受有关。ATP 是伤害性传入纤维末梢释放的神经递质之一，而且在炎症部位 ATP 的含量明显升高，在离体和整体情况下均可激活伤害性感受器。实验已经证实，细胞外加 ATP 于初级感觉神经元可记录到 ATP 激活电流（I_{ATP}），H^+、P 物质和缓激肽这些致痛物质对 ATP 激活电流都具有明显的增强作用。

与 ATP 相同，具有腺嘌呤基的腺苷也与疼痛的发生和传递有关，研究发现 ATP 从交感神经末梢游离的同时，核苷酸酶也从神经末梢游离。ATP 作用于 P2X 受体后被代谢为腺苷。因此最新观点认为 ATP 及其代谢物均与疼痛的传递有关，ATP -腺苷这一新的信息传递系统对疼痛的发生和传递机制起重要作用。

3. 内源性阿片肽及其受体　具有镇痛作用的内源性阿片肽有脑啡肽、β 内啡肽和强啡肽三大类。与阿片类药物结合而发挥镇痛作用的有 μ、δ、κ 三类阿片受体。后又发现一种与阿片受体结构相似但功能特性不同的受体，称为阿片受体样受体（opioid receptor-like receptor，ORL receptor），并发现了内源性的 ORL 受体的配体，是一个 17 肽的孤啡肽（orphanin FQ），脑室内注射可引起痛敏，而脊髓蛛网膜下腔内注射则能加强吗啡的镇痛作用。至于三类内源性阿片肽与三类阿片受体的关系，一般认为脑啡肽对 δ 受体有很强的选择性，被认为是 δ 受体的内源性配体；强啡肽对 κ 受体的选择性强，被认定为 κ 受体的内源性配体；内啡肽-1（endomorphin-1）和内啡肽-2（endomorphin-2）对 μ 受体有很强的选择性，为其内源性配体。

总之，在阿片肽基因这个大家族，各个阿片肽的镇痛作用都有其特点，又相互交叉，仅用药理学方法和受体结合试验，一时难以确定每个受体在痛觉调制中的具体作用。目前正在采用转基因动物，改变阿片肽及其受体的基因，对阿片肽及其受体作深入观察和具体分析。

4. 环氧合酶与前列腺素　环氧合酶（COX）分为两种，其中 COX-1 是在正常组织中的一种表达，是正常细胞的组成蛋白。尽管在一些激素或生长因子的激发下，COX-1 水平可提高 2～4 倍，但在一般情况下均保持稳定。花生四烯酸（AA）经 COX-1 催化生成的 PGs 对维持组织细胞内环境稳定、维持胃肠道内环境平衡具有重要作用。COX-2 是酶的诱导形式，主要在炎症细胞如组织损伤后的内皮细胞、巨噬细胞、滑液纤维细胞、树状细胞、软骨细胞及成骨细胞中表达，与 COX-1 对 AA 或非甾体类抗炎药（NSAIDs）有相似的活性结合部位，COX-2 在炎症组织中可被多种因子所诱导，其水平将以 8～10 倍的速度急剧增长，引起炎症部位的 PGE_2、PGI_2 和 PGE_1 的含量增加，促进了炎症反应和组织损伤。炎症期间产生的各种前列腺素（PGE_2、PGI_2 和 LTB_4）能兴奋感受伤害神经，使之对其他刺激的敏感性增加，从而造成外周性痛觉过敏，非甾体类抗炎药的药理基础就是抑制炎症组织中的 COX-2 的活性而发挥作用。

5. 5-羟色胺（5-HT）　5-HT 是由血小板和肥大细胞释放，并经 5-HT_3 受体直接激活感觉神经元，产生轻度而短暂的疼痛。通过 5-HT_1 和 5-HT_2 受体，5-HT 也可直接伤害感受器致敏。5-HT、缓激肽和前列腺素类导致痛觉过敏的基础可能是：由于 cAMP 产生增加和抑制性 K^+ 电流减少，使某些感觉神经的动作电位的缓慢抑制性后电位降低，结果造成神经元对相当微弱的一串动作电位刺激而不是一次尖峰脉冲刺激产生反应。

6. 组胺　低浓度组胺致痒，高浓度组胺致痛，但其原因未明。仅知激活组胺 H_1 受体，

可增加膜 Ca^{2+} 通透性，释放出速激肽（tachykinins）和 CGRP，导致包括血管变化和肥大脱颗粒等更复杂的相互作用。

7. 一氧化氮(NO)　NO 是 L 精氨酸经 NO 合酶(NOS)活化而来，它作为一种细胞间信使扩散到靶部位，刺激细胞内可溶性鸟苷环化酶，增加 cGMP 水平而调节各种细胞内酶，包括蛋白激酶和磷酸二酯酶等，以发挥其生物效应。另外有些炎症介质（如 P 物质和缓激肽），也可刺激血管内皮细胞释放血管物质 NO，NO 不直接改变感觉神经元的兴奋性，而是通过乙酰胆碱和吗啡的抗感受神经元的间接作用，促进对缓激肽的快速防御，末梢神经纤维的异位放电和疼痛可因 NOS 受到抑制而减少，研究显示 NO 在神经病性损伤后所发生的自发性、持续性疼痛中有重要作用。当中枢或外周给予 L 精氨酸时，均显示抗痛觉感受作用，其作用机制可能是一种内源性阿片样作用，因可被阿片受体拮抗剂所逆转。

8. 谷氨酸受体　以谷氨酸为媒介的传递，诱发脊髓和其他中枢神经通路产生高度兴奋性，是慢性疼痛的重要基础，因此谷氨酸受体拮抗剂能有效地抑制脊髓后角细胞持续存在的兴奋性增加。此外谷氨酸受体拮抗剂也可降低炎症时产生的脊髓高度兴奋。

9. NMDA 受体　脊髓 NMDA 受体是通过感觉神经肽反复刺激 C 传入神经纤维，引起脊髓高度兴奋，其特征是脊髓后角神经元频繁放电和兴奋性递增。目前提出的“先发制性止痛法”，即预先阻滞受伤害神经冲动的输入，以增强术后镇痛。但最近的几项研究结果，不论是局麻药阻滞外周感受伤害神经冲动的传入还是用其他止痛剂阻滞中枢感受伤害神经冲动的传入，都对此法提出争议，主要原因是所用的药物阻滞时间不够长。因此提出将长效局麻药和选择性阻滞剂相结合，有可能达到抑制 C 纤维异常放电。

10. 速激肽受体　A 和 C 纤维释放兴奋性氨基酸，同时释放神经肽，尤其是能引起高度兴奋的 P 物质和神经肽 A，P 物质激活突触后速激肽 NK_1 受体，而神经肽 A 可选择性激活 NK_2 受体，因此 NK_1 受体拮抗剂，如 CP96435 和 RP67580，不能有效地拮抗 C 纤维引起的脊髓兴奋，而 NK_2 受体拮抗剂 MEN10746 和 L659874 对某些兴奋有一定效果。

11. 肾上腺素受体　去甲肾上腺素中介通路的活性增加，曾作为一种机制，解释炎性痛觉过敏时对阿片类的敏感性增加，α_2-肾上腺素位于脑干和中脑的去甲肾上腺素能神经末梢与突触后，不仅抑制感受伤害的产生，而且增强 μ-阿片激动剂的作用。α_2-肾上腺素受体是否能单独应用于止痛，应根据其镇静、低血压和运动方面副作用的发生率而定。mRNA 探针测定发现，α_2-肾上腺素受体亚型在脊髓的感觉、自主和运动区的位置不同，因此选择用药时应考虑这些问题。α_2-肾上腺素受体和 μ-阿片受体激动剂联合应用，可达到强效镇痛作用，而副作用较少。

12. 氧自由基　氧自由基（oxygen free adicals，OFR）为自由基的一类，其性质活泼，能通过氧化反应攻击体内的大分子物质（如核酸和蛋白质等），产生超氧化变性、交联或断裂，引起细胞结构和功能的破坏，导致机体组织的损伤。现已发现，在炎症的发生发展过程中均有大量的 OFR 产生，如炎症介质 PGG_2 转变为 PGH_2 的过程，炎症过程中的吞噬细胞的呼吸爆发，组织缺血时由高 Ca^{2+} 引起的生化反应，而 OFR 又是通过参与炎症和组织的损伤导致疼痛。研究发现非甾体抗炎药通过抑制环氧酶，在减少 PGs 生成的同时，也减少了 OFR 的生成。

13. 星形胶质细胞　星形胶质细胞在中枢神经系统中数量最多，是神经元数目的 10～50 倍，它伸出大量的终足参与构成血脑屏障，是中枢神经系统感受血液变化最早的部分，并通过终足上的葡萄糖转运载体，供应神经细胞发挥功能所需的能量。它具有多方面的作用，如信号转导，合成和释放许多神经元必需的神经营养因子和细胞因子，表达多种神经递质和受体。其中星形胶质细胞与疼痛关系密切的受体有多种，主要是神经激肽2受体(neurokinin 2 receptor，NK－2R)等。研究发现星形胶质细胞对病毒和细菌以及对初级传入神经末梢释放的物质(P物质、CGRP、ATP、AA)和神经元的疼痛物质(NO、PG)有反应。星形胶质细胞一旦被激活，可释放多种活性物质，包括IL－1、IL－6、TNFα、NO、PGs，这些物质具有自分泌和旁分泌功能，形成正反馈回路，促进疼痛发生发展。

第五节　镇痛药

镇痛药过去一直习惯地被分为“中枢性”和“外周性”镇痛药作用两类。前一类镇痛药主要作用在大脑和脊髓部位，包括阿片样物质(如吗啡)；后者则主要抑制外周组织的环氧化酶，如非甾体类抗炎药(NSAIDs)。然而近年来的研究成果对这种分类法提出了质疑，其中之一是阿片样物质在外周组织的局部镇痛作用已被证实，另外NSAIDs也已被发现对中枢神经系统的作用。因此，从镇痛药物是否具有成瘾性来对镇痛药进行分类，可能更为确切，故按此将其分为阿片类麻醉性镇痛药和非甾体类解热镇痛抗炎药。

一、阿片类麻醉性镇痛药

吗啡(morphine)是麻醉性镇痛药的代表，与其他阿片生物碱的基本结构共同点是具有三个环组成的氢化菲核(phenanthrene)，与其他合成镇痛药都具有镇痛作用的共同结构－γ－苯基－N甲基哌啶。当基本结构的分子结构发生改变，其药性也发生变化，如吗啡的环Ⅰ3位上的羟基被甲基取代时就变成可待因；环Ⅰ3位及环Ⅲ6位上的羟基均被甲基取代时则变为二甲基吗啡；取消环Ⅰ及环Ⅲ之间的氧桥，则变为阿朴吗啡，成为催吐剂；吗啡结构中氮原子上的甲基被烯丙基置换后则成为烯丙吗啡；氧吗啡酮结构中氮原子上的甲基被烯丙基置换后则成为纳洛酮，完全变为拮抗药。

根据阿片类药物的来源分为天然生物碱、半合成药物、合成药物三类。天然生物碱包括吗啡、可待因(codeine)、罂粟碱(papaverine)和二甲基吗啡(thebaine)。半合成药物有海洛因(heroin)、二氢吗啡酮(dihydromorphone/morphinone)和二甲基吗啡衍生物(thebaine deviatives)，如etorphine及叔丁啡(buprenorphine)等。合成药物中又可分四种，分别为吗啡喃类(morphinan series)，如羟甲左吗喃(levorphanol)及丁啡喃(butorphanol)等；二苯甲烷类(diphenylmethanes series)，如美沙酮(methadone)；苯丙吗啡类(benzomor-phinan series)，如镇痛新(pentazocine)；苯基哌啶类(phenylpiperidineseries)，如哌替啶(meperidine)、芬太尼(fentanyl)、苏芬太尼(sufentanil)、阿芬太尼(alfentanil)、雷米芬太尼(remifentanil)等。

目前已发现的阿片受体有五种，分别命名为μ(mu)、δ(delta)、κ(kappa)、σ(sigma)、ε(epsilon)受体，其中μ受体又分为μ_1和μ_2。他们被激活后表现的活性不同。这些受体主要存在于机体的神经系统中，如大脑皮质、边缘系统的杏仁核、海马回、下丘脑、中丘脑、中脑导水管周围灰质、锥体外系、罗氏胶质区（脊髓部位受体最多）、交感神经节前神经元等多处均有受体存在。根据与受体的作用类型，又可将这些药分为四类，它们是完全受体激动药，如吗啡、哌替啶、苯哌利啶及芬太尼等；部分激动药，如丁丙诺啡、布托啡诺等；激动和拮抗双重作用药，如纳布啡（nalbuphine）；拮抗药，如纳洛酮、纳屈酮。

表 6－1　阿片受体的分类

受体	生物测定组织	激动药	主要作用
μ1(Mu1)	豚鼠回肠	吗啡	镇痛
		Meptazinol	心动过缓
		苯基哌啶	镇静
	豚鼠回肠	吗啡	呼吸抑制
	鼠输精管	苯基哌啶	欣快感及依赖
μ2(Mu2)		d-Ala-d-Leu	轻微镇痛
δ(Delta)		脑啡肽	呼吸抑制
	兔输精管	Ketocyclazocine	轻微镇痛
		Dynorphin	呼吸抑制
κ(Kappa)		纳布啡	镇静
		丁啡喃	
		SKF 10,047	焦虑-谵妄，瞳孔扩大
		镇痛新	
σ(Sigma)			幻觉
			心动过速
	鼠输精管	β-内啡肽	高血压
			应激反应
ε(Epsilon)			针刺感

（一）阿片受体激动药

1. 吗啡　是阿片受体典型的完全激动药，在阿片中的含量约为10%。

(1) 药理作用：主要是镇痛作用，并能引起病人的欣快感，消除由疼痛引起的焦虑。作用特点为抑制伤害性刺激所致的疼痛感觉的传入，对躯体和内脏的疼痛均能有效抑制，抑制持续性钝痛较抑制锐痛更好；此外还有抑制咳嗽、恶心、呕吐、缩瞳作用。可抑制交感活性，增强迷走张力，常引起低血压；提高胃肠道平滑肌及括约肌张力，使胃肠道排空延迟，导致便秘等。大剂量的吗啡可降低应激引起的内分泌及代谢反应，但机制尚不清楚，可能与减少“感受伤害（nociception）”的传入及影响中枢神经内分泌反应有关，随着对阿片受体及其内源性配体的认识可能对这些作用有进一步解释。

(2) 体内过程：肌内注射吗啡后15～30分钟起效，45～90分钟达到高峰，约维持4小时。静脉注射后20分钟达到峰值，与血浆蛋白结合率为30%，一小部分通过血脑屏障与阿片受体结合产生镇痛效应。它能通过胎盘屏障，影响胎儿。吗啡在肝内进行生物转化，60%～70%与葡萄糖醛酸结合，5%～10%脱甲基后形成去甲基吗啡经尿排出体外，15%～20%原形随尿排出，7%～10%从胆汁排出，少量经胃液、乳汁、汗腺排出。吗啡清除半衰期是1.7～4.5小时，清除率为15～30 ml/(min·kg)。老年人清除率下降，应酌情减量。

(3) 临床应用：吗啡作为麻醉前用药时，主要目的是使病人镇静，减少麻醉药需要量，并使麻醉诱导平顺。成人剂量为8～10 mg，主张皮下或肌内注射，生物利用度可达100%；口服仅达20%～30%。休克病人由于循环障碍应经静脉给药，但需酌情减量。虽然有人认为，除急性疼痛病人外，不必要作为常规术前用药，但在心脏手术病人的麻醉前用药中仍为首选。

吗啡的其他用途有：治疗左心衰竭引起的肺水肿，以减轻呼吸困难，促进肺水肿消失。作用机制可能是降低呼吸中枢对肺部传入刺激的敏感性，从而减弱了反射性的呼吸兴奋；另外，吗啡对外周血管有扩张作用，使外周阻力降低，减少回心血流，降低心脏负荷；还常用于ICU 病人的综合管理中。

(4) 不良反应：常见不良反应是皮肤瘙痒、恶心呕吐、尿潴留、呼吸抑制等。大剂量急性中毒时表现严重的呼吸抑制、紫绀、昏迷、血压降低、心率减慢及针尖样瞳孔，应吸氧并采用机械通气，同时可用纳洛酮或其他拮抗药拮抗。同时吗啡有明显的耐受性和躯体依赖性，应严格控制使用和管理。

(5) 吗啡的缓释制剂：目前临床上对于严重的慢性疼痛，趋向使用这类药物的缓释制剂。1982 年，WHO 癌痛治疗专家委员会提出了三阶梯止痛治疗原则，即针对三种不同程度的疼痛采用相应的止痛方法。硫酸吗啡缓释剂作为 WHO 首推的第三阶梯药物，具有释放恒定、维持稳定血药浓度、对持续性的钝痛效果更强等优点，并且镇痛的同时具有镇静作用，有利于改善患者的紧张情绪。多项研究显示，对于癌症疼痛患者接受吗啡缓释制剂进行治疗后，疼痛程度显著降低，生活质量提高，还可减少不良反应的发生率。

(6) 吗啡的耐受及戒断现象：这个问题与机体内源性阿片物质的存在密切相关。内源性阿片物质是阿片受体的配基，广泛存在于脑、脊髓、周围神经节、自主神经系统、肾上腺髓质、胃肠道及血浆。在机体连续接受外源性阿片物质达到一定程度时，阿片受体发生“超载”，机体通过负反馈使内源性阿片类物质释放减少或停止，结果是需使用更多的如吗啡阿片类药物才能维持原有的镇痛作用，这就是临床上的耐药现象。表现为用药量增加，药物作用时间缩短。而戒断症状是在这种情况下突然停止麻醉性镇痛药造成的，会出现一系列的生理功能紊乱，如烦躁、失眠、肌颤、呕吐、流涎、出汗、腹痛、散瞳等。这是因为短期内体内的内源性阿片物质释放功能未能恢复的缘故，这就是临床上看到的所谓阿片类药物成瘾及依赖现象，大多是由于“滥用”阿片类药物的结果。事实上，临床围术期中正常使用麻醉性镇痛药，包括术后病人自控镇痛(Patients Control Analgesia，PCA)技术的开展，均是在短期、少量使用的范畴，即使用于癌性疼痛治疗时，只要循规蹈矩，也很少发生精神依赖及成瘾。

2. 哌替啶　哌替啶(pethidine)，又名度冷丁(dolantin)，是苯基哌啶(phenylperidine)的衍生物。

(1) 药理作用：哌替啶与吗啡的作用相似，其中镇痛效价约为吗啡的 1/10。

(2) 体内过程：哌替啶经胃肠道可吸收，但生物利用度仅为肌内注射的一半。入血后与血浆蛋白结合率为 60%。体内哌替啶约 90%在肝脏经过生物转化后，主要水解为哌替啶酸，或脱甲基成为去甲哌替啶，再经水解成为去甲哌替啶酸，然后随尿排出，少量以原形从尿中排出。哌替啶可通过胎盘屏障，脐动脉血药浓度高于母体血药浓度，影响胎儿。

(3) 临床应用：哌替啶的临床应用与吗啡基本类似，作为麻醉前用药时，主要目的是使病人镇静，减少麻醉药需要量。也可与催眠药如冬眠灵等配成冬眠合剂，用于麻醉或镇静治疗。

(4) 不良反应：治疗剂量的哌替啶有时引起轻度不良反应，如眩晕、出汗、恶心、呕吐等，而严重反应偶见，可发生血压下降或虚脱。大剂量中毒时表现为中枢神经系统兴奋症状，如谵妄、抽搐、瞳孔散大等，肾功能障碍者发生率较高，可能与代谢产物去甲哌替啶大量积蓄有关。

3. 芬太尼类(fentanyl)　芬太尼类麻醉性镇痛药有：苏芬太尼(sufentanil)、阿芬太尼(alfentanil)、卡芬太尼(carfentanil)、罗芬太尼(lofentanil)和雷米芬太尼(remifentanil)。芬太尼类药物大部分在20世纪60～70年代合成，也是苯基哌啶衍生物。芬太尼是目前临床麻醉中最常用的麻醉性镇痛药。

(1) 药理作用：芬太尼作为阿片受体激动药，具有强效镇痛效应，其镇痛效价是吗啡的100～180倍，是哌替啶的550～1 000倍，但加大剂量不会增强镇痛效果。苏芬太尼的镇痛效价更大，约为芬太尼的5～10倍，作用时间为其2倍。阿芬太尼镇痛效价较芬太尼低，约为芬太尼的25%，作用时间仅为其30%，故称为短效镇痛药。近来又有更短效的雷米芬太尼问世，其对中枢神经系统的影响与其他阿片类药物相似，主要作用于中枢的阿片受体以达到麻醉效应。

(2) 体内过程：芬太尼属脂溶性药物，易透过血脑屏障，也易从脑再分布到其他组织，特别是脂肪及肌肉组织，血浆蛋白结合率约84%。胃壁和肺组织也是储存芬太尼的重要场所，静脉注射后20分钟，胃壁内含量约为脑内的2倍，其释出至肠道碱性环境中可再被吸收入血循环。其清除半衰期是4.2小时，清除率为11.6～13.3 ml/(kg・min)，分布容积是4.1 L/kg。芬太尼主要在肝内进行生物转化，变成无药理活性的物质。由尿及胆汁排出体外，以原形由尿液排除的不及8%。

苏芬太尼亲脂性更强，约为芬太尼的2倍，更易透过血脑屏障，与血浆蛋白结合率为92.5%，高于芬太尼。其清除半衰期是2.5小时，清除率为12.7 ml/(kg・min)，分布容积是1.7 L/kg。因其与阿片受体亲合力高，所以镇痛效价比芬太尼大，为5～10倍，作用时间也长。它也在肝内进行生物转化，形成N-去烃基和O-去甲基的代谢产物，从尿液和胆汁中排出。去甲苏芬太尼的药理活性为苏芬太尼的10%，以原形由尿液中排除的不到1%。

阿芬太尼的脂溶性较芬太尼低，与血浆蛋白结合率为92%，其清除半衰期是1.2～1.5小时，清除率为6.4 ml/(kg・min)，分布容积是0.86 L/kg。注射阿芬太尼后1分钟，血药浓度即达到峰值，起效较快，但作用时间短，镇痛时间仅为10分钟。其代谢与芬太尼相似，主要在肝内进行生物转化，少量(1%)以原形经尿液直接排除。

(3) 临床应用：主要作为镇痛药用于复合全麻或全身静脉麻醉中。

(4) 不良反应：大剂量或快速静脉注射芬太尼或苏芬太尼有引起胸、腹壁肌肉僵硬的可能，直接影响通气，可用肌肉松弛药或阿片受体拮抗药处理。苏芬太尼可减少胃肠蠕动而致便秘，也可增加胆道压力。与其他阿片类药物一样，反复或大量使用芬太尼类药物后有可能出现延迟性呼吸抑制；长期反复使用也可产生依赖性，但较吗啡与哌替啶为轻。

4. 美沙酮(methadone)　美沙酮是阿片受体激动剂，属麻醉镇痛药。

(1) 药理作用：性质和吗啡相似，其效能为吗啡的2～3倍，其镇痛显效较慢，持续时间长，适用于慢性疼痛，对急性疼痛效果稍差。单次剂量引起的催眠作用轻于等效剂量的吗啡，如反复应用时可引起明显的镇静作用。美沙酮也可引起呼吸抑制、瞳孔缩小、镇咳和使胃肠蠕动减慢，胃排空延长，增加肠道平滑肌静止时的张力，显著地降低直肠的推进性活动，可导致便秘等，但较吗啡轻。

(2) 体内过程：其突出特点是口服有效，吸收后与组织蛋白结合较牢固，消除较慢，作用维持时间 3～5 小时；耐受和成瘾发生较慢，戒断症状略轻，与其他阿片类产生交叉依赖性和耐受性，可替代任何一种阿片类药物。

(3) 临床应用：主要用于镇痛和戒断吗啡或其他麻醉性镇痛药的成瘾。美沙酮对妊娠中胎儿具有呼吸抑制作用，故不适用于产科镇痛。同时对美沙酮的成瘾性及滥用倾向不应忽视，必须建立美沙酮严格管理制度，避免流失而转变成为毒品。

5. 二氢埃托啡(dihydroetophine)　二氢埃托啡是阿片受体激动药，简称 DHE，于 1967 年合成。结构上为罂粟碱(oripavine)的衍生物。

(1) 药理作用：二氢埃托啡为高效和麻醉性镇痛药，镇痛强度是吗啡的 12 000 倍，与 μ、δ、κ 受体均有很强的亲合力。呼吸抑制相对较轻，兼有镇静、催眠和解痉作用，也有缩瞳及减慢心率作用。阿片受体拮抗药可拮抗此药的镇痛、制动、呼吸抑制等作用。

(2) 体内代谢：二氢埃托啡舌下含服吸收后很快发生作用，舌下含服的相对生物利用度是皮下注射的 29.2%。消除半衰期为 41.7 分钟，分布容积为 7.4 L/kg，清除率 122 ml/(kg · min)。

(3) 临床应用：二氢埃托啡可用于创伤镇痛、术后镇痛、癌痛治疗，也可用于诱导麻醉、静脉复合麻醉、麻醉辅助用药等。

(4) 不良反应：可引起类似吗啡所致的头晕、恶心、乏力、出汗甚至呕吐等反应。肝、肾功能不全者慎用或减量，产科分娩时慎用，孕妇或哺乳妇妇女忌用。脑外伤神志不清或肺功能不全者禁用，少数长期用药的癌症晚期患者有精神依赖性，但未见有身体依赖性。本品属麻醉性镇痛药，必须严格按麻醉药品管理。

(二) 其他阿片受体激动药

1. 可待因(codeine)　可待因是吗啡的甲基衍生物。其镇痛效价仅为吗啡的 1/6，而且镇痛效果达到一定程度后，再增加药物剂量，其镇痛效果也不增加，但镇咳作用较强，因此，临床中主要用于镇咳，而麻醉中很少使用。临床剂量引起呼吸抑制、呕吐及产生依赖性的作用均较弱。

2. 安那度(anadol，alphaprodine)　又名安依痛(nisentil)，其分子结构与哌替啶相似，镇痛效价是哌替啶的 3 倍。药理特点是起效快，皮下或肌内注射后 5 分钟即发生镇痛效应，但维持时间短，静脉注射后维持 45～60 分钟。用药后对呼吸有抑制作用，表现为呼吸频率下降，潮气量减少。其清除率为 10.4 ml/(kg · min)，分布容积为 1.9 L/kg，在血浆中浓度相对比哌替啶高，清除较快，清除半衰期为 2 h 左右。目前在临床麻醉中已较少使用。

3. 喷他吗酮(pentamorphone)　化学名为 14－β－正戊基氨基吗啡酮。其镇痛效价相当于吗啡的 500～700 倍。静脉注射后 5～11 分钟产生最大效应，作用持续约 1 小时。此药对循环功能的影响可能由外周血管阻力降低所致，无组胺释放作用，对呼吸功能的抑制与给药剂量相关。初步研究表明可作为复合麻醉中的镇痛药使用。

4. 美他齐诺(meptazinol)　美他齐诺在低剂量时对 μ_1 受体有选择性激动效应，当增加剂量时也可与其他受体结合。其镇痛效价大约等于哌替啶，肌内注射后 10～30 分钟生效，持续 2～4 小时。口服吸收迅速，但生物利用度仅 8.7%，清除半衰期为 2 小时，与静脉或肌内注射相似。88%经葡萄糖醛酸结合及 7%经氧化成无药理活性物质由尿液排出。可透过胎盘，新生儿中半衰期为 3 小时。此药对呼吸功能影响不大，无缩瞳作用。美他齐诺可用于手术后镇痛，但持续时间较短。由于其有负性变时效应和减低后负荷，用于急性心肌缺血或心脏手术病人术后镇痛，可改善心肌功能。也可作为全麻的辅助用药，减少其他麻醉药用量，适用于门诊手术病人，可缩短苏醒时间。不良反应为恶心、呕吐，很少发生便秘，不产生欣快感等，对药物的耐药性及依赖性均不明显。

5. 曲马多(tramadol)　曲马多为吗啡受体的激动剂。但在治疗剂量下，不引起便秘和呼吸抑制，对血流动力学亦无显著影响，耐药性和依赖性也很低。本品经胃肠道的吸收迅速完全，在肝脏代谢，原形药和代谢物几乎完全从肾脏排出体外。主要用于中度至重度疼痛。不良反应主要为用药后可能出现恶心、呕吐、出汗、口干、眩晕、嗜睡。但长期使用本品，应注意其耐药性或药物依赖性的形成，用量超过规定剂量或与中枢神经镇静剂合用，可能会出现呼吸抑制。中毒可以通过使用阿片受体拮抗剂(纳洛酮)对抗。

(三) 阿片受体部分激动药

1. 布托啡诺(butorphanol)　布托啡诺又名丁啡喃，其激动效价约为吗啡的 3.5～7 倍，哌替啶的30～40 倍，镇痛新的 20 倍。肌内注射，血浆蛋白结合率为 60%～90%，2 mg 可镇痛 3～4 小时，持续时间和吗啡相似。清除半衰期 2.5～3.3 小时，经肝脏进行生物转化，变成羟布托啡诺，大部分由胆汁排出，少部分经尿液排泄。对呼吸抑制作用比吗啡轻，对循环系统影响轻微，很少发生血压下降，有可能使血压升高。

2. 丁丙诺啡(buprenorphine)　丁丙诺啡又名叔丁啡，是蒂巴因的衍生物。此药为 μ 受体的部分激动药，与 μ 受体亲和力强，是吗啡的 50 倍，从 μ 受体释出慢，加之其脂溶性是吗啡的 5 倍，因此，作用时间较吗啡长，可维持 7～8 小时。肌内注射 5 分钟后血药浓度达静脉注射后水平。与血浆蛋白结合率为 96%，1/3 经肝脏生物转化，代谢物随尿和胆汁排出。余下的 2/3 以原形随胆汁排出体外。清除半衰期为 3 小时。对呼吸功能有抑制，最大抑制作用一般发生在肌注后 3 小时，纳络酮只能部分拮抗其抑制呼吸作用。其对循环系统的影响与吗啡相似，可有心率下降，轻度低血压反应。

丁丙诺啡主要用于手术后镇痛，口服效果较差，可用于含服，一般半小时以后起效。肌注 0.3 mg 后镇痛可持续 7 小时左右。

(四) 阿片受体激动和拮抗双重作用药

1. 喷他佐辛(pentazocine)　喷他佐辛，名为镇痛新，其镇痛效价是吗啡的 1/3，呼吸抑制作用为吗啡的 1/2。除了具有阿片受体激动药效应外，尚具有弱的受体对抗作用。对阿片碱类耐受的病人，镇痛新能减弱吗啡的镇痛作用，并促进阿片碱类产生戒断症状。口服易吸收，因经肝脏代谢程度大，所以生物利用度低，仅 20%。与血浆蛋白结合率为 35%～64%，可透过胎盘。此药主要经肝脏进行生物转化，代谢物随尿排出，有 5%～25% 以原形从尿中排泄。分布容积 3 L/kg，清除半衰期 2～3 小时。此药使呼吸频率减慢，可导致呼吸抑制。对心血管影响不明显，剂量大时可增高血压、心率。对胃肠道作用与吗啡相似，增加胆道压力作用较吗啡为轻。

喷他佐辛主要用于各种慢性剧痛。口服及注射给药吸收均良好。镇痛，肌注 20 分钟后起效，维持约 3 小时。较少发生恶心、呕吐。应注意大剂量使用时，可增高血压、心率、引起烦躁等。大剂量引起的呼吸抑制或其他中毒症状可用纳洛酮拮抗。本身成瘾性极小，在药政管理上，已列入非麻醉品，故应用较广。

2. 纳布啡(nalbuphine)　纳布啡，又名纳丁啡，纳布啡拮抗 μ 受体，激动 κ 受体。其镇痛效价与吗啡相似，约为镇痛新的 3 倍，拮抗作用的效价是烯丙吗啡的 1/4。对 σ 受体激动效应很弱，故很少产生不适感。纳布啡肌内注射吸收迅速，30 分钟血药浓度达峰值，血浆蛋白结合率为 60%～70%，主要在肝脏经葡萄糖醛酸化后随尿及胆汁排出，少量(7%)以原形从尿中排泄。消除半衰期 3～6 小时。对呼吸抑制作用与等效吗啡相同，但有封顶效应。持续时间较短。对心血管影响轻微。

纳布啡主要用于手术后镇痛。由于其激动(κ 受体)-拮抗(μ 受体)的双重性，在使用此药拮抗吗啡或芬太尼麻醉后的残余呼吸抑制作用同时，也利用了它的镇痛效应，加之其半衰期较长，可抑制某些短效阿片药血药浓度第二峰值的出现。由于对心血管影响小，特别适用于心血管病病人。

3. 烯丙吗啡(nalorphine)　烯丙吗啡，又名 N－烯丙去甲吗啡(N－allylnormorphin)，其镇痛效价与吗啡相似。不产生欣快感，对 σ 受体激动效应强，可产生焦虑、不安等。因此，临床上不用它作为镇痛药使用，只利用其拮抗特性。烯丙吗啡可拮抗阿片受体激动药产生的镇痛、呼吸抑制、欣快感、缩瞳等作用，但拮抗镇静作用不全。其 1 mg 可拮抗吗啡 3～4 mg。由于烯丙吗啡能激发阿片成瘾者的戒断症状，故可用于阿片药依赖性的诊断。对于阿片受体激动-拮抗药、巴比妥类及其他全身麻醉药引起的呼吸抑制，烯丙吗啡不仅不能对抗，而且由于其本身对呼吸的抑制作用反而使之加重。烯丙吗啡经皮下注射后 15～30 分钟血药浓度即达高峰，易透过血脑屏障，90 分钟后脑内浓度是同等吗啡剂量的 3～4 倍，药效持续1～4 小时。此药主要在肝脏经葡萄糖醛酸化后随尿排出，少量也以原形从尿中排泄。此药对呼吸有抑制作用，相当于等效吗啡的 3/4，持续时间较短。

该药主要用于阿片受体激动药急性中毒的解救。静脉首次剂量为 150 μg/kg，根据病情 10 分钟后可追加首剂的半量。由于其同时兼有阿片受体激动效应，而且副作用较多，临床中已被阿片受体拮抗药纳洛酮取代。

（五）阿片受体拮抗药

1. 纳洛酮(naloxone)　纳洛酮拮抗作用的效价是烯丙吗啡的 30 倍，不但可拮抗完全阿片受体激动药，还可拮抗激动-拮抗双重作用药，但对丁丙诺啡的拮抗作用较弱。

本品亲脂性很强，约为吗啡的 30 倍，易透过血脑屏障，脑内浓度是血浆浓度的 4.6 倍。纳洛酮起效迅速，拮抗作用强。与血浆蛋白结合率为 46%。主要在肝脏经葡萄糖醛酸化后随尿排出。清除半衰期 30～78 分钟。

纳洛酮是临床上应用最广的阿片受体拮抗药，常用于如下情况：解救阿片类镇痛药急性中毒及它们引起的呼吸抑制等，并有催醒作用；拮抗全麻后麻醉性镇痛药的残余作用；拮抗新生儿在母体受到麻醉性镇痛药影响所致的呼吸抑制；还可利用其激发戒断症状的特性，对可疑的阿片药成瘾者作诊断。静脉首次剂量为 0.3～0.4 mg，根据病情 15 分钟后可肌内注射 0.6 mg，或按 5 μg/(kg・h)继续静脉输注。

有研究证实纳洛酮还可用于与阿片受体不相关的催醒作用，如对酒精急性中毒的解救等，可能与通过胆碱能作用激活生理性觉醒系统有关。

2. 纳屈酮(raltrexone)　纳屈酮也是羟基吗啡酮的衍生物，化学结构与纳洛酮相似，只是 N 上的烯丙基被环丙甲基取代，此药也是阿片受体完全拮抗药，拮抗效价约为纳洛酮的 2 倍，口服吸收迅速，1 小时血浆浓度达峰值，生物利用度为 50%～60%，与血浆蛋白结合率为 20%，分布容积是 16.1 L/kg。口服后清除半衰期 4～10 小时，作用时间可达 24 小时。主要在肝脏经葡萄糖醛酸化后随尿排出。目前此药只有口服剂型，用于阿片类药物成瘾者的治疗。

二、非麻醉性镇痛药

非麻醉性镇痛药主要为非甾体抗炎药(nonsteroidal anti-inflammatory drugs, NSAIDs),这是一类具有解热、镇痛以及抗炎作用的药物,可以改善风湿性疾病的炎性症状并可缓解疼痛,是全世界范围内使用最广泛的一类处方药。NSAIDs 主要是通过抑制环氧化酶(cyclooxygenanse, COX)的活性而发挥其药理作用。

炎症反应是一个极其复杂的过程,有许多细胞类型和炎症介质参与。花生四烯酸通过环氧化酶和脂氧化酶途径产生致炎物质前列腺素和白三烯及组胺、过氧化阴离子、H_2O_2 和氧自由基等炎症介质,从而使组织发生炎症。目前,前列腺素仍被认为是炎症的主要介质。传统的 NSAIDs 的抗炎作用主要是抑制炎症过程中环氧化酶途径,从而抑制前列腺素合成来实现的。但因其对环氧化酶的抑制是非选择性的,因而在发挥抗炎作用的同时,也可引起胃肠道黏膜损伤等不良反应。近来研究提示 COX 有两种同工酶:COX-1 和 COX-2。前者是在正常生理条件下持续存在的酶,它受到抑制将引起我们常见的 NSAIDs 的副作用,故而称之为基础性酶。COX-2 在正常未被刺激的细胞中并不存在,它受到有丝分裂原和细胞因子、内毒素等的作用诱导产生,由 COX-2 催化合成的前列腺素与炎症、疼痛和发热有关,称为诱导性酶,如果仅仅 COX-2 受到抑制,则不会引起常见的 NSAIDs 的副作用。NSAIDs 在使用过程中,特别是长期、大量服用时可出现副作用,其中最常见的是对胃肠道的损害。NSAIDs 可引起消化不良、胃肠道黏膜糜烂、消化性溃疡和出血,甚至因此危及生命。

目前市售的 NSAIDs 按其抑制 COX-1 和 COX-2 的特性可以分为三类:第一类以抑制 COX-1 为主,有阿司匹林、炎痛喜康、消炎痛;第二类对 COX-1 和 COX-2 的选择性抑制作用无显著差异,有萘普生、布洛芬、双氯芬酸;第三类是选择性抑制 COX-2 的,有美洛昔康、尼美舒利及昔布类药物。

1. 阿司匹林(aspirin) 阿司匹林,化学名为乙酰水杨酸(acetylsalicylic acid),由德国化学家 Hoffman 在 1899 年最先合成,至今已有一百多年历史。它一直是一种常用的解热、镇痛、抗炎、抗风湿的药物,本品属于非甾体抗炎镇痛药。在最近几十年中,发现了许多新用途,得到广泛的关注和应用,被誉为 20 世纪的十大进展之一,有"世纪圣药"之美誉。

(1) 药理作用:具有解热、镇痛和抗炎作用,这是通过抑制中枢和外周炎症组织或损伤组织的 PG 合成而发挥作用的。同时它能使花生四烯酸不转变为环内过氧化物,因而减少血小板中血栓素(TXA_2)的生成,而 TXA_2 是强大的血小板释放 ADP 及聚集的诱导剂,故它又可抑制血小板聚集,降低其黏附率,阻止血栓的形成。

(2) 临床应用:阿司匹林的临床应用,从早年的镇痛解热逐渐扩大到抗风湿性关节炎、抗血栓、治疗不稳定性型心绞痛以及驱除胆道蛔虫等。它已成为世界上每年消耗量最大的药物之一。有较强的解热镇痛作用,常与其他解热镇痛药配成复方,用于感冒发热及头痛、牙痛、神经痛、月经痛和术后创口痛等慢性钝痛。本品可使急性风湿热患者于 24~48 小时内退热,关节红肿及剧痛缓解,血沉下降;对类风湿性关节炎也可迅速镇痛,消退关节炎,症减轻关节损伤。对血栓性疾病,本品能抑制血小板内血栓素 A_2(TXA_2)的释放,从而抑制小板聚集,降低其黏附率,阻止血栓的形成。本品也能影响血管前列环素(PGI_2)的合成,但小剂量的乙酰水杨酸对 PGI_2 的抑制作用较大剂量弱,故采用小剂量(每日口服 75 mg)用于防止血栓形成，对缺血性心脏病、稳定型和不稳定型心绞痛、进展性心肌梗死患者，能降低其再梗死率及死亡率。

(3) 不良反应：短期服用不良反应少，长期大量应用时则有明显不良反应，其中以胃肠道反应最为常见。每天服用阿司匹林 75 mg 者，消化道出血的发生率为 1.6%，年老体衰者、肝肾功能不全者、经常饮酒者、同时服用抗凝剂和其他非甾体抗炎药(如消炎痛)、糖皮质激素者比较容易导致胃黏膜损伤。饭后服用，或同服抗酸药如碳酸钙，或服用肠溶片可减轻或避免以上反应。一般剂量的本品就可抑制血小板聚集，延长出血时间。大剂量(5 g/d 以上)或长期服用，还能抑制凝血酶原形成，延长凝血酶原时间，因此，低凝血酶原血症、维生素 K 缺乏等均应避免服用本品，此外，手术前一周应停用。过敏反应的发生率约为万分之五，主要表现为皮疹、荨麻疹、瘙痒、剥脱性皮炎、光敏等皮肤过敏，此外也偶见血管神经性水肿、黏膜水肿和哮喘等变态反应，其中以哮喘为常见，称为"阿司匹林哮喘"。这种反应占所引起的不良反应的 2/3，一般在用药后 20 分钟内出现，症状与一般哮喘相同，30～50 岁中年人较易发生，女性多于男性，严重者可出现哮喘持续状态，甚至窒息死亡。这种反应与本品抑制 PG 生物合成有关，因 PG 合成受阻，由花生四烯酸生成的白三烯从及其他脂氧酶代谢产物增多，内源性支气管收缩物质居于优势，导致支气管痉挛，诱发哮喘。肾上腺素治疗"阿司匹林哮喘"无效。由于本品抑制 PG 合成，引起肾血管收缩，肾灌注不能得以维持，肾髓质缺血造成肾损害。表现为水钠潴留和水肿、肾功能不全、急性间质性肾炎和肾病综合征等。本品肝损害的发生率较低，主要为丙氨酸转氨酶、碱性磷酸酶和总胆红素增高。本品剂量过大时，如大于 5 g/d，可出现表现为头晕、耳鸣、视听减退、恶心，称为水杨酸反应，严重者可出现过度呼吸加快，酸碱平衡失调，甚至精神错乱。据报道患病毒性感染伴有发热的儿童或青年服用乙酰水杨酸后，有发生瑞夷(Reye)综合征的危险，表现为严重的肝功能不良合并脑病，虽罕见，但可致死。妊娠三个月的孕妇服用阿司匹林可致胎儿多处畸形，妊娠后期超剂量服用可致新生儿头部血肿、大脑出血、溶血性贫血、黄疸、血小板功能异常、死胎和难产。此外，孕妇服用使产程延长或拖期，故孕妇忌用。

近年来研究发现阿司匹林可降低大肠癌的发生，对食管癌也有一定益处。还可抑制尘源性炎症和实验性矽肺的纤维化作用。对突发性耳聋有提高疗效作用，因为研究发现，突发性耳聋可能存在 $TXB_2/PGF_1\alpha$ 的动态平衡失调。阿司匹林小剂量可纠正前列腺素系统在动脉粥样硬化形成过程中的失衡，减缓机体脂质过氧化。阿司匹林可抑制血浆 GMP140、TXB_2 的产生，抑制血小板的活化，对糖尿病血管并发症的防治有一定作用。阿司匹林可显著缩小缺血大鼠的脑梗死面积，降低细胞内 Ca^{2+} 水平等。

2. 对乙酰氨基酚(acetaminophen)　对乙酰氨基酚，又名扑热息痛(paracetamol)。本品对中枢 COX 的抑制作用与阿司匹林相似，具有解热镇痛作用，几乎无消炎抗风湿作用，是很多感冒药的配伍成分，常用剂量较安全，但若剂量过大或伴肝功能不良患者应用可致肝损伤，甚至急性中毒性肝坏死。最近美国 FDA 在其包装瓶上，明确提示服用量每日不得超过 4 g，并告诫"如果服用过量，会导致肝脏损伤，目前已出现死亡病例"。

3. 尼美舒利(nimnesulide)　尼美舒利为 4-硝基-2-苯氧基甲烷磺酰苯胺，甲磺酰基作为活性基团，在上市时，对 COX 并没有提出有两种亚型，但后来的动物试验发现它是一个选择性抑制 COX-2 的非甾体抗炎药，具有良好的抗炎、镇痛和解热作用，适用于骨关节炎症和各种疼痛等的治疗。由于其对 COX-1 不发挥作用，不影响胃内保护前列腺素的合成，但能发挥有效的抗炎作用，从而减少了其他非甾体类抗炎药常见的消化道溃疡和出血的副作用，故该药曾被认为是一个安全性好（胃肠道反应少）、有良好发展前景的非甾体抗炎药。但近年来的临床结果显示，尼美舒利在引起胃肠道出血和穿孔发生率方面并不比其他非甾体抗炎药低，其严重肝毒性反应，国外多有报告，欧洲多国已停止销售。

4. 非普拉宗（feprazone） 非普拉宗为吡唑酮类非甾体抗炎药，具有抗炎、镇痛作用，并有一定的解热作用。与氯化可的松、保泰松、甲灭酸、消炎痛等相比，其抗炎效果相等或较优。本品的镇痛效果稍强于等剂量的保泰松。其疗效较消炎痛、保泰松、阿司匹林为优。本品胃肠耐受性好，用于类风湿性和风湿性关节炎、强直性脊椎炎、骨关节炎、风湿症、腰痛及肌纤维组织炎等症的治疗。可出现肝损害，如黄疸，故肝功能不良者慎用，但比保泰松明显少而轻微，停药后很快消失。

5. 吲哚美辛（indomethacin） 吲哚美辛又名消炎痛。本品抑制COX作用极强，具有明显的消炎解热、镇痛作用。由于吲哚美辛有许多不良反应，常见的有头痛、眩晕、恶心、呕吐、腹痛、胃溃疡，有时亦可引起胃出血及穿孔、皮疹、哮喘、血压下降及粒细胞减少，也可有再生障碍性贫血和过敏反应等，故临床仅用于抗炎作用，不推荐单纯用作解热或镇痛药。主要用于风湿性关节炎、类风湿性关节炎、强直性脊椎炎、骨关节炎，还适用于对水杨酸盐类等无效或对此类药物不易耐受的病人以及急性痛风发作期。另因抗血小板聚集，可防止血栓形成，减轻免疫反应。

6. 双氯芬酸（diclofenamic acid） 双氯芬酸为苯乙酸类抗炎镇痛药，具有显著的抗风湿、消炎、止痛及解热作用。其作用比吲哚美辛强2～2.5倍，比阿司匹林强26～50倍。其特点为药效强，不良反应轻，剂量小，个体差异小。临床上主要用于风湿性及类风湿性关节炎、强直性脊椎炎、骨关节病，适用于各种中等程度疼痛，如手术后、创伤后疼痛，以及各种炎症所致的发热等。不良反应主要见胃肠道不适（如上腹疼痛、恶心、呕吐、腹泻等），头痛、头晕、眩晕，皮肤红斑或皮疹。

7. 萘普生（naproxen） 萘普生为中效非甾体类抗炎镇痛药，可抑制前列腺素的合成而发挥解热镇痛作用。其消炎作用较保泰松强，止痛、解热作用比阿司匹林强。萘普生是一种酸性药物，加服碳酸氢钠能加速本品吸收。临床上主要用于缓解轻度至中度疼痛，如关节痛、神经痛、肌肉痛、偏头痛、头痛、痛经，也可用于减轻普通感冒或流行性感冒引起的发热。常见的不良反应有消化系统和中枢神经系统反应，偶有血象异常、肝功损害。

8. 布洛芬（ibuprofen） 布洛芬又称异丁苯丙酸。其抗炎作用较弱，镇痛作用较强，且具有和阿司匹林、扑热息痛相似的退热效果，其半衰期较短，为2小时。应用时对胃肠道副作用较少，肝毒性反应较小。与阿司匹林有交叉过敏，应加以注意。

9. 吡罗昔康（piroxicam） 吡罗昔康又名炎痛喜康，属新型NSAIDs，为苯噻嗪类衍生物。其主要特点为用药量小，药物的生物利用度较高，口服吸收快，作用时间长，半衰期长达36～48小时，主要用于治疗风湿性关节炎和骨关节炎。治疗剂量即可诱发胃和十二指肠溃疡，伴或不伴消化道出血。剂量超过20 mg/d时，消化性溃疡发生率相当高。

10. 美洛昔康（meloxicam） 美洛昔康为烯醇酸类的一种非甾体类抗炎药，对COX-2的抑制有较高的选择性。临床研究表明使用本药推荐剂量时，胃肠道不良反应，如穿孔、溃疡或出血的发生率要比其他的NSAIDs典型剂量时为低。本品生物利用度为89%，本药从体内排除的平均半衰期是20小时。临床上用于类风湿性关节炎和疼痛性骨关节炎的对症治疗。不良反应较轻。

11. 氯诺昔康(lornoxicam)　氯诺昔康系噻嗪类衍生物，和美洛昔康一样是 COX－2 的选择性抑制剂，具有较强的镇痛和抗炎作用。但它的作用机制除作为非甾体类抗炎药共同具有的机制，即通过 COX 活性进而抑制前列腺素合成外，还具有阿片类药物的作用特点，它可激活阿片神经肽系统，发挥中枢镇痛作用。

本品主要用于急性中度手术后疼痛以及与急性坐骨神经痛相关的疼痛以及各种急性轻度至中度疼痛和由某些类型的风湿性疾病引起的关节疼痛和炎症。对于手术后疼痛方面，其镇痛效果与阿片类药物的效果相等甚至更好，并且可减少阿片类药物的应用，从而减少该类药物不良反应的发生，如恶心、呕吐、呼吸抑制、嗜睡、肠蠕动减少以及血液动力学紊乱等。此外，在术中和术后，受损组织会释放出疼痛介质和前列腺素，则可减少局部、脊髓和中枢的敏感性，从而减少痛觉冲动，因此采用氯诺昔康治疗术后疼痛有其优势。不良反应主要有注射部位疼痛、发热、刺痛样紧张感，胃痛、恶心、呕吐，眩晕、思睡、嗜睡加重，头痛，皮肤潮红。

氯诺昔康与其他非甾体抗炎药一样，能显著加强华法林的抗凝作用，并能增强口服磺脲类药物的抗糖尿病作用。此外，正在使用大剂量阿司匹林、小剂量甲氨蝶呤、地高辛（特别是在肾功能受损情况下）或使用呋噻米的病人，应当慎用氯诺昔康。

12. 高选择性 COX－2 抑制剂　这类药物具有特异性的抑制 COX－2 活性，而同时不影响 COX－1 活性，而传统的非甾体类抗炎药由于不加选择地抑制 COX1 和 COX2，或选择性差，常导致严重的胃肠出血及其他不良反应，故这类药物的问世即被寄予厚望。现已上市的品种有塞来昔布(Celecoxib)和罗非昔布(Rofecoxib)，它们对 COX－2 的选择性分别比 COX－1 高出 400～1 000 倍，还有一种新型 COX－2 抑制剂 parecoxib 可作静注或肌注，目前正在进行临床试验。它们应用时发挥的镇痛、抗炎疗效与目前使用的非甾体类抗炎药相当，而少有胃黏膜损害，被认为是目前消炎和镇痛最安全的药物之一。然而临床应用的结果并非如人们想象，随着病例数的不断增加，其毒性也逐步体现出来，其中罗非昔布（又名万洛）由于其潜在的心血管毒性，已于 2004 年的 10 月进行全球召回。

三、其他类镇痛药

氟吡啶(flupirtine)属于三氨基吡啶类化合物，其镇痛强度(ED_{50})弱于美沙酮、丁丙诺啡和吗啡，与喷他佐辛（镇痛新）相当，强于哌替啶、可待因、非那西丁和对乙酰氨基酚（扑热息痛），大约是吗啡的一半，是可待因的 2 倍，比非那西丁和扑热息痛强 10 倍。研究发现氟吡啶对阿片受体几乎没有亲和力，阿片阻断剂纳洛酮和纳曲酮对氟吡啶的镇痛活性无抑制作用，属于非阿片类镇痛药。其作用机制可能与去甲肾上腺素系统有关，拮抗 N－甲基－D－天门冬氨酸受体也可能是其发挥镇痛作用的机制之一。氟吡啶的不良反应比较常见，但通常不严重，主要为嗜睡、眩晕、口干和各种胃肠道症状。对手术、创伤等引起的中等程度的急性疼痛有良好疗效，对慢性疼痛以及癌痛等也有效。

第六节　镇痛药的研究进展

一、吗啡的局部镇痛作用

近年来的动物实验发现阿片有外周镇痛作用，临床研究也表明吗啡和纳洛酮在关节腔内局部应用可分别产生镇痛和拮抗作用。阿片产生外周镇痛作用的一个首要条件是炎症的存在，并且与组织痛敏、伤害性刺激传入增多相伴行，炎症或损伤部位阿片受体有明显增多，在大鼠足爪感觉神经末梢上也有阿片受体，炎症时转运阿片受体到外周的轴浆流增多，神经末梢内阿片受体数目也相应增多。研究表明 μ、δ、γ 受体均参与了阿片的外周镇痛作用。炎症时，作用阿片受体的内阿片(包括 β-内啡肽、脑啡肽及强啡肽等)的主要来源为炎症组织中免疫细胞(如 T 细胞、B 细胞、单核细胞和肥大细胞)，一些细胞因子和促皮质激素释放因子等可能介导了这些内阿片肽的释放。

二、疼痛病人对阿片类药物的成瘾性问题

长期以来人们认为患者在使用阿片类药物过程中会产生成瘾性，但最近的临床研究发现并非如此，阿片类药物在规范化使用情况下，疼痛病人出现成瘾的现象极为罕见。可能的解释是，当疼痛的伤害性刺激沿着传递疼痛的神经通路上行的过程中，疼痛患者的体内生成了特殊的阿片受体。这些受体散布在已有阿片类物质中间，分散了进入体内的缓解疼痛的药物。而没有疼痛的个体不存在这些特殊的受体，此时，任何进入体内的阿片类物质大部分都直接与脑内的受体结合，造成脑内阿片类药物浓度突然增高，增加了成瘾的可能。此外，成瘾的发生率与药物的给药方式有关，直接静脉注射使血药浓度突然增高，易于导致成瘾。在慢性疼痛治疗中多采用阿片类药物的控释制剂，药物在胃肠道缓慢释放，使血药浓度在一定程度上保持恒定。因此，在没有药物滥用史病人的疼痛治疗过程中，阿片类药物的成瘾是罕见的。全美的一项调查显示：1 万余例用阿片类药物治疗数周至数月的病人中，仅 22 例发生精神依赖，这些病人都曾经有药物滥用史；另外 11 882 例用阿片类药物治疗的住院病人中，仅有 4 例产生精神依赖。因此可以说，成瘾几乎不发生在疼痛患者中，包括癌症患者。

三、新型阿片样物质(Opioids)

阿片受体激动剂的主要副作用是呼吸抑制，它与 κ 受体相互作用则并不引起呼吸抑制，但是，κ 受体激动剂也产生一系列副作用，包括对运动机能的损害、镇静、中枢神经系统失调及利尿等。动物实验发现，新型 μ、δ、κ 混合阿片受体激动剂(DPI3290)有很强的镇痛作用，但呼吸抑制却很小，所以对这种新阿片类药物需作进一步探索。另一种强效阿片类药物——14-甲氧美托酮，经狗实验已证实不引起呼吸抑制，而且血压下降和心跳减慢也比舒芬太尼轻。14-甲氧美托酮很可能是 μ 和 κ 受体激动剂，因为其全部作用均可被纳曲酮拮抗。

四、脑啡肽酶抑制剂

经典的阿片样物质主要指脑啡肽、内啡肽和强啡肽这些五肽类物质，它们是通过阿片受体（μ、δ 及 κ 受体）发挥作用的，这些阿片样物质受体均属 G 蛋白偶联受体类。另外发现一种对 μ 受体高选择性的内源性四肽类物质，即内胚肽（endomorphine），包括内胚肽－1 和内胚肽－2，它们与 μ 受体结合的亲和力比 δ 和 κ 受体大 1 000 倍以上，因此被认为是 μ 受体的内源性配体。尽管内源性阿片样物质有镇痛作用，但由于肽酶的快速生物降解，所以临床不能应用。目前通过采用脑啡肽酶抑制剂研究其镇痛作用，已进入临床前的试验阶段。

五、烟碱受体激动剂

研究发现，烟碱能够加强中枢许多递质的释放，包括去甲肾上腺素、多巴胺、GABA、谷氨酸和 Ach，烟碱通过激活了多种下行性抑制通路而产生镇痛。1992 年分离出烟碱受体激动剂，一种叫蛙皮素（epibatidine）的化合物，在小鼠热板实验中发现具有镇痛效应，它的镇痛活性比吗啡强 100～200 倍，但与吗啡不同，没有表现出耐受性以及阿片类药物依赖性，对呼吸、胃肠、认知能力均无影响。由于蛙皮素的毒性问题，使之不能用于临床。目前 ABT594 正在开展临床试验，有望发展成为第一个中枢烟碱受体激动剂用于临床镇痛的药物。

六、谷氨酸受体调节剂

研究表明，谷氨酸（Glu）等兴奋性氨基酸是慢性疼痛和与疼痛相关的神经兴奋过程的关键因素。它们通过 N－甲基－D－天冬氨酸受体产生作用，CPP、MK－801、氯胺酮、美金刚、右美沙芬在动物模型中均表现出镇痛作用。CPP 可以消除慢性、顽固性疼痛中 C 类神经元对初始发作后反复出现的刺激应答效应增强的现象。在德国，美金刚目前正用于治疗帕金森病的临床试验，同时它对于治疗慢性疼痛也有效。其类似物金刚烷胺也广泛用作抗病毒药，作为 NMDA 受体拮抗剂，大剂量给药时对于神经疼痛具有显著镇痛作用。非竞争性 NMDA 受体拮抗剂 CNS5161，正在作为治疗神经疼痛和偏头痛的镇痛药物进行临床试验。NMDA 受体/Glu 调节位点拮抗剂 MRZ2/576 和 GV19677/1A 在动物模型中表现出镇痛活性。代谢型谷氨酸 GluR5 受体拮抗剂 WO9845270－A 也具有镇痛活性。

七、腺苷调节剂

同时作用于腺苷 A_1 和 A_2 受体的配体可以调节疼痛过程。无论全身给药还是脊髓给药，腺苷激动剂在许多急慢性疼痛动物模型中，均表现出痛觉效应和镇痛作用。这种相互矛盾的作用取决于药物剂量、给药途径和部位，并在一定程度上取决于被激活的腺苷受体的特定亚型。腺苷作为一种抑制性神经调节剂，通过激活外周、脊髓以及脊髓上部的 A_1 受体来影响痛觉传递。临床试验表明腺苷能够缓解疼痛症状，但无明显的心血管效应，在缓解神经痛患者的自发性疼痛、持续性痛觉过敏和异常性疼痛方面明显优于安慰剂。A_1 受体激动剂 R－PIA 能够缓解其异常性疼痛而正常的感觉不受影响，R－PIA 同时也能抑制芥子油引起的中枢痛觉过敏。此外，腺苷激酶（AK）是调节细胞内外腺苷水平的关键酶，抑制 AK 可以增大受损伤组织部位的腺苷浓度及其作用强度，通过这一方式能够避免腺苷对其他组织的影响。动物试验发现使用 AK 抑制剂 GP683 能减少手术过程中吸入性麻醉剂的用量，而 AK 抑制剂 GP－3269 同样具有镇痛的活性。

八、激肽受体抑制剂

激肽为一族小分子肽，产生于受损组织或创伤局部，尤其是在炎症期。其中研究最多的是缓激肽(bradykinin)和胰激肽(kallidin)。缓激肽和胰激肽可被激肽酶(kininases)迅速降解，它们的生物活性是通过两种主要受体 B_1 或 B_2 所介导。开发新镇痛剂就是以 B_2 受体为靶位，以缓激肽的肽结构为基础，寻找选择性 B_2 受体拮抗剂。目前最有希望的是 HOE140，它是一种高效、长效的缓激肽拮抗剂。最近又发现在炎症期，随着痛敏增加，B_1 受体上调，因此 B_1 受体拮抗剂如亮氨酸^{8}desArg^9 缓激肽也可作为镇痛剂。

九、辣椒素

辣椒素是从辣椒族的刺激性胡椒中提取的一种辛辣物质，它具有独特的性能，即当局部或全身应用时，可选择性激活多种动物模型的痛觉感受器。关于辣椒素的快速抗痛觉感受作用的药理、生理基础尚未明了，可能与神经离子通道相关，尤其是随电压依赖性钙通道闸门失活，特殊阳离子通道活化引起早期去极化，减少中枢或感觉神经末梢与钙偶联的神经化学释放，形成镇痛与抗炎作用。用第一个辣椒素的竞争性拮抗剂辣椒平(capsazepine)做试验发现，辣椒素可能是作用于感觉神经的一种特殊受体。目前，临床已局部应用辣椒素缓解疼痛，如乳房切除后疼痛、反射性交感神经营养不良性疼痛、糖尿病性神经痛、疱疹性疼痛、骨关节痛及三叉神经痛等。

十、速激肽受体拮抗剂

对中枢神经研究最广泛的潜在痛觉感受介质是速激肽(tachykinin)，这是一类神经肽，包括 P 物质、神经激肽 A 和神经激肽 B。速激肽受体有 3 种：NK_1、NK_2、和 NK_3。在急性痛觉感受中 NK_2 受体是主要的，其内源性介质是神经激肽 A，而不是 P 物质；而在慢性炎性痛敏中，P 物质作用于 NK_1 受体则是主要的。目前在此领域中，已开发出速激肽受体的非肽类拮抗剂，如 SR 48968、CP 96345 和 RP 67580 等，在慢性痛敏模型中，显示出良好的镇痛作用。可以推测非肽类速激肽拮抗剂将成为一类新型、口服的中枢镇痛剂。此外，速激肽受体拮抗剂在镇咳、止吐等方面也有良好的开发前景。

随着对疼痛机制的进一步认识，镇痛药的作用部位将由传统的受体、合成酶等转向细胞内转录水平，从而对痛觉有更有效的控制。疼痛的分子水平研究促进了一些新的镇痛靶点及其药物的研究开发。现在对外周的 BK 受体、COX－2、NO 合酶和中枢神经的 NO 合酶、NMDA 和速激肽受体等的研究不断取得新的成果，一些药物已开始进入临床阶段，显示了良好的作用，当然对这些新药的临床安全性还要加以观察。另外，还有一种有前途的镇痛药物，即具有中枢和外周双重作用的药物。相信在不久的将来，会有新型高效安全的镇痛药面世，取代传统的 NSAIDs 和阿片类药物。

第七章　高血压及其药物治疗

高血压是严重危害人类健康的最常见的疾病之一，它能引起动脉粥样硬化，使动脉管腔狭窄而阻碍血液流通，是冠心病和脑血管病的主要危险因素，这些心、脑血管疾病在全世界每年导致 1 200 万人死亡，高于其他任何一种疾病。一般高血压患者早期阶段没有症状，许多高血压患者可以一直无不适感，直到发生心、脑、肾并发症，故高血压被称为“无声杀手”。

据全国统计资料显示，我国现有的高血压患者已达 1 亿，每年新增 300 万以上，因此，防治高血压疾病十分重要。合理应用抗高血压药，可使高血压患者的总死亡率、心肌梗死的发生率、心脑血管疾病事件死亡率显著降低。所以，认识高血压、防治高血压是我国医药卫生事业的重要任务之一。

第一节　高血压的定义和分类

高血压是以动脉压升高为主要症状指征的疾病，可并发心脏、血管、脑与肾脏等靶器官损害以及代谢改变的全身性疾病。

正常血压和高血压之间很难划出一个明确界限。高血压的任何一个标准都是根据从血压读数的连续分布中人为选定的一个域值，因此，正常血压与高血压之间无明显分界线。1999 年 2 月，WHO/ISH 组织编写了高血压指南，正式向世界各地发布，见表 7－1，这也是对 1993 年版的修订。在新标准中，同时强调了收缩压与舒张压对并发症的危险性。

表 7－1　高血压诊断标准

分　类	收缩压(mmHg)	舒张压(mmHg)
正常血压		
最佳血压	＜120	＜80
正常血压	＜130	＜85
正常高限	＜130～139	85～89
高血压		
Ⅰ级高血压(轻度)	140～159	90～99
亚组：临界高血压	140～149	90～95
Ⅱ级高血压(中度)	160～179	100～109

续表 7-1

分　类	收缩压(mmHg)	舒张压(mmHg)
Ⅲ级高血压(重度)	≥180	≥110
单纯收缩期高血压	≥140	<90
亚组:临界收缩期高血压	140～149	<90

注:1 mmHg=0.133 kPa

一、高血压定义

高血压是指在未接受抗高血压药物治疗时,收缩压超过 140 mmHg 和(或)舒张压超过 90 mmHg。成人高血压水平分类选择了“Ⅰ、Ⅱ、Ⅲ级”,而不称Ⅰ、Ⅱ、Ⅲ期,因为“期”有随时间进展的意思,不一定适用。WHO/ISH 以前版本所用的“轻、中、重”,分别与Ⅰ、Ⅱ、Ⅲ级相对应。广泛使用的术语“临界高血压”成为Ⅰ级高血压中的一个亚组。新的标准强调,对特定病人,是否降低增高的血压并不单独取决于血压水平,而是取决于该患者所具有的心血管危险因素。

二、高血压分类

(一) 按血压水平分类

WHO/ISH 指南将血压水平分为正常血压(收缩压≤139 mmHg,舒张压≤89 mmHg)和高血压(收缩压≥140 mmHg,舒张压≥90 mmHg,分为Ⅰ、Ⅱ、Ⅲ级)。

(二) 按靶器官损害程度分类

Ⅰ级:血压达确诊高血压水平,临床无靶器官损害表现。

Ⅱ级:血压达确诊高血压水平,并有下列一项者:心电图示左室肥厚或劳损,或 X 线、超声心电图有左室肥厚及(或)扩大征象;眼底视网膜动脉有普遍或局限性狭窄;出现蛋白尿或血肌酐轻度升高。

Ⅲ级:有明确高血压病史并有下列 4 项中的一项者:左心衰竭,肾功能衰竭,颅内出血或脑血栓形成,视网膜出血、渗血或合并视乳头水肿。

在相同血压水平,合并靶器官损害(特别是损害程度大的)时,患心脑血管并发症的危险性比不合并时成倍增加。

按上述标准进行高血压分类时应注意:① 血压水平非常高,但实验室检查无异常时,应以血压高度为分类依据;② 血压水平很高,且实验室检查异常,则会增加分类的严重度;③ 眼底检查视网膜病变表现为Ⅲ级(出血、渗血)或Ⅳ级(视乳头水肿),即使血压未达到确诊高血压水平,仍可定为Ⅲ级高血压;④ 由于临床研究的进展,已发现靶器官病变也是可逆的,因此无论是按高血压程度的分类,还是按靶器官损害程度的分级均非恒定不变;⑤ 以往认为实验室无异常的病例,目前采用更精密方法可检出异常,例如轻度高血压有的已出现尿微量白蛋白排除增多,从而使按脏器有无受损及受损程度分级发生困难。故在临床操作时,应在按血压分类的同时,说明有无脏器受损及是何器官受损(包括受损程度和检测方法),使之能全面和客观地反映病情。

(三) 按病因分类

可分为原发性高血压和继发性高血压。原发性高血压其发病机制不清楚,约占高血压患者人群的95%以上。原发性高血压中的一部分当明确病因后可被划入“继发性高血压”范畴，因为其血压的升高是某些疾病的一种表现，如继发于肾动脉狭窄、肾实质病变、嗜铬细胞瘤、妊娠或因药物所致等。

（四）按病程的进展分类

可分为临界高血压、缓进型高血压、急进型（恶性）高血压、高血压危象。

1. 临界高血压　也称边缘型高血压，其收缩压在18.6～21.3 kPa（140～149 mmHg），舒张压在12.0～12.6 kPa（90～95 mmHg）。此病特点是血压稍偏高，各重要器官如心、脑、肾，无器质性损害，但易发展成高血压病。临床观察表明，临界高血压者约有71.5%的人发展成高血压，而正常情况者只有11.1%。临界高血压并发心、肾、脑等靶器官的病变及其死亡率与高血压病人相近，明显高于正常人。由于它早期没有器质性损害，又缺乏特异症状和体征，所以极易被病人忽视。此种高血压的预防及其药物治疗与一般高血压相同，但关键应控制钠盐摄入，最好每日在5 g以下，同时应增加钾的摄入，如多吃水果、蔬菜等。此外，应坚持体育运动，必要时可长期服用钙拮抗剂。

2. 缓进型高血压　起病隐匿，病情发展缓慢，病程较长，可长达数十年，多见于40岁以上的人。早期可无任何症状，偶尔在检查身体时发现血压升高。个别患者可因突然发生脑出血，才发现高血压。但多数早期高血压患者，常表现头痛，头胀，失眠，健忘，耳鸣，眼花，记忆力减退，心悸，乏力等症状，这些症状部分是由于高级神经功能失调所致，其轻重与高血压程度不一致。早期高血压往往是收缩压和舒张压均高，血压波动较大，精神紧张、情绪波动和劳累后血压增高，去除病因或休息后，血压能降至正常，故被称为波动性或脆性高血压阶段。

3. 急进型（恶性）高血压　是指病情一开始即为急剧进展，或经数年的缓慢过程后突然迅速发展，常见于40岁以下的青年人和老年人。临床上表现为血压显著升高，常持续在26.6/17.3 kPa（200/130 mmHg）以上，眼底检查可见视网膜出血或渗出。恶性高血压多见于年轻人，舒张压常超过18.6 kPa（140 mmHg），出现视乳头水肿（Ⅳ级）。现在认为，两者病理改变和临床表现相似，急进型高血压如不及时治疗，可迅速转为恶性高血压，也就是说，恶性高血压是急进型高血压病的最严重阶段，因此，目前统称为急进型（恶性）高血压。

4. 高血压危象　是一种极其危急的症候，常在不良诱因影响下，血压骤然升到26.6/16 kPa（200/120 mmHg）以上，出现心、脑、肾的急性损害危急症候。病人感到突然头痛、头晕、视物不清或失明；恶心、呕吐、心慌、气短、面色苍白或潮红；两手抖动、烦躁不安；严重的可出现暂时性瘫痪、失语、心绞痛、尿混浊；更重的则抽搐、昏迷。

（五）医源性高血压

所谓医源性高血压是指医生用药不当引起患者血压升高并超过正常值而导致的高血压，又称药物性高血压，属于继发性高血压的范围。

这类高血压临床上并不多见，但应注意。我们了解它有助于和原发性高血压及其他各种原因引起的继发性高血压相鉴别，以避免使用这些药物，预防医源性高血压的发生。目前医源性高血压产生的确切机制尚不十分清楚，也无系统分类，现根据常用药物种类分述于下：

1. 口服避孕药　口服避孕药是育龄妇女最基本的避孕措施，但部分妇女在服用避孕药后有血压升高的潜在危险，其发生率在18%以下，停药后血压可逐渐恢复正常。目前认为避孕药所致的血压升高与雌激素含量过高有关。因为雌激素可增加肾素分泌，引起血浆中血管紧张素Ⅱ浓度升高，而血管紧张素Ⅱ可使血管收缩，促进钠进入细胞内，并可使醛固酮分泌增加，钠水潴留，引起血压升高。对此类高血压的治疗，主要是停服避孕药，改用其他避孕措施。

2. 单胺氧化酶抑制剂　这类药物包括各种肼类抗抑郁药、优降宁及痢特灵等，它们主要是拮抗单胺氧化酶及其他酶类，不利于细胞内外的儿茶酚胺灭活，即阻碍肾上腺素和去甲肾上腺素的失活，而使血管收缩作用增强。临床主要表现有心慌、全身血管搏动、剧烈头痛、面色潮红、出汗、血压升高，约 1/3 患者颈项强直，恶心呕吐；有的表现为危象，如极度衰竭、血压明显升高、半身不遂、昏迷甚至死亡。大部分危象消失后并不伴有明显后遗症。治疗的关键在于预防，即不用这类药物，尤其是优降宁；如果发生严重升压反应，则应反复注射酚妥拉明 5～10 mg，直至严重不良反应消失。

3. 其他药物　主要包括四类，第一类为具有糖皮质激素作用的药物，如可的松、氢化可的松、地塞米松等，引起血压升高的机制可能与糖皮质激素易产生钠水潴留有关；第二类为非类固醇类抗炎药物，如消炎痛等，因能使体内的前列腺素生成减少，导致血压升高；第三类为损害内脏的药物所致的高血压，如非那西汀；第四类为直接引起血管收缩的药物，如麦角胺、毒扁豆碱及有关碱类。

4. 相关的中药　一般认为中药安全、无毒副作用，但是药物皆有偏性，所以必须正确认识中医中药。如人参滥用容易导致人参滥用综合征，以水肿、高血压、心动过速为主要症状；甘草及其制剂具有糖皮质激素样作用，容易导致高血压、水肿。

上述药物所致的高血压，临床虽然不多见，但高血压患者应慎用这些药物。

第二节　高血压发病因素

高血压的发病与遗传和环境因素密切相关。遗传易感性和环境因素的相互作用导致高血压，通常认为高血压发病过程中遗传因素和环境因素的影响各占 50%。

高血压是我国患病率最高的疾病之一，我国对高血压患病率的研究已有 40 多年的历史，自 1985 年以来，全国各地在不同时期多次开展了大规模人群血压普查。我国高血压患病率的分布特点是北方高于南方，城市高于农村，脑力劳动者高于体力劳动者。按 1964 年全国人口年龄分布进行标化而获得的高血压标化患病率，各省、市、自治区的差别十分显著，以广东最低，西藏拉萨最高。患病率总的分布状况为北方高，南方低，沿海高，内地低。如按标化患病率分为高发（＞9%）、次高发（6%～9%）、较低发（3%～6%）和低发（＜3%）区，则华北、东北属高发区和次高发区，西南、西北与东南沿海属低发与较低发区，我国台湾地区也属于高发区。采用 WHO 统一诊断标准，18 岁以上人口血压抽样普查结果，确诊高血压患病率为 14.1%（1976 年）、14.8%（1984 年）。

一、环境因素

（一）膳食营养因素

大量调查结果表明，饮食结构对高血压、中风的发生、发展有着重要的影响，而合理调整饮食结构对预防高血压有重要意义。比如，过度咸食者容易患高血压，而喜食新鲜水果蔬菜者高血压发生率低。近年来，有关膳食结构与血压调节之间的关系研究较多，大量研究资料证实，过多摄入钠盐、大量饮酒、膳食中含有过多的饱和脂肪酸及摄入不饱和脂肪酸比例过低均可使血压升高，而膳食中有充足的钾、钙、优质蛋白质，适量饮用葡萄酒（50～100 ml）具有一定的预防血压升高的作用。

1. 钠（Na） 人群平均收缩压与平均尿钠呈线性正相关。在一般情况下，24 小时尿钠可较好地反映日摄入钠量。研究资料表明，日均摄钠量每增加 1 g，平均收缩压约增加2 mmHg（0.267 kPa），平均舒张压约升高 1.7 mmHg（0.26 kPa），而人每天仅需 0.5 g 氯化钠就可满足钠的正常的生理平衡。WHO 建议每日适宜的盐摄入量为 3～5 g，但国内各地区调查结果提示，我国目前绝大多数人摄盐量平均为每日 12～15 g。流行病学研究发现，不同地区人群中血压水平及高血压患病率与平均摄盐量密切相关。人体摄入过多的钠盐可导致水钠潴留，血管平滑肌肿胀，血管腔变狭窄，血管阻力增高，同时血容量增加，从而导致血压升高。

2. 钾（K） 钾摄入量与血压呈线性负相关。男性血浆钾每日降低 1 mmol/L 时，收缩压及舒张压分别升高 4 mmHg（0.533 kPa）及 2 mmHg（0.267 kPa）。1 mmol/L 钾的降压作用大约为 1 mmol/L 钠的升压作用的 3 倍。我国人群摄入钾量普遍低于西方国家，这可能于我国传统的烹饪方法有关。由此可见，我国高钠低钾的膳食是高血压高发的因素之一。

3. 钙（Ca） 膳食中钙不足可使血压升高。美国全国健康和膳食调查资料分析结果显示，成人每日钙摄入量少于 300 mg 者比每日摄入 1 200 mg 者，高血压危险性增加 2～3 倍。当人群日均摄钙增加 100 mg 时，则平均收缩压和舒张压水平分别下降 2.5 mmHg（0.344 kPa）及 1.3 mmHg（0.173 kPa）。营养学家建议成人每日摄取钙量标准为 800 mg，我国人群普遍摄钙量偏低。当膳食低钙时，其钠/钾比值增大，升压作用更为明显。体内影响钙代谢的原因很多，如甲状旁腺激素、维生素 D 水平等。

4. 镁（Mg） 血清镁与血压呈负相关，24 小时尿镁量也与血压值呈明显负相关。在大鼠研究中，镁严重缺乏可导致心率加快、血压升高。临床上研究发现，高血压者有低血镁和细胞内游离镁降低，较难用降压药物控制血压。

5. 脂肪酸 流行病学资料表明，降低膳食总脂肪酸、减少饱和脂肪酸、增加多不饱和脂肪酸可使人群血压下降。当多不饱和脂肪酸与饱和脂肪酸的比值由 0.25 增高至 1.0 时，人群血压下降 8 mmHg（0.17 kPa）。

6. 蛋白质、氨基酸 食物蛋白摄入量与尿内尿素氮量、食物中含硫量及尿酸根离子量呈线性相关，用上述指标反映蛋白摄入量，发现在人群中的高血压患者上述指标水平较高，在群体间与高血压呈正相关，提示高蛋白摄入属于升压因素。动植物性蛋白均能升压。蛋白质由不同氨基酸组成，初步分析发现谷氨酸、苯丙氨酸、甘氨酸、甲硫氨酸与血压呈负相关；而苏氨酸、缬氨酸、半胱氨酸与血压呈正相关。

7. 微量元素 与高血压有关的微量元素是镉。长期饮用含镉高的水，可使血压升高。膳食中的锌可防止镉的升压作用。

8. 酒　每天的饮酒量与血压，尤其是收缩压，呈线性相关。每天摄入酒精超过 50 g 者，高血压发病率明显增加。目前研究认为饮酒量与血压呈 U 字形关系，即少量饮酒反而有降压效应，但引起血压升高的酒精阈值量尚未能确定。

（二）精神应激

长期精神紧张者患高血压的发病率较高，例如驾驶员、会计、电报员、证券经纪人等。长期在噪声环境中听力敏感性减退者，患高血压也较多。高血压患者精神放松休息后，症状和血压均可获得一定改善。观察高血压患者住院休息 2 周前后的血压变化发现，血压可平均下降 20/10 mmHg(2.67/1.4 kPa)，约 65%患者下降幅度在 10%以上。由此可见，创造良好的心理环境对预防和治疗高血压病具有非常重要的意义。

二、遗传因素

高血压具有明显的家族聚集性，在某些人群（如黑人）有高发病率。流行病学调查发现孪生子女的高血压患病率明显增加；不少家族群发高血压，虽然处于同一环境，亲生子女与高血压的关系比领养子女密切，且此种现象见于 2 岁以下的儿童，说明这些人的高血压发病率与环境的关系不大。据调查，父母无高血压，子女高血压的发病概率只有 3.1%；父母一方有高血压，其患病率为 28.3%；父母均有高血压，子女的发病概率高达 46%。临床上约 60%的高血压患者可询问到家族史。高血压的遗传存在主要基因显性遗传和多基因相关联遗传两种方式。在遗传表型上，不仅高血压发生率体现遗传性，而且在血压高度、并发症发生以及其他相关因素，如肥胖等方面也有遗传性。

三、其他因素

（一）体重

超重或肥胖是血压升高的高危因素之一。肥胖儿童高血压的患病率是正常体重儿童的 2～3 倍，成人肥胖者也有较高的高血压患病率，超过理想体重 20%者，患高血压的危险性是体重低 20%者的 8 倍以上。高血压者约有 1/3 有不同程度肥胖。体重常是衡量肥胖程度的指标，一般采用体重指数(Body Mass Index, BMI)，即体重(kg)与身高的平方之比(m^2)。我国中年男子平均体重指数为 19.6～24.3，低于西方国家。另外，肱三头肌或肩胛下部位的皮褶厚度反映脂肪堆积程度，腰围/臀围比值反映向心性肥胖程度，血压与 BMI 呈显著正相关。肥胖的类型也与高血压有密切关系，向心性肥胖，即腹部相对肥胖，是易发生高血压的肥胖亚型，腹围被认为是血管病包括高血压的一种重要的预测指标。超重者常有交感神经活性升高，减轻体重有利于降低血浆去甲肾上腺素及肾上腺素水平。

（二）年龄、性别

从人群调查的资料提示，高血压的患病率男性比女性高，两性均随年龄而增长，且收缩压的增加比舒张压显著。血压增高的情况，男性在 40 岁前，女性在 35 前大致相似。女性在 35～49 岁间血压上升幅度比男性快。

（三）职业

脑力劳动者血压较体力劳动者高。上海市 1973 年调查 25 岁以上各年龄组患病率时发现，城市脑力劳动者高于城市体力劳动者，城市高于农村，且有显著差异。农村人群血压明显上升的年龄较市区人群迟 10 年以上。

第三节　高血压发病机制

目前对高血压的发病机制提出了多种学说，但其确切的发病机制仍未阐明。目前一般认为高血压是在外环境多因素变化的影响下，加之病人的遗传易感性，致使血压调节功能失调所致。

一、正常血压调控

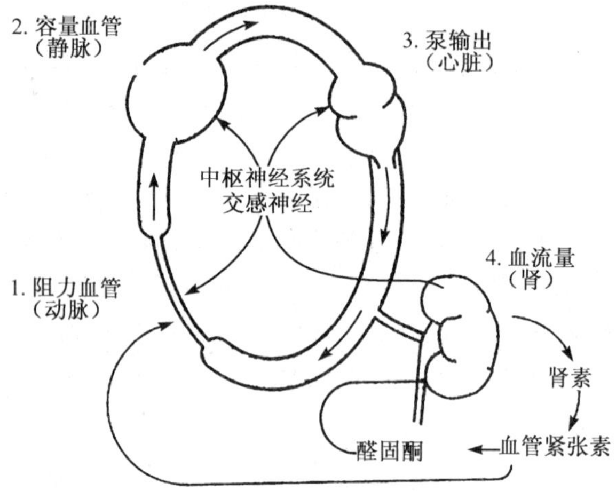

图 7－1　血压控制的解剖学位点

1. 神经调节

（1）心脏的神经支配：心脏和四肢肌肉一样，有神经支配。支配心脏的神经叫植物神经，如交感神经的心交感神经和副交感神经的迷走神经。心交感神经兴奋时，其末梢释放去甲肾上腺素这一具有血管活性物质的神经递质，作用于心肌细胞膜上的肾上腺素能 β 受体，导致心率加快，心肌收缩力增强，心输出量增加，血管收缩，血压升高；副交感神经兴奋时，其末梢释放乙酰胆碱，作用于心肌细胞膜上的 M 受体，导致心率减慢，心肌收缩力减弱，心输出量减少，血管扩张，血压下降。在正常情况下，交感神经和副交感神经对心脏的作用是相互依存，相互对抗，相互协调的。

（2）压力感受器机制：神经系统对心血管活动的调节是通过各种反射来实现的。在颈动脉窦和主动脉弓的血管壁外膜上，有丰富的感觉神经末梢。当动脉血压由低逐渐升高时，感觉末梢受压力影响，兴奋增加，发放神经冲动，经传入神经达心血管中枢，改变心血管中枢的活动，使降压反射的活动增强，通过传出神经纤维影响心脏和血管的活动，使心脏收缩减弱，血管扩张，外周阻力下降，血压下降，而保持动脉压在一定的水平。相反，当血压突然降低时，颈动脉窦压力感受器将信息传到血管中枢，降压反射减弱，心输出量增加，血管收缩，外周阻力增加，血压升高。

（3）化学感受器系统：在颈动脉体和主动脉弓附近存在着化学受体（感受器），对血液中的氧和二氧化碳含量极为敏感。在机体缺氧状态下，化学感受器受到刺激后，反射性地引起呼吸加速，外周血管收缩，血压上升；但当血压下降时，感受器受到刺激，它们可发出信号，通过血管舒缩中枢和自主神经系统，以调节动脉血压，使之恢复正常。

2. 体液调节　体液调节是指血液和组织液中的一些化学物质对血管平滑肌活动的调节作用。儿茶酚胺类（肾上腺素、去甲肾上腺素等）、肾素、血管紧张素、抗利尿激素等，具有收缩血管作用，可使血压升高。循环血液中的肾上腺素和去甲肾上腺素主要来自肾上腺髓质，对心脏的作用是使心率加快，心肌收缩力加强，心输出量增加，血压上升。肾素是肾脏分泌的一种激素，可水解血浆中的血管紧张素原，使之成为血管紧张素Ⅰ，后者在转换酶的作用下，变成血管紧张素Ⅱ，它可使全身细小动脉收缩，促使肾上腺皮质醛固酮释放增加，导致钠和水在体内潴留，血容量增加，血压升高；抗利尿激素由下丘脑视上核的神经元分泌，贮存于垂体后叶，进入血液后可使血管平滑肌收缩，外周阻力增加，血压升高。而缓激肽、前列腺素E、心房肽则具有扩张血管，降低血管外周阻力的作用。缓激肽的前身是血管舒张素，两者均有强烈的舒血管作用，使血管扩张、血压下降。前列腺素E能扩张血管，增加器官血流量，降低外周阻力，降低血压。心房肽是一种心脏内分泌激素，它存在于心房肌纤维内，当心房内压增高时，可分泌心房肽。它可提高肾小球滤过率，增加钠的排出，抑制肾素、醛固酮的分泌，从而调整循环血量和血管系统容量的比例，起到降低血压的作用。

二、高血压的病因及发病机制

（一）交感神经功能亢进

血管运动中枢是调节心血管系统交感神经活动最基本的结构，但也需延髓、桥脑、下丘脑甚至更高级中枢内一些核团的参与。血压水平的高低取决于多种心血管反射的整合结果。各种病理因素使大脑皮层下神经中枢功能发生变化，各种神经递质释放异常，导致交感神经末梢释放增强，血浆中儿茶酚胺浓度升高，外周小动脉收缩痉挛，导致高血压。

交感神经兴奋通过以下多个方面升高血压：① 心率加快，心肌收缩力增强，心输出量增加，内脏血管收缩；② 肾交感神经兴奋可增加肾素分泌，降低肾小球滤过率，肾小管再吸收钠增加，导致水钠潴留；③ 颈动脉窦压力感受器敏感性降低，使压力调节“再置（reset）”阈较高水平。此外，交感神经可作为一种促生长因子，通过促进心肌与血管平滑肌细胞的生长而致肥厚与增生，或通过对血管壁平滑肌细胞膜诱发电活动，加强血管收缩，维持慢性高血压和高血凝状态。

在高血压发病后，由于继发性心血管结构适应性改变（肥厚、增生、纤维化等）和代偿性反馈机制的参与，使交感神经活性改变的影响被掩盖，但不能排除其完全已不参与，故它对本病始动机制的作用似乎更大于维持机制。

主要参与的神经递质（neurotransmitter）有：

1. 去甲肾上腺素　去甲肾上腺素（norepinephrine，NE）主要分布在中枢神经元和周围神经末梢内以及肾上腺髓质。约40%的原发性高血压患者血浆NE浓度升高，其中脑内NE释放进入全身血流，约占血浆NE的12%。在高血压早期阶段或起始阶段，血流动力学表现为高动力循环状态，这往往也解释为交感功能亢进，心肌收缩能力增强，心律加快以及回心血量增加，使心输出量升高。在自发性高血压大鼠（SHR）血压升高的早期阶段，如果用手术切断交感神经或用药物耗竭中枢NE后，可以阻止高血压发展。一些抑制交感功能的药物具有明显的降压作用。

2. 肾上腺素　肾上腺素存在于肾上腺髓质内。近年来的研究肯定了肾上腺素作为一种内源性突触前β受体激动剂，促使交感神经末梢释放 NE。尽管静脉滴注肾上腺素时血压下降，但滴注后发生延缓而持久的升压效应。临床研究表明，以类似精神应激时的小剂量肾上腺素静脉滴注时，轻型高血压者血流动力学、血小板功能、肾脏排钠等反应性均明显升高，而正常血压者则无明显改变。因此，肾上腺素被认为是高血压者精神应激情况下血压升高的主要中介物质。

3. 多巴胺(dopamine，DA)　多巴胺主要分布在中枢神经元和肾上腺。DA 受体有两种，分布在突触后神经元上。在实验性高血压动物中，多巴胺的功能呈低下状态。在脑室内注射 DA 后，高血压大鼠的血压下降。在原发型高血压患者血浆催乳素增高，也提示中枢多巴胺活性降低。

4. 血管加压素(vasopressine)　血管加压素又称抗利尿激素或精氨酸加压素(AVP)，具有抗利尿和升高血压两种生理作用，是维持体液和电解质环境恒定的重要因素。加压素作用于肾远曲小管和集合管，增加水钠潴留使血容量增加；作用于血管平滑肌使血管收缩，因此，加压素在高血压的发病机制中起重要作用。

5. 5-羟色胺　5-羟色胺由肠嗜铬细胞、色氨酸能神经元细胞从色氨酸合成，在循环中迅速被血小板摄取、贮存。5-HT 参与高血压及其并发症的发生。在中枢神经系统，兴奋 5-HT 受体，血压增高；使用 5-HT 受体拮抗剂，如酮色林，可使血压下降。

6. 其他有关的神经递质　其他有关的神经递质还有：神经肽 Y(neuropeptide Y，NPY)、脑啡肽(enkephalins)、中枢脑钠素、中枢肾素-血管紧张素系统等。

(二) 肾素—血管紧张素—醛固酮系统(RAA 系统)

肾素是一种蛋白分解酶，主要在肾内但也可在肾外组织合成、储存、分泌，它是机体的生理活性物质，其作用在于激活肝脏产生的血管紧张素原，生成血管紧张素Ⅰ(angiotensin，ATⅠ)，并在血管紧张素转换酶(angiotensin converting enzyme，ACE)的作用下水解形成血管紧张素Ⅱ(ATⅡ)，ATⅡ的血浆半衰期极短，迅速被降解生成生物活性较弱的血管紧张素Ⅲ。ATⅡ是 RAA 系统中的重要成分，除了有强力的直接收缩小动脉作用，它又是肾上腺皮质球状带分泌醛固酮(aldosterone，Aldo)的促激素。ATⅡ在不引起升压效应的极小剂量下，即可促使持续的醛固酮分泌，使肾血流量与肾小球滤过率下降，造成水钠潴留。体内一些其他激素，例如生长激素、催乳素、糖皮质激素、雌激素，它们的水钠潴流与升压作用，也主要通过 RAA 系统途径。

醛固酮的生理效应主要为潴 Na^+、排 K^+、排 H^+，促进远端肾小管和集合管对 Na^+ 的重吸收，使全身总 Na^+ 增高，最后使细胞内 Na^+ 增高。肾素—血管紧张素—醛固酮系统在调节细胞外液、血容量及维持体内 Na^+ 相对恒定等方面起重要作用。血容量减少时，肾素、血管紧张素、醛固酮分泌增多，水、钠潴留，则肾素分泌被抑制。研究发现原发性高血压者血浆醛固酮浓度显著高于对照组；在老年高血压和低肾素型高血压者，相对于低血浆肾素活性而言，血浆醛固酮浓度也较高；因摄入高钠时，醛固酮分泌率、排泄率和血浆浓度受盐负荷的抑制明显低于对照组，上述研究表明高血压是与醛固酮的分泌失调有关的。

(三) 心钠素学说

实验发现，心房、肾脏和血管均含有心钠素，其主要生理效应是利尿、排钠，扩张血管，降低血压，并增加营养心肌血流量。可抑制血管紧张素促醛固酮的作用，并对抗儿茶酚胺的缩血管作用。高血压病患者血浆心钠素明显降低，高血压越重，心钠素越低，提示高血压的发生和维持，可能与心钠素不足有关。

心钠素(ANP)、脑钠素(BNP)、C型利钠肽(CNP)和尿钠素(URO)同属于利钠利尿家族。氨基酸序列分析发现ANP、BNP、CNP的结构相近，前体均由126个氨基酸组成，都有一个17个氨基酸组成的环状结构，成为本家族共有的特征，对于利钠利尿活性具有重要作用。虽ANP、BNP、CNP具有较高的同源性，但基因定位于不同的染色体上，ANP和BNP位于4号染色体，CNP位于1号染色体，CNP的末端不再延伸而是停止于环状结构，这就决定了CNP在结构功能上不同于ANP和BNP。NO、TGF-β、高密度脂蛋白、ANP和BNP可促进CNP的合成和分泌，胰岛素及低密度脂蛋白则抑制其合成和分泌。目前认为一切生物活性物质均需要与组织内相应的受体结合而产生生物学效应，利钠利尿家族有三类受体存在，利钠利尿肽A受体(NPR-A)，主要与ANP和BNP结合，分布于肾、肾上腺、心内膜、内皮和中枢神经系统；其次是NPR-B受体，能与CNP特异性结合，主要分布于平滑肌细胞，内皮细胞上亦有少量存在；第三种是NPR-C受体，与NPR-A受体分布类似，能与ANP、BNP、CNP均可结合。利钠利尿多肽的生物活性主要是通过cGMP完成的，NPR-A、NPR-B受体与相应的配基结合后，激活细胞内的鸟苷酸环化酶，促进了细胞内cGMP水平升高，进而激活G蛋白酶，导致细胞内Ca^{2+}外流，产生舒张血管、利钠利尿、抑制血管平滑肌增殖、抑制RRA系统的功能。NPR-C受体又称为清除受体，其功能与利钠利尿肽的清除有关，该受体与相应的配基结合后，通过降低细胞内cAMP的水平而发挥生物学作用。

1. ANP　ANP是由心房合成和分泌的一种生物活性多肽激素，具有强大的利钠利尿、扩张血管、降低血压的生物学功能，其前体由126个氨基酸组成，是ANP在心肌细胞中的贮存形式，C末端的28个氨基酸组成的小分子短肽是ANP的活性形式。当机体受到刺激或心房张力增加时，则以活性形式由心房分泌释放入血。ANP能直接松弛血管平滑肌，尤其是对肾动脉、主动脉和肠系膜动脉等大血管作用强烈；能抑制去甲肾上腺素(NE)或血管紧张素Ⅱ(ATⅡ)对肾动脉或主动脉的收缩作用；ANP降低动脉压的作用是通过利尿使血容量下降，抑制肾素释放和舒张毛细血管，降低外周血管阻力及心输出量等引起。

从广义上看，ANP可拮抗所有的致血管收缩物质，包括AT、加压素、内皮素，同时也可降低细胞内钙离子的浓度，抑制细胞生长和增殖，并且可通过中枢对血压等进行调节。ANP可降低钙离子浓度而引起血管舒张，同时通过中枢神经调节交感神经系统，减少去甲肾上腺素的释放而降低血压，这已由TadashⅡnagami的实验所证实。另外，ANP还可通过影响大脑中的血压/容量变化来调节血压，其主要生理效应如下：① ANP能产生迅速的利钠利尿作用，主要通过增加肾血流量，肾滤过而加快Na^{+}在远曲小管的运转，此外，还可通过对醛固酮的抑制，减少钠重吸收而发挥作用。② 对血管的舒张作用，在动脉和静脉系统均有ANP受体，以主动脉和肾动脉的受体数目为多，且亲和力最强，有明显降低外周血管阻力和血压作用。ANP可引起平滑肌细胞和血浆cGMP的浓度升高，因此推测cGMP可能是ANP对血管平滑肌作用的第二信使。③ 对循环的影响，ANP有扩血管利尿作用，故能减轻心脏前、后负荷，而对心肌收缩力及窦结功能均无明显影响，且可直接抑制球旁细胞分泌肾素，间接刺激前列腺素释放。ANP用于治疗高血压及充血性心力衰竭已收到良好效果。

由于 ANP 的生理功能，提示在高血压的发生发展中可能占有重要位置。关于高血压患者的血浆 ANP 水平报道不一。部分学者观察到，在未经治疗且无合并症的大多数高血压患者，血浆 ANP 水平比正常人升高约 1 倍，ANP 含量与血压呈正相关；但亦有学者发现轻、中度高血压患者，血浆 ANP 水平均在正常范围，但若有心脏合并症时，ANP 含量则升高，且盐摄入量、年龄、体位及运动等均是 ANP 分泌的刺激因素，说明 ANP 的含量变化与高血压患者疾病严重程度有关，检测血浆 ANP 的水平有助于观察病情和判断疗效。RIA 测定的正常参考值为(467.5±48.9)ng/L。

2. BNP　人类的 BNP 由 32 个氨基酸组成，其中 26 个氨基酸为 BNP 的基本结构，是具有活性的片段。BNP 受体有 GC－A 和 GC－B 两种，GC－A 受体对 BNP 不敏感，对 ANP 敏感；GC－B 受体对 BNP 高度敏感，对 ANP 不敏感。BNP 在心脑组织中含量较多，且心脏是贮存和分泌 BNP 的主要器官，在心脏和血浆中含有两种不同分子形式，即前体物 BNP108 和 BNP32。一般认为 BNP32 是生物活性分子，BNP108 则具有潜在的生物活性。由于 BNP 与 ANP 具有相似的利钠利尿、舒张血管、降低血压等生物学效应，通过抑制 ATⅡ-醛固酮系统和抗利尿激素的活性而起作用，因此血浆 BNP 含量变化与高血压的发生发展具有相关性。Kohno 曾报道高血压患者血浆 BNP 浓度比临界高血压患者显著升高，且左室肥厚又高于非左室肥厚者，说明血浆 BNP 升高幅度与疾病严重程度密切相关。左室肥厚可增加高血压患者心血管意外和死亡率，因此 BNP 可望成为评判高血压病情、疗效及预后的指标。RIA 测定的正常参考值为(1.8±1.0)pmol/L。

3. CNP　是由 Sudoh 等从猪脑组织中首次分离的一种新的利钠利尿多肽，相对分子质量为2 200。人类 CNP 基因至少有两个外显子和一个内含子，可编码 126 个氨基酸组成的前体物，其中前 23 个氨基酸为信号肽，24～126 个氨基酸为 CNP 前体。经加工后形成 CNP22 和 CNP53 两种多肽，CNP22 为循环的活性形式，CNP53 为血管内皮产生的储存形式。CNP 在机体分布广泛，以脑组织和血管内皮细胞含量较丰富，主要以自分泌和旁分泌的方式作用于血管平滑肌和组织，维持调节心血管稳定状态。CNP 具有迅速有效地舒张血管平滑肌、降低心输出量、降低血压、舒张全身小动脉和小静脉的作用。Igki 等研究证明注射 CNP 后(0.43 nmol/kg)可引起收缩压和舒张压短暂而明显的降低，心率明显加快；另有学者报道，高血压、动脉粥样硬化等心血管疾病，在病理生理状态下，CNP 呈现异常分泌和(或)作用，同时伴内皮素(ET)释放增加。CNP 被认为是 ET 的对抗因子，它使细胞释放 NO 和前列腺环素，使细胞达到超极化状态而产生舒张作用；CNP 抑制血管紧张素Ⅰ转化酶活性，抑制血管平滑肌细胞增殖，对于防止血管内膜增厚和狭窄起着保护作用，因此推论检测血浆 CNP 对于治疗心血管病具有广阔的应用前景。人类 CNP 有基础释放，正常人血浆 CNP 含量甚低，RIA 测定血浆 CNP 的正常参考值为(14.05±2.82)pg/ml。

（四）离子学说

细胞膜离子转运与高血压的关系，已成为 20 世纪 80 年代高血压研究的最新进展之一，它标志着高血压发病机制的研究已深入到细胞分子水平。高血压病患者的红细胞、白细胞和淋巴细胞内的钠高于正常。实验高血压大鼠心血管组织的钠含量也高于正常对照组，说明细胞钠改变不仅见于血细胞，也见于血管平滑肌细胞，血细胞钠的变化与血压呈正相关。高血压病早期有高血压家族史的正常血压者，细胞内钠也增多，提示细胞钠变化不是血压升高的结果，可能与原发性高血压某些遗传因素有关。Dewardener 提出高血压发病的钠泵抑制学说，高血压病有遗传性肾排钠障碍，当摄钠量增多时，排钠障碍加重，为了排泄潴留的钠，机体释放钠转运抑制因子，它抑制肾小管细胞膜钠泵，促进排钠；同时也抑制了小动脉平滑肌细胞钠泵，导致血压升高。钠泵抑制导致血压升高的可能机制有：① 血管平滑肌细胞膜部分去极化，对加压物质的敏感性提高。② 细胞钠增高，通过 $Na^{+}-Ca^{2+}$ 交换，使细胞内游离钙增多。③ 交感神经末梢去甲肾上腺素摄取减少，释放增加。高血压病患者可能存在不同的离子转运缺陷，部分表现为钠泵抑制，与血浆内源性类洋地黄物质增加有关，钠泵转运障碍，使细胞内 Na^{+} 浓度升高。部分患者为钙代谢异常，质膜对钙通透性增高，或 Ca^{2+} 转运能力降低，细胞内钙浓度升高，血管平滑肌张力增高，导致血压升高。

阴离子通道(也称 Cl^{-} 通道)与 Cl^{-} 的跨膜扩散有关。近十余年来，在心血管系统中已经发现了数种阴离子通道，有的阴离子通道蛋白的基因已经克隆。它们的共同特点是离子选择性较低，其他阴离子也可以通过。不同 Cl^{-} 通道有各自的阴离子选择顺序，一般地讲，阴离子通道对谷氨酸根、亚硝酸根、葡萄糖酸根等离子的选择性明显地低于 Br^{-} 和 Cl^{-}。阴离子对心血管功能的影响可能由阴离子通道活动水平所决定。

研究表明，阴离子通道是维持心脏和血管活动的重要因素；阴离子通道活动可以影响到细胞内 Ca^{2+} 的水平；某些阴离子通道抑制剂可以抑制心肌细胞上的 Ca^{2+} 和 Na^{+} 通道。实验发现，高血压大鼠血管上，阴离子与 α_1 肾上腺素受体激发的血管收缩与 Cl^{-} 通道有关；最近的一项研究还表明，高盐喂食时盐敏感高血压大鼠的 Cl^{-} 通道 mRNA 的表达增加。临床资料也提示 Cl^{-} 通道蛋白基因突变可引起血压改变，早在 1975 年，Lieberman 等就报道了囊性纤维变性患者的血压偏低，现在已知，囊性纤维变性就是由于一种 Cl^{-} 通道蛋白基因突变引起的。当人们对 Na^{+} 的作用仍争论不休的时候，目前应该根据原发性高血压具有遗传性，并与盐摄入量有关的基本事实，结合心脏和血管上阴离子通道的最新研究成果，从新的角度研究盐作用。目前有人提出原发性高血压发生过程中，可能存在阴离子通道蛋白的基因突变或(和)这些离子通道的活动在某些因素长期作用下发生改变，阴离子转运发生异常，通过影响膜电位或(和)直接调控其他离子通道，继而改变 Ca^{2+} 通道的功能，使细胞内 Ca^{2+} 升高，结果出现心脏高排和外周血管张力增加，并且通过细胞内特定的信号转导使血管平滑肌增殖，引起血管重构，最终导致高血压。当然，这一假设还有待于实验证实。

尽管阴离子通道在心血管上的“重新”发现不过十余年时间，它们在心血管系统中的重要功能已引起人们的极大关注，并预测它们在心血管重大疾病上起一定作用。原发性高血压，特别是盐敏感性高血压的发病机制可能与阴离子通道的功能改变有关。随着心血管系统中的阴离子通道功能方面的研究日益深入以及它们的基因被克隆，可以预见，在未来一段时间内，阴离子通道与高血压之间的关系将成为一个研究热点。

三、其他与高血压相关的因子

最近又提出高血压的“膜学说”假说，该假说认为血管平滑肌细胞、内分泌细胞、神经细胞等的细胞膜存在遗传性和获得性离子转运缺陷，使细胞内 Na^{+}、Ca^{2+} 离子浓度升高，细胞膜电位降低，血管张力和收缩反应增强。细胞膜离子转运异常是解释高血压发病机制的新学说。

表 7-2 与高血压相关的激素和因子

名　称	来　源	作用及可能参与机制
18-羟脱氧皮质酮	肾上腺束状带分泌	弱的潴钠激素;增强醛固酮在肾远曲小管的水钠重吸收作用对于促肾上腺皮质激素(ACTH)刺激,特别敏感
肾髓质素(madullipin,Med)	肾脏髓质	促使肾脏利尿排钠,降压作用
循环钠泵抑制剂	下丘脑的房室核和视神经元	抑制细胞膜钠泵活性,具有强力的利尿和缩血管作用
前列腺素	肾内合成多种前列腺素	PGE_2 和 PGA_2 是血管扩张剂,增加肾血流量、降低外周血管阻力、利钠、利钾、利尿及降压作用;PGI_2 则具对抗血栓素 A_2 的作用
激肽系统	肾脏远曲小管上皮细胞	血容量减少和血管阻力降低而导致血压下降
肾上腺髓质素(ADM)	肾上腺髓质	ADM具有明显的降低血压、扩张血管和抑制血管平滑肌细胞迁移的作用。RIA测定血浆ADM的正常参考值为(20.97±1.81)ng/L
降钙素基因相关肽(CGRP)	哺乳动物的脑组织和胃肠道	体内扩张血管作用最强的物质之一
神经降压素(Neurotensin,NT)		具有强烈的扩张血管、降低血压作用,RIA测定血浆NT的正常参考值为(41.21±4.29)ng/L
PHF		升钙激素;加强其他血管收缩物质的敏感
NO		强有力的内源性血管扩张剂
内皮素		内皮素引起血管收缩,血压升高

四、高血压的遗传机制

(一) 高血压的遗传模式

群体中个体血压的变异是一种质量性状,还是一种连续分布的数量性状?这个问题曾在20世纪60年代引起了一场争论,并由此提出了高血压的两种遗传模式,即寡基因模式和多基因模式。前者指血压的升高与一种或几种主效基因的作用有关,而后者涉及许多微效基因的累积效应。随着分子遗传学研究的不断深入,迄今不仅发现了符合寡基因模式的单基因遗传性高血压,而且对高血压病有了更进一步的认识,遗传异质性、外显不全、表型模糊等特点使其更倾向于多基因遗传模式。

(二) 单基因遗传性高血压

高血压遗传机制研究的重大进展是发现了数种符合孟德尔遗传定律的罕见的单基因遗传性高血压。现对其中研究最为深入的4种作以简要介绍:

1. 糖皮质激素可治性醛固酮增多症　该病由Laidlow等于1966年首先报道。它是一种以严重高血压、盐敏感性、高血容量、低钾血症、代谢性碱中毒、高醛固酮和低肾素水平、尿18-羟与18-酮类固醇排泄增多以及对噻嗪类利尿剂和螺内酯治疗有效为主要临床特征的常染色体显性遗传病,是由于位于染色体8q22上2个紧密连锁的11-β羟化酶(CYP11B1)

基因与醛固酮合成酶(CYP11B2)基因发生了不等交换,形成嵌合基因,从而引起醛固酮合成酶在肾上腺束状带异位表达所致。该嵌合基因包含有 CYP11B1 基因的启动子,因而其表达受糖皮质激素的调节,地塞米松治疗有效。

2. 表征性盐皮质激素增多症　该病由 Mune 等首先报道。它是以血压升高、盐敏感性、高血容量、低钾血症、代谢性碱中毒、低肾素和低醛固酮水平以及对噻嗪类利尿剂和螺内酯治疗有效为特征的常染色体隐性遗传病,尿中无异常类固醇产物,其临床表现与过量服用甘草相似,为 11-β 羟类固醇脱氢酶(11β OHSD)基因突变引起先天性 11βOHSD 缺乏,因而不能将氢化可的松转化为可的松,致使肾远曲小管的盐皮质激素受体不能受到保护所致。

3. Liddle 综合征　它以血压升高、盐敏感性、低钾血症、代谢性碱中毒、低肾素和低醛固酮水平以及对螺内酯治疗无效,而对噻嗪类利尿剂和氨苯喋啶治疗有效为临床特征,呈常染色体显性遗传。shimkets 等在家系研究中,将该病定位于 16 号染色体编码氨苯喋啶敏感性上皮钠通道(ENac)β 亚单位的基因突变上,随后发现 γ 亚单位基因突变也可引起肾集合管 ENac 持续激活,使水盐重吸收增加而诱发高血压。

4. Gordon 综合征　它是一种常染色体显性遗传病,患者有高血压伴 E 型短指畸形,该致病基因尚未克隆。

以上这些单基因遗传性高血压虽只是高血压的特例,但无疑为高血压的遗传机制研究提供了重要线索。

(三) 高血压的分子遗传学研究进展

因高血压属于复杂性疾病范畴,故对其病因的认识远非单基因遗传性高血压那样清楚。近年来,随着分子遗传学的发展和分子生物学新技术的应用,其遗传机制研究取得了重要进展。

1. 高血压是"基因—基因"与"基因—环境"相互作用的产物　高血压具有遗传性,因为其具备以下特征:① 家族聚集倾向。研究发现,高血压患者的一级亲属更易患高血压;55 岁前发病的高血压患者中,有高血压家族史者高出无家族史者 3.8 倍之多;② 同卵双生子发病一致性;③ 种族差异性。研究显示,黑人更易患高血压,具有高血压的种族素质。

高血压为多基因共同作用的产物,这一观点已得到广泛认同,多基因模式更符合血压变异的数量性状特征。这些基因既具有各自独立的效应,呈显性或隐性遗传,又相互作用,并通过分子、细胞、组织、器官等不同水平的数种中间表现型的介导,最终导致血压升高。有人曾提出"阈值"的概念,即只有相关基因的共同作用达到一定程度,方能引起血压升高。据 Mongeau 报道,有 30%~60%的血压变异可归因于基因的作用。

高血压亦受环境因素的影响,如钠、钾、钙等的摄入、精神应激、体力活动程度、口服避孕药等。环境因素通过与基因的相互作用对血压产生影响:① 影响基因表达。以钠的摄入为例,有研究显示,正常个体在高钠摄入时肾素基因的表达相应减弱,以使肾排钠增加,从而防止血压升高,而某些高血压患者缺乏此保护机制;② 作用于基因产物。如过量摄入甘草时,甘草可直接抑制 11-βOHSD 的活性,产生类似于 AME 的临床表现。

总之,高血压是"基因—基因"与"基因—环境"相互作用所致的多基因遗传性疾病。正因为有多种因素参与,赋予其既具有遗传异质性,又具有临床异质性的特征。

2. 高血压相关基因研究进展　迄今已涉及的高血压相关基因已达数 10 种,其中受关注较多的有:① 血管紧张素转换酶基因;② 血管紧张素原(angiotensinogen, AGT)基因;

③ 血管紧张素Ⅱ受体(angiotensis receptor Ang Ⅱ)基因;④ β_2 肾上腺素受体(β_2 - adrenergic receptor)基因;⑤ α - 内收蛋白(Adducin)基因;⑥ G 蛋白 β_3 亚单位(G - protein β_3 - subunit,GNB2)基因;⑦ 上皮钠通道β亚单位(epithelial sodium channel,EnaC)基因;⑧ 激肽释放酶—激肽系统(kallinkrein-kinin system)基因等。

第四节　高血压的并发症

一、心脏并发症

心脏作为人体的发动机,是最主要的器官之一,担负着驱动机体血液循环的主要任务,影响心脏正常工作能力的因素主要有三方面:① 心肌收缩及舒张功能;② 心脏各瓣膜及房室间隔的完整性;③ 心脏前后负荷情况。以上三方面单独或同时出现病理性改变,均会对心功能产生重要影响,高血压对心脏的影响主要是上述①和③两方面。一方面血压升高,使心脏后负荷增加,心肌细胞代偿性肥大,心肌重构,导致心肌氧耗增加、供血量相对不足,形成心脏肥大,致向心性肥厚,心腔容量相对减少,每搏量下降,使周围循环相对不足。由于心肌肥厚,舒张期顺应性降低,可致左房压逐渐升高,形成左室舒张功能下降,对肺循环产生一定影响,易致夜间阵发性呼吸困难的产生。如出现血压短时间内突然升高而持续形成左室后负荷过重,亦可导致左室收缩功能急性障碍,而出现急性左心衰竭。另一方面,由于心肌肥厚,相对供血不足,负荷增加,心肌氧耗增大,可形成高血压性心脏病,同时,因冠脉属中动脉,在舒张期持续高灌注压的影响下,易形成动脉平滑肌重构及动脉硬化而促进冠心病、心肌梗死、心律失常等的发生。

二、脑血管并发症

脑部血管结构特殊,血管大多呈直角分支状态,同时因脑组织承受缺氧能力最低,因此,高血压病脑部并发症多而严重。脑血栓与脑出血是较常见的并发症。小而多发的脑血栓,可形成腔隙性脑梗死,如病情较轻,对脑功能的影响尚小;如较大的血栓形成,则会对脑功能造成重要影响,甚至死亡。小量脑出血,可自行吸收,遗留软化灶及肢体、语言后遗症;如大量快速出血,则很快致人死亡,后果较严重。如形成颅内微动脉膨胀瘤,易破裂出血,或易出现附壁血栓脱落而致脑梗死。长期的脑中、小动脉高灌注压及痉挛,可使脑组织长期处于缺氧状态,容易形成脑萎缩;如眼底改变明显者,可致视乳头水肿、渗出、出血而出现视力障碍。如血压急剧升高,脑血管强烈痉挛,可引发急性脑水肿而表现高血压脑病,重者可致脑疝而死亡。

三、肾脏并发症

肾脏是人体的主要排泄器官,由于其结构特殊,高血压病对肾脏的影响十分严重,重者可致急、慢性肾功能不全,甚至导致尿毒症。在高血压病对肾脏的损害过程中,首先受影响的是肾髓质部分的直小血管,由于其属中动脉性质,故在高血压病过程中首先受累,临床上可表现为肾浓缩、稀释功能受损。其次受影响的是肾小球动脉，由于肾入、出球动脉属中动脉性质，故此影响更重，同时导致肾小球灌注压升高，肾小球微细血管网压力升高，内膜增生，最终导致肾小球功能受损。肾脏受损伤后，可致肾素—血管紧张素—醛固酮系统失衡，进一步形成恶性循环，而促进血压的升高，加重肾脏的损害。

四、其他并发症

1. 肝脏、胰腺、胃肠等处的中小动脉亦受高血压累及而影响正常功能的发挥，高血压病患者易合并出现胰岛素抵抗，只是高血压对胰腺的损伤改变轻而缓慢，未受到临床的广泛重视。

2. 肢体动脉并发症　其中最常见而严重的是动脉硬化闭塞症，极易导致肢体残疾。

综上所述，高血压病的并发症复杂多变，而且病情较严重，其中最主要的并发症是心、脑、肾三个靶器官受损，应引起临床工作者足够的重视，给予早期预防，尽量避免并发症的产生或将其并发症限制在最低水平，以改善高血压病的长期预后。

第五节　高血压的治疗

流行病学调查表明，血压越高，寿命越短，发生心、脑、肾并发症越多。大规模的临床治疗试验充分显示，降低血压可降低脑卒中、心力衰竭和肾功能衰竭的发生率和病死率，故降压治疗意义重大。

一、高血压的诊断

高血压诊断的唯一标准是血压数值的高低，只要血压收缩压超过 18.67 kPa (140 mmHg)或(和)舒张压超过 12 kPa(90 mmHg)，即可诊断为高血压。偶测血压是目前临床高血压诊断和观察的主要手段，但由于人体血压值并非固定不变，而是有正常的生理波动节律，故偶侧血压值并不能非常可靠地反映血压的波动和机体活动状态的情况，其主要的局限是测量次数有限、观察误差和白大衣效应。近年来发展的无创动态血压监测(ambulatory blood pressure monitoring，ABPM)技术，已经逐渐应用到高血压预防和治疗工作中，其前景广阔，具有非常重要的意义。

二、高血压治疗的目的及原则

（一）高血压治疗的目的

控制高血压的目的不仅在于减少并发症，还应保证生活质量，逆转靶器官的病理改变，纠正高血压的血流动力学变化。抗高血压治疗的目的应包括：① 降高血压至正常范围；② 防治可能或已经伴随的其他心脑血管病危险因子；③ 恢复并确保健康的行为和生活方式；④ 最终达到降低心脑血管并发症发生率和死亡率。

（二）高血压治疗原则

1. 血压降低的目标水平　血压的高低与靶器官损伤的程度和高血压的预后密切相关，

因此高血压治疗的目标水平就是将血压降至“正常”或“最佳”的理想血压水平。一般青年、中年或糖尿病者，宜将血压降至 17.3/11.3 kPa(130/85 mmHg)以下；对老年人，则至少降至 18.67/12 kPa(140/90 mmHg)以下，因为血压的降低程度是危险性降低的主要决定因素。当采用家庭自测血压和动态血压来评价时，治疗目标还应低于 1.33～2/0.67～1.33 kPa(10～15/5～10 mmHg)。已产生心、脑、肾损害，尤其是严重损害的晚期患者，原则上仍需降压，但降压速度应缓慢，避免因降压过快或血压降得过低而影响心、脑、肾等重要器官的血流灌注量，一般以略高于正常范围为原则。

2. 降压药剂量　用最小剂量的药物达到控制高血压目的，以减少药物的不良反应，使患者能坚持长期服用。降压药物剂量因人而异，有效剂量相差很大，即使同一患者，在不同的季节(例如冬季和夏季)所需有效剂量也不同，因此应根据患者情况以及血压水平，调节降压药剂量。

三、高血压非药物治疗

非药物治疗是高血压治疗的基础，无不良反应，还能改善脂质代谢，降低血清胆固醇、甘油三酯和低密度脂蛋白，升高高密度脂蛋白，改善胰岛素的敏感性，对整个机体起着有利作用，因而，近年来越来越受到世界各国学者重视。

1. 限盐　高钠可使交感神经活性升高，影响机体小动脉自身调节，使外周阻力升高，血压升高。临床研究结果表明，限钠前的血压越高，则限钠的降压作用越强。目前人们的食盐摄入量一般为 10～15 g/d，而人体生理需要量为 0.5 g/d，远远超过生理需求量。所以，WHO 建议每日摄入盐量限制在 3～5 g，可使病人降压 5/3 mmHg，正常血压者降压 2/1 mmHg。

2. 控制体重　体重与血压呈正相关。肥胖与脂质代谢、糖代谢和尿酸代谢紊乱以及胰岛素抵抗等有密切关系，尤其向心性肥胖者危害更大，减轻体重能改善这些代谢障碍。控制体重可使高血压的发生率减少 28%～48%。衡量体重超重的方法较多，比较简便实用的方法有：① 体重指数 BMI 大于 25 为超重，大于 30 为肥胖。② 身高(cm)－105 的±10%的数值(kg)作为体重的正常范围。减轻体重的措施是限制过量饮食，增加运动量。

3. 限制过量饮酒　血压随饮酒量增加而升高，尤其是收缩压。每天饮酒中超过 50 g 乙醇(相当 100 g 白酒)者有明显较高的高血压发病率，血压升高程度也较严重，对降压药治疗疗效也较差。也有人认为饮酒量与血压呈 U 或 J 型曲线关系，可适量饮酒(限制在每日 25 g 乙醇以下)。

4. 体力活动　“生命不止，运动不休”、“人生在于运动”这些古老的谚语在现代人类文明病的预防中具有重大而深远的意义。运动疗法与全民健身运动的提法已经深入人心。

动物实验证明运动可使血压下降，近年来临床研究也表明坚持体育锻炼可预防高血压的发生。因此，应鼓励高血压患者作适宜的运动，尤其是脑力工作者。运动方式以及运动量应根据个人血压水平，靶器官受损情况，原来的运动基础及年龄而定。

提倡体力活动已成为当今许多国家提高人民健康水平和预防慢性病的一个重要举措，其主要原因，一是当前疾病谱中，慢性病已成为危害人民健康的首要因素；二是大量科学实验确认，适量运动有益于减少慢性病的危险因素，改善心肺功能，提高人的耐久力，减少身体脂肪和改进心理状态。这种有效又无副作用的措施，在提高人民生活质量和健康水平上将起到非常重要的作用。

5. 太极拳　太极拳也是一种体育锻炼，属于运动疗法的一种，它是我国劳动人民结合其对自然界的认识和天人相应的生命观而研创的动静结合、强身健体的武术运动。现代研究提示，长期坚持演习太极拳能降低血压，改善血流动力学，减少高血压并发症发生率，调节血脂，降低血液黏度，尤其适合于中老年人及有心血管并发症的高血压患者。

6. 心理平衡　关于高血压，无论理论研究还是药物研究，均取得了许多引人瞩目的成就。然而，高血压并未被遏止住，其主要原因是高血压是与心理因素密切相关的疾病。

1992 年，《维多利亚宣言》提出健康的四大基础，其中最关键的就是心理平衡。美国心脏之父、美国心脏学会奠基人怀特博士曾引用西方谚语说："没有着急，没有烦恼，就没有高血压"，可见心理健康的重要性。然而，生活在现代社会中的人们，生活节奏加快，竞争激烈，许多人被名利缰索所束，累得筋疲力尽。这累是"心"累，产生急躁、压抑、焦虑、紧张等不良情绪，导致神经内分泌系统失调，生物节律紊乱，从而引起血压升高。由此可见，心理失衡是引起高血压的主要原因。所以，要想不得高血压，预防心脑血管病，必须保持心理平衡。

四、高血压的药物治疗

有效控制血压；不良反应很少；降压平稳；能预防和逆转高血压引起的心、脑、肾、血管结构的改变；能减少心血管危险因素；使治疗者有良好的生活质量；服用方便，易为病人接受和坚持；价格适宜，疗效/费用比值高；不影响其他病的治疗，符合上述条件者为理想的降压药。但目前尚没有，人们正在积极寻找新的、更好、更优秀的降压药。

（一）抗高血压药物分类及主要代表药物

1. 利尿降压药　氢氯噻嗪。

2. 直接扩血管药　肼苯哒嗪、硝普钠。

3. 影响神经系统的抗高血压药物

（1）作用于神经中枢抑制药：可乐定、甲基多巴、莫索尼定。

（2）α受体阻断药：哌唑嗪。

（3）β受体阻断药：普萘洛尔、吲哚洛尔、噻吗洛尔、美托洛尔。

（4）α、β受体阻断药：拉贝洛尔。

（5）神经节阻断药：咪噻吩。

（6）外周抗去甲肾上腺素能神经末梢药：利血平、胍乙啶。

4. 钙拮抗药　硝苯地平、尼群地平。

5. 血管紧张素转换酶抑制药和血管紧张素Ⅱ受体拮抗药　卡托普利、伊那普利、洛沙坦。

6. 钾通道开放剂　长压定(minoxidil)，吡那地尔(pinacidil)。

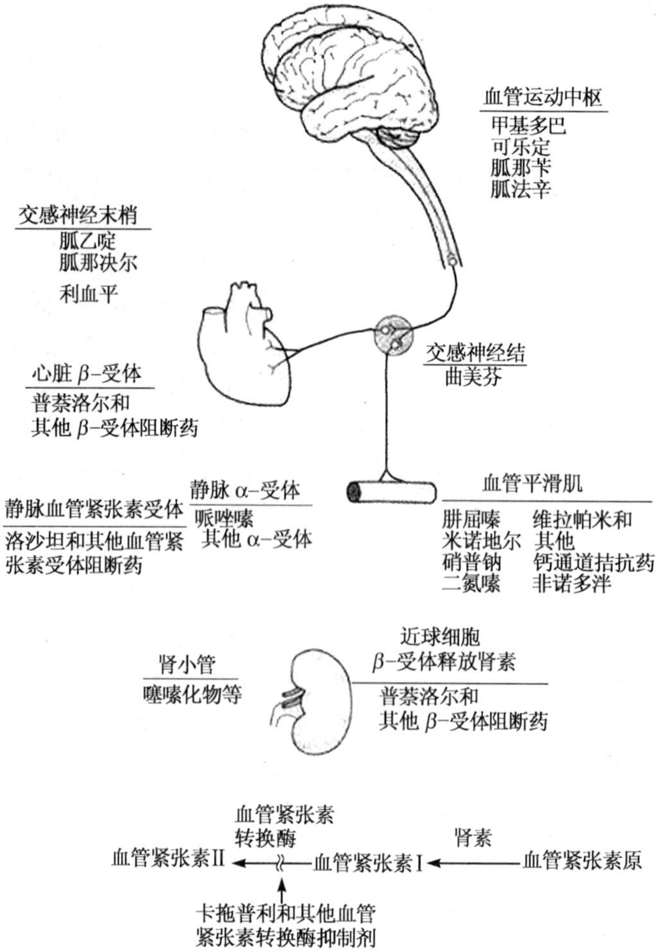

图 7-2　各类抗高血压药的作用位点

（二）各类抗高血压药物

1. 利尿降压药　利尿降压药“宝刀未老”，噻嗪类利尿剂是 20 世纪 50 年代后引进的第一大类抗高血压药物，能减轻其他降压药物引起的水钠潴留，增加它们的降压效力，其效果明显，是治疗老年高血压的选择药物。近期研究表明，在降低冠心病发作上，小剂量噻嗪类利尿药物优于大剂量利尿剂。短期治疗期间，会增加血清胆固醇水平，而长期治疗 6～12 个月，其可恢复至治疗前的水平。

(1) 氯噻嗪：氯噻嗪(chlorothiazide)能使肾小管电解质重吸收减少，降低碳酸酐酶活性，增加碳酸盐排除。降压机制是由于血容量减少，心输出量降低，细胞外液缩减，总外周阻力下降和血管对升压物质的敏感性降低。长期应用此类药物能引起低血钠、低血钾及低血氯症，还能引起高尿酸血症、高脂血症、高血糖及血中尿素氮增高等。起始剂量每日0.5 g，分次或单次口服，最大剂量不宜超过每日 1 g。

(2) 氢氯噻嗪：氢氯噻嗪(hydrochlorothiazide)的降压机制、临床应用和不良反应均与氯噻嗪相同，常用剂量为 25～100 mg/d，长期高血压治疗应采用较小剂量。

(3) 氯噻酮：氯噻酮(chlorthalidone)降压机制、临床应用和不良反应与氯噻嗪相仿。口服2小时开始降压，可持续24小时以上。每日或隔日服用1次，常用剂量为每日50～100 mg或隔日100～200 mg。

(4) 呋塞米：呋塞米(furosemide)降压机制与噻嗪类利尿药相仿。患者有肾功能不全时应选择呋塞米。高血压急症时可用静脉或肌内注射方式，常用剂量为每日40～80 mg。

(5) 氨苯蝶啶：氨苯蝶啶(triamterene)作用于远端肾小管，使钠、氯排泄选择性增加，钠排除减少，利尿作用及降压作用均较弱，不单独用于高血压治疗，多与噻嗪类和用以防止低钾血症。常用剂量为50～100 mg，每日1～3次。

(6) 吲达帕氨：吲达帕氨(Indapamide)降压机制是通过舒张小动脉，降低血管壁张力和血管对升压物质的反应性，从而使外周血管阻力下降，与利尿作用也有关。有人认为本药是钙拮抗剂，阻滞钙离子内流。剂量为每次2.5 mg，每日1次，早餐后立即服用，可维持24小时。适用于轻、中度高血压，有效率达69%，具有明显的逆转心肌肥厚的作用。长期应用，尤其是用量较大时，血钾可轻度下降，血尿酸略上升，但程度均明显较噻嗪类利尿剂为轻。

利尿降压药早期降压作用与排钠利尿剂引起的血容量减少有关。长期用药后，外周阻力降低，可能是由于小动脉壁钠含量降低，对血管收缩物质的反应性降低，直接抑制血管平滑肌的结果。对低或正常血浆肾素活性(PRA)者，降压效应较高，作用明显。

噻嗪类长期应用易引起失钾、失镁、失钠；可升高血糖、血脂、血尿酸，偶见过敏反应如粒细胞减少等。速尿与利尿酸有耳毒性，严重时可致失听，还有恶心、呕吐和腹泻等胃肠道反应。安体舒通偶见皮疹、男子乳房发育、女性面部多毛。氨苯蝶啶偶见皮疹、口干，长期应用致高血钾和醛固酮增多。吲哒帕胺对高BG(血糖)和或高血脂的患者，有降低BG及GH-BAIC(糖化血红蛋白)及TG(甘油三酯)、TC(总胆固醇)的作用，对UA(血尿酸)及BUN(尿素氮)代谢无明显影响。

欧美国家诸多临床试验发现：小剂量噻嗪类利尿剂比大剂量更能明显降低脑卒中和冠心病事件的发生和逆转左室肥厚，且对糖、脂、电解质代谢无不良影响。最新的临床试验表明醛固酮除了保钠排钾作用外，还能刺激蛋白的合成，其中骨胶原蛋白增多被认为是醛固酮致心肌纤维化和心血管重构的重要原因，因而醛固酮受体拮抗药螺内酯重新得到了高度评价。

JNCVI和WHO/ISH指南中均推荐利尿剂作为无并发症高血压患者的首选药物。利尿剂尤其适用于轻、中度高血压，老年人单纯收缩期高血压，肥胖及高血压合并充血性心力衰竭，因其副作用与剂量相关，故宜采用小剂量。吲哒帕胺作为非噻嗪类利尿药，兼有钙拮抗作用，降压温和，疗效确切，对心脏有保护作用，而不影响糖、脂代谢，为一长效理想降压药。

2. 血管扩张药

(1) 肼苯哒嗪：肼苯哒嗪(hydralazine)通过扩张小动脉，降低外周阻力而发挥抗高血压的作用。降压作用强而快，口服后1～3 h降压作用达高峰。剂量为25 mg，每日2～3次，最大剂量不超过每日150 mg。不良反应有心悸、恶心、呕吐、腹泻、头痛、眩晕等，大剂量长期应用可能发生风湿性关节炎或红斑性狼疮。

(2) 二氮嗪：二氮嗪(diazoxide)能直接扩张小动脉，使外周血管阻力降低、血压下降，对静脉无明显影响。在降压时也能反射性兴奋交感神经，使心率增快，心输出量增加，肾素分泌增加和水钠潴留。降压作用快而强，适用于急性降压，如高血压危象、高血压脑病。开始静脉注射 50～75 mg(5～10 s 内注完)，如果血压不降，每隔 10～15 分钟，静脉注射 50～75 mg，总量可达 150～450 mg。长期应用可引起高血糖、高尿酸血症、多毛症等。

(3) 硝普钠：硝普钠(sodium nitroprusside)能直接松弛小动脉和静脉。降压作用迅速，静滴后立即降压，作用持续时间短，停止静注后，血压立即上升，因此适宜用于高血压急症治疗以及手术麻醉时控制高血压。一般静滴速率为 0.5～3 μg/(kg·min)，见光易分解，故宜用避光纸包裹滴注容器，溶液也应新鲜配制。对高血压伴有心功能不全者，用药后可增加心输出量，降低左室舒张压末期压力和心室壁张力，从而使心肌耗氧量降低，故可用于治疗高血压伴有心肺功能不全、心肌梗死及急慢性心功能不全者。不良反应有呕吐、出汗、头痛、心悸等，是过度降压所致，停止给药或减慢滴注速度后这些症状消失。

直接作用于血管平滑肌的抗高血压药可能作用于血管平滑肌细胞的兴奋—收缩偶联过程的不同部位，干预 Ca^{2+} 的内流及 Ca^{2+} 自胞内储库的释放，降低胞内游离钙及其与平滑肌收缩蛋白的相互作用。

能直接松弛血管平滑肌，降低外周阻力，纠正血压上升所致的血流动力学异常。与其他类降压药不同的是，本类药物不抑制交感神经活性，不引起直立性低血压及阳痿等。久用后，其神经内分泌及植物神经的反射作用能抵消药物的降压作用。其不良反应主要是：由于激活交感神经，致心输出量和心率增加而抵消降压作用，增加心肌耗氧量，对有严重冠状动脉功能不全或心脏储备力差者，则易诱发心绞痛。增强血浆肾素活性，肾素血症可增强交感神经活性而导致循环中血管紧张素量增加而使血压上升，以上缺点必须合用利尿药及 β 受体阻断药加以纠正。

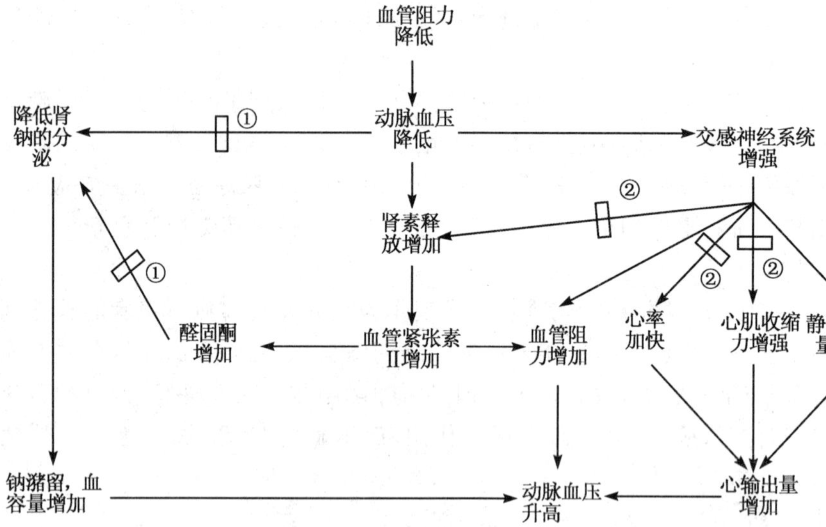

图 7-3 血管扩张剂的代偿性反应及基本的治疗措施

注：① 利尿药 ② β-受体阻断药

3. 影响神经系统的抗高血压药物

(1) 可乐定：可乐定(clonidine)兴奋中枢咪唑啉 I_1 和 α_2 受体，激活抑制肾上腺素能神经元，降低交感神经活性，使周围血管阻力降低。同时它也激活外周血管 α 受体，抑制儿茶酚胺释放。口服吸收良好，服药 30 分钟即出现降压，2～4 小时疗效达高峰，并能维持 6～8 小时。常用剂量为每次 0.075 mg，每日 3 次；常用维持剂量为每日 0.3～0.9 mg。不良反应为口干、恶心、乏力、嗜睡、便秘及阳痿等。长期服用可引起钠潴留和耐药性，突然停药可引起停药综合征，表现为头痛、心悸、出汗及血压回升，甚至可引起高血压危象，故应通过一周时间逐渐减量。该药降压作用的发挥主要是由于激动中枢咪唑啉I_1受体，而激动α_2受体产生降压作用的同时也引起不良反应。目前选择性作用于中枢咪唑啉I_1受体的药物已经成为该类药物的发展方向。

(2) 甲基多巴：甲基多巴(methyldopa)降压机制为刺激中枢α_2受体，抑制多巴脱羧酶活性，从而抑制多巴脱羧转变成多巴胺，其代谢产物称为假性递质，从而降低多巴胺、去甲肾上腺素和血清肾素在组织中的浓度。起始剂量为0.25 g，每日3次，常用剂量为每日0.5～2.0 g，最大剂量为每日3 g。急性肝病和嗜铬细胞瘤患者禁用。

(3) 利血平：利血平(reserpine)能耗竭外周交感神经末梢的去甲肾上腺素及对中枢神经系统抑制而产生降压作用。因其属于儿茶酚胺耗竭剂，可致迷走神经相对亢进，而出现缩瞳、鼻塞、心率减慢、胃肠蠕动增强导致腹泻，以及引起胃酸分泌增加而致溃疡加重或出血、穿孔。长期服用可出现疲倦、乏力、嗜睡、抑郁甚至精神错乱。倘若服药期间出现凌晨失眠(抑郁症先兆)，应立即停药。绝经期妇女服药后可增加乳腺癌的发病率，男性患者服用可引起阳痿。目前，市场销售的复方降压片、降压灵片中就含有利血平，故老年人、绝经期妇女、有精神疾病的患者以及溃疡病患者最好不用这些药，但近来也有相反的报道。一般不作为首选和单独用药。

(4) 胍乙啶：胍乙啶(guanethidine)选择性抑制节后肾上腺素能神经冲动的传递，阻止神经末梢去甲肾上腺素释放，耗竭外周交感神经末梢与组织中去甲肾上腺素的贮存。与神经节阻断药的效应相似，但无副交感神经阻断作用，因此不良反应较神经节阻断药小。口服后最大作用在2～3天才出现，持续7～10天。目前本药使用较少，不单独用于轻、中型高血压，往往与其他降压药合用，治疗重度或顽固性高血压。剂量可自10 mg开始，每7天可增加10 mg，常用维持剂量为30～120 mg，但个体差异很大，个别患者需要用至300 mg/d。

(5) 酚妥拉明：酚妥拉明(phenoxybenzamine)是α受体阻滞剂。本药作用产生快，持续时间短，一般不作为常规抗高血压药物应用，故多用于可乐定停药时及优降宁治疗中产生的高血压危象，或因嗜铬细胞瘤所致体内大量儿茶酚胺释放引起的高血压危象。静注1～5 mg，待血压降至正常，可静脉滴注0.1～0.2 mg/min，或改为口服一次25 mg，每日4～6次。不良反应为立位性低血压、心动过速、鼻塞、口干、腹部不适等。

(6) 酚苄明：酚苄明(phenoxybenzamine)是长效的α肾上腺能受体阻滞剂。主要用于嗜铬细胞瘤的治疗，包括发作时、手术前准备以及不能手术病人的内科治疗。起始剂量为每日10 mg，每日1次，最大剂量可达每日200 mg。静脉给药后最大作用约在1 h后，所以高血压急症时一般使用作用时间短的酚妥拉明，更符合急症需要。静脉滴注时剂量为0.5～1 mg/kg，每日总量不超过2 mg/kg。不良反应与酚妥拉明相似。

(7) 哌唑嗪：哌唑嗪(prazosin)选择性地阻滞突触后α_1受体，同时使容量血管和阻力血管扩张，从而降低心脏前、后负荷，使血压下降。口服后很快吸收，生物利用度为56.9%。口服后2～3小时血药浓度达峰值。首剂宜小剂量，从0.5 mg开始，在睡前服用，常用剂量为每日1.5～6 mg，分2～3次，最大剂量为每日15 mg。常用于中高度高血压合并肾功能不全的患者。首次服药时容易导致体位性低血压，晕厥或心悸等现象，降低首次用药量可以避免发生。主要不良反应是眩晕、疲乏和感觉虚弱，与利尿剂合用疗效更好。

(8) 特拉唑嗪:特拉唑嗪(terazosin)的化学结构、降压机制、临床应用及不良反应与哌唑嗪相仿,但作用持续时间较哌唑嗪长。口服后 1～2 小时血药浓度达峰值。起始剂量 0.5 mg,逐渐增量,最大剂量可达每日 20 mg。

(9) 普萘洛尔:普萘洛尔(propranolol)是 β 受体阻滞剂,无心脏选择性,也无内在交感活性。降压机制可能是通过抑制中枢与外周 RAS 以及血流动力学自动调节机制。口服剂量从 10 mg、每日 3 次开始,一般不超过 100 mg,国外可达 400 mg 甚至超过 400 mg 以上,但此剂量国内少用。患支气管哮喘、低血糖、代谢性酸中毒、病态窦房结综合征、心脏传导阻滞者及孕妇禁用。

(10) 阿替洛尔:阿替洛尔(atenolol)是 β_1 受体阻滞药。降压机制和临床应用及不良反应与普萘洛尔相似。属心脏选择性,无内在拟交感活性和膜稳定作用。降压作用持续时间较长,每日服用 1 次,即能控制 24 小时血压。常用剂量为每日 25～100 mg,最大剂量为每日 150 mg。

(11) 美脱洛尔:美脱洛尔(celiprolol)是 β 受体阻滞剂。降压机制、临床应用及不良反应与普萘洛尔相似。属心脏选择性,无内源性拟交感活性和膜稳定作用。常用剂量为每日 50～100 mg,最大剂量每日 200 mg。降压效果迅速而显著。适用于轻、中度高血压患者。服药期间可出现胃部不适、眩晕、头痛、疲倦、失眠、恶梦、心动过缓、心功能不全、房室传导阻滞等不良反应。

(12) 塞利洛尔:塞利洛尔(celiprolol)是心脏选择性 β 受体阻滞剂,有内源性拟交感活性,无膜稳定作用。它不引起支气管收缩与痉挛,相反的,有轻度的血管扩张作用和支气管舒张效应。较少引起外周血流量减少。剂量 200～400mg/d,疗效与阿替洛尔相仿。Ⅱ型糖尿病患者服本药可明显降低血糖,与降糖药合用应降低降糖药的用量。

(13) 拉贝洛尔:拉贝洛尔(labetalol)是 α 和 β 受体阻滞剂。静脉注射后最大降压作用在 5 分钟内产生,常可维持 6 小时,最长可达 18 小时。主要用在高血压急症、妊娠期高血压、嗜铬细胞瘤、麻醉或手术时高血压。口服起始剂量为 100 mg,每日 2 次;常用剂量为200～400 mg,每日 2 次。高血压急症时静脉注射,开始 20 mg,2～4 分钟内缓慢注入。如果血压不降,每隔 20 分钟可注射加倍剂量,直至血压得到控制,最大剂量为 300 mg。血压控制后,改用口服维持。对本药过敏、心动过缓、Ⅱ度及Ⅲ度房室传导阻滞、心力衰竭、心源性休克、支气管哮喘是本药禁忌证。

α 受体阻滞剂分选择性的突触后膜 α_1 受体阻滞剂,如哌唑嗪、特拉唑嗪、多沙唑嗪等,和非选择性的突触后膜 α_1 受体阻滞剂,如酚妥拉明、酚苄明等。一般认为前者的降压机制为:选择性地阻断 α_1 受体,使已释放至突触间隙中的去甲肾上腺素积贮起来,激活突触前膜的 α_2 受体,发动负反馈,进一步抑制递质的释放;干扰去甲肾上腺素的合成;抑制磷酸二酯酶,直接舒张血管平滑肌;后者能阻断 α 受体,使外周血管扩张,但由于同时阻断了突触前膜 α_2 受体,从而促进了去甲肾上腺素的释放。不良反应有轻度头晕、头痛、口干、鼻塞,还可能出现心悸、嗜睡等。对于体位性低血压,前者罕见、后者常见。

这类药物降压确切,对高脂血症和糖耐量异常者可能有利。能逆转左室肥厚,改善胰岛素抵抗,明显改善前列腺肥大者的排尿困难。但至今临床试验尚未证明长期应用这类药物能降低心血管并发症的发生率与病死率。非选择性的突触后膜 α_1 受体阻滞剂,多在高血压危象和嗜铬细胞瘤等场合下使用。随着新的抗高血压药物的开发增多,α 阻滞剂在临床的使用呈下降趋势，但对胰岛素有抵抗，老年前列腺肥大者仍可作为首选。

β阻滞剂有心脏保护作用，大规模临床试验证明它可减少冠心病事件，可减少急性心肌梗死（AMI）病人再梗死及心血管疾病的死亡率，但尚未证明对高血压患者预防AMI的发生是否优于利尿剂。与利尿剂、钙离子拮抗剂（CCB）合用有良好的降压效果，但吸烟往往会降低其疗效。欧美几组大规模小剂量传统降压药（利尿剂和阻滞剂）临床试验，如EWPHE、STOP、WRC、SHEP等结果表明，治疗组心血管并发症的发生与死亡明显低于对照组，而且对糖、脂肪代谢并无明显影响。对心输出量偏高或血浆肾素活性增高的高血压患者疗效较好，对伴有冠心病、心绞痛、室上性心动过速、脑血管疾患者更合适，忌用于心动过缓、支气管哮喘、房室传导阻滞者。β受体阻滞剂由于其明显的负性肌力作用，一向禁用于充血性心力衰竭（CHF）。自1975年以来，若干项临床试验已显示β受体阻滞剂可使某些CHF患者获益。倍他乐克治疗心衰的随机干预临床试验（MERIT－HF）的结果表明，总病死率下降34％，心血管病的病死率下降38％，猝死率下降41％，心衰病死率下降49％。使用时可从小剂量开始，逐渐增加剂量，与利尿剂合用，不仅可缓解HF（心衰），降低血压，还有抑制心肌重构，逆转左室肥厚（LVH）的作用。英国Gottdiener单纯用β受体阻滞剂atenoto或利尿剂hydrochlorothiazide治疗高血压患者1年，均证实其具有一定降压和降低LVMI（左室重量指数）的作用。卡维地洛是近几年研制的新药，能增加心输出量，降低外周阻力，是治疗心衰的新一代药物。第三代β受体阻滞剂塞利洛尔同时兼有部分α_2受体阻滞和内源性拟交感活性，具有高度血管扩张效能，对血脂代谢有利，不引发支气管哮喘，亦未见心率减慢。这些新药的问世，开辟了β阻滞剂更广泛、安全的应用前景。

4．钙拮抗剂

（1）硝苯地平：硝苯地平（nifedipine）的降压机制是通过抑制钙离子从细胞外进入细胞内，细胞内钙离子浓度降低，导致血管扩张，总外周阻力下降。口服后20分钟内即产生降压作用，舌下含服2～5分钟后血压下降。起始剂量为5 mg，每日3次；常用量为10～20 mg，每日3次；最大剂量为每日120 mg。适用于治疗严重顽固性高血压和高血压危象患者，特别适用于伴有肾功能不全或心绞痛的高血压患者。主要副作用为表现头晕、面色潮红、恶心、呕吐等“醉酒样反应”；有人可有心悸、舌根麻木、口干、发汗、食欲不振等不良反应；可促发心绞痛、心力衰竭与肝脏损害。

（2）恬尔心：恬尔心（diltiazem）的降压疗效与硝苯地平相仿。服药后1小时左右达血药浓度峰值。剂量从每次30 mg，每日3次开始，最大剂量为90 mg，每日3次。病态窦房结综合征、Ⅱ～Ⅲ度房室传导阻滞、心动过缓和活动性肝脏疾病时禁用。

（3）维拉帕米：维拉帕米（verapamil）能拮抗血管平滑肌和心肌细胞膜慢通道的钙内流，降低细胞内钙离子浓度，扩张冠状动脉和外周阻力血管，抑制心肌收缩和房室结以及窦房结的电活动，延长房室传导，对不正常的窦房结功能起抑制作用。降压不伴有心输出量改变，对正常血压者降压作用不明显。常用剂量为40～120 mg，每日3次。心力衰竭、病态窦房结综合征、Ⅱ～Ⅲ度房室传导阻滞、心动过缓和活动性肝脏疾病时禁用。

（4）阿莫地平：阿莫地平（amlodipine）是新型双氢地平类钙拮抗剂。特点是半衰期长（35～50小时），每日服药1次即能控制24小时血压。常用剂量为5～10 mg，每日1次。

（5）其他：尼群地平（nitrendipine）、尼卡地平（nicardipine）、非洛地平（felodipine）、尼索地平（nisoldipine）和依拉地平（isradipine）等，作用与硝苯地平相仿。

钙离子拮抗剂(CCB)分三类,Ⅰ类:苯脘胺类,如异博定(尤其缓释型更适用于降压);Ⅱ类:双氢吡啶类,如硝苯吡啶;Ⅲ类:苯噻氮唑类,如地尔硫䓬。CCB 通过阻滞 Ca^{2+} 内流和细胞内 Ca^{2+} 移动而影响心肌和平滑肌细胞收缩,使心肌收缩力降低,外周血管扩张,阻力降低,血压下降。Ⅰ、Ⅲ类与Ⅱ类对心脏和血管的选择性及对交感神经激活、肾脏等均有不同的作用。Ⅱ类中,尤其是硝苯吡啶常有反射性激活交感神经作用,胰岛素抵抗、肾功能不良者慎用,并常有(10%左右)踝部水肿副作用。

中国与欧洲老年收缩期高血压临床试验研究得出相似的结果,服用尼群地平 2～3 年后,对心血管系统具有保护效应,脑卒中的发生率较对照组降低了 40%,同时心血管事件、癌症及出血等不良反应没有明显增加。

1998 年国际高血压学会(WHO－ISH)公布的高血压治疗指南中指出,钙拮抗剂对所有高血压各亚组病人均能有效降压,且耐受性好,对老年高血压病患者有预防脑卒中的益处。最好使用长效钙拮抗剂而避免使用短效制剂。HOT(高血压理想治疗)试验表明,长效钙拮抗剂作为降压基本药物,可被病人良好耐受,包括缺血性心脏病的病人,并未见心血管事件增多。目前对 CCB 降压应用新的趋势之一是第三代双氢吡啶类,如氨氯地平、非洛地平,降压有效而作用时间长。其中,非洛地平也能有效地消退 LVH,显著改善心脏舒张功能。CCB 除降压作用外,对肾脏有一定的保护作用。

5. 血管紧张素转换酶抑制剂

(1) 卡托普利:卡托普利(captopril)口服后抑制血管紧张素转换酶活性,使血管紧张素Ⅱ和醛固酮减少,抑制缓激肽酶灭活,使前列腺素 E_2 和前列环素产生增加,从而使外周血管扩张,总外周阻力下降。口服 15～30 分钟后血压开始下降,最大降压作用在口服后 1～1.5 小时,作用持续 8～12 小时。起始剂量 12.5 mg,每日 3 次;最大剂量 50 mg,每日 3 次。卡托普利可显著降低高血压患者的病残率和死亡率,且比传统药物更有效地减少致死性心血管事件的发生率,显著降低高血压患者并发糖尿病的危险。不良反应为头晕、头痛、发热、干咳、白细胞减少、胃痛等。有研究资料提示,该类药物可能损伤胎儿,因此孕妇慎用。

(2) 依那普利:依那普利(enalapril)为第二代羧基类转换酶抑制剂。降压机制、临床应用和不良反应等均与卡托普利相仿。口服最大降压作用在 6～8 小时,作用持续时为 12～24 小时。常用剂量为每日 10～20 mg,分 1～2 次服用;最大剂量为 20 mg,每日 2 次。

(3) 其他:赖诺普利(lisinopril)、西拉普利(cilazapril)、培哚普利(perindopril)、地拉普利(delapril)、奎那普利(quinapril)、福辛普利(fosinopril)等,疗效与不良反应大致相同。

血管紧张素转换酶抑制剂(ACEI)降压的作用是通过抑制血管紧张素转换酶,而使血管紧张素Ⅱ生成减少,减慢缓激肽的降解,使体内缓激肽增加,缓激肽还可使前列环素(PGI_2)和 NO 合成增多,从而增加其扩张血管的作用,所以 ACEI 可能是通过多方面作用而发挥其降压效应的。此类药小剂量时不良反应少见,但加量时应注意避免产生急性肾衰、高钾血症、剧烈干咳、低血压、水肿、呼吸出现金属味、白细胞减少、过敏性皮疹及药物热等。

ACEI 有较强的降压作用,能逆转血管壁、心脏的不良重塑,恢复其结构和功能,并能改善胰岛素抵抗,对糖、脂代谢无不良作用。ACEI 能预防或逆转肾小球基底膜的糖化,有效地延缓胰岛素依赖型糖尿病患者,特别是有蛋白尿患者肾脏病的进程,改善预后。但因为缓激肽降解受阻而作用于呼吸道,故引起咳嗽是其最突出的副作用。

许多大型临床试验都证明,ACEI 不但能降低慢性心衰患者的发病率和病死率,还能阻止无症状的左心室功能减低病人病情恶化发展至心衰，能降低急性心肌梗死后的再梗死率，能防止心室重构和进行性心室扩大。具有磷酰基及双通道代偿性清除途径的福辛普利能明显减轻或消除转换酶抑制剂的相关咳嗽，使消除咳嗽副作用出现可喜的苗头。

ACEI可能影响胚胎发育，引起胎儿及新生儿疾病，包括肾功能衰竭、面部及头颅发育畸形、肺组织发育不良，甚至引起胎儿及新生儿死亡等。因此，生育年龄妇女用血管紧张素转换酶抑制剂治疗时，应尽量采取避孕措施，计划妊娠的妇女，应尽早停用血管紧张素转换酶抑制剂。

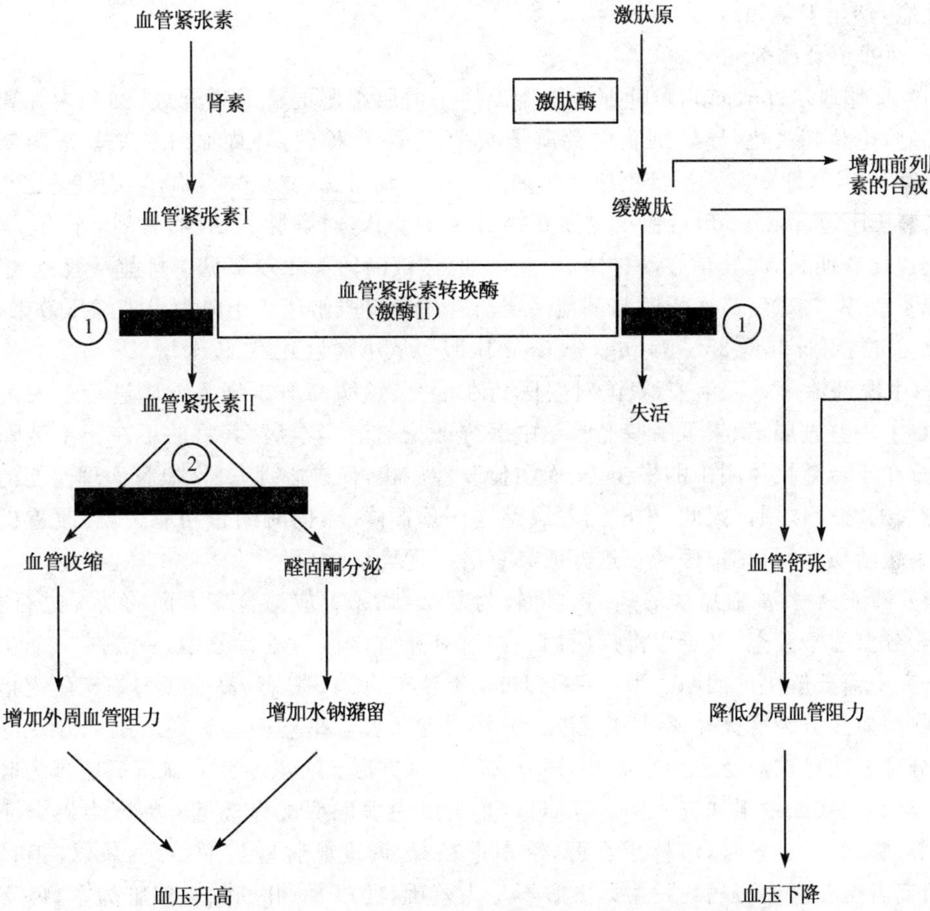

图 7－4　血管紧张素转化酶抑制剂和受体阻断剂作用位点

注：① 血管紧张素转化酶阻断剂作用位点；② 受体阻断剂作用位点

6. 血管紧张素Ⅱ(ATⅡ)受体拮抗剂　血管紧张素Ⅱ受体拮抗剂通过拮抗血管紧张素Ⅱ与受体结合而降压，代表药物氯沙坦、颉沙坦和伊贝沙坦已经用于临床。氯沙坦(losartan)：为第一种口服有效的非肽类药物，剂量为 50 mg，每日 1 次；部分患者需增加到 100 mg，每日 1 次。颉沙坦(valsatan)：临床应用抗高血压疗效与氯沙坦相似。单剂量 80～160 mg，每日 1 次，口服，多数高血压患者于给药后 2 小时内产生抗高血压活性，4～6 小时内出现降压峰值，持续作用时间超过 24 小时。长期治疗中，通常于 2～4 周内逐渐达到最大降压疗效。

血管紧张素Ⅱ受体阻滞剂在血液动力学上的特性与 ACEI 较为接近。其优点是没有咳嗽副作用，但对血尿酸有一过性排出增加，血钾稍上升。研究表明，此类药物具有明显的肾脏保护效应，特别是对糖尿病性肾病的恶化有逆转作用。此外还具有逆转左室肥厚和血管重塑的效应，改善心脏舒张功能。

ATⅡ类药物不仅能安全有效地降压，同时能逆转左室的肥厚，改善心脏舒张及心血管内皮功能，且不良反应小，是治疗心血管疾病中一类重要的药物，但由于价格昂贵，同时该药进入临床时间较短，应用时仍需注意。

近期研究表明，影响肾素—血管紧张素系统的药物能导致胎儿损伤，所以在临床应用时必须注意，禁用于孕妇。

7. 钾通道开放剂

(1) 吡那地尔(pinacidil)：吡那地尔能促使平滑肌细胞的钾通道开放，细胞内钾离子外流，细胞膜电位超极化，导致细胞内钙离子减少，平滑肌松弛，外周血管扩张。常用剂量为12.5～25 mg，每日2次。不良反应有头痛、心悸、心动过速、立位性低血压、面红等。

(2) 长压定(minoxidil)：长压定能直接舒张小动脉，对静脉无影响。降压作用强，但不良反应也比较明显，尤其是心动过速、毛发增加、体液潴留等比较多见。目前一般轻、中型高血压都不应用，在重度高血压时与其他降压药合用。口服给药4小时内出现降压效果，持效12～24小时，每日剂量25～50 mg，分1～2次服。从小剂量开始，逐渐增量。

8. 中医药治疗　近年来，我国对中医药在治疗、预防高血压病等方面进行了大量的研究，取得了一些进展，积累了一些经验。中医辨证论治治疗本病，其目的不在于单纯降低血压，着重在于调整机体阴阳的平衡，从而明显改善症状，促进心、脑、肾、血管病理改变的恢复等多方面的综合作用。因此，中医药着眼整体调理而降压，同时纠正功能失调，改善机体症状，提高生活质量，可见中医药在这方面具有潜在优势。

(1) 辨证分型：高血压病的病因病机较为复杂，临床上应综合多方面的情况进行分型，但是，若分型过于繁杂，又难以推广应用。如何对高血压适当进行分型，一直是一个在高血压病研究中需要解决的问题。卫生部于1993年颁布的《中药新药高血压病临床研究指导原则》中将高血压分为肝火亢盛、阴虚阳亢、阴阳两虚和痰湿壅盛四型。在研制和开发保健品中，该分型方法已被广泛采用。此外，还有多种分型方法。有人主张高血压病应分为肝阳上亢、阴虚阳亢、痰浊中阻和气阴两虚等四型，其中以阴虚证型最为常见。临床当以辨证为依据，从肝、脾、肾三脏着眼，治标重在肝，治本重在肾，调理肝脾应贯彻始终，兼以调和气血。有的研究者主张高血压病的发生以五脏不足为基础，尤以肾、肝、脾、心四脏为本，痰瘀互结于脉道，影响气血在脉道内的通畅为标，故提出气虚夹痰型、气郁气滞型、阴虚型和阳虚型。有人在临床上采用肝郁阳亢、阴虚火旺、阴虚阳亢和气虚夹痰上扰清窍等四型分法。

(2) 中医治疗法则：随着临床有关高血压病中西医研究的不断深入，出现不少与常规不一的治疗法则，对于研究和防治高血压病，具有一定的指导意义和研究价值。孔氏将近期20多位学者提出的治疗学说，总结为利水法、祛风法、补中益气法和理血法，从一个侧面反映了目前治疗高血压病的现状。有些作者，如孔氏，以中医气血理论为依据，把西医的血压与中医的气血联系起来，提出了降压必须重视治气血，方能提高疗效。郭氏通过对高血压病患者血液流变学、微循环、血小板等实验观察，发现高血压病患者血黏度明显增高，凝血指标明显增强，纤溶指标显著减弱，脂质过氧化物明显增多等，与中医“血瘀证”有本质联系，提出“治瘀”为治疗高血压病的主要法则。

五、高血压的治疗方案

1. 一线抗高血压药物　目前的研究证实，利尿剂和β受体阻断药能降低心血管病的发病率和死亡率。因此1997年JNC VI主张治疗首选利尿剂和β受体阻断药，除非出现禁忌证，如痛风（禁用利尿剂）、妊娠（慎用β受体阻断药），才选用其他药物。1999年WHO/ISH建议利尿剂、β受体阻断药、血管紧张素转化酶抑制剂、钙拮抗剂、α_1受体阻断药和ATⅡ受体阻断药均为一线药。

2. 治疗策略　对于高危或极高危病人，应立即开始治疗，最大限度地控制病人的血压水平；对中危病人，随访监测3～6个月，如血压仍高，开始药物治疗，最好依据阶梯治疗方案给药；对低危病人，随访监测6～12个月，如血压仍高，开始药物治疗。

3. 用药原则　从低剂量开始治疗，逐步递增剂量，达到最低给药剂量，最大程度地控制血压。长效制剂，一般1日1次。控制血压在24小时内保持较为平稳的水平。一旦开始利用抗高血压药物控制血压，需终生服药，但可以酌情调整剂量，高血压用药须因人而异，因时而异，不能拘泥于成法，一成不变。在选择药物的同时应考虑药物针对高血压靶器官损伤及并发症的治疗。

4. 高血压的阶梯治疗方案　世界卫生组织于1978年提出高血压病的药物“阶梯治疗”方案，这方案具有治疗简化、副作用减少、对患者因病施治、针对性强的特点。用药先从单一或简单的给药方式开始，疗效不大或无效时，再逐步增加其他药物。

第一步：利尿剂（如氯噻嗪）从排钠和减低血容量着手，或用β-受体阻滞剂（如心得安）以减低心肌收缩力、减慢心率、减低心搏出量，以达到降压目的。若无效，则进行第二步治疗。

第二步：可同时用2种药物治疗，如利尿剂加β-受体阻滞剂，或用其中任何一种，另加其他一种降压药，如利血平或甲基多巴等。利尿剂加利血平，或利尿剂加甲基多巴，或利尿剂加可乐宁，或β-受体阻滞剂（如心得安或美多心安）加肼苯哒嗪。如仍无效，则进行第三步治疗。

第三步：同时应用3种药物，如利尿剂加β-受体阻滞剂加血管扩张剂（如肼苯哒嗪）。若再无效，可改为第四步治疗。

第四步：同时应用4种药物，利尿剂加β-受体阻滞剂，加血管扩张剂，再加其他降压药，如长乐定。

在治疗中，血压得到适当控制，经一段时间巩固后，可试行减药，即逐步“下阶梯”的方法，直至减至最少的药物及最小的剂量，且仍使血压稳定，得到适用于每个病人的药物量，同时亦减少了药物的副作用，疗效可达个体最佳水准。本阶梯疗法适用于无并发症的病人。

六、特殊人群抗高血压药物的选择

特殊人群抗高血压药物的选择见表7-3。

表 7-3 特殊人群抗高血压药物的选择

分 类	常用药物	禁用或慎用
老年高血压	所有一线药物均可以选用，利尿药或钙拮抗剂是首选	α_1 受体阻断药 中枢性抗高血压药物
妊娠高血压	急性抗高血压：硝苯地平、拉贝洛尔、肼屈嗪 缓慢抗高血压药物：甲基多巴、钙拮抗剂、哌唑嗪	ACEⅠ和 ATⅡ受体阻断药、β受体阻断药
高血压合并糖尿病	ACE 抑制剂、钙拮抗剂、小剂量利尿药和 α_1 受体阻断药	β受体阻断药
高血压合并肾病	ACE 抑制剂和钙拮抗剂	

七、具有较好前景的新药

在合理使用传统的几大类抗高血压药物的基础上，研究人员针对各个血压调节系统或环节开发的新型抗高血压药，试用于临床或正处在积极的临床前研究，取得了一定成效。

1. 肾素抑制剂　肾素是一种蛋白水解酶，由 340 个氨基酸组成，在体内的作用是促进血管紧张素原转化为血管紧张素Ⅰ，血管紧张素原是它的唯一底物，因此，抑制肾素的活性可使肾素—血管紧张素—醛固酮系统的限速过程受阻，导致体内血管紧张素Ⅰ、Ⅱ(AngⅠ、Ⅱ)及醛固酮含量下降，进而引起血管舒张，水、钠排出量增加，血压下降。由于肾素在体内作用单一，肾素抑制剂的不良反应相对较少，不太可能产生类似于应用血管紧张素转化酶抑制剂(ACEI)而产生的干咳等不良反应，因此开发特异性的肾素抑制剂在高血压疾病治疗控制方面具有良好的前景。

早期的肾素抑制剂是一类肽类化合物，如肾素抑制肽，因其生物利用度低，故口服无效，相应的不良反应也较多。近年，着重于开发高选择性的、口服有效的非肽类药物。一些肽类肾素抑制剂处在积极研究之中，并试用于临床，如依那克林(enalkiren)，雷米克林(remikiren)。enalkiren 是一种二肽化合物，是第一个进行抗高血压临床研究的肾素抑制剂，口服无效。临床研究发现，在限钠的健康志愿者身上，静注该药后，血浆肾素活力(PRA)和 AngⅡ水平下降，且呈剂量依赖性，但血浆总肾素水平呈剂量依赖性上升。在原发性高血压患者身上静注不同剂量的 enalkiren，也发现 PRA 被显著抑制，只有剂量超过 0.1 mg/kg时，才可引起血压下降，且在降压的同时不伴有反射性心动过速。另一个肽类肾素抑制剂 remikiren，其降压作用强于 enalkiren 和 CGP38560A，但三者对 RAAS 的抑制作用相似。remikiren 不同于早期的肽类肾素抑制剂，口服、静注均有效，然而口服生物利用度不高。

最近开发的非肽类肾素抑制剂，如 A-74273、CI992 等，动物试验中显示出显著的降压作用，它们的降压作用与对 PRA 的抑制相平行，且克服了肽类肾素抑制剂口服无效或生物利用度低、消除快等缺点。这一类肾素抑制剂可能成为治疗高血压的理想药物。

2. 血管紧张素受体拮抗剂　当前，AngⅡ受体拮抗剂发展迅速，不少已进入临床研究，如 TCV-116、valsartan、eprosartan、tasosartan 等。这些药与洛沙坦一样，均可口服。在健康男性志愿者身上的试验证明，TCV-116 可以对抗外源性 AngⅡ引起的血压升高，其降压作用与剂量呈正相关，TCV - 116 的降压活性几乎比洛沙坦大 10 倍。与洛沙坦相似，TCV - 116 在体内的代谢产物也有降压活性。valsartan 也可对抗外源性 AngⅡ引起的血压上升，口服起效快，作用时间长，它的 $t_{1/2}$ 达 8 h，给药 80 mg 可维持 24 h 的降压效应。valsartan 在体内也有活性代谢物产生，但它的代谢物的活性极低。eprosartan 对尿酸排泄的影响不大。与洛沙坦、TCV - 116 一样，tasosartan 在体内产生活性代谢物，能显著降低收缩压和舒张压，作用时间长，耐受性好，不良反应轻微。总之，血管紧张素受体拮抗剂日益成为抗高血压的主要药物。

3. 中性内肽酶—血管紧张素转化酶(neutral endopeptidase and angiotensin - converting enzyme，NEP—ACE)双重抑制剂　肾素—血管紧张素系统(renin-angiotensin system，RAS)在血压调节的生理过程中起着极其重要的作用，因此血管紧张素转化酶抑制剂成为目前最重要的抗高血压药物。它们通过抑制 ACE，减少循环系统 AngⅡ和醛固酮水平而达到降压目的，但机体可代偿性地使心钠素(atrial natriuretic peptide，ANP)产生减少，导致机体对该类药物产生耐受现象，甚至降压失败。

ANP 具有利钠、利尿、舒张平滑肌、降低血压作用，也可抑制肾素和醛固酮产生。一般认为，ANP 也是维持正常血压的重要调节因子，多数高血压患者体内 ANP 水平异常。ANP 由心房在心肌受牵张、压力或容量负荷等刺激下释放。肾脏是 ANP 作用的重要靶器官，在肾皮质和血管组织含有高亲和力的 ANP 受体。ANP 在体内主要通过定位于肾小管刷毛缘的中性内肽酶(NEP)的作用而降解，因此抑制 NEP 活性可以抑制使用 ACEI 引起的循环 ANP 水平的代偿性降低，NEPI 和 ACEI 联合应用，可能起到协同降压作用。

当前已开发了一些同时抑制 NEPI 和 ACEI 的药物，如 CGS - 30440、BMS - 186716、UK - 81252(sampatrilant)等。动物试验表明，CGS - 30440 是口服有效的潜在的长效降压剂，降低平均动脉压呈量效关系。清醒自发性高血压大鼠(SHR)口饲 30 mg CGS - 30440，血压下降最大可达 40 mmHg，肺脏 ACE 和肾脏 NEP 的活力被抑制，分别达 60%和 90%以上，尿中分泌的 cGMP 含量显著增加。CGS - 30440 尚可改善 SHR 的左室肥厚。这些试验结果预示着 CGS - 30440 有望成为一个理想的降压药。

BMS - 186716 是一个进入临床试验的 NEP—ACE 双重抑制剂。有 9 名健康志愿者参加的双盲、安慰剂对照的交叉试验中，试验组单剂量口服 10 mg BMS - 186716，阳性对照组单剂量口服 20 mg 福辛普利(fosinopril)及对照组口服安慰剂。结果血浆 AngⅡ/AngⅠ和 AngⅡ水平从 0～24 小时的 AUC 为 0～24，前两者比较无统计学意义，但与安慰剂组比较，均有显著差异($P<0.05$)；福辛普利与 BMS - 186716 和安慰剂比较，能显著降低血浆 ANP 水平($P<0.05$)，而 BMS - 186716 与安慰剂比较，对血浆 ANP 水平的影响无统计学差异，但 BMS - 186716 能显著促进 ANP 经尿排泄，而福辛普利无此效应。此研究表明，单剂量口服10 mg BMS - 186716 与 20 mg 福辛普利比较，两者在体内对 ACE 的抑制能力接近，但 BMS - 186716 尚能抑制 NDP 活性、促进 ANP 排泄及阻止 ACEI 引起的血浆 ANP 水平降低；两者能产生的最大降压效力相似，但福辛普利表现出更持续的降压作用。

sampatrilant 是另一个进入临床研究的 NEP—ACE 双重抑制剂。试验中有 124 名高血压患者参加，他们的平均血压为 162/102 mmHg，随机分成 5 组，即 50、100、200 mg 3 个不同剂量水平的 sampatrilant 试验组，20 mg 赖诺普利阳性对照组及安慰剂组，均为单剂量口服。结果发现，口服不同剂量的 sampatrilant，首剂均不产生临床意义的降压作用，而口服 20 mg 赖诺普利，首剂降压显著。治疗的第 10 天，3 个试验组与赖诺普利组比较，降低收缩压方面无差异，但赖诺普利能更有效地降低舒张压。该研究中还进行了安全性评价，发现 sampatrilant 的主要不良反应是干咳，4 个治疗组中的不良反应发生率与安慰剂组比较无统计学差异。

目前尚缺乏对 NEP—ACE 双重抑制剂的临床研究资料，但从药物作用机制来看，这类药物是较理想的抗高血压药物，相信这类药物在未来抗高血压治疗中将占据重要地位。

4. 咪唑啉受体激动剂　作用于去甲肾上腺素能神经中枢部位的降压药，如可乐定、α-甲基多巴，过去认为它们的降压作用来源于能激动中枢突触后膜的抑制性受体——α_2 受体。但近来研究表明，脑内有部位能特异地识别咪唑啉类化合物，这个特异性的识别部位就是咪唑啉受体(imidazoline receptor，IR)。咪唑啉受体大体分为 I_1 和 I_2 两种亚型，I_1 主要存在于脑干的孤束核，兴奋 I_1 受体可抑制 NA 的释放，导致血压下降，而激动 α_2 受体则产生中枢抑制作用。可乐定、α-甲基多巴这两种传统的中枢性降压药既能兴奋 I_1 受体，又能兴奋 α_2 受体，前者导致血压下降，而后者则产生一些中枢性抑制不良反应，如嗜睡、眩晕等。这两种药物一般被认为是第一代 IR 激动剂。

由于兴奋 α_2 受体仅产生中枢抑制作用，参与降压机制的是 I_1 受体，因此寻找特异性识别 I_1 受体的化合物成为第 2 代 IR 激动剂发展的方向。现在已有一些选择性比较高的 I_1 受体激动剂试用于临床，如莫索尼定(moxonidine)、利孟尼啶(rilmenidine)。

莫索尼定最早在德国上市，此药对 I_1 受体有高度亲和力，是 I_1 受体的选择性激动剂，它对 I_1 受体的选择性比对 α_2 受体高 40～200 倍，在体内与 I_1 受体的亲和力与血压下降程度有关。原发性高血压患者服用本品后，静息时血浆 NA 水平下降 26%～33.5%，血浆肾素活力下降 23%～35.5%，口服 0.25 mg 或 0.4 mg，收缩压可下降 10%～15%，舒张压下降 10%～18%。莫索尼定口服易吸收，生物利用度高达 88%，它的半衰期为 2～3 小时。口服莫索尼定后作用可长达 12 小时，比它的半衰期长得多，这可能是血浆 NA 下降迟缓所致或者莫索尼定从中枢部位消除较慢所致。

在一些对比性试验中发现，口服莫索尼定 0.2 mg，每日 1 次或每日 2 次，与 0.2 mg 可乐定，每日 1 次或每日 2 次；50 mg 或 100 mg 阿替洛尔，每日 1 次；20 mg 硝苯地平缓释片，每日 1 次或每日 2 次；25 mg 卡托普利每日 1 次或每日 2 次，从血压下降的程度和达到目标血压的病例评价，它们有相同的疗效。在各种类型的高血压患者身上的试验发现，本品无返跳现象。

莫索尼定的不良反应轻微，与可乐定相比，引起口干或眩晕的发生率较低，也不会影响心率、心输出量和心搏量，且可改善左心室肥大，是一优良降压药物。

5. 钾通道开放剂(potassium channel openers，PCOs)　钾通道广泛分布于神经细胞、心肌、血管、气道、膀胱平滑肌及腺体等组织，在调节膜电位和兴奋性方面起着重要作用。K^+ 浓度在细胞内远高于细胞外，当钾通道阻滞，K^+ 不能外流，膜电位负值变小，膜去极化，动作电位时程和有效不应期延长，细胞兴奋性增高；当钾通道开放时，K^+ 外流增加，膜超极化，缩短动作电位时程，使膜上 K^+、Ca^{2+} 等电位门控性离子通道开放受抑制，Ca^{2+} 通道拮抗剂敏感的 L 型通道关闭，细胞对 Ca^{2+} 的储存和释放受抑制，这些作用使细胞内游离 Ca^{2+} 浓度降低，导致平滑肌舒张，机体血压下降。

PCOs 是一类特异性地增强细胞膜对 K^+ 通透性的化合物，根据开放的 K^+ 通道的类型，可分成两大类：① ATP 敏感的钾通道(K^{+ATP})开放剂，这一类药物的作用能被选择性 K^{+ATP} 拮抗剂格列本脲所拮抗；② 混合开放剂，即既能开放 K^{+ATP}，又能激活鸟苷酸环化酶依赖的 K^+ 通道。一般地说，这两类 K^+ 通道开放剂，均能引起舒张压下降和反射性心动过速。

现在对 PCOs 研究最广泛的是它们对心血管系统的作用，其中最主要的是它们的抗高血压效应。PCOs 主要有吡那地尔(pinacidil)、色满卡林(cromakalim)、尼可地尔(nicorandil)等第一代 K^+ 通道开放剂；二氮嗪(diazoxide)、米诺地尔(minoxidil)、BPDZ79 等二氮嗪衍生物及 3-吡啶衍生物 KRN2391 等。

KRN2391 和 BPDZ79 都是 K^{+ATP} 开放剂，均能使 KCI 预收缩的去内皮的离体大鼠主动脉扩张，扩张效应与剂量成正相关，且能被 K^{+ATP} 阻断剂格列苯脲所拮抗。在清醒自发性高血压大鼠中进行的试验表明，KRN2391 具有以剂量-效应相关方式扩张血管平滑肌及长效抗高血压的特点，在 7 d 的重复给药中没有耐受现象及停药后的反跳性现象。

Y-27152 是经过 Ⅰ 期临床试验的长效 K^+ 通道开放剂，在体内产生活性代谢物，属于前体药物。在试验中表现出了良好的耐受性，但它引起降压的同时，伴随着脉率的上升。食物对 Y-27152 口服吸收有轻微影响，高剂量引起头痛和心悸等不良反应，这可能与它舒张血管有关。

PCOs 在临床上的疗效也得到了证实。在为时一年多的临床试验中，单用吡那地尔控制血压有效者占 67%～87%，最佳剂量为每日 25～50 mg，无耐受性和反跳现象出现，并可改善脂质代谢。与噻嗪类利尿药合用，可提高其降压效果及减轻水肿和反射性心动过速等不良反应，适用于轻度至中度原发性高血压治疗。双盲、安慰剂对照的交叉研究表明，单剂量口服克罗地尔(comakalim)1.5 mg，可使高血压患者的卧位收缩压和舒张压下降，在试验中观察到反射性心动过速，但无水钠滞留现象。鉴于这类药物的使用有反射性心动过速或水肿等不良反应发生，因此宜与 β 阻滞剂或噻嗪类利尿剂联合使用。

6. 多巴胺受体激动剂　多巴胺是合成肾上腺素和去甲肾上腺素的内源性前体，在临床上主要用于各种休克和心衰治疗。多巴胺随剂量不同，能激动不同的受体，低剂量的多巴胺通过激动多巴胺受体而发挥作用。多巴胺受体有两个亚型，即 DA_1 和 DA_2。DA_1 分布于突触后膜，被激动后能使冠状动脉、肾脏动脉、大脑动脉及肠系膜动脉舒张，同时也能使肾脏对水、钠的重吸收减少；DA_2 受体分布于突触前膜，激动时使儿茶酚胺类物质(如 NE)及醛固酮释放减少。高剂量的 DA 也可选择性激动 α_1、α_2 和 β_1、β_2 受体。

多巴胺能选择性地产生血管舒张和正性肌力作用，但由于其口服不能吸收，因而限制了使用。目前开发的 DA 受体激动剂克服了口服不能吸收的缺点，保留了 DA 的作用特点。除多巴胺外，现在心血管疾病治疗中应用的多巴胺受体激动剂有：异波帕胺(ibopamine)、非诺多巴(fenoldopam)、多培沙胺(dopexamine)及 bromocriptine、carmoxirole 等。ibopamine 和 dopexirole 主要用于心衰的治疗，而 fenoldopam、bromocriptine、carmoxirole 主要用于抗高血压的治疗。

fenoldopam 是一个选择性的 DA_1 激动剂，在治疗浓度范围内不激动 α_1、α_2 和 β_1、β_2 受体及 DA_2 受体，口服和静滴均有效，可用于治疗高血压、充血性心衰及肾功能的改善。fenoldopam 口服虽有效，但生物利用度低，最高只有 35%，因此对它的临床研究现在集中于采用静注给药治疗高血压危象。在临床研究中发现，静注 fenoldopam 治疗高血压危象与硝普钠同样有效，且不会因使用硝普钠而引起的氰化物中毒，极少发生低血压和心动过速等不良反应，尚有改善肾功能的优点，因此非诺多巴有可能成为治疗高血压危象的一线药物。

选择性 DA_2 激动剂可能是又一类抗高血压药物。DA_2 受体激动可降低血浆 NE 水平，引起外周血管舒张，产生降压效应，但目前开发的此类药物，如 bromocriptine（溴隐亭）、carmoxirole、quinpirole（喹吡罗）等，能通过血脑屏障，可用于治疗帕金森氏症，如用于降压治疗，则呕吐、恶心等中枢性不良反应大，而且一些临床研究发现，这类药物的降压疗效不确切或难以评价。尽管如此，将来如能开发出不易通过血脑屏障、无中枢性作用的 DA_2 选择性激动剂，则有望成为抗高血压的理想药物。

7. 内皮素受体拮抗剂　内皮素（endothelin，ET）是一类作用非常强大的内源性的血管收缩因子和压力肽，它由 3 种相关的肽组成，即 ET_1、ET_2 和 ET_3，它们均是由 21 个氨基酸（AA）组成的多肽，其中 ET_1 的血管收缩作用最强。体内研究表明，ET_1 对静脉血管的作用比动脉血管强 3～10 倍。在人体，ET_1 是由 212 个 AA 组成的多肽，即 ET_1 原前体，经裂解转变成 38 个 AA 组成的大分子 ET_1，大分子 ET_1 再经 ET 转移酶的作用，最后才生成有高度缩血管活性的 21 肽 ET_1。

在对哺乳动物中的研究中发现，ET 有两种受体，即 ET_A 和 ET_B。ET_A 受体对 ET_1 有较高选择性，而 ET_B 对 3 种 ET 异构体有同等的亲和力。体内研究证实，激动 ET_A 受体可引起血管收缩，血压升高，但 ET_B 激活可介导内皮依赖性血管舒张因子（如 NO）产生。在人体内 ET_1 可引起持续血管收缩和血压上升。

内皮素的强烈血管作用效应能收缩血管，升高血压，此外可加强中枢及外周交感神经活性，也可刺激肾素、醛固酮等的分泌，因此内皮素受体拮抗剂在临床上将有广泛的作用。现在已有各种 ET 受体拮抗剂出现，已经或即将试用于临床。目前开发的各种拮抗剂多是一些多肽，作用短暂，不易口服，但可口服的非肽类拮抗剂也已出现。内皮素受体拮抗剂大致可分为 3 类：ET_A受体拮抗剂、ET_B受体拮抗剂及 ET_A/ET_B拮抗剂，前 2 类主要是一些多肽，后 1 类包括一些多肽及可供口服的非肽类化合物。

肽类 ET_A拮抗剂 BQ－123 和 FK139317，在动物试验中已经显示出降血压效应；非肽类的 ET_A/ET_B双重拮抗剂 RO470203 和 SB209670，在健康志愿者身上也显示出良好的降压效应。RO470203（bosentan）与安慰剂比较，口服或静注都可使血压下降 5 mmHg 左右，但脉率上升 5 次/分，这种血压下降与脉率上升没有明显的剂量依赖性。实验中观察到，应用 bosentan 后，血浆中 ET_1 水平上升，血浆 ET_1 浓度与 bosentan 的血浆浓度呈正相关，这证实 bosentan 可以反转 ET_1 的血管收缩效应。在一个临床试验中，以 0.2～1.5 $g \cdot kg^{-1} \cdot min^{-1}$速度静滴 SB209670，呈现出线性动力学特点，体内 $t_{1/2}$为 4～5 小时；血浆 ET_1 的免疫反应性上升，表明血浆 ET_1 水平上升。SB209670 还可增加肾血流量约 15％，改善肾功能。总之，内皮素受体拮抗剂在心血管领域尤其是高血压的治疗中显示良好前景。

8. 作用于 5-羟色胺受体的药物　5－HT 广泛分布于胃肠道、脾脏、血管和中枢神经系统等组织。根据受体功能、与特异性配体的亲和力、第二信使和跨膜转运机制，其受体可分成 $5-HT_1$，$5-HT_2$，$5-HT_3$，$5-HT_4$等 4 大类，每一大类又可分成若干亚型。5－HT 在机体内作用复杂，在心、脑、血管等组织起着重要的作用。

5－HT 对心脑血管系统的作用主要通过 $5-HT_{1A}$和 $5-HT_{2A}$两种受体实现，前者激动时可介导中枢性降压，介导交感神经节后神经元释放去甲肾上腺素减少，血管平滑肌松弛和内皮细胞舒张因子释放增加，总的效应是使机体血压下降；而后者激动时，可使交感神经活动增加，引起多数血管收缩，导致血压上升。

5－HT_{1A}和5－HT_{2A}对血压的作用刚好相反，正常人由前者介导的舒血管反应与后者介导的缩血管反应处于相对平衡状态。倘若5－HT_{1A}的活力减弱或5－HT_{2A}的活动增强，就可导致高血压，因此5－HT $_{1A}$受体激动剂或5－HT_{2A}受体阻滞剂可用于抗高血压治疗。

乌拉地尔（uropidil）和酮色林（ketanserin）均是作用于5－HT受体的抗高血压药物，前者是5－HT_{1A}激动剂，后者是5－HT_{2A}拮抗剂。这两个药物的共同点是，它们并不是高度选择性地作用于5－HT受体，它们除作用于中枢的5－HT受体外，尚有外周 α_1 受体阻断作用，它们对突触后膜的 α_1 受体阻断作用弱于哌唑嗪，单纯用 α_1 受体拮抗机制或单纯作用于5－HT机制不能解释它们的降血压效应。通常认为乌拉地尔和酮色林的降压效应是其对 α_1 受体和5－HT受体共同作用所致。

9. 有效天然成分　天然药物中存在大量的治疗高血压的生物活性物质，近年来由于回归自然的热潮，人们对从天然药物中的活性成分产生了浓厚的兴趣。从天然药物中寻找有效的抗高血压活性成分，成为目前研究的热点。

(1) 生物碱

① 异喹啉类生物碱：汉防己 *Stephania tetrandra* S. Moore中主要降压成分为汉防己甲素，研究证明其具有钙拮抗作用，是一种钙通道拮抗剂。汉防己甲素的光学异构体称异汉防己甲素，实验证明亦可能是一种植物性钙拮抗剂，动物实验证明它有明显的降压作用。

莲心碱是从睡莲科植物莲 *Nelumbo nucifera* Gaertn. 成熟种子的胚芽中提取的生物碱，本身降压作用弱，改变为季胺碱后，水溶性增加，降压作用持久。随剂量增加，作用增强，时间延长。其主要通过直接扩张血管平滑肌而使血压降低，即主要阻断肾上腺素 α 受体和较弱的钙拮抗作用而降压，可显著抑制由内皮素－1所致的胞浆游离钙增高，对 Ca^{2+} 释放有抑制作用。

左旋千金藤立定为防己科千金藤属千金藤 *Stephania japonica*（Thunb.）Miers根中所含的生物碱，其降压机制为直接松弛内脏阻力动脉，降低外周阻力。防己科植物华千金藤根中含有较高量的L－四氢巴马汀，能降低自发性高血压大鼠的血压，实验表明对高钾和Bay K8644所致的猪肺动脉平滑肌细胞胞浆游离钙有抑制作用，同时亦能降低麻醉犬的血压。降压机制为降低儿茶酚胺含量和 α 受体阻滞，降低门静脉压主要机制为 α_1 受体阻断剂。

小檗胺为毛莨科小檗属植物中的生物碱，降压机制主要为扩张血管，另外还有直接抑制慢 Ca^{2+} 通道。

② 吡咯类衍生物：茄科植物曼陀罗属毛曼陀罗 *Datura innoxia* Mill. 和白曼陀花 *D. metle* L. 中含有的东莨菪碱具有降压作用，对抗肾上腺素起的升压反应。唐古特山莨菪 *Anisodus tanguticus*（Max.）Pasch. 中含有的山莨菪碱，具有扩张微小动脉、改善微循环的良好作用，可用于治疗高血压脑病。石蒜科石蒜 *Lycoris radiata* Herb. 中含有石蒜伦碱，具有明显而持久的降压作用，优于利血平，是有希望的降压药。

③ 吲哚类生物碱：茜草科植物大叶钩藤 *Uncaria macrophylla* Wall.，披针叶钩藤 *U. lancifolia* Huntch.，毛钩藤 *U. hirsute* Havil.，华钩藤 *U. sinensis*（Oliv）Havil.，及钩藤 *U. rhynchophylla*（Miq）Jacks. 的茎和茎钩中含有的钩藤碱具有降压作用。

④ 其他生物碱：麻黄 *Ephedra sinica* Stapf. 根中分离得到一个新的降压成分阿魏酰组

织胺。该成分是咪唑环衍生物，其盐酸盐静注给鼠(5 mg/kg)，则有明显的降压作用。汉防己根中提得一个 ACE 抑制剂，用于治疗高血压病。伞形科川芎 *Ligusticum chuanxiong* Hort. 中所含的川芎嗪，经 swan-ganz 导管输入对幼犬肺动脉高血压模型，可降肺动脉压，但作用较弱。

(2) 黄酮类：醋柳黄酮降压效果缓慢平缓，下降时不引起继发心律增快。葛根 *Pueraria lobata*(Willd.)Ohwi 总黄酮是研制成功的治疗心脑血管病的有效药物，其主要成分葛根素及其苷元是有效成分。动物实验证明静脉注射葛根素能使自发性高血压大鼠血压降低，心律减慢，还能使其血浆肾素活性降低，这些作用通过对 β-受体的阻滞完成。菊科植物红花 *Carthamus tinctorius* L. 中提取的黄色素能显著降低自发性大鼠血压 1.86～3.86 kPa [1～2 g/(kg·d)]。连续给药 5 周后，以放免法测定自发性高血压大鼠的血浆肾素活性和血管紧张素Ⅱ均有所降低，其降压作用可能是通过抑制肾素—血管紧张系统实现的。应用培养兔 ASMC 方法，研究对平滑肌细胞增殖作用，2.6 g/L 开始抑制 ASMC 增殖，且呈剂量依赖性。光镜、电镜观察，细胞形态明显改变，降压与其抑制 ASMC 增殖有关。罗布麻 *Apocynum venetum* L. 在民间常用其以茶代饮以治疗头晕，在数百年的运用历史中，发现其有利尿、消肿、降压作用，其降压有效成分为槲皮素和异槲皮素。实验证明肾性高血压犬用罗布麻煎剂灌胃 2 小时，血压明显下降，并能持续 3 天左右，其降压机制与抑制血管运动中枢及血管扩张有关。淫羊藿 *Epimedium grandiflorum* Morr. 是临床常用的温肾壮阳、祛风湿中药，其有效降压成分是淫羊藿苷。其水煎液或醇浸出液及淫羊藿苷均能使麻醉大鼠、兔和猫的血压下降，尤以舒张压下降显著。另外还能使冠脉血流增加，总外周阻力下降，心脏后负荷降低。野菊花 *Chrysanthemum indicum* L. 降压主要成分是木樨草素-7-葡萄糖苷和刺槐碱，它能抑制交感神经中枢和血管中枢，并能使外周阻力下降而不降低心输出量。菊科植物鬼针草属植物鬼针草 *Bidens bipinnata* L.、小花鬼针草 *B. parviflora* 含黄酮苷，可用于原发性高血压的治疗。裸子植物银杏 *Ginkgo biloba* L. 叶含有银杏黄素、异银杏黄素、槲皮素、山柰酚和芸香苷，可用于降压。槐树 *Sophora japonica* L. 花中含有的芦丁也可用于降压。

(3) 脂肪酸类：单腔肠动物或多或少含 PGE 或 PGS 衍生物，具有降压作用。1969 年 Weinheimer 等从佛罗里达柳珊瑚中首次分离得前列腺类似物(15R)-PGA_2，这一发现在世界上引起广泛的注意。以后陆续从海洋生物中分得许多前列腺素衍生物，如从柳珊瑚中分得(15S)-PGA_2 及其酯和(15S)-PGE_2。后来从红藻 *Gracilaria Lichenoides* 中分得 PGE_2、PGF_2 及新的 C_{20}脂肪酸衍生物 Hybridalactone。

浓缩马面鱼油含 ω-3 不饱和脂肪酸，用灌胃法每日用量 0.5 ml/100 g 给二肾一夹型高血压大鼠灌胃，发现其体重无明显变化，收缩压显著下降。高剂量鱼油明显降低自发性男性病人的血压，原因是短暂增加舒张血管的前列环素。不饱和脂肪酸的酰胺衍生物如辣椒碱，给豚鼠 160 nmol/kg 可引起持久的血压下降，全身动脉压最大下降数为(3.2±0.4)kPa ($P<0.01$)，降压机制是由于敏感肾神经元内的 P 物质和神经肽 A 等血管活性肽的释放。实验表明，辣椒碱尚可减弱加压素的释放。

(4) 皂苷：远志皂苷降压作用与迷走神经兴奋、神经节阻断以及外周 α 肾上腺能受体、M 胆碱能受体和 H_1 受体无关。大豆叶皂苷静脉注射于大鼠，有明显降低动脉血压的作用，并呈现量效关系。此降压作用不被阿托品对抗，也不能减弱去甲肾上腺素的升压作用，说明其降压作用既不是兴奋 M 受体，也不是阻断 α 受体引起的，有可能是通过其他的受体或直接扩血管作用的结果。白蒺藜 *Tribulus terrestris* L. 中的总皂苷可以改善高血压病人瘀血证侯，改善血液流变性。人参 *Panax ginseng* C. A. Meyer. 中人参二醇组皂苷 30 mg/kg 静脉注射可引起血压明显下降，其降压作用可被阿托品对抗。降压不是直接对抗 NE 的作用，可能是通过兴奋突触前膜 α_2 受体、减少神经递质释放。毛冬青 *Llex pubescens* Hook. et Arn. 中的毛冬青甲素腹腔注射 20 mg/kg 于高血压大鼠，其血压、血液流变学和脑微血管结构有改善作用，通过降低外周血管阻力而起到降压作用。

(5) 萜类：唇形科毛绿筋骨草 *Ajuga ciliata* Bge. 中筋骨草总二萜与心痛定相比，作用较慢、强度弱，但降压时间长。静注软珊瑚二萜葡萄苷明显降低麻醉大鼠颈动脉压，量效关系明显，并未见快速耐受作用。其降压机制是降低血管阻力，直接扩张血管。银杏苦内酯为特异性血小板激活因子(PAF)受体拮抗剂，降低低氧性肺动脉高压。

(6) 香豆素：白花前胡 *Peucedanum praeruptorum* Donm. 中前胡丙素可显著降低肾型高血压大鼠血压，用药 9 周后血压较给药前下降 43%。尾动脉对去甲肾上腺素和 kel 反应性显著降低，量效曲线向右下移位，表明其降压与其血管平滑肌的松弛作用有关。氧前胡素 0.6 g/kg 胃肠道给药，明显降低麻醉和清醒大鼠及清醒肾型高血压大鼠的血压，其降压与直接扩张血管有关。蛇床子 *Cnidium monnieri*(L). Cusson. 中的蛇床子素 7.5～15 mg/kg 于麻醉开胸犬后静注，发现收缩期血压、舒张期血压、平均血压、左室收缩压和室内压最大上升速率及心输出量总外周阻力降低，10 min 为作用高峰。

(7) 苯丙烷类衍生物和苯乙烯衍生物：杜仲 *Eucommia ulmoides* Oliv 的树皮中得到(±)-松脂素双葡萄糖甙，其降压主要通过直接舒张血管和抑制血管运动中枢而使血压下降；另一降压成分为绿原酸，急性降低家兔血压 10%～14.1%。向日葵 *Helianthus annuus* L. 叶含咖啡酸和绿原酸，可治疗高血压。五味子 *Schisandra* sp. 果实中分得五味子素 H、J、N 和 G，是作为钙拮抗剂起降压作用。

(8) 氨基酸、肽和蛋白质：用富含牛磺酸的海带、鱼蛋白及能在体内转化为牛磺酸的胆氨酸分别喂养自发性高血压大鼠 SHR，降压 4 周后观察，各组收缩压均下降，而对照组收缩压却上升($P<0.001$)。各处理组血中牛磺酸浓度和 24 小时尿中牛磺酸排泄量高于对照组($P<0.05$)，降压作用与牛磺酸含量有关。长期服用牛磺酸，可降低 SHR 与实验性大鼠的血压。对原发性高血压病人，长期服用牛磺酸治疗，明显降低血压。降压机制为：口服牛磺酸可抑制脑内因活化 CRAS 而引起 SHR 对盐量增加的需要。地中海章鱼中含有 iledosion，降压作用比乙酰胆碱和组胺强数倍，3～30 μg/kg 时明显扩张血管，降压。在基础饲料中加入鱼蛋白，使蛋白质总含量达 42%，饲给二肾一夹型高血压大鼠，1～3 周后血压有轻度下降，4 周后高血压大鼠血压显著低于对照大鼠，平均下降 3.9 kPa($P<0.05$)。一种寄生在梅树上的真菌水提物，具有降压活性，活性成分为糖蛋白。

(9) 其他类：枸杞多糖给予二肾一夹法复制肾性高血压大鼠模型，可降低大鼠收缩压和舒张期血压，降低血浆及血管中丙二醛和内皮素含量，增加降钙素基因相关肽的释放。其降压机制是通过降低自由基脂质过氧化反应，调节血管活性因子释放的平衡，防止高血压的形成。从蓝斑环鞘 Octopus maculosa 唾液腺中分得蓝斑环毒素，可使兔和大鼠血压降低。大蒜素可降低高血压病人的收缩压及舒张压，降速较快。从南海小枝短指软珊瑚中分得 Remeisterol，经药理研究，也具有降血压活性。

综上所述，天然抗高血压活性成分，结构类型广泛，各类成分拥有自身的特点，适用于不同的高血压及其并发症。天然抗高血压活性成分来源丰富、降压作用较强、毒性小、原料易得，具有广泛的应用开发前景。而针对高血压病人需要终生治疗的特点，加大力度开发低剂量、超长效的抗高血压新药应是今后研究开发的重点。

第八章　高脂血症及其药物治疗

高脂血症以往是老年人的常见疾病，在我国，发病率明显低于西方发达国家。但随着社会的发展，人们生活水平的提高，饮食结构的改善和生活方式的改变，高脂血症的发病率显著增高并有低龄化的趋势。目前高脂血症已成为威胁人类健康的重要疾病。有充分的证据表明，膳食中胆固醇、甘油三酯、低密度脂蛋白等脂类水平的升高同冠心病的发展相关联，其主要危害表现在引起动脉粥样硬化，增加冠心病、脑卒中的发病率和死亡率，而这两种疾病又是人类死亡的主要原因。因此，有效地预防和治疗高脂血症可以预防或减轻动脉粥样硬化，从而减少心绞痛、心肌梗死、中风等急性心脑血管疾病的发生。大多数病人经过合理的饮食调整与生活方式的调节，可以控制血脂到正常水平。近来新发展的调脂药物已能有效地治疗饮食调整所不能控制的高脂血症。

第一节　血脂和脂蛋白的成分及生理功能

一、血脂成分及其生理功能

血脂为血液中所含脂类物质的总称，脂类又由脂肪和类脂组成。血液中的脂类主要包括游离胆固醇(free cholesterol，FC)、胆固醇酯(cholesterolester，CE)、甘油三酯(triglyceride，TG)、磷脂(phospholipid，PL)、游离脂肪酸(free fatty acid，FFA)和微量的类固醇激素及脂溶性维生素 A、D、E、K。血液中脂类含量与全身脂类总量相比，只占极少的一部分，但它转运于各组织之间，往往可以反映出体内脂类代谢情况。正常人血浆脂类含量相对稳定，有一定的波动范围。

(一) 胆固醇

早在 18 世纪初期，科学家们第一次从胆石中提取出一种物质，并把它称为胆固醇。人体中胆固醇的总量大约占体重的 0.2%，各组织中的含量差别很大，例如骨质中胆固醇含量最少。按每 100 g 计，骨质中约含 10 mg，骨骼肌中约含 100 mg，内脏中含量多在 150～250 mg，肝脏和皮肤中含量稍高，约为 300 mg。脑和神经组织中含量最高，每 100 g 组织约含 2 g，其总量约占全身总量的 1/4。人体中的胆固醇主要以胆固醇酯的形式存在，约占总胆固醇的 2/3。

1. 胆固醇的生物合成和转运　人体内的胆固醇一部分来自富含胆固醇的动物性食物，如蛋黄、奶油、脑、内脏(特别是肝脏)，称为外源性胆固醇；另一部分是由体内各组织细胞自行合成的，主要在肝脏和肠黏膜合成。人体内70%的胆固醇是内源性的，其中50%以上在肝脏合成。胆固醇的合成过程非常复杂，有近30步的酶促反应。首先两分子乙酰CoA缩合生成乙酰乙酰CoA，再经细胞液中HMG-CoA(3-羟-3-甲戊二酸单酰辅酶A)合成酶的作用与一分子的乙酰CoA缩合为HMG-CoA。细胞液中的HMG-CoA还原酶可催化具有开环羟酸结构的HMG-CoA还原为甲基二羟戊酸(甲羟戊酸)(mevalonic acid)，然后甲羟戊酸经一系列反应生成鲨烯。最后鲨烯再经氧化、环化、脱甲基、还原等一系列反应，生成羊毛脂固醇，进一步环化为胆固醇。其中HMG-CoA还原酶在调节胆固醇的合成中具有决定性意义，任何因素改变此酶的活性，可显著影响体内胆固醇的合成。肝脏中的一部分胆固醇与载脂蛋白结合形成脂蛋白，进入血液循环，继而被组织细胞表面的低密度脂蛋白(LDL)受体摄取并被利用代谢的过程，称为胆固醇的正向转运；肝外组织细胞中过量的胆固醇经高密度脂蛋白(HDL)的介导，由HDL直接携带返回肝脏，或经血浆胆固醇酯转运蛋白(CETP)的介导转运至极底密度脂蛋白(VLDL)及LDL，再被携带返回肝脏后被代谢的过程称为胆固醇的逆向转运过程。

2. 胆固醇在体内的代谢和生理功能　胆固醇在体内的生理功能主要有以下几个方面：

(1) 转变为胆汁酸：人体中80%的胆固醇在肝脏中经胆固醇7α-羟化酶的作用生成7α-胆固醇后经一系列过程转变成胆酸，胆酸再与甘氨酸或牛磺酸结合成胆汁酸，胆汁酸以钠盐或钾盐的形式存在，称为胆盐。胆盐可起乳化剂的作用，使大颗粒的脂肪变成小颗粒而易于与小肠中的酶作用，促进脂类的消化和吸收。胆酸的生成又受胆酸的自身调节。在小肠尾部，85%～95%的胆酸被重新吸收入血，重吸收的胆酸能抑制肝脏中的胆固醇7α-羟化酶的活性。因此，胆瘘或药物抑制胆酸从肠道的重吸收时，可使体内胆酸的生成量大大增加，从而降低体内胆固醇的量。

(2) 转变为7-脱氢胆固醇：在肝脏和肠黏膜细胞内胆固醇可转变为7-脱氢胆固醇，后者经血液运送到皮肤，在紫外线照射下可转变为维生素D_3。维生素D_3能促进钙、磷的吸收，有利于骨骼的生成。

(3) 转变为类固醇激素：胆固醇在肾上腺皮质细胞内可转变成肾上腺皮质激素，在卵巢可转变为孕酮和雌激素，在睾丸可转变为睾酮。

(4) 构成细胞膜：胆固醇是细胞膜的重要组成成分。有人曾发现给动物喂食缺乏胆固醇的食物，结果这些动物的红细胞脆性增加，容易引起细胞的破裂。而细胞膜磷脂和胆固醇增多会降低红细胞的变形能力，影响微循环的灌注，增加血液粘度。因此，没有胆固醇细胞就无法维持正常的生理功能。

(5) 有科学家认为血液中正常的胆固醇含量有一定的抗癌功能。

3. 胆固醇的排泄　一部分胆固醇在肝内经氧化转变为胆酸，随胆汁排出，大部分胆汁酸在肠内随肝肠循环重新吸收，5%～15%的胆汁酸经肠内细菌作用后随粪便排出体外。部分未氧化的胆固醇由肝细胞排入胆管，随胆汁进入肠道，或在肠腔中通过黏膜脱落进入肠道。在肠道，部分胆固醇被肝肠循环重新吸收入血，另有部分在肠道被细菌还原为粪固醇，随粪便排出体外。

(二) 甘油三酯(脂肪)

1. 甘油三酯的生物合成　血浆中的甘油三酯也有两个来源，一是从含脂肪过多的食物中摄入，含于乳糜微粒(CM)中，称为外源性甘油三酯；二是由肝脏和脂肪组织合成，含于

VLDL中，称为内源性甘油三酯；还有小肠黏膜上皮细胞能将消化吸收的脂肪分解产物重新合成脂肪。其合成过程如下：① α-磷酸甘油和一分子的脂酰CoA经过磷酸甘油转酰基酶的催化生成溶血磷脂酸；② 溶血磷脂酸和一分子的脂酰CoA通过溶血磷脂酸转酰基酶的催化生成α-磷酸甘油二酯（又称磷脂酸）；③ 磷脂酸在磷脂酸磷酸酶的作用下水解生成甘油二酯；④ 甘油二酯与一分子脂酰CoA在甘油二酯转酰基酶的作用下生成甘油三酯。

2. 甘油三酯的代谢和生理功能　人体内除成熟红细胞外几乎所有的组织细胞都有氧化甘油三酯及其分解产物的能力。在肾上腺素等激素的调节下，甘油三酯被脂肪酶水解为甘油和脂肪酸。甘油和脂肪酸再进一步在线粒体中进行氧化分解，供给机体能量。脂肪释放的热量远较蛋白质或碳水化合物高。

甘油三酯还是人体储存能量的方式。人体的脂肪细胞可以储存大量脂肪，当摄入的能量超过消耗的能量时，能量以脂肪的形式在体内储存，当能量摄入不足时，可以释放出来供机体消耗。

甘油三酯还是脂溶性维生素A、D、E、K的载体，如食物中缺少脂肪可影响这些维生素的吸收和利用。

甘油三酯还可以保持人体体温，对重要器官起着支持和固定作用，增进饱腹感和食物的口感，刺激消化液的分泌。

（三）磷脂

除甘油三酯外，磷脂是体内最多的脂类，它是人体所有细胞膜和血液的重要组成物质，在脑、肝脏等组织中特别高，如卵磷脂。磷脂可使细胞器维持正常的形态和功能；由于磷脂中有含双键的不饱和脂肪酸，使生物膜具有良好的流动性和特殊的通透性；神经组织中的大量磷脂可使神经组织维持正常的兴奋性；磷脂同时是一种高效的乳化剂，能使脂肪乳化促进脂肪的吸收；磷脂也是血浆脂蛋白的重要成分，是胆固醇和脂肪在血液中运输必不可少的物质；磷脂还可以在胆汁中与胆盐和胆固醇一起形成胶状颗粒，有利胆固醇的溶解和排泄。

（四）脂肪酸

根据脂肪酸碳链中是否含有双键结构可将其分为饱和脂肪酸和不饱和脂肪酸；因双键的数目的不同又可分为单不饱和脂肪酸和多不饱和脂肪酸（polyunsaturated fatty acid），后者又称多烯脂肪酸（polyenoic fatty acid），是碳链中含有两个以上双键的不饱和脂肪酸。其中双键起始于甲基端的第3个碳原子者称$\omega-3$或$n-3$型，起始于甲基端的第6个碳原子者称$\omega-6$或$n-6$型。

脂肪酸有两个来源：① 体内合成：机体可自身合成饱和与单不饱和脂肪酸，以脂肪形式储存在脂肪组织中，需要时从脂肪组织中动员，是机体所需能量的重要来源，也是合成前列腺素等复杂脂类的原料；② 食物供给：机体生长所必需而自身又不能合成的必需脂肪酸，如亚油酸和亚麻酸等不饱和脂肪酸，需从含量丰富的植物油中摄取。亚油酸一旦缺乏可使生长停滞，体重减轻，皮肤鳞状病变，并可使肾脏损伤，婴幼儿若缺乏，患湿疹的可能性增大。

二、脂蛋白组成及其生理功能

由于甘油三酯和胆固醇都是疏水性物质，不能直接在血液中被转运，同时也不能直接进入组织细胞中，因而必须与血液中的载脂蛋白（apolipoprotein，Apo）和极性类脂（如磷脂）一起，组成一个亲水性的球状巨分子，才能被运输、代谢并被组织利用。这种球状巨分子复合物称为载脂蛋白(lipoprotein,LP)。现已发现有20余种载脂蛋白。载脂蛋白能介导脂蛋白与细胞膜上的脂蛋白受体结合,并被摄入细胞内进行分解代谢。脂蛋白一般都是以不溶于水的甘油三酯和胆固醇酯作为核心,其表面则是少量蛋白质和极性磷脂和游离胆固醇,它们的亲水基团突入周围水相中,从而使脂蛋白分子能够稳定并溶于水(如图8-1)。

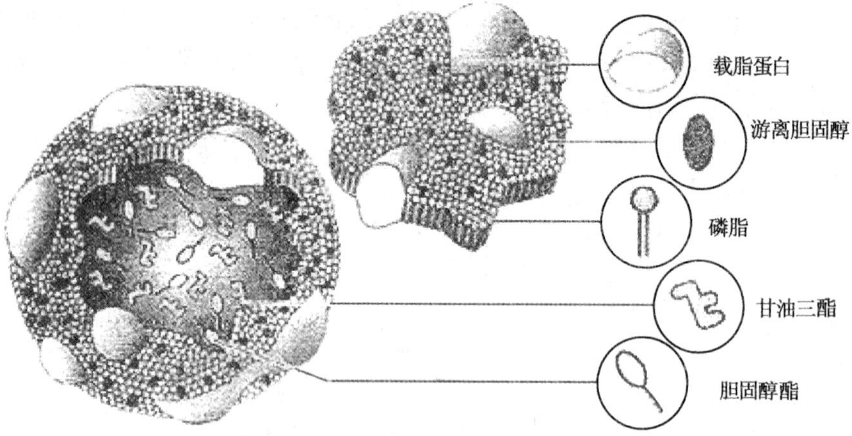

图8-1　脂蛋白结构图

(一) 载脂蛋白

载脂蛋白(apolipoprotein, Apo)是一类能与血浆脂质(主要是指胆固醇、甘油三酯和磷脂)结合的蛋白质,为构成血浆脂蛋白的主要成分。在体内,载脂蛋白具有许多重要的生理功能,如作为配基介导脂蛋白与细胞膜上的脂蛋白受体结合,并被摄入细胞内进行分解代谢,激活多种脂蛋白代谢酶等。现已认识到载脂蛋白不仅对血浆脂蛋白的代谢起着决定性的作用,而且对动脉粥样硬化的发生和发展亦有很大的影响。目前已报道的20余种载脂蛋白中,临床意义较为重要且认识比较清楚的有ApoAⅠ、ApoAⅡ、ApoⅣ、ApoB100、ApoB48、ApoCⅡ、ApoCⅢ、ApoE等。

1. 载脂蛋白AⅠ　载脂蛋白AⅠ(ApoAⅠ)主要分布于血浆CM、HDL_2和HDL_3中,约占这三类脂蛋白中的蛋白含量的33%、65%和62%。正常情况下,血浆中ApoAⅠ的浓度为1.00～1.50 g/L。ApoAⅠ的生理功能为:① 参与构成CM、HDL;② 作为一种辅助因子,参与激活卵磷脂胆固醇酰基转移酶(LCAT),后者能催化游离胆固醇酯化为胆固醇酯;③ 参与胆固醇的逆向转运过程。

2. 载脂蛋白AⅡ　载脂蛋白AⅡ(ApoAⅡ)是人HDL颗粒中第二种主要的载脂蛋白,约占HDL中蛋白质总量的20%。在乳糜微粒中它的含量可达总载脂蛋白的7%～10%。VLDL中也含有少量的ApoAⅡ。血浆中ApoAⅡ的浓度为0.35～0.50 g/L。Apo AⅡ的生理功能仍不十分清楚,除了作为HDL的结构成分外,可能还具有抑制LCAT活性的作用。也有人认为,ApoAⅡ是肝甘油三酯脂酶的激活因子。

3. 载脂蛋白B　载脂蛋白B(ApoB)是一类在相对分子质量、免疫性和代谢上具有多态性的蛋白质,按相对分子质量及所占百分比,主要可分为B100、B48。Apo B100主要分布于血浆VLDL、中间密度脂蛋白(IDL)和LDL中,占这三类脂蛋白中蛋白含量的25%、60%、95%。而ApoB48则分布于CM中,占其蛋白含量的5%。正常情况下ApoB浓度为0.80～

1.00 g/L。ApoB 的生理功能为：① ApoB100 是 VLDL、IDL 和 LDL 的结构蛋白，参与脂质转运。② 80%的 LDL 经受体途径清除，ApoB100 是介导 LDL 与相应受体结合必不可少的配体。③ ApoB48 为 CM 合成和分泌所必需，参与外源性脂质的消化吸收和运输。

4. 载脂蛋白 CⅡ　载脂蛋白 CⅡ(ApoCⅡ)是 CM、VLDL 和 HDL 的结构蛋白之一，分别占其蛋白成分的 14%、7%～10%及 1%～3%。ApoCⅡ在血浆中的浓度为 0.03～0.05g/L。ApoCⅡ的生理功能为：① 是脂蛋白脂酶(LPL)的激活剂，而 LPL 是 CM 和 VLDL 水解的关键酶。② 是肝脏甘油三酯脂酶(HTGL)的抑制剂。③ ApoCⅡ也能激活 LCAT，但其作用远弱于 ApoAⅠ和 ApoCⅠ等。

5. 载脂蛋白 E　载脂蛋白 E(ApoE)主要存在于 CM、VLDL、IDL 和部分 HDL 中，正常人血浆 Apo E 浓度为 0.03～0.05 g/L。Apo E 的浓度与血浆甘油三酯含量呈正相关。ApoE 的生理功能为：① 构成脂蛋白，是 CM、VLDL、IDL 和部分 HDL 的结构蛋白。② 作为配体与 LDL 受体或 Apo E 受体结合。③ 具有免疫调节作用，这是因为在淋巴细胞表面有 ApoE 免疫调节受体，而含 Apo E 的脂蛋白能与淋巴细胞免疫调节受体结合，可使淋巴细胞对促进细胞分裂的刺激发生对抗，这可能是脂蛋白和受体的结合抑制了淋巴细胞活化所需要的早期转化过程，如对钙的摄取、磷脂酰肌醇循环和环核苷酸代谢等。④ 参与神经细胞的修复。

(二) 脂蛋白的组成和功能

1. 乳糜微粒　乳糜微粒(chylomicron，CM)为食物中的脂肪经小肠消化吸收后在肠黏膜上皮细胞内合成，主要成分为 TG 和 ApoA、ApoB、ApoC，CM 合成后经乳糜管和胸导管进入血液。CM 主要功能为转运外源性的 TG 和胆固醇。CM 经过毛细血管时与附着在管壁上的 LPL 接触，使 CM 中的 80%～90%的 TG 和磷脂(PL)分解为游离脂肪酸、甘油和溶血卵磷脂以供组织细胞利用。CM 残余颗粒最后被肝细胞降解。

2. 极低密度脂蛋白和低密度脂蛋白　极低密度脂蛋白(very low density lipoprotein，VLDL)，又称前 β 脂蛋白，主要在肝脏合成，其主要成分为 TG 和 ApoB、ApoC、ApoE，其主要功能为转运内源性 TG 到周围组织。大部分 TG 被血管壁上的 LPL 分解，大量 TG 分解后 ApoB 相对增加，同时接受来自 HDL 的胆固醇酯和 ApoC 形成中密度脂蛋白(IDL)。随着 TG 的进一步减少，胆固醇酯的逐渐增多，最后形成低密度脂蛋白(low density lipoprotein，LDL)，即 β 脂蛋白。LDL 的主要成分为胆固醇酯和 ApoB。LDL 的主要功能是将内源性胆固醇转运到周围组织。包括动脉壁内皮细胞和平滑肌细胞在内的大多数外周细胞表面均有 LDL 受体，LDL 通过其中的 ApoB，与 LDL 受体结合后进入细胞内，在溶酶体中被水解，胆固醇酯被转化为胆固醇供细胞利用。细胞内胆固醇的增加又可反馈性地抑制细胞合成 LDL 受体。

3. 高密度脂蛋白　高密度脂蛋白(high density lipoprotein，HDL)，又称为 α 脂蛋白，由肝和小肠合成。新生成的 HDL 呈盘状称 HDL_3，含较多的 ApoA 和少量的 ApoC、胆固醇和胆固醇酯，在循环中从周围组织细胞获得胆固醇，在血浆 LCAT 的作用下胆固醇转化为胆固醇酯。HDL 中的 ApoA 是 LCAT 的激活剂，因此 HDL 是胆固醇酯合成的主要场所。胆固醇酯生成后进入 HDL_3 的中心，HDL_3 的表面可接受更多的胆固醇。随着胆固醇酯的增多，HDL_3 逐渐变为球形，此时称为 HDL_2。HDL_2 可将部分胆固醇酯转移至 VLDL、LDL 等脂蛋白中。HDL 的主要功能是将外周组织中的胆固醇转运到肝进行分解代谢，同时也能阻止外周组织利用 LDL 和胆固醇。

4. 脂蛋白 a　脂蛋白(a)[Lp(a)]是一种独特的蛋白质,类似 LDL 的组成,含有 ApoA 载脂蛋白。主要由肝脏合成并被肝脏清除,亦能被氧化修饰而被巨噬细胞摄取。其生理功能尚不清楚,病理作用主要是使血栓形成和致动脉粥样硬化。

几种脂蛋白的物理、化学特征见表 8-1。

表 8-1　人血浆脂蛋白的物理和化学特性

脂蛋白	电泳	水合密度	Sf 值	分子大小(nm)	化学组成(%)				
					FC	磷脂	蛋白质	TG	CE
乳糜微粒	原位	<0.95	>400	80～500	2	5	2	88	3
VLDL	前-β	0.95～1.006	20～400	30～80	7	18	9	54	12
IDL	β	1.006～1.019	12～20	25～30	9	19	17	22	33
LDL	β	1.019～1.063	0～12	20～25	9	22	22	6	41
Lp(a)	前-β	1.050～1.082	0～2	26	9	18	34	3	36
HDL_2	α	1.063～1.125	0～3.5*	10	6	28	44	4	18
HDL_3	α	1.125～1.21	3.5～9*	8	3	25	55	3	14

注:Sf 值系指在温度 26℃的 NaCl 溶液中密度为 1.063 超速离心 24 小时的漂浮系数,单位是 10～13 cm/sec/dyne/g;*其 NaCl 溶液中密度为 1.20。FC:游离胆固醇; CE:胆固醇酯; TG:甘油三酯;VLDL:极低密度脂蛋白;IDL:中间密度脂蛋白;LDL:低密度脂蛋白;Lp(a):脂蛋白(a);HDL:高密度脂蛋白。

(三) 参与脂蛋白代谢的酶和受体

1. 与脂蛋白代谢有关的酶和蛋白

(1) 脂蛋白脂酶(LPL):由肾、心肌、骨骼肌等实质性组织合成和分泌,分布在毛细血管内皮细胞表面的 LDL 受体上。该酶主要催化 CM、VLDL 中的 TG 水解,使这些大颗粒变为分子量较小的残粒,ApoCⅡ是该酶的激活剂。

(2) 肝甘油三酯脂酶(HL):存在于肝脏和肾上腺的血管内皮细胞中,由肝脏释放入血。其功能一是进一步催化水解 VLDL 残粒中 TG,使其中 TG 水解代谢 80%～90%;二是水解 HDL 颗粒中磷脂分子的脂肪酸甘油键,在 HDL 亚型分子间的相互转换和代谢上起重要作用。

(3) 卵磷脂胆固醇酰基转移酶(LCAT):由肝脏合成,吸附在 HDL 分子上,与 ApoD 和胆固醇酯转移蛋白一起组成胆固醇酯转移复合物,存在于循环中。复合物中的胆固醇酯转移蛋白能将 LACT 的反应产物胆固醇酯(卵磷脂和游离胆固醇在 LACT 的催化下生成溶血卵磷脂和胆固醇酯),转移到其他的脂蛋白中,如 LDL 和 VLDL,最后被具有脂蛋白受体的细胞吸收。

(4) 脂质转运蛋白(LTP):又称胆固醇酯转运蛋白(CETP),能促进血浆各种脂蛋白中胆固醇酯和甘油三酯交换和转运的功能。非肝细胞表面多余的胆固醇和 HDL 结合并被酯化成胆固醇酯,然后由 CETP 将 HDL 中的胆固醇酯转移到 VLDL、CM 和 IDL 中,同时这些颗粒中的甘油三酯转移到 HDL 中。正常情况下 CM 残粒和少量 VLDL 残粒与肝 ApoE 受体或 LDL 受体结合而被吸收,大部分 VLDL 颗粒继续代谢转变为 LDL,最终与肝脏

LDL 受体结合而被清除。

2. 细胞膜的脂蛋白受体　脂蛋白受体是一类位于细胞膜上的糖蛋白,这些蛋白质能以高亲和性方式与其相应的脂蛋白配体相互作用,从而介导细胞对脂蛋白的摄取和代谢,并进一步调节细胞外脂蛋白的水平。脂蛋白受体与配体结合的特异性各不相同,有的表现为高度特异性,或称为特异性狭窄(narrow specificity),即受体只能识别少数几种配体,如低密度脂蛋白(LDL)受体;有的则与多种配体发生结合,称为特异性广泛(broad specificity),如 LDL 受体相关蛋白和清道夫受体。脂蛋白受体并不涉及信号转导机制,细胞外脂蛋白水平与受体表达之间似乎不存在正、负反馈调节。在 LDL 受体,经常起作用的是一种下行性调节机制。

细胞膜受体处于疏水性环境中,用一般的分离提纯技术进行研究困难很大,因此主要的研究手段为现代分子生物学技术。由 Brown 和 Goldstein 开创的 LDL 受体研究,带动了整个脂蛋白受体研究领域的飞速发展。迄今为止,LDL 受体、LDL 受体相关蛋白、清道夫受体以及极低密度脂蛋白(VLDL)受体的一级结构已相继阐明。如今,不仅对脂蛋白受体结构和功能的了解日渐深入,而且有关受体介导性内吞作用的新理论、新概念正不断涌现,推动着现代生物医学的发展。

(1) LDL 受体:几乎存在于哺乳动物和人体所有的细胞膜上,能特异性地和 ApoB 和 ApoE 结合,受体的数目受细胞内胆固醇的反馈调节。通过受体介导富含 ApoB 和 ApoE 的 LDL 和 HDL 等进入细胞内进行代谢。

(2) ApoE 受体:该受体仅存在于肝细胞细胞膜上,能识别包括 CM 残粒(未代谢完全的 CM 颗粒)、VLDL 残粒和 HDL 等富含 ApoE 的脂蛋白。

(3) 清道夫受体(scavenger recepter):存在于巨噬细胞表面的该受体,介导细胞摄取 ox-LDL 且不受细胞内胆固醇的负反馈调节。

(4) HDL 受体:各种细胞膜上均存在这种受体,其对体内胆固醇的逆向转运起着重要作用。

第二节　高脂血症及其危害

一、高脂血症

高脂血症是指血清中总胆固醇、甘油三酯和(或)低密度脂蛋白过高和(或)血清高密度脂蛋白过低的一种全身脂代谢异常。由于血浆中的 TC 和 TG 是疏水分子,不能直接在血液中被转运,必须与血液中的蛋白质和其他类脂如磷脂一起组合成亲水性的球状巨分子复合物——脂蛋白(lipoprotein)。所以,高脂血症实际上是血浆中某一类或某几类脂蛋白水平升高的表现,严格说来应称为高脂蛋白血症(hyperlipoproteinemia)。近年来,人们已逐渐认识到血浆中 HDL 降低也是一种血脂代谢紊乱。因而,有人建议采用脂质异常血症(dyslipidemia)这一病名,并认为该名称能更为全面准确地反映血脂代谢紊乱状态。但是,由于高脂血症这一病名使用时间长且简明通俗,所以仍然广泛沿用。

目前我国的血脂水平分类标准采用的是 1996 年全国血脂异常诊断和治疗专题学术研讨会上提出的分类标准，见表 8－2。国际上最新的血脂水平分类是 2001 年美国全国性胆固醇教育计划(NCEP)提出的，见表 8－3。

表 8－2　我国的血脂水平分类标准

	合适水平	临界水平	增高水平
血 TC	5.20 mmol/L (<200 mg/dl)	5.23～5.69 mmol/L (201～219 mg/dl)	>5.72 mmol/L (>220 mg/dl)
血 LDL－c	<3.12 mmol/L (<120 mg/dl)	3.15～3.61 mmol/L (121～139 mg/dl)	>3.64 mmol/L (>140 mg/dl)
血 HDL－c	>1.04 mmol/L (>40 mg/dl)		减低<0.91 mmol/L (<35 mg/dl)
血 TG	<1.70 mmol/L (<150 mg/dl)		>1.70 mmol/L (>150 mg/dl)

表 8－3　2001 年美国血脂水平分类标准(ATPⅢ，mg/dl)

	合适水平	近乎合适水平	临界水平	增高水平	极高水平
血 TC	<200	200～239	≥240		
血 LDL－c	<100	100～129	130～159	160～189	≥190
血 HDL－c	≥60(高)		<40(低)		
血 TG	<150	150～199		200～499	≥500

二、高脂血症的病因

(一) 饮食因素

1. 高胆固醇、高脂肪饮食　据统计，高胆固醇摄入人群每天摄入胆固醇的量为400 mg，而低胆固醇人群的摄入量为 200 mg 左右。研究表明，胆固醇摄入量从每日 200 mg 增加为 400 mg，可升高血胆固醇 0.13 mmol/L(5 mg/dl)。在国内，随着温饱问题的解决和小康社会的到来，饮食结构也由以前的高糖、高纤维变为高脂肪、高胆固醇。高胆固醇性高脂血症的机制可能与肝脏胆固醇含量增加、LDL 受体合成减少有关。另外高胆固醇、高脂肪饮食可引起肥胖，从而导致体重增加。一般认为体重增加最终大约可使人体血胆固醇升高 0.65 mmol/L(25 mg/dl)，这种升高至少有两种代谢机制可以解释：① 肥胖促进肝脏输出含 ApoB 的脂蛋白，继而使 LDL 生成增加；② 肥胖使全身的胆固醇合成增加，引起肝内胆固醇池扩大，因而抑制 LDL 受体的合成。在肥胖患者中，由于肝脏过量合成 ApoB，也能使 VLDL 的产生明显增多。此外，肥胖常与其他代谢性疾病共存。腹部肥胖者比臀部肥胖者甘油三酯升高更为明显。

2. 高饱和脂肪酸饮食　典型的美国人所摄入的饱和脂肪酸大约占每日总热卡的 14%，而理想的量应为 7%。一般认为饱和脂肪酸摄入量占总热卡的 14%(即超出常规的 7%)，可致血胆固醇增高大约 0.52 mmol/L(20 mg/dl)，其中多数为 LDL－C。有资料表明，饱和脂肪酸抑制 LDL 受体活性，虽然其确切的机制尚不清楚，但可能与下列 5 个方面有关：① 抑制胆固醇酯在肝内合成；② 促进无活性的非酯化胆固醇转入活性池；③ 促进调节性氧化类固醇形成；④ 降低细胞表面 LDL 受体活性；⑤ 降低 LDL 与 LDL 受体的亲和力。

（二）遗传因素

1. 家族性高胆固醇血症　由于 LDL 受体先天缺陷（LDL 受体不足或缺乏），造成体内 LDL 清除延缓而引起血胆固醇水平升高，患者常有肌腱黄色瘤。在心肌梗死存活的患者中占 5%。

2. 家族性 ApoB100 缺陷症　由于 2 号染色体上 ApoB 基因突变，造成 ApoB100 上 3 500位的氨基酸被置换，因而影响了 LDL 的分解代谢。

3. 多基因家族性高胆固醇血症　在临床上这类高胆固醇血症相对来说较为常见，其患病率可能是家族性高胆固醇血症的 3 倍，患者常无黄色瘤。有关的基因缺陷尚不清楚。这类患者的 ApoE 基因型多为 E_4 杂合子或 E_4 纯合子。临床上对该症的诊断是基于在家族调查中发现，有两名或两名以上的成员血浆胆固醇水平升高，而家庭成员中均无黄色瘤。

4. 家族性混合型高脂血症　在心肌梗死的存活者中，这是最常见的一类血脂异常，约 10%的患者有此种血脂异常。其遗传基因缺陷尚不清楚，常伴有肝脏过多合成 ApoB。这类病人多伴有体重超重、高血压，也可有糖尿病和痛风。

5. 家族性异常 β 脂蛋白血症　亦称Ⅲ型高脂蛋白血症，是由于 ApoE 的异常而影响了乳糜微粒和 VLDL 残粒的分解代谢。

6. 家族性脂蛋白(a)过多症　脂蛋白(a)如同 LDL 一样，富含胆固醇。目前认为大多数血浆脂蛋白(a)水平升高是由于遗传因素所致。在冠心病人群中，家族性脂蛋白(a)过多者约占 15%，这类患者常无皮肤黄色瘤。

7. CM 和 VLDL 装配的基因异常　人类血浆 ApoB 包括两种，即 ApoB48 和 ApoB100，这两种 ApoB 异构蛋白通过 ApoB mRNA 的单一剪接机制合成。ApoB100 出现在 LDL 中，通过肝脏以 VLDL 形式分泌，而 ApoB48 则在肠道中合成，并以 CM 的形式分泌。由于 ApoB 在剪接过程中有基因缺陷，造成 CM 和 VLDL 的装配异常，由此而引起这两种脂蛋白的代谢异常。

8. 脂蛋白脂酶和 ApoCⅡ基因异常　血浆 CM 和 VLDL 中甘油三酯的有效水解需要脂蛋白脂酶和 ApoCⅡ参与。脂蛋白脂酶和 ApoCⅡ的基因缺陷将导致甘油三酯水解障碍，因而引起严重的高甘油三酯血症。部分 ApoCⅡ缺陷的患者可通过分析肝素化后的脂蛋白脂酶活性来证实。

9. ApoE 基因异常　Apo E 基因变异，可使含有 ApoE 的脂蛋白代谢障碍，这主要是指 CM 和 VLDL。CM 的残粒通过 ApoE 与 LDL 受体相关蛋白结合而进行分解代谢，而 VLDL 则是通过 ApoE 与 LDL 受体结合而进行代谢。ApoE 基因有三个常见的等位基因，即 E_2、E_3 和 E_4。ApoE_2 变异较为少见，由于 E_2 与上述两种受体的结合力都差，因而造成 CM 和 VLDL 残粒的分解代谢障碍。所以 ApoE_2 等位基因携带者血浆中 CM 和 VLDL 残粒浓度增加，因而常有高甘油三酯血症。

（三）疾病因素

1. 糖尿病　糖尿病患者血脂异常极为常见。1 型和 2 型糖尿病人均存在胰岛素缺乏，而胰岛素能够抑制脂肪酶的活性，因此糖尿病患者脂肪酶活性增加，产生大量的游离脂肪酸，和高血糖共同为肝脏合成 VLDL 提供充分的原料。胰岛素缺乏还导致脂蛋白脂酶活性降低，使 TG 在周围组织清除减少，上述因素最终产生高 TG 血症。糖尿病患者还常伴有 LDL 的升高和 HDL 的下降，并有脂蛋白结构成分的异常。同时糖尿病发生时，过氧化酶体增殖激活受体尤其是 PPARγ 的表达异常，亦是产生高脂血症的重要原因之一。PPARγ 受体可增加脂肪细胞基因表达，促进脂肪细胞的分化（不仅能促进前脂肪细胞的分化，也能促进非脂肪细胞系细胞分化为脂肪细胞），控制脂肪的储存和释放。

2. 肾脏疾病　虽然肾脏疾病如肾病综合征，最常伴发的血脂异常是高胆固醇血症，但是高甘油三酯血症也不少见。肾脏疾病时的血脂异常发生的机制主要是因 VLDL 和 LDL 合成增加，但也有人认为可能与这些脂蛋白分解代谢减慢有关。

3. 甲状腺功能减退症　此症常合并有血浆甘油三酯浓度升高，这主要是因为肝脏甘油三酯酶减少而使 VLDL 清除延缓所致，并可能同时合并有中间密度脂蛋白（intermediate density lipoprotien，IDL）产生过多。

4. 脂肪营养不良（脂肪代谢障碍）　是一种罕见的代谢性疾病，其特点是身体某一特殊区域的脂肪减少并伴有高甘油三酯血症，其发病机制尚不清楚。它可能是由于脂肪组织中脂蛋白脂酶减少或肝脏合成 VLDL 增加所致。

5. 高尿酸血症　大约有 80％的痛风患者有高甘油三酯血症，反之，高甘油三酯血症患者亦有 80％有高尿酸血症。这种关系也受环境因素影响，如过量摄入单糖、大量饮酒和使用噻嗪类药物。

6. 糖原累积症（glycogen storage disease）（Ⅰ型）　这种疾病是以葡萄糖-6-磷酸酶缺乏为特征，患者对低血糖很敏感。当低血糖症发生时，为补充能量的需要而动员脂肪组织，则游离脂肪酸的浓度和 VLDL 中的甘油三酯成分增加。

7. 异型蛋白血症（paraproteinemias）　这种情况可见于系统性红斑狼疮或多发性骨髓瘤的患者，由于异型蛋白抑制血浆中 CM 和 VLDL 的清除，因而引起高甘油三酯血症。

此外，类固醇激素过多症、垂体功能低下、肢端肥大症、胆汁淤滞性肝病、慢性胰腺炎、肥胖症、神经厌食症等均可引起脂质代谢紊乱。

（四）药物因素

很多药物可加重高甘油三酯血症，其中很重要的一类药物是类固醇激素，最常用的是雌激素。不管是用于激素替代治疗还是制成口服避孕药，均使血浆甘油三酯水平升高，特别是对已有高甘油三酯血症的患者，其作用更为明显。糖皮质激素也可增加血浆甘油三酯浓度。另外，噻嗪类利尿剂长期使用后亦可使血浆甘油三酯水平升高。

三、高脂血症的分类

高脂血症按上述发病原因可分为原发性和继发性。原发性的多为遗传因素引起，而继发性的主要由内分泌疾病等导致。根据不同高脂血症血液中血脂和脂蛋白的变化，WHO 于 1970 年将高脂血症分为 5 型 6 类：Ⅰ型最少见，是 CM（乳糜微粒）型，又称家族性高乳糜微粒血症或家族性高甘油三酯血症，主要表现为 CM 和 TG 水平升高；Ⅱ型较常见，即家族性高胆固醇血症或家族性高 β-脂蛋白血症，又分为Ⅱa 型（LDL 和 TC 增高，TG 正常）和Ⅱb 型（LDL、VLDL、TC 和 TG 均增高）；Ⅲ型较少见，为家族性异常 β-脂蛋白血症，主要表现为 TC 和 TG 及 IDL 升高；Ⅳ型最常见，为高前 β-脂蛋白血症，表现为 VLDL 和 TG 明显增多；V型少见，为混合性高甘油三酯血症，表现为 CM 和 VLDL 增多，TC 和 TG 亦增加的混合型。目前最广泛使用的就是此种分型法，这种分型详细，参照了电泳和血脂分析，有利于指导临床治疗。

四、高脂血症的危害及与疾病的关系

高脂血症对身体的损害具有隐匿性、进行性和全身性等特征，没有明显的临床不适症状，但如果血脂长期升高，许多人往往在不知不觉中已经患上了动脉粥样硬化、脂肪肝、高血压、糖尿病、肥胖症和胰腺炎等疾病。其对健康的影响是多方面的和严重的，可以说高脂血症是一个“沉默的健康杀手”。高脂血症与高血压、糖尿病、肥胖症的关系见本书的具体章节，这里主要介绍其与动脉粥样硬化、脂肪肝的联系。

1. 高脂血症与动脉粥样硬化的形成　目前认为血浆中 LDL 浓度过高是导致动脉粥样硬化(AS)的主要原因。LDL 在血中持续时间较长，在高脂血症和高血压等情况下，血管内皮细胞受损，使血管壁通透性增高，血浆脂蛋白进入血管内膜，经氧化修饰的 LDL(OX－LDL)表面 ApoB 分子的电荷发生改变，不能被 LDL 受体识别，而易被清道夫受体识别。OX－LDL(LDL 可被胆固醇氧化酶和超氧阴离子氧化，OX－LDL 主要包括脂肪酸的过氧化物和 LDL 表面的胆固醇、核心的胆固醇酯的氧化衍生物等)通过其过氧化脂质直接损害血管内皮细胞，刺激内皮细胞和血小板合成，释放生长因子，该因子能促进平滑肌细胞由中膜向内膜迁移并增殖。另外，OX－LDL 对循环中的单核细胞和巨噬细胞有趋化作用，能吸引更多的单核细胞进入血管内皮，变为活化的巨噬细胞。巨噬细胞和迁移至内膜的平滑肌细胞均有清道夫受体，该受体能识别赖氨酸残基被氧化的 LDL，介导细胞摄取 OX－LDL 且不受细胞内胆固醇的负反馈调节，结果这两种细胞因摄入脂质过多而演变为泡沫细胞，形成脂纹病变，这是动脉粥样硬化的重要病理改变，继而形成纤维斑块和粥样斑块，引起血管壁硬化、管腔缩窄和血栓形成，导致心脑血管病的发生。而胆固醇是 LDL 脂蛋白的主要成分，因此高胆固醇血症和高 LDL 血症是形成动脉粥样硬化的重要致病因素。另外 VLDL 经代谢生成 LDL，TG 是 VLDL 的主要成分，由此可见TG 和 VLDL 也是产生 AS 的因素之一。目前认为高甘油三酯血症是动脉粥样硬化形成的独立因素。Lp(a)也有氧化型，亦有促进巨噬细胞向泡沫细胞转化的作用。研究发现血浆 HDL 升高时 TG 下降，另外 HDL 可逆向转运胆固醇，清除外周组织中多余的胆固醇，还可以抑制动脉壁细胞摄取 LDL，可见 HDL 能抑制动脉粥样硬化的形成和发展。血液中甘油三酯过高还可以使血液黏滞度增加，血流缓慢，促进血栓的形成。因此，高脂血症是冠心病和脑卒中等心脑血管疾病的重要原因。

2. 高脂血症与脂肪肝的形成　血脂代谢紊乱或高糖、高脂肪膳食引起的高脂血症，尤其高甘油三酯血症，可使肝脏中脂肪堆积，肝细胞脂肪变性形成脂肪肝。正常肝脏的脂类约占肝脏重量的 4%～5%，当脂质含量超过肝脏重量的 5%以上，或组织学上每单位面积达 1/3 以上肝细胞脂肪变时，则称为脂肪肝。随着年龄的增加，肥胖及高血脂的比例明显增高，在 40 岁以上的中年人中，肥胖者占到了 41.8%，伴有高血脂的人数达到了 43.1%，因此中年是脂肪肝的高发年龄。脂肪肝对机体的影响不大，常无临床症状，但重度脂肪肝可致肝功能异常，肝纤维化发生率达 25.0%，有 1.5%～8.0%可发展为肝硬化。因此，脂肪肝的预防非常重要。如果采取积极的措施，大多数脂肪肝预后良好。肝脏在脂肪代谢过程中的作用是摄取血清中的游离脂肪酸合成甘油三酯及少量胆固醇、磷脂，并将甘油三酯与载脂蛋白

结合形成脂蛋白释放入血。如摄入的脂肪过多、脂蛋白合成障碍或肝内脂肪利用减弱时，脂肪在肝细胞内聚集，则形成脂肪肝。

慢性脂肪肝严重影响肝细胞的功能，引起肝细胞纤维性变性，形成肝硬化，进而使肝细胞坏死，结缔组织增生，肝功能进一步受到破坏。

3．高脂血症与胆石症　胆石症即为在胆囊或胆管形成结石。研究发现，血浆胆固醇浓度过高，如长期进食高脂肪饮食，与胆结石的形成密切相关，因此时胆汁中胆固醇含量过多成过饱和状态，则容易形成胆固醇结石。胆结石的主要成分为胆固醇、胆红素、胆酸、脂肪酸钙和碳酸钙等，其中胆囊结石主要成分为胆固醇，胆管结石主要成分为胆红素。

第三节　高脂血症的治疗

一、高脂血症的治疗原则

高脂血症最重要的治疗原则首先是调节饮食，限制热量摄取，强调低胆固醇（每日胆固醇的摄入量少于200～300 mg）、低饱和动物脂肪（饱和脂肪酸的摄入应减少到总热量的7%以下）和相对多的植物油，加强体育锻炼，克服吸烟、喝酒等不良习惯。其次考虑应用调血脂药物进行治疗，使用药物治疗时主张几种药物联合应用以取得更好的降脂效果，同时减少每种药物的使用剂量以达到减少药物不良反应的目的，但 HMG－CoA 还原酶抑制剂和苯氧酸类的联用除外，因它们合用可增加不良反应的发生率。除药物治疗外，还可采用外科手术治疗、血浆置换和体外低密度脂蛋白清除法以及基因疗法。所有治疗的最终目的是使血液总胆固醇 TC、LDL－C、ApoB 和 Lp(a)、TG 水平降低，另一方面增高血液中 HDL－C 和 ApoA 的水平。

美国糖尿病协会（ADA）认为糖尿病合并血脂异常患者在严格控制血糖6个月后，如果血 LDL－C 仍高于160 mg/dl，应采用降脂治疗。ADA 推荐的降脂治疗目标见表8－4，但各国提出的达标值在实际工作中很难达到，据最新数据在我国血脂达标率不到5.1%。我国学者认为调脂应尽量达标，药物应从小剂量开始，根据患者的具体情况增减剂量，以达到最好的疗效、最小的不良反应。

表8－4　ADA 推荐的降脂治疗目标

项　目	指　标	
LDL－C	<130 mg/dl	<2.6 mmol/L
HDL－C	>45 mg/dl	>1.15 mmol/L
TG	<200 mg/dl	<2.30 mmol/L

二、高脂血症的饮食治疗

血液胆固醇浓度除受遗传、性别、年龄等不易改变的因素影响外，通常取决于直接与胆固醇代谢有关的可调整和改变的因素，如饮食、生活方式及环境等。其中，饮食因素是最重要的。血浆脂质很大一部分来源于食物，并可随饮食结构的改变而增加或减少。饮食对血脂水平的影响已被大量实验研究、流行病学调查和临床膳食试验所证实。因此，饮食疗法是治疗高血脂症的基础，尤其对原发性高脂血症患者，更应首选饮食治疗。当必须增加药物治疗时，饮食疗法仍然是长期需要坚持采取的治疗措施。即使是纯合子的家族性高胆固醇血症，饮食治疗也具有重要作用，特别是对儿童、青年患者的饮食疗法，可能是最佳选择。饮食治疗除能使血清胆固醇降低5%～10%以及使血脂调节剂更易发挥良好作用外，尚具有改善糖耐量、恢复胰岛功能和减轻肥胖者体重等多方面功效。

（一）限制胆固醇、甘油三酯的摄入

对于高胆固醇血症者，要限制胆固醇含量高的蛋黄、肝脏、脑、鸡皮、鸭皮、带鱼等的摄入，同时减少动物油的摄入。对于高甘油三酯血症，应限制食物的总量，尤其是限制糖类食物的摄入，减少糖转化为脂肪，并限制动物脂肪、动物内脏、全脂奶、奶油、饱和植物油如棕榈油及椰子油，以减少饱和脂肪和脂肪酸的摄入。但所有的饮食治疗必须保证机体基本的营养需求，也就是说在维持正常每日所需热卡的范围内，严格控制总脂肪特别是饱和脂肪所占的比例，限制每日进食的胆固醇的量。

（二）增加富含纤维素食物的摄入

纤维素可与肠道中的胆汁酸结合，增加粪便中胆盐的排泄，抑制脂类物质的吸收，减少胆固醇的合成，因此建议高脂血症患者多食粗粮、杂粮、米糠、海带、蔬菜、水果。有报道每日食用燕麦麸 50 g，即起良好的降脂作用。

（三）减少酒类的摄取

研究表明大多数长期饮酒者有高脂血症。一方面饮酒过多，热能过剩，刺激脂肪组织释放脂肪酸；另一方面酒中含有乙醇，乙醇在体内转变为乙酸，使游离脂肪酸氧化减慢，从而使体内合成 TG、VLDL 增多。其中有些人能够适应这种变化，当 VLDL 过多时，TG 的清除加快；另一些人不适应这种变化，最终体内的 TG、VLDL 增多。许多研究证明，酒精还可升高血清 HDL－C 水平，但临床与动物实验研究尚不尽一致。如给实验大鼠注入适量乙醇，结果发现其肝脏合成及向血中释放 HDL－C 均增加；但如果一次注入大量乙醇，则 HDL－C 合成减少，血浆 VLDL－C 增加。临床观察急性饮酒试验，未见血浆 HDL－C 有明显变化，但慢性习惯性饮酒则引起血浆 HDL－C 水平升高，且无性别差异。饮酒升高血浆 HDL－C 的确切机制尚不清楚，多数认为可能与酒精促进 HDL 在肝脏合成和影响脂蛋白脂酶、脂肪酶的活性有关。

至于饮酒量每日以多少为宜，尚无统一标准，通常所谓少量饮酒是指每日摄入酒精20～30 g(或白酒不超过 50 g)。一般认为酒类中葡萄酒对冠心病(CHD)的保护作用最强，而烈性酒对人体的相对危险性最大。权衡饮酒对血脂的有利与不利影响，通常认为小量饮酒可能无害，鼓励适当饮用低度酒尤其是葡萄酒，但不应提倡用饮酒来提高血清 HDC－C 水平以预防 CHD，也不应鼓励血清 HDL－C 低水平患者采用增加饮酒量作为治疗选择，更不可低估嗜酒对身心健康的危害。

（四）增加茶的饮用量

茶叶是我国的特产之一，在我国作为饮料具有悠久历史。茶叶品种繁多，均含有茶褐素、茶红素和茶黄素等成分。近年从绿茶中提取的茶色素(化学式为邻位醌，易与酶结合)含茶褐素82.2%，茶红素16.8%，茶黄素1.0%。茶色素具有广泛的生物学活性，早在20世纪60年代所进行的动物实验中，即发现茶色素对血脂代谢有影响。在实验中给25只家兔每天喂食胆固醇0.5 g，同时加用茶色素50 mg，3个月后将茶色素改为10 mg，每天静脉注射1次，连续1个月。结果发现，与单喂胆固醇的25只家兔比较，茶色素组家兔主动脉壁胆固醇含量（干重）平均为0.7 mg，明显低于对照组的1.4 mg（$P<0.01$），说明茶色素具有影响脂质代谢，抑制实验动物动脉粥样硬化形成的作用。近20多年国内外的实验研究还证明，茶色素尚具有抗凝、促进纤溶、减少血小板聚集黏附、清除自由基、减少心肌再灌注损伤等多方面的作用。绿茶是未经发酵的茶，所含各种营养素、维生素和微量元素（如茶中锰含量特别高）等比经发酵加工的红茶多，在调节血脂代谢、防止动脉粥样硬化的作用方面也被认为优于红茶。关于茶对脂质代谢及抗动脉粥样硬化的作用机制，目前认为可能有多种因素参与，如抑制LDL的氧化代谢等。

（五）治疗高脂血症的保健食品

治疗高脂血症的保健食品有：苹果、洋葱、大蒜、大豆、海带等。

1. 苹果　苹果中的果胶可以降低血胆固醇水平，另外苹果含有丰富的类黄酮，它们是天然的抗氧化剂，抑制LDL氧化，减少OX－LDL在动脉壁的沉积而发挥抗动脉粥样硬化的作用。但苹果含糖量高，糖尿病人不宜多用。

2. 洋葱　洋葱中含有的二烯丙基二硫化物和少量的含硫氨基酸具有降血脂和抗动脉粥样硬化的作用。有资料表明，健康人每日食用60 g洋葱能有效预防因高脂食物引起的胆固醇升高现象，动脉粥样硬化和冠心病患者每日食用50～70 g洋葱，其降脂作用比安妥明还理想。

3. 大蒜　英国科学家研究发现新鲜大蒜或大蒜提取物能够大大降低血液中有害胆固醇的量，比大蒜粉制品的效果更好。大蒜的降脂作用主要与其所含的大蒜素有关。

4. 大豆　大豆及其制品中含有丰富的不饱和脂肪酸、维生素E和卵磷脂，三者均可降低血液中的胆固醇。大豆中还含有皂苷，如煮豆浆时浮起的泡沫状物质，也是有效的降脂成分。

5. 海带　海带中的海带多糖可以降低血总胆固醇和甘油三酯的含量，动物实验表明海带多糖能减少实验动物动脉内膜粥样斑块的形成和发展。海带中含有大量的纤维素，可以促进胆汁酸排出体外，减少胆固醇合成。

通常认为对降脂有益的食品还有山楂、黄瓜、生姜、蘑菇、香菇、甲鱼等。

三、高脂血症的生活方式治疗

迄今已有大量的流行病学及临床与实验研究证明，生活方式可通过某些因素的相互作用而影响血脂水平。据报道，经改变生活方式（如低脂饮食、运动锻炼、戒烟、行为矫正等）的综合治疗措施，可使血清总胆固醇（TC）水平和LDL－C水平相应降低24.3%和37.4%。因此，对高血脂症的全面治疗，除饮食和药物治疗外，生活方式治疗也具有重要的作用。

（一）减肥治疗

肥胖被认为是心血管病的独立危险因素。此外，肥胖还可引起一系列激素与代谢紊乱，各种危险因素协同作用，直接或间接地对血脂代谢产生不良影响。大量流行病学研究表明，单纯肥胖者人群平均血清甘油三酯（TG）、TC水平显著高于年龄、性别构成相似的非超重者。还有报道，单纯肥胖者中约近半数人发生血清 TG 增高，且发生率与肥胖程度正相关。

几乎所有流行病学研究皆证明，无论对男性或女性，对老人或青年，肥胖多倾向于有较低水平的血清 HDL－C。肥胖者血清 TG 水平升高，HDL－C 水平下降，可能与体重增加时，肝内 HDL 被转移去运载 VLDL 中的 TG，因此血清 TG 水平升高，同时伴有血清 HDL－C 水平降低有关。

1. 减轻体重的措施

(1) 控制热量的摄入：根据膳食平衡研究，当限制热卡摄入时，体内贮存的糖迅速分解，组织蛋白质也开始消耗，机体迅速调节，为了减少蛋白质的消耗，于是脂肪组织中的脂肪被动员，作为补充膳食热量不足的主要来源。

(2) 增加运动：体力活动是能量消耗变化的最重要因素，运动可改善葡萄糖耐量，增加血清 HDL－C。有研究表明，1 周步行 13 公里，可以升高 HDL－C 水平约 10%。有人观察到每日步行 30 分钟以上，即使不改变饮食，也可在半年内使体重稳步下降。

综上所述，控制总热量的摄入和增加运动对减轻体重都是至关重要的。当然，要做到这一点，必须有坚强的意志并持之以恒。

2. 减轻体重对调节血脂的作用　国内外流行病学和临床研究均已证明，超重或肥胖者在体重减轻后，血脂异常可得到恢复。有人对 43 例 BMI 为 25～33.2(平均 28.8)的患者，给予调整膳食、控制总热量，或开始 1～2 周内辅以减肥食品，观察 8 周，结果血清 TC 水平平均下降 0.34 mmol/L，TG 水平平均下降 0.47 mmol/L(下降 28.6%)，血清 HDL－C 水平无明显改变。同时，血尿酸也平均下降 41.7 mmol/L。总之，减轻体重不仅改善脂质代谢，也可减轻发生冠心病等的其他危险因素。

(二) 戒烟

1. 吸烟对血脂的影响

(1) 对血清 TC 水平的影响：流行病学研究发现，吸烟者血清 TC 水平通常比不吸烟者高 10%～15%。同时发现，全血中一氧化碳血红蛋白(COHb)浓度高达 10%～20%，由此推测血清 TC 高水平可能与血中一氧化碳浓度有关。

(2) 对血清 HDL－C 的影响：许多研究认为，吸烟与血清 HDL－C 水平呈负相关。无论男、女吸烟者，其血清 HDL－C 水平平均比不吸烟者低 0.13～0.23 mmol/L(5～9 mg/dl)。

(3) 对血清 TG 的影响：香烟中含的尼古丁，通过刺激交感神经释放儿茶酚胺，使血浆游离脂肪酸增加，游离脂肪酸最终被脂肪组织摄取而形成 TG，儿茶酚胺又能促进脂质从脂肪组织中释放，这也导致 TG 水平升高。

(4) 对 LDL 的影响：近年来实验研究发现，暴露于烟雾中的 LDL 易被氧化修饰形成 OX－LDL，提示可能是一氧化碳增加了 LDL 被氧化修饰的敏感性。

2. 戒烟对调节血脂的作用　大量流行病学研究认为，吸烟作为 CHD 的主要危险因素是可逆的。停止吸烟，危险程度迅速下降，戒烟 1 年，危险度可降低 50%，甚至与不吸烟者相似。如前所述，吸烟与血清 HDL－C 水平负相关，若停止吸烟 1 年，血清 HDL－C 可增至不吸烟者水平。

需特别指出的是，被动吸烟者血清 HDL－C 水平也下降，TC 水平也升高，对此应给予足够重视。因此，戒烟于己、于人均有利。

（三）行为矫正

1. A 型行为对血脂的影响　A 型行为是 30 年前由 Friedman 和 Rosenman 所提出，愈来愈多的研究认为它是 CHD 的易患因素。A 型行为的特征是：强烈的竞争性、持续的时间紧迫感，表现为急躁恐惧、压抑、容易激动、愤怒等。A 型行为者中 CHD 发病率是非 A 型行为者的两倍。实验研究发现，A 型行为者在行为因素作用下，血浆激素及 TC 水平升高。Eliot 曾指出，紧张是一种使人痛苦和有害的力量，即使在较短时间内的应激性刺激，也能使一些易患因素达到异常水平。寒冷或增加工作紧张等刺激均可在短时间内使血清 TC 水平急剧升高，并在应激过程中持续升高，过后再逐渐恢复。情绪紧张、争吵、激动、悲伤时均可增加儿茶酚胺的分泌，使游离脂肪酸增多，而促使血清 TC、TG 水平升高。有文献报道，尽管膳食中脂肪摄入量无变化，但在学生考试期间，或会计人员工作紧张时，血清 TC 水平最高，不紧张时最低。在动物实验中也观察到，对已形成高 TC 血症的实验动物，每天给予安定及对动物抚摸，结果其动脉粥样硬化病变形成范围明显减小。可见精神、情绪紧张等 A 型行为对机体可产生全面的影响，包括对脂质代谢的不良影响。

2. 行为矫正的方法与目的　目前多采用的方法是心理咨询指导，生物反馈放松训练及各种暗示等。最终目的是改变人的性格类型，降低机体对儿茶酚胺的反应性，通过矫正 A 型行为来调节机体代谢（包括血脂代谢）。曾有临床报道，对 CHD 患者且伴有 A 型行为者采用上述行为矫正方法治疗 10 周，取得满意的矫正效果。但关于行为矫正对调节血脂的疗效，目前尚无充分证据。

四、高脂血症药物治疗

1952 年 Glaind 首先发现了人类的大动脉粥样硬化中存在过氧化脂质（LPO），而动物脂质过氧化物可以诱发动脉粥样硬化。由此揭开了人类对降血脂药研究的新时代。

目前常用的药物包括：① 调血脂药：3-羟-3-甲戊二酸单酰辅酶 A（3-hydroxy-3-methylglutaryl-coenzyme A reductase，HMG-CoA）还原酶抑制剂（他汀类）、苯氧酸类（贝特类）、胆汁酸结合树脂、烟酸类；② 抗氧化剂；③ 多烯不饱和脂肪酸类；④ 肝素、右旋甲状腺素等其他药物。

上述药物中主要降低胆固醇水平的药物有 HMG-CoA 还原酶抑制剂、胆汁酸结合树脂、普罗布考、多烯不饱和脂肪酸、右旋甲状腺素等。主要降低 TG 和 VLDL 的药物有：① 减少 VLDL、LDL 合成的药物如烟酸等；② 增加 VLDL 清除的药物如苯氧酸类；③ 增加 LDL 分解的药物如胆汁酸结合树脂。

（一）调血脂药

1. 他汀类（statins）

（1）简介：默克公司、英国 Beecham 及日本三洋药厂于 1973～1976 年就从 8 000 余种真菌菌种中筛选出 HMG-CoA 还原酶抑制剂。1976 年 Endo 等人在桔青霉菌培养液中发现具有抑制 HMG-CoA 还原酶作用的 compactin，即美伐他汀（mevastatin），后因日本盛传能使狗的小肠发生形态学改变而停止临床使用。直到 1987 年从霉菌培养液中得到的另一种化合物洛伐他汀（lovastatin），成为第一个应用于临床的 HMG-CoA 还原酶抑制剂。此后出现了一系列人工合成的该类药物，主要包括美伐他汀的羟基化、甲基化衍生物普伐他汀（pravastatin）和辛伐他汀（simvastatin），氟伐他汀（fluvastatin，来适可），阿托伐他汀（atorvastatin)，西立伐他汀(cerivastatin)，贝伐他汀(bervastatin)，尼伐他汀(niavastatin)，罗舒伐他汀(rosuvastatin)，达伐他汀(dalvastatin)，利伐他汀(rivastatin)，克伐他汀(crilvastatin)等。其中氟伐他汀为20世纪90年代第一个全合成的他汀类药物。

各种他汀类药物的化学结构不同，决定了它们的最主要药理性能的不同，如：① 与酶活性部位的亲和力不同；② 在各种组织中对肝的选择性不同；③ 体循环的可获得性不同；④ 代谢转换和清除方式不同。理想的他汀类药物应具有强力的酶抑制作用，对肝具有强选择性，作用时间长，在体循环中可获得性低，并能可靠地清除出血循环。

(2) 药理作用及作用机制：他汀类药物具有显著的调血脂作用，治疗后血浆主要脂质成分均有明显改善。无论是从真菌代谢产物中所得的产品，还是全合成的产品，他汀类药物与HMG-CoA还原酶都有高度的亲和力，而此酶是胆固醇体内生物合成途径中的一种限速酶，这样他汀类药物可以阻断HMG-CoA向甲基二羟戊酸转化，使肝脏内胆固醇合成减少。由于肝内胆固醇含量下降，肝细胞的LDL受体基因的抑制被解除，从而增加细胞膜上高亲和力的LDL受体的表达，导致血浆中LDL、IDL大量摄入肝脏，血浆中LDL-C水平下降。由于肝内胆固醇合成减少，VLDL的合成也减少，从而抑制LDL的生成。除主要降低胆固醇的合成外，上述药物中西立伐他汀(baycol)、阿托伐他汀(lipitor)、辛伐他汀(zocor)能够降低TG；辛伐他汀(zocor)、阿托伐他汀(lipitor)及不经cytochrome P450代谢之普伐他汀(mevalotin)和罗舒伐他汀(crestor)能够提高HDL的水平。

除此之外，他汀类药物还有广泛的非降脂药理作用：① 改善内皮功能。研究表明，辛伐他汀等能促进内皮细胞中eNOS基因的表达活性，阿伐他汀等对培养的血管内皮细胞有双向调节作用，即低浓度时能促进内皮细胞的增生、迁移、分化，高浓度时的作用恰好相反。灵长类动物服用普伐他汀后，在不产生降低LDL的低剂量时即可产生内皮功能的改善，最终可产生扩张冠状动脉、刺激缺血组织新血管的形成的效应。② 抑制血小板聚集和血栓的形成。普伐他汀和辛伐他汀可降低高胆固醇患者血清可溶性CD40配体、因子FVⅡa和凝血酶原片段1＋2(F1＋2)的水平，这些均与血小板的激活和促凝有关。他汀类也可能减少TXA2生成。③ 稳定粥样斑块。他汀类可减少粥样斑块中巨噬细胞的含量，抑制LDL-C氧化修饰，减少巨噬细胞摄取氧化LDL的能力，抑制金属蛋白酶和巨噬细胞组织因子的表达，减少血管壁表达黏附因子，抑制血管平滑肌细胞的增殖、迁移和减少胶原纤维的合成，减少斑块生长和新病变的形成，这些均与稳定粥样斑块有关。④ 抗炎。研究发现，CRP与普通人群中心血管病的发生具有相关性，他汀类能降低血浆炎症标志物CRP和高敏性CRP(hsCRP)的水平，减少有炎症表现的心肌梗死的复发和致死性冠脉事件的发生。该作用与调脂作用无相关性。⑤ 服用他汀类药物的病人，患痴呆病的危险降低、脑卒中和骨折的发生率降低。

尽管他汀类药物有如此广泛的药理作用，其在高脂血症的治疗中的首要作用仍然是降低LDL-C的水平。冠心病的一级和二级预防研究表明，在相当宽的LDL-C范围内，心血管事件的减少与LDL-C的降低呈现显著的相关性。

(3) 临床应用：此类药物临床主要适用于高胆固醇血症，特别对LDL-C增加者(Ⅱ型)是首选的调血脂药，也可用于Ⅲ型、肾病综合征或糖尿病伴有高胆固醇血症者，还用于冠心病的一、二级预防。他汀类药物对冠心病一级预防和二级预防的临床试验证实，该类药物通过调整血脂可以明显减少心血管事件的发生，有效预防心肌梗死和不稳定心绞痛，降低心血管病死亡率及总死亡率，也可明显降低脑卒中的危险。很多研究证实，他汀类药物降低心脏病患者的死亡率达30%。此外，冠状动脉粥样硬化斑块减退方面的研究试验结果也表明，通过使用他汀类药物可使部分冠状动脉粥样硬化斑块进展减慢或回缩，打破了冠心病不可逆转的传统观念。冠心病一级和二级预防的临床试验还显示，他汀类药物可降低冠心病人对PCI(冠脉介入技术)或CABG(冠脉搭桥术)的需求。

他汀类药物亦可用于急性冠脉综合征(ACS)，如心内膜下心肌梗死、不稳定心绞痛的治疗。ACS是造成患者死亡和残疾的重要原因，患者多由于动脉粥样硬化斑块破裂而引起出血、血栓而发生ACS。他汀类药物由于可改善细胞内皮功能，具有抗炎、稳定斑块、使部分斑块进展减慢或回缩的功效，故可有效治疗ACS。新的证据均表明，ACS患者应尽早服用他汀类药物。应用普伐他汀与溶栓治疗的联合应用即普伐他汀土尔其试验(PTT)，观察了150例心肌梗死后6 h内接受溶栓及普伐池汀(40 mg)治疗的患者，结果显示，6个月后普伐他汀组非致死性心肌梗死、再发心绞痛及住院死亡较对照组显著降低。血管造影发现，普伐他汀组患者冠状动脉开放率也得到改善。

2 245例患者在PTCA/CABG术基础上，应用普伐他汀能降低冠心病死亡或非致死性心肌梗死危险达36%，降低致死性或非致死性心肌梗死达39%，降低中风达39%。心肌梗死后或因不稳定心绞痛行PTCA术后，患者即刻接受普伐他汀20～40 mg强化治疗，造影显示6个月和2年后血管内径较传统治疗组明显增加，普伐他汀组死亡、心肌梗死、脑梗塞、新发外周血管病和需冠脉干预者发生率较传统治疗组明显降低。对201例成功接受PTCA术后患者分组服用普伐他汀或安慰剂随访2年，结果表明，术后冠脉狭窄发生率，普伐他汀组为17%，安慰剂为38%；临床事件发生率，普伐他汀组为7%，安慰剂组为29%。这一系列试验均证明，普伐他汀可对PTCA/CABG术后患者提供有效的保护，包括减少心脏事件，提高术后生存率，减少术后冠脉再狭窄发生。

他汀类药物除降低胆固醇、甘油三酯及预防中风发作等作用外，还具有抗增殖作用，因此可能用于治疗肾小球肾炎和癌症等多种疾病；并具有免疫抑制作用，因而可能成为器官移植后抗排斥疗法的常规药物。另外，它们能使中枢神经系统的载脂蛋白E_4水平下降。这些效应将扩大HMG-CoA还原酶抑制剂的临床适应证，其市场正不断扩大。许多国家对该类药物的临床研究正掀起一股研究开发热潮，其主要的研究领域有：骨质疏松症；老年痴呆症；器官移植；中风；糖尿病。

(4) 不良反应：大部分患者对他汀类的耐受性良好，但必须注意到他汀类药物也有一定的副作用，甚至严重的副作用。有部分患者服药后感觉肌痛、肌无力，肌酸激酶(CK)增高，患者也可有发热或全身不适的症状。但单一他汀类治疗引起“肌病”的危险很小，发生率约为1/1 000，且与剂量有关。其中西立伐他汀(cerivastatin)“肌病”的发生率较高，这是因为cerivastatin等相对亲脂制剂在脂质中溶解增加，使之得以不加鉴别地进入所有细胞。他汀类药物导致严重“肌病”时即可发生横纹肌溶解(rhabdomyolysis)，并有肌球蛋白血尿和肾衰，甚至导致死亡，但比较罕见，通常发生在病情复杂或联用多种药物的患者。如与西立伐他汀有关的致死性横纹肌溶解症多见于高剂量用药及老年患者，尤其是与吉非贝齐合用时。FDA指出，所有他汀类药物均有非常罕见的横纹肌溶解症的报道，但与服药有关的横纹肌溶解症而致死的报道中，西立伐他汀显著高于已上市的其他他汀类药物，故拜耳公司已主动从市场上撤回该药。与肝的特异性强于其他组织的他汀类，在肝以外的其他组织胆固醇过度抑制时，不那么容易产生不良效应。与头孢菌素、大环内酯类、贝特类、烟酸类、酮康唑、奈法唑酮、蛋白酶抑制剂和免疫抑制剂如环孢菌素、环磷酰胺合用，会增加肌病的发生率。另外，他汀类多数通过CYP4503A4代谢，与其他通过该酶代谢的药物联用时，可升高他汀类血药浓度，增加肌病发生的危险性。老年人、手术后病人、身体瘦弱者、患有多种疾病者也可增加肌病的风险。据报道，他汀类药物能降低内源性辅酶Q10，而这会导致肌病。他汀类还可引起肝功能损害，主要表现为血清转氨酶升高，据报道发生率为0.5‰～2.0‰，且与用量有关，减量后可恢复。如谷丙转氨酶超过正常上限的3倍以上，须停药，一般停药后2～3个月可恢复。发生肝功能衰竭则极为罕见。没有证据表明他汀类可加剧肝病患者的病情，并使转氨酶进一步升高，却能使脂肪肝患者的转氨酶降低。常见的不良反应还有胃肠道反应，如腹胀、便秘、恶心、消化不良等。与华法令合用可引起低凝血酶原血症或出血。

如果“肌病”能被及时发现并及时停药，“肌病”是可以逆转的，急性肾衰也不会发生。因此，在用药的同时，应密切监测反映肝功能的转氨酶和反映肾功能的尿素、肌酐的变化。当病人有肌痛的不良反应时应测定CK水平，如升高至正常上限10倍以上必须停药；如果这些指标明显升高也应停药。也有人主张在CK水平恢复至正常后，再尝试应用另一种他汀类药物，从小剂量开始，密切监测病人的症状和CK的升高，这样可以充分发挥他汀类药物的治疗作用。

本类药物禁用于活动性肝病、血清转氨酶持续升高者、妊娠和哺乳期妇女、对该类药物过敏者。

(5) 临床常用的他汀类药物：他汀类药物是目前市场上最畅销的调脂药，而且效果明显。2000年，降血脂药(降胆固醇药)成为全球第二大治疗药物类别，全年销售额达159亿美元，同比增长21%。主要品种有辉瑞的Lipitor(阿托伐他汀)、默克的Zocor(辛伐他汀)、BMS的Pravachol/Mevalotin(普伐他汀)、拜耳的Lipobay/Baycol(西立伐他汀)和诺华的Lescol(氟伐他汀)。2001年辉瑞公司的阿托伐他汀、默克公司的辛伐他汀、百时美施贵宝公司的普伐他汀均位于单品种销售额的前10位，其中阿托伐他汀名列第一，销售额达70亿美元。目前，国内正式上市的只有洛伐他汀、辛伐他汀和普伐他汀，基本上仍为处方药，在医院市场上流通。从全国14个主要用药城市200多家医院他汀类药物销售格局可以看出，他汀类产品医院销售总额占降血脂类药品销售总额的比例从1999年的39.4%上升到2000年的41.7%，可见该类品种在降血脂药物中的地位日益重要。在销售的3个主要品种中，洛伐他汀销售增长速度最快。他汀类药物的问世是人类心血管疾病药物治疗史上的里程碑之一，在冠心病的二级预防和治疗方面起到了积极的作用。据一项为期8年的临床研究资料显示，应用他汀类药物可使冠心病的总死亡率危险性降低30%。从降低低密度脂蛋白、治疗冠心病、预防心血管事件等角度来说，目前尚无一种药物能替代它。虽然出现了2001年拜耳公司的西立伐他汀(拜斯亭，Baycol)召回事件，由于他汀类药物的显著疗效，所以仍将占调脂药市场的主导地位。

① 洛伐他汀(美降脂)：口服后的代谢物才有药理活性，主要分布于肝脏，$t_{1/2}$约为3小时。口服后能剂量依赖性地降低血浆LDL-C和TC的水平，大剂量时可降低血浆TG，并能略升高HDL-C。能抑制血管平滑肌细胞的增殖、迁移和减少胶原纤维的合成，该作用在此类常用药物中最强。长期服用可促进动脉粥样斑块消退，减轻冠脉狭窄的程度。临床主要用于治疗以LDL-C升高为主的高脂蛋白血症，即对杂合子家族性(LDL受体缺如或异

常)或非家族性$Ⅱ_a$型高脂蛋白血症疗效较好,还可用于治疗$Ⅱ_b$型、Ⅲ型、混合型和继发性高脂蛋白血症。对较严重的高甘油三酯血症和乳糜微粒血症疗效较差。可增加口服抗凝剂的作用。

② 普伐他汀(普拉固):是一种亲水性的 HMGCoA 还原酶抑制剂,不易透过血脑屏障。经过肝脏和肾脏排泄,对肝脏和肾功能不良者,可通过代偿性改变排泄途径而清除药物,故轻度肝、肾功能不良者和老年人不需要调整给药剂量。在体内不需转化即能高度选择性地抑制肝脏内源性胆固醇的合成,降低血浆 LDL-C 和 TC。因其具有亲水性,不易扩散至其他组织细胞,极少影响其他细胞内的胆固醇的合成,所以不易引起"肌病"。本药也能降低血浆 TG 和 HDL,但对血管平滑肌细胞增殖和迁移的作用较弱。临床主要用于经饮食控制无效的$Ⅱ_a$和$Ⅱ_b$型高脂蛋白血症、杂合子家族性和以胆固醇升高为主的混合型高胆固醇血症,明显降低 TC 和 LDL-C 水平。本药可见过敏反应。一般不影响口服抗凝剂的作用。

③ 辛伐他汀(舒降之):为洛伐他汀的甲基化衍生物。有首过消除,代谢产物β-羟酸辛伐他汀对肝脏的 HMGCoA 还原酶亦有较强的抑制作用。辛伐他汀抑制 HMGCoA 还原酶和降低 TC 和 LDL-C 的作用较洛伐他汀强,且呈剂量依赖性。还可降低 TG、VLDL-CH 和 ApoB 的浓度,升高 HDL-C、ApoA 的浓度,同时有抑制血管平滑肌增殖、迁移和减少细胞外基质产生的作用。临床主要用于治疗原发高胆固醇血症。长期服用可减轻冠脉的狭窄程度和新的动脉粥样斑块的形成,并减少冠心病病死率和急性心肌梗死的发病率。长期服用本药的不良反应较轻且短暂,主要为胃肠道反应。与地高辛合用,可轻度增高地高辛的血药浓度。

④ 氟伐他汀(来适可):在肝脏有首过消除现象,其几种代谢物活性较低或几无活性。氟伐他汀的血浆蛋白结合率高,半衰期短,原药和代谢物都易直接进入胆汁,使得它向其他组织分布的可能性大大减少,对肝脏有较好的选择性。该药不通过 P4503A4 代谢,药物相互作用少,可与贝特类、地高辛、环孢素合用。单用或与烟酸联用,至今未见肌病的报道。适宜长期治疗,轻、中度肾损害者不必调节剂量。血胆固醇水平极高时可服用高剂量。大量饮酒者慎用。

⑤ 阿伐他汀(立普妥):阿伐他汀的结构与 HMGCoA 相似,通过竞争性抑制作用,使 HMGCoA 还原酶活性显著降低,胆固醇合成明显减少。实验观察到60%~80%的 LDL-胆固醇的清除与肝细胞表面的 LDL 受体有关。阿伐他汀可增加肝细胞表面 LDL 受体的 mRNA 表达,使 LDL 受体的数量显著增加,从而增加血浆 LDL-胆固醇的清除,保持细胞内胆固醇内环境的稳定。阿伐他汀还能抑制 VLDL 胆固醇合成而使 LDL 胆固醇生成减少,每日 20 mg/kg 的阿伐他汀可使豚鼠 VLDL 胆固醇颗粒载脂蛋白 B 分泌减少 76%,肝胆固醇酯水平下降 66%。阿伐他汀抑制胆固醇的合成,影响 VLDL 颗粒的分泌和聚集,从而引起 TG 浓度的下降。另外肝细胞胆固醇水平的降低可使 LDL 受体表达增加,VLDL 和 LDL 与之结合增多,最终使血浆中胆固醇和 TG 浓度均下降。治疗剂量的阿伐他汀即有明显的升高 HDL 作用,且对高脂血症病人的作用比正常人强得多。上述作用均有利于动脉粥样硬化病变的发展。有报道阿伐他汀尚能降低血液粘度、红细胞的沉降率,减少凝血因子Ⅶ和花生四烯酸引起的血液凝集。阿伐他汀的首过效应显著,亲脂性低而具有较高的肝选择性,主要由肝细胞色素 p4503A4 代谢,其中两种羟基衍生物类代谢产物仍具有抑制 HMGCoA 还原酶活性。除前述的他汀类药物相互作用外,阿伐他汀还可增加炔雌醇和炔

诺酮的血药浓度。目前已证实阿伐他汀对原发性高胆固醇血症、高甘油三酯血症、混合型高脂血症等多种原发性高脂血症和糖尿病等引起的继发性高脂血症均有效，临床研究表明，其治疗原发性高胆固醇血症时，90%的病人在用药2周后能达最大疗效。与罗伐他汀、普伐他汀和辛伐他汀比较，其对TC、LDL-胆固醇、TG、VLDL和ApoB的降低作用更强，但对HDL-胆固醇的作用相似。不良反应谱与辛伐他汀等相似。

2. 苯氧酸类　又称贝特类。氯贝特(氯贝丁酯，clofibrate；安妥明，atromid-s)是最早应用(20世纪60年代)的苯氧酸(fibric acid)衍生物，降脂作用明显，但不良反应多且严重，现已少用。新的苯氧酸类(20世纪80年代开发)药效强，毒性低，主要包括吉非贝齐(吉非罗齐，gemfibrozil)、苯扎贝特(bezafibrate)、非诺贝特(fenofibrate)、环丙贝特(ciprofibrate)、苄氯贝特(beclobrate)、比尼贝特(binifibrate)、利贝特(lifibrate)等。

(1) 药理作用：口服后能明显降低病人血浆TG、VLDL、IDL含量，而使HDL升高。对LDL作用与患者血浆中TG水平有关。对单纯高TG血症患者的LDL无影响，但对单纯高胆固醇血症患者的LDL可下降15%。此外，本类药物也有抗血小板聚集、抗凝血和降低血浆黏度，增加纤溶酶活性等作用。

本类药物主要是抑制乙酰辅酶A羧化酶(为合成脂肪酸的限速酶)，减少脂肪酸从脂肪组织释放，从而减少其流入肝脏成为合成TG的底物，进一步减少肝脏VLDL的合成，增加血浆中脂蛋白脂酶(LPL)的活力，加速胆固醇(Ch)和VLDL的分解代谢，增加血浆中HDL的量，促进胆固醇逆转运和粪便胆固醇的排泄。最新研究发现此类药物还能激活过氧化酶体增殖激活受体(peroxisomal proliferator activated receptors，PPARs)，尤其是PPARα。该受体在肝脏和脂肪组织中呈高水平表达，是细胞内外脂代谢的主要调节者，激活后增加脂蛋白脂酶和ApoAⅠ、ApoAⅡ的基因表达，降低ApoCⅢ转录。PPARγ则介导LPL在脂肪组织中的表达。LPL和ApoCⅢ在血浆TG代谢中起重要作用，ApoAⅠ、ApoAⅡ则是HDL的主要载脂蛋白，最终使血浆TG降低和HDL升高。

(2) 不良反应：贝特类的副作用较小，主要是出现胃肠道功能紊乱，如恶心、腹胀、腹泻；皮疹、脱发、视力模糊、瘙痒、乏力、贫血、白细胞减少、肌痛、体重增加、阳痿等偶有发生，并可轻度升高ALT、CPK及降低碱性磷酸酶。这类药物还可能增加胆囊炎和胆石症的发病率。少数患者对本类药物产生过敏反应。肝肾功能不良者、胆道疾病患者、孕妇、妇女哺乳期禁用。不要与他汀类药物一起使用，否则会增加横纹肌溶解症的发生率。

(3) 常用药物

① 非诺贝特(立平脂)：在体内很快水解成相应的游离酸而发挥作用。与血浆蛋白结合率高，4～6小时达血浆浓度峰值，半衰期约20小时。降脂作用较强而持久，与食物同服时在胃肠道吸收好，空腹时吸收降低。主要用于TG增高为主的高脂血症，适用于Ⅲ型、$Ⅱ_b$型、Ⅳ型、Ⅴ型高脂血症。

② 苯扎贝特(必降脂)：口服易吸收，1.5～2小时血药浓度达高峰，体内消除快，半衰期约为2小时。降脂作用较强，并可增强口服抗凝剂、降血糖药的作用。适用于Ⅲ型、$Ⅱ_a$、$Ⅱ_b$型、Ⅲ型、Ⅳ型、Ⅴ型高脂血症病人，少数肾病患者有CPK、肌血红蛋白升高和肌痛性痉挛。偶见性功能减退和脱发。

③ 吉非贝齐(诺衡)：口服吸收迅速完全，血药浓度达高峰时间为1～2小时，半衰期为1.5～2小时。有肝肠循环。本品主要用于Ⅳ型高脂血症，对$Ⅱ_b$型、Ⅲ型亦有效。可增加口

服抗凝药的血药浓度，并可升高血糖，因此和口服抗凝血药及降血糖药一起使用时应调整后者的剂量。有报道长期应用可诱发胆结石。

3. 胆汁酸螯合剂(bile acid binding resins)　胆汁酸螯合剂为碱性阴离子交换树脂，不溶于水，不易被消化酶破坏。

(1) 药理作用：胆固醇在体内代谢的主要去路是在肝脏转化成胆汁酸，95%的胆汁酸又被重吸收，形成肝肠循环。胆固醇生成胆汁酸的过程由 7α-羟化酶催化，而胆汁酸能反馈性地抑制此酶活性，减少胆汁酸的合成。本类药物口服后不被消化道吸收，在肠道能以氯离子与胆汁酸进行离子交换，形成胆汁酸螯合物，从而阻碍胆汁酸的重吸收，促进其从肠道排泄。由于体内胆汁酸减少，于是解除了胆汁酸对 7α-羟化酶的抑制作用，加速胆固醇向胆汁酸的转化，降低血浆和肝脏中胆固醇的含量。一方面代偿性地增加了肝细胞上 LDL 受体的数目，通过 LDL 受体途径使肝细胞从血浆中摄取 LDL 增多，降低血浆 LDL 水平；另一方面反馈性地增强了 HMGCoA 还原酶的活性，加强肝细胞内源性胆固醇的合成，部分抵消血浆 LDL 的降低。但总的结果是明显降低血浆 TC 和 LDL-C 水平，其作用强度与剂量有关。

(2) 临床应用：临床主要用于治疗以 TC 和 LDL-C 升高为主的高胆固醇血症，但对纯合子家族性高脂血症无效。一般与其他降脂药合用，可起到协同调脂的作用。如与他汀类合用可起到协同调脂的作用，但可降低他汀类的血药浓度；考来烯胺与普罗布考合用，既可协同降脂作用，又可降低不良反应。

(3) 不良反应：常见不良反应为胃肠道反应，如腹痛、腹泻、便秘等。长期使用可干扰维生素 A、D、K 等脂溶性维生素以及叶酸、脂肪、镁、铁和锌等物质的吸收，可能出现脂肪痢、骨质疏松和增加出血倾向。同时还可影响多种药物尤其是弱酸性药物的吸收，包括左旋甲状腺素、青霉素 G、氢化可的松、对乙酰氨基酚、噻嗪类、普萘洛尔、甲氨蝶呤、保泰松、万古霉素、华法林、地高辛和巴比妥类药物等，应尽量避免伍用。

(4) 常用药物

① 考来烯胺(colestyramine，消胆胺)：口服后可使胆汁酸排出量增加 3～4 倍，用药后一周内 LDL-C 水平开始下降，两周内达最大效应。可使血浆 TC 下降 20%以上，LDL-C 下降 25%～35%。TG 水平可略上升，连续用药后可逐渐恢复正常水平。服药后形成的便秘不易消失，偶可出现肠梗阻。亦可出现暂时性的血清碱性磷酸酶及转氨酶的轻度升高。因本品有臭味和一定的刺激性，使用受到限制。服用剂量 4～16 g/d，最多用到 24 g/d。用餐时服用。

② 考来替泊(colestipol，降胆宁)：服用剂量为 5～20 g/d，最多用到 30 g/d。与考来烯胺不同的是，本品可使高胆固醇血症患者的 TG 下降，HDL-C 升高，无臭味，病人耐受性好，便秘的发生率较低。

③ 降胆葡胺(Sephadex)：本品在水中形成凝胶。作用与考来烯胺相似。无臭味，病人耐受性好，胃肠道反应较轻。

4. 烟酸类　临床常用药主要是烟酸和阿昔莫司。

(1) 烟酸(nicotinic acid)：烟酸的药理作用为：① 减少肝脏合成 VLDL 和 LDL。烟酸的主要作用机制是抑制脂肪细胞的脂解。它可使脂肪细胞的环磷腺苷的含量下降，引起磷酸二酯酶活力增加，后者抑制脂肪细胞中 TG 分解，减少游离脂肪酸(FFA)从脂肪细胞中释放，肝脏合成 TG 的原料缺乏，以至于 VLDL 合成减少，继发性地引起 LDL 减少。减少

ApoB 的产生以及直接抑制肝脏合成 VLDL,也可能是降低 LDL 的原因。② 升高 HDL-C 和 ApoAⅠ。ApoAⅠ是 HDL 的主要载脂蛋白,烟酸可通过降低 ApoAⅠ的代谢而使其浓度增加。③ 抑制 TXA_2、增加 PGI_2 的合成,抑制血小板聚集和产生扩血管作用。④ 不增加 LPL 的活力。最近报道烟酸可以抑制 HMGCOA 还原酶的活性而抑制胆固醇的合成。⑤ 烟酸是唯一报道有降低Lp(a)水平(下降约 25%)的降脂药。

烟酸为广谱调血脂药,可作为除Ⅰ型外的其他各型高脂血症的治疗,对Ⅱb 型、Ⅳ型更为适用。长期应用可降低心肌梗死的复发率和死亡率。还可用于血管性偏头痛、脑动脉血栓、肺栓塞、内耳眩晕症等。

烟酸的不良反应较多,常见的是面部和上半身皮肤潮红和瘙痒,可能是前列腺素引起的皮肤扩张所致,服用阿司匹林可减轻之。可刺激胃肠道引起恶心、呕吐、腹泻甚至溃疡,大剂量使用可出现黄疸、肝功能异常、血糖和血尿酸浓度升高、过敏反应,诱发痛风和关节炎等。与他汀类药物合用使横纹肌溶解的潜在危险增加。因烟酸的不良反应较多,现多用烟酸的衍生物,主要有烟酸肌醇酯(inositol nicotinate)烟酸维 E 酯(tocopheryl nicotinate)、烟酸铝(aluminium nicotinate)和阿西莫司(acipimox,乐脂平)。

(2) 阿西莫司:阿西莫司为烟酸的异构体。与烟酸的作用机制相似,与烟酸比较其药理作用具有以下特点:① 抑制脂肪组织的脂解作用更强、更持久;② 因 $t_{1/2}$ 较长,低剂量就可维持血药浓度的稳定,不会因为游离脂肪酸水平的反射性增高而导致血糖水平升高,可改善糖尿病人的空腹血糖和糖耐量,适合治疗 2 型糖尿病人的高脂血症;③ 不引起血尿酸升高,可用于痛风患者的高脂血症;④ 可降低血浆纤维蛋白和全血黏度。

其适应证同烟酸。首次给药后可出现皮肤血管扩张反应,表现为红斑、热感和瘙痒,连续用药数天后消失。用药后出现皮疹、局部水肿、哮喘和呼吸困难等症状时,应立即停药并进行处理。本药禁用于溃疡病和对本药过敏者,不宜用于孕妇和哺乳期妇女。因大部分以原形从尿中排出,肾功能不良者应调整剂量。

(二) 抗氧化剂

20 世纪 80 年代末,Steinberg 等提出了 OX-LDL 引起动脉壁脂质沉着导致动脉粥样硬化(AS)的学说。此学说得到了广泛的实验支持,同时表明 OX-LDL 也可直接损伤动脉内膜,使病变加重。OX-LDL 致 AS 的作用远较 LDL 强。

1. 普罗布考(probucol,丙丁酚)

(1) 药动学:普罗布考是最强效的脂溶性抗氧化剂之一。本品具有强亲脂性,口服吸收不良,吸收率一般为 2%~8%,餐后服用吸收增加。一次服用临床常用剂量时,24 小时达最高血药浓度。在血浆中 95%以上分布于 LDL、VLDL、HDL 等脂蛋白中。$t_{1/2}$ 为 47 天。主要经胆道由粪便排出。在脂肪组织的浓度约为血浆浓度的 100 倍,然后缓慢释出,其口服剂量与血药浓度无甚相关。

(2) 药理作用:主要降低血浆 TC 和 LDL-C,同时降低 HDL-C 及 ApoAⅠ的水平,而对 TG 和 VLDL 无明显影响。对高脂血症病人,可使血浆 LDL-C 降低 10%~20%,同时 HDL-C 降低 30%。其降 LDL 的机制主要与增加其清除率有关。对正常人可通过 LDL 受体途径,对缺乏 LDL 受体的纯合子高胆固醇血症者,则通过改变 LDL 组分而加速 LDL 的清除。现认为其降低 HDL 与增加胆固醇酯转运蛋白(CETP)的数量和活性有关。CETP 可使 HDL-C 转化为其他的脂蛋白形式而返回肝脏。由于本药分布于各种脂蛋白,且有强烈的抗氧化作用，可阻止脂蛋白被氧化修饰，减少 OX－LDL 的形成，抑制 AS 的形成和发展。

（3）临床应用：适用于高脂血症Ⅱ型的治疗，特别适用于纯合子型高胆固醇血症患者，能使 LDL－C 降低并可使黄色瘤消退。常与其他调脂药配合使用。

（4）不良反应：有 10％的病人发生胃肠道反应及头晕、头痛、血管神经性水肿、过敏反应等，有部分病人因不能耐受而停药。还可引起肝功能异常、高血糖、高尿酸、血小板减少等，可使心电图的 Q－T 间期延长。禁与奎尼丁等合用。

2. 维生素 E　维生素 E 为脂溶性维生素，又称生育酚（tocopheral），1922 年从植物油中分离得到。根据化学结构的不同可将其分为 8 种，其中 α－生育酚的活性最强，人工合成者活性较低。

（1）药理作用与机制：维生素 E 为典型的生物抗氧化剂，能抑制磷脂酶 A2（PLA2）脂氧酶的活性以减少自由基的生成；清除自由基，防止脂质过氧化，减少脂质过氧化产物 MDA 和 MDA－LDL 的生成。由于阻止了 OX－LDL 的形成，可减少动脉粥样硬化的发生。维生素 E 还有抗血小板聚集的作用。大剂量促进毛细血管和小血管的再生，还能促进性腺细胞的分泌增加，促进精子的生成和活动，也可增强卵巢的功能和孕酮的作用。

（2）临床应用：临床主要用于 AS 的辅助治疗。

（3）不良反应：一般无不良反应，长期大剂量（＞400 mg/d）可引起胃肠功能紊乱，皮肤皲裂和肌无力，视力模糊等，还可影响生殖功能，导致出血倾向以及改变内分泌、代谢，如引起乳腺肿大。

3. 维生素 C　维生素 C 为水溶性维生素。作用和维生素 E 相似，亦为强抗氧化剂。能清除自由基，防止 OX－LDL 的形成，阻止多烯脂肪酸的过氧化。保护动脉内皮，降低 TC 和升高 HDL－C。临床主要用于动脉粥样硬化性心脑血管病。无明显不良反应，剂量过大可引起腹泻、胃酸过多和皮疹等。

（三）多烯脂肪酸类

1. ω－3 型多烯脂肪酸　主要包括二十碳五烯酸（eicosapentaenoic acid）、二十二碳六烯酸（docosahexaenoic acid）和 α－亚麻酸（LNA，α－linolenic acid），主要来源于海洋生物藻类、海生动物的油脂及贝壳类。

（1）调血脂作用：可使血浆 VLDL 和 TG 明显降低，降低 LDL 和胆固醇的作用不明显，HDL 水平有所升高。这可能是通过抑制肝脏合成 TG 和 ApoB，从而减少 VLDL 的生成，并促进 VLDL 转化为 LDL、活化 LPL。HDL 的升高主要是激活 LACT 和 LPL、抑制肝脂肪酶活性的结果，因为 LACT 能催化新生 HDL 中的脂肪酸和游离脂肪酸生成胆固醇酯，LPL 能促进 CM 和 VLDL 分解为脂肪酸，肝脂肪酶能催化 HDL 中的 TG 水解和 IDL 向 LDL 的转化。其中 DHA 的作用强于 EPA。

（2）血小板聚集和扩血管作用：可通过环氧酶代谢途径，生成有 PGI2 类似作用的 PGI3 和基本不具备 TXA2 作用的 TXA3，另外能增强内皮舒张因子的作用，所以能产生抑制血小板聚集、扩血管和抑制血栓形成的作用。还能改变白细胞的粘附和趋化功能、增强红细胞的变形性和提高血小板的膜流动性，从而降低血液黏度，改善血液流变学。

（3）抗血管平滑肌增殖：能抑制血小板生长因子的释放。而血小板生长因子具有促进血管平滑肌细胞向内膜移动和增殖的作用，因此能减少平滑肌的增殖。

(4) 临床应用：临床用于高脂蛋白血症、动脉粥样硬化和冠心病。对外周血栓性疾病亦有一定的疗效。一般无不良反应，长期大剂量服用可出现血小板暂时性减少，出血时间延长，免疫功能低下，并能产生 OX－LDL。因易氧化变质，氧化变质后服用会使不良反应增加和疗效降低。

近年来鱼油等 $\omega-3$ 型多烯脂肪酸制剂的应用受到很大的重视，作为药用或保健品的制剂日益增多，如国内的多烯康胶丸等，国外进口的制剂更为多见。

2. $\omega-6$ 型多烯脂肪酸　包括亚油酸(linoleic acid，十八碳二烯酸)、γ－亚麻油酸(γ－linolenic acid)，主要含于玉米油、葵花籽油、红花油、豆油、亚麻子油等植物油中。

亚油酸　在体内与胆固醇结合成酯，易于将胆固醇转运至血管外组织，减少血管内胆固醇的沉积，促使胆固醇转化为胆汁酸而排出；另外还有抗血小板聚集、扩张血管等功能。有一定的降低 TC 和 TG 作用，同时 LDL 及 ApoB 也有所降低。临床用于高脂血症及抗动脉粥样硬化，但疗效不明显，可能与所用剂量太低有关。有报道认为每日用量需 10 g 以上才有效。服用后可能出现轻度的胃肠道反应，连续服用可逐渐减轻。

$\omega-6$ 型多烯脂肪酸的调脂作用和抗血小板聚集作用均弱于 $\omega-3$ 型，常与抗氧化剂等配伍成复方制剂，亚油酸丸、益寿宁胶囊(片)、脉通、心脑康和月见草油胶丸、橡胶种子油、蚕蛹油等。

(四) 治疗高脂血症的其他化学药物

1. 泛硫乙胺(pantethine，潘特生)　本品为泛酸类似物，参与体内辅酶 A 的构成，促进脂类的正常代谢，改善脂质代谢紊乱；还有防止胆固醇在动脉壁沉积，抑制脂质过氧化和血小板聚集的作用。临床主要用于治疗高脂血症，能降低血浆中 TC、TG、LDL 和 VLDL 水平，升高 HDL 和 ApoA，停药后血脂回升较慢。不良反应较少见，偶有恶心、呕吐、厌食、腹胀等胃肠道反应，个别会出现短暂性转氨酶升高。肝功能不良者慎用，长期服用定期检查肝功能。

2. 弹性酶(elastase，胰肽酶 E)　本品是一种能溶解弹性蛋白的酶，能增强 LPL 和 β－脂蛋白酶的作用，使血浆 TC、TG、LDL 和 VLDL 水平下降，并能阻止脂质向动脉壁沉积，加速旧弹性蛋白分解和新弹性蛋白的合成，从而起到抗动脉粥样硬化的作用。其调节血脂的作用不强，但无不良反应，主要用于轻症的Ⅱ、Ⅳ型高脂血症。

3. 糖酐酯钠(dextran sulfate sodium)　本品能增强 LPL 的活性，加速血浆中 CM、VLDL、LDL 的分解，使血浆 TC 和 TG 下降。对Ⅱ、Ⅳ型高脂血症有一定的疗效。

此外，右旋甲状腺素、硫酸软骨素 A、肝素均有一定的调脂作用。

(五) 治疗高脂血症的天然药物

国内开发的第一个降血脂中成药血脂康胶囊，在临床已大量用于治疗各类高脂血症、由动脉粥样硬化引起的冠心病等心脑血管疾病以及糖尿病、脂肪肝等与高脂血症相关的疾病。现已证实其发挥降脂作用的成分就是洛伐他汀。目前临床使用的另一种中成药为脂必妥，其主要成分为女贞子，可能是女贞子中的熊果酸增加了脂肪酶的活性而降脂。常用于进行调脂治疗的中药还有：车前草、决明子、泽泻、何首乌、大黄、红花、银杏叶、虎杖、茵陈、麦芽、荷叶、绞股蓝等，但其确切疗效还有待于进一步的研究证实。

研究发现一些天然物具有降低胆固醇的作用，如甘蔗原素。一项研究表明，老年高脂血症患者服用 10 mg 甘蔗原素，同时配合标准的降胆固醇饮食 6 周，患者的 TC、LDL－C、TG

显著降低，分别下降14.7%、17.9%和13.8%。35名每日服用10 mg辛伐他汀配合标准降胆固醇饮食8周的患者，TC、LDL-C、TG分别下降15.2%、19.8%和8.7%。另一组与普罗布考的对比试验中，甘蔗原素亦显示良好的效果。动物试验显示，在印度已使用了2 000年的guggle树的树脂也能有效地降低胆固醇水平。

月见草油（evening primrose oil，富含γ-linolenic acid）、蒲黄、山楂、红酒、红曲（M. purpureus菌种之发酵品）等常作为调节高脂血症的保健品。

（六）治疗高脂血症的新药物和新靶标

1. 罗苏伐他汀（rosuvastatin） 为AstraZeneca公司产品。大鼠的体内研究反映，rosuvastatin对肝细胞具有高选择性，对外周组织选择性低。rosuvastatin最主要的药代动力学性能——相对少的细胞色素P450代谢，用2C9和2C19同功酶而不用3A4，清除的半衰期约20小时，属作用最长的他汀类。rosuvastatin的临床疗较非常显著。据临床实验表明，对目前市售的6种HMG-CoA还原酶抑制剂，分别各用40 mg剂量，临床观察其降低高胆固醇血症的疗效，结果：洛伐他汀为31%，普伐他汀为30%，氟伐他汀为27%，辛伐他汀为41%，阿伐他汀为50%，西立伐他汀为30%。当剂量达80 mg时，则洛伐他汀可降低胆固醇39%，氟伐他汀可降低胆固醇34%，阿伐他汀达51%，而rosuvastatin能够降低LDL胆固醇，降幅达40%～58%，并确认比lipitor、zocor和pravachol更为有效。1～80 mg rosuvastatin降LDL达65%，此作用大于10～80 mg的atorvastatin（非比较性非盲设计研究的观察结果）。临床对比试验结果还显示，10 mg的rosuvastatin降低LDL-C的效果比等剂量的阿伐他汀好，亦比20 mg的普伐他汀和辛伐他汀效果好；升高HDL的作用亦也强于等剂量的阿伐他汀和20 mg普伐他汀和辛伐他汀。各种结果表明它是目前作用最强的他汀类药物，已被制药界誉为是“超级他汀”，因此更具有市场竞争力。最近的一项双盲、交叉研究评估rosuvastatin用于Ⅱa型及Ⅱb型脂质异常病人，结果rosuvastatin降低两组病人的$ApoB_{100}$达51%，主要的改变在含$ApoB_{100}$的脂蛋白及其亚组分。但有报道80 mg的罗苏伐他汀可能会引起横纹肌溶解症。该药已于2002年在荷兰上市。

2. 匹伐他汀（pitavastatin） 诺华/三协公司开发生产的匹伐他汀目前正在美国和欧洲进行Ⅱ期临床试验，日本已进行Ⅲ期临床试验。一项240名患者参加的对比试验显示，2 mg匹伐他汀能将LDL-C降低37%，而普伐他汀只能降低18.4%。匹伐他汀还能显著降低TC、TG、ApoB、ApoCⅡ和ApoCⅢ并能提高HDL-C。另外，日本Nissan Cemical公司研制的伊塔他汀（itavastatin）也即将上市。

3. Ezetimibe 商品名Zetia，是由Merk和Schering-Plough公司共同推出的新型选择性胆固醇吸收抑制剂。该药通过与小肠刷状缘膜小囊泡上的膜蛋白结合，抑制肠道和肝肠循环中胆固醇的吸收，降低血清和肝脏中的胆固醇含量。与胆酸螯合剂不同，它不影响胆固醇酯、其他甾类（如牛黄胆酸）、甘油三酯和脂溶性维生素的吸收。其药理作用与乙酰辅酶A-胆固醇乙酰转移酶的抑制及LDL受体（清道夫受体）的表达无关。ezetimibe被吸收后在肝脏中与葡萄糖醛酸结合后经肠肝循环，几乎特异地定位于小肠黏膜细胞。每日1片（10 mg）可使LDL降低18%，亦可减少动脉粥样硬化的残余微粒，降低心血管病的危险，且这种作用比其降低LDL更强。临床试验表明该药和普伐他汀或洛伐他汀联用可获得更佳的临床效果；与阿伐他汀合用时，可更明显地降低LDL和TG，升高HDL，并未发现明显的不良反应。可用于有严重高脂血症病人应用他汀类药物治疗时的补充用药。尽管该药表现出优良的临床疗效和安全性，ezetimibe 对心血管病的发病率和致死率的长期影响仍有待于临床试验的检验。

4. Benecol 和 Take Control　为人造牛油，通过阻断吸收人体自身分泌的胆固醇和食物中的胆固醇，从而防止胆固醇的肠道吸收。

5. Avasimibe　为辉瑞公司开发的乙酰胆固醇乙酰转移酶(ACAT)抑制剂，正在进行临床试验。ACAT 能够在动脉壁产生富含脂肪的巨噬细胞。ACAT 抑制剂能够进入巨噬细胞，防止胆固醇酯的形成和巨噬细胞的生成。

6. Dros 和 Cons　为胆固醇酯转运蛋白(CETP)的抑制剂。HDL 可通过 CETP 转变为 VLDL，通过抑制这种蛋白质，胆固醇将以 HDL 的形式贮存，HDL 的水平上升；血浆 TC、VLDL、LDL 的水平下降，可防止动脉粥样硬化。

7. 噻唑烷二酮类(thiazolidinedione)　如匹格列酮(商品名 Actos)、罗格列酮(rosiglitazone，商品名 Avandia)，它们为 PPAR－γ 激动剂，能够激活一系列能够增强胰岛素敏感性的基因，而这种基因能够降低脂肪组织分泌的脂肪酸的流动性。过氧化酶体增殖激活受体的拮抗剂 PPAR－α、PPAR－γ 激动剂是正在研发中的治疗高甘油三酯血症的主要靶标。以往的苯氧酸类药物的部分作用相当于 PPAR－α 激动剂，因而提高 TG 的肝清除率。

8. 疫苗　AVAN 公司正在进行一种能够抑制内源性 CETP 的疫苗的Ⅱ期临床试验。如果成功，只需 2 年注射 1 次即可减小动脉粥样硬化的危险。

9. 复方制剂　Nicostatin(商品名 Advior，Kos 公司生产)为缓释烟酸和洛伐他汀的混合制剂，对 LDL、HDL、TG 的作用比这两种药单独应用时大，特别适用于混合型高脂血症病人，该药已于 2002 年上市。colesevealm(商品名 Welchol)为美国 Sankyo 公司开发的他汀类与胆汁酸螯合剂的混合制剂，降脂效果比单纯增加他汀类的量达到的作用更强。也有公司正在开发 Ezetimibe 和辛伐他汀的复方制剂。

五、调血脂药物的选择应用与治疗监测

(一) 药物选择与联合用药

临床实践中，常根据高脂血症的病因和类别以及降血脂药的作用机制、毒副反应、价格和市场供应，来选择适当的药物。一些难治的、脂质代谢异常严重的患者，还需同时联合使用几种不同作用机制的降血脂药物。高胆固醇血症，可根据其血清 TC 水平，选用不同的降 TC 药物。轻、中度高胆固醇血症，可选用低剂量的 HMG－CoA 还原酶抑制剂，包括血脂康，也可试用弹性酶、泛硫乙胺、烟酸、非诺贝特及吉非罗齐。严重的或难治的高胆固醇血症，如杂合子家族性高胆固醇血症及继发于肾病综合征的严重的高胆固醇血症，应选胆酸螯合剂、HMG－CoA 还原酶抑制剂(包括血脂康)、烟酸类或这三类药联用；非继发于糖尿病者，也可用血脂康、烟酸，或烟酸与胆酸螯合剂联用。纯合子家族性高胆固醇血症患者，可首选普罗布考。高甘油三酯血症，可根据血清 TG 水平，选服非诺贝特、吉非罗齐、益多酯、阿西莫司、苯扎贝特、烟酸或海鱼油制剂；继发于糖尿病的患者，可选阿西莫司、非诺贝特及苯扎贝特；伴有血凝倾向增高、不稳定心绞痛及曾进行 PTCA 或 CABG 术的高甘油三酯血症患者，可选择非诺贝特及苯扎贝特等同时具有能减低血中纤维蛋白原含量及能增强机体抗凝血作用的药物。对混合型高脂血症，可选一些对 TC 与 TG 都有作用的药物，并应针对不同的病情，选用与之相应的药物。如以 TC 增高为主者，可按其血清水平，轻者选用烟酸类

药，重者选用 HMG－CoA 还原酶抑制剂等；如以 TG 增高为主者，则可选非诺贝特、吉非罗齐、益多酯和苯扎贝特等贝特类药物，也可选用血脂康、烟酸及阿西莫司等制剂，还可将烟酸类或贝特类药物与胆酸螯合剂联合使用。继发于糖尿病的混合型高脂血症患者，一般以血清 TG 水平升高为主者较多见，可选兼有降低空腹血糖水平作用的阿西莫司和苯扎贝特等药物。难治的严重高胆固醇血症或以胆固醇增多为主的混合型高脂血症患者，可将胆酸螯合剂与烟酸，或胆酸螯合剂与 HMG－CoA 还原酶抑制剂，包括血脂康等药联用。值得提出的是，联合用药时，除考虑经济问题外，更重要的是应警惕毒副作用的增强，如 HMG－CoA 还原酶抑制剂，包括血脂康，与烟酸、吉非罗齐或环孢菌素等联用时，可能出现严重的毒性反应，如横纹肌溶解症。特别难治而又严重的高脂血症患者，应到有良好技术设备的研究中心，请血脂专家用特殊的方法进行诊断和治疗。

（二）用药过程监测

值得注意的是，降血脂药一般都需长期服用，有的甚至需终身服用。不同个体对同一药物的疗效及副作用有相当大的差别。一般来说，服药后 1～3 个月应复查血脂、肝及肾功能，还应定期复查 CK 及血尿酸水平。长年服药时，可 3～6 个月复查一次。与此同时，应作有关的随诊观察，以便及时调整剂量或更换药物。血脂降到接近期望值水平时，可适当减少剂量。治疗过程中，患者应坚持调整饮食及改善生活方式，以期增进药物的疗效。

六、高脂血症的基因治疗

基因治疗是指利用特定的重组 DNA，在基因水平对疾病进行治疗的一类方法。主要包括：① 基因表达：将正常基因导入靶细胞并使之表达，以治疗内源基因所致的异常；② 基因置换：通过同源重组方法，用外源性正常基因代替突变的基因或序列；③ 基因添加：在特定靶细胞中加入该细胞不具有的能产生特殊功能的基因，用以对抗异常基因的病理影响；④ 基因抑制：利用反义核酸技术降低变异基因的表达。肝脏移植治疗纯合子家族性高胆固醇血症（familial hypercholesterolemia，FH）的成功证实一个重要的原理，选择性使 LDL 受体在肝脏中表达重现，可使 FH 者伴随的血脂异常明显得到改善。同理，应用体基因转移的方法，使重建的 LDL 受体在患者肝细胞上表达，可达到同样的效果。

（一）离体基因治疗

离体基因治疗方法，亦称间接法，是将患者的某种组织或细胞（如成纤维细胞、骨髓、肝细胞、外周血干细胞甚至肿瘤细胞）取出体外，在短期培养的条件下转入目的基因，还可进行筛选和富集含有外源基因的细胞，然后再回输到患者体内。

基因疗法的早期是在体外将自身的细胞与逆转录病毒组合修饰，然后再移植到病人体内。应用该法可使病人的肝脏内 LDL 受体基因再现。其方法是，先切除一小块肝组织，给该组织灌注胶原酶使肝细胞分离，将肝细胞与含有 LDL 受体的逆转录病毒一起进行培养，用胰蛋白酶回收细胞，并经门静脉输入患者体内。该方法首先是在 WHHL 兔上试用成功。

国内北京医科大学已开展了这方面的基础研究工作。他们采用先给兔皮下注射四氯化碳的方法，损伤肝细胞以促进肝细胞的增殖，2 天后由静脉注射经 LDL 受体基因修饰的病毒上清。结果发现，采用该方法可使兔血浆胆固醇水平较注射前下降 50％。

由于逆转录病毒载体只能转染增殖细胞，而不能转染非增殖的细胞，所以近年来人们发现腺病毒可能是更为理想的载体，因为腺病毒载体可转染非生长期的肝细胞，这样可避免进行肝切除术或静脉注射四氯化碳损伤肝细胞。已报道在兔身上静脉注射含有 LDL 受体 cDNA 的重组腺病毒 6 天后，血浆胆固醇水平下降 75%，并伴随有 HDL－C 和 ApoAⅠ升高 3～4 倍。

（二）体内基因治疗

离体基因治疗虽有一定的疗效，但有其局限性，表现在：① 需要外科手术；② 疗效直接与基因重构的有效率相关，即受已被基因修饰且输入病人体内的肝细胞数目限制，而这种肝细胞只占 2%～5%。由于这些缺点，该法难以用来治疗众多的杂合子 FH 病人。所以，应建立更有效的临床实用方法，即直接将 LDL 受体基因输入病人肝脏，使肝脏能表达出所需要的功能蛋白质，即 LDL 受体。这种体内基因治疗方法又称直接法，是一种很有希望的基因治疗方法。

有人设计了一种可溶性 DNA 携带系统，可使外源性基因定向转移至肝细胞内并在其中表达。其基本原理是利用去涎酸糖蛋白受体（一种以很高水平表达于肝细胞的特异性跨膜受体），将血清类黏蛋白（亦称去涎酸 α-酸性糖蛋白，为去涎酸糖蛋白受体的高亲和性配基）与多聚赖氨酸以共价形式相连，再与带有目的基因的表达载体连接，即构成了定向于肝的可溶性 DNA 转运系统。此系统已被证明能在体内将外源性基因转移至肝细胞内并在其中表达，通过部分肝切除刺激肝细胞增殖，还可使外源基因在体内持续表达。

Wilson 等利用了上述系统，将含有人 LDL 受体的全长 cDNA 的逆转录病毒载体长的末端重复序列与血清类黏蛋白和多聚赖氨酸结合，构成能将 LDL 受体基因转移至肝细胞的转运系统。然后将这种含有治疗基因的 DNA-蛋白质复合物注入体内。早期的动物试验表明，直接输入 DNA-蛋白质复合物可产生如下结果：① 注射后几分钟内，复合物从血液中被清除；② 在肝细胞内的过程主要是由受体介导；③ 输入后 12～72 小时，重组基因在肝细胞上表达；④ 在兔体中可使血清胆固醇水平下降 20%～30%。

估计在不久的将来该方法会应用于临床。但是，在应用于临床之前，其方法尚需要进一步改进，使得转基因表达持续时间大于 6 天，同时增加基因表达的效率。

第九章　心律失常及其药物治疗

心律失常是临床上常见的病症，表现为心率以及心动节律的异常。引起心律失常的原因复杂多样，心肌缺血、肥厚、纤维化，电解质紊乱，神经精神因素，以及应用强心苷类药物等都可诱发心律失常。健康人也有发生心律失常的时候，但多为良性心律失常，持续时间短，对身体影响小。然而，某些类型的心律失常可恶化为致命的室颤，因此使用抗心律失常药物对于救治患者的生命极其重要。严重心律失常多见于器质性心脏病，尤其是心肌肥大，心肌纤维化，心肌病，急性心肌梗死等疾病。心肌肥大常是器质性心脏病的共同病变，也是心律失常的独立危险因子。冠心病、高血压、充血性心力衰竭的患者由于心肌肥大，往往会突然猝死，主要原因是发生快速型心律失常。

抗心律失常药物通常是指防治快速型心律失常的药物。它们的基本作用是影响心肌细胞膜的离子通道，改变离子流，从而改变心肌细胞的电生理特性，抑制异位起搏的自律性，终止折返激动，抑制后除极及触发激动，起到抗心律失常的作用。最早应用于临床的抗心律失常药是奎尼丁，经过多年的发展，至今应用于临床的抗心律失常药已有几十种，但是目前几乎所有的抗心律失常药都具有不同程度的致心律失常作用。除了相关的新药仍在发展以外，心律失常的治疗观点也在不断更新。所以，必须掌握正常心脏的电生理、心律失常的发生机制、药物的药理特性以及心律失常药物治疗的新动向，才能做到合理用药。

第一节　正常心脏的电生理以及主要跨膜电流

一、心脏电活动的特点

1．心肌细胞膜电位　心肌细胞的静息膜电位（见图 9－1），膜内比膜外约低 90 mV，处于极化状态。心肌细胞兴奋时，发生除极和复极，形成动作电位。心肌的动作电位与骨骼肌不同，有一平台期，时程较长，共分为 5 期（相）。0 期为除极过程，1、2、3 期为复极过程。0 期至 3 期的时间为动作电位时程（action potential duration，APD）（图 9－1B）。

0 相：为除极相，－90～＋30 mV，快钠通道开放，钠离子（I_{Na}）快速内流（慢反应细胞为钙离子）。

1 相：为快速复极初期，＋30～0 mV，快钠通道失活，钾离子（I_{to}）短暂外流。

2 相：缓慢复极，又称为平台期，0 mV 左右，慢钙通道开放，钙离子（I_{si}）内流，同时钾离子外流，并且随着时间的推移，钙通道逐渐失活，钾离子外流逐渐增加，于是形成平台期晚期。

3 相：为快速复极末期，0～－90 mV，慢钙通道完全失活，钾离子(I_K)外流。

4 相：复极结束，膜电位恢复，但钠钾泵不断工作，恢复膜两侧的离子浓度。

5 相：为静息期，非自律细胞中膜电位维持在静息水平，在自律细胞则产生舒张期自动除极，由特殊的钠离子内流所致，其通道在－50 mV 开始开放，它除极达到阈电位就重新激发动作电位。

2. 心肌的兴奋性与不应期

(1) 心肌的兴奋性在动作电位期间发生周期性变化：有效不应期(effective refractory period, ERP)，0～3 相复极达－60 mV 左右，各种刺激不产生可扩布性兴奋；相对不应期，－60～－80 mV，此时兴奋性低于正常，超强刺激可产生动作电位，但幅度较小，传播较慢；超常期，这时由于钠通道大都恢复，且离阈电位又较近，所以较小的刺激就可产生兴奋，即兴奋性高于正常。心肌的有效不应期较长，达心肌舒张开始。兴奋性的周期性变化与钠通道状态密切相关。

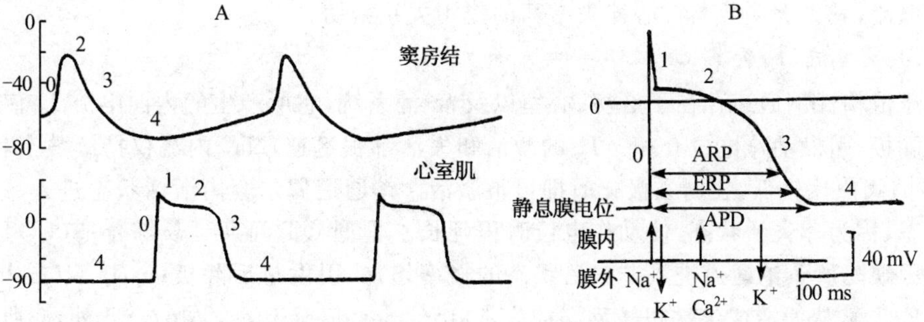

A: 心室肌和窦房结的动作电位　　B: 心肌细胞动作电位与离子转运及其时相

图 9－1　心肌动作电位及离子转运

注：ARP：绝对不应期；ERP：有效不应期；APD：动作电位时程

(2) 有效不应期(图 9－1B)：复极过程中膜电位恢复到－60～－50 mV 时，细胞才对刺激发生可扩布的动作电位。从除极开始到这以前的一段时间即为有效不应期，它反映快钠通道恢复有效开放所需的最短时间。其时间长短一般与 APD 的长短变化相对应，但程度可有不同。在一个 APD 中，ERP 数值越大，就意味着心肌不起反应的时间延长，不易发生快速型心律失常。

3. 心肌的自律性

(1) 心肌的自律性：在没有外来刺激的情况下，某些特殊的心肌细胞可自发地产生动作电位，出现兴奋，此即为自律性。

根据有无自律性可将心肌分为两种心肌细胞：

① 工作细胞(收缩细胞)：心室肌、心房肌；

② 自律细胞(非收缩细胞)：窦房结、房室结、浦氏纤维。

根据 0 相除极电流又可分：

① 快反应细胞：心室肌、心房肌(非自律细胞)，浦氏纤维(自律细胞)；

② 慢反应细胞：窦房结，房室结(自律细胞)。

(2) 快反应和慢反应电活动：见图 9－1A。

心肌工作肌和传导系统细胞的膜电位大(负值较大)，除极速率快，传导速度也快，呈快反应电活动，其除极由 Na^+ 内流所促成；窦房结和房室结细胞膜电位小（负值较小），除极慢，传导也慢，呈慢反应电活动，除极由 Ca^{2+} 内流促成。心肌病变时，由于缺氧缺血使膜电位减小，快反应细胞也表现出慢反应电活动。

4. 心肌的传导性和膜反应性　0 相去极化速率影响心肌传导速度。膜反应性是指膜电位水平与其所激发的 0 相上升最大速率之间的关系。一般膜电位大，0 相上升快，振幅大，传导速度就快；反之，则传导减慢。可见膜反应性是决定传导速度的重要因素，其典型曲线呈 S 状，多种因素（包括药物）可以使其增高或降低。

二、心脏的主要跨膜电流

心脏的正常电生理活动有赖于组成心脏的每一个细胞的动作电位活动整体上的协调统一，而每一个心脏细胞的动作电位活动又依赖于各种离子通道所产生的跨膜电流。这些跨膜电流的种类较多，性质复杂，近年来这方面的研究取得了许多新进展。这里介绍一些重要的跨膜电流，其中大多数与抗心律失常药的作用关系密切。

（一）钠电流（I_{Na}）

电压依赖性钠通道存在于心房、心室以及希-浦系统，它所产生的内向电流 I_{Na} 使心肌细胞快速除极，引发动作电位 0 相。I_{Na} 的激活和失活都很迅速，Na^+ 内流仅持续数毫秒，并且 I_{Na} 激活的阈值比较低，在弱去极化时即可被激活。钠通道偶尔会由激活状态进入一种持续开放状态，称为非失活状态，使动作电位时程延长。Ⅲ型 QT 间期延长综合征（LQT_3）就是由于基因缺陷所致钠通道进入非失活状态的概率增加，引发早后除极（early after depolarization，EAD），从而造成尖端扭转型心律失常（torsades de pointes，Tdp）。此外，心肌缺血以及低氧状态也能增加钠通道非失活状态的概率。

（二）L 型钙电流（$I_{Ca\text{-}L}$）和 T 型钙电流（$I_{Ca\text{-}T}$）

心脏组织中存在两种电压依赖性钙通道，即 L 型和 T 型钙通道。

L 型钙通道是心肌细胞兴奋时外钙内流的主要途径。当细胞兴奋时，细胞膜除极，激活 L 型钙通道，Ca^{2+} 内流（$I_{Ca\text{-}L}$）激活细胞内肌浆网钙释放，胞浆内钙升高，完成心肌收缩。心脏窦房结的自律性和房室结的传导性也依赖于 $I_{Ca\text{-}L}$。L 型钙通道是神经递质、激素、自身活性物质（autocoid）以及第二信使如环核苷酸、二酯酰甘油等的主要作用靶点，其中最重要的调节因素是自主神经系统。去甲肾上腺素或肾上腺素激活心肌细胞 β 肾上腺素受体，通过耦联的 G 蛋白激活细胞内腺苷酸环化酶（AC）使 cAMP 增加，cAMP 激活磷酸激酶（PKA）通路使 L 型钙通道磷酸化而改变通道的构象和门控，通道开放增强，表现为心肌收缩增强；反之，乙酰胆碱则抑制 cAMP 的形成，而通过激活鸟苷酸环化酶（GC）使 cGMP 增加，抑制 L 型钙通道，表现为心肌收缩性减弱。

T 型钙电流在较低电压时激活，快速失活，主要参与血管张力和心脏自律性的调节，而在心肌动作电位的形成中发挥作用不大。

（三）瞬时外向钾电流（I_{to}，transient outward K^+ current）

I_{to} 参与动作电位复极 1 相。I_{to} 包含两种单独的成分：非钙依赖性的 I_{to1} 和钙依赖性的 I_{to2}，这两种电流经由两种不同的通道产生。I_{to1} 是电压门控 K^+ 电流，激活迅速，不依赖于细胞内钙浓度，可被奎尼丁和 4-氨基吡啶阻断。在生理条件下，I_{to1} 是复极 1 相的主要电流。I_{to2} 的激活依赖于细胞内钙浓度，I_{to2} 在细胞内钙浓度过高时被激活，缩短 APD，间接缩短钙电流的时程，导致钙内流减少，因此，细胞内钙激活 I_{to2} 可能是减少钙超载的负反馈机制。目前还没有选择性作用于 I_{to} 的抗心律失常药物。

（四）延迟整流钾电流（I_K，delayed rectifier K^+ current）

心肌的 I_K 是引发复极化的主要外向电流，在心肌动作电位复极过程中起关键作用，决定动作电位的时间。I_K 可分为缓慢激活的延迟整流钾电流（I_{Ks}）、快速激活的延迟整流钾电流（I_{Kr}）和超快速激活的延迟整流钾电流（I_{Kur}）三种。

1. I_{Ks}　I_{Ks} 激活较慢，在保持除极时无明显失活，是复极 2 相的主要复极电流。I_{Ks} 受 PKA 和 PKC 通路调节，当 β 受体兴奋时，PKA 通路激活，明显提高 I_{Ks} 的幅度，抵消同时增大的 L 型钙电流造成的 APD 延长。I_{Ks} 通道由 mink 蛋白和 $KvLQT_1$ 组成。$KvLQT_1$ 基因异常可引起Ⅰ型 QT 间期延长综合征（LQT_1），患者可能由于 $KvLQT_1$ 突变而引起 I_{Ks} 缺陷，造成 APD 延长而引发尖端扭转型心律失常。所以，寻找 I_{Ks} 的特异性阻滞药是抗心律失常药的一个重要发展方向。

2. I_{Kr}　I_{Kr} 激活和失活过程都很快，表现出明显的内向整流特性，是复极 3 相的主要复极电流。I_{Kr} 通道由 HERG 基因编码，HERG 基因突变是引起Ⅱ型 QT 间期延长综合征（LQT_2）的原因。I_{Kr} 受细胞外钾浓度的调节，当胞外高钾时，I_{Kr} 电流幅度增加；胞外低钾时，I_{Kr} 幅度减少。抗心律失常药奎尼丁、索他洛尔以及 dofetilide 可阻滞 I_{Kr}，但是过度延长 APD 能够引发心律失常。I_{Kr} 阻断剂过度延长 APD 所引起的室性心动过速与 LQT_2 综合征相同。其他药物，如红霉素，也能造成尖端扭转型心律失常，其机制也与阻滞 I_{Kr} 有关。目前常用的钾通道阻滞类抗心律失常药主要作用于 I_{Kr} 钾通道。

3. I_{Kur}　I_{Kur} 激活迅速，没有失活过程，仅存在于心房，故选择性作用于 I_{Kur} 的药物只能对心房起作用。

（五）起搏电流（I_f，pacemaker current）

I_f 在超极化时激活，对钠、钾离子都能通透，存在于窦房结、房室结以及浦肯野细胞。膜电位小于 −50mV 时，I_f 激活。I_f 受神经递质的调节，当 β 受体兴奋时，I_f 增大；当 M 受体兴奋时，I_f 减小。I_f 也受细胞内 cAMP 水平的调节，细胞内 cAMP 升高时，I_f 增强。

（六）内向整流钾电流（I_{K1}，inward rectifier K^+ current）

I_{K1} 表现出内向整流特性，当静息电位位于钾平衡电位（E_K）附近时，I_{K1} 电导最高，因此将静息膜电位控制在 E_K 左右。当膜电位除极远离 E_K 时，由于内向整流特性，I_{K1} 电导进行性下降，从而增强了钠电流的效率，减少了平台期细胞内钾的丢失。

（七）乙酰胆碱敏感钾电流［$I_{K(Ach)}$］

$I_{K(Ach)}$ 通道在心房、窦房结、房室结的分布密度高，是心脏迷走神经的主要靶点。乙酰胆碱（Ach）造成窦性频率减慢，房室传导时间延长，心房不应期缩短，就是由于 $I_{K(ATP)}$ 的激活。当 $I_{K(ATP)}$ 通道激活时，静息膜电位发生超极化。

（八）ATP 敏感钾电流［$I_{K(ATP)}$］

$I_{K(ATP)}$ 通道存在于多种组织，可调节胰岛素释放，血管舒缩，神经及骨骼肌兴奋，离子传递等。生理条件下，胞浆内 ATP 水平使此通道关闭，在心肌缺血、缺氧或代谢抑制时，胞浆内 ATP/ADP 值下降，$I_{K(ATP)}$ 通道开放，使 APD 显著缩短，$I_{K(ATP)}$ 通道开放概率不到最大开放概率的 1% 时就足以使心室 APD 缩短 50%。心肌缺血时 APD 的缩短有利于降低心肌收缩，减少缺血区能量消耗，从而保护心肌。然而，$I_{K(ATP)}$的这种缩短 APD 效应也是缺血性心律失常发生机制之一。

第二节 心律失常的发生机制以及分类

一、心律失常的发生机制

尽管引起心律失常的原因多种多样，但心律失常的发生机制主要可归为冲动形成异常、冲动传导异常以及遗传机制三个方面。

（一）冲动形成异常

1. 自律性异常

（1）正常自律机制改变：由于参与正常舒张期自动除极化的起搏电流发生改变而引起的自律性变化。常见的病因有各种生理刺激（如紧张、激动等），药物（如茶碱、咖啡因）及某些疾病影响（如发热）。最常见的为窦性心动过速，其他房性及室性心律失常亦可见。

（2）异常自律机制形成：由于异常离子流激活心肌细胞（包括非自律细胞），使之出现很高的自律性，称为异常自律机制形成。异位起搏点兴奋形成异位节律。

影响自律性的因素有：膜电位大小，阈电位高低及 4 相除极的快慢（见图 9－2）。

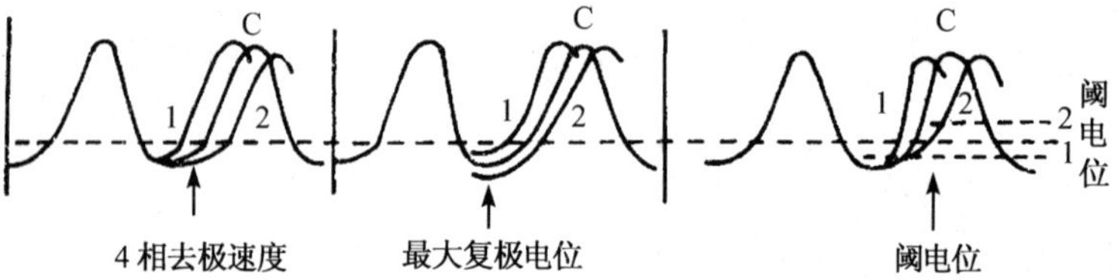

图 9－2 影响自律性的因素

2. 触发活动 触发活动（triggered activity）指冲动的形成是由于紧接着一个动作电位后的次阈值除极化，即所谓后除极（after depolarization）所造成。可根据其出现的时间分为早期后除极（early after depolarization）和迟发后除极（delayed after depolarization）。

（1）早后除极（见图 9－3A）：指在动作电位复极早期，即在 2 相或 3 相发生的振荡性除极。儿茶酚胺可引起早后除极。

（2）迟后除极（见图 9－3B）：是发生在动作电位完全或接近完全复极时的一种短暂的振荡性除极。洋地黄中毒及钙离子可引起迟后除极。

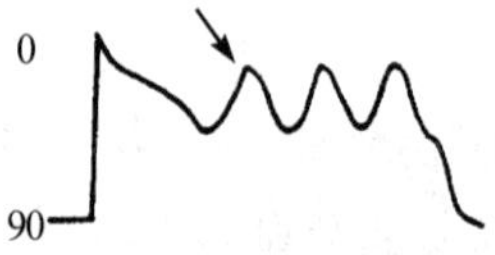

图 9－3A 早后除极与触发活动

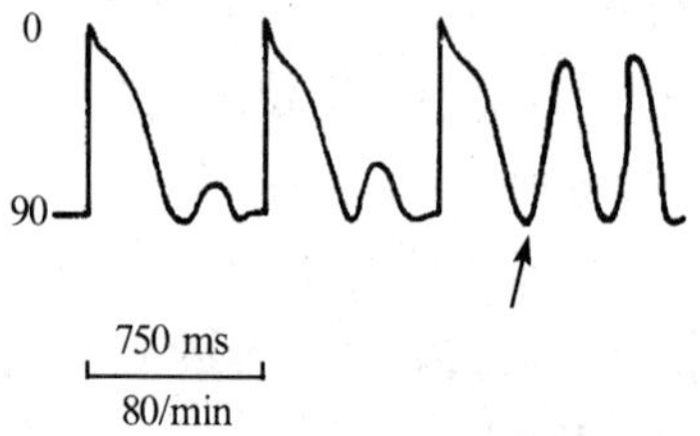

图 9－3B 迟后除极与触发活动

(二) 冲动传导异常

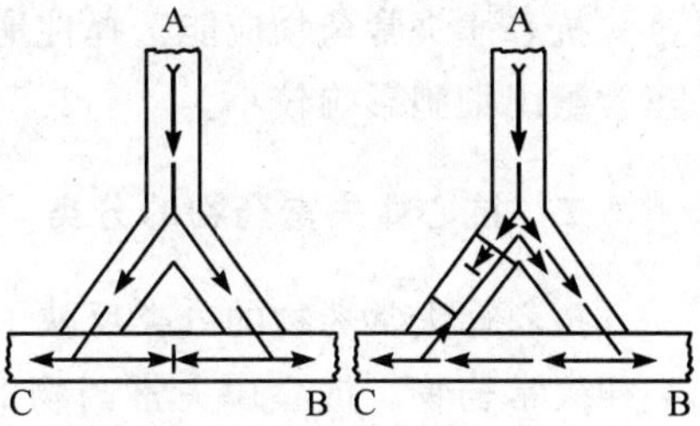

图 9-4 浦肯野纤维末梢正常冲动传导，单向阻滞和折返

心肌冲动的传导减慢或不一致可形成折返激动(reentrant excitation, reentry)(见图 9-4)。它是指一个冲动下传后，又可经过另一途径折回，再次兴奋原已兴奋过的心肌。由此环形通路形成的兴奋波可传至全心脏，使反复出现异位搏动，形成心动过速。

产生折返必须有三个条件：① 必须有两条功能上或解剖上相互隔开的传导途径，作为折返回路的顺传支及逆传支；② 回路中的一部分必须有单向阻滞；③ 从回路传回来的激动时程必须比原已兴奋的心肌的不应期长，这样逆传回来的激动到达该处心肌时，它已度过不应期，可再次兴奋。

冲动传导异常还可因单纯传导阻滞而产生房室传导阻滞或室内束支传导阻滞。

(三) 遗传机制

QT 间期延长综合征(LQTS)是第一个被肯定由基因缺陷引起的心肌复极异常疾病，即先天性 LQTS，表现为心电图 QT 间期延长并发生晕厥以及猝死。现已鉴定出 LQTS 的 6 个突变基因，这些基因中任何一个发生突变都可造成通道功能异常、心肌复极化减慢，导致 QT 间期延长，引发心律失常。

二、心律失常的分类

心律失常可分为快速型和过缓型两种。

快速型心律失常主要有：房性早搏、房性心动过速、室上性心动过速(包括房性和结性心动过速)、心房扑动和心房纤颤；室性早搏、室性心动过速、心室扑动和心室颤动。我们在本章中谈到的心律失常主要是指这一类型的心律失常。

过缓型心律失常主要有：房室传导阻滞、束支传导阻滞，窦性心动过缓等。阿托品和拟肾上腺素药物等对此有一定的治疗作用。

第三节 抗心律失常药物的作用机制及分类

一、现有药物的主要作用机制

绝大多数的抗心律失常药物均是通过影响心肌的电兴奋过程，作用于不同时相的离子通道和离子流而起作用的，可表现出以下两方面的效应：

1. 中断冲动折返　通过延长 ERP，加重传导阻滞，使单向传导阻滞变为双向阻断；或改善传导，使所有心肌的复极化过程趋向均一，消除单向传导阻滞。

2. 降低自律性　通过阻钠内流，阻钙内流，减少病理性钾外流(I_{KATP})，而阻滞 4 相自动去极化及恢复静息电位幅度，降低异位起搏点的自律性。

抗心律失常药物应能选择性地作用于已经出现可诱发心律失常的病变组织细胞，而对正常组织细胞影响较小。

二、抗心律失常药物的分类

抗心律失常药物的分类反映了对药理学的认识，包括从药理特性正确指导临床选用抗心律失常药物。抗心律失常药物的分类方法都有缺点，Vaughan Williams(VW)分类法有一定的理论基础，归纳性强，特点突出，目前仍被认为是通用的分类法。该法根据药物作用的电生理学特点，将众多药物归纳成Ⅰ、Ⅱ、Ⅲ及Ⅳ类抗心律失常药物(表9－1)，但它没有把强心苷和腺苷等药物包含在内，且有些药物跨类交叉，较易混乱，并且VW分类未能体现一种药物的多种电生理-药理作用及疗效和不良反应的多样性，所以该分类法难以正确指导临床选药。

表9－1　抗心律失常药的Vaughan Williams分类

药　物	作　用		药　物
Ⅰ类	钠通道阻断		
	阻断钠通道及抑制0相 V_{max}	对复极化影响	
ⅠA类	中等强度(＋＋)	明显延长	奎尼丁、普鲁卡因胺
ⅠB类	较弱（±）	稍缩短	利多卡因、美西律、妥卡尼
ⅠC类	较强（＋＋＋）	无影响	心律平、恩卡尼、氟卡尼
Ⅱ类	β受体阻滞		普萘洛尔、l-索他洛尔、美多洛尔
Ⅲ类	延长复极化(钾通道阻断等)		胺碘酮、d-索他洛尔、溴苄胺
Ⅳ类	钙通道阻断		维拉帕米、地尔硫䓬、苄普地尔
其他	其他作用		腺苷、洋地黄类、镁盐

(一) Ⅰ类抗心律失常药，钠通道阻滞剂或称膜稳定剂

主要降低心肌细胞对 Na^+ 的通透性，使0相除极上升速度及幅度降低，从而减慢传导，同时延长快反应细胞的有效不应期(ERP)，降低4相除极坡度，几乎抑制所有自律细胞的舒张期自动除极化，从而降低自律性。根据阻滞钠通道的强度及阻滞动力学特性又再分为ⅠA、ⅠB、ⅠC 3个亚类。

ⅠA类：中度阻断钠通道和抑制0相最大上升速率(V_{max})，降低动作电位振幅，减慢传导，也能减少异位起搏细胞4相 Na^+ 内流而降低自律性，也延长钠通道失活后恢复开放所需的时间，延长复极期，即延长ERP及APD，且以延长ERP更为显著。这类药还能不同程度地抑制 K^+ 和 Ca^{2+} 通道。

ⅠB类：轻度阻断钠通道，对正常心肌电生理的0相几无作用，选择性地抑制病变心肌的0相上升速率，可轻微缩短APD。

ⅠC类：这类药物显著阻断钠通道和抑制0相上升速率，明显减慢传导和延长ERP。对复极影响不大，主要影响希-浦系统；也抑制4相 Na^+ 内流而降低自律性。近年来报道这类药有致心律失常作用，增高病死率，应予以注意。

（二）Ⅱ类抗心律失常药，β受体阻滞剂

主要通过减低或阻滞交感神经对心脏的作用，抑制4相自动除极速率，延长房室结传导时间，不影响心肌复极。适用于儿茶酚胺诱发的室上性及室性心律失常。

（三）Ⅲ类抗心律失常药，主要为钾通道阻断剂

可抑制多种钾电流，延长APD和ERP，而对动作电位幅度和去极化速率影响小。这类药物也是当前抗心律失常药物研究领域的热点，一些新型药物已经用于临床，这些药物共同的特征有：① 对 I_{Kr} 的阻滞性具有较高的选择性，只延长APD和ERP，不影响0相最大除极速率；② 延长APD，增加钙内流，表现出正性肌力作用；③ 具有抗室颤作用；④ 延长APD作用呈负性频率依赖性，也就是说，心率慢时APD延长明显，而这一效应易诱发早后除极。

（四）Ⅳ类抗心律失常药，钙拮抗剂

主要通过阻断慢钙通道的开放，抑制慢反应细胞的0相除极及2相复极速率，从而减低传导速度及延长ERP。对窦房结及房室结细胞影响大。抗心律失常选用心脏作用较强的维拉帕米及其同系物，也可选用苄普地尔和地尔硫䓬，而二氢吡啶类无直接抗心律失常作用，一般不用于抗心律失常。

第四节 抗心律失常代表药物

一、Ⅰ类钠通道阻滞药

（一）ⅠA类代表药

主要有奎尼丁(quinidine)、普鲁卡因胺(procainamide)、丙吡胺(disopyramide)等。

1. 奎尼丁　奎尼丁是金鸡钠(cinchona ledgeriana)树皮中的一种生物碱，是奎宁的右旋体。

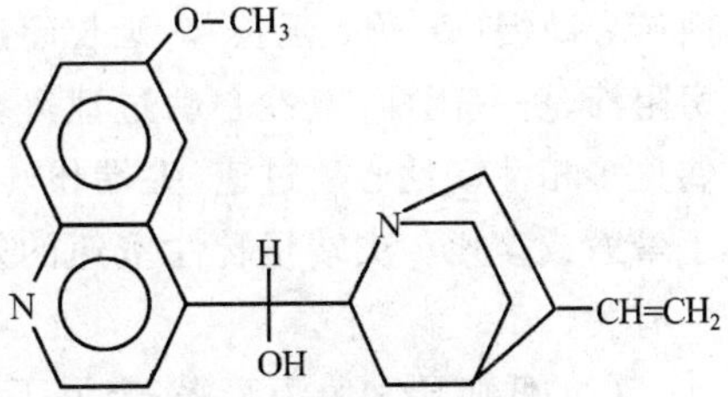

奎尼丁

【药理作用】 与钠通道蛋白质相结合，阻断钠通道，使 Na^+ 内流明显减少，动作电位0相速率及动作电位幅度(APA)降低。阻钾外流，减慢复极过程，使动作电位时程(APD)延长，具有ⅠA类药的细胞电生理效应。除直接作用于心肌外，奎尼丁还通过自主神经系统而发挥间接作用。

(1) 降低自律性：抑制4相 Na^+ 内流除极，降低自律性，抑制异位节律。治疗浓度奎尼丁能降低浦肯野纤维的自律性，对正常窦房结则影响微弱。对病窦综合征者则明显降其自律性。奎尼丁可通过抑制迷走神经，间接使窦率增加。

(2) 减慢传导速度：奎尼丁能抑制心房、心室、浦肯野纤维等的0相最大上升速率和膜反应性，而减慢传导速度，使病理情况下的单向传导阻滞变为双向阻滞，从而取消折返，导致P-R延长。

(3) 延长不应期：有延长APD、ERP和使QRS增宽的作用。奎尼丁延长心房、心室、浦

肯野纤维的 ERP 和 APD(见图 9-5)。延长 APD 是其减慢减少 K^+ 外流所致,在心电图上表现为 Q-T 间期延长;ERP 的延长更为明显,因而可以取消折返。

(4) 对自主神经的影响:本药尚有类似阿托品的抗胆碱作用,奎尼丁有明显的抗胆碱作用,可使心率增快和对抗其抑制房室传导的作用。同时,奎尼丁还有阻断 α 受体扩张动脉血管产生降血压作用。

另外,奎尼丁还可通过钠钙交换降低细胞内钙,有抑制心肌收缩作用。

【体内过程】 口服吸收达 95%,1~2 小时达血浆峰浓度,半衰期为 5~7 小时,生物利用度为 80%左右。治疗血药浓度为 3~6 μg/ml。在血浆中有 80%~90%与蛋白相结合。心肌中浓度为血浆浓度的 10~20 倍。表观分布容积为 2~4 L/kg。经肝代谢成羟化物,仍有一定活性。原形经肾排泄为 10%~20%。

【临床应用】 奎尼丁为广谱抗心律失常药,对房性、室性及房室结性心律失常均有效。对心房纤颤及心房扑动,目前虽多采用电转律术,但奎尼丁仍有应用价值,转律前合用强心苷和奎尼丁可以减慢心室频率,转律后用奎尼丁维持窦性节律。预激综合征时,用奎尼丁可以中止室性心动过速或用以抑制反复发作的室性心动过速。

【不良反应】 不良反应较多,约有 1/3 患者出现各种不良反应,使其应用受到限制。安全范围小,血药浓度达 8 μg/ml 时可出现毒性反应。尤其是老年人、严重心脏疾病或肾功能不全者,易出现不良反应。常见的有胃肠道反应,多见于用药早期,久用后有耳鸣、头晕、视听力减退等金鸡纳反应及药热、血小板减少等过敏反应。

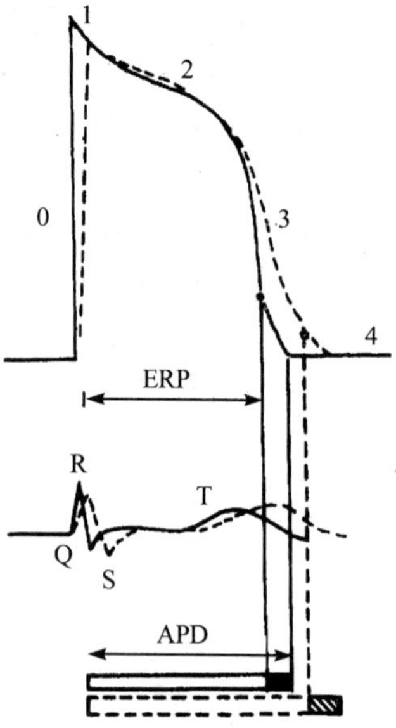

——为正常情况

……为给奎尼丁后情况

图 9-5 奎尼丁对心室肌动作电位、单极电图(中)及 ERP、APD 影响的模式图

(1) 较严重的不良反应为心律失常:治疗浓度可致心室内传导减慢(Q-Tc 延长)。延长超过 50%即表明出现中毒症状,必须减量。高浓度可致窦房阻滞、房室阻滞、室性心动过速等,后者是传导阻滞使浦肯野纤维出现异常自律性所致。偶见多相性室性心动过速(尖端扭转性室速,torsades de points),可演变成室颤,发生奎尼丁晕厥或猝死。尖端扭转性室速的发生可能与 APD 过度延长,发生早后除极及复极不均一有关。

(2) 低血压和心力衰竭:奎尼丁能阻断肾上腺素 α 受体,扩张血管,并且抑制心肌收缩力,使血压降低。静脉给药或心功能不全病人易出现此反应。

(3) 栓塞:在心房附有栓子的心房纤颤患者,经奎尼丁治疗恢复窦性心律后,不仅收缩节律正常,收缩力亦增加。因而,房壁栓子被挤脱落,栓塞重要器官,引起突然死亡。

(4) 金鸡钠反应:轻者出现耳鸣、听力减退、视力模糊、胃肠不适,严更者出现复视、神志不清、谵妄、精神失常。

(5) 其他:常见有恶心、呕吐、腹泻,长期用药可引起血小板减少、出血症状。

【药物相互作用】 药物代谢酶诱导剂苯巴比妥能减弱奎尼丁的作用。奎尼丁有 α 受体阻断作用,与其他血管舒张药有相加作用。合用硝酸甘油应注意诱发严重体位性低血压。

2. 普鲁卡因胺　普鲁卡因胺是局麻药普鲁卡因的酰胺型衍生物，其抗心律失常作用和临床应用基本与奎尼丁相似。

【药理作用】　治疗剂量可降低浦氏纤维自律性，但中毒剂量可增加心室肌自律性，发生心律失常。此药延长心房肌特殊传导系统、浦氏纤维的动作电位时程和有效不应期；减慢房室结、浦氏纤维、心室肌的传导性；可延长 P－R 间期和 Q－T 间期，使 QRS 波加宽。此药减慢传导作用可使折返激动的单向传导阻滞变为双向传导阻滞，消除折返激动引起的心律失常。此外，对心脏有抗胆碱作用，但较奎尼丁弱。

【体内过程】　口服后 85％被胃肠道吸收，1～1.5 小时血药浓度达峰值。肌内注射后 0.5～1 小时、静脉注射后仅 4 分钟血药浓度即达峰值，在血浆中有约 15％与蛋白结合。半衰期 3～4 小时。此药在肝内乙酰化，其主要代谢物 N－乙酰普鲁卡因胺（acecainide，又称乙酰卡尼），具有抗心律失常活性，临床已用于治疗室性心律失常。该代谢产物半衰期达 6 小时。普鲁卡因胺 75％～95％由肾脏排泄，其中原形占 30％～60％。

【临床应用】　此药为广谱抗心律失常药，治疗房性早搏、心动过速、房颤有效，但疗效不如奎尼丁，亦可用于治疗室性早搏。此药可静脉注射或静脉滴注，对室性心律失常疗效比奎尼丁快，治疗心肌梗死时室性心律失常亦有较好效果。

【不良反应】　静脉注射可引起低血压，口服时少见。中毒剂量可发生室性心动过速、室颤、房室传导阻滞。长期用药可出现红斑狼疮样症状，但与全身红斑狼疮不同，不损伤肾脏，停药后症状可消失。此反应发生在慢乙酰化病人。近来发现此药尚可引起粒细胞减少。

（二）ⅠB 类代表药

主要有利多卡因（lidocaine）、美西律（mexiletine，慢心律）、苯妥英钠（phenytoin sodium）等。

1. 利多卡因　利多卡因为窄谱抗心律失常药，主要用于室性心律失常。此外，该药还具有局部麻醉作用。

【药理作用】　利多卡因具有抑制 Na^+ 内流，促进 K^+ 外流作用，但主要对希－浦系统发生影响，对其他部位心肌组织无明显作用。对处于部分去极化状态的病变心肌的阻断钠通道作用更强，即抑制缺血心肌 0 相除极速率及幅度的作用较正常心肌强。

（1）降低自律性：治疗浓度能降低浦肯野纤维的自律性，而对窦房结和心房肌作用甚轻，对窦律无影响。由于 4 相除极速率下降而提高阈电位，又能减少复极的不均一性，故能提高致颤阈。

（2）缩短不应期：利多卡因缩短浦肯野纤维及心室肌的 APD、ERP，且缩短 APD 更为显著，故为相对延长 ERP（见图 9－6）。这些作用是阻止 2 相小量 Na^+ 内流的结果。

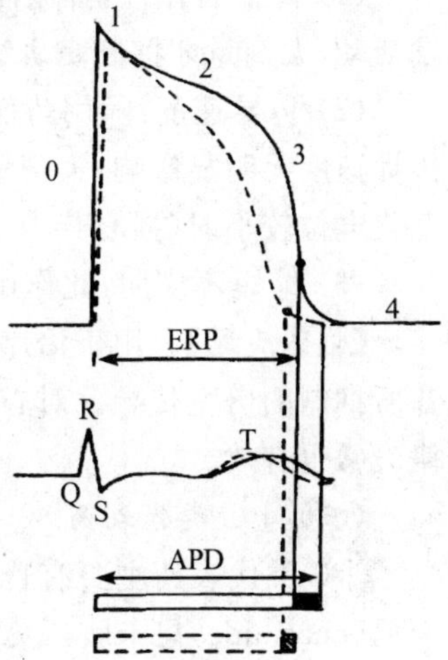

图 9－6　利多卡因对心室肌动作电位、单极电图（中）及 ERP、APD 影响的模式图

（3）传导速度：治疗浓度对希－浦系统的传导速度没有影响，但在细胞外 K^+ 浓度较高时则能减慢传导。血液趋于酸性时将增强其减慢传导的作用。心肌缺血部位细胞外 K^+ 浓度升高而血液偏于酸性，所以利多卡因对之有明显的减慢传导作用，这可能是其防止急性心肌梗死后心室纤颤的原因之一。大量高浓度(10 μg/ml)的利多卡因则明显抑制0相上升速率而减慢传导。

【体内过程】 口服吸收良好，但肝首关消除明显，仅1/3量进入血液循环，且口服易致恶心呕吐，因此常静脉给药。血浆蛋白结合率约为70%。在体内分布广泛，表观分布容积为1 L/kg，心肌中浓度为血药浓度的3倍。在肝中经脱乙基化而代谢。仅10%以原形经肾排泄，半衰期约2小时，作用时间较短，常用静脉滴注法。

【临床应用】 利多卡因是一窄谱抗心律失常药，仅用于室性心律失常，特别适用于危急病例。治疗急性心肌梗死及强心苷所致的室性早搏、室性心动过速及心室纤颤有效。

【不良反应】 不良反应较少也较轻微，主要是中枢神经系统症状，有嗜睡、眩晕、共济失调、惊厥等，大剂量可引起语言障碍、惊厥，甚至呼吸抑制，心脏毒性较低，偶见房室阻滞等心脏毒性。

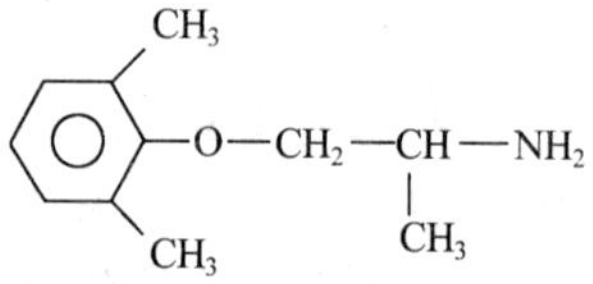

美西律

2. 美西律 美西律的化学结构和心肌细胞电生理效应与利多卡因相似，常用于维持利多卡因的疗效。美西律降低浦肯野纤维的自律性，提高阈电位。抑制0相作用大于利多卡因，减慢传导，缩短浦肯野纤维和心室肌APD和ERP，而相对延长ERP。可供口服，持效较久，达6～8小时以上。用于治疗室性心律失常，特别对心肌梗死急性期者有效。不良反应与剂量相关，可出现恶心、呕吐等胃肠道不适，久用后可见神经症状如震颤、眩晕、共济失调、精神失常等。房室传导阻滞、窦房结功能不全、心室内传导阻滞、有癫痫史、低血压以及肝病者慎用。

3. 苯妥英钠 苯妥英钠原为抗癫痫药，20世纪50年代初发现其有抗心律失常作用，1958年以其治疗耐奎尼丁的室性心动过速获得成功。

【药理作用】 与利多卡因相似，仅作用于希-浦系统。

(1) 降低自律性：抑制浦肯野纤维自律性，也能抑制强心苷中毒时迟后除极所引起的触发活动，大剂量才抑制窦房结自律性。

(2) 传导速度：随用药剂量、细胞外K^+等因素而异。正常血K^+时，小剂量苯妥英钠对传导速度无明显影响，大剂量则减慢之；低血K^+时小剂量苯妥英钠能加快传导速度，当静息膜电位较小时(强心苷中毒、机械损伤之心肌)，加快传导更为明显。

(3) 缩短不应期：此作用与利多卡因相似。

【临床应用】 用于治疗室性心律失常，对强心苷中毒者更为有效，其特点是改善被强心苷所抑制的房室传导。对心肌梗死、心脏手术、麻醉、电转律术、心导管术等所引发的室性心律失常也有效。

(三) ⅠC类代表药

ⅠC类代表药主要有普罗帕酮(propafenone，心律平)，氟卡尼(flecainide，氟卡胺)，恩卡尼(encainide，恩卡胺)，莫雷西嗪(moracizine)等。

1. 普罗帕酮

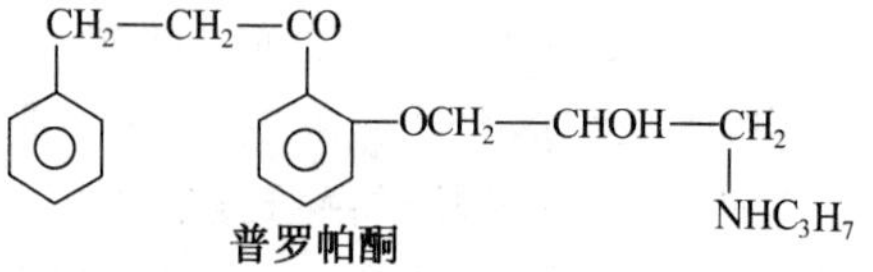

普罗帕酮

【药理作用】 普罗帕酮主要作用于快Na^+通道，抑制快Na^+内流，减慢心房肌、心室肌、浦氏纤维的0相最大上升速率和兴奋的传导。对APD、ERP无明显作用，但延长房室结及其旁路的不应期。大剂量可抑制慢钙通道，并有膜稳定作用和轻度β受体阻断作用。

【体内过程】 普罗帕酮口服吸收完全可达100%，但受首过效应影响，生物利用度仅45%，2～3小时后血药浓度达峰值，半衰期为2.4～11.8小时。作用较持久，可达6～8小时。87%～97%的药物与血浆蛋白结合。此药主要在肝内代谢，24小时内只有1%的原形药物由尿中排出。

【临床应用】 此药对室上性和室性心律失常有效，如阵发性房颤、结性和室性心动过速，对急性心肌梗死时的室性心律失常亦有效。

【不良反应】 不良反应有胃肠道症状如恶心、呕吐，以及胆汁淤滞型黄疸。偶见粒细胞缺乏，红斑性狼疮样综合征。对窦房结有抑制作用。可引起房室传导阻滞、低血压、心功能不全。心电图QRS波加宽超过20%以上或Q-T间期明显延长者宜减量或停药，否则可致心律失常。

2. 恩卡尼(encainide) 恩卡尼又称恩卡胺、英卡胺，属ⅠC类抗心律失常新药，比其他ⅠC类药作用强，负性肌力作用则较弱。

【药理作用】 恩卡尼除具有膜稳定作用外，能使心房肌、心室肌、房室结、房室传导旁路和希-浦系统的传导减慢，有效不应期延长。以上作用与给药途径有关，多次口服给药才呈现作用，如一次静脉给药，只能减慢房室传导，而不影响其他心肌组织的传导性和有效不应期。

此药对正常窦房结无明显影响，当窦房结功能低下时，则有抑制作用，老年人应用此药应慎重。血浆药物浓度在治疗范围内即可出现QRS波加宽，并非中毒指征，但Q-Tc间期(经心率校正的Q-T间期)延长，往往是出现心律失常的前兆。

【体内过程】 口服后胃肠道吸收完全，生物利用度80%，1～2小时血药浓度达峰值，70%～80%的药物与血浆蛋白结合，消除半衰期约4小时。此药主要在肝内代谢，其代谢物仍具有抗心律失常活性，部分药物由肾脏排泄。

【临床应用】 口服或静脉注射恩卡尼治疗室性早搏、室性心动过速有明显的效果，亦用于治疗房颤。由于此药能减慢房室结的传导性，治疗房室结折返激动引起的阵发性室上性心动过速亦有效。

【不良反应】 长期用药可引起神经系统症状如视觉模糊、共济失调、眩晕，偶见头痛、震颤。剂量超过200 mg/d时，少数病人可出现房室传导阻滞，窦房结功能低下病人，可发生窦性停搏。

3. 氟卡尼(flecainide) 氟卡尼抑制希-浦系统的传导速度，降低自律性，能缩短其APD，对ERP则低浓度时缩短，增加浓度又恢复正常。能减慢心室肌的传导，延长其ERP、APD。这种对浦肯野纤维和心肌ERP、APD作用的不同可能是氟卡尼的致心律失常作用的基础。

氟卡尼吸收迅速完全，生物利用度约90%，半衰期约20小时(12～27小时)。

氟卡尼用于治疗室性早搏、室性心动过速收到良好效果。但已有治疗心肌梗死后心律失常的报道称，氟卡尼引起病死率为对照组的2倍，故现认为氟卡尼及恩卡尼应保留用于危及生命的室性心动过速者，不宜用于其他类型的心律失常。

二、Ⅱ类β受体阻断药

普萘洛尔

普萘洛尔(propranolol)用于交感神经活动亢进所致的室性、房性心律失常。

【药理作用】 交感神经兴奋或儿茶酚胺释放增多时，心肌自律性增高，传导速度增快，不应期缩短，易引起快速性心律失常。普萘洛尔则能阻止这些反应。

(1) 降低自律性：对窦房结、心房传导纤维及浦肯野纤维都能降低自律性，在运动及情绪激动时作用明显。也能降低儿茶酚胺所致的迟后除极幅度而防止触发活动。

(2) 传导速度：阻断β受体的浓度并不影响传导速度。超过此浓度使血药浓度达100 ng/kg以上，则有膜稳定作用，能明显减慢房室结及浦肯野纤维的传导速度。

(3) 不应期：治疗浓度缩短浦肯野纤维 APD 和 ERP，高浓度则延长之。对房室结 ERP 有明显的延长作用，这和减慢传导作用一起，是普萘洛尔抗室上性心律失常的作用基础。

【临床应用】 这类药物适于治疗与交感神经兴奋有关的各种心律失常。

(1) 室上性心律失常：包括心房颤动、扑动及阵发性室上性心动过速，此时常与强心苷合用以控制心室频率，两者对房室结传导有协同作用。也用于治疗由焦虑或甲状腺功能亢进等引发的窦性心动过速。

(2) 室性心律失常：对室性早搏有效，能改善症状。对由运动或情绪变动所引发的室性心律失常效果良好，较大剂量(0.5～1.0 g/日)对缺血性心脏病患者的室性心律失常也有效。

其他对心脏具有相对选择性或有膜稳定作用的β受体阻断药，如醋丁洛尔(acebutolol)，治疗室性早搏、室性心动过速效果良好。

三、Ⅲ类延长动作电位时程药(钾通道阻滞药)

主要有胺碘酮(amiodarone)、索他洛尔 (sotalol)、溴苄胺(bretylium)等。

1. 胺碘酮 兼有Ⅰ～Ⅳ类的作用，以Ⅲ类为主，对心肌细胞多种钾通道有抑制作用，为广谱抗心律失常药。

【药理作用】 胺碘酮较明显地抑制复极过程，即延长 APD 和 ERP。它能阻滞钾通道[包括 I_{Kr}、I_{Ks}、I_{K1}、I_{to}、$I_{K(Ach)}$]，I_{Na}以及 $I_{Ca\text{-}L}$，还有一定的α和β受体阻断作用。

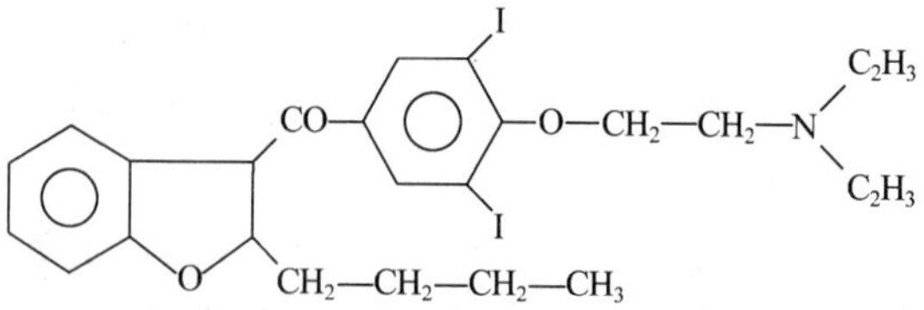

胺碘酮

(1) 自律性：主要降低窦房结和浦肯野纤维的自律性，可能与其阻滞钠和钙通道及拮抗β受体的作用有关。

(2) 传导速度：减慢浦肯野纤维和房室结的传导速度，也与阻滞钠、钙通道有关。临床还见其略能减慢心室内传导。对心房肌的传导速度少有影响。

(3) 不应期：长期口服数周后，心房肌、心室肌和浦肯野纤维的 APD、ERP 都显著延长，这一作用比其他类抗心律失常药为强，与阻滞钾通道及失活态钠通道有关。

【体内过程】 口服吸收缓慢，生物利用度为40%～50%，血浆蛋白结合率为95%，广泛分布于组织中，尤以脂肪组织及血流量较高的器官为多，半衰期为54天，表观分布容积高达

66 L/kg。

胺碘酮几乎全部在肝中代谢，初步代谢成脱乙基物，仍有效，且其阻滞钠通道的作用较强；而胺碘酮则阻滞钙通道的作用较强。长期口服后 $t_{1/2}$ 平均约为 40 天，全部清除需时 4 个月。主要经胆汁由肠道排泄，经肾排泄者仅 1%，故肾功能减退者不需减量应用。

【临床应用】 是广谱抗心律失常药，可用于各种室上性和室性心律失常，如用于心房颤动可恢复及维持窦性节律，治疗阵发性室上性心动过速也有效。对危及生命的室性心动过速及心室颤动可静脉给药，约对 40%患者有效。

长期口服能防止室性心动过速和心室颤动的复发，持效较久。对伴有器质性心脏病者，还能降低猝死率。

【不良反应】 表现为多方面的，如诱发室性心律失常，影响甲状腺功能，皮肤光敏变色，肺纤维化，消化道反应等。可引起甲状腺功能亢进或低下，见于约 9%的用药者。胺碘酮也影响肝功能，引起肝炎；因少量自泪腺排出，故在角膜可有黄色微型沉着，一般并不影响视力，停药后可自行恢复；胃肠道反应有食欲减退、恶心呕吐、便秘；另有震颤及皮肤对光敏感，局部呈灰蓝色；最为严重的是引起间质性肺炎，形成肺纤维化。静脉注射可致心律失常或加重心功能不全。

与Ⅰ、Ⅱ、Ⅳ类抗心律失常药合用可能互相增强作用，引起窦性心动过缓，甚至停搏。

2. 索他洛尔　原为β受体阻断药，后因明显延长 APD 而用作Ⅲ类抗心律失常药。d-异构体无β阻断作用，只延长 ADP，有抗室性心律失常、抗室颤的作用，但可诱发尖端扭转性室速。索他洛尔具有β受体阻断作用，效果较好。

它能降低自律性，是其阻断β受体的作用所致。减慢房室结传导，明显延长 ERP，使折返激动停止。也延长 APD，是阻滞 K^+ 通道（I_{Kr}）所致。

索他洛尔口服吸收快，生物利用度达 100%，$t_{1/2}$ 为 10～15 小时，几乎全部以原形经肾排出，肾功能不良者应减量应用。

临床用于各种严重程度的室性心律失常，也可用于治疗阵发性室上性心动过速及心房颤动。不良反应较少，但有因出现心功能不全（1%）、心律失常（2.5%）、心动过缓（3%）而停药者。少数 QT 间期延长者偶可出现尖端扭转型室性心动过速。

四、Ⅳ类钙拮抗剂

维拉帕米（verapamil）

维拉帕米阻滞 $I_{Ca\text{-}L}$，对钙通道作用呈频率依赖性，并推迟失活钙通道的复活，对 I_{Kr} 也有抑制作用。

【抗心律失常作用】

（1）自律性：离体实验中，维拉帕米能降低窦房结起搏细胞的自律性。整体中此效应被反射性的交感神经兴奋所部分抵消，人体窦性频率减慢为 10%～15%。对因病变而膜电位减为－60～－40 mV 的心房肌、心室肌及浦肯野纤维的异常自律性也能降低。此外，也能减少或取消后除极所引发的触发活动。

（2）传导速度：减慢窦房结和房室结的传导速度。在窦房结中对主导起搏细胞的作用强于对潜在起搏细胞的作用；在房室结中对上部、中部的作用强于对下部。

（3）不应期：延长慢反应动作电位的 ERP，因维拉帕米阻滞钙通道而延长其恢复开放所需的时间。由于 Ca^{2+} 内流也参与快反应电活动的复极过程，所以维拉帕米较高浓度也能延长浦肯野纤维的 APD 和 ERP。

【临床应用】 维拉帕米治疗房室结折返所致的阵发性室上性心动过速奏效较快、较佳，能使 80%以上患者转为窦性节律，可作首选药物应用。治疗心房颤动或扑动则能减少室性频率。对房性心动过速也有良好效果。对室性心律失常虽也有效，但与其他药物相比并无特别优越性，因而少用。对缺血复灌后所发生的心律失常也有防止及取消的效果，这是通过其钙拮抗作用和 α 受体阻断作用所取得的。

维拉帕米一般不与 β 受体阻断药合用。对窦房结疾病、房室阻滞及严重心功能不全者应慎用或禁用。

其他用于抗心律失常的钙拮抗药还有地尔硫䓬，其电生理作用与维拉帕米相似，对房室传导有明显抑制作用。口服起效较快，可用于阵发性室上性心动过速。治心房颤动可使心室频率减少。苄普地尔，作用类似维拉帕米，能延长心房肌、心室肌的 ERP，延长心电图中 Q－Tc 间期，用于治疗房室结性折返型心动过速等。

五、其他类药物

腺苷(adenosine)

腺苷为内源性嘌呤核苷酸，通过作用于腺苷受体，激活 $I_{K(Ach)}$。腺苷通过促 K^+ 外流及抑制 cAMP 激活的 Ca^{2+} 内流，从而降低窦房结自律性，抑制房室结不应期。腺苷静脉注射后起效迅速，其血浆半衰期极短，约 10 秒。该药可被体内大多数组织细胞摄取，并被腺苷脱氨酶灭活，使用时须静脉快速注射给药，否则在药物到达心脏前即被灭活。临床上主要用于迅速终止折返性室上性心律失常。然而静脉注射速度过快可致短暂心脏停搏，治疗剂量会使多数病人出现胸闷、呼吸困难等症状。如果患者合用腺苷摄取抑制剂潘生丁，则腺苷疗效增强。茶碱和咖啡因能阻断腺苷受体，若合用上述药物(包括饮用含上述药物的饮料)时，需相应加大腺苷的用药量。

虽然腺苷已被认为是临床上有效的抗心律失常药，但是因其对细胞表面的 4 种腺苷受体亚型即：AdoR A_1、A_{2A}、A_{2B}、A_3 均有一定的亲和力，所以除了通过激活 AdoR A_1 发挥有益于治疗心律失常的心血管作用外，还可因激活 AdoR A_{2A} 而具有促血管舒张作用，故腺苷的临床应用会引起低血压等副作用。选择性激活 AdoR A_1 可消除腺苷或腺苷激动剂在发挥其心脏保护作用同时诱发高血压的副作用。CV Therapeutics 公司开发的抗心律失常药 tecadenoson(CVT－510)具有强负变导性作用，可高度选择性作用于 AdoR A_1，有望用于急性房性心律失常，如房颤、房扑、阵发性室上性心动过速，持久控制心率而不降低血压。Tecadenoson 目前正在进行临床研究，主要用于治疗房颤和房扑。

第五节 抗心律失常药的合理应用

一、心律失常的药物选用

心律失常的一般用药原则是：先单独用药，再联合用药；以最小剂量取得满意的临床效果；先考虑降低危险性，再考虑缓解症状；充分注意药物不良反应，尤其是致心律失常作用。

选用抗心律失常药物应考虑多种因素，包括心律失常的类别，病情的紧迫性，患者的心功能及医师对各个药物的了解及应用经验等。药物治疗最满意的效果是恢复并维持窦性节律，其次是减少或取消异位节律，再次是控制心室频率，维持一定的循环功能。

各种快速型心律失常的选药如下：

1. 窦性心动过速　应针对病因进行治疗，需要时选用β受体阻断药，也可选用维拉帕米。

2. 心房纤颤或扑动　转律用奎尼丁（宜先给强心苷）或与普萘洛尔合用，预防复发可加用或单用胺碘酮，控制心室频率用强心苷或加用维拉帕米或普萘洛尔。

3. 房性早搏　必要时选用普萘洛尔、维拉帕米、胺碘酮，次选奎尼丁、普鲁卡因胺、丙吡胺。

4. 阵发性室上性心动过速　除先用兴奋迷走神经的方法外，可选用维拉帕米、普萘洛尔、胺碘酮、奎尼丁、普罗帕酮。

5. 室性早搏　必要时首选普鲁卡因胺、丙吡胺、美西律、妥卡尼、胺碘酮，强心苷中毒者用苯妥英钠。

6. 阵发室性心动过速　选用利多卡因、普鲁卡因胺、丙吡胺、美西律、妥卡尼等。

7. 心室纤颤　选利多卡因、普鲁卡因胺（可心腔内注射）。

二、抗心律失常药物的临床应用

合理选择有效的抗心律失常药物，以提高药物的疗效及减少药物的不良反应，必须熟悉药物的药理作用、药物代谢动力学参数，掌握每个药物的适应证、药物不良反应和药物相互作用，并仔细评估患者的具体情况，给予个体化治疗。

1. 适应证　抗心律失常治疗的目的是减轻症状或延长生命。患者有明显症状或治疗效果明显大于不良反应时，才需应用抗心律失常药物进行治疗。危及生命的心律失常（如QT间期延长综合征、持续性心动过速导致的心室功能下降）必须治疗，这样可以控制症状以及提高预期寿命。肥厚型心肌病导致的无症状心律失常，应用抗心律失常药物有望提高预期寿命。未危及生命的心律失常，应用抗心律失常药物是为了控制症状并且防止病情恶化，故应权衡药物控制症状的效应/风险比的关系。

2. 抗心律失常药物的致心律失常作用　致心律失常作用（proarrhythmia）是指抗心律失常药物在治疗心律失常的同时引起新出现的持续性心律失常或原有心律失常的恶化。可为抗心律失常药物达到毒性浓度的表现，也可为特异体质反应，且多在给药后不久出现。目前关于抗心律失常药物的致心律失常作用的研究主要限于室性心律失常，也没有公认的统一诊断标准。以下情况应考虑为抗心律失常药物的致心律失常作用：① 尖端扭转型室速伴有QT间期延长；② 从非持续性室速转为持续性室速；③ 多形性室速（QT间期正常）；④ 双向性室速（见于应用强心苷时）。绝大多数的抗心律失常药都有不同程度地使一些患者发生致心律失常的作用。致心律失常作用更常见于ⅠA、ⅠC、Ⅲ类药物。

关于这类药物致心律失常作用的确切机制尚不完全清楚，可能与折返激动、自律性增高、后除极及其所引起的触发活动中的一种或几种机制有关，药物应用可以使原有心律失常的发生机制强化或形成新的电生理基质而引起致心律失常效应。

由于致心律失常作用，近年来临床应用抗心律失常药已更趋慎重。因此，在进行抗心律失常药物治疗之前，应熟悉药物的特性，了解有无发生致心律失常作用的易患因素，积极改善心功能，纠正电解质紊乱，改善心肌供血等。对原有QT间期延长的患者应避免使用ⅠA类和Ⅲ类药物。用药过程中，尤其是在初用和剂量调整时，应进行心电监测，注意QT间期变化，如有条件，应进行血药浓度监测。一旦发现抗心律失常药物的致心律失常作用，应立即停用有关药物。有明显血液动力学障碍者，应立即电复律。如存在致心律失常作用发生的易患因素，应立即进行纠正。心脏起搏治疗可防止由QT间期延长引起的Tdp的反复发作。对由洋地黄中毒引起的快速心律失常，一般不宜采用电复律，而应给予补充钾盐、苯妥英钠或利多卡因治疗；但发生室颤时，为挽救生命，可给予较低电能除颤治疗。此外，近年研究认为静脉应用硫酸镁治疗Tdp也十分有效。

3. 在心衰患者中使用抗心律失常药物应格外谨慎　器质性心脏病患者（尤其是老年人）的心律失常通常伴有心功能不全，而绝大多数抗心律失常药物都有负性肌力作用，应用不当可加重心衰；此外，抗心律失常药物的代谢和排泄在心衰患者明显减慢，反过来又可使抗心律失常药物的副作用及致心律失常作用增加，因此对于这些患者应用抗心律失常药物应特别谨慎。

Ⅰ类药物有较强的负性肌力作用和致心律失常作用，对于合并有心功能不全的患者应尽量避免使用。β受体阻滞剂可降低缺血性心脏病、心肌梗死后并心功能不全患者的猝死和总死亡率，但对于非缺血性心脏病的心衰患者并不能降低死亡率，因此应严格掌握应用的适应证，尤其是与胺碘酮合用更有益。索他洛尔兼有Ⅱ类和Ⅲ类药的作用，可使心衰加重，并有发生尖端扭转型室速的危险，因此不主张用于心衰合并室性心律失常的患者。研究表明，对于心衰合并心律失常的患者，胺碘酮是一种较为理想的药物。

4. 注意抗心律失常药物造成的其他脏器损害　在治疗心律失常的同时，还应当注意到这些药物对其他脏器的损害。比如胺碘酮，尽管已证明其可安全地用于心力衰竭和心肌缺血的患者，但该药对于其他脏器的毒副作用不容忽视，最严重的是肺毒性，长期应用可导致肺间质纤维化，因此，应定期复查胸片并注意患者的呼吸道症状，以及早发现和及时停药。国外资料表明，胺碘酮肺毒性的发生率可高达2%～7%。此外，胺碘酮既可引起甲状腺机能亢进，也可引起甲状腺机能减退，还可导致角膜色素沉着、皮肤损害及肝肾损害。尽管上述毒副作用与药物剂量有关，但即使应用较小剂量，在长期用药时仍应高度警惕其脏器损害。

其他抗心律失常药物的脏器损害也应引起重视。如有些患者使用奎尼丁可引起严重的腹泻，腹泻导致的低钾血症反过来又容易引发尖端扭转型室速；双异丙吡胺可使部分病人发生顽固性便秘；长期应用普鲁卡因胺可产生狼疮样反应；美西律可导致神经系统副反应，如眩晕、震颤、运动失调等。

5. 药物相互作用　抗心律失常药物和同类以及其他类药物之间的相互作用包括药效学及药代动力学两方面，所以可能产生相加作用而增强药物效用，也可能产生相互抵消，甚至相反的结果发生而促心律失常。一些抗心律失常药物可互相影响血药浓度，其他药物对抗心律失常药物代谢的影响还较少被认识。例如应用西咪替丁，通过细胞色素P450酶系统，对利多卡因、氟卡尼、维拉帕米、普萘洛尔、普罗帕酮起到抑制作用。另一方面，苯巴比妥、苯妥英钠及利福平又对药物代谢起到促进作用。食物（如葡萄汁）可增加很多抗心律失常药物的浓度。

6. 抗心律失常药物效应的监测和评定　药物效应包括疗效和不良反应两方面。药物导致心律失常可在医院的监测中被发现，特别是对有器质性心脏病的患者。目前常用的监测手段有体表心电图、Holter心电图、程序电刺激、运动负荷试验心电图及血药浓度的测定。血药浓度测定有助于调整用药剂量，但必须充分了解药物的药代动力学参数，结合临床情况才能合理利用这一指标调整用药，做到用药个体化。不能以血药浓度作为调整用药的唯一指标，仅作参考。现已发现许多抗心律失常药物的代谢物也具有抗心律失常活性，其作用强度和药理效应均不同于母药（如莫雷西嗪、普罗帕酮及恩卡尼），故某些原药的有效血药浓度不能作为临床用药监测，有条件者还应测定其代谢物的血药浓度。如恩卡尼的两种代谢产物——去甲恩卡尼和甲氧基去恩卡尼；胺碘酮的代谢产物——脱乙基胺碘酮。

第六节　抗心律失常药的发展动向

前已述及，心脏中存在多种离子通道，这些通道具有一定的功能和密度分布。离子通道的相互协调维持着心脏的正常功能，当某种通道的数目上调或下调到一定程度，这种平衡就被打破，从而出现心律失常。心律失常的发生机制非常复杂，往往不是一个离子通道的病变，而是多种离子通道发生病变的结果。在心律失常的发生发展中起主导作用的离子通道为抗心律失常药物的主要作用靶点。I_{Na}、I_{Ca-L}、I_{Kr}、I_{Ks}、I_{K1}、I_{Kur}被认为是抗心律失常药物作用的最佳靶点。目前临床上使用的抗心律失常药物主要作用于上述靶点。

一、抗心律失常药物在21世纪的应用

由于抗心律失常药物效应/风险比的关系，ⅠA类抗心律失常药物的应用正在逐渐减少。ⅠB类抗心律失常药中的利多卡因多被应用于急诊治疗室性心动过速。ⅠC类抗心律失常药禁用或慎用于伴有器质性心脏病的患者，所以临床应用受到一定限制。Ⅱ类抗心律失常药物（β受体阻滞剂）在治疗心律失常方面的应用正在逐渐增加，Ⅲ类抗心律失常药包括胺碘酮、索他洛尔、伊布利特和多非利特成为临床上常用的抗心律失常药。Ⅳ类抗心律失常药物中钙通道阻滞剂在快速心律失常的治疗中（维拉帕米的负性肌力作用）受到一定的限制。地高辛与腺苷有着各自独特的抗心律失常作用，将继续被应用于心律失常的治疗。

二、心律失常的治疗趋势

1. CAST研究的意义　对室性早搏临床意义的讨论由来已久，根据使用心电图、短时间心电监测及动态心电图作大规模流行病学调查的结果，在冠心病患者中，有室性早搏者的猝死危险性较高。在20世纪80年代，有人以心肌梗死后2年的患者为对象，就室性早搏、心功能与死亡率的相关性作了研究，结果发现室性早搏为心律失常性死亡的独立预测因子。

在如此背景下，为防止心肌梗死后发生的室性心动过速、心室颤动以至猝死，1987年CAST试验（cardiac arrhythmia suppressing trial）开始在心律失常领域进行了以安慰剂为对照的大规模随机试验，目的在于验证一种假设，通过使用抗心律失常药物来抑制作为触发因子的室性早搏，从而降低室性心动过速、心室颤动及猝死的发生率，以期改善预后。然而

1989 年发表的中期报告称，用抗心律失常药（氟卡尼及英卡尼）组的心律失常发生率、心律失常性死亡及总死亡率均比安慰剂组明显增高。对于 CAST 的这种出乎意料的结果，人们有颇多讨论，推测治疗组死亡率较高的原因可能与抗心律失常药的负性变力作用及致心律失常作用有关，于是对抗心律失常药副作用的危险性有了新的认识。

CAST 研究的功绩在于对今后心律失常治疗思路的冲击，并使之大为改观，使后来的抗心律失常药的开发及应用趋势倾向于 VW 方案中的第Ⅲ类药物。

但是对于非心肌梗死后的患者，我国“九五”攻关的研究结果并未发现这些抗心律失常药的严重不良反应，甚至可以说是相对安全的。因此，也不能过分夸大 CAST 试验的结果，以致对药物治疗心律失常带来不必要的限制，关键是认清适应证和掌握正确的用法。

2. 西西里分类方案（Sicilian Gambit）的提出　以 CAST 研究为契机，考虑到抗心律失常药物的多种药理作用，有必要将药物的使用作细致的区分。VW 方案尽管按抗心律失常药的药理作用来分类，但对像胺碘酮那样有多种作用机制的药物就难以作出明确的分类，而其中未包括洋地黄类及腺苷类等药物，也被认为不够完整。在此背景下，于 CAST 研究结果发表后的 1990 年，在反省迄今为止的抗心律失常治疗经验基础上，为将来的抗心律失常治疗着想，举行了第 1 次西西里会议，为代替以往的 VW 抗心律失常药分类方案，提出了西西里方案。

在该方案中，每种药物对钠、钙及钾通道，窦房结起搏电流，α 及 β 受体，毒蕈碱受体，嘌呤受体，钠-钾 ATP 酶的作用及对左心功能、窦性心律的影响，还有心外副作用的程度等临床效应，以及在心电图上对 PR 间期、QRS 时间、JT 时间的影响等，均整理汇集于细目表中。表中广泛列出了各药的作用与效果，以便依照对各药在通道、受体等方面的种种作用的了解，来防止副作用，以确保用药的安全性。此外，该方案还提倡在抗心律失常药的选择上，不再沿用以往的经验性治疗，而是要根据心律失常形成的原因作病理生理学治疗。主要内容如下：

(1) 确定心律失常的机制，如折返、自律能力增高、触发活动或其他；

(2) 判定其发生机制中可能对治疗产生效应的易损因子（Vulnerable parameter）；

(3) 确定与易损因子有关的细胞膜水平的离子通道或受体等靶分子（target）；

(4) 从抗心律失常药物一览表中选择对靶分子起作用的药物。

这里提出的易损因子对于心律失常的形成是必不可少的，故可能是预防或终止该心律失常的电生理学参数。靶分子是指应用抗心律失常药后可使其电生理学机能发生改变的离子通道、离子泵以及受体等。在西西里方案中，要在作出心律失常诊断后确定与易损因子相关的靶分子，合理选择对该分子能起作用的药物，同时还要提示出所选药物的复杂药理作用可引起的副作用。由此可见该方案提倡，应在考虑到心律失常的形成机制及药物的药理作用两方面的基础上综合考虑，来选用合适的药物。

根据西西里策略可进一步改善心律失常治疗的现状，改变以往心律失常的治疗以经验为基础的状况，对心律失常药物的作用与心律失常机制相关的新概念，对临床治疗有更大的指导作用。这个策略要求临床医师必须具备丰富的心电生理学和药理学知识。首先通过确定心律失常机制，分析心律失常的有关易损参数，从中选出最可能影响这些参数的分子靶点，然后再由对分子靶点的作用选择合适的抗心律失常药物。此外，西西里策略有助于理解抗心律失常药物作用的机制；对一些未能归类的药物（如腺苷、地高辛），也有其相应的位置；

明确了药物对钠通道结合和解离的动力学特征，即药物与离子通道受体结合的通道动力状态：激活或失活状态，药物解离速率不同，后者可作为抗心律失常作用强度和不良反应（负性肌力作用、致心律失常作用）的评价。一般而言，快动力学型药物不良反应少，但抗心律失常作用强度差，慢动力学型药物则相反。

三、抗心律失常药的发展动向

CAST 试验结果公布后，可延长心肌动作电位时程（APD）以及有效不应期（ERP）的Ⅲ类抗心律失常药就被作为新的重点开发方向。但是单纯性阻滞 I_{Kr} 的Ⅲ类抗心律失常药并非最好的选择。研究发现，单纯阻滞 I_{Kr} 的Ⅲ类抗心律失常药对 APD 的调节呈负性使用频率依赖性特点，即心率越慢，延长 APD 的作用越强，以至过度延长 APD 而诱发早后电位，表现为尖端扭转型心律失常。因此，抗心律失常药应对 APD 具有双相调控作用，既具有 I_{Kr} 阻滞作用，同时又具有其他作用，如阻滞 I_{Na}、I_{Ca-L}、I_{Ks}、I_{K1} 以及 α、β 受体等作用。

临床上使用的抗心律失常药的主要作用机制是通过抑制 I_{Na}、I_{Ca-L}、I_{Kr} 通道，而正是对 I_{Na}、I_{Ca-L}、I_{Kr} 通道的抑制作用过强导致了这些药物的致心律失常作用，过强抑制 I_{Na}、I_{Ca-L} 易致传导阻滞，诱发折返性心律失常。寻找多通道作用的药物将是抗心律失常药的发展方向。在这方面胺碘酮是较好的例子，胺碘酮抑制 I_{Kr} 通道的强度和奎尼丁相近，却较少诱发尖端扭转型心律失常，而奎尼丁在这方面的副作用则十分明显。这是由于胺碘酮不但抑制 I_{Kr}，还抑制 I_{Ks}、I_{K1}、I_{to}、I_{Ca-L} 等通道电流。理想的抗心律失常药应该对 I_{Na}、I_{Ca-L}、I_{Kr}、I_{Ks}、I_{K1} 等通道有作用，并且至少对其中的两种以上通道有作用。

目前国际上已有新的钾通道阻断剂多非利特（dofetilide）、伊布利特（ibutilide）、azimilide、dronedarone 等应用于临床。还有一些药物正处于临床或者临床前研究阶段。

多非利特为单纯型 I_{Kr} 阻断剂，其对心功能的抑制作用较轻，使用多非利特对心衰患者的效果进行了研究，结果表明：① 多非利特不影响心衰患者的生存率；② 病人因心衰住院的次数有所减少；③ 对合并心衰的房颤有终止及预防作用。故而钾通道阻断剂对于合并心衰的房颤患者可望会有效。

伊布利特只能通过静脉给药，除了起 I_{Kr} 阻滞作用外，还可促进平台期缓慢内向抑制 I_{Na} 以及 I_{Ca-L}，而起到延长心肌的 ERP 和 QT 间期、减慢传导的作用，使折返激动不易形成，并且无明显负性肌力作用。该药的这一活性使其具有更强的快速转化房扑、房颤为窦性节律的作用。

azimilide 是一种新型的复合型Ⅲ类抗心律失常药物，为 I_{Ks} 和 I_{Kr} 双重阻滞剂，其还可以阻滞 I_{Ca} 和 I_{Na}，亦对 I_{to} 有微弱的阻滞作用。研究表明该药有微弱的 α、β 受体拮抗作用和毒蕈碱受体激动作用，但这些作用并没有临床意义。该药可优先延长缺血区的 ERP，且具有其他Ⅲ类抗心律失常药物所没有的提高心室颤动阈值以及降低猝死率的作用。该药副作用少，主要为头痛，Tdp 的发生率低，偶见中性白细胞减少症。它可以有效治疗房颤/房扑，并具有良好的耐受性，静注剂量达到 8 mg/kg 时未见心率异常。

dronedarone 化学结构与胺碘酮类似，具有与胺碘酮类似的电生理作用，只是分子结构中去除了碘基，避免了碘所造成的一系列副作用，使药物的临床应用更加安全、有效。虽然关于人的药代动力学数据还未见相关报道，但是有数据表明，该药口服吸收良好，半衰期比胺碘酮短。临床试验表明该药还可以降低房颤的复发率。

此外，现已提出，既要对已发生的心律失常进行治疗，即后果性治疗（downstream approach），还要对引起心律失常的根源进行治疗，从而预防心律失常的发生，即前因性治疗（upstream approach）。除了电重构问题（房颤反复发作期间作为药物作用靶点的通道或蛋白发生改变），间质纤维化等解剖结构的重构也可构成心律失常的发病基础，儿茶酚胺、血管紧张素转换酶（ACE）、血管紧张素、醛固酮、自由基、细胞因子、一氧化氮等因子，起着促进心律失常根基形成与维持的作用。据此可以推测，β受体阻滞剂、ACE抑制剂、血管紧张素受体拮抗剂等药物可能会对心律失常的预防有效，并且自由基、细胞因子、一氧化氮也可能成为今后治疗心律失常的靶点。

第十章　心力衰竭及其药物治疗

心力衰竭是一种严重危害人类健康的临床综合征，也是多种心脏疾病终末阶段的表现。随着国民经济的发展，生活水平的改善，社会进入老龄化，心血管疾病治疗进步后患者生存时间显著延长，心力衰竭发病率也大大提高了。有数据表明，在发达国家仅充血性心力衰竭(congestive heart failure，CHF)的罹患人数已超过总人口的1%，且呈上升趋势。5年内病死率达30%～50%，比某些癌症更为凶险，病死者一半为心律失常所致之猝死，另一半死于进行性泵功能衰竭。心力衰竭的治疗可以说是心血管疾病中的一大难题，受到广泛重视。

近年来，随着分子生物学的发展，对心力衰竭的发生机制研究不断深化，再加上国际上多项大规模、随机双盲的临床试验，对心力衰竭的治疗赋予了新的评价，因此对心力衰竭的治疗观念也发生了很大变化。

第一节　心力衰竭的病理生理机制

一、心力衰竭的病因及诱因

在各种致病因素的作用下，心脏的收缩或(和)舒张功能发生障碍，使输出量绝对或相对下降，不能满足机体代谢需要的病理过程或综合征称心力衰竭(heart failure)。心肌本身舒缩功能障碍和心脏负荷过重都可引起心力衰竭。无论何种病因，一旦导致心泵功能下降，机体将会动员各种代偿机制尽可能地维持循环"稳态"，直至失代偿而发生心力衰竭。从血流动力学观点来看，心力衰竭的发病环节为输出不足(缺血)和回流障碍(充血)，这是其临床症状发生和发展的始动环节。从治疗角度来看，恢复心肌正常的舒缩功能并调整心脏的负荷，是防治该病的病理生理基础。

(一) 病因

1. 心力衰竭是以心肌舒缩功能障碍为基本发病机制的病理过程，任何最终削弱心肌舒缩功能的疾病或病理因素都可成为心力衰竭的病因。

2. 各种致病因素如病毒、硒缺乏、锑中毒、阿霉素中毒、严重持久的缺血均可直接造成心肌细胞的破坏，使心肌的舒缩功能下降。若发病速度快、病变重、范围广，健存的心肌组织又不足以产生及时有效的代偿，即造成心衰。

3. 心肌的舒缩是一个耗能过程，全身或(和)局部的代谢使心肌能量的产生、利用发生障碍，心肌的舒缩活动得不到足够的能量支持而发生心力衰竭，如维生素 B_1 缺乏使丙酮酸无法顺利进入三羧酸循环氧化供能。缺血、缺氧使心肌能量代谢从有氧氧化转为无氧酵解，产能效率大幅度下降。同样，酸中毒可干扰线粒体功能和抑制磷酸果糖激酶的活性，降低心肌能量代谢。

4. 心脏在收缩和舒张过程中均要承受一定的负荷。心脏收缩时所承受的负荷为压力负荷（后负荷），而心脏在舒张时所承受的负荷为容量负荷（前负荷）。高血压、主动脉流出道受阻（如主动脉瓣狭窄）时，由于射血阻抗增大，可引起左室压力负荷过重。而右室压力负荷过重常见于肺动脉高压、肺动脉瓣狭窄、肺栓塞及慢性阻塞性肺疾患等。

5. 在发生心包填塞或心包缩窄时，由于心脏的舒张受到限制，心室充盈不足，导致心输出量下降，出现心动过速，收缩压下降，脉压缩小，同时还伴有颈静脉怒张，肝充血、肿大等静脉回流障碍的表现。由于心输出量下降，冠脉灌流不足，心肌受到缺血、缺氧的打击，其舒缩功能发生障碍，此时在原有病情上加入了真正心衰的成分。在静脉回流不足（如急性大失血、周围小血管广泛扩张、烧伤大量渗液）或心律失常时也可出现类似情况。

（二）诱因

有许多诱发因素，可强化心力衰竭病因，促进心力衰竭的发病，约 90% 的心力衰竭发病都有诱因存在。常见的诱因有：

1. 感染　感染可通过产生毒素、肺部受累、发热等途径加重心脏负荷，削弱心肌的舒缩，使心输出量下降而诱发心力衰竭。

2. 酸碱平衡及电解质代谢紊乱　酸中毒可通过下列环节干扰心血管功能而诱发心力衰竭：① 酸中毒时 H^+ 可竞争性抑制 Ca^{2+} 与心肌肌钙蛋白的结合，抑制 Ca^{2+} 内流和肌浆网的 Ca^{2+} 释放，使心肌兴奋收缩偶联过程障碍，收缩力减弱；② 酸中毒时 H^+ 可抑制肌球蛋白 ATP 酶活性，使心肌兴奋收缩偶联过程出现障碍；③ 酸中毒使毛细血管前括约肌松弛，而小静脉张力不变，导致微循环出现灌多流少的情况，回心血量减少，心输出减少，诱发心衰；④ 酸中毒时可并发高钾血症，血钾升高可抑制心肌动作电位复极化过程中 Ca^{2+} 内流，心肌收缩性降低；⑤ 高钾血症除引起心肌收缩性减弱外，还可引起心肌传导性降低并导致单向阻滞和传导缓慢，因而容易形成兴奋折返而造成心律失常，使心衰加剧。

3. 心律失常　心律失常尤其是快速型心律失常，一方面由于舒张期缩短，冠脉血流不足，可能使心肌处于不同程度的缺血、缺氧状态；另一方面由于心率加快，使心肌耗氧量增加，心肌发生功能性缺氧，心肌受损，两者均可使心泵功能下降。心律失常会导致心室充盈不足，直接导致心输出量下降。心律失常还会引起房室活动的协调性发生紊乱，妨碍心室的射血功能，导致心输出量下降。

4. 妊娠与分娩　妊娠期血容量增加，至临产期可比妊娠前增加 50% 以上，特别是血浆容量增加比红细胞增加更多，可出现稀释性贫血，加上心率增加和心搏出量增大，使机体处于高动力循环状态，心脏负荷加重。分娩时，宫缩疼痛，精神紧张，使交感-肾上腺髓质兴奋，一方面使静脉回流增加，心脏前负荷增加，另一方面外周小血管收缩，阻力加大，心脏后负荷加重。心率加快可使心肌耗氧量增加、冠脉流量不足，从而诱发心力衰竭。

5. 其他　劳累、紧张、激动、贫血、过多过快的输液、洋地黄中毒、甲状腺机能亢进等也可成为心力衰竭的诱因。

二、心力衰竭的发生机制

（一）心肌收缩性减弱

心肌的收缩性是决定心输出量的最关键因素，也是血液循环动力最基本的来源。大多数心力衰竭都是由于心肌收缩性减弱所致。能够引起心肌收缩性减弱的基本机制包括：与心肌收缩有关的蛋白（收缩蛋白、调节蛋白）被破坏；心肌能量代谢紊乱；心肌兴奋—收缩偶联障碍。

1. 心肌收缩蛋白破坏　肌球蛋白和肌动蛋白在多种病理因素（如缺血、缺氧、感染、中毒等）的作用下发生变性、坏死，结果导致心肌收缩性下降。常见于心肌梗死、中毒性心肌炎、各类心肌病等。另外，调节蛋白在病理因素作用下也可发生变性、功能异常。

2. 心肌能量代谢紊乱　心肌的收缩是一个主动耗能过程，Ca^{2+} 的转运和肌丝的滑动都需要 ATP，故凡是干扰能量生成和利用的因素，都可影响到心肌的收缩。

（1）能量生成障碍：心脏是绝对需氧器官，心脏活动所需的能量几乎全部来自有氧氧化。心肌能量代谢具有适应性强的特点，心肌在充分供氧的情况下，可利用多种能源物质（如脂肪酸、葡萄糖、乳酸）氧化供能。引起心肌能量生成障碍最常见的原因是心肌缺血、缺氧，如缺血性心脏病、严重贫血、过度心肌肥大等。心肌一旦发生缺血、缺氧，上述物质的氧化即发生障碍，ATP 的产生迅速减少。

ATP 对心肌收缩性的影响有：① ATP 缺乏使肌球蛋白头部的 ATP 酶不能水解 ATP，因而化学能转为供肌丝滑动的机械能减少；② 肌浆网和细胞膜对 Ca^{2+} 的转运需要 ATP，ATP 缺乏可引起 Ca^{2+} 的转运、分布异常，从而导致 Ca^{2+} 与肌钙蛋白的结合、解离发生异常，影响心肌的收缩。另外，细胞膜的 Na^+、K^+-ATP 酶也因 ATP 缺乏，大量 Na^+ 进入胞内并通过 Na^+-Ca^{2+} 交换，使大量 Ca^{2+} 进入胞内造成胞内钙超载，使心肌收缩异常；③ 缺血、缺氧引起心肌 ATP 生成减少，心肌能量代谢转向无氧酵解，结果不但产能效率低，而且会产生大量的影响心肌收缩的 H^+；④ 收缩蛋白和调节蛋白的合成更新需要 ATP，ATP 不足，这些蛋白的含量减少，直接影响心肌的收缩。

（2）能量利用障碍：最常见的原因是长期心脏负荷过重而引起过度心肌肥大。过度肥大的心肌其肌球蛋白头部的 ATP 酶活性下降，即使心肌 ATP 酶含量正常，也不能水解 ATP，将化学能转为机械能，供肌丝滑动。ATP 酶活性下降的原因为肽链结构发生变异，由高活性结构变为低活性结构。

3. 心肌兴奋—收缩偶联障碍　Ca^{2+} 在把兴奋的电信号转化为机械的收缩活动中发挥了极为重要的中介作用，任何影响 Ca^{2+} 转运和分布的因素，都会影响到心肌的兴奋—收缩偶联，从而使心肌收缩发生障碍。

（1）肌浆网摄取、储存、释放 Ca^{2+} 障碍：肌浆网在调节胞内 Ca^{2+} 浓度，进而控制心肌的收缩方面起着重要的作用。肌浆网对 Ca^{2+} 的摄取依靠钙 ATP 酶，钙 ATP 酶平均每水解 1 个 ATP，可摄取 2 个 Ca^{2+}。当心肌兴奋时动作电位从胞外经横管系统传布至胞内，深入到肌浆网的终池附近。舒张时胞内约 90％的 Ca^{2+} 是储存在终池内的，电信号抵达终池时，储存的 Ca^{2+} 迅速释放进入胞内，使胞内 Ca^{2+} 浓度迅速上升到 10^{-5} mol/L，从而激发心肌收缩。在心肌缺血、缺氧等病理因素作用下，ATP 生成不足时肌浆网的钙泵功能下降，从胞浆中摄取的 Ca^{2+} 减少，导致肌浆网内储存的 Ca^{2+} 减少，心肌兴奋时释放的 Ca^{2+} 减少，引起心肌兴奋—收缩偶联障碍。酸中毒时，由于 Ca^{2+} 与肌浆网结合紧密，导致心肌兴奋时，Ca^{2+} 从肌浆网释出的速度减慢，不能使胞浆内 Ca^{2+} 浓度迅速达到触发心肌收缩的阈浓度（10^{-5} mol/L），导致兴奋—收缩偶联障碍。

（2）Ca^{2+} 内流障碍：心肌收缩时胞浆中的 Ca^{2+} 除大部分来自肌浆网外，还有一部分 Ca^{2+} 是从细胞外流入胞内的。钙内流有两条途径，一条经过钙通道内流，另一条通过 Na^{+}-Ca^{2+} 交换系统内流。在多种病理情况下，Ca^{2+} 内流受阻或内流过多也可导致心肌兴奋—收缩偶联障碍。如各种病因引起的心脏负荷过重时，心肌发生肥大，严重肥大的心肌其肌膜 β 受体密度相对减少，加上心肌内去甲肾上腺素含量下降（合成减少，消耗增多），Ca^{2+} 内流受阻；酸中毒时 H^{+} 可降低 β 受体对去甲肾上腺素的敏感性，使 Ca^{2+} 内流受阻。细胞外液的 K^{+} 和 Ca^{2+} 对心肌细胞膜的离子转运有竞争作用，因此在高钾血症时 K^{+} 可阻止 Ca^{2+} 内流，使胞内 Ca^{2+} 浓度降低。

（3）肌钙蛋白与 Ca^{2+} 结合障碍：心肌将兴奋的电活动转化为收缩的机械活动的关键在 Ca^{2+} 与肌钙蛋白的结合，不但要求胞浆的 Ca^{2+} 浓度迅速上升到足以启动收缩的阈值，还要求肌钙蛋白能保持正常活性，迅速与 Ca^{2+} 结合。酸中毒时，H^{+} 与肌钙蛋白的亲和力比 Ca^{2+} 大，H^{+} 占据了肌钙蛋白上的 Ca^{2+} 结合位点，这样即使胞浆 Ca^{2+} 浓度已经上升到了阈值，也无法与肌钙蛋白结合，心肌兴奋—收缩偶联因此受阻。心肌的缺血缺氧会导致 ATP 生成不足和酸中毒，前者可使肌浆网钙泵转运 Ca^{2+} 及摄取储存能力下降，后者使肌浆网对 Ca^{2+} 亲和力增大，最终两者都使肌浆网在心肌收缩时不能释放足量 Ca^{2+}，难以启动正常的收缩。

（二）心室舒张功能异常

心肌的收缩与舒张对心输出量的维持是同等重要的。由舒张功能障碍引起的心力衰竭约占 30%。心肌舒张性是指心肌收缩后其张力下降和伸长的能力。心力衰竭时心肌舒张功能障碍的机制如下：

1. Ca^{2+} 复位延缓　心肌收缩完毕后，胞浆中 Ca^{2+} 浓度迅速降至“舒张阈值”，即从 10^{-5} mol/L降至 10^{-7} mol/L，Ca^{2+} 与肌钙蛋白脱离，恢复原来的构象。ATP 供应不足时，肌膜上钙泵不能迅速将胞浆内的 Ca^{2+} 向胞外排出，肌浆网上钙泵不能将胞浆中的 Ca^{2+} 重新摄回，导致胞内 Ca^{2+} 浓度高于“舒张阈值”，肌钙蛋白处于结合状态，心肌无法充分舒张。

2. 肌球-肌动蛋白复合体解离障碍　心肌的舒张过程除要求 Ca^{2+} 从肌钙蛋白上解离下来外，还要使肌球-肌动蛋白复合体解离，这样肌动蛋白才能恢复原有的构象，其“作用点”才能被原肌球蛋白掩盖，肌丝向外滑行，恢复到收缩前的位置，心肌舒张完成。该过程需要能量，在 ATP 的参与下，肌球-肌动蛋白复合体才能解离为肌球蛋白- ATP 和肌动蛋白。一旦 ATP 不足，肌球-肌动蛋白复合体的解离就会发生困难。任何原因造成的心肌能量缺乏都可能造成心肌舒张功能障碍而引发心力衰竭。

3. 心室舒张势能减少　心室舒张的势能来自心室的收缩，心室收缩末期由于心室几何构型的改变可产生一种促使心室复位的舒张势能。心室收缩愈好，该势能就愈大，心室的舒张也越有利。故凡削弱收缩性的病因也可通过减少舒张势能影响心室的舒张。此外，心室舒张期冠状动脉的充盈、灌流也是促进心室舒张的一个重要因素。当冠状动脉因粥样硬化发生狭窄，或冠脉内血栓形成，或室壁张力过大、心室内压过高，均可造成冠脉灌流不足，影响心室舒张。

4. 心室顺应性降低　心室顺应性是指心室在单位压力变化下所引起的容积改变(dv/dp),其倒数即为心室的僵硬度(dp/dv)。心室-容积曲线(P－V曲线)可反映心室的顺应性(僵硬度),当顺应性下降(僵硬度增大)时,曲线左移,反之则右移。引起心室顺应性下降常见的原因包括:心肌肥大引起的室壁肥厚、心肌炎症水肿、纤维化及间质增生等。由于心室顺应性下降,心室的扩张充盈受到限制,导致输出量减少;由于P－V曲线左移,当左室舒张末期容积扩大时,左室舒张末期的压力会进一步增大,肺静脉压随之上升,从而出现肺瘀血、肺水肿等左心衰的临床表现。所以,心室顺应性下降可诱发或加重心力衰竭。

(三) 心脏各部分舒缩活动的不协调性

为保持心功能,心脏的各部分,包括左右心房心室之间、房室之间、心室各区域的舒缩活动必须在神经和体液的精确调节下,处于高度协调的工作状态。当心脏舒缩活动的协调性被破坏,将导致心泵功能紊乱、心输出量下降,这也是引起心力衰竭的原因之一。各种引起心力衰竭的病因如心肌炎、甲状腺机能亢进、严重贫血、高血压性心脏病、肺心病,特别是冠心病、心肌梗死等,会严重干扰破坏心脏各部分的生化代谢、功能活动、组织结构等,造成病变区域和正常区域的心肌在生理特性方面发生巨大的差异,从而造成心律失常。心律失常可破坏心脏各部分的舒缩活动的协调性。房室不协调时,心输出量可下降40%。两室不同步舒缩,心输出量也有明显下降。同一心室由于病变呈区域性分布,病变轻的,心肌舒缩活动减弱;病变重的,完全丧失舒缩机能;而非病变区域功能相对正常。三类心肌同处一室,特别是当病变面积较大时,必然使全室舒缩活动不协调,最终导致心输出量下降。

三、心力衰竭时机体的代偿反应

心力衰竭发病的关键环节是心输出量的减少,机体的各种代偿机能被调动起来以阻止心输出量的减少,如动员心脏的代偿机能,表现为心脏收缩增强,心率加快,心肌肥大等;动员心脏以外的代偿机能可表现为血容量增加,血流重新分布,红细胞增多等。若通过代偿反应,心输出量能满足机体正常活动,不出现心力衰竭的临床表现,称为完全代谢;若心输出量仅能满足机体在安静状态下的需要,已发生轻度心力衰竭者称为不完全代偿;如果经过代偿,心输出量仍不能满足机体安静状态下的需要,并出现明显的心力衰竭者称为失代偿或代偿失调。机体的代偿反应在很大程度上决定了是否发生心力衰竭以及发生的快慢和轻重。例如,心肌梗死并发急性左心衰时,由于起病急,机体来不及充分动员代偿机制,病人常常在短时间内即进入严重心力衰竭状态;而高血压性心脏病在发生心力衰竭之前往往可经历长达数年数十年的代偿期,病人在代偿期内仍能维持相对正常的生命活动。心力衰竭的代偿反应可分为心脏代偿和心外代偿。

(一) 心脏代偿

1. 心率加快　这是一种快速代偿反应,发生机制有:① 心输出量下降、动脉血压下降时,颈动脉窦和主动脉弓上的压力感受器的传入冲动减少,压力感受性反射活动减弱,心迷走紧张减弱,心交感紧张增强,心率加快;② 心力衰竭时,心室舒张末期容积及压力上升,使心房瘀血,静脉回流障碍,心房容积增大,刺激“容量感受器”,冲动经迷走神经传入纤维至中枢,继而使迷走神经的紧张性下降,交感神经兴奋,心率加快。

心率加快在一定范围内可提高心输出量,这对维持动脉压和保证对冠脉的灌流有积极意义。但这种代偿有一定的局限性,因为随着心率的加快,耗氧量也增加,因此由缺血、缺氧而发病的心力衰竭会进一步加重病情；此外，心率加快到一定限度（成人 180 次/min）时，由于舒张期缩短，影响冠脉灌流，心室充盈不足，心输出量下降。

2. 心脏扩张　心力衰竭时心脏的扩张分两种类型：一种是起代偿作用的扩张，即紧张源性扩张；另一种是代偿失调后出现的扩张，即肌源性扩张。根据 Frank-Starling 定律，心肌收缩力和心搏出量在一定范围内随心肌纤维粗、细肌丝相互重叠的状况而定。当肌小节长度小于 2.2 μm 时，随着肌小节长度的加大，收缩力逐渐增大，达到 2.2 μm 时产生的收缩力最大，这是因为肌小节长度在 2.2 μm 时粗、细肌丝处于最佳重叠状态，有效横桥的数目最多，产生的收缩力也最大，此时肌小节长度称最适长度（L_{max}）。心室扩张到肌小节长度超过 L_{max} 时，心肌收缩力反而下降，心输出量减少。肌小节长度达到 3.65 μm 时，粗、细肌丝不能重叠，肌小节弛张，丧失收缩力。正常情况下，心室舒张末期压为 0～1.33 kPa（0～10 mmHg），此时肌小节的初长度在 1.7～2.1 μm，尚未达到 L_{max}，因此扩张心室（即扩大舒张末期容积）不但能容纳更多的血液，心室充盈量增大，而且能增强心肌收缩力，心搏出量增多，这是心力衰竭的一种有价值的代偿方式。这种容量加大并伴有收缩力增强的心脏扩张，称为紧张源性扩张。当心脏过度扩张，使肌小节的初长度超过 L_{max} 时，收缩力下降，心搏出量减少，这种心肌的拉长不伴有收缩力增强的心脏扩张，称为肌源性扩张，该扩张已丧失代偿意义。肌小节过度拉长是心脏扩张从代偿转向失代偿的关键因素，此外，心脏扩张、心肌耗氧量增多，也是引起失代偿的一个重要因素。

3. 心肌肥大　心肌肥大是指心肌细胞体积增大，重量增加。当心肌肥大达到一定程度，如成人心脏重量超过 500 g，或左室重量超过 200 g 时，心肌细胞还可有数量上的增多，若长期后负荷加大如高血压，可引起心肌向心性肥大。此时，心肌纤维呈并联性增生，肌纤维变粗，心室壁厚度增加，心腔无明显扩大，室腔直径与室壁厚度的比值小于正常。若长期前负荷增加，如主动脉瓣闭锁不全，可引起心肌离心性肥大。此时，心肌纤维呈串联性增生，肌纤维长度增加，心脏明显扩大，室腔直径与室壁厚度的比值等于或大于正常。心肌组织由心肌细胞（占 75%）和心肌间质细胞（25%）两部分组成，心肌肥大时，心肌细胞表型变化，体积增大，胞内收缩蛋白类型改变；心肌间质细胞增殖，纤维组织增生。

心肌细胞是一种高度分化的终末细胞，有收缩功能，一般情况下不能增殖，因此，只能有细胞的体积增大或长度的增加，而不伴有数量增多。心肌肥大是心肌细胞和间质细胞对生长因子和激素所作出的应答反应。心力衰竭也正是通过各种生长因子和激素来启动心肌肥大过程。心力衰竭时存在的各种病理因素如心脏前、后负荷的增大，心肌缺血，动脉氧分压下降，交感神经兴奋，儿茶酚胺分泌，肾素-血管紧张素-醛固酮系统（RAAS）的激活及内皮素增多等可通过不同途径促进心肌肥大。

（二）心外代偿

1. 血容量增加　心力衰竭时，心输出量减少，动脉血压下降，机体为维持循环“稳态”促使交感-肾上腺髓质系统兴奋，一方面动员心脏本身的代偿机制，另一方面启动肾脏的代偿作用，来增加血容量，提高心室的充盈量，有助于增加心输出量。肾脏在心衰时增加血容量的作用主要是通过以下环节实现的：

（1）降低肾小球滤过率：① 心力衰竭时心输出量减少，动脉压下降，肾血液灌流减少，直接引起肾小球滤过率下降；② 交感-肾上腺髓质兴奋，肾动脉收缩，进一步引起肾血流减少；③ 肾缺血时，由于交感兴奋和血流减少可刺激近球细胞分泌肾素，激活 RAAS，血管紧张素Ⅱ(AngⅡ)可引起肾动脉强烈收缩，使肾小球滤过率降低；④ 肾缺血可能导致肾脏 PGE_2 合成酶活性下降，使得具有扩张肾血管的 PGE_2 合成、释放减少，肾血流的减少更趋明显。上述原因使肾脏对水钠的排出明显减少，从而使机体血容量扩大。

(2) 增加肾小管对水钠的重吸收：① 肾内血流重新分布：在交感神经兴奋或AngⅡ的作用下，大量血流从肾皮质转入近髓肾单位，使水钠重吸收增加；② 肾小球滤过分数增加：由于交感神经兴奋，肾出球小动脉收缩更明显，肾小球滤过率相对增大，使血中非胶体成分滤出相对增多。因此，通过肾小球流到肾小管周围毛细血管的血液，其胶体渗透压增大，近曲小管水钠重吸收增加；③ 促进水钠重吸收的激素增多：心力衰竭时由于RAAS的激活，醛固酮分泌增多。如果慢性心衰并发了肝功能损害，醛固酮的灭活也会减少。醛固酮的增多可促进远曲小管和集合管对水分的重吸收，使血容量增加；④ 抑制水钠重吸收的激素减少：PGE_2 和利钠激素(心房肽)可促进水、钠的排出。心力衰竭时 PGE_2 和利钠激素的合成、分泌减少，导致水钠的排出减少(轻度心衰时利钠激素可增多)。

血容量增加在增加心室充盈、提高心输出量和维持动脉血压方面均有正面的代偿意义。但与此同时，也应注意血容量增加可能产生的负面作用，如水钠潴留会引起心性水肿的潜在危险，如心脏前后负荷加大，心肌耗氧量增加等。

2. 血流重分布　心力衰竭时由于交感-肾上腺髓质系统兴奋，使皮肤、肾脏、胃肠等部位的血管收缩，而血流量减少时，脑和心脏血管扩张。因此，血液较多地流向心脏和脑，不但可保证心、脑等重要脏器的供血，同时也有助于维持动脉血压。但造成了周围器官的长期供血不足，导致一些脏器如肝、肾的功能紊乱。另外，外周阻力上升可引起心脏后负荷增大。

3. 红细胞增多　心力衰竭时由于血流缓慢，循环时间延长，机体发生低动力性缺氧，刺激肾脏合成促红细胞生成素，后者可刺激骨髓的造血功能，使血液红细胞增多，血液携氧功能增强，有利于改善周围组织的供氧，有积极的代偿意义。但红细胞过多，可引起血液黏度增大，心脏负荷增大。

4. 组织细胞利用氧的能力增强　心力衰竭时由于血液循环系统对周围组织的供氧减少，组织细胞可通过自身功能、结构、代谢的调整来加以代偿，以克服供氧不足带来的不利影响。例如，心力衰竭产生慢性缺氧时，细胞线粒体数量增多、线粒体表面积加大，呼吸链有关细胞色素氧化酶的活性增强，有助于细胞内呼吸功能的改善。细胞磷酸果糖激酶活性增强有助于细胞从糖酵解中获得能量的补充。肌肉中的肌红蛋白含量增多，可改善肌肉组织对氧的储存和利用。

四、心力衰竭的临床表现

从血流动力学的角度来看，心力衰竭的临床表现大致可归纳为肺循环充血、体循环淤血和心输出量不足。临床上常常是三者的不同组合或三者之一，如左心衰竭主要为肺循环充血，并可有不同程度的心输出量不足；急性右心衰主要表现为心输出量减少，慢性右心衰竭则表现为体循环静脉淤血；全心衰竭时三大主征均可出现。

(一) 肺循环充血

当左心衰竭时，可引起不同程度的肺循环充血，主要表现为呼吸困难和肺水肿。产生这些症状的病理生理基础是左心室收缩功能减弱，负荷过重或顺应性降低，引起左心室舒张末期压力上升，并带动左心房压力升高，肺静脉回流障碍，最终肺循环毛细血管压升高，造成肺充血状态，并奠定了肺水肿的基础。

（二）体循环充血

体循环充血是全心衰竭或右心衰竭的结果，主要表现在体循环静脉系统过度充盈、压力增加、内脏器官充血、水肿等。

1. 静脉淤血和静脉压升高　由于右心衰竭，静脉回流障碍，使体循环静脉系统有大量血液淤积，充盈过度，压力上升。

2. 水肿　水肿是全心衰竭、右心衰竭的主要表现之一，根据水肿液分布的不同可表现为皮下水肿、腹水、胸水等。尽管水肿的表现形式及部位不同，均称为心性水肿。水钠潴留和毛细血管静压的升高是心性水肿最主要的发病因素。

3. 肝肿大和肝功能异常　右心衰竭时肝肿大者占95%～99%，是右心衰竭的早期表现之一，由于右房压升高和静脉系统淤血，使肝静脉压上升，肝小叶中央区充血，肝窦扩张、出血及周围水肿，导致肝脏肿大。肿大的肝脏牵张肝包膜，引起疼痛，触摸时有明显压痛。肝小叶由于长时间淤血、缺氧，肝细胞可变性坏死，导致肝功能异常，如血清转氨酶升高，血清白蛋白减少，凝血酶原时间延长等。长期慢性右心衰竭可引起肝小叶纤维化，造成心源性肝硬化，肝质的变硬，肝功能进一步恶化。

（三）心输出量不足

心输出量绝对或相对减少是心力衰竭最具有特征性的血流动力学变化。心力衰竭初期，由于代偿反应，心输出量尚可维持在接近正常的水平，但心脏储备机能已经下降。如果致病因素使心肌损伤继续加重，或心脏负荷突然增加，或代偿反应受限，则心脏的机能储备消耗殆尽，心输出量开始明显下降，出现一系列外周血液灌注不足的症状与体征，如皮肤苍白或发绀、疲乏无力、失眠、嗜睡、尿量减少等，严重时可发生心源性休克。

第二节　心力衰竭的分子生物学基础

心脏在病理因素持续作用下，历经肥厚（适应）并最终衰竭（适应不良）的漫长病程，心肌细胞与心肌间质细胞基因表达、调控将发生一系列显著而复杂的异常变化，如心肌细胞跨膜信息传递异常、心肌收缩蛋白表达变化、Ca^{2+}转运蛋白质表达与调控异常以及心肌构型重塑等。这些基因转录或翻译水平的异常变化势必从细胞以及器官水平上影响心脏正常功能，最终出现动脉系统灌注不足、静脉系统回流障碍的心功能减退综合征。

一、心肌细胞跨膜信息传递异常

调节心功能的大多数神经递质、激素和药物都不能直接穿过心肌细胞膜，必须作为第一信使与膜上特异性受体结合，才能将信号转变为细胞内信息。这些膜受体蛋白包括肾上腺素能受体、胆碱能受体、组胺受体、腺苷受体、加压素、血管紧张素、前列腺素及内皮素受体等。上述受体通过与鸟苷酸结合调节蛋白（G蛋白）偶联，在细胞内产生第二信使，从而将胞外信号跨膜传递到胞内，影响细胞的行为。目前公认的第二信使有环磷腺苷（cAMP）、环磷鸟苷（cGMP）、三磷酸肌醇（IP_3）、二酰基甘油（DG）等，Ca^{2+}曾被当作第二信使，现一般认为

Ca^{2+}是磷脂酰肌醇信号通路的“第三信使”。

（一）受体变化

1. Gs偶联受体　Gs是与GDP结合的活化型调节蛋白，心肌细胞膜上与Gs偶联的受体有β肾上腺素受体（β受体）、组胺H_2受体、5-HT_4受体、血管活性肠肽（VIP）受体、胰高血糖素受体及前列腺素E_2受体等。除胰高血糖素受体及前列腺素E_2受体外，其余受体接受胞外信号刺激后均可产生正性肌力作用。

在正常心肌中，心肌细胞膜上β_1与β_2受体的数量比约为3∶1。心力衰竭时，交感神经系统功能亢进，去甲肾上腺素浓度增加，心肌细胞膜上β_1受体数目由正常占70%～80%下降到50%，心肌细胞对儿茶酚胺反应性减弱。β_2受体、α_1受体从正常时仅占20%～30%上升到50%，在正常情况下主要通过β_1受体发挥的正性肌力调节途径在心衰时变为激动β_2受体及α受体发挥作用。心衰时β_1受体下调可维持应激情况下的肌细胞活力，减轻高浓度去甲肾上腺素引起钙超载后对心肌的损伤。除了上述β受体下调现象外，对β受体激动剂的反应性亦减弱，即脱敏现象。研究发现：① 不论何种病因所致的心衰，均有β_1受体数目的减少，与心衰的病因无关；② β_1受体数目的减少幅度与心衰的严重程度具有显著相关性；③ β_2受体数目无减少，但功能降低。

由于心衰时循环血中儿茶酚胺水平升高，故β_1受体的上述改变可能是激动剂诱导的一种适应性变化。其发生机制包括：

（1）β_1受体合成减少和（或）降解增多，这可能是β_1受体数目下调的原因。扩张型与缺血型心肌病人其心肌β_1受体mRNA表达水平降低，而β_2受体mRNA无变化，提示β_1受体下调可能与编码β_1受体的基因转录下降有关。

（2）受体暂时性内移：心衰时心肌细胞膜受体可迁移至细胞内某一空间，并可避免与亲水配体如儿茶酚胺接触，内移的受体功能完整且可重新回到细胞膜上。

（3）β肾上腺素受体激酶（βARK）介导的受体磷酸化：βARK是一种非cAMP依赖的蛋白激酶，活化后可引起β受体磷酸化。β受体激动剂存在时，βARK可识别受体，并促进一种称之为β-arrestin的抑制性蛋白抑制受体与Gs的结合。研究表明，终末期心衰与缺血性心肌病人心肌中βARK mRNA与活性均增高，并与β-arrestin mRNA及其蛋白质表达水平改变无关。βARK活性增高主要与β_2受体脱敏有关，因β_2受体上潜在的βARK磷酸化位点较β_1受体多。

（4）蛋白激酶A（PKA）或蛋白激酶C（PKC）介导的磷酸化：慢性心衰时，PKA或PKC可由增高的内源性去甲肾上腺素激活，故它们可使β受体脱敏。由PKA或PKC介导的受体磷酸化脱敏效应不需β-arrestin的参与。与βARK相比，PKA介导的磷酸化效应缓慢，亦无需很高浓度的β受体激动剂存在。因β_2受体含有两个PKA磷酸化位点，而β_1受体仅一个，故β_2受体对PKA磷酸化较β_1受体更为敏感，即由PKA介导的磷酸化可能主要与β_2受体脱敏有关。

（5）受体与相应G蛋白脱偶联：β_1与β_2受体均与Gs偶联，并通过腺苷酸环化酶（AC）起作用。当交感神经兴奋时，儿茶酚胺浓度增高，激活β受体-Gs-AC复合物，水解ATP为cAMP，激活PKA，使细胞内蛋白质磷酸化，从而引起心血管效应。这些磷酸化反应包括：① 受磷蛋白（phospholamban）磷酸化，从而增加肌浆网钙泵活性，加快胞浆Ca^{2+}摄回储库；肌钙蛋白Ⅰ磷酸化，使Ca^{2+}-肌钙蛋白复合物解离，导致心肌舒张加速。② 质膜Ca^{2+}通道磷酸化，Ca^{2+}内流增加，心肌收缩增强。③ 肌球蛋白轻链激酶(MLCK)磷酸化，引起血管平滑肌舒张。在心力衰竭心脏中，Gi的mRNA水平提高，G_i蛋白质合成增加，AC活性降低。Gs变化报道不一，在伴有明显心肌肥厚的慢性心衰中，Gs水平明显降低；在早期局部缺血的心衰动物模型中，AC活力明显降低，提示Gs存在着功能性紊乱。Gs蛋白功能降低和Gi蛋白的合成增加是心衰时心肌细胞肾上腺素能反应性下降的重要原因，Gi蛋白抑制AC的活性，从而使心肌对β受体刺激的反应降低。充血性心衰时，肌浆网Ca^{2+}释放减少，钙通道内流降低，合并酸中毒时钙内流更为减少。肌浆网Ca^{2+}释放减少与钙泵活性降低有关，心室肌浆网钙泵mRNA表达可降低40%以上，钠泵活性变化不明显，胞浆内的受磷蛋白mRNA明显减少。上述现象说明β受体的改变可能与相应G蛋白脱偶联有关。

尽管β受体上述变化的详细机制尚未完全明了，但β_1与β_2受体的下调或(和)脱敏使其对正性肌力药物反应性大大降低。这可能是临床上长期应用兴奋β受体的正性肌力药物并不能提高心肌收缩力的原因；而长疗程、小剂量服用β受体阻断剂可能会诱导β_1受体上调，改善心衰症状。

2. Gi偶联受体　人心脏中与Gi偶联的受体有毒蕈碱样M_2受体、腺苷A_1受体及生长抑素受体。它们均可抑制AC活性，M_2受体和A_1受体还有负性肌力作用。严重心衰病人尽管Gi增加，但M_2受体和A_1受体数目及其负性肌力作用无显著变化。这提示：① 对M_2受体、腺苷A_1受体来说，Gi路径可能不是最重要的信息传导通路；② 由于这些受体与G蛋白的比例是1∶10～1∶100，故慢性心衰时Gi少量增加对其功能并不构成显著影响。

3. 不依赖于AC/cAMP的受体　人心脏中还存在不依赖于AC/cAMP亦能引发心肌收缩的受体系统：α_1受体、内皮素受体、血管紧张素Ⅱ AT_1受体等。其中α_1受体研究得较为深入，其作用机制可能为：α_1受体通过百日咳毒素非敏感性G蛋白(可能是Gq/11)与PLC偶联，引发IP_3与DAG生成，细胞内贮存Ca^{2+}释放，心肌收缩加强。慢性心衰时α_1受体数目增加，但α_1受体介导的肌醇磷酸含量却无增加，其正性肌力作用无变化或显著降低，提示慢性心衰时α_1受体数目与功能反应脱偶联。

(二) G蛋白

G蛋白是三聚体GTP结合调节蛋白的简称，位于质膜内胞浆一侧，由α、β、γ三个亚基组成，βγ二聚体通过共价结合锚于膜上起稳定α亚基的作用，而α亚基本身具有GTP酶活性。G蛋白在信号转导过程中起着分子开关的作用，当G蛋白α亚基与GDP结合，处于关闭态；当胞外配体与受体结合形成复合物时，导致受体胞内结构域与G蛋白α亚基偶联，并促使α亚基结合的GDP被GTP交换而被活化，即处于开启态，从而传递信号。由于G蛋白α亚基具有GTP酶活性，可水解GTP，重新形成G蛋白-GDP复合物，从而使G蛋白失活恢复至基础态。

人心肌细胞膜上同时存在Gs和Gi，Gs的α亚基有两种异构体，Gsαlong(GsαL)与Gsαshort(GsαS)，以前者占优势。Giα的异构体主要有Giα-2和Giα-3，人心脏中尚未发现Giα-1。Gs和Gi可分别激活与抑制AC/cAMP系统介导其相应偶联的生物学效应。

慢性心衰时心脏内Gs的α亚基不论其功能状态、蛋白质翻译或是基因转录水平均无明显变化，大部分资料表明Gi的α亚基表达增加。由于慢性心衰时交感神经活性增加、血中去甲肾上腺素浓度升高，有实验显示，去甲肾上腺素持续刺激可使豚鼠与乳鼠心肌细胞Gi增加，去甲肾上腺素长期治疗可增加鼠心肌Gi及其亚单位Giα-2和Giα-3 mRNA表达水平，故去甲肾上腺素可能是 Gi 增加的病理刺激因素，机制与去甲肾上腺素增加 cAMP 和激活 Gi 基因中 cAMP 反应元件有关。又由于 Giα－2 基因中含有 cAMP 反应元件一致序列，而 Gsα 基因中不含该反应元件，这可能是慢性心衰时是 Gi 而非 Gs 增加的原因。

二、心肌收缩蛋白和调节蛋白基因表达的改变

心肌收缩蛋白主要指肌球蛋白和肌动蛋白，调节蛋白主要指原肌球蛋白和肌钙蛋白。

肌球蛋白由两条重链（MHC）、两条相对分子质量为 19～22 kD 的碱性轻链（MLC_1）和两条分子量为 17～20kD 可磷酸化的调节轻链（MLC_2）组成。MHC 的头部（S_1）呈球形，具有与肌动蛋白结合的能力，两者结合后能显著提高肌球蛋白 ATP 酶活性。MHC 亚单位有 α－MHC 和 β－MHC 两种异构体，均可与 ATP 酶结合。α－MHC 主要存在于心房，β－MHC 主要存在于心室，它们是同一染色体上不同基因的产物，其中 β 基因位于 α 基因上游 4 000 个位点。人的 MHC 基因位于 17 号染色体短臂上，表达 1 966 个氨基酸，可分为 3 个功能区：NH_2 端由 850 个氨基酸构成粗肌丝球状头部，具有 ATP 酶活性及肌动蛋白结合的能力；COOH 端由 1 116 个氨基酸构成 α 螺旋状杆部；中间区构成对蛋白酶敏感的铰链区。

肌球蛋白在电泳图上表现为三种形式：V_1、V_2、V_3。V_1 由两条 α－MHC 组成，其 ATP 酶活性较高，肌纤维收缩速度快；V_3 由两条 β－MHC 组成，ATP 酶活性较低，肌纤维收缩速度慢；V_2 由 α－MHC 和 β－MHC 组成，ATP 酶活性介于 V_1 和 V_3 之间。心肌的收缩能力与心肌纤维 α－MHC、β－MHC 所占的比例密切相关。肌球蛋白的表达受细胞生长发育过程的影响。所有哺乳动物在胚胎期主要合成 β－MHC，出生后及成年期多数是 α－MHC 合成占优势，故许多小哺乳动物左心室主要是 V_1 型 MHC。但在人类，出生后 α－MHC（V_1）只是暂时性增多，成年后 β－MHC（V_3）合成又占优势（占 60%～90%）。人和小哺乳动物的心房肌都是 α－MHC（V_1）。心肌在生长发育的不同时期表达不同类型的肌球蛋白是生理条件下心肌负荷改变的一种适应性调节反应。

肌动蛋白由两条单链盘绕成双 α 螺旋。肌动蛋白能与肌球蛋白结合，并显著提高其 ATP 酶活性。有骨架型（S. α－actin）和心脏型（C. α－actin）两种独立存在的异构体，在人类它们为不同染色体上两种基因的产物。

肌钙蛋白由 T、I、C 三个亚基组成。TnT 能与原肌球蛋白结合而使肌钙蛋白与细肌丝接触、TnI 抑制肌球蛋白与肌钙蛋白作用、TnC 是 Ca^{2+} 的受体，与 Ca^{2+} 具有高亲和力。原肌球蛋白能与肌钙蛋白形成复合物，调节肌球蛋白与肌动蛋白的结合。

心脏由肥厚发展为衰竭的过程中，心肌的收缩蛋白表达可发生一系列改变。最为显著的变化是胎儿期收缩蛋白基因的再表达。如主要见于胚胎期合成、收缩功能差的 β－MHC，在压力超负荷情况下其基因转录与翻译均显著增加，即 V_3 增多、V_1 减少。由于新合成的 β－MHC ATP 酶活性明显低于 α－MHC ATP 酶活性，故心肌收缩性将随肌球蛋白 α－MHC/β－MHC（V_1/ V_3）比值减少而下降。心衰形成过程中 β－MHC 表达增加、α－MHC 相对减少，即 V_1 向 V_3 转化。这种适应性变化虽在一定程度上具有节能意义，但由于肌球蛋白 ATP 酶已大大降低，故不可避免地导致心肌肌丝收缩强度和张弛力度的下降，影响心脏的整体舒缩功能。研究发现，甲状腺素参与了 MHC 构成比例的变化。小鼠给予超生理剂量的甲状腺素后，可减低压力负荷增大的影响，预防 β－MHC（V_3）增加，从而保持占优势的 α－MHC（V_1）。在心梗后心衰的小鼠，甲状腺激动剂与卡托普利合用组要比单用后者组

心输出量增加，并且舒张功能加强。但人类的甲状腺素在调节 MHC 异构体和心室功能方面的作用尚不明确。

心肌超负荷还诱导肌动蛋白异构体和原肌球蛋白基因表达的改变，如主要见于胚胎期表达的 S. α－actin 异构体，其 mRNA 大量增加，而成年期 C. α－actin 常无明显变化。在培养的心肌细胞中，给予细胞膜牵张刺激首先导致细胞 c－fos mRNA 含量增加，随后可见 S. α－actin mRNA 转录增强，PKC 抑制剂可在转录水平明显抑制上述 c－fos mRNA 的升高；而用佛波酯提高细胞内 PKC 水平，则可刺激 S. α－actin 的基因表达，表明心肌超负荷时 S. α－actin 的表达增加主要与 PKC 诱导 c－fos 异常表达有关。

三、心肌细胞 Ca^{2+} 运转蛋白质表达变化

维持心肌细胞内 Ca^{2+} 稳态的蛋白质主要包括质膜 $Na^{+}-Ca^{2+}$ 交换系统与 Ca^{2+} 泵、肌浆网膜 Ca^{2+} 泵与 Ca^{2+} 释放通道等。

（一）质膜 Ca^{2+} 运转蛋白质表达变化

介导心肌兴奋-收缩偶联的外源性 Ca^{2+} 主要经细胞膜 Ca^{2+} 通道流入。与骨骼肌相同，心肌细胞膜 Ca^{2+} 通道亦为激活快失活慢的 L 型 Ca^{2+} 通道。

$Na^{+}-Ca^{2+}$ 交换系统为心肌细胞膜上双向性 Ca^{2+} 转运蛋白质，该系统在哺乳动物具有高度保守性。研究表明，终末期心衰病人心肌细胞 $Na^{+}-Ca^{2+}$ 交换系统 mRNA 水平升高，并与肌浆网 Ca^{2+}－ATP 酶 mRNA 呈负相关，Western 印迹杂交分析显示这两种蛋白质含量亦分别增加和降低，说明衰竭心脏 $Na^{+}-Ca^{2+}$ 交换系统存在转录和翻译水平的增强，其意义可能在于代偿肌浆网 Ca^{2+} 摄取功能的不足。

（二）肌浆网 Ca^{2+} 运转蛋白质表达变化

肌浆网(sarcoplasmic reticulum，SR)是位于细胞内通过横管(T 管)与肌细胞膜相连的膜性网状结构。由纵小管与结合肌浆网组成，后者亦称终池或终囊。

1. Ca^{2+} 释放通道(calcium release channel，CRC)　位于 SR 终池部的脂质双分子层中，CRC 开启可将 SR 贮存的 Ca^{2+} 释放入胞浆。心肌和骨骼肌的 CRC 均为相对分子质量约 564kD 的 4 个单体组成的四聚体“足结构”，中间孔道即为 CRC，因一中性植物碱利诺丁(ryanodine)可作为配基结合于 CRC，故亦称 ryanodine 受体(RyR)。分子克隆研究表明，心肌和骨骼肌的 CRC 为两种不同的基因所表达，心肌 ryanodine 受体 mRNA 为心肌所特有，在骨骼肌中不表达。CRC 可由 Ca^{2+} 、IP、ATP 及外源性咖啡因等激活，而被 Mg^{2+} 、钌红(ruthenium red)、H^{+} 钙调蛋白及高浓度 ryanodine($>300\mu mol/L$)所抑制。

2. Ca^{2+}－ATP 酶　位于纵小管脂质双分子层中的多肽，相对分子质量为 100kD，约占 SR 蛋白总量的 40％，通过水解 ATP 获得能量，摄取胞浆内 Ca^{2+} 贮存于 SR 内，是一主动耗能过程。人肌浆网 Ca^{2+}－ATP 酶有五种不同异构体，心房、心室肌中均主要表达 SERCA2a 型异构体，受到受磷蛋白(phospholamban)调节。

3. Ca^{2+} 调节蛋白　即受磷蛋白，相对分子质量为 25 kD，无异构体，在心肌和骨骼肌中均有表达。在 β 肾上腺素受体刺激下，cAMP 依赖的蛋白激酶可使受磷蛋白磷酸化，从而显著增加 SR 对 Ca^{2+} 的摄取速率。

4. Ca^{2+} 结合蛋白　SR 终池内有隐钙素(calsequestrin)和网钙素(calreticulin)，而 SR 的纵小管内有 53kD 和 130kD 的糖蛋白。这些蛋白质均与 Ca^{2+} 结合，从而使 SR 内保持较

高的贮存 Ca^{2+} 浓度。其中隐钙素为高容量、中等亲和力的结合蛋白，在心肌和骨骼肌中存在两种不同的异构体。

人衰竭心脏中 SR Ca^{2+} - ATP 酶蛋白质表达水平明显减少。衰竭心脏中 SERCA2a mRNA 的稳态水平在扩张型心肌病、在缺血性心脏病、原发性肺动脉高压、肥厚型心肌病、瓣膜病及先天性心脏病所致衰竭心脏中均显著降低。而心钠素（ANF）或脑钠素（BNF）mRNA 高水平表达的心脏，其 SR Ca^{2+} - ATP 酶 mRNA 水平的表达大大降低。

经 Northern 印迹分析或 PCR 研究表明，受磷蛋白 mRNA 表达水平在扩张型心肌病、缺血性心脏病、原发性肺动脉高压所致的衰竭心脏中降低，其表达水平如同 Ca^{2+} - ATP 酶，与心室 ANF mRNA 呈负相关。此外，受磷蛋白 mRNA 与 Ca^{2+} - ATP 酶 mRNA 在衰竭心脏中呈平行下降，提示这两种基因的表达具有协同调节的作用。

隐钙素 mRNA 水平在扩张型心肌病、缺血性心脏病、原发性肺动脉高压所致的心衰中无明显变化，与 ANFm RNA 表达水平亦无相关性，提示在衰竭心脏中隐钙素基因的调控与其他 SR 蛋白质基因无关。

心肌 RyR mRNA 水平分析表明，在缺血性心脏病、原发性肺动脉高压所致衰竭终末期心衰时表达降低，而在扩张型心肌病中降低或不变。RyR mRNA 水平还与 ANF mRNA 呈负相关，衰竭心脏中 RyR mRNA 水平降低与 Ca^{2+} - ATP 酶及受磷蛋白 mRNA 水平相关，提示这些基因调节具有协同性。

四、心肌重构的分子机制

近年来认识到心肌重构(myocardial remodeling)，即心脏结构和功能缺陷，是心力衰竭发展的关键因素。心肌重构是心衰形成过程中心室发生的一种适应性变化。形态学上可见心室肥厚、室壁变薄及几何构型改变等。组织学显示心肌细胞肥大、心肌间质含量增加及组成变化、微血管密度改变等。分子生物学研究显示，心肌重构过程中心室肌细胞的主要改变为胚胎或心房基因的表达，并与心肌细胞形态改变有关；心肌间质细胞则主要表现为成纤维母细胞和平滑肌细胞增殖，并产生和分泌大量胶原与弹力纤维沉积于心肌纤维和血管周围。肥大、变形的心室肌细胞机械做功性能降低，心肌间质的改建可使正常的胶原支架破坏，代之以新的胶原支架。重构后的心肌虽是对心脏做功的一种适应，同时也是一种病理性变化，其舒缩功能无疑是减退的。

血液动力学因素（心肌超负荷）所致的室壁应力增加是心肌重构的始动因素。另外，原癌基因的超常表达、各种细胞生长因子的介导及 ANP、内皮素、甲状腺素等心脏激素与 RAAS 的激活等非血液动力学因素亦参与了心肌肥厚及间质胶原合成加速的心肌重构过程。

原癌基因普遍存在于正常细胞中，可编码细胞内多种调节蛋白，与细胞生长、增殖密切相关。在已发现的 60 余种原癌基因中约有 1/3 在心肌细胞中有表达，并可能参与心肌重构。仅在胚胎期大量转录、与心肌细胞正常分化与增殖有关的 c-myc、c-fos 和 c-ras 基因，在压力超负荷等因素刺激下，可恢复表达，使心肌在一定程度上恢复增长能力。c-myc 和 c-fos 可能是与心肌肥厚发生关系最密切的两种原癌基因。大鼠主动脉狭窄 20～60 分钟，其心室细胞 c-fos mRNA 和 c-myc mRNA 即开始升高，3 小时达高峰，表达的蛋白质在数小时后主要分布于心室肌细胞核内、冠状动脉中膜及冠状内皮细胞核内。细胞内热休克蛋白

(heat shock protein,HSP)mRNA 亦同步诱导表达,24 小时内心肌细胞核即出现 HSP70。随后心肌开始增殖,2 天后胎儿型心肌收缩蛋白基因 mRNA 明显增加,2 周后心肌蛋白增加 40%,心肌肥大逐渐发生。在离体心脏灌流(增加灌流压)和离体培养的心肌细胞(心肌细胞牵张刺激)等实验中也得到相似结果。应用转基因小鼠,将 c-myc 基因导入 c-myc 胚胎细胞,可以制备出心肌肥厚模型。由此可知,压力超负荷等刺激诱导是心肌细胞原癌基因和 HSP 基因超常表达、触发和介导心肌肥厚的重要因素。

原癌基因、HSP 基因在心肌超负荷刺激 1～2 小时即被激活表达,称为早期反应基因。之后还有一些晚期反应基因,如生长因子、ANF 及 β－MHC 等基因的诱导表达。多种致心肌肥大因子,如去甲肾上腺素、甲状腺素、内皮素、AngⅡ、上皮生长因子、成纤维细胞生长因子、血小板源生长因子等,都可通过早期反应基因的表达而最终导致心肌肥厚。

正常时 ANF 主要在心房肌细胞表达、合成和释放,心室肌仅可检测到微量 ANFmRNA。当心脏压力负荷增高,可显著诱导心房肌 ANF 基因表达和转录,使心房肌 ANF 合成和释放增加,并可持续至心衰代偿期。心室肌 ANF 基因被显著诱导激活,心衰病人心室肌细胞内 ANFmRNA 含量比正常时增加 10 倍以上,此时心室肌合成和释放 ANF 显著增加。心室肌 ANFmRNA 增加与心肌肥厚的开始基本同步,故心室肌 ANF mRNA 增高与心肌肥厚的发生有关。

在人衰竭心肌标本上可观察到血管紧张素原 mRNA 在心脏各部均有表达,尤以左室为高。在心肌肥厚过程中常伴有心肌细胞血管紧张素转换酶(ACE)基因表达增强和 AngⅡ上调,即出现心肌组织局部 RAAS 激活。在离体心肌细胞培养液中加入 AngⅡ,亦可诱导 c-myc 和 c-fos 表达,引起心肌细胞增殖肥大。此作用可被血管紧张素转换酶抑制剂(ACEI)阻断或减弱,提示心肌局部 RAAS 功能亢进,参与心肌肥厚的发病过程。从高血压动物模型观察到,对于无压力负荷过重的右室,只要 RAAS 升高也会发生纤维化,但不伴有心肌肥大。给予 ACEI 后,除可逆转心肌肥大外,还可逆转间质纤维化,使增高的心肌僵硬度变小,逆转冠状动脉重建和恢复冠状血管储备。所以,RAAS 是调节间质胶原生长的重要体液因素。

第三节　心力衰竭的药物治疗

心力衰竭的药物治疗依次经历了洋地黄时期、利尿剂时期、血管扩张剂时期、新型正性肌力药时期和 ACEI 时期。迄今,心力衰竭的治疗在理论和实践上都有了飞速发展,除了 AngII 受体阻断剂以外,β 受体阻断剂的使用也受到重视。对螺内酯的作用也重新进行评价,特别强调其对心肌肥厚的抑制作用。另外,分子水平的研究也渗透到相关疾病的研究中,因此心力衰竭的治疗方向还会涉及基因水平。

临床上常用的治疗心力衰竭的药物包括强心苷类、ACEI、AngII 受体阻断剂、β 受体阻断剂、利尿剂、血管扩张剂、醛固酮受体拮抗剂、非强心苷类正性肌力药;正在发展和评价中的药物有内皮素受体拮抗剂、人重组 B 型利钠肽、中性内肽酶抑制剂、TNFα 拮抗剂、辅酶 Q_{10}、生长激素和生长激素释放肽、部分脂肪酸氧化酶抑制剂、精氨酸加压素拮抗剂、肾素抑制剂等。

一、强心苷

强心苷(cardiac glycosides)是一类选择性地作用于心肌，具有强心作用的苷类化合物。本类药物主要来源于植物，包括玄参科的紫花洋地黄及毛花洋地黄和夹竹桃科的康毗毒毛旋花，如洋地黄毒苷、地高辛、毛花苷丙(西地兰)、毒毛花苷 K，故统称为洋地黄类。这类药物在临床上应用已有两个多世纪，对其临床疗效曾有反复争议。强心苷曾是治疗心力衰竭的主要药物，但目前在很多国家已经逐渐被 ACEI 和 β 受体阻断剂所取代。目前认为强心苷可用于治疗各种心力衰竭伴房颤和窦性心律以及舒张功能不全的病人，也可用于严重心力衰竭，并且对 ACEI、利尿剂和 β 受体阻断剂疗效不佳的病人。

(一) 药理作用

强心苷具有多种直接和间接的心血管作用，还有轻微的直接利尿作用，这些作用对心力衰竭有治疗意义。

1. 正性肌力作用　强心苷能增强心肌收缩的程度和速度，这是一种直接对心肌细胞的选择性作用，对心房、心室、正常心和衰竭心，离体乳头状肌和培养的心肌细胞都有效。正性肌力作用表现为提高心肌收缩最大张力及心肌最大收缩速率，使心肌收缩敏捷有力。在整体心动周期中，收缩期缩短，舒张期延长，利于心肌充分松弛及静脉回流。强心苷对正常人心脏虽有正性肌力作用，但同时有收缩血管、提高外周阻力作用，心搏出量并不增加。而对心衰者而言，强心苷产生正性肌力作用后，通过直接与间接反射作用，消除了过高的交感神经张力，故无明显的外周血管收缩作用，心搏出量增加。

强心苷的正性肌力作用机制是多方面的，现较为一致的看法是强心苷主要通过抑制 Na^+-K^+ ATP 酶，使胞浆内的 Ca^{2+} 浓度增加而产生该作用。

强心苷对肌浆网、线粒体与细胞核都无直接作用，但能特异地与细胞膜 Na^+-K^+ ATP 酶结合并选择性地抑制其活性，可认为膜 Na^+-K^+ ATP 酶是强心苷的受体。该酶是四聚体，由 2 个 α 和 2 个 β 亚基组成，最小功能单位是二聚体 αβ，其中 α 亚基是催化亚基，相对分子质量约 112 kD，含有 1 021 个氨基酸残基，N 端富含赖氨酸，可能与阳离子转运有关，还含有 8 个疏水性跨膜 α 螺旋段(H_1～H_8)，各含 20 多个相连的疏水氨基酸残基，其间夹杂少数亲水氨基酸残基。8 个跨膜段贯穿细胞内外两侧，其中 H_1～H_2 之间的胞外小袢是强心苷的结合部位，H_3～H_4 之间的小袢也可能参与。H_4～H_5 之间折叠成巨大的胞内袢中央结构域，含有 ATP、核苷酸结合部位和磷酸化部位。β 亚基是一种糖蛋白，相对分子质量为 35 kD，能促进 α 亚基在膜中的稳定性，形成稳定而有活性的二聚体。

强心苷与 Na^+-K^+ ATP 酶的结合并抑制酶活性的过程是可逆的。生理状态下，酶构象有周期性变化，α 亚基胞浆侧 β-天冬氨酸被磷酸化后，酶成为构象稳定的状态，强心苷与其有高度亲和性，即相结合。细胞外 K^+ 能促进此部位脱磷酸，降低苷酶结合亲和性，这也能说明为何 K^+ 能拮抗强心苷的某些毒性反应。

Na^+-K^+ ATP 酶是细胞膜上“钠泵”的酶性部分，它在细胞内水解 ATP，提供能量，驱动“钠泵”，维持 Na^+、K^+ 的主动转运，将 Na^+ 泵出细胞，将 K^+ 泵入细胞，故称 Na^+-K^+ 交换系统。另心肌细胞膜上还有 Na^+-Ca^{2+} 交换系统，它将 Na^+ 输出细胞，Ca^{2+} 输入细胞，这两个交换系统是相偶联的。强心苷能与 Na^+-K^+ ATP 酶发生高亲和性的特异性结合，抑制该酶的活性，无法恢复心肌内外的 Na^+、K^+ 的正常电化学梯度，导致心肌细胞内 Na^+ 增多，K^+ 减少。据估算，酶活性受抑制 20%～40%，细胞内 Na^+ 量可增多 2～5 mmol/L，胞内 Na^+ 量增多是正性肌力作用机制的关键步骤。Na^+ 浓度升高使 Na^+-K^+ 交换系统活性减低，Na^+-Ca^{2+} 交换系统活跃，即 Na^+ 外流增加而使 Ca^{2+} 内流增加或 Na^+ 内流减少而使 Ca^{2+} 外流减少，使细胞内 Ca^{2+} 增多。当心肌兴奋时，它能增加 Ca^{2+} 进入细胞内，Ca^{2+} 与收缩蛋白结合，兴奋了收缩-偶联过程，增加心肌收缩力。另外，胞浆内的 Ca^{2+} 量增加，能增强 2 相 Ca^{2+} 离子流，再经"以钙养钙"方式促进肌浆网释放 Ca^{2+}，增加细胞内钙。还有人认为，强心苷与 Na^+-K^+ ATP 酶结合，改变其构象以及脂质部分磷脂酰丝氨酸的构象，使其在心肌细胞除极时释放更多的 Ca^{2+}；Ca^{2+} 进入细胞内增加，改变了调节蛋白的分子构象，从而促进肌球蛋白和肌动蛋白的结合过程，加强心肌收缩性。

2. 负性频率作用　心力衰竭时，由于心搏出量减少，通过主动脉弓和颈动脉窦的压力感受器的反射调节机制，提高了交感神经活性，降低迷走神经活性，从而使心率加快。这是一种常见的代偿机制。

强心苷的负性频率作用主要是由其增强迷走神经活性引起，也有反射性降低交感神经活性参与。通过以下机制减慢心力衰竭患者已加快的窦性心率及心房扑动、心房颤动时的心室率：① 直接作用：兴奋迷走神经和增加心肌对乙酰胆碱作用的敏感性，结果使窦房结自律性降低，窦性心率减慢；同时使房室交界区的有效不应期延长，传导减慢，所以可减慢房扑、房颤时的心室率。② 间接作用：应用强心苷后，衰竭的心肌收缩力得到增强，结果心搏出量增加，因此交感神经反射性增加心率的代偿机制消失，心率减慢。也可以认为强心苷的负性频率作用是其正性肌力作用所继发的。

对心衰伴窦性心率过速患者，负性频率作用有利于增加舒张期回心血量，增加冠脉流量，降低心肌耗氧量，改善心功能。对正常者无减慢心率作用，心衰但心率不快者，其减慢心率作用亦不明显。

3. 对神经内分泌的影响　强心苷能改变心衰时异常的自主神经活性，包括交感神经活性增高、迷走神经功能抑制以及窦弓压力感受器敏感性降低等。

心衰患者体内交感神经被过度激活，起因可能与窦弓压力感受器的反射敏感性降低有关。正常状态下，该压力感受器是减压反射的信号接受点，信号由此传入中枢，经调整后，抑制交感传出活性，提高迷走外周活性，从而降低血压。心衰时，窦弓压力感受器细胞膜 Na^+-K^+ ATP 酶增加，细胞内 K^+ 增加，细胞呈超极化，不易兴奋，乃使感受器敏感性降低，正常减压反射减弱，对交感的抑制减少，使交感活性有所增加。继而也使血浆中去甲肾上腺素、肾素、加压素浓度升高。强心苷通过抑制 Na^+-K^+ ATP 酶，恢复压力感受器的敏感性，乃使过高的交感神经活性降低。

强心苷增加迷走神经活性，是作用于多个部位的综合结果。它能敏化传入通路窦弓压力感受器，兴奋迷走神经中枢，增进结状神经节的传递功能，提高传出纤维的兴奋性，敏化窦房结对乙酰胆碱的反应性。

正常人静脉给予强心苷，能增加动脉压及静脉张力，减少前臂血流量。给心衰患者静脉给入强心苷则能增加前臂血流量及心脏指数，降低心率与骨骼肌交感纤维活性。

心衰患者给予强心苷后能明显降低血浆肾素活性，继而降低血浆中血管紧张素Ⅱ和醛固酮水平，同时还能降低血浆中去甲肾上腺素浓度并能促进心房细胞对心钠素(ANF)的分泌，显示出强心苷良好的神经内分泌调节作用。

4. 对心脏电生理的影响　强心苷对电生理的影响较为复杂，既有对心肌细胞的直接作用，又有通过迷走神经的间接作用，还随不同心肌组织、不同剂量、病程而有所不同。

(1) 直接作用：强心苷可使早期短暂的动作电位时程延长，随之是持久的缩短，尤其是平台期缩短。动作电位时程缩短可能与强心苷引起的细胞内 Ca^{2+} 升高导致细胞膜对钾的传导性增加有关。这种改变在未出现强心苷毒性作用时即可观察到。动作电位时程缩短，引起心房、心室不应期缩短。在中毒浓度，由于钠泵抑制和细胞缺钾，静息膜电位降低（负值减少），随着毒性的发展，Na^+-K^+ ATP 酶严重抑制，细胞内 Na^+、Ca^{2+} 增加，导致肌浆网 Ca^{2+} 超负荷和自发的 Ca^{2+} 释放。这些变化可导致正常动作电位后出现震荡，产生去极化后电位又称为迟后除极，可引起各种类型的心律失常。

(2) 间接作用：强心苷低剂量时以拟迷走神经作用为主，伴有交感活力下降，这对治疗心律失常有利。毒性剂量时，强心苷增加交感传出冲动，可增敏心肌而导致药物毒性的发展。

5. 对心电图的影响　强心苷对心电图的影响是其对心肌电生理特性影响的反映，治疗量强心苷就可引起心电图改变。最早出现的是 T 波和 ST 段改变，表现为 T 波振幅减小、平坦、双向、甚至倒置。ST 段在 QRS 直立导程下降，呈鱼钩样。T 波和 ST 段的改变可同时或分别发生。较后可有 PR 间期延长，反映房室传导减慢，轻度的 PR 延长可用阿托品纠正，故此作用是迷走神经中介的。PR 间期严重延长时，阿托品不能完全对抗，此时主要是强心苷对心肌直接作用所致。强心苷可缩短 QT 间期，这是浦肯野纤维和心室肌有效不应期缩短及动作电位时程缩短引起，RR 间期延长是心率减慢的反映。即使在中毒剂量，强心苷也不引起 QRS 复合波的增宽。中毒量强心苷引起各种心律失常，心电图也将出现相应变化。

6. 对外周血管的作用　强心苷对人的动脉和静脉均有直接收缩作用，该作用不受 α 受体阻断药的影响，但可为钙通道阻断药所消除。心力衰竭者通过反射性的交感神经兴奋，外周血管显著收缩，用药后由于心输出量增加，使外周血管张力降低，这种作用大于强心苷直接收缩外周血管的作用，所以，总外周阻力降低，血流量增加，平均动脉压不变或略升高。而心功能正常者用药前外周血管张力正常，用药后因收缩外周血管平滑肌而使全身血管阻力提高 23%，血压升高。

7. 利尿作用　强心苷主要通过以下机制实现对心力衰竭者的利尿作用：

(1) 直接作用：强心苷能抑制肾小管细胞膜 Na^+-K^+ ATP 酶，从而明显抑制近曲小管对 Na^+ 和水的再吸收，对髓袢升支粗段及集合管也有类似作用，产生直接的排钠利尿作用。故强心苷对正常人及非心源性水肿也有较弱的利尿作用。

(2) 间接作用：是继发于心肌收缩力增加的结果。心输出量增加，改善了心功能和血液循环，使肾动脉扩张，肾小球滤过率提高，肾灌注改善，结果醛固酮分泌减少以致肾小管及亨利袢对钠的重吸收减少，起到排钠利尿的作用，终止由于水钠潴留引起的抗利尿激素分泌失调，而使尿量增加。

8. 对神经系统的作用　强心苷在治疗量时对神经系统的影响并不明显，大量或中毒量时作用较为显著。

(1) 中枢催吐作用：主要是兴奋延脑极后区的催吐化学感受区的多巴胺受体而引起呕

吐,氯丙嗪及利血平等可阻抑。此外,也可能存在外周反射性刺激的催吐。

(2) 中枢兴奋作用:强心苷中毒病人可见到行为异常、精神障碍、谵妄等中枢兴奋症状,大量强心苷可引起惊厥致死。若先用5-羟色胺拮抗剂甲基麦角酰胺,即能阻止强心苷的中枢兴奋作用。

(3) 拟迷走神经样作用:① 中枢作用:兴奋脑干副交感神经的核区,主要是兴奋迷走神经中枢。对移植的心脏,强心苷并不减慢窦速,也不减慢房扑、房颤时的心室率,故该作用是中枢性的;② 外周作用:直接兴奋迷走神经引起心率减慢、传导延缓。阿托品可解除这一作用。另外,强心苷能增强迷走神经传出和传入冲动的发放,此作用是外周性的,有颈动脉窦、主动脉弓及心脏感受器的参与。具有拟迷走神经作用的有毛花苷丙、毒毛花苷K及地高辛等。

(4) 拟交感神经样作用:① 中枢作用:兴奋交感神经中枢,激活交感神经的传出冲动,该作用仅见于大剂量引起心律失常时,横切第一颈椎或可乐定都能对抗;② 外周作用:中毒剂量的强心苷能提高外周交感神经活性,参与心律失常的发生,β受体阻断剂能拮抗该作用。治疗剂量下,强心苷对整体动物交感神经系统并无或少有直接作用,由颈动脉窦、主动脉弓压力感受器或化学感受器等中介反而可引起反射性交感活性下降。

(二) 体内过程

常用强心苷类制剂的药理作用基本相同,但体内过程却各有差异。主要特点有:

1. 吸收　口服后不同强心苷在肠道吸收的程度不同,其中洋地黄毒苷脂溶性大,吸收最为完全而恒定,地高辛吸收较差,且个体差异显著。不同患者对同一制剂地高辛的吸收率可在50%～80%变动,这种差异在不同厂家、批号、配方和剂型时表现得更为明显,变动可达20%～80%。毒毛花苷K口服吸收少而不规则,故常静脉给药。

2. 肝肠循环　在人体内洋地黄毒苷有相当程度的肝肠循环,可高达口服量的26%。消胆胺在肠腔中能与强心苷发生多价络合而中断此循环,并增加洋地黄毒苷的经肠排泄,从而有助于强心苷中毒的治疗。地高辛的肝肠循环相对较少,故消胆胺对地高辛的消除半衰期无明显影响。

3. 分布　强心苷进入血液后,可与血浆蛋白可逆性结合,各种强心苷结合程度也有差异,洋地黄毒苷结合率最高约为97%,毒毛花苷K最低约为5%,故前者作用缓慢、持久,后者作用快而短暂。地高辛蛋白结合率约为25%,居中。未与血浆蛋白结合的强心苷,广泛分布于各种组织如心、肾、骨骼肌、视网膜。强心苷中毒时出现视网膜障碍,可能与其在视网膜分布有关。地高辛在骨骼肌中的分布浓度小于心和肾,但骨骼肌中贮存地高辛的总量却最大,约占65%。地高辛心肌浓度与血浆浓度之比波动在30∶1～50∶1,一般为40∶1,洋地黄毒苷心肌浓度与血清浓度之比波动为5∶1,毒毛花苷K在心肌中药浓为血浓的5～10倍。

4. 生物转化　洋地黄毒苷经肝微粒体酶的作用被代谢后极性增加,有利于药物经肾排出,肝药酶诱导剂或抑制剂可促进或减慢洋地黄毒苷的代谢。地高辛在体内代谢较少,仅5%～10%在体内还原成双氢地高辛等多种代谢产物。双氢地高辛的产生有赖于肠道细菌的存在。四环素、红霉素等抗菌药可间接减少双氢地高辛的生成,提高地高辛的浓度而增加其效应。毒毛花苷K在体内几乎不代谢,这是由于该药极性高,难以进入肝细胞所致。

5. 排泄　洋地黄毒苷的代谢产物主要经肾排泄,仅小部分随粪便排出,原形药物经肾小球滤过后，可在远曲小管重吸收，少量经肾排出。洋地黄毒苷排泄缓慢，作用持久且有积蓄作用。肝病者并不改变它的半衰期，反映肝脏在代谢该药方面有巨大贮备力。地高辛80%经肾小球滤过和肾小管分泌而排出，部分可被肾小管重吸收，每日排出量为体内贮存量的37%，老年人及肾功能减退者，服地高辛后易出现血药浓度过高和中毒，应注意减量。毒毛花苷K几乎全部经肾排泄，作用维持时间较短。

6. 生理和病理状态　强心苷的应用必须考虑患者的生理（年龄、体重等）和病理状态（肝肾功能、甲状腺功能等），以免影响药效或造成强心苷中毒。如老年人肾功能减退，排泄速度减慢，易中毒。严重肝病时血浆蛋白低，使强心苷的蛋白结合率及代谢可能降低，但此时洋地黄毒苷的血浆游离苷提高，反而易被代谢，故在肝病时洋地黄毒苷的消除反而加快。地高辛及哇巴因主要以原形经肾外排，肾功能对两者的总清除率则有决定性影响。所以，肾功能不全者宜选用洋地黄毒苷，肝功能不全者宜选用地高辛。甲亢患者对强心苷有较高的耐受力，用量需增加；甲减患者对强心苷的敏感性增高，可使强心苷的清除率略降或不变。

（三）药物相互作用

1. 与ACE抑制剂（ACEI）的相互作用　临床上合用强心苷和ACEI是常用的治疗心衰的方法。有资料表明，地高辛与卡托普利合用可使地高辛血浓提高约20%～25%，但长期合用并未发现地高辛浓度有明显升高；地高辛与依那普利、赖诺普利或雷米普利合用未发现地高辛浓度增高的现象。

2. 与利尿剂的相互作用　地高辛与呋噻米合用时血清地高辛浓度升高，合用地高辛、呋噻米和螺内酯时，血清地高辛浓度最高，长期合用时使地高辛在体内潴留。另某些排钾利尿剂可引起低血钾，当血钾浓度低于2.3 nmol/L时，肾小管几乎停止排泄地高辛，使血清地高辛浓度升高。细胞内失钾、失镁易诱发强心苷中毒。

3. 与血管扩张剂的相互作用　地高辛与硝普钠或肼苯达嗪合用时，血清浓度可降低。血管扩张剂减轻心脏前、后负荷，改善心肾功能，结果可使肾血流量增加，加速地高辛的排泄。心力衰竭时经扩血管药物治疗后，地高辛清除率增加50%，主要机制是使肾小管分泌地高辛增加，结果地高辛血浓降低，因此，长期合用需适当提高地高辛剂量。但哌唑嗪可使血清地高辛浓度有迅速而明显的提高。

4. 与钙拮抗剂的相互作用

(1) 地高辛与维拉帕米合用：地高辛与每日160 mg维拉帕米合用血清浓度可提高40%，而与每日240 mg以上剂量维拉帕米合用时，地高辛浓度可提高70%，因此地高辛血浓的增加程度与维拉帕米剂量有关。其主要原因是降低了地高辛的肾与非肾清除率，抑制肾小管分泌。两者合用时会增加窦性心动过缓、窦性停搏的机会，应减半使用，以免引起地高辛中毒甚至死亡。与维拉帕米合用，洋地黄毒苷的血浓可提高35%。

(2) 地高辛与硝苯地平合用：合用硝苯地平时，地高辛血清浓度无改变或仅轻度增高，合用通常是安全有效的。但也有硝苯地平使地高辛浓度增高的报道及硝苯地平能削弱地高辛正性肌力作用的报道。

(3) 地高辛与硫氮䓬酮合用：合用地高辛时，硫氮䓬酮对运动时心室率减慢强于静息时，故认为硫氮䓬酮是可与地高辛合用控制心房颤动时心室率的首选药物。合用时，地高辛浓度大多数报道是不变，也有研究指出两者合用地高辛浓度提高20%～80%，血清洋地黄毒苷的浓度可提高约20%。因此，两药合用时仍要注意洋地黄过量可能出现的症状，特别是血清浓度已处于正常高值的患者。

(4) 地高辛与其他钙拮抗剂合用：噻帕米、苄普地尔可分别使地高辛的血清浓度提高近50%和30%，若不减少地高辛剂量，可能引起地高辛中毒。加洛帕米、尼莫地平和尼索地平仅引起地高辛浓度增高约15%，无显著意义。氨氯地平、非洛地平、伊拉地平对地高辛浓度几乎无影响。尼群地平对地高辛影响的报道各不一致，有使地高辛血浓轻度增高的，也有互不影响的。

5. 与β受体阻断剂的相互作用　β受体阻断剂降低心肌收缩力，故两者合用会减弱强心苷的正性肌力作用，同时，β受体阻断剂有加强强心苷负性频率和抑制传导的作用。在用β受体阻断剂普奈洛尔治疗强心苷引起的心律失常时，稍有不慎即可发生过度且致命的心动过缓。地高辛与醋丁洛尔或艾司洛尔合用时，药动学不受影响，地高辛的药效学不受艾司洛尔的影响，心率、血压均无显著变化。

6. 与抗心律失常药物的相互作用　抗心律失常药物奎尼丁、普罗帕酮、胺碘酮与地高辛合用，可使地高辛血浓增加。

(1) 地高辛与奎尼丁合用：奎尼丁血浓大于或等于2 μg/ml时，可使大部分病人血清地高辛浓度增加2～3倍。地高辛浓度随奎尼丁的用量增加而增加，其主要机制可能与奎尼丁取代了地高辛在体内的储存部位，使地高辛的分布容积减少，并使地高辛的总清除率降低约50%有关。故两者合用时，地高辛剂量减半。

(2) 地高辛与普罗帕酮合用：普罗帕酮显著增加地高辛血浓度达30%～90%，甚至更高，两者合用时地高辛须减量。

(3) 地高辛与胺碘酮合用：可使地高辛血浓增加50%～70%。胺碘酮使地高辛的肾与非肾清除率减少，半衰期延长。两者合用可增加窦性心动过缓与房室传导阻滞的机会，合用时必须减少地高辛用量，否则易出现中毒。

(4) 地高辛与普鲁卡因胺、双异丙吡胺合用：可使地高辛浓度增加。

(5) 地高辛与苯妥英钠合用：可使地高辛血浓降低，主要是因为它使地高辛在肝内代谢加快。在地高辛中毒时，可用苯妥英钠治疗因其过量所致的心律失常。

7. 与其他药物的相互作用

(1) 新霉素损害肠黏膜、减少肠道对地高辛的吸收，使血清地高辛浓度降低。利福平使血清地高辛浓度降低，可能与其诱导肝药酶，使其活性增高有关。柳氮磺胺吡啶降低血清地高辛浓度约18%～25%。红霉素、四环素可通过抑制或损伤肠道正常菌群使地高辛代谢受到干扰，排泄减少，血浓升高。头孢唑啉、罗红霉素或氨苄青霉素与强心苷之间通常没有相互作用发生。

(2) 胃舒平(主要含氢氧化铝、三硅酸镁)使地高辛吸收作用减弱，导致地高辛血浓下降。硫糖铝、西沙比利使地高辛的吸收有轻度的、无临床意义的减少。普鲁本辛延缓肠蠕动，使地高辛吸收增加，而甲氧氯普胺使地高辛吸收减少。

(3) 调脂药物消胆胺在肠内与洋地黄毒苷结合，干扰了洋地黄毒苷的肝肠循环，减少肠道对洋地黄毒苷的吸收，使血浓降低，半衰期缩短。

(4) 活性炭能使血清地高辛浓度下降，因其吸附从体循环被动弥散到胃肠道的地高辛，然后随粪便排出，故活性炭可治疗地高辛中毒。

(5) 胰高血糖素、多巴胺、肾上腺素、去甲肾上腺素、异丙肾上腺素均增加心肌收缩力，可加强强心苷的正性肌力作用，增加心律失常的发生率，故合用时最好进行血浓监测。

(6) 水杨酸类，如阿司匹林、布洛芬、吲哚美辛等，均减少地高辛的肾排泄，使其作用增强。

(7) 放疗或某些化疗药物可损伤肠黏膜，减少地高辛吸收，使血清地高辛浓度下降40%～50%。接受化疗者选用洋地黄毒苷优于地高辛。

(8) 肾上腺皮质激素、胰岛素与葡萄糖均使细胞内失钾，易诱发洋地黄中毒。

(9) 巴比妥类药物加速地高辛在肝内的代谢，降低地高辛血浓。

(10) 钙盐可增加强心苷毒性作用，引起心律失常。

(11) 利血平、胍乙啶降低肾小球滤过率而影响地高辛的排泄，能增加地高辛血浓及减慢心率。

(四) 适应证和禁忌证

1. 适应证

(1) 慢性心功能不全(CHF)：不论是左心、右心或全心功能不全，均属应用强心苷的适应证。强心苷对不同原因引起的 CHF 疗效差异很大。① 对瓣膜病(高度二尖瓣狭窄的病例除外)、先天性心脏病、高血压、动脉硬化等所致心功能不全，尤其是心脏已扩大者和心室负担过重者疗效较好，对伴有心房纤颤、心率快的心功能不全者疗效尤佳。② 对继发于甲状腺功能亢进、严重贫血、动静脉瘘和维生素 B_1 缺乏等引起的心功能不全，因心肌能量代谢存在障碍，强心苷不能改善能量的产生，疗效较差。③ 对肺源性心脏病、严重心肌损伤或有活动性心肌炎者，如风湿病活动期，强心苷的疗效也差。另外，在上述情况下，常伴有心肌缺氧、能量代谢障碍，血中儿茶酚胺增多并伴有细胞内缺钾，故易致强心苷中毒。④ 对缩窄性心包炎、严重二尖瓣狭窄等机械性阻塞所致的心功能不全疗效最差，甚至无效。因此时左心室舒张充盈受到限制，强心苷虽能增强收缩力，但不能增加心输出量，症状难以消除，有时还可因此而增加心肌耗氧量，使病情恶化。

经长期临床检验，洋地黄疗效肯定，使用方便，长期用药后疗效不减，是治疗心衰的常用药物之一，特别是它具有其他强心药物所缺少的神经内分泌调节作用。

(2) 心律失常：① 阵发性室上性心动过速：强心苷能通过提高迷走神经活性而使室上性阵发性心动过速停止。② 心房纤颤：心房纤颤时，频率可达每分钟 400～600 次，心房过多冲动传到心室，引起心室频率过快，妨碍心脏排血，导致严重循环障碍。应用强心苷并不能停止心房纤颤，但能阻止心房过多冲动传入心室，减慢心室频率，改善循环。这是因为强心苷通过间接兴奋迷走神经及对房室结的直接作用，抑制房室传导，延长房室结 ERP，使过多心房冲动不能通过房室结而隐匿在房室结中。③ 心房扑动：心房扑动时，尽管心房发出异常冲动比心房纤颤少(250～300 次/分)，但冲动强而规则，更易传入心室，使心室频率快而难以控制。强心苷能不均一地缩短心房不应期，引起折返激动，使心房扑动转为心房纤颤，继而发挥治疗心房纤颤作用。对不伴心功能不全的某些患者，当心房扑动转为心房纤颤后，突然停用强心苷，有可能恢复窦性心率。因为取消了强心苷缩短不应期作用，使心房不应期相应延长，故可消除折返，恢复窦性心律。

2. 禁忌证

(1) 强心苷中毒所致的心力衰竭：此时用强心苷不但无正性肌力作用，且可使心肌收缩力进一步减弱，引起顽固性心力衰竭和各种严重心律失常，威胁病人生命。必须停用，改用减轻心脏前、后负荷的措施来治疗。待强心苷中毒消除后再慎用小剂量强心苷或改用其他正性肌力药物治疗。

(2) 洋地黄过敏者。

(3) 下列各种心律失常:① 显性预激综合征合并心房扑动、心房颤动:强心苷可使旁路有效不应期缩短,又延长房室交界区不应期,结果使激动加速沿着旁路传入心室,造成室率加速。若激动落入心室易损期,则可引起室颤等严重的心律失常,故属禁忌。出现上述心律失常往往需要紧急处理,最好选用电复律,药物则选用普罗帕酮或胺碘酮静注治疗。显性预激综合征合并阵发性室上性心动过速者,原则上也不使用强心苷,因用药后阵发性室上性心动过速可能不终止,反而转变为房扑房颤,导致更严重的心律失常发生。② 室性心动过速:不宜使用强心苷,否则可因增高异位节律点兴奋性有致心室纤颤的危险。③ 病态窦房结综合征或高度房室传导阻滞:合并心力衰竭时,强心苷应慎用或不用,高度以上房室传导阻滞者禁用,因强心苷可降低窦房结的自律性及延缓房室传导。必须应用时则宜安装人工心脏起搏器后方可使用。④ 低钾血症所致心律失常:因低钾易诱发强心苷中毒,造成更严重的心律失常,此时应大量补钾、补镁以纠正电解质紊乱。低钾未纠正前不宜用强心苷。⑤ 电转复术前 24 小时的各种心律失常须用电复律方法转复时,在复律前 24 小时内应停用地高辛,应其可引起室性心律失常或室颤。若病情不允许停用地高辛,则可在电复律前给予苯妥英钠或利多卡因以防室颤的发生。

3. 相对禁忌证

(1) 机械梗阻性病变:① 肥厚型心肌病:肥厚型心肌病主要是舒张功能不全,而非收缩功能不全,更重要的是强心苷能加重肥厚的左心室流出道梗阻,加重血液动力学障碍。② 具窦性心律的单纯二尖瓣狭窄风湿性心脏病:单纯二尖瓣狭窄发生肺淤血、肺水肿,这是由于左心房压力升高,肺静脉压上升所致。此时左室功能尚属正常,应用强心苷不能缓解病情,反而使右室心肌收缩力增强,增加右心排血,肺水肿加重。③ 心包缩窄:为机械性异常造成心脏舒张受限,静脉回流受阻,结果心室充盈不良引起心搏出量降低,为增加心输出量而代偿性加快心率,应用强心苷减慢心率不利于该代偿。

(2) 缺氧性病变:① 急性心肌梗死:在心肌梗死发生后的 24 小时内,因强心苷对坏死心肌无作用,对未坏死的心肌则增加心肌收缩力,导致心肌收缩不协调,增加心肌耗氧量;且强心苷能增加外周血管阻力,所以,早期使用强心苷将使梗死心肌范围扩大,加上心肌缺血时对强心苷敏感性增加,更易出现中毒。② 慢性肺源性心脏病:肺心病并发右心衰竭时,主要治疗措施是控制感染、止咳、祛痰、增加通气、纠正缺氧。当这些方法不能纠正心力衰竭或合并心房颤动时加用强心苷,但剂量宜偏小,因肺心病者缺氧重,易发生中毒。③ 高血压性心脏病:引起心力衰竭的主要因素是左室后负荷过重,导致心室顺应性降低,可伴有不同程度的左室收缩力减弱。故一般采用降压减轻后负荷,心力衰竭即可得到缓解。只有当降压后心衰仍无相应好转时才应用强心苷协助改善心功能。

(五) 不良反应

强心苷的不良反应包括心脏外不良反应和心脏不良反应。前者多不严重,后者尤其是严重的心律失常,是强心苷中毒致死的主要原因,且发生时可不伴有心脏外表现。以往强心苷的剂量过大,中毒发生率高;近年来临床研究证明,小剂量应用强心苷不仅可以产生明确的正性肌力作用,较少发生中毒,而且对过度的神经内分泌系统有一定的抑制作用。

1. 心脏外不良反应

(1) 胃肠道症状：最常见，发生率高达30%～50%，表现为厌食、恶心、呕吐，厌食是强心苷中毒的最早表现，有时可出现腹泻、腹痛。应注意将中毒时引起的胃肠道反应与强心苷用量不足、心功能不全未被控制所致的胃肠道症状相鉴别。心力衰竭好转时或增加强心苷剂量过程中，出现胃肠道反应，排除其他因素如水电解质与酸碱平衡失调、对胃肠有刺激性的药物影响后，应考虑是强心苷中毒。

(2) 神经系统症状及视觉障碍：神经系统症状占10%～15%。较常见的有疲乏、噩梦、烦躁、易激动、嗜睡及精神错乱，有时出现头痛、失眠、眩晕、抑郁、全身不适。较少见的有神经痛、惊厥、幻觉、谵妄、感觉异常等，一般出现在胃肠道反应及心律失常之后。视觉异常占6%～12%，有视力模糊、雾视、阅读困难等，周围视野内光闪烁是强心苷中毒最常见的视觉症状，色视障碍如黄视、绿视症为特异性症状。

(3) 少尿：中毒量强心苷能使肾迷走神经明显受到抑制，肾血管收缩，肾血流量减少，肾小球滤过率降低，从而导致尿量减少。

2. 心脏不良反应

(1) 心肌收缩力改变：在强心苷治疗心衰的过程中，心力衰竭一度好转而又突然或缓慢加重，进而发展成难治性心衰，其机制可能是强心苷对心肌的某些直接作用，引起局灶性心肌变性或坏死，从而使心肌收缩力减弱而加重心功能不全，或由电解质紊乱、中毒造成的严重心律失常等因素所致。

(2) 心律失常：强心苷中毒的心律失常可达80%～90%，可出现临床所见的各种心律失常，也可见各种心律失常并存或交替出现的情况，且发生或为持续性，或为间发性。强心苷中毒时异位兴奋点起搏引起的心律失常包括室性早搏、室性心动过速、双向性室性心动过速、双重性心动过速、房性心动过速、非阵发性交界性心动过速、房性早搏以及心房颤动。强心苷抑制作用引起的心律失常包括窦性缓慢性心律失常、房室传导阻滞。

二、利尿剂

心衰病人无论体内有无水的潴留，应用利尿剂均能对缓解症状有一定帮助，在心衰进一步发展过程中，利尿剂可通过减少水钠潴留而降低前负荷和室壁张力，对心肌重构可产生有利的影响。但另一方面，利尿剂治疗有可能导致神经内分泌系统特别是肾素—血管紧张素—醛固酮系统(renin-angiotensin-aldosterone-system，RAAS)的激活，而可能恶化心肌重构。

因利尿剂的双重作用，可产生综合效果，尤其是对轻型充血性心力衰竭进展过程的影响尚未明确。欧洲心脏学会对利尿剂在充血性心力衰竭治疗中的作用提出如下建议：除无水潴留的轻度心衰外，各种病情的心衰病人均可应用利尿剂，但不应作为第一线治疗药物。首先应用 ACEI，如疗效不满意，再结合应用利尿剂。

根据医生的经验可选择髓袢利尿剂或噻嗪类利尿剂，应用噻嗪类利尿剂时需注意病人的肾功能，肾功能障碍者疗效不佳。心衰程度较重者，可联合应用上述两种利尿剂，在严重病例可连续应用静脉给药的髓袢利尿剂。

保钾利尿剂如氨苯喋啶和阿米洛利不宜与 ACEI 合用，除非有顽固性的低钾血症。保钾利尿剂螺内酯现在已单独列为一类药物，即醛固酮拮抗剂，见后述。

心力衰竭时利尿剂的使用原则是：① 充血性心衰者应给予利尿剂，应当与 ACEI 或 β

受体阻断剂合用；② 利尿剂的使用既要达到缓解淤血症状和消除体征，又应注意勿导致低血压、氮质血症与电解质紊乱；③ 测量体重是调整利尿剂用量的主要依据；④ 体液滞留(利尿剂不足)可减弱 ACEI 的疗效，也增加 β 受体阻断剂治疗的风险；血容量不足(利尿剂过量)则可加剧 ACEI 等血管扩张药的低血压反应；⑤ 利尿剂抵抗的对策有：静脉用药，联合用药，短期并用多巴胺、多巴酚丁胺，停用非甾体类抗炎药。

三、非强心苷类正性肌力药

(一) 磷酸二酯酶抑制剂

磷酸二酯酶(PDE)广泛分布于心肌、平滑肌、血小板及肺组织，至少有 7 种亚型。心肌中主要是 PDEⅢ型，是心肌中降解环磷腺苷(cAMP)的主要亚型。PDEⅢ分布于心肌细胞与血管平滑肌细胞的肌浆网中，能分解 cAMP 为 5 - AMP 而失效。当 PDEⅢ被抑制时，肌浆网 cAMP 增多，能激活局部分布的蛋白激酶 A(PKA)，后者使受磷蛋白(phospholamban)磷酸化，从而使其不再抑制肌浆网的功能，这样，肌浆网既可自细胞浆中摄取钙而引起舒张，又可经钙释放通道将钙释入胞浆而引起收缩。

PDEⅢ抑制剂小量即对受磷蛋白磷酸化和肌浆网功能有选择性作用，使它们既能降低舒张期胞浆中 Ca^{2+}，又能升高收缩期胞浆中 Ca^{2+}。PDEⅢ抑制剂对血管平滑肌有松弛作用，特别对静脉容量与肺血管床扩张较明显，其机制是 PDEⅢ抑制剂使血管平滑肌细胞中 cGMP 增加，激活 PKG，引起血管舒张。PDEⅢ抑制剂还具有抑制血小板聚集、抗心肌缺血等作用。本类药物不宜作治疗心力衰竭的一线药物，限用于对其他抗心衰药物治疗效果不佳的患者作短期治疗。

1. 氨利酮(氨力农)　该药是一种双吡啶类化合物，为非强心苷、非儿茶酚胺类的正性肌力药物。药理作用包括：① 对心脏的作用：具有正性肌力作用，增强心肌收缩力，增加左室最大压力上升速度，且呈剂量依赖性。小剂量氨利酮(3 mg/kg)增加心肌收缩力，对心率无明显影响；剂量增大时心肌收缩力增加，但心率也增加，个别情况可发生心动过速。临床上作心功能参数测定时发现左室舒张末压及体循环阻力降低，心脏指数、每搏做功指数、射血分数提高。② 对血管的作用：氨利酮可使离体血管扩张，对去甲肾上腺素及氯化钾所致兔主动脉条的收缩有松弛作用。氨利酮直接作用于血管平滑肌，使血管普遍发生非特异性舒张反应，周围血管扩张，使外周阻力降低，有利于增加心输出量和降低左室舒张末期血压。③ 扩张肾动脉：使肾脏血流量及肾小球滤过率增加，从而改善肾功能，发挥利尿消肿的作用。此外，氨利酮还可扩张支气管，改善通气和换气，有利于缺氧症状的解除。氨利酮通过其正性肌力作用和血管扩张作用，对心衰患者可产生有利的血液动力学效应：心输出量及心脏指数增加，右房压、肺毛细血管楔压及体循环血管阻力均降低，最后导致心脏前后负荷下降，心功能改善，使心衰的症状和体征得以缓解。

该药静脉注射后 2 分钟生效，10 分钟达疗效高峰，平均消除半衰期为 36 小时，充血性心力衰竭者静脉注射时的平均消除半衰期约 58 小时。血浆蛋白结合率为 10%～22%，主要代谢途径是与葡萄糖醛酸或谷胱苷肽结合乙酰化后排出体外，其中约 60%以上是经尿排泄的。主要用于其他药物如强心苷、利尿剂及血管扩张剂治疗无效的急性或慢性心功能不全，如晚期冠心病伴有全心衰的患者、扩张型心肌病伴有心衰者、严重肺心病患者等。长期口服应用该药时，患者常难以耐受。其不良反应中，血小板减少发生率约达 20%，故口服制剂已被中止使用。目前仅用本品的静脉制剂作短期(1～2 周)使用，禁止长期应用。少数病人可出现恶心、呕吐、腹痛、食欲减退和肝毒性；本品还可致室性心律失常。

2. 米利酮(米力农)　米利酮是氨利酮的衍生物，与氨利酮作用机制相似，均通过抑制PDEⅢ使心肌和血管中 cAMP 增高，从而产生明显的强心苷作用及扩血管作用，米利酮的效能要比氨利酮强20～30 倍。一般剂量下不影响心率和平均动脉压，无明显增加心肌耗氧量的副作用，并可改善心衰病人的外周血循环紊乱，增加心衰病人的运动能力和改善生活质量，对于心脏 β 受体下调和 β 受体激动剂敏感性降低的心衰病人仍有效。其正性肌力作用无快速耐药现象。本品静脉注射与口服均有效，口服生物利用度 92%，分布容积为 400～500 ml/kg，1 小时达高峰血药浓度，作用时间持续 4～6 小时，主要在肝脏代谢失活，代谢产物主要经肾脏排泄，常人血浆半衰期 38 小时，心衰病人将延长 3 倍。临床应用同氨利酮，不良反应较氨利酮少见，对血小板和肝功能的影响不大，偶有头痛、肌肉软弱、失眠、室性心律失常等。

3. 依诺西蒙(依诺昔酮)　依诺西蒙属二氢咪唑酮衍生物，为特异性的 PDE 抑制剂。本品具有正性肌力及扩血管双重作用，对心率影响较少，不加重心律失常。口服后吸收良好，生物利用度约 33%，吸收后 1 小时内显效，2～3 小时达高峰，持续时间为 6～8 小时，血浆半衰期 1～1.3 小时。主要用于各种充血性心力衰竭。不良反应有恶心、稀便、腹泻、头痛、嗜睡、失眠、心律失常、低血压，剂量较大时也偶见少尿、肌痛、高尿酸血症，调整剂量后可继续用药。

4. 维斯利酮(维司力农)　该药具有激动钠通道、阻滞钾通道、使钙增敏以及选择性抑制 PDEⅢ等多种作用，还可能调节细胞因子的活化。在小规模的对照试验中，该药显示了良好的作用，但是在大规模的对照研究中却发现即使应用小剂量，该药也能增加病人的死亡率。目前有关该药对心力衰竭病人产生不利影响的原因还不清楚，可能与其抑制 PDE 的特性有关。

(二) β 受体激动剂

β 受体激动剂与心肌细胞膜 β 受体结合，通过 G 蛋白偶联，激活腺苷酸环化酶(AC)，催化 ATP 生成 cAMP。cAMP 使 L 型钙通道的钙内流增加，细胞内钙水平增加而有正性肌力作用。此外，肌浆网对钙的摄取增加，细胞内钙水平迅速下降，具有正性松弛作用。另外还有外周血管扩张作用。

1. 多巴胺　多巴胺是去甲肾上腺素的前体，能兴奋多巴胺 D_1 和 D_2 受体、α 受体与 β 受体。小剂量(2～5 μg/kg・min)选择性兴奋多巴胺 D_1 和 D_2 受体，使得肠系膜血管、脑血管及冠状血管扩张，尤其是肾脏入球小动脉扩张，使肾脏血流量增多，明显提高肾小球的滤过率达 50%，故有显著利尿作用，尿钠排泄也增加。多巴胺与利尿剂有协同作用，有利于水肿的消退。中剂量(6～10 μg/kg・min)直接兴奋心肌的 β_1 受体，增加心肌收缩力，扩张冠状动脉，使心输出量增加同时，间接作用于交感神经末梢释放去甲肾上腺素；中剂量治疗充血性心衰时，可增加心脏指数，心率及心肌耗氧量无明显改变，肺循环阻力下降，外周阻力降低，左室压力上升速率、肾小球滤过率及肾血流量增加等。大剂量(＞10 μg/kg・min)兴奋 α 受体，可使所有动脉及静脉收缩，增加外周阻力，增加心脏后负荷，左室做功降低，有诱发心律失常及心绞痛的潜在危险。

本品主要通过静脉给药，静脉输注后，约 75%多巴胺在体内迅速经单胺氧化酶和儿茶酚胺甲基转移酶代谢，并迅速自尿中排出，作用维持时间十分短暂，其余合成去甲肾上腺素。

临床应用于难治性心力衰竭、用其他疗法无效的心源性休克以及心脏手术后的急性心力衰竭。不良反应主要是直接刺激心脏所致的室性心律失常和心绞痛，剂量大时还可有恶心、呕吐等反应。

使用的注意事项有：① 高血压性心脏病并发心力衰竭者禁用，室性心律失常的心衰患者慎用；② 用量应个体化，治疗从小剂量开始，根据心脏前、后负荷和治疗反应，调节静脉输注滴数，避免剂量过大使心率加快，周围血管阻力增高，增加心肌耗氧量；③ 多巴胺血浆半衰期很短，达到有效剂量后，应保持滴注速度，以维持重要脏器的灌注，应用过程中密切观察心率、心律、血压、尿量及一般情况；④ 不能与碱性药物混合，静滴时若漏出血管外，可引起组织坏死，可用含酚妥拉明 5～10 mg 的无菌生理盐水溶液局部浸润注射。

2. 多巴酚丁胺　本品具有强烈的选择性 β_1 受体兴奋作用，可使心肌收缩力增强，心输出量增加，不易引起心律失常，也不引起心肌缺血和缺氧，且因心肌收缩力增加，室内压降低，在用药后可使缺血区冠状动脉的血流量增加；对 β_2 受体作用轻微，故对肾及肠系膜等外周血管无直接扩张作用，但因心输出量增加，继发肾血流增加；对 α 受体作用弱，大剂量也不引起明显血管收缩；对扩大而衰竭的心脏，通过改善心功能，可间接降低肺毛细血管楔压，减轻心脏的前、后负荷，减少心肌耗氧量。

口服无效，静脉用药 1～2 分钟后生效，10 分钟内即达高峰血药浓度，分布容积为 0.2 L/kg，半衰期短，代谢物主要由尿排出，少量由粪排出。主要用于治疗急性心肌梗死引起的心力衰竭及心源性休克，也可用于心脏手术后出现的心力衰竭、各种心肌病及风湿性心脏病晚期的心力衰竭等。不良反应有血压上升、心动过速、室性早搏等，其他还有恶心、头痛、心悸、气短、胸痛和呼吸困难等，与剂量偏大有关，停药后上述不良反应即可消失。

有关注意事项有：① 该药不能与碱性药物配伍使用；② 特发性肥厚性心肌病禁用；③ 因半衰期短，特别适用于急性心衰者，慢性心衰者间歇用药有可能长期改善左室功能；④ 对急性肺水肿、心源性休克等的抢救治疗，与硝普钠等血管扩张剂并用有良效。

3. 多培沙明　该药同时兴奋心脏 β_2 受体和多巴胺受体，具有正性肌力和扩张血管的双重作用，能明显提高每搏量、心输出量，并能降低心室充盈压，通过增加肝、肾等内脏器官的血流，可改善重要脏器的功能，增加尿量和钠的排泄。口服无效，静滴后立即生效，半衰期约为 3 分钟。剂量超过时，可产生心悸、诱发心律失常、心绞痛等副作用。

除了上述静脉制剂，本类药物还包括口服制剂非诺多潘、异波巴胺、普瑞特罗、吡布特罗和扎莫特罗等。最近的分子生物学研究显示，衰竭心脏因长期遭受血浆高浓度的儿茶酚胺类物质（去甲肾上腺素和肾上腺素）的刺激，心肌表面的 β 受体密度代偿性下调，对儿茶酚胺的敏感性显著降低。因此，本类药物对心衰患者往往只能维持短期的血流动力学的改善，长期应用疗效甚差。此外，本类药物可引起心率加快、传导紊乱、心肌耗氧量增加和严重室性心律失常等心血管不良事件。有研究显示，应用多巴酚丁胺间歇静滴治疗中、重度心衰患者，治疗组病死率高于对照组。因此，本类药物只能作短期应用，限用于对其他抗心力衰竭药物反应不佳或有禁忌证的患者，特别是合并心室率缓慢或伴有传导阻滞的心衰患者。

（三）钙增敏剂

钙增敏剂是一种新型的治疗心力衰竭的药物，包括匹莫本、硫马唑、噻唑嗪酮和左西孟旦等。这类药物增加心肌收缩力而不增加心肌细胞内游离 Ca^{2+} 浓度，可避免由于心肌细胞

内游离 Ca^{2+} 增加而造成的细胞内 Ca^{2+} 超负荷而诱发的一系列不良反应，包括心律失常、心肌坏死以致增加 CHF 病人的死亡率。钙增敏剂的正性肌力作用机制是增加心肌收缩系统对 Ca^{2+} 的敏感性，即改变收缩力和 Ca^{2+} 之间的相互作用。钙增敏剂还能改善血液动力学和运动能力。然而，目前研究中的这类药物几乎都有 PDE 抑制剂的作用，因而并不能提高患者的生存率。由于缺乏大规模的对照实验依据，这类药物尚未被广泛认可，但它们可能是抗心力衰竭药物研究的潜在靶点。

四、血管扩张剂

心力衰竭从本质上看是一种超负荷心肌病。血管扩张剂通过对阻力血管或容量血管的直接或间接作用，或通过神经体液调节来有效地降低心脏的前后负荷，改善心力衰竭引起的神经、内分泌异常激活所致的一系列不良反应，改善心功能，提高心输出量、降低心肌耗氧量、抑制心肌肥厚、防止或逆转心室重构等，而达到治疗心力衰竭的目的。现在一般认为，不应该将 ACEI 以及其他神经激素拮抗剂如 AT_1 受体拮抗剂、内皮素拮抗剂归为血管扩张剂。

（一）直接扩张血管剂

1. 小静脉扩张剂　这类药物主要为硝酸酯类药物，在体内可转化为 NO 或 NO 代谢产物，NO 又可与细胞内-SH 基结合，激活鸟苷酸环化酶，使 cGMP 产生增多，细胞内钙离子浓度下降，使血管平滑肌松弛而达到扩张血管的作用。这类药物能对静脉产生强大的扩张作用，对肺小动脉及周围小动脉也可产生扩张作用，能够明显降低前负荷达 45%，也可使后负荷降低 7%，有利于缓解肺淤血及肺水肿，提高心输出量，增加冠脉灌流量，改善心肌代谢，缩小心梗面积。

静脉用硝酸甘油适用于急性左心衰竭和肺水肿，严重和难治性慢性心力衰竭。口服用的二硝基异山梨醇，可用于急、慢性心衰患者，特别是二尖瓣关闭不全的心力衰竭患者。此药有首过效应，在 15～30 分钟内起作用。5-单硝基异山梨醇也是口服制剂，又称异乐定、德脉宁，多用于心绞痛的治疗，无肝脏首过效应，个体差异小。消心痛舌下含服，3～5 分钟内起作用，但持续时间短，只能用于急性肺水肿。皮肤黏膜用硝酸甘油适用于夜间阵发性呼吸困难及不稳定心绞痛和难治性心力衰竭。不良反应主要是头痛、头胀、心率加快、低血压反应和恶心等，一般出现在用药的最初几天，从小剂量开始逐渐加量可无心率增快、血压下降，头痛、头胀也可随继续用药而减轻。

2. 动脉扩张剂　这类药物包括肼苯达嗪、敏乐定、氯苯甲二嗪等。作用机制如下：① 干扰 Ca^{2+} 从细胞外进入细胞内或减少其释放，激活鸟苷酸环化酶，使血管平滑肌松弛，血管扩张，动脉压和外周阻力下降，降低后负荷而使心搏量和心输出量均增加 50%；② 扩张肾动脉、增加肾血流量而达到强大的利尿作用；③ 部分阻滞 α 受体和激动 β 受体的作用，增强心脏收缩力。该类药物适用于周围血管阻力明显增高，主动脉瓣狭窄或关闭不全的心力衰竭患者，以及冠心病并发左心室功能失调伴心室扩大和二尖瓣关闭不全者，用药后使射血分数明显增加，二尖瓣返流减少。常见不良反应有头痛、头晕、心动过速、恶心呕吐、腹泻、体位性低血压。罕见体液潴留、周围神经病变、红斑狼疮。不良反应出现后应立即停药，并分别给予利尿剂、维生素 B_1、维生素 B_6 和糖皮质激素治疗。

3. 动、静脉扩张剂　代表药物是硝普钠，具有强效、快速、低毒的特点，广泛应用于急性心肌梗死与高血压所致的充血性心力衰竭。该药可通过三个途径扩张血管平滑肌：① 硝普钠进入细胞后释放出-NO，与-SH基结合，激活鸟苷酸环化酶，使cGMP产生增加而扩张血管平滑肌；② 作用于钙调蛋白，抑制肌凝蛋白轻链激酶而影响钙离子转运；③ 作用于亚硝基受体，使血管扩张。血管平滑肌松弛后，动、静脉同时扩张，体、肺循环阻力下降，前负荷降低，中心静脉压减轻，心输出量增多，使得肺淤血好转，对心率影响不大；另可通过降低肾血管阻力，增加肾血流量，产生利尿作用。硝普钠可用于：① 急性左心衰及肺水肿；② 为急性心肌缺血伴高血压并发心衰时的首选药，可加用多巴胺防止血压降得过低。硝普钠可明显改善左室功能，增加心脏指数，降低死亡率。硝普钠对急性心肌梗死并发二尖瓣关闭不全和主动脉瓣关闭不全、室间隔穿孔或缺损有明显疗效；③ 难治性心力衰竭，扩张型心肌病合并心衰。禁用于血容量不足，严重肝肾功能障碍者，甲状腺机能减退者，血小板减少者。不良反应包括血压过低、氰化物中毒、甲状腺机能减退、维生素B_{12}缺乏、血小板减少症等。

（二）α受体阻断剂

1. 非选择性α受体阻断剂　代表药物是酚妥拉明，其对动脉的扩张作用明显强于静脉，广泛用于各种原因所致的充血性心力衰竭。作用机制如下：① 通过竞争性地阻断α受体，抑制平滑肌细胞的兴奋-收缩偶联过程而达到扩张血管的作用；② 对血管平滑肌有直接扩张作用；③ 增强心肌收缩力；④ 解除胰岛素分泌抑制，改善心肌代谢，利于心衰的治疗。

酚妥拉明可用于各种原因所致的心力衰竭的治疗，尤适用于二尖瓣关闭不全或主动脉关闭不全者，它还是嗜铬细胞瘤患者术前出现高血压和心力衰竭的首选药物。酚妥拉明用量过大或当血容量不足时可产生以下不良反应：心动过速、血压过低、胃肠道反应。

2. 选择性α_1受体阻断剂　哌唑嗪是喹唑啉类选择性α_1受体阻断剂的代表药物，能迅速、均衡地扩张动、静脉，同时减轻前后负荷，降低左室充盈压，增加心输出量、心脏指数，但不增加心率，因而心肌耗氧量减少，有利于心功能的改善而副作用减少。该药为已知的最强的突触后α_1受体阻断剂，对突触前α_2受体作用极弱，故扩张血管的同时无酚妥拉明引起反射性心动过速的副作用；另外哌唑嗪能抑制血管平滑肌和心肌细胞中的磷酸二酯酶活性，升高cAMP浓度，能直接松弛血管平滑肌，引起血管扩张，降低心脏对交感神经的反应性。该药主要用于慢性心力衰竭的治疗，尤其适用于冠心病或高血压引起的慢性心力衰竭者，另可用于急性心力衰竭缓解期的维持治疗及伴有瓣膜返流的严重心衰者。主要不良反应有：① 首剂现象：首次服用哌唑嗪后30～90分钟可出现头晕、头痛、心悸、胸痛、出汗、无力、视物模糊、恶心呕吐、腹泻等，严重者可出现晕厥、意识丧失。这是因为哌唑嗪选择性地作用于α_1受体，而α_2受体未被阻断，引起局部去甲肾上腺素的负反馈抑制，使静脉进一步扩张，加上内脏交感神经的收缩受阻导致回心血量显著减少，以致心输出量骤然降低，发生严重的直立性低血压。预防此现象的发生可在前一天停用利尿剂，首剂小量，最好卧位服用，并血压监测。② 体液潴留：与ALD水平升高有关，可合用安体舒通防治。③ 快速耐药性：此现象为部分患者的暂时性现象，并自行恢复，可减小首剂来预防。④ 慢速耐药性：发生率约为8%。⑤ 少见口干、倦怠、尿潴留、雷诺氏现象、皮肤反应等。

五、β受体阻断剂

β受体阻断剂因其负性肌力、负性频率作用而被禁用于严重心功能不全者，但近来临床实验发现，使用β受体阻断剂可改善心衰症状和预后，在心力衰竭的治疗学上有新的转变。

越来越多的证据表明，交感神经的激活包括用肾上腺素受体激动剂及其他正性肌力药对心肌做功和电稳定性的长期预后产生不利影响，可能超过对衰竭心脏当时有利的正性肌力作用；心肌梗死后用β受体阻断剂，反而降低轻、中度心力衰竭患者的死亡率；心力衰竭病人使用小剂量β受体阻断剂对心功能、异常血流动力学的持续改善和控制室性心律失常有利。

（一）β受体阻断剂治疗心力衰竭的作用机制

1. β受体阻断剂对心功能和血流动力学的直接效应　一次剂量的β受体阻断剂就可引起血流动力学变化，如降低血压、减慢心率、使心功能恶化，表现为充盈压上升，心输出量下降。这种对心脏的即刻抑制效应就是传统认为心衰时禁用β受体阻断剂的依据。实际上，从小剂量开始，谨慎按期递增剂量仍是安全的。具有其他辅助作用（如扩张血管）的β受体阻断剂也较少抑制心脏。

2. 抑制交感神经对心脏的作用，防止NE的损害　防止过量儿茶酚胺所致的大量钙内流，防止由此导致的大量能量消耗与线粒体损伤，避免心肌细胞坏死。过高浓度的NE还能使心肌β_1受体下调，造成CHF时正性肌力反应减弱。β受体阻断剂上调β_1受体，提高敏感性，如美托洛尔。但卡维地洛无此机制，但其治疗CHF的疗效却较美托地洛为优，说明改善β受体系统的信号转导并不是β受体阻断剂治疗CHF的唯一机制。

β_2受体在心脏能促进NE的释放，美托洛尔对β_2受体无效，仍有NE释放，而卡维地洛兼能阻断β_2受体，抑制NE释放。β_2受体偶联于G_i蛋白，对心肌收缩性介导了不同的作用。

α_1受体在CHF时，在心肌中有所上调，它除介导血管收缩作用外，也是介导心肌肥厚的重要因素。

3. 对心肌细胞的效应　儿茶酚胺直接改变心肌细胞基因表达，引起坏死和调亡，还加强氧化应激，促进心肌肥厚、重构。β受体阻断剂阻抑这些不利效应，提高射血分数，阻抑重构。

4. 抗心律失常与抗心肌缺血作用　β受体阻断剂具有明显的抗心律失常作用，包括提高致颤率、阻止微折返、减少室颤等，能显著降低CHF时的猝死。

5. 对钙释放通道的影响　心衰时心肌β受体长期激活，其下游的蛋白激酶A(PKA)也被持续激活，使它过度磷酸化其底物。心肌细胞内肌浆网的钙释放通道(RyR_2)为PKA的底物之一，被磷酸化后开放，释放钙进入胞浆。当它被PKA过度磷酸化后，病理后果是肌浆网钙库耗竭而心衰，或为舒张期异常释钙造成致死性心律失常。

β受体阻断剂治疗CHF时的存在问题有：① 改善心功能的作用机制尚未完全阐明；② 对不同的患者群体，疗效是否一致；③ 对有禁忌证，如阻塞性呼吸道疾病、窦房结或传导系统疾病及心动过缓者，如何用药；④ 开始用药时小量应用，按时递增的操作方法不易熟练掌握，要达到最佳用量，须谨慎、耐心和经验；⑤ 少数患者对β受体阻断剂的有效作用反应不良，可能出现更多的病情恶化；⑥ 理论上看，β受体阻断剂与磷酸二酯酶抑制剂类正性肌力作用药物合用是合理的。⑦ 各种β受体阻断剂药理作用的差异，是否影响各药的临床疗效。

（二）卡维地洛

目前治疗心力衰竭中应用的β受体阻断剂中，最受关注的是卡维地洛。卡维地洛(carvedilol)的化学结构中含有α_1受体、β受体阻断作用及抗氧化剂的基团，具有多种作用的特性。1997 年 5 月，美国 FDA 批准卡维地洛用于轻度或中度 CHF，全世界现已有 20 个国家批准该药用于高血压和 CHF。有关其治疗 CHF 的药理作用及机制包括：

1. 抑制心肌重构　心肌重构是 CHF 病情恶化的关键。心衰病人常有神经体液激活，血液中儿茶酚胺持久明显升高和心脏本身一些内源性因子的激活，使心肌细胞进行性地发生功能低下、心肌重构。卡维地洛通过 β 受体阻断作用阻滞伴随 cAMP 应答元件结合蛋白，(cAMP response element binding protein，CREB)有关的基因表达，从而抑制由此而导致的诱导生长、炎症或纤维化的一些基因的激活。通过 β 受体阻断作用还可抑制 RAAS 及与 AngⅡ对心肌重构。它还可通过 α_1 受体阻断作用有效地阻断 NE 等诱导的有丝分裂，从而保护心脏。卡维地洛还有可能通过抑制内皮细胞合成和释放内皮素-Ⅰ引起的有丝分裂。

卡维地洛及其代谢产物可通过抑制氧自由基的形成，部分地抑制某些与心肌重构和凋亡有关的胞质分裂的信号转导系统。用卡维地洛治疗 12 个月后，左室重量、厚度减少，左室球形指数下降，即心室变得更椭圆，说明其具有逆转心肌重构的作用。

2. 心脏保护作用　卡维地洛有减轻缺血或缺血-再灌注引起心肌损伤的作用，强度大大超过美托洛尔和普萘洛尔，其心肌保护作用与抗氧化活性有关。

3. 血流动力学作用　卡维地洛通过 α_1 受体阻滞直接扩张动脉，引起外周血管阻力降低和平均动脉压下降。由于它具有 β 受体阻断作用，故血压下降不伴有反射性心率增加。

4. 抗心律失常作用　卡维地洛可有效预防多种实验性室性心律失常和心室颤动，其抗心律失常作用与 β 受体阻断、抗心肌缺血、减少氧耗量和抗氧化自由基的形成等作用有关。由于心律失常是 CHF 病人致死的重要原因之一，所以抗心律失常作用对提高 CHF 的存活率有重要的临床意义。

5. 其他作用　卡维地洛及其代谢产物还具有很强的抗氧化活性和预防细胞凋亡的作用。临床实验资料表明，该药对程度不同的 CHF 均有疗效，长期给药较短期效果好。卡维地洛伴常规疗法，能明显降低 CHF 病人外周血管阻力，改善血流动力学，提高射血分数和心功能，并能抑制左心室重构，明显降低住院率和死亡率，减缓 CHF 进程。

六、血管紧张素转换酶抑制剂(ACEI)

心衰实质是一种“超负荷心肌病”。超负荷的心肌最重要的生化改变是能量供需之间的失衡，即“能量饥饿”，这样的状态可导致衰竭心脏的收缩和舒张功能失调并引起致命性的心律失常和心脏功能恶化。故针对性治疗是减少能量消耗。强心剂使胞内 cAMP 浓度上升，能量消耗因此增加，引起细胞损伤，并因此带来不良后果。故正性肌力药对 CHF 的长期治疗可能是有害的。

ACEI 在近十几年来已成为心力衰竭治疗中的奠基石。临床试验证明，ACEI 既能缓解或消除症状，改善异常血流动力和左室功能，提高运动耐量，改进生活质量，逆转左室肥厚，又能降低病死率。ACEI 可用于各期有症状的心衰病人，也应用于无症状的左室功能障碍(射血分数≤45%)病人，特别是伴有心脏扩大者。对有症状者，改善症状，降低中度和重度 CHF 的病死率；而对无症状的缺血性心脏病左室功能障碍，ACEI 可预防心力衰竭的发展。ACEI 还使不稳定性心绞痛和心肌梗死病人再梗死的发生率有所下降，因此可显著减少由于心肌缺血引起的死亡率。

（一）ACEI 治疗 CHF 的作用机制

ACEI 治疗 CHF 具有两种模式作用：一是对循环中的 ACE 的抑制作用——即刻效应；二是对各种组织器官局部 RAAS 的抑制作用——长期效应。

血管紧张素Ⅱ(AngⅡ)是强烈的缩血管物质，并可刺激醛固酮分泌，增强中枢和周围交感神经活性。ACEI 中的一些特殊基团可与 ACE 中的锌基团结合而使 ACE 失活，从而抑制 AngⅠ转变成活性很高的 AngⅡ，达到扩张血管、抑制醛固酮分泌、降低交感活性的效果。心衰之前一般先有心室容积的改变，即发生心室重塑，之后才有心功能的减退。心室重塑是心衰的特征之一，心室重塑时心肌结构蛋白转变成胚胎蛋白型，这种心肌细胞寿命短。

在同样 LVEF 的情况下，左室容量越大，存活时间越短。血管紧张素Ⅱ对心室重塑起重要作用，故 ACEI 不仅是血管扩张剂，而且是神经-体液拮抗剂，更是一个抗心室重塑剂，这是 ACEI 不同于其他血管扩张剂的优点。

ACEI 其他抗心衰机制还包括：① 抑制缓激肽降解，增加前列腺素水平。ACE 能促使缓激肽降解，故其被抑制可使缓激肽降解减慢，发挥扩血管作用。缓激肽浓度升高又可激活磷脂酶，通过花生四烯酸途径生成前列腺素，后者亦为强烈的扩血管物质。两者协同使外周小动脉和静脉系统扩张，心脏前后负荷减轻。② 抑制交感神经系统：ACEI 可通过抑制 AngⅡ的生成而间接抑制交感神经兴奋性，还可能有直接抗交感传递和阻滞 α 受体的作用，从而有利于改善心衰病人的症状和预后。ACEI 独特之处在于其扩张血管的同时不伴有反射性的心动过速，且无继发性血浆 NE 水平升高。ACEI 还可使心衰患者下调的 β 受体密度上升从而改善心室功能。③ 改善血管内皮功能：ACEI 除增加扩血管物质前列腺素释放外，还增加 NO 的释放，而 NO 具有强力扩血管作用。另外 ACEI 也使缩血管内皮活性成分如内皮素的释放减少。④ 有助于纠正心力衰竭患者低钾、低镁血症，降低室性心律失常的发生率。⑤ 其他可能机制还有副交感活性增强、压力反射机制重调、抑制血管加压素等。

（二）ACEI 的适应证和禁忌证

1. 适应证　ACEI 对各种轻、中、重度心力衰竭均有效，可改善血流动力学，改善运动耐量。对降低心力衰竭病死率的作用优于单纯的血管扩张剂，对血中 NE、AngⅡ活性水平较高者，效果更为显著。ACEI 既能改善症状，又能延长生存。

其他适应证还有：① 中度高血压，尤其是肾血管性高血压疗效颇佳。优先选用 ACEI 的情况有：高血压合并心衰、高血压合并心肌肥厚、高血压合并糖耐量减低、高血压合并高血脂、高血压合并轻中度肾功能不全、高血压合并心肌缺血等。② 急性心肌梗死。动物实验中，ACEI 可减少急性心肌梗死面积，减轻急性心肌梗死再灌注损伤；临床实验证明 ACEI 能改善心梗后的心室重构，提高左室射血分数，降低心梗死亡率，并能减少梗死后不稳定型心绞痛的发生率和再梗率。③ 某些肾脏疾病。ACEI 在肾脏高灌注、高滤过(高血压、糖尿病等)时可保护肾脏，并可延缓轻、中度肾功能不全的进展。如在糖尿病肾病中应用可减少尿蛋白漏出并适合于合并高血压的多种肾脏病，但双侧肾动脉狭窄或独肾并肾动脉狭窄者除外。④ 某些含巯基的 ACEI 对类风湿性关节炎有一定疗效，还可能有抗衰老作用。

2. 禁忌证　肾脏疾病伴重度肾功能衰竭，双侧肾动脉狭窄，独肾并肾动脉狭窄，低血压。

（三）ACEI 不良反应和应用注意事项

1. 不良反应

(1) 与 AngⅡ、醛固酮生成受阻有关的不良反应：常见的有低血压、肾功能损害和高钾血症等。低血钾常在循环血量不足、低钠血症或长期应用排钠利尿剂的的基础上发生。肾功能损害主要见于双侧肾动脉狭窄或独肾并肾动脉狭窄的患者，此时，肾小球的尿液滤出很大程度上依靠肾内 AngⅡ，使肾小球出球小动脉收缩，维持肾小球滤过压。当 ACEI 削弱 AngⅡ的作用后，出球小动脉的扩张大于入球小动脉的扩张，肾小球滤过压降低，尿量严重减少，甚至发生肾功能衰竭，故这些情况下禁用此药物。另外，在严重充血性心力衰竭并心输出量明显降低的患者和严重弥漫性肾病变的患者中应用也有加重肾功能损害的危险。ACEI 所致的醛固酮生成减少，可使尿钾排泄降低，但一般不会引起明显的高钾血症，但如有严重肾功能不全，又与保钾利尿剂联用或过分补钾等情况时，应注意防止高钾血症的发生。

(2) 与缓激肽、前列腺素活化有关的不良反应：主要有急性血管性水肿和刺激性干咳。前者较少见，常在首剂之后 48 小时内发生，后者为 ACEI 的常见副反应。

(3) 与药物结构有关的不良反应：所有 ACEI 均有过敏现象的报道，含巯基的药物还可引起粒细胞减少、味觉丧失、过敏性皮疹及蛋白尿等。

(4) 对胎儿、婴幼儿的安全性尚待进一步研究。动物实验发现 ACEI 有致畸作用，故孕妇及婴幼儿使用时须慎重。

2. 临床应用注意事项

(1) 低血压是最主要的副作用，尤其是合用利尿剂时。此时应将利尿剂改为维持量，ACEI 先给半量，如无体位性低血压再增量，另还应注意纠正低血容量。

(2) 监测肾功能。心力衰竭时，肾内 RAAS 适应功能失调，对肾滤过率依赖血管紧张素Ⅱ维持的患者可诱发肾功能障碍，特别是重度充血性心力衰竭患者。对肾功能的不良作用易发生于低钠血症、糖尿症、血浆肾素水平显著升高及应用大量利尿剂的患者。

(3) 监测血钾。除非有明确的低钾血症，一般不宜同时补充钾盐或(和)与保钾利尿剂合用。

(4) 咳嗽的发生率较高，如病人不能耐受，可减量或停用。

七、血管紧张素Ⅱ受体阻断剂

ACEI 虽然是目前治疗心力衰竭的重要药物，但不能有效控制这类病人的死亡率，因为应用低剂量的 ACEI 不能有效抑制 ACE 和 AngⅡ，并且通过非 ACE 依赖途径也能产生 AngⅡ，因此 AngⅡ的水平在用药后不一定下降。此外，由于 ACEI 导致缓激肽含量增多而产生干咳等不良反应，限制了这类药物的使用。因此，使用血管紧张素Ⅱ受体阻断剂(angiotensin Ⅱ receptor blockers, ARB)，通过 AngⅡ受体阻断的作用来治疗心力衰竭具有广阔的应用前景。

这类药物主要有缬沙坦(valsartan)、坎地沙坦(candesartan)、eprosartan 以及 iosartan potassium 等。现有的 ARB 主要拮抗 AT_1 受体。对这类药物的血液动力学研究发现，它们可以剂量依赖性降低左心室充盈压，且对神经激素无明显不良影响。一些研究中还观察到用药后醛固酮水平降低，但是肾素水平增加。AT_1 受体拮抗剂对心力衰竭病人的射血分数、运动耐力和神经激素影响与 ACEI 相比没有明显差别。

由于患者对 ARB 耐受良好，故很多心力衰竭患者愿意接受 ARB 而不用 ACEI。然而，目前还没有足够的证据证实 ARB 比 ACEI 优越，但 ARB 可以作为不能耐受 ACEI 的替代治疗措施。目前，仍然需要大规模的对照实验对 ARB 作进一步评价，需要解决的问题有：首先 AT_1 拮抗药对缓激肽无影响，而增加缓激肽水平是 ACE 抑制药治疗心力衰竭的重要作用机制之一，不知这是否不利于 ARB 对心力衰竭的治疗；第二，AngⅡ形成的非 ACE 依赖途径，包括最为重要的糜蛋白酶途径，可能不存在于人类心脏组织；第三，通常 AT_1 受体在心力衰竭时下调，因此会减弱 AT_1 拮抗药的作用；第四，由于拮抗了 AT_1 受体，AngⅡ可能转而主要激动能引起细胞凋亡的 AT_2 受体，这可能对心力衰竭的治疗不利。

由于 ACEI 和 ARB 作用于 RAAS 的不同环节，联合应用两药来控制心力衰竭应该是合理的，两类药物联合应用到底效果如何，目前仍在评价之中。

八、醛固酮拮抗剂

1999 年美国心脏学会和同年的欧洲心脏病学术会议上，有学者提出了引人注目的证据，醛固酮受体拮抗剂——螺内酯(spironolactone)在多项临床试验研究中可使心衰病人的病死率下降，并由于效果显著而提前终止试验。由于螺内酯的这一作用，现又增加了抗醛固酮的治疗策略。

（一）作用机制

过去仅仅认识到醛固酮的肾素-血管紧张素-醛固酮系统(RAAS)的一部分，ACEI 能充分调节它的作用，而对它本身的作用未引起足够重视。现在发现醛固酮是导致左室肥厚和心力衰竭的重要病理生理机制之一。

醛固酮可引起水钠潴留，导致水肿和提高心室充盈压；使 K^+ 和 Mg^{2+} 丢失，可能诱发心律失常和猝死；减少心肌细胞摄取儿茶酚胺，加强去甲肾上腺素的致心律失常和心肌重构作用；降低压力感受器的敏感性，减弱副交感神经活性，增加猝死的危险；还可以影响 Na^+ 通道，增加心肌细胞的兴奋性和收缩性。此外，醛固酮还能降低高密度脂蛋白，引起内皮功能障碍，介导儿茶酚胺引起的血管收缩以及介导血管成型术后的再狭窄等。最重要的是，醛固酮也是引起心肌纤维化的关键因素，在心肌细胞、成纤维细胞以及血管平滑肌细胞中存在大量的醛固酮受体，参与心脏重构的过程。

（二）临床疗效

一些研究表明，在高血压和心力衰竭时，长期应用 ACEI 不能有效降低循环中醛固酮的水平。初步研究发现 ARB 也不能减少循环中的醛固酮，而且，醛固酮具有独立于 AngⅡ以外的对心肌的不良反应。因此，应用醛固酮受体阻断剂治疗心力衰竭是必要和正确的。研究发现，低剂量的螺内酯能够减少循环中的 ANP 水平，表明该药可以有效治疗心力衰竭。此外，该药与 ACEI 合用时，患者能很好地耐受，并且不会导致高血钾和肾功能不全。

在关于死亡率的研究中发现，近 1 500 个应用 ACEI 和利尿剂治疗的心力衰竭患者，由于螺内酯对于生存率和心力衰竭恶化有显著的改善作用，使死亡率和入院率降低了 30%，因而提前终止了对螺内酯的研究。现已证实，螺内酯可以提高严重心力衰竭病人的生存率。

现在正在评价更多的选择性醛固酮受体拮抗剂，最近开发了一种更具选择性的醛固酮受体拮抗剂 eplerenone，它没有螺内酯的激素样副作用，但可以拮抗心肌纤维化和神经内分泌的恶化。

（三）临床应用

螺内酯过去作为保钾利尿剂用于治疗心力衰竭，但是利尿作用并不强，故不作为常规使用。现在认为不宜将螺内酯归类为利尿剂，应单独列一类醛固酮受体拮抗剂。

1. 建议不论何种原因引起的心室收缩功能不良导致的心力衰竭，在应用了 ACEI、β 受体阻断剂和利尿剂后仍有严重症状者，应给予螺内酯。

2. 有人认为，用 ACEI 与醛固酮受体拮抗剂（螺内酯），可以完全抑制心力衰竭病人的神经内分泌改变，并且阻止心室重构。但要注意高血钾问题。

3. 有人认为 ACEI、螺内酯以及 β 受体阻断剂合用应是目前常规治疗心力衰竭的措施，地高辛只是在上述药物应用后症状仍不能控制的情况下使用。

九、钙拮抗剂

钙拮抗剂在问世的 30 多年来，广泛应用于冠心病、高血压等心血管疾病。虽然在心衰治疗中的地位尚未确定，但大约有 1/3 心衰患者应用钙拮抗剂，故明确钙拮抗剂在治疗心衰中的地位有深远意义。

（一）钙拮抗剂治疗心衰的理论疗效

从理论上说，钙拮抗剂治疗心衰可产生有益的效应：

1. 钙拮抗剂具有强有力的扩张外周动脉作用，可降低体循环血管阻力，减轻心脏后负荷，改善心衰的血流动力学障碍。

2. 冠心病和高血压病是心衰的重要基础病因，钙拮抗剂具有良好的降压效果和扩冠、改善心肌缺血作用，对冠脉痉挛引起的变异性心绞痛具有独特疗效。

3. 舒张期功能障碍至少在 1/3 的心衰中存在，钙拮抗剂可缓解钙超载，改善心室的松弛性和僵硬度，发挥正性肌力舒张作用。

（二）钙拮抗剂加重心衰的机制

大多数钙拮抗剂在收缩性心力衰竭中的治疗结果是令人失望的，甚至增加死亡率。负性肌力作用被认为是钙拮抗剂加重心衰的主要原因，但不足以解释其长期治疗中恶化效应。硝苯地平、尼群地平、尼卡地平等钙拮抗剂可使交感神经系统、RAAS、血管加压素等神经内分泌不同程度地激活，这是钙拮抗剂长期治疗加重心衰的主要因素。

（三）钙拮抗剂治疗心衰的应用范围

为提高钙拮抗剂在心衰治疗中的疗效及安全性，一方面可选用血管选择性高、心肌抑制作用低、对神经内分泌系统有抑制作用的钙拮抗剂；另一方面可适当加用神经激素抑制剂如 ACEI 等。

目前认为除氨氯地平与 ACEI 联合用药可安全地应用于程度不同的收缩性心力衰竭外，其余钙拮抗剂的应用均无益于心衰的治疗，不应成为常规用药。但在下列情况下可酌情使用：

1. 心衰合并心绞痛，尤其是严重的自发性或变异性心绞痛病情难以控制时，可选用钙拮抗剂，以心脏抑制作用小的药物为佳。

2. 心衰合并快速房颤、房扑时，可选用地尔硫䓬急性给药。但该药对左室功能影响的个体差异较大，应用时应密切观察副作用的发生。

（四）钙拮抗剂在舒张期心力衰竭的治疗作用

冠心病、高血压及肥厚型心肌病患者心衰早期左室收缩功能尚正常，仅为舒张功能障碍。钙拮抗剂可通过抑制钙超载，改善左室松弛度和僵硬度，降低肺小动脉楔压和增加左室充盈速率，在舒张性心力衰竭的治疗中有重要作用。减慢心率的维拉帕米、地尔硫䓬对左室功能的改善优于增加心率的钙拮抗剂。

钙拮抗剂治疗舒张功能障碍的机制是：

1. 抑制心肌细胞钙通道，减轻舒张期内钙超负荷，加速细胞内钙离子的复位和肌球-肌动蛋白复合体解离。

2. 负性肌力作用：减弱心室收缩期所致的心脏几何构型改变，改变心脏舒张的势能，有利于心室的舒张。

3. 负性频率作用：延长舒张期时程，增加充盈时间。

4. 扩张冠脉，改善心脏的供血。

但硝苯地平等在肥厚型梗阻性心肌病的治疗中因扩张动脉，增加左室流出道压力阶差，加重梗阻，不宜应用。对于主动脉狭窄引起的舒张性心力衰竭，钙拮抗剂也属禁忌。

十、其他药物

（一）内皮素受体拮抗剂

内皮素（ET）收缩血管的作用是由血管平滑肌细胞膜上 ETA 受体所介导。它有维持心力衰竭患者血管张力的作用，对心肌有正性肌力作用。目前处于发展中的这类药物包括 bosentan、tezosentan、sitaxsentan、enrasentan 和 darusentan。选择性的 ETA 受体拮抗剂和非选择性的 ETA 和 ETB 受体拮抗剂，都可以改善心力衰竭动物模型的心脏功能。

bosentan 是一个非选择性的 ET 受体拮抗剂，它可以使心力衰竭动物的心脏体积缩小、心肌胶原蛋白密度降低、改善血液动力学、减少血浆中儿茶酚胺的水平，提高生存率。对于心力衰竭患者，bosentan 能迅速降低左心室充盈压、动脉压和肺动脉压，增加心输出量而不影响心率，这一效应可以维持两周。

tezosentan 是另一种非选择性的 ET 受体拮抗剂，通过增加心脏的血流供应，改善心衰患者的血流量，并降低左心室舒张末期血压（LVEDP）以及后负荷，而心率和心肌收缩性并不受影响。tezosentan 的这些有利作用与依那普利相似，是治疗急性心衰的有效新药，并能降低外周阻力，增强心脏功能，防止病人血压骤降，有较好的耐受性。本品起效快，可安全用于治疗中、重度的心力衰竭。

sitaxsentan 是选择性 ETA 受体拮抗剂，该药可降低高血浆 ET－1 水平，显著改善运动能力，降低平均肺高压和肺循环阻力系数，扩张肺动脉作用尤为明显，对治疗心力衰竭继发肺动脉高压的病人有一定的应用价值。

另外，动物实验证实，选择性 ETA 拮抗剂对改善动物模型的血液动力学、提高心输出量和增加利尿利钠有潜在好处，并能改善心力衰竭大鼠的生存率。而选择性的 ETB 拮抗剂则降低心输出量、增加全身血管阻力以及心脏灌注压，对心力衰竭不利。

（二）人重组 B 型利钠肽

nesiritide 是一种人重组 B 型利钠肽（human B-type natriuretic peptide），它可与血管、肾和其他器官的受体结合，模拟内源性脑钠肽的作用，引起 cGMP 介导的利钠、利尿和抑制神经激素的作用。对于急剧恶化的心力衰竭病人，nesiritide 可以迅速改善症状，并且剂量依赖性地增加心输出量、降低左心室充盈压。注射给药用于治疗急性充血性心力衰竭。病人对该药有很好的耐受性，主要不良反应是低血压，需注意控制用药剂量。

（三）中性内肽酶抑制剂

中性内肽酶是存在于内皮表面的一个含锌肽酶，是多种利钠肽的降解酶。中性内肽酶抑制剂（neutral endopeptidase inhibitor, NEPI）可以抑制 NEP，减少利钠肽的迅速降解，提高 ANP 水平，扩张血管、利尿、利钠。

candoxatril 是一种口服的 NEPI，对轻度心力衰竭患者，长期应用该药可增加 ANP 水平，改善血液动力学和利尿、利钠。有关临床研究指出，该药还可以提高运动能力，但不能改善生活质量。

一项多中心的随机双盲试验将该药与 ACEI 卡托普利比较，用于治疗心力衰竭，发现其缓解症状的疗效与 ACEI 相似。

长期合用 NEPI 和 ACEI 显示出较好的效果，而且 NEP 和 ACE 均为含锌肽酶，两者的催化活性中心相似，因此提示去发展结合了两药特性的单一化合物。抑制可加重心衰的两个甚至多个的血管肽酶已经成为近年来治疗心力衰竭的崭新途径。具有这方面效能的新药有 ACE/NEP 双重抑制剂（如 omaptrilat 和 Fasidotril），NEP/ECE（内皮素转化酶）双重抑制剂以及 ACE/ECE/NEP 三重抑制剂等。

（四）辅酶 Q_{10}

辅酶 Q_{10}（coenzyme Q_{10}）是呼吸链反应的重要组成成分。对心力衰竭病人进行心脏活检，发现辅酶 Q_{10} 的水平显著减少。一些动物研究发现，给予辅酶 Q_{10} 后心功能得到改善。在一项开放的无对照的人体研究中报道，该药能改善血液动力学。但在长期的无对照的研究中还不能确定辅酶 Q_{10} 在心力衰竭治疗中的作用。

（五）TNFα 拮抗剂

细胞因子 TNFα 可以引起心肌收缩异常，循环中的 TNFα 和可溶性 TNFα 受体水平增加可能促进心力衰竭的发展。TNFα 可时间依赖地降低心脏收缩力，扩张左心室。如长期应用 TNFα 可使心肌发生结构改变、重构、肥大以及细胞凋亡，所以，抑制 TNFα 可以改善心脏功能。采用 TNFα 抗体或 TNFα 受体阻断剂可以治疗心力衰竭。

已上市的 TNFα 拮抗剂有 infliximab 和 etanercept，它们目前主要用于治疗非心脏性疾病。infliximab 是一个嵌合的单克隆抗体，具有人的 Fc 区和小鼠的可变区，可高亲和力、特异地与人的 TNFα 结合。etanercept 是一个重组的融合蛋白，有两个连接到人 IgG_1 的 Fc 片段的可溶性 TNFp75 受体的部分，可以结合两个 TNFα。

（六）生长激素和生长激素释放肽

生长激素和生长激素释放肽（growth hormone and growth hormone releasing peptides, GH and GHRP）通过促进心肌的生长而改善心脏的做功和心室壁的张力。GH 缺乏则引起心输出量减少。补充 GH 可以使心室厚度恢复正常，并改善心脏功能；还能通过增加心肌细胞的 Ca^{2+} 内流或增敏心肌纤维对 Ca^{2+} 的敏感性而加强心功能。几个开放的但无对照的研究发现，GH 可以改善心力衰竭病人的心脏功能。但是随后进行的双盲对照的临床试验未能证实 GH 的功效，不过 GH 没有明显的不良反应，可以安全使用。现已人工合成多种 GHRP，初步研究发现 GHRP 具有正性肌力、促进心肌细胞增殖、抑制凋亡的作用。

（七）部分脂肪酸氧化酶抑制剂、精氨酸加压素拮抗剂、肾素抑制剂等

这些是正在研究发展中的治疗心力衰竭的药物。

第十一章 冠心病及其药物治疗

冠状动脉粥样硬化病变可造成冠状动脉管腔狭窄，使冠状动脉供血不足和心肌缺血，引起心脏病变。由冠状动脉粥样硬化所致的心脏病称为冠状动脉粥样硬化性心脏病，简称冠心病。

1979 年世界卫生组织对冠心病的定义是：由于冠状动脉功能性改变或器质性病变引起的冠脉血流和心肌需求之间不平衡而导致的心肌损害。冠状动脉功能性改变指冠状动脉张力改变引起的冠状动脉动力性狭窄，严重时称冠状动脉痉挛，可引起冠状动脉完全闭塞；冠状动脉器质性病变绝大多数（95%～99%）是动脉粥样硬化，还有些少见的冠状动脉病也可以引起冠状动脉供血不足和心肌缺血，它们对心脏所造成的病变在临床表现上十分相似，故临床上把所有由冠状动脉病变或供血不足引起的心脏病统称为冠状动脉性心脏病（coronary heart disease，CHD），又称缺血性心脏病（ischemic heart disease，IHD）。但动脉粥样硬化是最常见的病因，通常所称的冠脉动脉性或缺血性心脏病，就是指冠状动脉粥样硬化性心脏病。

冠心病是危害人类健康的一个主要的非传染性疾病，是中老年人常见、多发的后天性心脏病。20 世纪初叶，在北美、欧洲和澳大利亚开始发现冠心病，在许多工业发达国家于 20 世纪 60 年代和 70 年代初冠心病死亡率急剧上升，在美国、加拿大、北欧各国、澳大利亚、前苏联等国，冠心病已经成为死因之首。我国冠心病的发病率增加的趋势也比较明显，在所有心脏病死亡中的构成比中，冠心病所占的比重也在逐渐加大。

第一节 病理生理基础

一、冠状动脉的组织结构

冠状动脉是营养心脏的动脉，从最大的动脉到最小的动脉，管腔由大到小，管壁由厚到薄，组织结构渐变，无明显的分界。大血管是解剖学上的独立结构，而微动脉、毛细血管和微静脉是它们所在器官和组织的组成成分。从心脏发出的大动脉为弹性动脉，中膜层有较多弹性纤维，而中等大小的动脉多为肌性动脉，中膜层有较多的平滑肌成分。冠状动脉是肌性动脉，和所有的动脉一样都由内膜、中膜和外膜组成。内膜和中膜间有内弹性膜，中膜和外膜间有外弹性膜。冠状动脉从主动脉出发，它的起始部分中膜仍有较多的弹性纤维，其后才过渡到中膜以平滑肌为主要成分的肌性动脉。冠状动脉的心表面部分多数在心外膜的脂肪组织间，只有极少数进入肌间后再返回心外膜。冠状动脉进入心肌层后，大分支几乎垂直地在心肌间穿行，随着发出的分支增多，中膜平滑肌的层数减少，直径大约在 50 μm 左右移行为微动脉，且与心肌组织融为一体，构成为心肌的微循环网络体系。

内膜是冠状动脉最内层的结构，表面有内皮细胞被覆，构成动脉的腔面。内皮下层为疏松结缔组织，有散在的成纤维细胞和弹性纤维，以及少量平滑肌細胞。

内皮细胞大小较为一致，呈扁平形。冠状动脉的内皮细胞排列紧密，长轴与血流方向平行，在血管分叉部位，内皮细胞的排列不太规则。从内皮细胞的超微结构看，可分为游离面和基底面。游离面有微绒毛突起，基底面有基膜，含有细丝状或均质状的胶原蛋白。内皮细胞的基膜可与邻近细胞的基膜互相融合，内皮细胞的基膜除有支持、固定作用外，还有分子筛作用，穿过内皮的白细胞、颗粒状物质以及经血管壁扩散出来的较大物质均可被阻挡。内皮细胞间有紧密连接和缝隙连接，紧密连接多在内皮细胞的近血管腔面。内皮细胞的胞质中有一种大小相近、直径 60～70 毫微米的质膜小泡，该小泡的主要功能是运输大分子物质，是内皮细胞的一种运载工具。也有人认为它可能是一种膜性储备装置，用于毛细血管的突然扩大或延长窗孔、细胞内或细胞间缝隙或孔道的形成，也用于形成穿内皮性管、内皮的微绒毛和皱襞。

内弹性膜位于内膜与中膜之间，由密集的弹性纤维组成，在超微结构上存在着窗孔。

中膜主要由平滑肌细胞组成，多数呈同心螺旋状排列，但也有纵行和斜行的。肌细胞有基膜和网状纤维包绕，并有弹性纤维穿插其间。中膜层没有成纤维细胞，结缔组织纤维和蛋白多糖由平滑肌生成。与内脏的平滑肌不同，血管平滑肌较细长，呈梭形，常有分支，有的相互吻合成网，且与结缔组织间的关系十分密切，平滑肌网被包于富含弹性纤维和微纤维中，连接到弹性组织上起固定作用。中膜的平滑肌细胞在动脉粥样硬化的形态发生中有重要作用。平滑肌细胞对各种刺激(如高血压的物理性刺激、血脂浸润的化学性刺激)有很活跃的反应能力。在各种因素的刺激下，可使平滑肌细胞移入内膜并增生。平滑肌细胞产生的胶原纤维、弹性纤维和基质可使内膜局部增厚。在动脉粥样硬化形成过程中，平滑肌细胞的形态出现变化，表现为肌丝逐渐减少，细胞器逐渐增多。

中膜与外膜间外弹性膜，组成和功能与内弹性膜相似，但较薄，且断续，尤以小动脉较为明显。

外膜是动脉的最外层，较厚，外侧部较疏松，内侧部较致密。随着管径变小，外膜逐渐变薄，细小的冠状动脉外膜层极薄或缺如。外膜层含有胶原纤维束和弹性纤维束。弹性纤维具有使扩张血管回缩的能力，胶原纤维起张力、支持作用，并将各有关成分连接在一起。纤维大多纵行或螺旋形排列，其间散在成纤维细胞、脂肪细胞和少许纵行的平滑肌。另外，还有血管、淋巴管和神经。

冠状动脉的结构随年龄改变而异，尤其以内膜的改变最为明显。血管由胚胎的间充质演化而来，间充质细胞先形成内皮细胞，排列成索状，发展为中空的管，周围的间充质再分化为管壁的平滑肌和结缔组织。在胎儿四个月时，动脉已形成三层结构，开始内膜只有一层内弹性膜，中膜为平滑肌，外膜比中膜厚，由结缔组织构成。之后，内弹性膜增厚，中膜平滑肌增多，外膜相对变薄。出生后继续分化，一般到 20 岁左右发育才基本完成。

冠状动脉的年龄性改变以内膜最为明显，且与冠状动脉的部位及地区、饮食习惯等有关。内膜的增厚随年龄增长而增加，增厚程度男性大于女性，增厚速度依次为左冠状动脉前降支、右冠状动脉和左旋支。

二、冠状动脉粥样硬化的病理形态学

冠状动脉粥样硬化(atherosclerosis)是指动脉内膜的类脂质沉积,平滑肌细胞增生,泡沫细胞形成,纤维组织及黏多糖等基质增多形成的病变,使动脉壁变硬。由于动脉粥样硬化病变的脂质沉积部位表面呈"糜粥样",故称粥样硬化。

冠状动脉粥样硬化病变发生的部位,早期常因局限性内皮细胞剥脱,或内皮细胞损伤,致使血小板在损伤部位附着,细胞通透性增加,血浆脂质侵入内皮下。随着单核细胞浸润和中膜单核细胞增生并进入内膜,间质蛋白聚糖增多,单核细胞和单核细胞吞噬的脂质形成泡沫样细胞,随着脂质在内皮下沉积,就发展为动脉粥样硬化病变。病损由脂点、脂纹等发展成粥样硬化是一个连续的过程,可分为脂纹、纤维斑块、粥样斑块和斑块的复合病变等。

脂纹 (fatty steak)是分布在动脉内膜针头大小的黄色斑点,以及宽约 1～2 mm、长短不一的黄色条纹,不隆起或微隆起于内膜表面。因用苏丹染色脂纹呈红色,脂纹又称嗜苏丹病变。在主动脉,脂纹的长轴常与血流方向平行,冠状动脉的脂纹多呈小圆形、椭圆形或带形环绕管腔分布。脂纹在新生儿时就已可见,以后随年龄的增长而增多,50 岁以后减少,90 岁以上未见。

脂纹内有含脂滴的细胞,该细胞体积较大,胞浆内含有无数微小空泡,使细胞呈泡沫状,故称为泡沫细胞。较轻的脂纹病变只见于内膜的浅层,病变较重者可遍及内膜各层。泡沫细胞有来源于单核细胞的巨噬细胞,也有来源于平滑肌细胞的。平滑肌细胞源性的泡沫细胞一般呈弥漫分布,在胞质内可找到肌丝、致密体和基膜等平滑肌细胞的固有结构,脂滴有融合成大滴的倾向;巨噬细胞源性的泡沫细胞表面有指状突起,胞质内常有溶酶体,多见于内膜浅层,中膜次之,较多时可聚集成堆。除泡沫细胞外,脂纹中的细胞还有合成型平滑肌细胞、淋巴细胞、单核细胞和肥大细胞等。细胞外基质中有含硫酸软骨素和硫酸皮肤素的蛋白聚糖颗粒,偶有钙化小体。细胞外脂质的含量随病变的进展而增多。

并非所有的脂纹都发展成纤维斑块,只有一小部分变为纤维斑块,一般认为脂纹是一种可逆性病变。随着病变的发展,脂纹中的平滑肌细胞逐渐增多,并穿插在泡沫细胞间,形成纤维脂质性病变。脂纹增厚,表面有内皮细胞脱落,致使其下方的巨噬细胞暴露及血小板微栓形成。

纤维斑块(fibrous plaque)为隆起于内膜表面的灰黄色斑块,由脂纹演变而来。在纤维脂质性病变中,随着平滑肌细胞的增多,产生大量细胞外基质、胶原纤维和弹性纤维等,最后表面形成纤维帽。由于斑块表层纤维帽中胶原纤维增加及玻璃样变,使斑块成瓷白色。成熟纤维斑块表面光滑,但有内皮脱落的表面可有微血栓形成。斑块中的泡沫细胞坏死释放出的溶酶体酶可进一步引起内膜层细胞的损伤和坏死,释放出富含胆固醇的脂质,形成脂质池。脂质池的周围可有巨噬细胞、淋巴细胞和多核巨细胞等,包围并吞食细胞外脂质。坏死泡沫细胞的释放物可引起异物肉芽肿形成,是继发性的炎症反应。这种病理过程进一步发展就演变成粥样斑块。

粥样斑块(atheromatous plaque)是发展成熟的粥样硬化病变,亦称粥样瘤。粥样斑块均明显隆起于内膜表面,灰黄色、大小不等,一般为 0.3～1.5 cm,如相互融合则可形成较大的斑块。斑块表面有一层瓷白色的纤维帽,深部包含大量的黄色糜粥样物质形成的坏死中心。纤维帽中含有平滑肌细胞、胶原纤维、弹性纤维、蛋白聚糖等结缔组织成分以及细胞外脂质。纤维帽和坏死中心间有许多泡沫细胞，坏死中心有大量的胆固醇结晶和坏死组织碎片等，有的还有多少不一的钙盐沉积。粥样斑块的底部和两侧有肉芽组织及少量泡沫细胞和淋巴细胞浸润。粥样斑块的病损常不仅仅局限于内膜层，严重者斑块底部常有中膜萎缩变薄，外膜有结缔组织增生、淋巴组织浸润及新生毛细血管等炎症肉芽反应。

斑块的复合病变指在粥样斑块的基础上发生斑块出血、破溃形成溃疡、血栓形成或发生钙化等。粥样斑块边缘的薄壁新生血管在血流剪切力的作用下发生破裂时，造成动脉壁内或斑块内出血，若形成血肿，可使斑块表面更加隆起，血肿机化后，出血部位有含铁血黄素沉积。粥样斑块破裂后可并发血栓形成，排出的粥样物进入血流后可造成胆固醇栓塞，破溃处形成溃疡。斑块的出血、破溃和血栓形成的发生若较迅速，则使斑块急剧增大，造成冠状动脉管腔变小，甚至完全闭塞。所以，粥样斑块是一种很不稳定的病理状态，它既可以纤维化或钙化后成为纤维性斑块，也可以合并出血、破溃和血栓形成后成为复合病变，引起多种多样的病理现象及临床表现。粥样斑块与不稳定性心绞痛的关系较为密切，而纤维斑块相对稳定，与稳定性心绞痛的关系较大。

冠状动脉粥样硬化斑块多见于心外膜的大冠状动脉，好发于前降支的上、中 1/3 和右冠状动脉的中 1/3，其次为左旋支，后降支比较少见。左冠状动脉主干的病变常在晚期才有较严重的粥样硬化性狭窄。心肌间的小冠状动脉很少发生粥样硬化。粥样硬化斑块可以是单支狭窄或闭塞。粥样硬化斑块可呈节段性、局限性分布，也可广泛分布于一支或多支动脉。冠状动脉粥样硬化病变受管壁的限制，早期斑块呈新月形，随着斑块的增大，管腔越来越小，甚至闭塞。如不发生斑块出血、破溃和或血栓形成等，管腔的缩小是渐进性的，狭窄部的断面仍呈圆形或接近圆形。

三、冠心病发病的病理生理基础

在冠状动脉粥样硬化病变的基础上，急性或慢性冠状动脉管腔严重狭窄或闭塞，或因为血管痉挛，使冠状血流减少，不能提供充分氧维持局部心肌的氧化代谢和清除代谢产物，而出现心肌缺血；另一方面，因一些原因引起心肌耗氧量突然增加，使心肌氧供需失去平衡，也可以引起心肌缺血。

（一）冠状循环的病理生理

1. 冠脉供氧与心肌需氧失去平衡　正常情况下，冠脉的供氧和心肌的耗氧处于一种动态平衡之中，随着心肌的耗氧量增加，冠脉血流量相应增加，来满足心肌对氧的需要。当运动、心动过速、情绪激动等情况下，心肌收缩性能增强，心肌需氧量增加，若此时冠状动脉由于病变，出现狭窄或堵塞，导致一过性心肌氧供需不平衡，称“需血性缺血”(demand ischemia)，是大多数慢性稳定性心绞痛发作的原因。另一方面，由于供氧减少，继发于增加血管张力，或由于管腔内血小板聚集或血栓形成，这时称“供血性缺血”(supply ischemia)，常是心肌梗死或大多数不稳定性心绞痛的诱因，在许多时候，心肌缺血是由于心肌需氧增加和供氧减少并存。

(1) 影响心肌耗氧的因素：① 心室壁张力：张力越大，维持张力所需要的耗氧量越大。室壁张力又决定于心室内压、心室容积与心室壁厚度。可用 Laplace 定律计算：$T=\Delta Pr/h$，T 为室壁张力(达因/cm^2)，ΔP 为心室内外压力差(达因/cm^2)，r 为心室内腔半径(cm)，h

为室壁厚度(cm)。心室内压受血压的影响很大,心室容积又会受到回心血量的重要影响。② 心率:心率越快,心肌收缩的频率越快,氧耗越大。③ 心肌收缩力:收缩力越强,收缩越快,氧耗越大。此外还有一些次要的因素如心肌活性、心肌基础代谢率、心脏后负荷、运动及激动等。

(2) 影响心肌供氧的因素:① 冠脉血流量:这是心肌供氧的主要途径,对于维持心脏正常的功能活动起着十分重要的作用。② 左心室舒张末期压力:左心室舒张末期压力增加,心内膜血管阻力加大,从而使冠脉血流量减少,影响心肌的灌注。③ 心动周期的时间:如果心动周期长,舒张期相对较长,冠状动脉受压时间相应缩短,使心肌灌流量增加,可增加心肌供氧。④ 冠脉灌注压:即有效灌注压,它是指主动脉与右心房的压力差,是直接对心肌进行灌注的压力。有效灌注压(P)与冠脉血流量(CBF)之间呈一定的关系,当 P 在 60~150 mmHg 时,CBF 保持相对稳定,当 $P>150$ mmHg 或 $P<60$ mmHg 时,CBF 随 P 的升降而增减。⑤ 侧支循环:正常时冠脉的侧支循环一般没有功能,只有当心肌缺血、缺氧时才发挥功能,改善心肌的缺氧状态。⑥ 神经因素:冠脉血管主要受交感神经及一些神经肽如 NPY 和降钙素基因相关肽(CGRP)的影响。

当心肌耗氧量增加时,由于心肌对动脉血氧的摄取在正常情况下已达到最大值,因此不能通过提高冠脉血流量来增加供氧。冠脉血流的变化潜力很大,安静时人左心室冠脉流量为 60~80 ml/(100 g·min),当心肌需氧量增加时,冠脉血流量可在短时间内增加 4~5 倍,故冠脉血流量的调节对于保证心肌供氧具有十分重要的意义。影响冠脉血流量的最常见病变是冠状动脉粥样硬化,它引起心肌供氧不足的机制主要是由于冠状动脉粥样硬化时,其弹性下降或管腔缩小,当心肌需氧量增加时,其舒张调节受限,因而冠脉血流不能相应增加;另外冠状动脉由于粥样斑块的存在,反应性发生改变,在一些刺激因素作用下可以产生收缩,甚至痉挛,而使冠脉血流更加减少;同时,冠状动脉粥样硬化时内膜受损,容易引起血小板聚集,并释放大量血栓素(TXA_2),可导致冠状动脉痉挛,引起心肌严重缺血。

(二) 缺血对心肌代谢和细胞功能的影响

心肌缺血抑制氧化代谢,致使高能磷酸化合物储备降低,因而细胞功能很快出现改变。

1. 抑制氧化代谢　心肌缺血不充分供氧,阻碍氧化磷酸化形成三磷酸腺苷(ATP),伴随糖原分解和无氧代谢加速。最快的改变是肌酸磷酸(CP)的降解和形成无机磷酸盐。缺血早期增加糖酵解所提供的 ATP 对缺血细胞膜关闭 ATP 依赖的钾通道起着关键作用,并能控制有关体内钙环境稳定的离子泵。当缺血很严重时,由于酸中毒和代谢产物堆积的抑制作用,无氧糖酵解明显减慢。严重缺血无氧糖酵解时,ATP 分解质子形成,抑制线粒体烟酰胺腺嘌呤二核苷酸($NADH_2$)的氧化代谢,代谢产物不能清除,因而增加组织中 CO_2、甘油三酯、游离脂肪酸的循环,糖原转换,线粒体摄取钙等都产生质子,引起细胞内酸中毒。代谢产物如磷酸盐和 K^+ 的堆积均抑制糖酵解。无氧糖代谢时每分子葡萄糖只能产生 2 分子 ATP 转化到乳酸,在完全氧化代谢情况下,每分子能净产生 36 分子 ATP,无氧糖代谢所能产生的 ATP 明显降低。

2. 氧化代谢抑制的结果　不充分氧供应会明显减少 ATP 产生,很快降低高能化合物的储备和造成代谢产物的堆积,蛋白质和脂质代谢改变,以及氧自由基形成。如缺血是可逆的,但持续时间较长或反复发作,可导致受体和基因表达改变。

(1) 高能磷酸化合物和腺苷核苷酸储量耗尽:冠状动脉堵塞后 3 分钟内,CP 几乎完全耗尽，10分钟内ATP减至1/3。ATP降解为二磷酸腺苷(ADP)，一磷酸腺苷(AMP)降解为腺苷，腺苷对缺血具有复杂的功能，它是血管扩张剂，当缺血时能刺激远端小动脉扩张；在冠状动脉无病变时，可使冠状动脉血流与组织需求相匹配。它还能通过过极化抑制房室结，作为负反馈信号减慢心室率，降低耗氧量，因而有助于恢复氧平衡。

腺苷能从心肌细胞逸出经由肌苷、次黄嘌呤降解到黄嘌呤。因而在缺血起始后10～15分钟内整个腺苷核苷酸池减少一半，但细胞内不同间隔减少程度可不相同。腺苷核苷酸池需要数日后才能恢复。

(2) 代谢产物的堆积：乳酸堆积增加组织中酸中毒，心肌细胞酸中毒将降低收缩功能。由于代谢产物和Na^+的堆积，在缺血心肌细胞中进行性增加渗透压，致使液体流入，使细胞肿胀。

(3) 蛋白质代谢：蛋白质合成和蛋白质降解都是需要能量的过程，当缺血时则都受损。缺血激活细胞蛋白酶，有助于细胞内酶和结构蛋白的降解，同时也激活热休克蛋白，热休克蛋白对抗有害物质具有保护作用。因而短期轻度的缺血所造成的影响需要根据上述受损和保护作用的平衡而定。蛋白降解结合渗透压增加引起的肿胀，易导致肌纤维膜断裂。

(4) 脂肪代谢：当严重缺血时，由于缺氧，游离脂肪酸和酰基肉碱(acglcarnitinea)堆积。当血流尚未完全中断，脂肪酸在心肌堆积具有毒害作用。细胞膜主要结构成分磷脂的分解是由于花生四烯酸堆积及其代谢途径增加的结果。

(5) 氧自由基：缺血及缺血血液再灌注都可引起自由基的产生，如超氧化物、羟基。自由基能来自不同的过程，包括硫醇、核黄素的代谢，黄嘌呤自动氧化，从线粒体获得电子，氧化酶介导的次黄嘌呤转变为黄嘌呤以及环氧合酶介导的花生四烯酸氧化。自由基的高反应性使蛋白质、核酸及脂质发生有害改变，因而在缺血时及缺血后产生功能障碍。

(6) 细胞及心肌功能的改变：缺血早期即出现细胞内和细胞外电解质的改变：主要是K^+和Ca^{2+}的改变。在缺血几秒钟内丢失细胞内K^+，细胞外K^+增加3倍。K^+丢失的机制尚不完全了解，降低K^+跨膜梯度可影响舒张期除极，早期缺血性K^+丢失可同时出现室性心律失常。在后期减低动作电位会引起缺血区ST段抬高。细胞内Ca^{2+}堆积，可能是细胞不可逆死亡机制之一。心肌缺血加强神经末梢对儿茶酚胺的释放，心肌缺血也致使微血管损害，通过缺氧和酸中毒的影响，缺血的代谢产物、氧自由基、纤维蛋白-衍生肽损伤微血管。微血管内皮激活导致白细胞黏附和激活，血小板黏附，使内皮损伤加重，进一步激活凝血酶。

(三) 缺血对心脏功能的影响

成人心脏收缩大约每日平均100 000次，泵出约8 000 L血液，但心脏能量的储备不足1分钟。缺血后数秒钟内细胞功能即受抑制。线粒体有氧代谢产生ATP提供能量，线粒体约占心肌细胞体积的1/4～1/3，可见其重要性。心肌血液灌注受损，心肌氧需与氧供间的不平衡，两方面受许多因素影响。在休息状态下心肌收缩约占心肌耗氧量的80%，其余20%为电静止时非收缩心脏所需。当心脏活动增加，心肌耗氧量部分按比例地增加，高于休息时水平。当心脏从缺血发作恢复，大约20%的氧耗量用于恢复过程。

1. 心肌缺血对心脏功能的影响

(1) 大的传输冠状动脉突然堵塞：动物实验中，突然结扎大的传输冠状动脉，在3～5秒钟内心室的舒张和收缩速度减慢，数秒钟后心电图ST段抬高，增加心室舒张末压和降低动脉收缩压，这些血流动力学和心电图结果见于当血管成形术时或心外膜冠状动脉堵塞性痉挛的患者。降低舒张峰值 dp/dt，随着降低收缩 dp/dt 峰值，增加舒张早期和末期压力，降低收缩压和脉压。大的传输冠状动脉突然堵塞引起大面积心肌缺血，ST 段上升，随后几秒钟左心室整体收缩异常。疼痛即发生在几分钟以后，持续堵塞将发展为心肌坏死。

(2) 逐渐减少冠状血流的影响：麻醉狗分级减少前降支血流量 25%，评估心肌对不同程度灌注不足适应性的情况，表现为增加心肌氧的摄取和减低耗氧量。若更进一步减少血流，随着减慢左心室舒张和收缩的速率，以后 ST 段下降，升高舒张末压，降低心搏量。当血流量降低大约到 70%时，ST 段升高，出现透壁性缺血。当左冠状动脉主干血流减低即便是更少程度，也能引起相同的功能障碍，提示侧支灌注作用只能在前降支或左旋支血流减少中起作用。

2. 心肌预适应、顿抑和冬眠

(1) 心肌预适应：从实验动物观察到，1 次或多次短暂实验性冠状动脉堵塞再灌注后，对随后持续性冠状动脉堵塞可明显减少心肌坏死范围或延缓细胞死亡。Reimer 等最早将这种心脏对抗缺血的自然保护机制称之为心肌预适应，但保护的期限仅 1～2 小时。临床也观察到许多心绞痛患者，最初运动发作心绞痛必须短暂休息，随后恢复运动，但无心绞痛发作，即所谓加温(warmup)现象。自发型心绞痛，血管腔内成形术，急性心肌梗死发生前 48 小时内有心绞痛发作者住院病死率较低；心肌梗死并有心绞痛史的第一次 Q 波性心肌梗死患者，肌酸激酶活性峰值较低，住院中持续性窦性心动过速、心室颤动、泵衰竭发生率和病死率都较低。第一次前壁 Q 波性心肌梗死有梗死前心绞痛病史的患者，左心室射血分数能保持较高，舒张期末容积较小，室壁瘤形成的发生率较低。

缺血预适应时间窗：1～4 次持续 2～10 分钟的缺血刺激是普遍有效的，但小于 2 分钟的缺血不能产生预适应保护，其保护性作用随着再灌注的延长而削弱。若再有缺血刺激预适应保护能重新出现，预适应保护还随持续缺血时间延长而减弱。实验表明，犬持续缺血 3 小时，预适应保护作用完全消失，再灌注期最佳保护在 2 小时以内，超过 3 小时失去缩小心肌梗死范围的作用，但 24 小时出现第二时间窗保护作用，即延迟相预适应。延迟相预适应需多次持续 5～10 分钟缺血才能出现。

(2) 心肌顿抑：Heyndrickx 等最早在实验犬观察到冠状动脉堵塞后，缺血心肌恢复正常或接近于正常的血流灌注，但机械功能障碍仍持续延缓恢复的现象。Braunwald 及 Kloner 对缺血心肌再灌注后持续延长收缩功能障碍，以后逐渐恢复的现象，称之为心肌顿抑。心肌顿抑不仅是收缩功能障碍也累及舒张功能，心脏整体缺血或节段性缺血都能引起心肌顿抑，顿抑心肌伴有正常平均灌注血流和心肌耗氧量，功能恢复延缓，但可能存在心肌区域间不均匀性。常见于：① 突然冠状动脉堵塞 10～15 分钟再灌注，或随后反复短暂堵塞；② 由于运动增加心肌耗氧或冠状动脉痉挛减少供氧引起心肌缺血；③ 心肌梗死周围的心肌或急性心肌梗死溶栓治疗或急诊经皮冠状动脉腔内成形术再通后；④ 整体心脏血流降低，如心脏手术体外循环后的心脏等。心肌顿抑常是不稳定性心绞痛的特点之一。如心肌缺血时间过长，心肌虽尚未坏死，再灌注后，心肌功能恢复极慢，仅能部分恢复功能，称之残伤心肌(maimed myocardium)。

早期顿抑持续数小时，长期顿抑超过数日或数周，延缓的长短与缺血的严重程度、持续时间有关。心肌缺血在心内膜下心肌层较心外膜下心肌层常较明显，因而在心内膜下顿抑程度也较重。

心肌顿抑的机制可能是多因素所致，最可能的两种假设是氧自由基假说和钙假说。氧自由基假说：假定顿抑是继发于氧自由基产生氧化应激所致。更广义地说，钙假说是假定顿抑是细胞钙稳定状态障碍的结果。这些假设不是相互排斥，可能代表相同的病理生理过程不同的侧面。

根据动物实验观察对心肌顿抑损伤，氧自由基损伤包括两个方面：① 当缺血时损伤，对抗氧化剂治疗无反应；② 再灌注损伤早期抗氧化剂治疗能使之减轻，因而氧自由基影响再灌注损伤成分大于缺血损伤成分，氧自由基已被证明能干扰肌纤维膜上离子转运，包括 Ca^{2+} ATPase，$Na^{+}-K^{+}$ ATPase 和 $Na^{+}-Ca^{2+}$ 交换，导致增加 Ca^{2+} 内流和细胞 Ca^{2+} 超负荷，短暂暴露于氧自由基能减少肌丝对 Ca^{2+} 的反应性和损害肌浆网的功能。氧自由基使 Ca^{2+} 稳定状态和 Ca^{2+} 反应性紊乱，使氧自由基及 Ca^{2+} 对于顿抑假说，成为同一发病机制。

在离体心脏整体缺血，再灌注早期证明 Ca^{2+} 超负荷有助于顿抑的发生，在体内局部缺血间接 Ca^{2+} 超负荷有助于缺血后功能障碍发生。

(3) 冬眠心肌：临床观察到慢性稳定性心绞痛患者在冠状动脉血管重建后，左心室功能明显改善。这些患者在血管重建时并无缺血表现，提示心肌能适应慢性缺血。由于降低其收缩力，减少能量消耗，以适应减少血流供应，维持心肌供氧、需氧间再次平衡，保持心肌存活，也无缺血症状。Rahimitoola 称此现象为心肌冬眠。心肌功能的下调是血供减少的结果，使供氧、需氧达到新的平衡，以致不发生心肌坏死，同时不存在缺血征象。心肌的冬眠反应也就是以减少心脏功能来适应降低的心肌血流量，是心肌自身保护的机制。

冬眠心肌中，如果心肌供氧/需氧向有利方向发展，左心室功能可部分或完全恢复正常；如果心肌供氧/需氧平衡向不利方向发展，缺血症状和征象可再出现或反复缺血，将导致心肌坏死。

冬眠心肌在血管重建后功能恢复的时间过程是不一致的，功能有的立即恢复，有的几天或几周后恢复，长的甚至几个月到几年后才恢复。心功能恢复时间长短取决于：① 缺血持续时间和严重程度；② 血管重建的程度（完全的或部分的）；③ 在冬眠区心肌细胞退行发育(dedifferentiation)的数量。

冬眠心肌发生机制：如因冠状动脉狭窄血流减慢引起，冬眠心肌收缩障碍反应瞬间 Ca^{2+} 下调，瞬间 Ca^{2+} 下调的幅度与冠状动脉灌注压或血流呈强关联，降低灌注压、瞬间 Ca^{2+} 降低导致心肌收缩不良。当冠状动脉狭窄进一步进展，血流减少产生心肌组织明显缺氧，增加组织无机磷酸化合物(Pi)和 H^{+}，两者都减少肌丝对 Ca^{2+} 的反应性。缺血引起细胞内酸中毒，心肌细胞收缩力减低，因而降低心肌需氧量，残余血流释放的氧足以支持线粒体氧化作用，以维持细胞存活，但 pH 不恢复到正常水平。

3. 心肌缺血电生理改变与心律失常　心肌缺血引起电生理改变易于发生心律失常，在一些患者是致命性的。心律失常可发生于缺血开始以后或缺血刚终止之后，多见于透壁性心肌缺血，尤其是常见于急性心肌梗死。心肌瘢痕也能产生折返通路，引起心室颤动，心肌缺血再灌注时可出现再灌注性心律失常。

心肌缺血时心律失常的可能原因为：① 自律性增加，由于早期或延缓除极触发；② 折返机制，由于传导延缓、分离、单向阻滞以及不同区域间不应期的差异引起折返环路，引起折返性心律失常，可见于急性缺血或慢性改变；③ 交感神经及肾上腺素能激活心肌 β-肾上腺素能受体和冠状动脉 α-肾上腺素能受体，因此引起过度缺血和恶性快速性心律失常；④ 起搏传导系统缺血影响冲动和传导，引起缓慢型心律失常；⑤ 心肌缺血后再灌注产生再灌注性心律失常。

4. 心肌缺血发展到心肌坏死　随着冠状动脉闭塞，缺血心肌细胞并不是立即坏死或同时坏死。实验动物观察显示，大冠状动脉完全闭塞持续 20 分钟显示局灶性细胞坏死，大约 40 分钟时在心内膜下心肌层坏死区融合，约 3 小时后坏死逐渐延展到心外膜下心肌。在 6 小时释放结扎的冠状动脉，受其供血区域的心肌平均约 90%坏死。心肌梗死延展范围根据堵塞冠状动脉供血区域，侧支循环发展情况以及堵塞期限长短而不同，肥厚的心肌则增加梗死范围。不可逆的损伤最早的征象是糖原颗粒减少，肌纤维膜断裂，线粒体肿胀伴有不定型致密基质的堆积和核染色质聚集。不可逆细胞坏死最后的原因是高能磷酸化合物耗尽，代谢产物如 H^+、氧自由基、无机磷酸盐、氨、脂肪酰基衍生物的堆积。

心肌坏死伴有严重微血管损伤，血管内皮肿胀，管腔被粒细胞堵塞。冠状动脉堵塞15～30 分钟后突然再通，血流恢复快于堵塞前的水平，若冠状动脉堵塞 60～90 分钟后回再通，血流则显著减少，称之为“心肌无再流”现象。毛细血管被肿胀的心肌细胞压迫，被白细胞或红细胞、纤维蛋白堵塞，因而缺乏血流。由于氧自由基、细胞活素(cytokine)、补体激活和纤维蛋白原-肽类对内皮激活和损伤所致。

（四）冠状动脉粥样硬化慢性病与心肌缺血

心脏不同于其他器官，在基础状态下氧的摄取率大约占血液输送氧的 75%，当心肌耗氧量增加时，只能通过增加冠状血流来补充。正常情况下当心肌代谢增加、耗氧量明显增高时，有充分的冠状血流储备能力，即冠状小动脉充分扩张，以降低冠状循环阻力，冠状血流量可明显增加，以保持心肌需氧和供氧的平衡。

粥样硬化病变是缓慢发展过程，因冠状动脉管径较小，发展至严重病变，使管腔明显狭窄。一般来说，狭窄超过 50%～75%以上具有临床意义。粥样斑块起始多发生在心外膜冠状动脉，以后可逐渐向远端发展成为弥漫性病变。即使在传输的心外膜冠状动脉有局灶性明显狭窄，也能使冠状动脉阻力增加，影响血流量，从而使心肌供血不足，引起心肌缺血。这种情况常通过下列机制来代偿：

1. 反应性充血反应　心肌缺氧时代谢产物等刺激冠状小动脉扩张，降低冠状循环阻力，增加血流量，以保持心肌供氧和需氧间的平衡。因此，在休息状态下，无心肌缺血表现。随着管腔狭窄程度的增加，由于平时冠状小动脉已充分扩张，冠状血流储备能力降低，当心肌耗氧量增加时，反应性充血反应进行性减少，当狭窄程度大于 90%时，这种反应几乎全消失。然而病变使血管狭窄的程度及其生理重要性之间，常不呈截然的平行关系。

2. 侧支循环　在左、右冠状动脉系统以及单侧冠状动脉各分支间存在侧支血管吻合支，在正常情况下属于不用的通道。当冠状动脉粥样硬化病变引起慢性心肌缺血时，这些侧支血管吻合支很快扩张，可分布于心外膜下、心肌内(如室间隔)和心内膜下。冠状动脉造影显示侧支血管，至少在冠状动脉管径狭窄大于 50%，但通常是在管径狭窄大于 75%时才出现。扩张的侧支血管可供应冠状动脉狭窄远端的心肌。但有 15%～20%的患者冠状动脉有上述程度的狭窄时，却未见到侧支血管。

冠状动脉粥样硬化病变逐渐进展，单支病变不一定出现心肌缺血。进行性进展到多支狭窄，当劳力或脑力活动时，心肌耗氧量明显增加，冠状血流储备和侧支血流不足以维持心肌供氧和需氧间的平衡而出现心肌缺血。临床表现多为稳定性劳力型心绞痛或无症状性缺血，常有固定的心绞痛阈值，即心肌耗氧指数超过某一限度即引起症状。严重多支狭窄病变时，当心肌耗氧量明显增加，或加上周期性冠状血流减少，或多次严重心肌缺血的累积作用，可导致心肌不可逆的坏死。如冠状动脉非急性堵塞或堵塞不完全，并有一定的侧支循环血流，则心肌坏死多限于心内膜下心肌，即使出现异常Q波，但心外膜下仍保持部分存活心肌，坏死心肌中往往有存活心肌“小岛”，因此急性期并不发生心脏破裂。心肌梗死发病症状往往较冠状动脉急性堵塞所导致的为轻、稍微缓和，甚至无临床症状。心肌坏死虽然常累及室壁的厚度不深，如涉及面积广泛或多次梗死，可引起心力衰竭，甚至表现为缺血性心肌病，室壁运动普遍不正常，心脏明显扩大，并有充血性心力衰竭，但不合并有室壁瘤。多支冠状动脉严重粥样硬化，平日可无症状，但在某种条件下，心肌耗氧量猛烈增加，严重的心肌缺血可致猝死。

（五）急性冠状动脉病变与急性冠状动脉综合征

急性冠状动脉病变是在粥样硬化基础上，斑块破裂破损及（或）出血、痉挛以及完全或不完全血栓性堵塞等急性病变，而引起急性冠状动脉综合征（ACS）。其临床表现为不稳定性心绞痛、急性Q波性或非Q波性心肌梗死和猝死。

冠状动脉血栓形成几乎都发生在有粥样硬化病变处，可见于不同狭窄的部位，从急性心肌梗死死亡病例发现，其冠状动脉新鲜血栓处斑块狭窄的程度为67%～99%（平均占管腔面积91%）。血栓多发生于斑块有裂纹或破裂的部位。

1. 斑块破裂　斑块破裂是引起冠状动脉血栓和ACS的关键。斑块破裂可因多方面因素引起：

（1）斑块本身的特点：富含脂质的软斑块，表面纤维帽变薄，加上不规则的外形，偏心性病变，脂肪灶处于偏心靠表层位置，受血流冲击易于破溃。撕裂常发生于纤维帽与正常血管壁交界处肩部，多为轻度至中度斑块破裂，易导致ACS。大于85%的斑块发生急性病变因有一定侧支循环，故不一定发生ACS。

（2）斑块内脂肪核心的成分：斑块内脂肪池胆固醇酯呈液态，胆固醇酯与游离胆固醇结晶的比例增高，将降低脂肪池的硬度使之易于破损。

（3）斑块纤维覆盖帽的结构减弱：纤维帽细胞外基质包括移行平滑肌细胞分泌的胶原蛋白（Ⅰ和Ⅲ）、弹力蛋白，决定纤维帽的完整性。纤维帽厚度和斑块大小与管腔狭窄无关，似乎与巨噬细胞和平滑肌活性有关，特别是其产物降解结缔组织。在管腔内压力增加时破裂，甚至自然破裂。斑块覆盖面脱落。常有以下原因使纤维帽减弱：

① 巨噬细胞的作用：不仅在动脉粥样硬化形成中起重要作用，也影响斑块的破裂。从急性冠状动脉综合征患者斑块切除术的样品中证明有富含巨噬细胞区域。巨噬细胞通过吞噬作用或分泌蛋白分解酶，如纤溶酶原激活物及基质金属蛋白酶家系（胶原酶、明胶酶和基质分解酶）都可以使纤维帽薄弱，使之易于破裂，对斑块趋向破裂起重要作用。

② 平滑肌细胞：合成和分泌基质金属蛋白酶，能降解纤维帽。

③ 炎症反应：除巨噬细胞外，还有T淋巴细胞的堆积。急性心肌梗死尸检研究表明炎症过程，斑块破裂部位巨噬细胞及激活的T淋巴细胞局限性堆积。激活的T细胞产生γ干扰素，干扰胶原合成，减弱纤维帽作用，T细胞能触发巨噬细胞产生金属蛋白酶，使纤维帽降解。

④ 代谢或化学的损伤：如内皮细胞连接处张开或长期高脂血症损伤内皮细胞，血浆中血管紧张素水平增高，未控制的糖尿病血浆中乙酰乙酸高浓度等都能损伤纤维帽。

⑤ 免疫复合物：由于斑块表面内皮细胞通透性增加，来自身体任何部位的免疫复合物可以通过斑块表面，激活补体及损伤纤维帽。

⑥ 斑块上覆盖的胶原分子结构变化：如增加胶原分子交联使之变脆弱，以致很细微的血压波动甚至正常的脉搏波都可以使斑块出现裂纹。

⑦ 斑块轻至中度钙化：钙化帽僵硬度大增，与邻近区域间应力增加，斑块破裂可出现在钙化与非钙化动脉粥样硬化病变的交界处。但血管壁广泛的钙化和纤维化相应地减少斑块破裂的易损性。

(4) 应力对斑块破裂的影响：外在因素，如增加狭窄部位的应切率，冠状动脉内压力急性改变，冠状动脉痉挛或张力改变，随着每次心搏冠状动脉弯曲及扭转等外界因素都可使易损的斑块破裂。较扁平、不明显突出于管腔的斑块，表面出现破溃面，可能因来自狭窄处或分叉部位涡流的应力，特别是斑块覆盖较薄处易于撕裂。因此斑块破裂不仅是斑块内在的特点，循环系统或斑块内部血流动力学改变、痉挛因素、涡流、应切率的波动或狭窄远端血流不稳定，都能作用于斑块，使其进展或破裂。

(5) 斑块破裂与昼夜节律变化间的关系：冠心病患者在晨 6 时至午间 12 时这段时间内，痛性或无症状心肌缺血发作多于其他时间。而急性心肌梗死和猝死的发作，也在这段时间最高。由于交感神经活动周期性的变化，这段时间活性增高，增加心率、血压和心肌收缩力，使冠状动脉内压力和应切率增加；另一方面血管收缩作用于斑块局部的压力增加，都易使斑块出现裂纹、破裂。

2. 斑块出血与管腔急性堵塞或斑块破裂的关系　斑块处营养血管的血流较正常内膜处血流多 5 倍。斑块周围有来自外膜营养血管的毛细血管和来自内膜与冠状动脉管腔直接相通的毛细血管吻合形成毛细血管丛。显微镜摄影显示毛细血管丛的血流方向从外膜营养血管通过中层进到增厚的内膜，很少来自管腔的毛细血管。从尸体冠状动脉内注射白硅多聚体观察到，在斑块处有新生血管形成致密毛细血管网，在管壁正常区域只有稀少线状外膜型毛细血管。来自外膜营养血管的分支出血，从外膜进到斑块基底部，如冠状动脉中层已变薄或损伤，血液进入斑块内，形成内膜下血肿，本身可使管腔急性堵塞。

3. 斑块破裂与血栓形成　易损斑块破裂，随着改变斑块几何形态和血栓形成，形成复合病变。粥样斑块形态迅速的改变可导致冠状动脉管腔急性闭塞或部分闭塞。

斑块破裂或溃疡面及暴露的内膜下层具有高度致血栓的作用。在斑块中巨噬细胞产生大量的组织因子(TF)，是凝血酶形成的强刺激剂。存在于斑块及内膜下层的胶原是最强的血小板激活剂之一。血管性血友病因子(von Wellebrand factor，vWF)是一种黏附蛋白，存在于血浆及内膜下层，未激活的血小板只能与内膜下层的 vWF 起作用。

(1) 血小板聚集：斑块破裂，暴露循环中的血小板与内膜下层的 vWF 结合，并与血小板糖蛋白Ⅰb 和血小板黏附，是形成富含血小板血栓的第一步。

血小板黏附于内膜下层 vWF，随着血小板激活，由于多种激活因素，包括胶原和狭窄血管的高应切力，激活细胞内各种信息传导通路，最后血小板形状改变，促进血小板前凝血质活性，增强血小板分泌和聚集。几种血小板分泌产物，包括二磷酸腺苷(ADP)、五羟色胺及血栓烷 A_2(TXA_2)。这些分泌物本身也促进血小板的激活、血管收缩和新的内膜增生，TF

激活的凝血酶也是血小板的强激活剂。不论哪种兴奋剂激活血小板，最后共同的通道是激活血小板糖蛋白Ⅱb－Ⅲa受体(GPⅡb－Ⅲa)，形成血小板聚集。

血小板聚集是形成富血小板血栓最后的一步。激活的血小板刺激GPⅡb－Ⅲa受体转变为能与血浆中的黏附蛋白，即纤维蛋白原及vWF起作用。在邻近血小板配体-活体GPⅡb－Ⅲa受体(Ligand-competent GPⅡb－Ⅲa receptor)的个体分子能被纤维蛋白原或vWF的二价分子交叉结合，通过血浆黏附蛋白血小板桥梁产生大规模富血小板血栓。

(2) 凝血因子的激活：破损斑块有破裂甚至溃疡面，富脂质的核心有丰富的胆固醇酯，显示最强的致血栓性，组织因子染色较动脉其他成分为深。

血栓形成过程从局限部位而扩增，通过系列生化反应介导与循环中凝血因子可逆性结合到血管损伤细胞、暴露的心内膜下结缔组织、血小板及巨噬细胞。这些过程将导致酶复合物的组装，促凝血的物质局部浓度增加，因而起始比较小的刺激能被大大地扩增，形成血栓。

(3) 纤维蛋白形成：血栓形成最后一步是产生稳定的纤维蛋白网，为循环中血细胞成分提供结构支撑和管重构支架。在此关键的过程凝血酶割裂纤维蛋白为两小段肽，纤维蛋白肽A(Fibrinopeptide A，FPA)和纤维蛋白肽B(Fibrinopeptide B，FPB)，成为纤维蛋白单体，聚合形成可溶性纤维蛋白链，随后按顺序组装为纤维链分支和侧链，以ⅩⅢ因子为终端介导共价交联，形成成熟的纤维蛋白网，即为成熟的血栓。

血栓形成过程同时伴有纤维蛋白溶解系统活性降低。在有些裂纹斑块富血小板血栓只在内膜层，仅有助于斑块的增大。破裂的斑块形成的血栓长到管腔内，堵塞或部分堵塞管腔。非堵塞性腔内血栓是附壁的，由血小板和纤维蛋白组成，其外层是激活的血小板。完全堵塞性血栓的头部主要由血小板组成，黏附在血管狭窄部位，血流通过狭窄部位突然加速时在狭窄远端突然减速，此减速引起血流分离和再循环带，即涡流。在狭窄后再循环带低应切力能激活纤维蛋白，故血栓尾部含有大量纤维蛋白形成筛眼网状，其中有大量红细胞，也有少量白细胞和血小板，即为红血栓。

4. 血管收缩和痉挛　冠状动脉痉挛可以使管腔急性闭塞，如持续时间不长引起自发性、一过性心肌缺血，如持续管腔闭塞或合并有血栓形成将导致心肌梗死。自冠状动脉造影广泛开展以来，发现一部分心肌梗死患者显示冠状动脉完全通畅，梗死可能因血管痉挛所致，也可能因血栓自溶再通。另外，因血管挤压粥样斑块使之破裂或内膜出血，管壁内膜损伤使内膜下胶原暴露，诱发血小板聚集和颗粒释放，使血管急性闭塞。反之因血管内膜损伤，诱发血小板聚集和释放TXA_2和5－HT等，以及内膜出血刺激所接触的管壁中层，均可诱发管壁痉挛。血管痉挛与内膜损伤互相影响。

血管痉挛可发生于表面“正常”的冠状动脉，但常发生于有粥样硬化的冠状动脉，在不同狭窄的病变处，较重的狭窄病变多为偏心性，病变对侧的血管壁仍有收缩能力。血管病变处内皮功能损伤合成前列环素(PGI_2)，内皮源舒张因子(EDRF)减少，内皮素增加。TXA_2与PGI_2不平衡，后者有明显血管扩张作用；有明显血管收缩作用的内皮素产生增加，EDRF减少，两方面都增加血管收缩作用。甚至早期动脉粥样硬化病变即引起内皮功能改变，提示动脉粥样硬化病变伴有血管扩张功能不正常或过度收缩反应，这些可能都是在病变部位容易发生血管痉挛的原因。近来证明血小板源生长因子也是平滑肌细胞的强收缩剂。

白三烯(Leukotriences)由白细胞产生，是不依赖于环氧合酶的花生四烯酸代谢产物。白三烯与其他血小板激活因子也能引起血管收缩。此外，身体代谢影响，如后半夜身体代谢处于最低状态，血液偏碱，氢离子浓度降低，氢离子是钙离子强拮抗剂。在细胞膜和细胞内与钙离子竞争，氢离子减少则细胞内钙离子增高，神经体液因素也影响细胞内钙，冠状动脉平滑肌张力随钙浓度而变化。钙可激活肌原纤维的 ATP 酶，引起冠状动脉收缩，再加上睡眠中快速动眼运动期从副交感神经占优势突然转变为交感神经占优势，同时呼吸常加快加深使血液更偏碱性，因而血管痉挛多发生在后半夜或清晨。另外，寒冷刺激也可以诱发。说明代谢因素和交感神经均参与发作，提示血管痉挛是多种因素诱发的结果。

由于冠状动脉斑块破裂，内膜下出血、血管痉挛和血栓形成等急性病变参与了冠心病急性发作，因此临床表现常与冠状动脉粥样硬化程度和病变支数不呈平行关系。

5. 急性冠状动脉综合征　斑块裂纹有时不一定形成明显堵塞性血栓，管壁内血栓常无临床症状，因血栓机化和刺激平滑肌增生使斑块增大，病变逐渐加重。斑块破裂及血栓形成根据冠状动脉堵塞程度和速度、部位和持续时间、有无侧支循环，其临床表现很不相同。急性冠状动脉病变使冠状动脉血流量突然减少所引起综合征临床谱为不稳定型心绞痛；急性 Q 波性心肌梗死；非 Q 波性心肌梗死（介于不稳定性心绞痛和 Q 波性心肌梗死之间）和猝死。

(1) 不稳定型心绞痛：因粥样斑块出现裂纹或破裂可导致斑块急性形态改变和冠状动脉血流量减少。在斑块损伤的部位发生暂时性血栓性血管堵塞，引起休息时心绞痛。如果内膜损伤较轻，这种血栓通常是不稳定的，只引起一过性的血管堵塞，或为不完全堵塞的附壁血栓。斑块破裂后，有的血栓会逐渐发展，病理显示冠状动脉内血栓呈层状血栓物质，慢性、亚急性或急性血栓形成。血栓显著以富血小板为主的白血栓约占 71%。冠状动脉管腔狭窄常在 90%，一般无完全性堵塞。

不稳定型心绞痛心肌缺血的机制与存在破裂斑块基础上伴有血栓有关，减少心肌供血或增加心肌耗氧或两者兼有。约 2/3 的发作可能由于减少了心肌灌注和供氧所致的一过性减少血流供应，可能的有关因素有：① 一过性血小板聚集发作及(或)血栓形成随后内源性自溶及(或)栓塞；② 激活血小板释放的血管收缩物质和内皮释放的血管舒张物质间不平衡也能导致缺血；③ 不稳定型心绞痛已认知有炎症反应，导致缺血通过组织因子，如前凝血质，通过其他能引起白细胞和血小板作用的介导物或直接增高 C 反应蛋白，后者能预测预后不良；④ 心肌耗氧量对缺血也起作用，冠状动脉出现新的病变，甚至心肌需氧轻微改变时也可以加重缺血，由于改变了供/需比值。

不稳定型心绞痛引起心肌损伤，有的可引起循环血中一过性心肌肌钙蛋白增高，一般不引起心肌酶的释放。

(2) 急性 Q 波心肌梗死：临床上急性心肌梗死分为 Q 波性和非 Q 波性心肌梗死，这种区分与透壁性和非透壁性之间不完全相同，非 Q 波心肌梗死，坏死心肌较 Q 波性心肌梗死者为少，Q 波性心肌梗死因斑块破裂常伴有内膜深度损伤或溃破，形成固定和持久的完全堵塞性血栓，但缺乏立即形成足量的侧支循环到堵塞血管的远端以限制心肌坏死的范围。原冠状动脉病变常仅有轻至中度的狭窄，提示斑块破裂加上血栓形成比原粥样硬化狭窄程度对管腔急性堵塞，更具有决定性的作用。然而原有重度狭窄病变所致管腔完全堵塞，一般不引起急性心肌梗死，因有充分的侧支循环。其中约 1/4 的患者在重度固定狭窄病变上有轻度内膜损伤或血流淤滞而形成血栓。

研究发现在斑块破裂远端的血栓是以红细胞和纤维蛋白为主，而不稳定性心绞痛者是白血栓和红、白混合性血栓。血栓附加于血管壁，损伤血管壁，改变血液凝固和血流，容易导致冠状动脉完全堵塞的发生。容易引起冠状动脉血栓和急性心肌梗死的其他因素为：① 吸烟增加血小板聚集性；② 血小板寿命缩短，提示增加了血小板的消耗；③ 增加肾上腺素能对冠状动脉张力的调节；④ 血小板聚集性、纤维蛋白原和第Ⅶ因子的活性增高，脂蛋白(a)等对纤维蛋白溶解的干扰，内源性纤维蛋白溶解活性降低等。

(3) 急性非Q波心肌梗死：非Q波心肌梗死从病理观察不一定是非透壁性心肌坏死，但心肌坏死的数量少于Q波性心肌梗死。其比例发生机制介于不稳定性心绞痛和Q波心肌梗死之间。造影形态学类似于不稳定性心绞痛患者，提示斑块破裂常见于这两类患者。约有 1/4 非Q波心肌梗死的患者，在发病早期造影，发现与梗死相关的冠状动脉完全堵塞，堵塞的冠状动脉远端的心肌有侧支循环供应。非Q波心肌梗死可能发生于以下情况之一：① 梗死相关冠状动脉新的持续性堵塞病变，但有侧支循环；② 梗死相关的冠状动脉一过性完全性堵塞自发性再通，因此限制了梗死范围延展；③ 多支弥漫性病变，伴有或不伴有侧支循环，一过性低血压发作或与心肌耗氧量相比，相对低灌注能导致局部或整体心内膜下心肌坏死。非Q波心肌梗死大多数梗死相关冠状动脉未堵塞，通畅率为60%～80%。心电图出现ST段抬高或降低。

(4) 猝死：突发的机制有：① 在广泛心肌梗死及其他类型心肌病变的患者，具有能引起并维持室性心动过速或心室颤动的基质；② 猝死与急性心肌缺血有关，可因冠状动脉急性病变诱发所致，由斑块破裂引起血管痉挛或血栓形成使管腔急性堵塞，在血管堵塞的远端侧支循环尚未发展，心肌内血小板微栓也可导致猝死。

第二节　冠心病的危险因素

目前认为冠心病的主要危险因素是高血压、高胆固醇血症、吸烟、糖尿病及家族史等，其中高血压、高胆固醇血症、糖尿病和吸烟被认为是最重要的，也有人估计 2/3 的冠心病是这几种因素单一作用或联合作用引起的，同时近年来研究的发展提示一些与冠心病相关的新危险因子或易患因素。

1. 高血压　高血压与冠心病的关系密切，是冠心病发病的主要危险因素之一。收缩压高于21.3 kPa或舒张压高于12.7 kPa，其冠心病发病率较正常血压者增加5倍。冠状动脉粥样硬化病人约60%～70%有高血压。高血压促进动脉粥样硬化的机制有两个方面：一是高血压病人大脑皮质功能失调，既是高血压的发病因素，又是促进动脉粥样硬化的主要因素。另一方面是高血压发病后，动脉内压力增高，高压血流长期冲击动脉壁，导致动脉血管内膜机械性损伤，使血脂易在动脉壁沉积。

2. 高脂血症　高脂血症与冠心病有密切关系已被公认。胆固醇增高可引起和加速动脉粥样硬化，故高脂血症作为冠心病的主要危险因素之一，已引起了人们的广泛重视。有报道，胆固醇低于5.2 mmol/L者冠心病患病率为4.8%，而高于5.2 mmol/L者为10.7%，较前者高1倍。尽管这样，流行病学调查还证实，大约半数的冠心病患者胆固醇正常。我国学者也发现，在健康人、冠心病、高血压病人之间，胆固醇无明显差异。近年来对血脂的进一步研究认为，动脉粥样硬化不仅取决于胆固醇的含量，还取决于脂蛋白成分。现已证实，高密度脂蛋白与冠心病的发生呈明显的负相关，而低密度脂蛋白则与之呈明显的正相关。有关甘油三酯与冠心病的关系，过去曾较为重视，但现已证明它不是心血管病危险的独立因素。近来更注意到胆固醇/高密度脂蛋白及低密度脂蛋白/高密度脂蛋白的比值与动脉粥样硬化的关系。当胆固醇/高密度脂蛋白大于6，低密度脂蛋白/高密度脂蛋白大于4时，冠心病的发病率高达83％。

3. 吸烟　吸烟作为冠心病的独立因素也已为人们公认。大量流行病学调查表明，吸烟者冠心病的发病率较不吸烟者高，发生心肌梗死的危险性增加1.5～3倍。冠心病死亡率与吸烟量成正比，尤其在较年轻的吸烟者中，死于冠心病的危险性是不吸烟者的2～3倍，吸烟的年轻妇女危险性可高达10倍。我国学者研究表明，大量吸烟组（＞10支/日）冠心病患病率为14.9％，而不吸烟组为7.1％，两组有显著差异。吸烟与心绞痛的关系也甚为密切，在吸烟与不吸烟两组中，心绞痛的发生率分别为11.9％和4.5％，差别很显著。尸体解剖也证明，动脉粥样硬化程度与吸烟成正相关。

4. 其他因素

（1）糖尿病：糖尿病病人较非糖尿病病人冠心病的发病率高2倍。冠心病病人糖耐量减低者颇常见。糖尿病病人不仅冠心病发病率高而且病变较弥漫，狭窄程度较重。糖尿病患者，无论是胰岛素依赖型或非胰岛素依赖型，都可能存在不同程度的高胰岛素血症。高胰岛素血症通过两个途径导致动脉粥样硬化，即促使动脉壁细胞增生和动脉壁细胞脂质沉积。动脉壁是胰岛素敏感组织之一，当暴露于高水平的循环胰岛素时，就可导致其血管壁平滑肌细胞增生。动脉壁细胞的脂质代谢也受到胰岛素的影响，胰岛素能增加动脉壁内皮细胞表面的脂蛋白酶活性，使血流中低密度脂蛋白容易被动脉平滑肌细胞摄取，促使粥样斑块形成。

（2）年龄、性别因素：冠心病发病率常随年龄的增长而上升。40岁以后每增加10岁，冠心病发病率即递增约1倍，49岁以后进展较快。据国外报道，75～84岁组冠心病发病率较35～44岁组，男性高6倍，女性高40倍。发病男性多见，男女比约为2∶1，女性患病常发生于绝经期以后。

（3）超重和肥胖：超重指体重增加超过某个特定标准，通常用体重指数BMI来表示，即体重 kg/(身高 m)^2 大于25为超重。肥胖指身体脂肪所占的比例过高，如男性超过体重的25％或女性超过体重的30％。经过大量流行病学研究，目前认为超重和肥胖是冠心病的危险因素，主要是影响了血压和血清胆固醇水平。

（4）缺少体力活动：现在有关运动与冠心病死亡关系的资料大多是观察性研究，未能得出因果关系。1987年的一篇综述总结了43项流行病学研究结果，得出的结论是：中等或剧烈体力活动可以减少冠心病危险。其机制在于体力活动可以控制体重、增加葡萄糖耐量和胰岛素敏感性、降低血压、改善冠脉血流量、升高HDL。但对于那些平时不习惯于运动者，强烈体力活动可能对有冠心病危险的人触发急性心肌梗死发作。在一段较长时间内经常活动，每次间隔时间不长，可以保护人们不发生冠心病或不因用大力气而触发心肌梗死；另一方面，不活动的人，尤其是已知有冠心病或冠心病危险的人，剧烈活动可能给患者带来危险。日常生活中常有体力活动，可以保护患者不发生或不因强体力活动而致心肌梗死，因此进行宣传时还必须考虑到这个问题。

(5) 行为类型和精神应激：有人发现男性性情急躁、竞争性强的A型性格者患心绞痛、心肌梗死的危险比B型者高两倍，在女性中也存在同样的关联。冠心病易患者要注意包括承受压力时的生理和情绪上的反应性(包括愤怒、愤世嫉俗、疑惑、表现出来的和压制着的仇视)。

(6) 凝血危险因子：GPⅢa是主要的血小板整合素，它是一种跨膜的糖蛋白复合物。其作用是作为受体，介导纤维蛋白原结合于血小板表面及随后的血小板聚集。美国一项病例对照研究观察到，GPⅢa基因的PIA2多态性(亮氨酸－33被脯氨酸取代)与急诊血栓形成之间有关联，其预告意义在高血压、吸烟、高胆固醇血症或糖尿病等已知冠心病危险因子之上。

(7) 高半胱氨酸：高半胱氨酸(Hey)是蛋氨酸代谢过程中产生的一种含硫氨基酸，几项病例对照研究曾反映，血浆Hey水平高者，冠心病患病率高。欧洲协作行动计划进一步肯定它为独立的危险因子。

(8) 脂蛋白(a)：脂蛋白(a)[LP(a)]的脂质成分与LDL近似，蛋白Apo(a)部分有多kringle结构，与纤维溶酶原高度同源。它能与纤维蛋白直接作用，又能抑制纤溶酶原的纤溶作用。它有致血栓和致动脉粥样硬化的潜能。

第三节　冠心病的临床类型和特点

世界卫生组织(WHO)对于冠心病的分型如下：

(一) 原发性心脏骤停

原发性心脏停搏没有可以作出其他诊断的依据。原发性心脏骤停可致猝死，以往缺血性心脏病的证据可有可无。如果发生猝死时无目睹者，则诊断是臆测的。

(二) 心绞痛

1. 劳力性心绞痛　因运动或其他增加心肌需氧量的情况所诱发的短暂胸痛发作，经休息或舌下含化硝酸甘油后，疼痛常迅速消失。劳力性心绞痛可分三类：① 初发劳力型心绞痛：病程在1个月以内；② 稳定劳力型心绞痛：病程稳定，且在1个月以上；③ 恶化劳力型心绞痛：同等程度劳累所诱发的胸痛发作次数、严重程度及持续时间突然加重，病程在1个月内。

2. 自发型心绞痛　胸痛发作与心肌需氧量的增加无明显关系。同劳力型心绞痛相比，这种疼痛一般持续时间较长，程度较重，并且不易为硝酸甘油所缓解，心肌酶检查无改变。心电图常出现某些暂时的ST段压低或T波改变。它可单独发生或与劳力型心绞痛合并存在。自发型心绞痛患者因疼痛发生频率、持续时间及疼痛程度可有不同的临床表现，有时患者可有持续时间较长的胸痛发作，类似心肌梗死，但没有心电图及酶的特征性变化。某些自发性心绞痛患者发作时出现暂时性ST段抬高，常称为变异性心绞痛，但在心肌梗死早期记录到这一心电图图形时，不能应用这一名称。初发劳力性心绞痛、恶化劳力性心绞痛及自发性心绞痛常统称为“不稳定型心绞痛”。

（三）心肌梗死

1. 急性心肌梗死　其临床诊断可根据病史、心电图和血清酶的变化来作出。

病史：典型的病史是出现严重而持久的胸痛。有时病史不典型，疼痛可以轻微甚或没有，可以主要为其他症状。

心电图：心电图的确定性变化是出现异常、恒定的 Q 波或 QS 波以及持续 1 天以上的演变性损伤电流。当心电图出现这些变化时，即可作出诊断。部分病例，心电图显示有不确定的改变，包括：① 静止的损伤电流；② T 波对称性倒置；③ 单次心电图记录中出现病理性 Q 波；④ 传导障碍。

血清酶学改变：① 确定性改变包括血清酶浓度的序列变化，或开始升高和随后降低。这种改变应当与特定的酶以及症状发作和采取血样的时间间隔相联系。心脏特异性同功酶的升高也被认为是确定性变化；② 不确定变化是开始时浓度升高，但不伴有其后的下降，不能获得酶活力的曲线。

诊断急性心肌梗死：如果出现明确的心电图和（或）血清酶的变化，应诊断为心肌梗死，病史可典型或不典型。

可疑急性心肌梗死：当序列、不确定性心电图改变持续超过 24 h 以上，伴有或不伴有酶的不确定性改变，都可诊断为可疑急性心肌梗死，病史可典型或不典型。

在急性心肌梗死恢复期，某些患者可呈现自发性胸痛，有时可伴有心电图改变，但无新的酶学检查方面的改变，其中一些病例可诊断为 Dressler 综合征，另一些为自发性心绞痛患者，还有一些可为急性心肌梗死复发或可能有扩展。

2. 陈旧性心肌梗死　常根据典型的心电图改变，无急性心肌梗死病史和血清酶改变来作出诊断。如果没有遗留的心电图改变，可依据先前的典型心电图改变或根据以往明确的血清酶改变确诊。

（四）缺血性心脏病中的心力衰竭

缺血性心脏病可因多种原因引发心力衰竭，其原因可以是急性心肌梗死或以前的心肌梗死的并发症，也可由于心绞痛发生或心律失常所诱发。在没有以往缺血性心脏病临床或心电图证据的心力衰竭患者（排除其他原因），缺血性心脏病诊断仍属推测性。

（五）心律失常

心律失常可以表现为缺血性心脏病的唯一症状。在这种情况下，如果没有冠状动脉造影确认冠状动脉阻塞，缺血性心脏病的诊断多是臆测性的。

“梗死前心绞痛”和“中间型冠状动脉综合征”这两个名称不包括在内。因为前者的诊断是回忆诊断，仅在少数病例中能得到证实，而后一诊断的所有病例都可归属于缺血性心脏病分类中的一种。

冠心病的分型除 WHO 的分型外，还有以下几种常用分型：

1. 隐形冠心病型　系指中年以上患者，无明显冠心病的症状和体征，但具有某些冠心病易患因素，如高脂血症、高血压、糖尿病等，或冠状动脉造影显示有 50%以上固定性狭窄病变，但运动无缺血或心绞痛发作。

2. 无症状心肌缺血症　平时或运动时心电图常可记录到明确心肌缺血的表现，但患者无心绞痛症状。

3. 缺血性心肌病型　由于长期慢性心肌缺血所致的心脏扩大、心力衰竭，类似于扩张性心肌病晚期的表现。诊断前须排除以下 2 种情况：① 排除其他心脏病，如：心肌病、高血压和瓣膜病等所致的心脏扩大和心力衰竭的情况。② 排除因心肌梗死所致的心脏机械性障碍，如：室间隔穿孔、室壁瘤和乳头肌功能不全造成的心脏扩大心力衰竭的情况。

第四节　冠心病的药物治疗

近十年来，西方国家在心血管病的诊断如影像、冠脉造影，在治疗如溶栓、血管重建术等方面有很大发展，提高了医疗水平，降低了死亡率，同时也大大增加了医疗费用。1994 年美国用于冠心病的医疗费为 1 260 亿美元，1996 年则增至 1 560 亿，这些巨额的费用主要用于冠脉成形术和冠脉旁路移植术，而用于预防的费用则微乎其微。即使是经济发达的强国也不堪重负，其他国家尤其是发展中国家，对此更是无能为力。因此，人们认识到解决冠心病的出路在于预防。冠心病的预防分为一级预防和二级预防。一级预防主要是减少和治疗危险因子，公认的冠心病危险因素包括男性、有过早患冠心病的家族史（父母兄弟在 55 岁前患确定的心肌梗死或突然死亡）、吸烟（≥10 支/日）、高血压、高密度脂蛋白胆固醇（HDL－C）浓度经重复测定仍小于 0.9 mmol/L(35 mg/dl)、糖尿病、有明确的脑血管或周围血管阻塞的既往史、重度肥胖。除性别和家族史外，其他危险因素都可以治疗或预防。二级预防主要是防止冠心病的复发，降低冠心病死亡率。

冠心病的药物治疗仍是一种重要的治疗方法。最早应用的药物是 1867 年发现的亚硝酸异戊酯，自此硝酸酯类应用于临床，至今已有一百多年历史。20 世纪，治疗冠心病的药物有了很大进展，β 受体阻断剂和钙通道阻断剂先后被发现。这些经典药物主要通过影响血流动力学，减少心肌耗氧量以改善缺血心肌的供血。随着研究的深入，针对有关危险因素进行治疗，发展了抗血小板药物以及抗动脉粥样硬化药物。近年来又发展了心肌细胞保护剂或代谢抑制剂曲美他嗪、左旋肉毒碱等药物。

一、硝酸酯类

硝酸酯类药物为硝酸多元酯类结构，用于治疗心绞痛已有一百多年的历史，1867 年英国医生 Brunton 报道亚硝酸异戊酯抗心绞痛有效，11 年后 Murrel 报告硝酸甘油也有抗心绞痛的作用。现常用的速效的硝酸甘油（nitroglycerin），长效的是硝酸山梨酯（消心痛，isosorbide dinitrate），5 -单硝酸山梨酯（isosobide 5 - mononitrate）与戊四硝酯（pentaerithritityl tetranitrate）。

（一）药理作用

硝酸酯类对各种平滑肌均有舒张作用，但对血管平滑肌作用更强。不同的硝酸酯类的作用强度不同，对不同的血管作用敏感性也不同。硝酸酯类对心率与心肌收缩力无直接作用。硝酸酯类进入平滑肌细胞和或通过细胞外途径，解离为无机硝酸盐并最终形成氮氧化物（NO），此解离过程需要硫氢（巯）基参与，巯基来源于半胱氨酸。NO 与巯基相互作用还原为硝基硫醇（nitrosothiol）。硝基硫醇在平滑肌细胞内激活鸟苷酸环化酶，再催化三磷酸鸟苷（GTP）生成环鸟苷酸单磷酸（cGMP）增加，使胞浆内游离 Ca^{2+} 减少，从而引起平滑肌及血管扩张松弛。

硝酸酯类抗心绞痛的作用机制有：

1. 降低心肌耗氧量

(1) 舒张静脉，降低前负荷：硝酸酯类选择性舒张静脉，增加静脉容量，减少回心血量，缩小心脏容积，降低室壁张力，因而降低心肌耗氧量。由于重力影响，在立位或坐位时回心血量减少更多，缓解心绞痛效果比卧位更好。

(2) 舒张动脉，降低后负荷：硝酸酯类也能舒张动脉，降低心脏射血阻抗即心室的后负荷，使左室压降低、室壁压力降低，与舒张静脉、降低前负荷共同导致心肌耗氧量降低。但舒张动脉降低血压，引起反射性心率加快与心肌收缩力加强，导致耗氧量增加，部分抵消上述的耗氧量降低，但总心肌耗氧量还是降低。

2. 舒张冠脉，解除痉挛，改善心内膜下供血　硝酸酯类能舒张较大的冠状动脉与直径大于 100 μm 的小冠脉。较大的冠脉在心外膜，如因冠脉痉挛或堵塞诱发心肌缺血，舒张较大的冠脉可解除痉挛，缓解心肌缺血。由于心脏血管分布与冠脉血流的特点，心肌氧分压从心外到心内膜呈梯度下降，心外膜下的氧分压是心内膜下的 1.5 倍左右，故心肌缺血常发生于心内膜下。静注硝酸甘油后，未增加冠脉血流量，但心内膜下氧分压明显增高，心外膜下氧分压未见明显升高。说明硝酸酯类能选择性改善心内膜下供血。一般认为这是硝酸酯类使冠脉供血重新分布的结果。这时缺血区的小冠状动脉或已硬化或已代偿性高度舒张，硝酸酯类已不能使之再舒张，但仍能舒张心外膜的未硬化的较大冠脉，使血流重新分布。另外，较大的冠脉舒张可开放侧支或增加侧支血流，有利于血流经侧支分流到缺血区。所以，总冠脉血流量虽然未增加，但缺血区的心内膜下供血增加。

3. 在血小板内的代谢　作用机制与在血管平滑肌细胞中类似。通过巯基(—SH)依赖途径最终产生 NO。激活鸟苷酸环化酶，使血小板内 cGMP 升高，后者抑制 Ca^{2+} 内流，胞浆内 Ca^{2+} 降低，从而抑制血小板粘附和聚集。硝酸酯类与阿司匹林抑制血小板功能的机制不同，后者是抑制环氧化酶途径，两者有协同作用。

(二) 药代动力学

硝酸酯类药物的药代动力学特性差别较大，主要参数见下表。

表 11-1　硝酸酯类药物的药代动力学参数

药　物	半衰期(min)	分布容积(L/kg)	总清除率(L/min)	口服生物利用度(%)
硝酸甘油	3	3	50	0
硝酸异山梨酯	10(α)65(β)	4	4	20
5-单硝酸异山梨酯	280	0.6	0.1	100

硝酸甘油(NG)扩张血管作用强大，但其半衰期极短，在体内迅速代谢为脱去一个或两个硝基的产物。由于强烈的肝首过作用，即使连续口服大剂量 NG 缓释制剂(6.5 mg)，体内母体药物浓度仍然低得难以检测(低于 0.1 ng/ml)，而使用舌下片 0.4 mg 时，血浆 NG 峰浓度可达 2 ng/ml。故口服 NG 缓释制剂时，起药理作用的可能不是原型药，而主要是其代谢产物。

硝酸异山梨酯(ISDN)的半衰期显著长于 NG，并且在口腔黏膜和消化道均容易吸收，但口服时肝首过效应大，生物利用度低，个体差异大。在体内迅速被代谢为两个活性代谢产物：IS－5－MN 和 2－单硝酸异山梨醇酯。ISDN 连续应用时 $t_{1/2}$ 延长，可能是由于其代谢物对生物转化酶的竞争抑制造成的。这两个代谢产物虽然药理活性稍弱，但其 $t_{1/2}$ 均明显长于母体药物，服用 ISDN 后期药效主要归功于它的代谢物。

5－单硝酸异山梨醇酯（IS－5－MN）是目前最理想的硝酸酯类药物，它克服了硝酸酯类药物一直存在的缺点，具有足够的药理活性、适宜的 $t_{1/2}$ 和满意的生物利用度（近 100%）。大量临床观察证明，病人对其顺应性良好。

（三）临床应用

1. 用于缓解心绞痛的发作。
2. 不稳定型心绞痛。
3. 急性心肌梗死。
4. 慢性劳力性心绞痛。
5. 充血性心力衰竭。

（四）不良反应及耐受性

硝酸酯类不良反应常见搏动性头痛与面部潮红，是舒张血管的结果，继续用药常可减轻或缓解，头痛如持续可用解热镇痛药处理。因其可增高颅内压和眼压，故忌用于颅内高压和青光眼病人。硝酸酯类可引起低血压，特别是与 β 受体阻滞剂或钙通道阻滞剂合用时易发生。舌下含服硝酸甘油应平卧，可以避免因回心血量剧减产生的低血压甚至昏厥。常见反射性心动过速，但偶尔可因迷走神经兴奋发生心动过缓，必要时可用阿托品处理。

硝酸酯类连续用药常产生耐药性，疗效降低，且与其他硝酸酯类有交叉耐药性。连续给药就可以产生耐药性，如硝酸甘油透皮给药使血药浓度不间断持续 24 小时即可产生耐药性。补充含有—SH 的物质如 N 乙酰半胱氨酸，可以防止并能逆转耐药性。而在体内直接释放 NO 的硝普钠不会产生耐药性，故认为硝酸酯类的耐药性与体内含—SH 的物质耗竭有关。离体实验证实，硝酸酯类在血管平滑肌细胞内代谢释放 NO 需要含巯基物质参与，因此连续给药可致含巯基物质耗竭。预防耐药性发生的简单方法是间断用药，使血药浓度有间歇。如白天给硝酸甘油透皮贴剂，睡觉前取至，夜间至少有 8 小时为血药浓度低谷，为防止夜间发病，可服用其他抗心肌缺血药。ACEI 特别是含有—SH 的卡托普利，与硝酸酯类同服也可以阻止耐药性的产生。近来还有报道认为维生素 C 能通过清除氧自由基，阻止充血性心力衰竭病人静脉注射硝酸甘油产生的耐药性。

二、β－肾上腺素能受体阻滞剂

1948 年，Ahlquist 通过对各种器官 6 种儿茶酚胺的研究，观察到它们具有两种不同的效能，并命名为 α 和 β 两种类型的肾上腺素能受体。大部分的 α 作用为兴奋性，而 β 作用为抑制性。但心脏是一个明显的例外，它的刺激主要是经 β 受体来调解的。

1962 年，英国的 James Black 率先评价了心脏交感神经抑制作用的临床益处，并研制发明了 β 受体阻滞剂普蒂洛尔（propranolol，心得安）。诺贝尔奖委员会在 1988 年称赞其为“自 200 年前发现洋地黄以来在抗心脏病药物方面的最大突破”。

现已证明，β 受体阻滞剂对冠心病急性心肌梗死、劳力性心绞痛、心律失常、心力衰竭及高血压等均具有重要和广泛的治疗作用。

(一) 药理作用

β肾上腺素能受体阻滞剂简称为β受体阻滞剂。它的药理作用主要是通过与存在于心脏、血管及支气管等器官组织细胞膜上的β受体相互作用，使该受体不能恢复其与交感神经儿茶酚胺类的某些激动剂结合所必需的能力和亲合状态，从而发挥β受体的阻滞作用。

1. β受体阻滞剂的选择性　β受体分为β_1与β_2两种，心肌组织以β_1受体为主，而与支气管平滑肌和血管有关的主要为β_2受体。临床上的β_1受体阻滞能使心率减慢、血压下降和心排血量减低，而β_2受体阻滞则主要使血管和支气管平滑肌收缩。迄今为止，所有的β受体阻滞剂仅具有相对的心脏选择性。第一代药物以普萘洛尔为代表，它对β_1及β_2受体的亲和力高，对α_1受体则无亲和力；第二代β受体阻滞剂以美托洛尔为代表，其对β_1受体的选择性明显强于β_2受体，对α受体无影响；而第三代药物以卡维地洛尔(carvedilol)为代表，它对β_1受体有一定的选择性，但对β_2及α受体也有阻滞作用。

2. 膜稳定性　膜稳定性是电生理学术语，又称为"奎尼丁样作用"或"局麻"作用，是指其能降低心肌细胞动作电位的上升速率，不影响静息电位，也不延长动作电位时限的一种性质。有些β阻滞剂(普萘洛尔、氧烯洛尔、阿普洛尔及醋丁洛尔等)具有膜稳定性，但其他β阻滞剂可能并不具备。不过，应当强调β阻滞剂的抗心律失常作用系来自其β阻滞作用，与膜稳定性无关。

3. 内源性拟交感活性　β阻滞剂能对抗β兴奋剂对β受体的作用，这是毫无疑义的。但是，某些β阻滞剂(如氧烯洛尔、阿普洛尔、吲哚洛尔、醋丁洛尔等)，却具有很轻的β兴奋作用，因其具有内在的拟交感活性。但这种作用与肾上腺素或异丙肾上腺素的作用不同，增大剂量后其刺激作用仍较轻微。一般认为吲哚洛尔(心得静，pindolol)的拟交感作用最强，虽然理论上具备内源性拟交感活性的β阻滞剂对心肌收缩的抑制较弱，不易引起心力衰竭，但临床使用价值不大。

4. 亲脂性与亲水性　某些β阻滞剂具有亲脂性(如普萘洛尔、阿普洛尔、美托洛尔)，易在胃肠道吸收，并主要经肝脏代谢。亲脂性β阻滞剂易透过血脑屏障，故对有中枢因素影响的心律失常效果优于亲水性的β阻滞剂。

5. 对代谢的影响　交感神经能通过α及β受体影响糖及脂肪代谢，但对蛋白质影响不大。使用β阻滞剂对使用胰岛素的糖尿病病人总的影响多是使血糖下降，甚至发生低血糖反应。这是因为肝糖原分解维持正常血糖水平的作用，主要受β_2受体及儿茶酚胺刺激的作用，而β阻滞剂可对抗这一效应。β阻滞剂还可抑制肝脏的磷酸化酶而抑制糖原新生，加速组织对葡萄糖的利用，使生长激素增加，抑制胰岛素的分泌。

6. 对血浆肾素活性的影响　β阻滞剂可以对抗交感神经系统引起的肾素释放，但不影响肾素分泌的其他信号。

(二) 临床应用

1. 心绞痛。

2. 心肌梗死。

3. 梗死后心性猝死。

4. 慢性充血性心力衰竭。

5. 高血压。

（三）副作用和注意事项

β阻滞剂的副作用较为常见，直接与β受体的阻滞作用有关。

1. 窦性心动过缓　β阻滞剂使冠心病患者的心率减慢，本来是其重要的治疗作用，以达到减少心肌氧耗等控制心绞痛和心肌缺血的目的。但剂量过大或患者较敏感时，心率会显著减慢，并使血压下降，可引起心、脑和肾脏等重要生命器官的供血减少，故应从小剂量开始谨慎用药。此外，与其他抑制心肌或使心率减慢的药物合用时，更应注意。

2. 疲乏及四肢发凉等末梢循环障碍　许多临床试验观察发现，在统计学上较明显的副作用可有疲乏、四肢发凉及肢端疼痛等，可能与周围血管的末梢循环障碍有关。

3. 充血性心力衰竭　对有病变的心肌和心功能处于临界状态者，β阻滞剂可诱发心力衰竭，但对原来已有心力衰竭者有治疗作用。若开始剂量即过大，或用药不合理，也会加重心力衰竭。

4. 低血压　平素血压偏低者，可因心率减慢等造成低血压或有直立性低血压。

5. 支气管哮喘　使用某些心脏选择性差的β阻滞剂，可能会同时阻滞支气管平滑肌内的β_2受体而诱发支气管痉挛，或使慢性阻塞性肺疾患病情加重。

6. 神经及精神症状　包括头晕、倦睡、失眠、梦幻及抑郁等，幸喜发生率不高，多见于使用脂溶性β阻滞剂的某些老年患者。

7. 皮肤过敏及其他　少数患者可有瘙痒、皮疹等皮肤过敏反应，或可表现为牛皮癣样皮肤改变等。另可有眼部病变如眼干、眼疼、畏光，甚或视力障碍；也可有恶心、腹泻、胃肠道不适等消化道症状。

8. 血脂改变　有人报道，β阻滞剂一般对总胆固醇及低密度脂蛋白胆固醇水平无影响。但非选择性β阻滞剂如普萘洛尔，有使高密度脂蛋白胆固醇水平降低（约10%）和使甘油三酯水平升高的倾向，而选择性的β阻滞剂对脂代谢几乎无任何影响。

9. 首剂综合征　个别患者受次应用β阻滞剂后，可发生心跳缓慢、血压下降，甚至休克、死亡的严重反应。这可能与患者心肌严重受到抑制及窦房结功能受损有关，或患者对β阻滞剂过于敏感有关。首剂综合征多见于原有心脏病变严重、潜在的窦房结功能不全的老年患者。因此，使用β阻滞剂必须要从小剂量开始，并要个体化，另患禁忌证者除外。

10. 撤药综合征　见于长期较大剂量使用β阻滞剂的患者，突然停药后，会引起心动过速和心悸感，也可引起血压增高，导致心绞痛发作及心律失常，甚至造成急性心肌梗死或心性猝死。撤药综合征通常在停药的数小时至数日内发生。有人推荐，当需要停药时，应逐步减量而不应锐减，如1～3天内减至半量，4～6天减至1/4量，1周左右完全停药。即使如此，有些人仍会发生该综合征，不过症状比较轻微。

（四）禁忌证

β阻滞剂的禁忌证主要有严重的窦性心动过缓、病态窦房结综合征、Ⅱ或Ⅲ度房室传导阻滞、明显的低血压、休克、支气管哮喘、慢性阻塞性肺疾患、急性肺水肿及对β阻滞剂过敏者。

三、钙通道阻滞剂

（一）药理作用

钙通道阻滞剂是一类阻止Ca^{2+}经细胞膜钙通道进入细胞内从而降低细胞内Ca^{2+}浓度

的药物。不同的钙通道阻滞剂的药理作用有差别，但以下共同基本作用是其抗心肌缺血作用的基础：① 舒张冠脉，特别是舒张运动诱发的冠脉收缩；② 舒张外周血管，降低血压及心脏的后负荷；③ 维拉帕米或地尔硫䓬能抑制窦房结，减慢心率，抑制心肌收缩力，降低心肌耗氧量；④ 保护缺血的心肌细胞。

钙通道阻滞剂优于β受体阻滞剂的药理作用是无收缩支气管作用，反而有舒张作用。对有支气管哮喘与阻塞性呼吸道疾病患者，可选用钙通道阻滞剂治疗。

（二）临床应用

钙通道阻滞剂对稳定型心绞痛与无症状心肌缺血均有效，特别是对冠脉痉挛引起的变异型心绞痛与寒冷诱发的心绞痛效佳，能减少心绞痛发作次数，增加运动耐力。对兼有室上性心动过速的心肌缺血患者，应选用能阻止房室传导的维拉帕米或地尔硫䓬。对兼有高血压的心肌缺血患者，应选用尼群地平等二氢吡啶类对血管有选择性的药物。对兼有心力衰竭的患者，宜选用对心肌无抑制并能改善心力衰竭左室功能的氨氯地平或非洛地平。

（三）不良反应

钙通道阻滞剂的不良反应主要与其舒张血管、抑制心肌收缩力以及对窦房结和房室结的抑制作用有关，可出现头昏、头痛、面红、踝部水肿、低血压等症状。维拉帕米与地尔硫䓬对窦房结与房室传导有抑制作用，可引起严重的心脏抑制，表现为心动过缓与房室传导阻滞、窦性停搏以及充血性心力衰竭。

曾有报道，长期应用硝苯地平的高血压与冠心病病人，急性心肌梗死的发病率增加。这可能是因为硝苯地平作用时间短，而且因降压作用反射性增加交感神经张力，加快心率，故久用对心脏有不利的影响。但并非所有钙通道阻滞剂都有类似的不良反应，例如氨氯地平或非洛地平即无此不良反应。

四、血管紧张素转化酶抑制剂(ACEI)

ACEI在动物实验有抗心肌缺血与抗心肌梗死的作用，也能保护心肌对抗自由基的损伤作用。雷米普利有增强缺血预适应与产生延缓期心血管保护作用，实验大鼠一次静脉注射小剂量雷米普利，24～48小时仍有抗自由基损伤心功能的作用。此心肌保护作用可能是通过保存缓激肽激活激肽B_2受体与蛋白激酶C及NO合酶，与产生NO有关。ACEI有抗动脉粥样硬化作用，是其减少血管紧张素的产生与保存缓激肽作用的结果。

临床资料表明，喹那普利等ACEI能改善内皮细胞依赖性的舒张冠脉功能，增加心肌供氧，又能通过降压与缩小心肌肥大，减少心肌耗氧，但尚不能证明有抗心绞痛作用。

ACEI有良好的抗心肌梗死作用，能降低心肌梗死的发病率与死亡率，并防止心肌梗死并发心力衰竭。卡托普利等还能显著降低心肌梗死病人再梗死的危险性。

五、心肌代谢改善药

有一些药物主要通过改善心肌细胞的代谢来增强心肌对缺血性损伤的耐受，统称为心肌代谢改善药。这类药物对缺血心脏产生明显保护作用时对全身血流动力学无明显影响。

1. 曲美他嗪　曲美他嗪（万爽力，三甲氧哌嗪；Vasorel，Vastare）为哌嗪类衍生物，被英国药典第30版收载为抗心绞痛药，现已有国产品。曲美他嗪口服吸收良好，在体内极少被代谢，主要以原形从尿中排泄。

（1）药理作用：曲美他嗪对缺血心肌有明显的保护作用，但对血流动力学与心肌供血和氧耗无明显影响。鉴于它与上述其他抗心肌缺血药的明显区别，有人称之为细胞抗缺血药。曲美他嗪作用部位在细胞内线粒体。它能通过改变缺血心肌对供能底物的利用，通过抑制脂肪酸的β-氧化，减少心肌中游离脂肪酸的代谢；同时增加丙酮酸脱氢酶的活性，促进葡萄糖代谢。结果可减少心肌缺血时乳酸与 H^+ 的产生，防止缺血心肌的细胞内酸中毒，抑制 H^+/Na^+ 交换，防止线粒体内 Ca^{2+} 和 Na^+ 的蓄积；兼能抑制中性白细胞内缺血区聚集及对抗自由基的损伤作用，防止心肌缺血再灌注时引起的心律失常。

（2）临床应用：曲美他嗪对稳定型心绞痛的疗效与普萘洛尔相近，能减少心绞痛的发作次数和硝酸甘油的用量，均能明显改善运动耐量。但普萘洛尔减慢心率，降低心排血指数，而曲美他嗪无影响。曲美他嗪的抗心肌缺血作用起效较快，且可与其他的抗心肌缺血药合用，减少其用量和不良反应。据报道，在急性心肌梗死的常规治疗（包括溶栓药、β受体阻滞剂、硝酸酯类、阿司匹林等）的基础上加用曲美他嗪可明显缩小梗死区，减少心律失常的发生率，防止或减轻早期的左室扩张。在冠脉成形术前或冠脉搭桥术前预防用药可明显减轻心肌缺血表现，未见明显的不良反应。

2. 左旋肉毒碱

（1）药理作用：左旋肉毒碱（L-Carnitine，又名 Carnitor）与左旋丙酰肉毒碱是细胞中的正常成分，均参与转运长链脂肪酸到线粒体内进行氧化代谢，又能与丙酮酸的代谢产物乙酰基结合进行氧化代谢，从而促进丙酮酸代谢与葡萄糖的氧化与利用，节约耗氧，这对缓解心肌缺氧有益。它具有旋光性，细胞只合成并且只能利用左旋肉毒碱，动物给予外源性消旋肉毒碱，可产生肉毒碱缺乏症状，说明右旋肉毒碱能竞争性对抗左旋肉毒碱的作用。

正常人服用 L-肉毒碱无明显作用，因为只有在机体缺乏时补充才发挥其生理作用。L-肉毒碱对缺血的心肌能增加葡萄糖的利用，包括糖酵解和糖氧化。动物实验表明，它对缺血心肌与脑组织有保护作用。临床观察证实，它有抗心肌缺血与心绞痛作用。最近报道它还可以延缓细胞凋亡。

食物中肉毒碱在小肠几乎全部吸收，口服外源性肉毒碱剂量较大时，吸收率降低，临床用口服剂量的生物利用度约 18%。肉毒碱经主动转运进入细胞，在体内很少代谢，主要以乙酰化的形式经尿排泄。在肾小管，90%以上的非酯化肉毒碱被重吸收。

（2）临床应用：对稳定型心绞痛曾用 L-丙酰肉毒碱与钙通道阻滞剂地尔硫䓬进行比较，结果发现，治疗 6 周后，在减少心绞痛的发作次数与硝酸甘油的用量及最大运动量时，ST 段压低程度等效应均近似。但地尔硫䓬明显降低静息时心排血量，而 L-丙酰肉毒碱对此无影响。对缺血性心律失常，如室性早搏，用 L-肉毒碱治疗两周，可明显减少室性早搏的次数，此作用与美西律和普罗帕酮（心律平）相似。将 L-肉毒碱分别与美西律或普罗帕酮合用，可加强其抗心律失常作用。

心肌梗死后在常规处理的基础上加用 L-肉毒碱可产生较好的效果。据报告，心肌梗死后立即给予静脉注射 L-肉毒碱，然后口服，左室扩张程度明显减轻，左室容积明显缩小。

六、中草药抗心肌缺血成分

葛根、丹参、人参、银杏叶等中草药经实验研究与临床观察证实均有抗心肌缺血作用。其所含的有效成分有的已分离鉴定并用于临床，现简介如下。

1. 丹参(*Salvia miltiorrhiza*) 丹参系唇形科鼠尾草属植物(*Salvia miltiorrhiza* Bunge.)的根,是常用活血化瘀中药。20 世纪 70 年代将丹参注射液及总提取物制成片剂用来治疗心脑血管疾病有良好效果,至今仍为一种常用药在临床使用。

丹参的化学成分有水溶性和脂溶性两部分。水溶性活性成分有丹参素[D(+)β(3,4-二羟基苯基)乳酸]、丹酚酸 A、丹酚酸 B 和丹罗酚酸等;脂溶性成分有丹参酮Ⅰ、丹参酮Ⅱ-A、隐丹参酮等。在研究脂溶性主要活性成分丹参酮Ⅱ-A 时,将其引入磺酸基后而成为水溶性的丹参酮Ⅱ-A 磺酸钠,制成针剂供临床研究,也证明有抗心绞痛的效果。

(1) 药理作用:现代药理学的研究结果表明,丹参注射液可增加冠脉流量,保护急性心肌缺血缺氧所致心肌损伤。其作用机制是维持细胞膜的完整性,增加缺血区边缘的毛细血管,有利于侧支循环建立,加快损伤细胞的修复;还具有改善微循环、抗血小板聚集和血栓形成,并能改善血液流变学。清除自由基包括超氧阴离子和羟自由基对心肌细胞的损伤;能促进牛主动脉内皮细胞分泌组织型纤溶酶原激活物,提高 PGI_2 含量,降低 PAI 的活性,从而提高机体抗凝和纤溶活性,维持血管内血流畅通。丹酚酸 A、丹酚酸 B 和丹罗酚酸是中药抗氧化剂,尤以丹酚酸 A 的抗氧化活性最强。它们对维生素 C-NADPH 或 Fe^{2+}-半胱氨酸诱发大鼠脑、肝和肾微粒体脂质过氧化有很强的抑制效能,比维生素 E 强百倍至千倍,有效清除超氧阴离子。丹酚酸 A 也能抑制脂质过氧化引起心和肝线粒体肿胀,对氧自由基和 OH^- 自由基有清除作用。丹酚酸 A 可减轻缺血再灌注心脏引起心肌细胞损伤和降低心律失常的发生率。

(2) 临床应用:丹参口服片和丹参注射液用于冠心病、心绞痛与脑血管病。治疗冠心病时能降低血清脂质过氧化物产物,保护超氧化物歧化酶的活性及缩小心肌梗死范围,有清除自由基作用。经丹参处理的脑血栓病人的红细胞与培养的内皮细胞的黏附性有所降低,可能与其治疗脑血栓有关。

(3) 不良反应:丹参有抗血栓作用,可增加妇女月经期流血。与华法林合用能提高华法林的血浓度,延长凝血酶原时间,故应慎与华法林合用。

2. 葛根素 我国已批准葛根总黄酮片(愈风宁心片)和葛根素注射液(天保康)用于冠心病的治疗。

(1) 药理作用:葛根素能舒张冠脉阻力与脑血管,降低冠脉的作用比降低全身血管阻力更明显。它还能减慢心率,降低心肌耗氧量,改善微循环与缺血心肌的能量代谢,减少缺血心肌产生乳酸,并对抗心肌缺血/再灌注造成的心功能损伤。葛根素能降低冠心病与高血压病人血浆中的儿茶酚胺以及缺血再灌注时产生的脂质过氧化物,另外,葛根素对血管有β受体阻滞作用;对肾素-血管紧张素系统有调节作用。

(2) 药代动力学:葛根素口服吸收不良。少量吸收并代谢后从尿与胆道排泄。实验大鼠灌胃后 3.6%以原形与 4 种代谢物从尿与粪便排泄,故常用注射剂。动物静脉注射后,于肝、肾、心及血浆中分布较高;睾丸、肌肉和脾脏次之,并可通过血-脑屏障进入脑内。在体内消除半衰期随剂量增加而缩短,并因动物而异:9 mg/kg 静脉注射的大鼠、家兔与犬,半衰期分别为 11、21 和 67 分钟。葛根素分布广,消除快,不易蓄积。

(3) 临床应用:治疗冠心病、心绞痛与心肌梗死,也用于治疗脑缺血,并有降低青光眼病人眼压和治疗突发性耳聋的报道。有出血倾向者慎用。

3. 人参与三七 人参(Ginseng)的品种繁多,常见的为国产人参、高丽参(*Panax gin-*

seng)与美国花旗参(*Panax quinquefolium*)。三七(*Panax notoginseng*)也属于人参属植物。

(1) 药理作用:我国20世纪70年代应用含有人参为主的生脉散治疗急性心肌梗死病人有效,启发了对人参的抗心肌缺血作用进行实验研究。结果发现,人参皂苷对心肌梗死动物模型与离体心肌细胞缺氧均有保护作用,并增加缺血心肌释放前列环素,推测是其抗心肌缺血的机制之一。人参皂苷与三七皂苷在动物模型显示还有抗脑缺血作用,并有资料提示人参皂苷多种单体Rb组与Rg组,Rc、Re、Rf、Rh在心肌细胞有钙通道阻滞作用与抗氧自由基作用,可能与其心脑保护作用有关。近年研究发现,人参皂苷能促进血管内皮细胞释放NO,NO通过激活鸟苷酸环化酶产生cGMP,舒张血管,并有抗血小板聚集作用,推测为其心血管保护作用的另一重要机制。因NO为脑血管与阴茎海绵体血管舒张的神经递质,随之证实人参皂苷也能通过促进血管神经末梢释放NO,舒张脑血管与阴茎海绵体,后一作用可能与人参的壮阳作用有关。

资料表明,三七也有抗心肌缺血治疗冠心病的疗效。实验资料表明,三七总皂苷有与人参皂苷相似的心肌保护作用,较高浓度显示对细胞L型、T型或B型钙通道有阻滞作用。

(2) 临床作用:人参与三七用于治疗冠心病,含有人参的生脉散注射液用于改善心功能,治疗心力衰竭。人参皂苷加在心脏停搏液中,在临床心脏手术中显示有优于单纯心脏停搏液保护心肌缺血再灌注损伤的作用。

4. 银杏叶提出物　我国20世纪60年代曾用银杏叶提出物(EGb,当时称为"6911")治疗冠心病。由于制剂纯度与基础研究不够,疗效欠佳,因而中断。近年在欧美研究应用成功的影响下,我国重新掀起研制与应用的热潮。

(1) 药理作用:银杏黄酮主要作用是清除自由基与抗氧化作用,阻止血浆低密度脂蛋白(LDL)被氧化。银杏内酯类的主要作用是拮抗血小板活化因子(PAF),改善血流动力学与血液流变学,还有抗心肌缺血作用,并能抑制自由基的产生。EGb能改善心脑代谢,提高耐缺氧能力,促进中枢产生有利于记忆的M胆碱受体,保护神经元,促进受损伤的前庭神经元的恢复等,有益于记忆与平衡功能。

离体兔心实验发现,EGb能保护心肌对抗自由基对心功能的损伤,也能防止自由基与氧化低密蛋白主要活性成分溶血卵磷脂酚胆碱(LPC)对血管内皮依赖性舒张功能的损伤和过氧化物MDA含量的增加。在培养的牛主动脉和脑微血管内皮细胞也观察到,EGb有对抗LPC致细胞形态损伤、MDA下降、SOD活性增加等作用,其作用机制是通过抗脂质过氧化和提高内皮细胞的抗氧化。实验还证明,EGb具有保护局部脑缺血损伤和抗动脉血栓形成的作用。它还能舒张猪离体血管,此种作用可被NO合酶拮抗剂N-硝基-氨酸取消,表明此舒张作用是由NO介导的。

动物实验还显示EGb对心肌缺血损伤有延缓性保护作用,一次用药,保护作用可持续24～48小时;此保护作用可能与它诱导产生热休克蛋白有关。

(2) 临床应用:严密的临床观察结果表明,口服EGb对轻、中度脑缺血安全有效,对缺血性心脏、心绞痛以及对外周血管病间歇性跛行也有一次的疗效,并对记忆减退、头昏、耳鸣、头痛与焦虑不稳定及听力减退有一定的疗效。最近报道,口服EGb 120～240 mg,对轻、中度老年性痴呆与多发性脑梗死痴呆有效,能改善认知力与记忆力。

七、抗血小板药物

在正常条件下，血小板以分散状态在血管内运行，当血管损伤、血流改变或受到化学物质刺激时，血小板则发生 4 种彼此关联的反应，即形态改变、黏附、聚集和释放。在上述 4 种关联反应中，黏附是诱发血小板聚集的关键，而血小板聚集时则产生释放反应，因此，抑制或拮抗血小板的黏附和聚集反应是防止血栓形成的关键环节。近些年在探讨抑制血小板黏附方面进展不大，主要集中在竞争性拮抗 vWF 受体的药物研究上，而进展最快的是研究抑制血小板聚集的药物。抑制血小板聚集环节有多种，概括起来有花生四烯酸系统、环核苷酸系统、受体桔抗剂系统等等。

（一）环氧化酶抑制剂

1. 阿司匹林(asprin)　阿司匹林又名乙酰水杨酸，其作用机制是使血小板内环氧化酶的活性部位乙酰化，使环氧化酶失活，从而抑制血栓烷 A_2(TXA_2)生成，后者是血小板聚集的强诱导剂。阿司匹林的这种抑制作用是持久的、不可逆的，一次用药其抑制作用可持续近 7 天，直到骨髓巨核细胞产生新的血小板，才能重新合成 TXA_2。但由于更新 10%的血小板即可使血小板功能低下的状态恢复，故仍需每日服用才能维持疗效。阿司匹林虽然也能抑制血管内皮细胞内的环氧化酶使前列环素(PGI_2)生成减少，但此抑制作用的持续时间明显短于对血小板的环氧化酶的抑制。目前研究发现当使用小剂量阿司匹林缓释片时，其对全身血管内皮细胞生成 PGI_2 的影响变得更小，因为所释放的少量阿司匹林只在门脉循环内抑制血小板的环氧化酶活性，大部分不会进入周身循环。故在预防血栓形成的治疗上则推荐采用小剂量阿司匹林，特别是缓释片。

最近研究发现阿司匹林除上述作用外，还可通过影响白细胞与血小板的相互作用，促使白细胞抑制凝血酶、ADP 和肾上腺素诱导的血小板聚集，增加游离钙浓度以及 cGMP 和 NO 的水平。

口服阿司匹林的生物利用度为 68%，口服后 1～2 小时血浆浓度达高峰，半衰期随剂量增加而延长，小剂量时为 3～6 小时，大剂量时为 15～30 小时。该药能迅速被水解为水杨酸盐，血浆结合率不高，经肝脏代谢后由肾脏排出。

阿司匹林最常见的副作用是对胃肠道的刺激作用，患者感到上腹部不适，剂量愈大，反应愈强。少数患者可发生微量消化道出血，故对患有活动性溃疡的患者是禁忌的。个别患者还可产生过敏反应，如出现荨麻疹、血管神经性水肿和皮炎等。

阿司匹林在临床上用于预防血栓形成已取得良好的疗效。在心肌梗死一级预防、二级预防以及不稳定型心绞痛的多中心、随机、双盲研究中均已证实，阿司匹林可明显降低心肌梗死或再梗死发生率，有效降低总死亡率。因此阿司匹林已作为冠心病患者的常规用药。

关于阿司匹林使用剂量问题，目前已有较为一致的看法：① 冠心病患者作为长期预防性用药，阿司匹林宜采用小剂量：50～150 mg/d；② 小剂量阿司匹林的优点是除了可减少不良反应外，更重要的是能最大程度地保持血管壁合成 PGI_2 的能力而增加抗栓效果，但缺点是延迟达到抑制 TXA_2 生成的稳定状态。因此对于已有明确血栓形成倾向的患者，如急性冠脉综合征(ACS)患者，应先给予较大剂量(300 mg/d)，以便迅速抑制血小板激活状态，3 天后可考虑改用小剂量维持治疗；③ 冠心病患者服用阿司匹林的最高剂量应在300 mg/d 左右，超过此剂量并不增加临床抗栓疗效，反而明显增加其副反应。而最低剂量不宜低于

50 mg/d，因目前尚无令人信服的资料证明低于此剂量在临床抗栓方面仍然有效。

2. 吲哚布芬(indobufen) 吲哚布芬为阿司匹林类药物，抑制花生四烯酸代谢中的环氧酶，每日 200～400 mg 能有效地抑制血小板功能，副作用亦与阿司匹林类似。近年来有文献报道，该药抑制 TXA_2 生成的作用与阿司匹林相似，但对 PGI_2 合成的影响明显低于阿司匹林，该药值得进一步研究。

(二) ADP 受体拮抗剂

1. 噻氯匹定(ticlopidin) 噻氯匹定又名抵克力得，主要抑制由 ADP 诱发的血小板聚集，对胶原、凝血酶、花生四烯酸和肾上腺素等诱导的血小板聚集亦有抑制作用，但强弱不一。除以上作用机制外，该药可能参与抑制血小板膜与纤维蛋白原的亲和力，并有激活腺苷酸环化酶，使血小板内 cAMP 增加的作用。因此其是较强的血小板聚集抑制剂，临床上可作为阿司匹林的替代药物。

口服药吸收率为 80%～90%，1～3 小时后达血浆峰浓度。其血浆消除半衰期为 24～33 小时，该药起效慢于阿司匹林，服药后 24～48 小时作用开始，3～5 天后作用达高峰，停药后作用仍可持续 72 小时。

噻氯匹定的副作用相对较多，常见的不良反应为消化道症状，如恶心、腹部不适和腹泻等，发生率低于 10%，饭后服可减轻上述不良反应。其次的副作用为皮疹。个别患者可出现，中性粒细胞和血小板减少，一旦发生这些情况应立即停药，故在开始服用此药时应经常注意检查血象。偶见肝功能升高的报道。

该药在临床上用于预防血栓形成已有多年。对降低冠心病患者冠心病事件的作用接近于阿司匹林。在预防血栓性脑卒中方面略优于阿司匹林，由于此药的作用机制不同于阿司匹林，故联合应用有更强的抗血小板疗效，但出血并发症会相应增加，因此临床上适用于有明确血栓形成倾向的患者，如短期内反复发生急性心肌梗死的患者、支架植入术后的患者等不适宜长期并用。

2. 氯吡格雷(clopidogrel，thienopyridine) 氯吡格雷是近年来合成的新一代不可逆 ADP 受体拮抗剂，化学结构与噻氯匹定属于同一类。该药通过抑制 ADP 与其血小板受体的结合，防止 ADP 介导的 GPⅡb/Ⅲa 受体活化和继发的纤维蛋白原与 GPⅡb/Ⅲa 受体的结合。目前一些临床试验研究显示，氯吡格雷比阿司匹林抑制血小板聚集的能力更强，耐受性更好，而且副作用更低，特别是胃肠道和颅内出血发生率明显低于阿司匹林，该药也不会引起噻氯匹定可能发生的中性粒细胞和血小板减少的副作用。有试验比较了氯吡格雷和阿司匹林在降低冠心病患者缺血事件(心肌梗死、缺血性中风和血管性死亡)的临床疗效，结果显示氯吡格雷与阿司匹林均可明显降低血管性事件的危险性(与安慰剂比较)，而氯吡格雷在阿司匹林降低相对危险性达 25%的基础上，还能进一步降低相对危险性达 8.7%。

氯吡格雷口服后迅速吸收，单剂口服 75 mg 后 2 小时血小板聚集即受抑制，每日口服 1 次在 3～7 天后即达到稳定状态。由于该药副作用明显低于抵克力得，目前已成为抵克力得的替代药物，该药与阿司匹林合用较前者与阿司匹林合用有更良好的前途，目前合用的适应证已从植入支架的患者扩展到部分 ACS 患者。

3. 双嘧达莫(dipyridamol) 双嘧达莫，又名潘生丁，该药由于能扩张血管，最早用于抗心绞痛治疗，20 世纪 60 年代发现它具有抗血小板作用。潘生丁抑制血小板功能的机制主要有 3 个方面：① 抑制 cGMP 特异的磷酸二酯酶活性，使 cAMP 水平增高。② 抑制血管内皮细胞和红细胞对腺苷的摄取，增高血浆腺苷浓度，后者可通过激活腺苷酸环化酶，使血小板内 cAMP 含量增加而抑制血小板聚集。③ 增强内源性 PGI_2 活性。潘生丁口服迅速被吸收，2 小时血药浓度达高峰，其血浆半衰期为 2～3 小时，故需每天口服 3～4 次。由于其抑制血小板功能作用的强弱与其剂量大小密切相关，口服剂量 400 mg/d 以上，临床上有明显的抗血小板聚集的作用，但低于此剂量，其抗血小板聚集的作用不强，此时多与阿司匹林合用，两者合用有协同作用。

由于应用较大剂量潘生丁时可产生心肌窃血现象，对冠心病患者不利，临床使用剂量很少达到 400 mg/d，故该药一般不作为一线抗血小板药。

潘生丁的主要副作用有头痛、眩晕、胃肠道症状，停药后很快消失。

（三）血小板膜糖蛋白 GPⅡb/Ⅲa(GPⅡb/Ⅲa)受体拮抗剂

GPⅡb/Ⅲa 受体拮抗剂是近年来研究最多、进展最快的新型血小板制剂。由于该药阻断血小板聚集的最终环节，即阻断纤维蛋白原与 GPⅡb/Ⅲa 受体的结合而被认为是现今最强的抗血小板聚集的药物。该药依其化学结构的不同可分为 3 类：

1. 阿昔单抗(reopro，abciximab) 阿昔单抗是最早应用于临床的 GPⅡb/Ⅲa 受体拮抗剂，该药为 GPⅡb/Ⅲa 受体的单克隆抗体，通过占据 GPⅡb/Ⅲa 受体的位置而阻断血小板聚集反应。动物实验显示，ReoPro 明显抑制血小板聚集，但不影响血小板黏附，对血栓的形成、溶栓后血栓再闭塞均有明显的抑制作用，与溶栓剂合用可增加闭塞血管的再通率。该药为静脉制剂，多用于冠心病介入性治疗前，特别是用于急诊介入治疗前。

国外最早发表的 ReoPro 临床研究为 EPIC 研究，该研究总共入选 2 099 例 PTCA 患者，在常规肝素、阿司匹林治疗基础上将患者分为 3 组：第 1 组术前 60 分钟静推 ReoPro(0.25 mg/kg)，续 10 μg/min 静滴 12 小时；第 2 组在静推 ReoPro 后，续安慰剂持续静滴；第 3 组为安慰剂对照组。结果显示，第 1 组 30 日复合终点事件(死亡，急性心肌梗死，紧急介入治疗)较安慰剂组下降 35%，6 个月下降 23%。

2. 整合素(integrilin，eptifibatide) 整合素是一类含有 GPⅡb/Ⅲa 受体识别序列的低分子多肽。临床试验显示，入选 4 010 例择期或紧急介入治疗(PCI)患者，术后 24 小时，30 天，应用整合素组较安慰剂组复合心脏事件发生率分别降低 31.3%和 21.6%。

3. 替若非班(tirofiban) 替若非班为肽衍生物，其药理性质与 eptifibatide 相似。试验观察了该药对发病 72 小时内急性冠脉综合征患者接受 PCI 治疗的影响，用药方案为静脉注射，结果术后第 2 天和第 7 天心脏终点事件(死亡、AMI)分别下降 38%和 27%，但术后 30 天两组无显著差别。

以上 3 种 GPⅡb/Ⅲa 受体拮抗剂静脉制剂主要用于介入治疗的患者，特别是用于 ACS 患者急诊介入治疗术后，可明显减少急性和亚急性血栓形成的发生率。近些年来还合成了多种口服 GPⅡb/Ⅲa 受体拮抗剂，如 Sibrafiban、Xemilofiban 和 Lamifiban 等。近年来已有多项临床实验结果问世，但口服 GPⅡb/Ⅲa 受体拮抗剂在剂量、生物利用度和安全性方面均存在一些问题，需进一步研究。

八、Na^+-K^+ 交换抑制剂

心肌缺血缺氧时 Na^+-K^+ 交换增加，使细胞膜 Na^+-Ca^{2+} 交换增加，导致细胞内 Ca^{2+} 超载，耗氧量增加，ATP 分解增加而合成减少，线粒体结构紊乱，氧化磷酸化功能受损，心肌

对氧的利用能力受到限制，失去正常收缩舒张功能。同时，细胞内 Ca^{2+} 增加可激活磷脂酶，使膜磷脂降解，膜通透性增加导致细胞水肿、细胞器破坏、LDH 等物质外漏，加重心肌细胞损害。$Na^{+}-K^{+}$ 交换抑制剂通过抑制 $Na^{+}-K^{+}$ 交换而起到抗心肌缺血作用。这类药物包括阿米洛利、cariporide 等。前者作用的心肌保护作用较弱，后者具有良好的抗心肌缺血作用，不良反应少，可用于治疗不稳定型心绞痛、心肌梗死后缺血再灌注损伤引起的心律失常。

九、钾通道开放剂

尼可地尔（nicorandil）是一种钾通道开放剂，能促进血管平滑肌细胞膜上的 ATP 敏感性钾通道开放，使 K^{+} 外流增多，细胞内 Ca^{2+} 减少，使得平滑肌松弛，外周阻力下降。该药还具有硝酸酯样作用，可增加细胞内 cGMP 的生成，故具有较强地舒张冠脉输送血管作用，并且持续时间长，对冠脉阻力血管影响小，无“窃血”现象。临床上可用于治疗劳累型心绞痛及冠脉痉挛引起的心绞痛，该药在治疗不稳定型心绞痛的同时还能减少心肌缺血的发作和心律失常的发生。此外，尼可地尔还具有心肌细胞保护作用，可减少心肌梗死面积，改善患者的血流动力学指标。

第十二章　消化性溃疡及其药物治疗

消化系统疾病在临床上十分常见，既可局限于本系统，也可累及其他系统乃至全身；而全身性或其他系统的疾病以及神经精神因素，亦可引起消化系统的疾病和症状。消化系统疾病的种类较多，其中消化性溃疡(peptic ulcer)是一种全球性的常见病、多发病，患病率高达10%左右，一旦患上这种疾病，常常会反复发作，病情时缓时急、时发时停，历时长，给患者造成极大的痛苦。因此，这里重点介绍消化性溃疡及其药物治疗。

第一节　消化性溃疡

消化性溃疡，因溃疡的形成和发展与胃液中胃酸和胃蛋白酶的消化作用有关而得名。它可发生在能与胃酸接触的任何部位，但以胃和十二指肠最为常见，约占98%，也可发生于食管下段，胃空肠吻合口附近及Meckel憩室等部位。

消化性溃疡的主要症状表现为上腹部疼痛，可为钝痛、灼痛、胀痛或剧痛，但也可表现为饥饿不适、返酸等。典型患者呈轻、中等度持续性疼痛，范围局限，位于剑突下上腹部。疼痛常具有节律性，胃溃疡患者上腹痛表现为进食—短时缓解—疼痛—缓解，这是由于胃溃疡者常伴有胃炎，饱餐往往会牵拉炎症区而引起疼痛，到胃排空后才能缓解。约半数以上十二指肠溃疡病人的疼痛具有节律性，晨起空腹不痛，早餐后2～3小时开始出现疼痛，至午餐后才有所缓解，下午15:00～16:00左右又开始疼痛，至晚餐后缓解。约10%～15%的消化性溃疡病人可终生无症状，有部分病人睡前或在午夜睡眠中可出现疼痛，原因是由于胃酸分泌过多，十二指肠球部持续性的过度酸负荷，加之午夜胃内食物已大部分排空而进入肠道，不能再有效地稀释胃酸，而胃酸又刺激溃疡面，使局部肌张力增高或发生痉挛，从而引起疼痛。

消化性溃疡的发病机制较为复杂，迄今尚未完全阐明。目前认为消化性溃疡是一种多病因疾病。各种与发病有关的因素，如胃酸及胃蛋白酶的分泌、感染、遗传、体质、环境、饮食、生活习惯以及神经精神因素等，通过不同的途径或机制，导致攻击性因子(胃酸、胃蛋白酶、幽门螺杆菌感染)的侵袭作用增强和(或)防御机制(黏液分泌、重碳酸盐分泌、前列腺素产生)减弱，均可促发溃疡发生。目前公认的主要致病因素是胃酸过高、黏膜屏障功能降低，以及幽门螺杆菌感染等。

一、胃酸及胃蛋白酶的侵袭作用及影响因素

胃酸以及胃蛋白酶的侵袭作用，尤其是胃酸的作用，在溃疡的形成中占主要地位。实验

及临床证明，持续性胃酸分泌过多就可以引起消化性溃疡。胃酸的分泌与下列因素有关：

1. 壁细胞群总数　胃酸是由胃腺中的壁细胞所分泌，壁细胞群总数（parietal cell mass，PCM）与胃酸分泌量密切相关。临床上通过测定最大胃酸排泌量（MAO）可大致反映 PCM 的数量。通过对小面积胃黏膜壁细胞直接计数或测定 MAO 进行推算，女性正常的 PCM 约 8 亿、男性约 10 亿，相当于 MAO 为 18～22 mmol/h。PCM 增多，胃酸分泌随之增高，故 PCM 增多是溃疡发病的重要因素之一。十二指肠溃疡患者手术切除胃标本 PCM 直接计数表明，PCM 平均数可增至 19 亿，较正常人增加一倍左右，临床测定 MAO 也增高至 25～42 mmol/h。胃溃疡患者 PCM 数及 MAO 测定则增高不明显，可正常或稍低，PCM 增多与遗传及体质因素有关，亦可能因壁细胞长期遭受兴奋刺激所致。

壁细胞膜具有毒蕈碱样（M）、胃泌素（G）、组胺（H_2）等三种受体，相应的兴奋刺激是：① 副交感神经兴奋时产生的乙酰胆碱；② 胃泌素细胞（G 细胞）分泌的胃泌素；③ 邻近的肥大细胞产生的组胺。这些刺激的增加，都是重要的致溃疡因素。

2. 胃泌素和胃窦部滞留　胃运动障碍可使食物在胃窦部滞留，刺激分泌胃泌素，促进胃酸分泌，结果引起胃溃疡，这是部分胃溃疡发病机制之一。幽门成形术加迷走神经切断后易发生胃溃疡，就是基于此理。此外，在复合性溃疡中，十二指肠溃疡常先于胃溃疡而出现，因为慢性十二指肠溃疡所致幽门的功能性或器质性痉挛、狭窄，可使食物在胃窦部滞留，而后引起胃溃疡。

3. 神经精神因素　在病因调查中发现，持续过度的精神紧张、劳累、情绪激动等神经精神因素常是十二指肠溃疡的发生和复发的重要因素。有关的精神因素可通过下列两个途径来影响胃的功能：① 植物神经系统：迷走神经反射使胃酸分泌增多，胃运动加强。交感神经兴奋则使胃黏膜血管收缩而缺血，胃运动减弱；② 内分泌系统：通过下丘脑—垂体—肾上腺轴而使皮质酮释放，促进胃酸分泌而减少胃黏液分泌。

二、削弱黏膜的保护因素

1. 黏液—黏膜屏障的破坏　正常情况下，胃黏膜由其上皮分泌的黏液所覆盖，黏液与完整的上皮细胞膜的脂蛋白层及细胞间连接形成一道防线，称为黏液—黏膜屏障，具有以下主要功能：

① 润滑黏膜不受食物的机械磨损；② 阻碍胃腔内 H^+ 反弥散入黏膜；③ 上皮细胞分泌 HCO_3^-，可扩散入黏液，能中和胃腔中反弥散的 H^+，从而使黏膜表面之 pH 保持在 7 左右，这样维持胃腔与黏膜间一个酸度阶差；④ 保持黏膜内外的电位差。这个屏障可被过多的胃酸、乙醇、阿司匹林等非甾体消炎药或十二指肠返流液所破坏，于是 H^+ 反弥散进入黏膜，引起上皮细胞的破坏和黏膜炎症，为溃疡形成创造条件。

2. 黏膜的血液循环和上皮细胞的更新　胃、十二指肠黏膜的良好血液循环和上皮细胞的更新是保持黏膜的完整所必需的。黏膜层有丰富的微循环网，受黏膜下层广泛的动脉系统及相互沟通的动、静脉丛所灌溉，以清除代谢废物和提供必要的营养物质，从而保证上皮细胞更新必需的条件。正常的胃、十二指肠黏膜细胞更新很快，3～5 天就全部更新一次。如若血液循环发生障碍，黏膜缺血坏死，而细胞的再生更新跟不上，则在胃酸/胃蛋白酶的作用下就有可能形成溃疡。在解剖上，胃、十二指肠小弯侧黏膜下血管丛的侧支循环较大弯侧为少，如在胃角附近的胃肌，尤其是斜有束特别发达，于收缩时容易关闭黏膜下层的血管，使该处局部黏膜缺血坏死，可能是胃溃疡好发于胃角附近的原因之一。

3. 前列腺素的缺乏　胃和十二指肠黏膜的内生前列腺素主要是PGE，具有促进胃黏膜上皮细胞分泌黏液与HCO_3^-、加强黏膜血运循环和蛋白质合成等作用，是增强黏膜上皮细胞更新、维持黏膜完整的一个重要保护因素。非甾体类消炎药能抑制前列腺素的合成，被认为是该类药物引起黏膜损害的机制之一。部分消化性溃疡患者在其溃疡旁黏膜内有前列腺素缺乏的证据，因此，内源性前列腺素的合成障碍可能是溃疡形成的机制之一。

三、幽门螺旋杆菌

幽门螺旋杆菌(Hp)为革兰阴性厌氧菌，现已提出Hp是致消化性溃疡，尤其是十二指肠溃疡发生的致病因子或先决条件，也是消化性溃疡复发的重要因素。在胃及十二指肠溃疡相邻近之黏膜中常可检出Hp，Hp主要在胃上皮表面生长，产生多种酶及细胞毒素，能损伤黏液层、上皮细胞、胃血流功能。研究发现Hp与消化性溃疡密切相关，根除此菌不仅可以促进消化性溃疡的愈合、减少并发症，而且可明显减少复发率，使得根治消化性溃疡成为可能。

四、其他因素

1. 遗传　不少调查显示胃溃疡及十二指肠溃疡患者的亲属中，本病的发病率高于一般人群。O型血人群的十二指肠溃疡或幽门区胃溃疡发病率高于其他血型的人群，根据唾液、胃液等体液中有无血型抗原物质ABH区分。正常人75%～80%为分泌ABH物质者，20%～25%为非分泌者，后者的消化性溃疡发病率高于前者，属O型血而不分泌ABH物质者的十二指肠溃疡发病率更高，达其他型的两倍。血型和是否分泌ABH物质是由两个不同的等位基因遗传的，故其表现起相加作用。以上事实提示消化性溃疡的发生与遗传因素有关，但是我国尚未有支持上述理论的研究报道。

2. 饮食、药物、吸烟的影响　食物和饮料对胃黏膜及其屏障可以有物理性(过热、粗糙等)或化学性(如过酸、辛辣、酒精等)损害作用，还有些饮料(如咖啡)可刺激胃酸分泌，长期饮食时间不规律可破坏胃酸分泌调解的规律性，这些都可能成为消化性溃疡的发病以及复发因素。

多种药物，如阿司匹林、消炎痛、利血平、肾上腺皮质激素等，如前所述，或通过削弱黏膜屏障，或可增加胃酸分泌等各种机制促进溃疡发生。

在吸烟人群中，消化性溃疡发病率显著高于不吸烟者，其溃疡愈合过程延缓，复发率显著增高，以上与吸烟量及时间呈正相关性。可能与吸烟(尼古丁)引起胃黏膜血管收缩，降低幽门括约肌张力、使胆汁及胰液返流增加，从而削弱胃黏液及黏膜屏障，并抑制胰腺分泌碱性胰液，减少十二指肠内中和胃酸能力等有关。

3. 全身性疾病的影响　肝硬化、门腔静脉吻合术后、肺气肿、类风湿性关节炎、高血钙(如甲状旁腺机能亢进)等患者中十二指肠溃疡的发病率高于一般人群，在临床工作中应引起注意。

综上所述，胃酸/胃蛋白酶的侵袭作用增强和(或)黏膜防护机制的削弱以及幽门螺杆菌感染是本病的主要致病因素。但胃和十二指溃疡发病机制也有所不同，胃溃疡的发生主要是防护机制的削弱，如幽门功能的失调、胆汁及肠液的返流、胃黏液及黏膜屏障破坏等。十二指肠溃疡的发病则与胃酸/胃蛋白酶侵袭力量增强关系密切，表现在壁细胞群总数增大、神经内分泌功能紊乱导致胃酸分泌持续增多等。应该指出，各因素在发病中往往不是单独起作用，同一因素也可能参与不同的发病环节，各因素往往是互相联系或综合作用，例如神经精神因素及内分泌调节紊乱既可影响胃酸分泌增多，又可削弱黏膜屏障。另外，由于患者的个体特异性，可有不同的发病因素。因此在临床工作中必须结合病史和检查资料，探索各个患者发病的相关因素，才能更有针对性地指导预防及治疗。

第二节　消化性溃疡药物治疗观点的发展

20 世纪初，人们曾认为消化性溃疡的发生主要与应激、生活方式以及饮食等因素有关。因此，在治疗上主张镇静、休息与饮食治疗，如给予清淡饮食、奶制品，甚至全流质饮食。1910 年 Schwarz 首次提出“无酸不溃疡”(no acid no ulcer)学说，认为消化性溃疡的发病主要是因为胃酸及胃蛋白酶过多，引起了胃、十二指肠黏膜自身消化而形成溃疡。从此，抗酸就成为治疗消化性溃疡的主要措施，抗酸药也就成为最古老的抗消化性溃疡药物。接下来，人们发现阿托品等抗胆碱药能对抗迷走神经兴奋引起的胃酸分泌，还能松弛胃肠平滑肌，因此这类药物在对抗胃酸分泌的同时具有解痉止痛作用，但这类药物的抗酸分泌作用弱并且副作用多。

随着研究的深入，抗消化性溃疡的药物治疗取得了从传统的抗酸解痉到抑制壁细胞的胃酸分泌功能和增强胃壁细胞防御功能的突破性进展。人们早在 18 世纪就已经知道胃酸是由胃腺中的壁细胞所分泌，然而，对壁细胞的泌酸机制直到知道 20 世纪后期才有比较清楚的了解。胃酸的分泌过程大致可分为三个步骤：首先是各种胃酸分泌刺激因子分别作用于壁细胞膜受体，引起细胞膜信号转导系统活化，第二信使如 cAMP、钙离子等增加；第二步是 cAMP、钙离子等引起细胞发生进一步的生化反应，发挥泌酸效应；第三步则是壁细胞分泌盐酸的最终环节，即壁细胞分泌小管 H^+-K^+ ATP 酶活化，将 H^+ 从细胞内分泌到细胞外，与 Cl^- 结合生成 HCl。1971 年，有学者阐明了组胺 H_2 受体介导的壁细胞胃酸分泌过程，并发现 H_2 受体拮抗剂的抗酸分泌作用。1976 年，第一代 H_2 受体拮抗剂西咪替丁应用于临床，这标志着消化性溃疡药物治疗的第一次变革，它的出现使成千上万消化性溃疡病人的治疗及预后取得了满意效果，并使并发症如穿孔、幽门梗阻、出血等显著减少。20 世纪 80 年代中期，以奥美拉唑为代表的质子泵抑制剂(proton pump inhibitor，PPI)问世并用于临床。这类药物具有抑制泌酸作用强而持久、副作用少等优点，使消化性溃疡的治疗又前进了一大步。用质子泵抑制剂治疗消化性溃疡，大多数患者的溃疡可以在较短时间内愈合。据报道，PPI 治疗 4 周，胃溃疡愈合率可达 75％～85％，十二指肠溃疡愈合率高达 85％～95％。

通过上述抗酸方面的治疗，能使消化性溃疡达到近期愈合。但是溃疡愈合后却容易复发，如经 PPI 治疗愈合后，1 年内溃疡复发率高达 50％～90％。尽管长疗程应用抗酸分泌的药物比较安全，并可降低消化性溃疡的复发率、减少并发症，然而一旦停止用药，大多数患者溃疡迅速复发，这促进人们对溃疡复发因素进行研究。临床试验结果表明，除其他促发消化性溃疡的因素，如服用非甾体抗炎药(non-steroidal anti-inflammatory drug，NSAID)外，幽门螺杆菌(Hp)感染是消化性溃疡，尤其是十二指肠溃疡发生的先决条件或致病因子，也是消化性溃疡复发的重要因素。1983年，澳大利亚学者 Warren 与 Marshall 从胃病患者的胃黏膜中首次分离出 Hp，发现该菌与消化性溃疡密切相关。这种病因学观念的转变，开创了消化性溃疡治疗的新纪元。根除 Hp 不仅可以促进消化性溃疡愈合、减少并发症，而且可使复发率大大降低，使根治消化性溃疡成为可能。

临床实践证明，增强胃肠黏膜屏障的保护功能对消化性溃疡的治疗也具有十分重要的作用。黏膜保护药通过增加黏液成分重碳酸盐分泌、改善黏膜微循环、促进上皮细胞再生与隔离胃酸及胃蛋白酶的侵蚀，达到保护胃、十二指肠黏膜的目的。

消化性溃疡药物治疗的目的在于控制症状、促进溃疡愈合、防止并发症的发生、防止溃疡病复发。目前所采用的抗溃疡疗法均能达到以上目的，但是抗酸药、H_2 受体拮抗剂和质子泵抑制剂都不能彻底根治溃疡病，停药后还易复发，故需长期应用小剂量维持。彻底根除 Hp、有效控制胃酸过多与保护胃黏膜功能等综合治疗措施的应用有可能根治溃疡病，达到真正的治愈。随着医学科学技术的发展，对消化性溃疡的发病机制的认识还会不断深入与提高，新型药物将广泛用于临床，有关药物治疗观点和治疗方案还会有所改变，相信消化性溃疡这一疾病必将为人类所攻克。

第三节　治疗消化性溃疡的药物

一、抗酸药

抗酸药(antacids)是一类无机弱碱类物质，可中和过多的胃酸，使得胃蛋白酶活性降低，解除胃酸和胃蛋白酶对胃和十二指肠黏膜的腐蚀消化和刺激，促进溃疡的愈合。餐后服用较空腹服用效果好，因餐后服用可延长药物的作用时间。与抗胃酸分泌药物相比，这类药物作用弱、疗效差、疗程长。由于单独使用抗酸药能影响胃肠道功能，可引起腹泻、便秘，还可引起某些不良反应如高血压、高镁血症、碱中毒以及肾功能减退等，其单一成分制剂已很少使用。目前，临床上多采用这类药物的复方制剂，这些复方制剂可迅速缓解症状，减少并发症，并可降低溃疡复发率。研究发现，某些制剂还能抑制胃蛋白酶的活性，增强胃黏膜的屏障功能，对胃黏膜细胞也有一定的保护作用。一般认为，理想的抗酸药应该具有抗酸作用强、迅速而持久、不易吸收、不产生 CO_2、不引起碱血症、无便秘和泻下作用、对胃黏膜和溃疡面具有收敛保护作用等特点。

1. 单一成分制剂

(1) 碳酸氢钠(Sodium Bicarbonate)：又称小苏打，溶解度大，中和胃酸迅速，但抗酸作用弱、持续时间短，需反复多次服用才能达到抗酸效果。大剂量应用可引起钠潴留和碱血症，对老年人，尤其是伴有心、肾功能不全患者应慎用。本品可产生 CO_2 气体，如果大量服用有可能造成胃穿孔。

(2) 氢氧化铝(Aluminum Hydroxide)：本品能在胃内与盐酸作用生成 $AlCl_3$ 和水，中和胃酸的作用较强，起效缓慢，作用维持时间较长。中和胃酸后产生的 $AlCl_3$ 有收敛、止血的作用，长期服用氢氧化铝可导致磷酸盐吸收不足。铝离子还能抑制胃肠平滑肌的收缩，从而引起便秘。

(3) 氢氧化镁(Magnesium Hydroxide)：本品在胃中与盐酸作用生成 $MgCl_2$ 和水，中和胃酸的作用较强且起效快。口服后少数镁离子可被吸收，并经肾排泄。对肾功能不全患者，本品可引起血镁过高。不吸收的镁盐在肠道内具有导泻作用，常与易引起便秘的氢氧化铝合用，以相互抵消副作用。

(4) 三硅酸镁(Magnesium Trisilicate)：中和胃酸的作用较弱、起效缓慢，但作用持久。在胃内生成胶状二氧化硅对溃疡面有保护作用。

(5) 碳酸钙(Calcium Carbonate)：抗酸作用较强、快而持久，可产生 CO_2 气体。进入小肠的 Ca^{2+} 可促使胃泌素分泌，引起反跳性胃酸分泌增加。

2. 常用的复方制剂　由不同的抗酸药或其他有效成分混合配制而成，其配方综合考虑到药物的疗效和副作用两个方面，因此比单一成分制剂的效果更好，副作用也更少。常用的药物有：

(1) 胃舒平(每片含干燥氢氧化铝凝胶与三硅酸镁各 0.2 g，颠茄浸膏 0.002 6 g)；

(2) 胃得乐(每片含次硝酸 0.175 g，硫酸镁 0.2 g，碳酸氢钠 0.1 g，大黄 0.012 5 g)；

(3) 乐得胃(每片含次硝酸铋 0.3 g，碳酸镁 0.4 g，碳酸氢钠 0.2 g，氟朗鼠李皮 0.025 g)；

(4) 胃必治(每片含铝酸铋 0.2 g，甘草浸膏 0.3 g，碳酸镁 0.4 g，碳酸氢钠 0.2 g，氟朗鼠李皮 0.025 g，茴香 0.01 g)；

(5) 胃溃宁(每包含维生素 U50 mg，盐酸组氨酸 10 mg，氢氧化铝 0.15 g，三硅酸铝 0.18 g，颠茄浸膏 0.01 ml)。

3. 药物相互作用　常用的复方药物制剂兼有铝和镁的盐类，可减少便秘、腹泻等不良反应，含铋制剂具有收敛作用。因碱性抗酸药可抑制 H_2 受体阻断剂的吸收，故不宜与之合用。此外，氢氧化铝服用后还可影响铁剂、茶碱、异烟肼、泼尼松、四环素、喹诺酮类等药物的吸收，故应避免与之合用。

二、M_1 胆碱受体阻断药

抗胆碱药物能对抗迷走神经兴奋引起的胃酸分泌，还能松弛胃肠平滑肌，因此本类药物既能对抗胃酸分泌也具有解痉止痛作用。由于这类药物的抗酸分泌作用弱并且副作用多，目前只有哌仑西平用于消化性溃疡的治疗。哌仑西平为选择性的 M_1 胆碱受体阻断药，对 M_1 胆碱受体具有高度的亲和力，与阿托品等非选择性 M 胆碱受体阻断药的抑制胃酸分泌作用相等，但很少产生口干、心动过速等胆碱能神经阻断所致的不良反应。此外，哌仑西平不易透过血脑屏障，无明显的中枢抗胆碱作用。

哌仑西平(pirenzepine)

选择性 M_1 胆碱受体阻断药，其对 M_1 受体的亲和力为对 M_2 受体的 40 倍，在低剂量时即可抑制胃酸分泌，而对唾液分泌、心率、胃肠运动等无明显影响。对胃和十二指肠溃疡的疗效与西咪替丁相当。本品对胃蛋白酶的分泌也有抑制作用。

本品吸收不完全，生物利用度为 20%～30%，与食物同服可减少其吸收；口服后 2～3 小时血药浓度达峰值；肌内注射吸收良好，20 分钟达峰浓度。除脑组织外，哌仑西平在全身各组织都有分布，血浆蛋白结合率约为12%；在体内很少代谢，80%以原形从粪便和尿中排泄，仅4%为去甲基代谢物；半衰期为11小时。

哌仑西平的不良反应与剂量有关，每日150 mg常见口干、视力模糊、便秘、腹泻、头痛、精神错乱等，有2%的患者需要停药；本品对青光眼和前列腺肥大患者的影响较少。本品与H_2受体阻断药合用，可增加抗酸分泌的效果；乙醇和咖啡等可削弱其作用。

三、H_2受体阻断药

H_2受体阻断药能特异性阻滞壁细胞膜组胺H_2受体，抑制壁细胞cAMP生成，从而发挥抗酸分泌作用。H_2受体阻断药还能部分地抑制胃泌素和乙酰胆碱受体引起的胃酸分泌，对应激性溃疡和上消化道出血具有显著疗效。H_2受体阻断药具有疗效好、使用方便、价格适中等优点，目前在临床上广泛用于治疗消化性溃疡。

1. 相关药物　H_2受体阻断药主要有西咪替丁、雷尼替丁、法莫替丁、尼扎替丁、罗沙西丁以及拉呋替丁。

(1) 西咪替丁(cimetidine)：本品为第一代H_2受体阻断药，能显著抑制基础和夜间胃酸分泌，也能抑制组胺、五肽胃泌素、咖啡因等因素引起的胃酸分泌。西咪替丁还具有轻度抑制胃蛋白酶分泌、保护胃黏膜细胞和增加胃黏膜血流量、防止实验性胃黏膜出血等作用。

(2) 雷尼替丁(ranitidine)：本品为第二代H_2受体阻断药，具有高效、长效等特点。雷尼替丁比西咪替丁的抗酸作用强5～12倍，能有效抑制基础及五肽胃泌素、组胺等刺激引起的胃酸分泌，降低胃蛋白酶的活性；也能对抗实验性胃黏膜损伤，防止溃疡形成。

(3) 法莫替丁(famotidine)：本品为第三代H_2受体阻断药，其作用比西咪替丁强40～150倍，是雷尼替丁的7～10倍；抗酸作用持续时间长，给药后24小时仍可保持约50%的抑制胃酸分泌效应。

(4) 尼扎替丁(nizatidine)：这是一种新型的H_2受体阻断药，抑制胃酸分泌作用与雷尼替丁相当，具有口服易吸收、生物利用度高、抗酸分泌作用持久等特点。

(5) 罗沙西丁(roxatidine)：这是另一种新型的H_2受体阻断药，对抗组胺诱导的胃酸分泌作用与雷尼替丁相当；口服易吸收，生物利用度不受进食和抗酸药的影响。

(6) 拉呋替丁(lafutidine)：这是于2000年4月在日本上市的，同时具有抑制胃酸分泌和增强黏膜防护因子作用的新型组胺H_2受体拮抗药，商品名为Protecadin。这种新型药物通过阻断组胺H_2受体和辣椒素感受神经减少胃酸分泌、促进胃黏膜再生、增加胃黏膜血流量以及增加胃黏液等机制发挥抗消化性溃疡作用。同其他H_2受体拮抗药相比，本品具有疗效显著、不良反应少和治愈后不易复发等优点。

2. 临床应用　H_2受体阻断药口服易吸收，生物利用度43%～85%，口服后1～3小时血药浓度达峰值，体内药物分布广泛，半衰期1.5～4小时。该类药物经肝脏代谢，由肾脏排出体外，还可通过乳汁排泄。

H_2受体阻断药能够缓解消化性溃疡症状，减少并发症，促进溃疡愈合，并能降低复发率。大多数患者用药后5～7天后症状改善，2～4周症状消失。十二指肠溃疡患者用药4周的愈合率为72%～86%；胃溃疡患者的愈合率在4、6、8、12周分别为58%、71%、84%和91%。虽然各种H_2受体阻断药的相对强度不同，但是临床疗效并无显著差异。临床观察结果表明，消化性溃疡的治愈率并不在于H_2受体阻断药的抗酸分泌强度，而是与其治疗的持续时间相关，故对消化性溃疡的治疗需要延长疗程而不是增加用量。此外，还发现晚上给药可降低胃内的酸度，并可提高治愈率。

H_2 受体阻断药应用于消化性溃疡病的治疗已有数十年，长期应用的实践经验证明，本类药物比较安全，不良反应发生率低，仅占1%～5%，主要表现为腹泻、头痛、疲劳、肌痛、便秘等。

3. 药物相互作用　西咪替丁可抑制细胞色素 P450 酶催化的氧化代谢，并且能降低肝血流量，因此可抑制华法林等抗凝剂、普萘洛尔等β受体阻滞剂、茶碱、苯妥英钠、利多卡因、地西泮等药物的代谢，使半衰期延长，合用时应调整这些药物的剂量。雷尼替丁对其他药物的肝内代谢影响低于西咪替丁。法莫替丁、尼扎替丁不与肝药酶 P450 结合，对其他药物的肝内代谢几乎没有影响。

四、胃壁细胞质子泵抑制药

前已述及，胃黏膜壁细胞通过受体（M_1、H_2 受体、胃泌素受体）、第二信使和 H^+ - K^+ ATP 酶三个环节分泌胃酸。H^+ - K^+ ATP 酶（质子泵，proton pump）位于壁细胞的管状囊泡和分泌管上，当其激活时能将 H^+ 从壁细胞内转运到胃腔中，然后与 Cl^- 结合形成胃酸（HCl），同时将 K^+ 从胃腔中转运到壁细胞内，进行 H^+ - K^+ 交换。抑制 H^+ - K^+ ATP 酶，就能抑制胃酸形成的最后环节，使胃酸分泌减少，发挥治疗作用。质子泵抑制药能特异性与 H^+ - K^+ ATP 酶结合，使之失去活性，从而发挥抗酸分泌作用。这是一类新的抗酸分泌药物，其作用强而持久，是目前治疗消化性溃疡最有效的抗酸分泌药物，也是目前这类药物中研究开发的热点。

1. 相关药物　1977 年第一个质子泵抑制药奥美拉唑（omeprazole）合成，80 年代初开始临床应用，到 1988 年以商品名洛赛克（losec）上市并广泛应用。该药能抑制基础胃酸和应激性胃酸分泌，不仅对消化性溃疡有良效，而且也是治疗胃酸分泌增加相关疾病的首选药物。迄今为止，又相继有数种产品问世，包括兰索拉唑（lansoprazole）、泮托拉唑（pantoprazole）、雷贝拉唑（rabeprazole）、依索拉唑（esomeprazole）和莱米诺拉唑（leminoprazole），后三种药物为新型 PPI。上述 PPI 的化学结构相似，均为苯并咪唑衍生物，亲脂性强，容易穿透细胞膜。因分子结构中都含有吡啶环而呈弱碱性，在壁细胞中，仅对其分泌小管的酸性环境具有亲和性。

(1) 奥美拉唑（omeprazole，洛赛克，losec）：奥美拉唑通过抑制胃酸分泌发挥药理作用。本品在 pH 4.0 以上的环境中无活性，进入壁细胞后，集中于分泌小管，在此处的酸性环境中迅速分解为次磺胺，后者能与 H^+ - K^+ ATP 酶结合而使之失活，从而阻断壁细胞的泌酸功能。奥美拉唑抑制胃酸分泌作用强而持久，且呈剂量相关性，能抑制基础、夜间、试餐刺激以及五肽胃泌素引起的胃酸分泌，也能抑制胃蛋白酶的分泌。一次口服奥美拉唑 40 mg，3 天后仍然可以抑制胃酸分泌 18%，这是因为该药对 H^+ - K^+ ATP 酶的抑制作用是不可逆性的，必须有新生成的酶更新，而 H^+ - K^+ ATP 酶的更新需要 48～72 小时。十二指肠溃疡患者每日口服 20 mg，连续用药 4 周后愈合率达 90%左右。奥美拉唑对 H_2 受体阻断药治疗无效的消化性溃疡患者仍有效。奥美拉唑每日 40 mg，连续用药 8 周，胃溃疡的愈合率高达 90%左右。奥美拉唑对返流性食管炎的治疗效果较 H_2 受体阻断药好，但需较高剂量（20～60 mg/d），且需长期用药。卓-艾（Zolliger - Ellison）综合征用高剂量的奥美拉唑治疗后，胃酸分泌可得到有效控制，症状明显改善。

本品呈弱碱性，遇酸后容易转化成次磺胺化合物，而后者在肠道的生物利用度很低。因此，临床应用奥美拉唑时常用外裹肠衣的微胶囊，这种剂型在 pH 6.0 以上的环境中才能将胶囊中的药物释放出来。口服吸收迅速，1～3 小时血药浓度可达到峰值，首次给药生物利用度仅为 35%，重复给药生物利度可达 60%～70%，其原因可能是本品使胃酸抑制而使其在胃内分解减少。血浆蛋白结合率高达 95%，主要分布在肝、肾、胃、十二指肠和甲状腺，给药后 16 小时药物主要集中在胃中。在肝内代谢后，大部分代谢物经尿排出，其余从粪便中排除。$t_{1/2}$为 0.3～2.5 h，平均值为 1 h。

(2) 兰索拉唑(lansoprazole)：兰索拉唑为继奥美拉唑之后另一个 H^+-K^+ ATP 酶抑制剂，作用与奥美拉唑相似，其分子本身并不直接作用于 H^+ 泵，而是在壁细胞分泌小管的酸性环境中，形成活性代谢物次磺酰胺，后者可抑制质子泵而发挥作用。本品可抑制基础以及各种原因引起的胃酸分泌。除了抑制胃酸分泌外，也能抑制胃液和胃蛋白酶分泌，但其抑制程度不如对胃酸的作用强。健康志愿者每日口服兰索拉唑 30 mg，连续 7 天，平均胃液分泌量减少 30%，平均胃蛋白酶分泌量减少 78%，而增加服药剂量胃酸分泌量不再减少。胃液中的 H^+ 对于胃泌素的分泌具有反馈性调节作用。据报道，溃疡病患者每日服用兰索拉唑 30 mg，8 周后血清素含量增高 1.6～2.0 倍，连续用药一年，血清胃泌素水平则不再继续增加。兰索拉唑还能抑制幽门螺杆菌的生长增殖，体外抑菌作用与胶体次枸橼酸铋相当。

本品几乎不溶于水，亲脂性强，容易透过细胞膜。口服制剂为肠溶颗粒胶囊，吸收较好，口服生物利用度约为 80%，大约 2 小时血药浓度可达高峰，抑酸作用可持续 24 h 以上，半衰期约为 1.5 h，老年人和严重肝病患者半衰期显著延长。体内药物主要集中在胃壁细胞内，24 小时后仍有相当量存在，经肝代谢胃兰索拉唑砜和羟基兰索拉唑，从胆汁和尿中排泄。

(3) 泮托拉唑(pantoprazole)：泮托拉唑吸收后浓集在壁细胞分泌小管内，形成具有活性的亚磺酰胺代谢物后，与质子泵结合使其失活，产生抗酸分泌作用。与兰索拉唑相似，可显著抑制胃酸分泌，每日服用40 mg可最大限度发挥抑制胃酸分泌作用，剂量如增至每日 80 mg，其抗酸分泌作用并无显著增加。

健康志愿者口服本品 40 mg，生物利用度为 57%～100%，平均为 76%，半衰期 0.5～5.1 小时，平均为 1.3 小时。98%药物与血浆蛋白结合，主要在肝脏代谢，其主要代谢产物经肾排泄，原形药物肾排泄极少。严重肝功能障碍时，体内药物代谢显著减少，药物清除率显著降低；而肾功能障碍者对该药的排泄影响则不明显。本药的特点是对壁细胞的选择性作用比奥美拉唑更专一，而生物利用度较奥美拉唑高 7 倍，在与其他药物合用时的安全性和有效性均高于奥美拉唑和兰索拉唑，在弱酸性环境下也比前两者稳定。

(4) 雷贝拉唑(rabeprazole)：与奥美拉唑相比，这是一种更有效的可逆性质子泵及酸分泌抑制剂，因其对胃壁细胞分泌小管有更快的激活作用，它对质子泵的抑制速度快于其他同类药物，对幽门螺杆菌具有体外抗菌活性，最小抑菌浓度低于奥美拉唑与兰索拉唑。

(5) 依索拉唑(esomeprazole)：本品是奥美拉唑的光学异构体(S-异构体)，作用比奥美拉唑强 60%，对胃酸的持续抑制时间更长，是迄今抑制胃酸分泌能力最强的 PPI。24 小时胃内 pH 监测结果显示，该药比奥美拉唑、泮托拉唑以及兰索拉唑相比，胃内 pH 大于 4.0 的时间百分比以及 pH 大于 4.0 的持续时间更长。

(6) 莱米诺拉唑(leminoprazole)：本品既有抗胃酸分泌，又具有胃黏膜保护作用。动物实验显示，它可促进胃凝胶层黏蛋白的生物合成，刺激胃黏膜前列腺素的生物合成，抑制胃黏膜血管通透性的增加，并可促进胃液的分泌。

总之，与第一代质子泵抑制药(奥美拉唑、兰索拉唑、泮托拉唑)相比，雷贝拉唑、依索拉唑等新一代药物有以下优点：① 起效更快，抑酸效果更好、更彻底；② 能 24 h 持续抑酸，控制胃酸、缓解症状；③ 因这类化合物对细胞色素 P450 酶有较高的亲和力，是潜在的氧化药物代谢的抑制剂，并可通过改变胃内 pH 值而使其他药物的药代动力学发生变化，从而影响药物吸收，因此，与其他药物如华法令、地高辛、硝苯地平等之间的相互作用有可能导致明显的毒性甚至死亡。而雷贝拉唑对肝脏细胞色素 P450 酶系统的亲和力较奥美拉唑和兰索拉唑弱，在影响其他药物代谢方面则有大大改善，使药物治疗更加安全。

2. 临床应用　PPI 抗酸分泌作用强，对消化性溃疡的治疗作用具有以下优点：① 口服后起效快，止痛效果好；② 疗程较短，溃疡愈合率高；③ 兼有清除幽门螺杆菌作用，能减少溃疡的复发；④ 长期治疗的安全性好；⑤ 可用于应激性溃疡，防止消化性溃疡出血。本类药物适用于胃酸相关性溃疡伴有幽门螺杆菌感染的胃肠疾病，包括消化性溃疡(包括 H_2 受体阻断药无效的消化性溃疡)、非甾体抗炎药引起的消化道溃疡、消化性溃疡合并出血、应激性溃疡、幽门螺杆菌感染性胃炎以及预防溃疡病复发等。对返流性食管炎和卓-艾综合征也有很好的治疗效果。

3. 不良反应以及药物相互作用

(1) 不良反应：PPI 的不良反应相对较少。腹痛、腹泻、恶心、头痛、眩晕、瘙痒较常见，少见的有发热、皮疹、关节痛、过敏性休克、心悸或心动过缓、咳嗽、咯血、乳腺增生、阳痿或性冲动、月经紊乱、口腔溃疡、视力损害、肌病、肝肾功能损害、血细胞减少及嗜酸性粒细胞增多等。停药后可消失，继续服药可再现。泮托拉唑在治疗中显示良好的耐受性，常见的为腹泻、头痛、头晕、瘙痒和皮疹，罕见的有血管神经性水肿、前缺血性视神经病、胰腺炎及中毒性表皮坏死松解症。雷贝拉唑不良反应较小。依索拉唑不良反应发生率与奥美拉唑相似。PPI 对孕妇及儿童的安全性尚未明确，故孕妇、哺乳期妇女及儿童应禁用；严重肝损害者每日剂量应限制；不推荐将本品用于长期维持治疗，对怀疑患有恶性肿瘤伴发胃溃疡者，必须排除恶变后再应用，以免误诊；有药物过敏史者、肝功能障碍患者及高龄者慎用。

(2) 长期使用的安全性问题：

① "胃泌素假设学说"：胃液中的 H^+ 对于胃泌素的分泌具有反馈性调节作用，因此这类药物可引起胃泌素增高。该假说是基于一项大鼠体内实验得出的，认为高胃泌素所导致的肠化样(ECL)细胞增生能促使 ECL 细胞发生癌变，这是人们对长期使用 PPI 最关心的问题。但进一步实验发现大鼠的 ECL 细胞和人类 ECL 细胞存在生理性差异，目前已有临床证据表明，长期应用 PPI 的患者，其 ECL 细胞增多并没有重要的临床意义。FDA 有关专家曾对一些文献进行了评价，推断幽门螺杆菌感染患者长期使用 PPI 不会促进萎缩性胃炎、肠化生或胃癌的发生。

② 潜在的肠道细菌过度繁殖：这是另一个有关长期使用 PPI 的安全性问题。现已观察到一些服用 PPI 或 H_2 受体拮抗剂的患者胃腔内细菌数量增加，但这种菌群增加现象是可逆的，停用后可恢复到正常量，目前也未见有严重临床感染病例的报道。

③ 胃酸分泌的抑制对营养吸收的影响：PPI 影响胃肠对营养物质的吸收问题也值得认真考虑。有研究显示，连续使用 PPI 的患者蛋白质与维生素 B_{12} 复合物的吸收减少，但未出

现恶性贫血，这是因为PPI不抑制内源性因子的分泌，如维生素 B_{12} 载体蛋白，所以患者仍能通过肝肠循环吸收维生素 B_{12}。

(3) 药物的相互作用：由于奥美拉唑强有力的抑酸分泌作用，服用后胃内pH值明显升高而呈低酸或偏碱性，四环素在碱性环境中不易吸收，生物利用率降低。但用四环素、甲硝唑对抗幽门螺杆菌感染时，奥美拉唑造成的低酸环境又可增加这些抗生素的杀菌能力。匹氨西林、酮康唑、铁剂类药物在低酸环境下结构受破坏，吸收减少，故不宜与奥美拉唑合用。地高辛在低酸环境下易分解而影响疗效，故在服用奥美拉唑期间以及停药后10天内（此后胃酸分泌才能恢复正常）不宜使用。奥美拉唑与兰索拉唑因对细胞色素P450有抑制作用，可降低苯妥英钠、地西泮、华法林和硝苯地平等药物的代谢，故合用时须调整这些药物的用量。泮托拉唑虽然对细胞色素P450也有影响，但尚未观察到与其他药物的相互作用。

可以看出，近年来对PPI的基础和临床研究以及它的不良反应监测取得了很大进展。随着研究的进展，PPI的应用方式以及治疗观点还会发生变化，新型PPI也会进入市场并得到广泛应用。

五、黏膜保护药

生理情况下，胃肠黏液和黏膜上皮共同组成的黏膜屏障对胃肠黏膜具有保护作用，这种屏障的完整性被破坏就容易导致胃、十二指肠溃疡的发生。因此，对于消化性溃疡的治疗，除了消除攻击性因素、抑制胃酸及胃蛋白酶的分泌外，还应积极使用增强黏膜抵抗力的保护性药物。这类药物主要是通过增加黏液成分的重碳酸盐，改善黏膜微循环，促进上皮细胞再生与隔离胃酸和胃蛋白酶的侵蚀，而达到保护胃、十二指肠黏膜的目的。

1. 米索前列醇(misoprostol)　米索前列醇为前列腺素 E_1 的衍生物，性质稳定，具有抗酸分泌和细胞保护双重作用。本品通过影响腺苷酸环化酶的活性，降低壁细胞cAMP水平而抑制胃酸分泌，并使胃蛋白酶分泌减少。同时，可刺激黏液分泌，使黏液层增厚和重碳酸盐分泌增多，增加血流量而改善黏膜微循环。

口服吸收良好，进入血中的米索前列醇很快转化为米索前列酸，81%～89%与血浆蛋白结合；胃肠、肝、肾组织中浓度高；半衰期为1.6～1.8小时，80%以代谢产物形式从尿和粪便中排泄。

本品对阿司匹林等非甾体抗炎药引起的胃黏膜损害具有预防和治疗作用，在服用非甾体抗炎药的同时给予本品，可以减少溃疡的发生，特别是对有溃疡病史、老年人以及其他危险因素（如吸烟）的患者尤为适宜。不良反应主要是腹泻或稀便，通常不影响治疗，无需停药，少数患者可出现头痛、眩晕、恶心、腹胀等。

2. 硫糖铝(sucralfate)　硫糖铝是蔗糖硫酸酯的碱式铝盐，不溶于水，有较弱的缓冲作用。本品无抗酸作用，在酸性环境下解离为带负电荷的胶体，与溃疡面带正电荷的渗出蛋白质结合，形成一层薄膜覆盖于上皮细胞和溃疡面，使溃疡面免受胃酸和胃蛋白酶的侵蚀，从而有利于黏膜上皮的再生和溃疡愈合，作用可维持6小时以上；硫糖铝可与胃蛋白酶和胆汁酸盐结合，减少其对胃黏膜的损伤，并能吸附表皮生长因子，使之在溃疡处浓集，促进溃疡愈合；还能促进前列腺素的合成，增加黏膜的抵抗力。

本品以粉剂为佳，片剂以嚼成糊状再咽为宜，主要用于治疗胃与十二指肠溃疡。因不易吸收，不良反应较轻，长期服用可产生便秘。此药在酸性环境中才发挥作用，故不能与抗酸药、抑制胃酸分泌药合用。

3. 替普瑞酮(teprenone)　替普瑞酮为一种萜烯类化合物,能促进胃黏膜、黏液高分子糖蛋白的合成,提高黏液中磷脂和重碳酸盐的浓度,并能促进胃黏膜血流量,改善微循环,增加局部内源性前列腺素生成,尤其是前列腺素 E_2 的合成。对非甾体抗炎药、盐酸、酒精等引起的胃黏膜损害具有细胞保护作用。不良反应偶见头痛、便秘、食欲不振及转氨酶轻度升高、总胆固醇升高等,停药后症状迅速消失。

4. 麦滋林-S(marzulene-S)　麦滋林-S主要含有L-谷氨酰胺和水溶性薁。前者促进胃黏膜防御因子己糖胺和黏蛋白的生物合成,修复溃疡组织;后者抑制组胺等致炎物质释放,增加前列腺素合成,降低胃蛋白酶的活性,促进黏膜新陈代谢。本品可用于减轻非甾体抗炎药以及肿瘤化疗期间对胃黏膜的刺激作用。该药的显著优点是对机体无明显的毒副作用,目前该药临床观察到的副作用主要为腹泻,停药后腹泻消失。

5. 胶体次枸橼酸铋(colloid bismuth subcitrate, CBS)　胶体次枸橼酸铋又称三钾二枸橼酸铋(tripotassium dicitratobismuthate),可溶于水形成胶体溶液。本品不抑制胃酸分泌,在胃酸pH条件下能形成铋胶体沉着于溃疡表面或基底肉芽组织,形成保护屏障而抵御胃液、胃蛋白酶、酸性食物对溃疡面的刺激。能与表皮生长因子(EGF)形成复合物,使之聚集于病变部位,并保护EGF不为胃蛋白酶所降解而有助于溃疡愈合;能与胃蛋白酶结合而降低其活性;还能促进前列腺素和重碳酸氢盐的分泌,从而增强黏膜屏障的保护作用。用于胃、十二指肠溃疡,疗效与 H_2 受体阻断药相似,而复发率较低。牛奶、抗酸药可干扰其作用。最近发现本品有抑制幽门螺杆菌作用,与抗菌药合用有协同作用,详见抗幽门螺杆菌药。

6. 胶体果酸铋　这是一种新型胶态铋制剂,对黏膜的保护作用强于CBS,对幽门螺杆菌也有较强的杀灭作用。治疗胃及十二指肠溃疡总有效率为98.6%,愈合率为86.6%。

六、抗幽门螺杆菌药

幽门螺杆菌(Helicobacter pylori,Hp)为革兰阴性厌氧菌,寄居于胃和十二指肠的黏液层与上皮细胞层之间,能产生多种酶和细胞毒素,可引起黏膜损伤而诱发溃疡,是胃、十二指肠溃疡的危险因素。在我国,慢性胃炎患者Hp阳性检出率达60%~70%,胃溃疡达70%~80%,十二指肠溃疡高达90%~100%。现已证明,Hp感染与消化性溃疡的发病有着密切关系,因此,对伴有Hp感染的消化性溃疡,主张清除Hp,以控制和根治Hp阳性溃疡病。对于Hp阴性的溃疡病,如由非甾体抗炎药引起的溃疡则不宜使用Hp清除药。目前,效果较好的抗Hp的药物是铋制剂、抗生素和化学杀菌药。

(一) 常用药物

1. 胶体次枸橼酸铋(colloid bismuth subcitrate, CBS)　即三钾二枸橼酸铋,具有黏膜保护作用和杀灭Hp双重作用。胃黏膜保护作用见黏膜保护药。能抑制Hp所产生的蛋白酶、尿激酶和磷脂酶活性,从而防止黏液层的降解而保护其完整性;对Hp有杀伤作用,CBS在胃内崩解溶于水,形成多离子高渗溶液,进而渗透、扩散,并进入Hp细胞膜,引起Hp细胞膜破裂。CBS口服后仅有少量被吸收,500例资料分析表明,口服CBS 4周,血清铋仅有轻度升高,平均值为0.04 μmol/L,明显低于警界阈值0.48 μmol/L。进入体内的铋在肾中分布最高,少量分布在肺、脾、肝、大脑、心和骨骼肌中。体内的铋从尿中排泄,未吸收的铋由粪便排出。少数病人可出现便秘、口腔不适、灰褐色大便、乏力等。由于铋具有一定的细胞毒性和神经毒性，长期应用需要注意发生铋性脑病和肝肾损害。

2．克拉霉素(clarithromycin)　本药能抑制 Hp 蛋白质的合成，具有明显的抗 Hp 作用。口服吸收较好，在胃液中的稳定性差，半衰期较长。不良反应主要是恶心、呕吐、腹泻、腹痛、消化不良，少数病人可有头痛。与 PPI 及 H_2 受体拮抗剂合用，具有协同抗 Hp 效果。

3．阿莫西林(amoxicillin)　本品能穿透细菌胞壁，作用于细菌转肽酶，抑制细胞壁的合成，导致细菌渗透压发生改变而溶解死亡。在胃内 pH 接近 7.0 时杀菌活性明显增强。服药 20 分钟后，黏膜局部浓度达峰值，约 90%被吸收，1 小时达峰值血药浓度。用药 6 小时后，吸收量的 45%～68%由尿中排出，部分经胆汁排出。常与 PPI 或 H_2 受体拮抗剂和另一种抗 Hp 抗生素合用。不良反应有腹泻、恶心、呕吐等胃肠道反应以及皮疹。

4．四环素(tetracycline)　作为广谱抗生素，它既能抑制细菌蛋白质的合成，又能抑制 DNA 的复制。近年来发现本品具有很好的抗 Hp 作用，与甲硝唑、阿莫西林等组成二联或三联抗 Hp 感染治疗方案，根除率可达 70%～90%。口服吸收不完全，体内药物主要分布在肝、肾、肺和前列腺等部位；经胆汁和尿排泄，可进入胎盘和乳汁。不良反应有恶心、呕吐、上腹部不适或疼痛、肝损害、皮疹、药物热以及牙齿黄染等。

5．甲硝唑(metronidazole)　本药为硝基咪唑类衍生物，具有强大的杀灭滴虫作用，对阿米巴病及厌氧菌引起的感染均有效。对抗 Hp 也有较好的疗效，常与四环素、阿莫西林、呋喃唑酮、雷尼替丁、奥美拉唑、兰索拉唑、铋制剂等组成三联或四联抗 Hp 治疗方案。口服后 1～3 小时达血药浓度峰值，48 小时内 70%以上的代谢产物由肾排出，其中接近 10%是原形。不良反应有口腔异味、恶心、腹痛，偶有暂时性白细胞减少、金属异味、头痛、荨麻疹、对酒精不能耐受，个别患者可出现感觉性周围神经病及神经毒性反应，如眩晕、共济失调等。

6．呋喃唑酮(furanzolidone)　呋喃唑酮可干扰细菌体内的氧化还原酶体系，使细菌代谢发生紊乱，具有广谱抗菌活性。如与阿莫西林、四环素、克拉霉素、兰索拉唑、奥美拉唑、铋制剂等组成三联或四联治疗方案，疗程 1～2 周，可使 Hp 根除率达 90%以上。

(二) 治疗方案

国内外报道有多种根除 Hp 的联合治疗方案，选择方案一般遵循疗效较好、副作用少、服用方便、耐药性低、价格便宜等原则。理想的 Hp 联合治疗方案为：① Hp 根除率超过 90%；② 疗程以 7～15 天为宜；③ 无严重副作用；④ 耐药性低；⑤ 价格合适。三联疗法是目前公认的根除 Hp 的最佳方案，具有疗效肯定、依从性好、副作用少、疗程短、服药方便等优点。国外一般采用 PPI 加两种抗菌药(克拉霉素、阿莫西林、甲硝唑中任选两种)的短疗程低剂量疗法。国内推荐使用铋制剂加抗泌酸药(PPI 或 H_2 受体阻滞剂)加两种抗菌药的三联疗法。含铋制剂的三联疗法，Hp 的根治率可达 78%～89%，含 PPI 的新三联疗法平均根治率为 88%；在标准的铋三联疗法基础上增加质子泵抑制剂可提高根治率达 96%。

1．以铋制剂为主的三联疗法　现多采用改进的三联疗法，即将传统疗法中抗生素的剂量减半，不良反应显著降低，并且费用减少。

(1) CBS 120 mg，四环素 250 mg，甲硝唑 200 mg，每日 4 次，疗程 2 周。

(2) CBS 120 mg，阿莫西林 250 mg，甲硝唑 200 mg，每日 4 次，疗程 2 周。

(3) CBS 240 mg，阿莫西林 500 mg，甲硝唑 400 mg，每日 2 次，疗程 2 周。

2．以 PPI 为主的三联疗法　PPI 加两种抗生素的新三联疗法特点是：可供选择的方案多，不良反应较少，根除率高。

（1）奥美拉唑 20 mg，克拉霉素 500 mg，阿莫西林 1 000 mg，每日 2 次，疗程 1 周。

（2）兰索拉唑 30 mg，克拉霉素 250 mg，阿莫西林 100 mg，每日 2 次，疗程 1 周。

（3）兰索拉唑 30 mg，克拉霉素 250 mg，阿莫西林 400 mg，每日 2 次，疗程 1 周。

（4）奥美拉唑 20 mg（或兰索拉唑 30 mg），阿莫西林 500 mg，甲硝唑 400 mg，前两种药物每日 2 次，甲硝唑每日 4 次，疗程 2 周。用雷尼替丁代替该方案中的质子泵抑制剂根除率未见降低。

（5）奥美拉唑 20 mg，克拉霉素 250 mg，替硝唑 500 mg，每日 2 次，疗程 1 周。

（6）泮托拉唑 40 mg，克拉霉素 500 mg，阿莫西林 1 000 mg（或甲硝唑 500 mg），多为 1 周疗程。

（7）泮托拉唑 40 mg，阿莫西林 1 000 mg，甲硝唑 500 mg，疗程 1 周。

另外还有雷贝拉唑的三联疗法（同奥美拉唑）。

第十三章　恶性肿瘤及其药物治疗

恶性肿瘤(癌症)是严重危害人类生命及健康的重大疾病,其死亡率仅次于心血管系统疾病而居第二位。我国卫生部统计资料表明,我国每年癌症患者数大于200万,年死亡数达130万。目前对肿瘤的研究,已经成为人类社会关注的焦点和21世纪医学研究的重点。近几年来,对白血病、恶性淋巴瘤等的治疗有了突破,但对占恶性肿瘤90%以上的实体瘤的治疗未能达到满意的效果。要提高治疗肿瘤的疗效,必须从肿瘤发生发展的机制着手,才能取得新的突破性进展。抗肿瘤药物正从传统的细胞毒性药物,向针对机制的多环节作用的新型抗肿瘤药物发展,目前国内外关注的抗肿瘤作用的新靶点包括:细胞信号转导分子,肿瘤新生血管,端粒酶,癌基因和抑癌基因等。

第一节　概　述

一、癌症的病因

肿瘤的发生是多种因素影响的综合结果,除遗传因素外,还与后天的生活习惯、环境因素以及长期患某种慢性疾病有关。具体地说,致癌因素有:

1. 化学性致癌因素

(1) 亚硝胺类:在变质的蔬菜及腌制的肉食品中含量高,可引起食管癌、肝癌、胃癌等。

(2) 吸烟:吸烟是肺癌病因中最重要的因素,主要原因是纸烟中含有强的致癌物"苯骈芘"。

(3) 食物热解产物:食物热解后产生氨基米唑并氮杂芳烃,具有强致突变作用。

(4) 芳香胺类:广泛应用于橡胶、制药、染料、塑料等行业,可诱发尿路癌症。某些纤维如石棉、玻璃丝等,与之长期接触可诱发肺或胸膜的恶性肿瘤。

(5) 烷化剂类:如芥子气、环磷酰胺、灭菌剂、杀虫剂、硫芥类、乙撑亚胺类、黄酸脂类等。

(6) 氨基偶氮类纺织品染料或食品添加剂。

(7) 植物毒素。

(8) 金属致癌物铬、镍、砷、镉等。由于日益严重的环境污染,这些化学致癌物质广泛存在于水、气、土壤中,可导致癌基因的点突变、染色体易位、DNA重排等改变而使癌基因激活,抑癌基因突变使其编码的蛋白质在细胞分裂周期起抑制作用的功能消失,最后导致癌肿的发生。

2. 物理性致癌因素　辐射可造成DNA分子断裂发生突变，引起细胞癌变。辐射可分为电离辐射、非电离辐射（中子和α粒子，如紫外线、微波、无线电波）和电磁辐射（α射线和γ射线，如同位素等放射性物质的大量释放，原子弹爆炸）。长期被紫外线照射可引起皮肤癌，机制可能与其诱导嘧啶二聚体形成，导致细胞核内DNA突变损伤有关。电离辐射主要来源是自然的宇宙射线、土壤或建筑材料，此外还有医学诊断和治疗的辐射。近年来，大量实验都证实，癌基因和抑癌基因突变是癌发生的主要原因，而电离辐射（电子雾）又是基因突变的主要诱因之一。长期慢性炎症、创伤及异物机械刺激，导致组织的非典型性增生，在有致癌因素作用下，可诱发组织癌变。持续的感染导致慢性炎症发生，而炎症细胞如中性白细胞和巨噬细胞所释放的氧化物可诱导增殖细胞中DNA的损伤，氧和氮的相互反应可形成突变剂，激活癌基因及导致抑癌基因的失活，最终导致肿瘤发生。

3. 生物学致癌因素

（1）霉菌：杂色曲霉、黄曲霉毒素、串珠镰刀菌、互隔交链孢霉、圆弧青霉等广泛存在于霉变的食品中，可诱发肝癌、胃癌、食管癌、肾及肺癌等。

（2）病毒：EB病毒可诱发鼻咽癌；乙型肝炎病毒（HBV）慢性感染与肝细胞癌有关；单纯疱疹病毒Ⅱ型与子宫颈癌有关。

（3）寄生虫：原发性肝癌、大肠癌与血吸虫病有关。

（4）细菌：某些细菌可促使硝酸盐转变为亚硝酸胺而致癌。

4. 遗传因素　遗传因素是诱发癌症危险因素，如视网膜母细胞瘤、肾母细胞瘤、乳腺癌、食管癌、宫颈癌、鼻咽癌等多种肿瘤，其遗传倾向明显。据报道，带有＋CA抗原基因者鼻咽癌的患病概率较无此基因者高21倍。前列腺癌的发生可能与机体抗御某种环境致癌物遗传因素的缺陷有关。已发现有15种癌基因与染色体畸变有关。癌基因一旦被诱变物质激活就能使正常细胞变成癌细胞。不管来自哪种外界因素，肿瘤最后是由细胞的基因突变引起的，这一点已经成为共识。

5. 内分泌因素　人体内的各种激素分泌过多或过少时，发生内分泌紊乱，增加患癌的危险。研究表明内源性雌激素水平与某些妇科肿瘤发生有因果联系。

6. 免疫缺陷　机体的免疫功能与肿瘤的发生有密切关系，当宿主免疫功能低下或受抑制时，肿瘤发生率增高。机体免疫系统通过细胞免疫机制能识别并特异地杀伤突变细胞，使之在未形成肿瘤之前即被清除。而当机体免疫监视功能不能清除突变细胞时，则可形成肿瘤。肿瘤发生后，机体可通过免疫效应机制从细胞免疫和体液免疫两方面发挥抗肿瘤作用。肿瘤细胞表面存在特异的肿瘤抗原，机体免疫系统能识别这种抗原并产生一系列免疫应答；而另一方面机体免疫功能受到肿瘤本身的抑制作用，肿瘤仍可逃逸宿主的免疫攻击而继续生长。现已证实有先天性免疫缺陷的人容易患癌症。

7. 精神因素　精神常处于压抑状态可以削弱机体免疫系统功能，患肿瘤危险性增加。中医学认为：精神抑郁会使“气滞”，从而导致“血瘀”，“气滞血瘀”就易形成肿瘤。

8. 年龄因素　40岁以上人群属于恶性肿瘤高危人群。随着长寿人群的增加，年龄作为危险因素不容忽视。

9. 种族因素　欧美地区的胃癌、非洲的肝癌、全世界华裔的鼻咽癌都明显高于其他种族。

10. 医源性致癌　凡因医学诊断、治疗或预防需要所采取的某些措施而引起的肿瘤称为医源性致癌。放射治疗及药物如环磷酰胺、氯霉素、非那西丁、苯妥英、乙烯雌酚、氯甲基酮、美法仑、灰黄霉素、某些避孕药等等都有可能致癌。另有报道，肿瘤发病与血型有关，如A型血者是胃癌易感人群，而O型血者不易感。

11. 生活方式　要防治癌症，还应克服不良的生活方式。肺癌、肝癌、乳腺癌、结肠癌发病率的上升，主要是由于人们吸烟、摄入脂肪过多，体育运动过少，人们生活节奏加快，精神压力增强等生活方式变化的结果。吸烟使人体吸入尼古丁、二氧化碳等毒物，可导致高血压、心脏病和肺癌；嗜酒、酗酒易致胃癌与肝癌。不合理饮食，可导致人体营养失衡，从而诱发肿瘤。

12. 职业因素　职业与癌症之间有一定关系。如从事夜间工作的人常吃夜宵易得胃癌；上夜班的职业女性易患乳腺癌；从事化学工业及应用化工产品的职业的人也易患癌症：染料化工从业人员易患膀胱癌，石棉矿区工人及工厂附近居民则易患肺癌，从事扫烟囱工人易罹患阴囊癌，从事氯乙烯工厂的工作人员易患肝脏血管肉瘤；医生、护士等医务人员，则易患肺癌与白血病等。此外，从事辐射工作、金属材料制造业、采矿业、农林渔业者发病率较高。

13. 睡眠因素　预防癌变要重视睡眠。人在睡眠中细胞分裂较快，如果睡眠不规律，发生紊乱，则机体无法控制突变，致使外部环境因素促进癌变，发生癌症。研究表明，睡眠不足，可刺激肾上腺，减少胃部的血流量，降低胃的自我修复能力，使胃部黏膜变薄，严重影响胃部健康，增加胃溃疡和形成胃癌的机会。

14. 慢性疾病因素　一些慢性疾病是导致癌发生的病因基础，如乙型病毒型肝炎、肝硬变等慢性肝病，都有肝细胞的损害与增生，易诱发肝癌。有的慢性疾病本身是癌前病变的疾病，如结肠息肉、女性乳腺小叶增生、女性外阴白斑、慢性萎缩性胃炎、长期不愈合的胃溃疡，其癌前病变明显增加。此外，据统计，与癌症发病有关的慢性遗传疾病达200种，如多发性腺瘤样息肉容易发展成结肠癌，多发性神经纤维瘤也易变为神经胶质瘤。

15. 维生素因素　研究表明，人体缺乏维生素或维生素水平低下，易患癌症。皮肤、食道、胃、肠、膀胱、气管等上皮组织的癌症都与缺乏维生素有关。维生素能阻止致癌物与细胞内的遗传物质脱氧核酸的紧密结合，从而抑制细胞的无限生成，也能抑制亚硝酸盐和氨基比林在人体内合成亚硝基化合物，还可抑制二甲基肼诱发癌症以及控制上皮组织的分化，使上皮组织细胞保持正常。另外，一些微量元素、金属元素以及性因素也影响癌症的发生。

二、肿瘤分类与分级

1. 分类

(1) 良性肿瘤：机体内某些组织的细胞发生异常增殖，生长比较缓慢，与正常组织细胞相似，无核分裂或核分裂稀少，无病理核分裂现象。瘤体多呈球形、结节状，可挤压周围组织，但并不侵入邻近的正常组织内，与正常组织分界明显，手术时容易切除干净，摘除不转移，很少有复发。这种肿瘤对局部的器官、组织只有挤压和阻塞的作用，一般不破坏器官的结构和功能，也很少发生坏死和出血。

(2) 肉瘤：来源于间叶组织(包括结缔组织和肌肉)的恶性肿瘤，多发生于皮肤、皮下、骨膜及长骨两端。常见的有平滑肌瘤、淋巴肉瘤、滑膜肉瘤、纤维肉瘤等。骨肉瘤以青年人为多，好发于四肢长骨两端，病程短，开始在皮质内生长，可逐渐向骨髓腔发展，易引起病理性骨折，有时向外突破骨膜，侵入周围软组织。

（3）癌：来源于上皮组织的恶性肿瘤。多见于40岁以上的中老年人，多经淋巴道转移。如鳞癌常发生在身体原有鳞状上皮细胞覆盖的部位，包括皮肤、口腔、唇、子宫颈、阴道、食管、喉、阴茎等处。发生于腺上皮细胞的腺癌多见于胃、肠、肝、乳腺、甲状腺、唾液腺、支气管及子宫体等处。

2. 分级　根据肿瘤的病理形态对肿瘤进行病理分级，可表明肿瘤的恶性程度，为临床治疗及预后提供依据。国际抗癌联盟（UICC）根据原发肿瘤的大小及范围（T）、局部淋巴结（N）受累情况以及肿瘤转移情况（M）3项指标对肿瘤进行病理学分期：PT原发肿瘤、PTis浸润前癌（原位癌）、PT0手术切除物的组织学检查未发现原发肿瘤；PT1、PT2、PT3、PT4原发肿瘤逐级增大、PTx手术后及组织病理学检查均不能确定肿瘤的浸润范围；PN局部淋巴结、PN0未见局部淋巴结转移、PN1、PN2、PN3局部淋巴结转移逐渐增加，PN4邻近局部淋巴结转移、PNx肿瘤浸润范围不能确定；PM远距离转移，PM0无远距离转移证据，PM1有远距离转移，PMx不能确定有无远距离转移。

三、发病机制

1. 肿瘤细胞生物学特性　肿瘤是人体中正在发育的或成熟的正常细胞，在某些因素长期作用下，出现过度增生或异常分化而形成的。肿瘤细胞与正常细胞相比，有形态结构、功能、代谢和遗传性状等方面的异常，它们具有超常的增生能力。除头发、牙齿和指（趾）甲以外，几乎所有的器官和组织都可以发生肿瘤。癌细胞一般比相应的正常细胞大，细胞核体积增大，核酸的合成增加，并可出现巨核、双核、多核或异形核，核浆比例增大，核糖体颗粒丰富，病理性核分裂现象多见，细胞表面的微绒毛多而细密，微丝走行不如正常细胞规则，胞浆内的线粒体、内质网和高尔基体不发达。与正常组织细胞相比，癌细胞代谢特点表现为组成细胞基本结构的物质如蛋白质、核酸等的合成异常旺盛，其分解代谢则显著降低，以至合成和分解代谢失衡，无氧酵解功能增强。

良性肿瘤不会产生转移。恶性肿瘤则相反，其细胞生长具有自主性和浸润性及转移的特点。正常细胞在分裂繁殖过程中与周围细胞相接触时就停止分裂，这种“接触性抑制”能抑制细胞的过度增生。癌细胞脱离了机体的控制，表现为不间断的生长繁殖和分化不良，这称为癌细胞的自主性生长。正常细胞彼此间存在一定的黏着力，限制了细胞向附近和远处的扩散，而癌细胞表面可以发生一系列变化，使细胞间黏着性降低，癌细胞容易脱落、溶解并通过淋巴道转移、血道转移、种植性转移三种途径扩散到其他组织器官。肿瘤细胞与细胞外基质发生黏附及趋化介导的细胞运动是癌细胞侵袭的主要步骤。正是由于癌细胞具有向周围组织乃至全身转移和扩散的特性，手术治疗才难以从根本上治愈癌症。大多数肿瘤细胞有遗传学改变，如失去二倍体核型，呈异倍体或多倍体等。

2. 癌基因激活与抑癌基因失活　研究表明，肿瘤的发生是在各种外部因素参与下、多种基因共同作用的结果，包括癌基因的激活和抑癌基因的失活及细胞周期的异常。癌基因是指细胞基因组中具有能够使正常细胞发生恶性转化的一类基因，如Ras、Myc、Src、Bcl-2等基因。这类基因在人的正常细胞中存在，但不表达或其表达水平不足以引起细胞的恶性转化。在正常情况下，癌基因对人体非但无害，而且对细胞的生长和分化均起着重要的作用。只有当正常细胞受到外界致癌因素的反复作用后，细胞内处于静止状态的癌基因就被激活,基因结构产生突变或基因表达失去控制,使细胞原有的正常生物学性状发生改变,从而破坏正常细胞代谢的动态平衡,就会启动细胞生长,发生恶性转化,产生癌细胞。抑癌基因是指正常细胞内存在的、能阻止细胞周期并限制肿瘤的生长的一类基因群,如 p53、Rb、p16、p21、p27、nm23 等。肿瘤发生是一个包含抑癌基因和致癌基因交替作用或共同作用的多步过程,如果抑癌基因失活或癌基因过度激活都会诱发肿瘤。化学致癌物质可导致癌基因的点突变、染色体易位、DNA 重排等改变而使癌基因激活,抑癌基因突变使其编码的蛋白质在细胞分裂周期起抑制作用的功能消失,最终导致癌肿的发生。

3. 细胞增殖与细胞凋亡失衡　肿瘤是由细胞增殖和死亡失衡所致。细胞增殖是生命重要特征,细胞通过细胞周期完成分裂、进行增殖以繁衍后代。细胞周期是指连续分裂的细胞从一次有丝分裂的结束到下一次有丝分裂的完成所经历的整个序贯过程。在这一过程中,遗传物质复制,各组分加倍,然后平均分配到两个子细胞中去而完成其增殖。根据细胞内 DNA 含量变化可将细胞周期分为四个时期:G_1 期(DNA 合成前期)、S 期(DNA 合成期)、G_2 期(DNA 合成后期)、M 期(有丝分裂期)。细胞在细胞周期中顺序经过 G_1、S、G_2、M 而完成其增殖。肿瘤组织主要有增殖细胞群、非增殖细胞群(G_0)及无增殖能力细胞群三种细胞群组成。增殖细胞群不断按指数分裂增殖(使肿瘤增大),对化疗药物最敏感。G_0 期细胞有潜在增殖能力,暂不分裂,对化疗药物不敏感。但当增殖细胞大量伤亡时,G_0 期细胞可进入增殖周期,是肿瘤复发的根源。无增殖能力细胞群不进行分裂,最后老化死亡。细胞无限制的生长和分裂是肿瘤发生的基础,细胞的去分化和恶性生长往往与两种细胞周期调节因子密切相关。一种是促进细胞生长和分裂的细胞周期蛋白,另一种则是阻断细胞周期,抑制细胞分裂的抑制蛋白,它们是一些抑癌基因的产物。近年来的研究证明,癌基因和抑癌基因产物调节细胞的增殖最终是通过干预细胞周期来实现的。有的癌基因本身就是细胞周期蛋白的成员,而抑癌基因(P53、P16、P21、RB1、NF1、NE2、APC 等)可抑制细胞周期于静止期,并使 DNA 复制不完全或损伤的细胞不能进入分裂期,得以避免细胞的癌变。

肿瘤的发生及生物学表现不仅与细胞分化增殖紊乱有关,而且还与细胞凋亡机制密切关联,癌基因与抑癌基因也和细胞凋亡的调控有直接的联系。即肿瘤的发生不仅限于细胞的过度增殖和分化障碍,同时也有细胞凋亡异常。细胞凋亡或称程序性细胞死亡是由基因控制的细胞自我消亡过程,它与细胞分裂增殖同属于细胞最基本的生命活动,在组织的生长发育、衰老和损伤的细胞的清除以及肿瘤的发生、发展中具有重要的调节作用,在维持机体平衡状态方面有积极的生物学意义。细胞凋亡的启动和传导需要多种基因及其产物的参与。现已发现了 3 个细胞凋亡调节基因:① p53 基因:是肿瘤中最易发生突变的抑癌基因,主要功能是细胞 G_1 期阻滞和诱导细胞凋亡;② Bcl-2 基因:过度表达可抑制正常细胞及肿瘤细胞凋亡,打破细胞的自稳平衡机制,使有害突变细胞不能得到及时清除而积累,为肿瘤形成提供了所需要的物理条件。③ c-myc 基因:既能促进细胞增殖与恶性转化,又能参与细胞凋亡。

4. 脂氧合酶在肿瘤发生中的机制　多种脂氧合酶的同工酶在介导不饱和脂肪酸代谢与肿瘤发生之间具有重要作用。其中 12-LOX、8-LOX 或 5-LOX 能够促进肿瘤的发生与发展,其作用机制可能是:促进肿瘤细胞增殖,抑制凋亡与分化;促进新生血管形成。而另一组 LOXs 的同工酶主要包括 15-LOX_1 和 15-LOX_2,可抑制肿瘤形成,其作用机制主要有:促进肿瘤细胞凋亡与分化;拮抗致癌 LOXs(如 12-LOX 或 5-LOX)及其产物的作用。

15－LOX 的抗癌作用与其他 LOXs 的促癌作用之间存在动态平衡，这个平衡取决于不同 LOXs 的表达。

5. 肿瘤的中医病因病机　中医学论述肿瘤的病因病机大致可归纳为：气滞血瘀、痰湿积聚、邪毒郁热、脏腑失调，气血亏虚。中医认为肿瘤的发生及发展是正邪双方斗争的过程。肾是人生命之源，先天之本，肾气旺盛才不至于早衰，癌的发生最根本原因是人的情绪不舒导致肾阳衰竭。中医学很早就认识到精神因素与癌症发生发展的关系，情志内伤是指喜、怒、忧、思、悲、恐、惊 7 种情志的变化异常，情志抑郁，肝气不舒，致使脏腑功能紊乱，脉络受阻，血行不畅，气滞血瘀日积月累而积聚成病。

四、肿瘤的临床表现

肿瘤患者因肿瘤发生的部位和性质不同，临床表现多种多样：

1. 局部表现有　① 肿块；② 阻塞症状，多见于呼吸道、消化道，如喉癌、舌根癌引起呼吸困难；胃窦癌引起幽门梗阻，患者发生恶心、呕吐、胃胀痛；③ 压迫症状，如恶性淋巴瘤、胸腺瘤、畸胎瘤或纵隔转移癌压迫上腔静脉时，出现头、面、颈、上胸壁肿胀，胸壁静脉怒张，呼吸困难，发绀等症状；④ 肿瘤破坏所在器官结构和功能，如骨恶性肿瘤破坏骨，影响邻近关节功能障碍，甚至引起病理性骨折；⑤ 疼痛，肿瘤初期一般无疼痛，当肿瘤阻塞空腔器官，如胃肠道、泌尿道时产生疼痛，甚至剧痛。晚期肿瘤，侵犯神经丛、压迫神经根可发生顽固性疼痛；⑥ 病理性分泌物，发生于口、鼻、鼻咽腔、消化道、呼吸道、泌尿道、生殖道等器官的肿瘤，常有血性、脓性、黏液性或腐臭性分泌物自腔道排出。⑦ 溃疡，发生于皮肤、黏膜、口腔、鼻咽腔、呼吸道、消化道、宫颈、阴道、外阴等处肿瘤，常易溃烂。

2. 全身表现　① 发热，常见于恶性淋巴瘤、肝癌、肺癌、骨肉瘤、胃癌、结肠癌、胰腺癌及晚期癌患者。恶性肿瘤合并发热的机制有：肿瘤细胞、白细胞和体内其他正常细胞产生“内源性致热源”，作用于丘脑下部，引起体温调节障碍；肿瘤内出血、坏死，产生毒性物质，使机体对异性蛋白过敏；合并感染；少见的体温调节中枢转移。② 进行性消瘦、贫血、乏力、吸收障碍。③ 黄疸。

3. 肿瘤伴随综合征　① 瘙痒、黑棘皮病、皮肌炎、匍行性回状红斑、带状疱疹等。这可能是由于免疫功能低下、病毒感染的结果。② 肺源性骨关节增生。③ 神经系统方面表现有多发性肌炎、周围神经炎、肌无力综合征。④ 心血管方面表现为游走性血栓性静脉炎、非细菌性血栓性心内膜炎。⑤ 内分泌与代谢方面表现为皮质醇增多、高钙血症、低血糖症、高血糖症、低钠血症。⑥ 血液方面表现包括慢性贫血、红细胞增多症、类白血病反应、纤维蛋白溶解性紫癜以及血小板增多等。

五、诊断

根据肿瘤生物学特性及其对机体危害性的不同，一般分为良性和恶性肿瘤两大类。良性肿瘤生长慢，细胞与正常组织细胞形态结构相似。恶性肿瘤生长迅速，浸润性生长，侵犯和破坏邻近组织，常发生转移，治疗后易复发，其细胞形态结构与正常组织细胞相差较大。恶性肿瘤治疗效果取决于肿瘤的范围及有无转移；早期正确诊断是合理治疗和治疗成功的基础。对不明原因的日益消瘦、发热、极度疲劳感、突然的饮食习惯改变等情况都应提高警惕。

肿瘤的早期发现：身体中出现可触及的肿块或硬变。黑痣或疣在短时间内迅速增大，颜色加深、破溃等，应警惕恶变可能。皮肤或黏膜上的溃疡长时间治疗不愈，应警惕皮肤癌可能。鼻塞、鼻涕带血、耳鸣、不明原因头痛，应警惕鼻咽癌可能。持续声音嘶哑，警惕喉癌可能。咳嗽痰中带血，应警惕肺癌可能。咽食不畅，食管内异物感或上腹痛，应警惕食管癌可能。食欲减退，消化不正常，应警惕胃癌可能。原有肝病史或嗜酒，近来肝区不适，应警惕肝癌可能。无明显原因(痔疮、肛裂)的便血，应警惕直肠癌可能。无痛血尿，排尿不畅，应警惕肾、膀胱、前列腺癌可能。异常阴道出血，白带增多，应警惕子宫癌、宫颈癌可能。顽固性头痛、与进食无关的呕吐、视觉、味觉、嗅觉发生改变，应警惕脑癌可能。

但恶性肿瘤在早期常缺乏明确的症状与体征，发展到一定阶段后才逐渐表现出一系列的症状和体征，如肿块、压迫、疼痛、出血、乏力消瘦、发热、贫血等。肿块是瘤细胞异常增生所形成的，可以体表发现或在深部摸到肿物，也可以看到肝脏、甲状腺或淋巴结的肿大。压迫症状常见于颅内、颈部、纵隔、腹膜后、椎管内等。如颅内肿瘤压迫脑实质引起颅内压增高，造成头痛、恶心、呕吐、视觉障碍等。某些生长较快的肿瘤早期常出现疼痛，开始多为钝痛，夜间明显，以后逐渐加重，且疼痛部位常伴明显触痛。肿瘤破裂或侵犯血管可致出血；若肿瘤在体表，出血可直接发现；若肿瘤在体内，出血可表现为血痰、黏液血便或血性白带等。

除病史与体检外，主要诊断方法有：影像学、细胞学、病理学、内腔镜、X线、同位素检查等。肿瘤的大小不一，小者在显微镜下才能发现，如原位癌；大者可重达数公斤。大的肿瘤通常生长缓慢，生长时间较长，多为良性。肿瘤的形状多种多样，与其发生部位、组织来源、生长方式和肿瘤的良性恶性质密切相关。一般肿瘤的切面多呈灰白或灰红色，有时可从肿瘤的色泽大致推测其种类。肿瘤的组织成分包括实质和间质两部分。肿瘤实质是肿瘤细胞的总称，是肿瘤的主要成分，根据肿瘤的实质形态可进行肿瘤的分类和组织学诊断，并根据其分化成熟程度和大小来确定肿瘤的良性、恶性。肿瘤的间质成分起着支持和营养肿瘤实质的作用，一般由结缔组织和血管组成，有时还可有淋巴管。常规检查可以发现一些早期肿瘤，比如大便的潜血提示可作一个泌尿和消化道肿瘤的初筛，如果尿里面查到了大量的红血球就给泌尿系统肿瘤(膀胱癌、肾癌)提供一个依据。利用人的血清或者体液可以查到一些早期的生物学癌性指标。

在临床上早期诊断肿瘤常用B超、X线、CT、MRI、同位素、核磁共振、超声波、内窥镜等技术，强调综合诊断与综合分析，但最终病理诊断(活体组织检查)仍为决定治疗的必不可少的手段。X线检查：胸部X线检查适用于有肺癌症状或其他部位癌症转移到肺癌的患者；骨骼X线检查适用于骨肿瘤的患者。钡餐及钡灌肠X线检查适用于胃和肠道肿瘤的患者。血管造影通过准确的动脉插管并注入造影剂，可获得任何器官癌症的有价值的诊断信息。近年来数字血管造影对发现小的肿瘤提供更高的诊断准确性。CT检查用于体内器官检查，如脑、纵隔、胰腺、腹膜后和盆腔肿瘤的检查，可以十分准确地显示小于1 cm肿瘤的轮廓。磁共振成像(MRI)没有放射性，是非损伤性的，尤其适用于脑和脊髓肿瘤及软组织和骨肿瘤的患者。超声波检查对于区别甲状腺、肝、胰腺和卵巢病变是囊性还是实体肿瘤特别有用。超声波检查比CT和MRI便宜，无损伤，未发现对人体有害。放射性核素扫描技术，如甲状腺扫描可以确定甲状腺内的结节；骨扫描有助于确定癌症患者的骨转移；肝扫描可用于一些肝转移癌在活检前的定位。放射免疫闪烁照相技术采用放射性核素标记的抗体，来检测一些相应组织抗原，在注射以后，可在体外测控并成像，显示癌肿。内镜检查如胃镜，用来检查食管和胃的癌症；肠镜用来检查直肠和结肠的癌症；喉镜和支气管镜用来检查上呼吸道和下呼吸道的癌症；腹腔镜用来检查肝、卵巢和腹膜可疑的肿瘤；膀胱镜用于检查膀胱肿瘤。病理学检查包括细胞学和活检组织检查，癌症的最后确诊必须有病理学证实。

近些年，应用生物化学及免疫学诊断方法，对肿瘤细胞在发展过程中所产生的"激素"、"酶"、"抗原"等肿瘤标志物进行检测，提高了肿瘤的早期诊断水平。如血清中甲胎蛋白(AFP)水平异常增高可用于诊断肝癌。有些睾丸肿瘤可造成睾酮分泌减少，并由此反馈性地引起垂体促性腺激素（促黄体激素和促卵泡激素）的分泌增加，测定这些激素的水平，有助于诊断的确定。前列腺癌肿标志物检查包括前列腺特异性抗原(PSA)、前列腺酸性磷酸酶(PAP)、前列腺特异膜抗原(PSMA)、前列腺抑制素多肽(PIP)、人组织激肽释放酶 2(hk_2)、前列腺癌肿瘤诱导基因 1(PTI－1)、肿瘤抑制基因 RB 和 P_{53}、生长因子（血清胰岛素样生长因子，血管内皮生长因子）、基质金属蛋白酶及抑制物、上皮钙粘蛋白、前列腺睾酮抑制信息 2 或聚集素、端粒酶等。

转移是肿瘤手术后复发、放疗和化疗失败的主要原因。许多肿瘤在淋巴结、外周血、骨髓中微转移灶的检出，对肿瘤的诊断、分期、复发和预后的判断、手术、综合治疗的选择具有重要指导意义。所谓微转移是指用常规病理学方法不能检出的非血液系统恶性肿瘤的转移。微转移灶可长期处于 G_0 期，当机体免疫力下降时，休眠的肿瘤细胞摆脱抑制状态而持续增殖，并发展为临床显性转移。由于微转移的肿瘤细胞数较少，很多用于检测癌转移的方法，如 HE 染色、连续切片、免疫组织化学、组织培养等方法很难取得理想的结果。近年兴起的逆转录聚合酶链反应(RT－PCR)技术具有敏感性高、特异性强、简单快速的优点，是检测微转移最好的方法，其缺点是可能存在假阳性和假阴性结果。

近年来研究表明组织微阵列/芯片技术在肿瘤病理研究和诊断中有广泛而特殊的用途。组织微阵列是将数十个、数百个乃至上千个细小组织片整齐地排列在某一载体上（通常是载玻片）而成的缩微组织切片，具有高通量、灵活性、平行性、经济（省时、省力、省试剂）、体积小、信息含量高的优点。目前，组织微阵列技术主要应用于对比研究多种肿瘤不同基因的表达；研究同一肿瘤不同病理分期发生和演进过程；快速鉴别和研究更多新的肿瘤相关基因；临床肿瘤病理定性诊断等。

中医肿瘤诊断是从整体观念出发，根据中医理论，运用四诊等手段，采取辨证的方法，对肿瘤患者诊察病症，辨别症候，推断病情。四诊就是通过望、闻、问、切收集肿瘤病人各方面的病情信息，这是辨证的基础；辨证则是根据四诊所得的各种病情信息，按中医理论，采用八纲、脏腑、气血津液、经络等多种辨证方法进行归纳、分析和综合，发现疾病的本质和症结所在，直接指导肿瘤的临床治疗。

六、预防

由于恶性肿瘤大多数情况下一经确诊都已是中晚期，且不易根治，因此，预防胜于治疗。对癌症预防的研究表明，通过对不良行为的干预，确实已使癌症发病率明显下降。目前，肿瘤有三级预防措施，一级预防又称病因预防，通过研究各种癌症病因和危险因素，针对化学、物理、生物等具体致癌、促癌因素和体内外致病条件，鉴别、消除致癌病因或阻断其致癌作用，采取预防措施，防止肿瘤发生，并针对健康机体，采取加强环境保护，适宜饮食、适宜体育，以增进身心健康。二级预防是早期发现、诊断和治疗，以提高治疗效果。重视癌症危险信号，如体表或表浅可触及的肿块逐渐增大；持续性消化异常，或食后上腹部饱胀感；吞咽食物时胸骨不适感乃至哽噎感；持续性咳嗽，痰中带血；耳鸣、听力减退；鼻衄、鼻咽分泌物带血；久治不愈的溃疡；原因不明的体重减轻；黑痣、疣短期内增大、色泽加深、脱毛、痒、破溃等现象。积极治疗癌前病变：如食管上皮重度增生，胃黏膜的不典型增生、化生和萎缩性胃炎，慢性肝炎和肝硬化，结肠息肉，支气管上皮的增生和化生等。加强对易感人群的监测，如有癌肿遗传易感性和癌肿家族史的人群。对于体表可触及可看到的部位定期进行自检。对二级预防比较有效的恶性肿瘤是宫颈癌和乳腺癌。三级预防也称康复预防，其目标是防止病情恶化，减少肿瘤患者并发症，防止残疾，正确选择合理甚至最佳诊疗方案，尽力恢复功能，促进康复，提高患者生存质量，延长生存期。肿瘤的形成是由多个因素、多个遗传物质改变，特别是癌基因和抑癌基因多途径综合作用的结果。积极制订对高危人群的预防策略和措施，对降低发病率和死亡率具有重大意义。

（一）预防策略和措施

1. 增强机体免疫功能　癌症的发病与机体免疫功能低下有直接关系。积极乐观的生活态度、规律的生活、愉快的情绪能激发人体的免疫功能，增强对疾病的抵御能力，从而延缓衰老进程，阻止正常细胞转化为癌细胞的途径。同时注意饮食中蛋白质的供给（每日每 kg 体重供给 1.5 g），使机体免疫球蛋白保持在正常范畴内，使机体抵抗力增强。

2. 饮食预防　现在认为 80%～90% 的癌症由环境因素引起，其中约 35% 与膳食有关，合理的膳食可使人类癌症减少 1/3。调查表明：结肠癌、乳腺癌、食管癌、胃癌及肺癌是最有可能通过改变饮食习惯而加以预防的。事实上，合理的膳食可能对大部分癌都有预防作用，特别是植物类食品中存在各种各样的防癌成分，这些成分几乎对所有癌的预防均有效果。包括谷物与薯类、豆类及其制品、蔬菜与水果及纯热量食品等。注意饮食卫生，不食用霉变食物，每天多吃黄绿蔬菜、新鲜水果，安全饮水，均有助于预防癌症发生。研究发现，洋白菜、茄子、甘蓝、葱、大蒜、菠菜、香菜、洋葱、大豆类、青椒、生姜、茴香、香蕉、苹果、橘皮、绿茶等蔬菜和水果对致突变物和致癌物有抑制作用。而盐腌和烟熏食物、红肉（牛肉、猪肉、羊肉）和加工后的肉类（香肠、汉堡牛肉饼以及烟熏、硫化、腌制的肉食，如火腿、腌肉和罐头肉等）、吸烟、饮酒、高脂肪饮食和体重超重则会增加癌症发病的危险性。经常吃适量的鱼、禽、蛋、瘦肉，少吃肥肉与荤油，吃清淡少盐的膳食；饮酒节制，果酒和啤酒不喝过多，禁饮酒精度高的白酒；避免吸烟以及适当地解决或减轻精神紧张和思想压力；防止传染性病毒感染；谨慎服用药物和激素等，都有助于防癌。

膳食纤维（如纤维素、木质素、半纤维素、多缩戊糖、树胶和果胶等）多存在于各种植物（蔬菜、水果、谷类）的根、茎、叶、种子、果实的细胞壁中，是不能被机体利用的多糖，但有助消化功能，能降低结肠癌的发病率。维生素 A 可分为植物型（胡萝卜素）和动物型（维生素 A 醇、维生素 A 醛及其酯），主要来自胡萝卜、南瓜、菠菜、西红柿及肉、蛋、奶和鱼肝油。维生素 A 能降低口腔、食管、肝、肺、乳腺、子宫颈、膀胱肿瘤等的发生率，但过量的维生素 A 会产生毒性反应，建议日用量为 3 000 U。维生素 C 主要存在于新鲜蔬菜、水果中，特别是在西红柿、柑橘和酸枣等中含量较多，能预防食管癌、胃癌、肺癌、乳腺癌、宫颈癌、前列腺癌、口腔癌、咽癌等肿瘤的发生，一般建议日摄取量为 100 mg。维生素 E 在小麦胚芽油、玉米油、花生油、豆类和蔬菜中含量较多，可预防动物的化学致癌，对抗物理射线诱导的 DNA 损伤突变。

硒是人体必需微量元素之一，广泛存在于土壤、饲料、谷物中，人摄取的硒主要来自谷类、鱼类、肉类、海产品、动物肝脏、蘑菇、大蒜等。食物中的硒（尤指亚硒酸盐）有抑癌、抗诱变作用，能抑制肝癌、乳腺癌、皮肤癌、气管癌、肺癌、胰腺癌、胃癌、鼻咽癌、结肠癌、卵巢癌、白血病的发病率。由于无机硒化物的有效抑癌作用与其毒性作用之间的剂量范围较小，因此寻找低毒、高效硒化物是硒化学防癌的一个重点。利用培植富硒食物如富硒大蒜，可经食物补硒，安全经济，是较理想的补硒途径。但过量的硒对身体也没有好处，一般认为，成人每日安全摄入量为50～200 μg/d。

3. 采取各种辐射防护措施　对可用化验、B超解决的就不采用X射线，可用普通X射线诊断的就不采用CT。对传统的X线透视检查而言，在原有的设备上安装影像增强器，可使病人受照剂量减少近20倍。在不降低检查质量的情况下，把荧光屏透视的时间有效地缩短，再加上适当的辐射防护，可以减少辐射的危害。

4. 创造清洁环境　加强环境卫生和劳动保护，消除或降低污染，戒烟，减少粉尘和有害气体吸入。缺氧是癌细胞发展的重要条件，因此保持空气新鲜，增加肺内氧分压和动脉血氧含量可有效抑制癌细胞分化。

（二）药物预防

1. 环氧化酶-2抑制剂预防肿瘤　环氧化酶（COX）-2抑制剂属于非甾体类抗炎药（NSAIDs）。COX主要有两种异构体。在胃、肾和血小板等组织中存在COX-1表达，而COX-2在正常组织中可能无表达或表达弱，但在炎症或肿瘤部位表达显著增加。研究发现，COX-2超表达可以抑制细胞凋亡，因此选择性和非选择性COX-2抑制剂（塞来昔布、尼美舒利、吲哚美辛、阿司匹林）均可抑制癌细胞增生，对于肿瘤（大肠癌、膀胱癌、食管癌、头颈部鳞状细胞癌、乳腺癌、宫颈癌、肝癌、非小细胞肺癌）有预防和治疗作用。COX-1可保护胃肠道黏膜，非选择性NSAIDs同时抑制COX-1和COX-2，易导致消化道溃疡的发生，而选择性COX-2抑制剂则无此副作用。现已开发的COX-2抑制剂有塞来昔布（西乐葆）和罗非昔布（罗非洛啶）等。

2. 绿茶多酚对肿瘤的预防作用　绿茶多酚是从茶叶中提取的一种多酚类化合物，主要成分是儿茶素。许多研究表明，绿茶对实验性动物肿瘤如原发性肝癌、胰腺癌、十二指肠肿瘤、肺癌、皮肤癌、结肠癌、食管癌、乳腺癌等有一定的预防作用。体外研究表明，绿茶提取物对某些肿瘤细胞（BGC-823，L1210，Hela，KB）的生长也有一定的抑制作用，高浓度时有明显的杀伤作用，说明茶叶不仅能预防、还具有直接的抗肿瘤作用。现认为绿茶多酚防癌作用机制与影响酶系统、阻断致癌物生成、抑制促癌物的作用、抑制癌细胞增生、清除自由基和增强免疫功能等有关。

3. 维甲类化合物对妇科肿瘤的预防和治疗作用　维生素A类化合物（维甲酸、视黄醇）是具有维生素A类似结构或生物活性的化合物，在许多肿瘤细胞中调节细胞分化，抑制细胞生长和诱导细胞程序性死亡。维甲类化合物抑制妇科肿瘤细胞株（卵巢癌、宫颈癌、子宫内膜癌）在体外生长并诱导其趋向良性分化。13-顺式维甲酸与α干扰素合用对晚期宫颈癌总有效率为50%；9-顺式维甲酸对人卵巢癌的分化治疗，目前正处在Ⅱ期临床，预计维甲类化合物对妇科实体瘤的分化治疗不久将会全面展开。

4. 细胞色素P450 1A抑制剂预防肿瘤　细胞色素P450 1A（CYP1A）与癌症的关系十分密切，许多化学致癌物均需经CYP1A代谢活化后才能发挥其致癌作用。天然食品中某些活性成分通过抑制 CYP1A 活性而防癌作用。如类黄酮是植物中分布较为广泛的一类化合物，存在于多种蔬菜和水果中，具有抗炎、抗过敏、抗肿瘤等多种生物活性及药理作用。大豆蛋白和乳清蛋白通过抑制 CYP1A 的活性，显著减少了乳腺癌的发生。茶黄素是红茶中重要的组分，能抑制奥美拉唑诱导的人肝 HepG2 细胞株 CYP1A 的活性。最近发现姜黄根对 CYP1A 的活性也具有显著的抑制作用。

5. 叶绿酸对肿瘤的预防作用　叶绿酸是天然叶绿素的衍生物，目前已被用作为食品添加剂和抗贫血药物。研究表明，叶绿酸能够抑制多种已知诱变剂和致癌物的致突变作用，对肝肿瘤、肠肿瘤、皮肤肿瘤、乳腺肿瘤等具有预防作用，其效果与致癌物种类、用药方案和靶器官等有关。其作用机制可能与自由基清除作用、影响致癌物的吸收、分布和代谢活化、抗细胞增殖作用、光还原作用和光动力学作用等有关。

第二节　恶性肿瘤的治疗

目前恶性肿瘤的治疗方法主要有：化学药物治疗、中医药治疗、中西医结合治疗、生物免疫治疗和基因治疗、放疗、手术等。手术与放疗属于局部治疗，由于恶性肿瘤存在转移与扩散等特点，是一种全身性疾病，因此，局部与整体相结合的综合治疗是治疗的基本原则。目前，恶性肿瘤的治疗已经超过了过去单一方法治疗的阶段，进入了综合治疗的时期。所谓综合治疗，就是根据恶性肿瘤的病种、病理分类、生物学特征、病期以及患者的其他具体情况，科学、合理、有计划、有步骤地应用现有的治疗方法和手段，最大限度地提高生存率和生存质量。

一、化学药物治疗

（一）干扰有丝分裂药

1. 阻止微管聚合药　长春碱类(VA)抗肿瘤药是从夹竹桃科植物长春花中分离得到的具有抗癌活性的一类生物碱，从 20 世纪 70 年代至今，长春新碱(VCR)、长春花碱(VLB)、长春花碱酰胺(VDS)以及去甲长春花碱(NVB)等被广泛应用于临床。这类药物的细胞毒作用机制是：与微管蛋白二聚体结合，抑制微管聚合，使分裂的细胞不能形成纺锤体而使分裂停止于中期。几种 VA 衍生物与微管蛋白结合力大小排序为：VCR＞VDS＞NVB。VA 是细胞周期特异性药物，治疗窗窄。尽管 VA 的化学结构相似，但抗瘤谱、剂量依赖性毒性(VCR 主要为神经毒性，NVB 为骨髓毒性)和最大耐受剂量(NVB 的最大耐受剂量明显高于同类药物)相差很大。

长春瑞滨(Vinorelbine，Navalbin，NVB，VRB)是新的半合成长春花生物碱，能有效抑制乳腺癌和非小细胞肺癌。其特点是：在保持阻止肿瘤微管形成作用的同时，对神经轴索微管的抑制较轻，故神经毒性比 VCR 等较小。体外研究发现，NVB 对 L1210、P388 白血病、B16 黑色素瘤均有明显的抗肿瘤活性，对非小细胞肺癌瘤株的抑制作用比其他长春碱类强，分布在肺浓度亦高于其他长春碱类，因此临床上用于非小细胞肺癌为多。单用有效率约 30%，常与顺铂(DDP)，5 -氟尿嘧啶(5 - FU)等合用，有效率高达 65%。对乳腺癌有效，单用有效率可达46%，常与阿霉素，5-FU等合用。用量25～30 mg/(m^2·W)。NVB与顺铂合用已作为不可切除的晚期非小细胞肺癌的一线治疗药物。近年研究发现，先用NVB，然后再加用紫杉醇对于PC-9人肺腺癌细胞及B16黑色素瘤细胞两药有协同的细胞毒作用，而用药顺序相反则显示拮抗作用。NVB抑制微管聚合，而紫杉醇则促进微管聚合，抑制解聚。此外，NVB对既往经VA类药物治疗失败，复发转移的小细胞肺癌也有一定的疗效。本品通过肝脏代谢，经粪便排出，具有很高的亲脂性，与长春花类其他药物相比，其神经毒性较小。最常见的毒性是中性粒细胞减少，非血液学毒性如肝损害及恶心、呕吐、便秘和腹泻等胃肠道反应较轻微，临床主要用于非小细胞肺癌、乳腺癌、卵巢癌和淋巴瘤等。

近年研发的新的VA类化合物S12363(vinfosiltine)，终末相$t_{1/2}$约为49 h，剂量限制性毒性为血液学毒性，主要毒性为神经毒性。体外研究显示，其细胞毒性分别为VCR和VLB的72和36倍。临床前研究发现，S12363对鼠的移植肿瘤P388白血病、L1210白血病、B16黑色素瘤、M5076肉瘤、结肠腺癌38以及人的HT-29结肠癌、NCI-H460肺癌、HCI-H125肺癌等移植肿瘤均有明显抑制作用。体内研究表明，其对VA耐药的P388白血病也有效。Conophylline是从小叶狗牙花中提取的新的VA衍生物，可抑制移植的K-ras-NIH3T3和K-ras-NRK肿瘤在裸鼠体内的生长。利索新(Rhizoxin)是由霉菌(Rhizopussinensis)培养液提取出的，有高度活性，IC_{50}在ng/ml水平，亦可阻止微管蛋白装配成微管。

2. 阻止微管解聚药　紫杉醇(Taxol，Paclitaxel，紫素、特素、安泰素、泰素)：提取自短叶紫杉(Taxusbrevifolia)及中国的红豆杉树皮，作用机制主要是与微管作用，抑制微管聚合，使纺锤体无法形成，从而使细胞停止在有丝分裂中期；或促进微管聚合、抑制微管解聚而抑制细胞分裂。除了有抗有丝分裂作用外，尚有激活巨噬细胞介导的抗肿瘤作用。此外，近年还发现，紫杉醇抗肿瘤毒性还与其诱发细胞凋亡有关。抗药性机制一方面属多药抗药性(MDR)；另一方面为微管蛋白发生变异，而使之不与本药结合。紫杉醇浓缩注射液是一种无色透明或略带黄色的黏性溶液。紫杉醇在体内的血浆蛋白结合率为95%，其消除呈双指数模型。β相半衰期为4～6小时，终末平均半衰期为5.3～17.4小时，主要经肝脏代谢，经胆道分泌和与组织结合进行排泄，肾排泄率仅占5%。

紫杉醇能治疗多种癌症，尤其对卵巢癌(有人认为紫杉醇加铂为治疗卵巢癌的黄金标准)、乳腺癌最有效，1990年开始用于治疗肺癌，特别是非小细胞肺癌(NSCLC)。对于一般状况良好和首次化疗的晚期病人用单药治疗；而对于已经化疗放疗后的晚期患者，可与其他药物合用，提高疗效。据报道，紫杉醇对NSCLC单药有效率为25%，一年生存率为35%～40%；与卡铂合用，有效率约为40%～50%，中位生存期为8～12个月，一年生存率42%。对国产特素的Ⅲ期临床研究显示，单药120～180 mg/m^2(多用175 mg/m^2)，静脉注射3 h，每3周1次，1次为一个疗程。有效率：卵巢癌37%，乳腺癌39%，NSCLC 31%，鼻咽癌67%。经过多年研究和试验，1992年美国FDA批准紫杉醇可用于治疗卵巢癌。我国国产紫杉醇1995年生产上市，对乳腺瘤和肺癌亦取得很好的效果。

紫杉醇类的早期不良反应是过敏，预先进行抗过敏治疗可使发生率大大降低。本药结构复杂，难溶于水，注射剂中要加大量聚氧乙基蓖麻油(CremophorEL)助溶，可能因此易致过敏。用药前要先给肾上腺皮质激素、苯海拉明、西米替丁(或雷尼替丁)，且滴速缓慢。血液学毒性表现为中性黏白细胞减少，骨髓抑制为其剂量限制性毒性，合用粒细胞集落刺激因子(G-CSF)可将剂量升高。非血液不良反应中脱发、恶心、呕吐、肌肉神经毒性、麻木、刺痛、灼热感等较常见,亦可见伸肌软弱、臌肠等,有人称用神经生长因子(NGF)可减轻。

泰素帝(docetaxel,taxotere,紫杉特尔,多西紫杉):由于紫杉醇水溶性差,来源困难,经结构改造后的紫杉特尔(taxotere)水溶性好,在相同毒性剂量下抗微管解聚作用是紫杉醇的2倍,体内实验中对所有移植瘤株的抑瘤活性也优于紫杉醇,其抗瘤谱比紫杉醇更广。本品于1995年在墨西哥首次上市,现已在欧美国家上市,1996年进入我国临床。其适应证为经蒽环类抗肿瘤药物治疗无效或仍复发的晚期和转移性乳腺癌及先前治疗无效的非小细胞肺癌。泰素帝注射液为黄色或棕黄色透明黏液,每小瓶含主药20 mg(0.5 ml)或80 mg(2 ml)。推荐给药方案为每3周1次,每次1小时静脉滴注100 mg/m^2。泰素帝对NSCLC单药有效率为27%,中位生存期为9个月;与顺铂合用,有效率为38%,中位生存期为10个月。临床上对卵巢癌、乳腺癌、非小细胞肺癌和头颈部恶性肿瘤、黑色素瘤等均有显著疗效。本品的剂量限制性毒性为嗜中性白细胞减少,其他毒副作用主要有体液潴留、过敏、水肿、皮疹、脱发、黏膜炎、神经毒性及胃肠道不适等。泰素帝的血浆蛋白结合率为93%~94%,平均终末消除半衰期为11.1小时,主要经胆道清除,随尿排泄的仅占5%~7%。

埃坡霉素(epothilones)是由黏细菌纤维素堆囊菌(sorangium cellulosum)分泌的一类具有16元环的大环内酯类细胞毒性化合物。尽管埃坡霉素和紫杉醇的结构相差很大,而且结构更简单,但研究表明,埃坡霉素也具有类似紫杉醇的微管蛋白聚合和微管稳定作用,并且与紫杉醇相比,水溶性好,生物活性更强,对紫杉醇耐药性的肿瘤细胞有杀伤能力,以及没有紫杉醇内毒素活性等。目前已有5种埃坡霉素类药物进入临床研究,可望发展成为比紫杉醇更有效的抗肿瘤药物,已经成为国内外抗肿瘤药物的研究热点。临床研究目前报道了埃坡霉素B和D,氮杂埃坡霉素B(BMS 247550),脱氧埃坡霉素F和26-氟杂埃坡霉素B的体内研究。瑞士Novartis课题组在小鼠中的肿瘤移植研究中发现埃坡霉素B是一种可行的候选药物,通过临床Ⅰ期成功的评审已进入临床Ⅱ期试验。一些研究发现埃坡霉素D对紫杉醇耐药性的人类肿瘤异种移植物具有药效。目前埃坡霉素类药物已进入Ⅱ期临床研究。

(二) 破坏DNA的药物

1. 烷化剂　这是一类在体内能形成缺电子活泼中间体或其他具有活泼的亲电性基团的化合物,它与生物大分子(如DNA、RNA或某些重要的酶类)中含有丰富电子的基团(如巯基、氨基、羟基等)发生共价结合,使其丧失活性或DNA分子发生断裂。烷化剂属于细胞毒类药物,在抑制和毒害增生活跃的肿瘤细胞的同时,对其他增生较快的正常细胞,如骨髓细胞、肠上皮细胞、毛发细胞和生殖细胞也同样产生抑制作用,因而会产生许多严重的不良反应,如恶心、呕吐、骨髓抑制和脱发等。

(1) 氮芥类:盐酸氮芥是最早应用的抗癌药物,但只对淋巴瘤有效且毒性大。经结构修饰,改变药物的药代动力学性质,先后开发了美法仑(溶肉瘤素,melphalan)、氮甲(甲酰溶肉瘤素,formylmerphalan)以及广谱抗癌药物环磷酰胺和异环磷酰胺等。现正在开发比环磷酰胺效果更好的同系物。

(2) 乙撑亚胺类:因为氮芥类药物是通过转变为乙撑亚胺活性中间体而发挥烷基化作用的,在此基础上合成了一批直接含有活性乙撑亚胺基团的化合物,如塞替派(thiotepa),临床上用于治疗卵巢癌、乳腺癌、膀胱癌和消化道癌。

(3) 亚硝基脲类:这是一类广谱的抗肿瘤活性药物,如卡莫司汀(卡氮芥,BCNU,carmustine)、洛莫司汀(lomustine)、司莫司汀(semustine)、尼莫司汀(nimustine)、雷莫司汀(ran-imustine)等。

(4) 非氮芥类药物:新的烷化剂均为非典型的氮芥类,现有特莫唑胺(temozolomide)对胶质母细胞瘤、黑色素瘤有效。同类有米托唑酰胺(mitozolamide)。特洛西酮(teroxirone)胸腹腔注射治疗癌性胸腹水。甲磺酸酯类药物白消胺主要用于治疗慢性粒细胞白血病,其治疗效果优于放射治疗。硫酸酯类有 Clomesone 及 Cyclodisone,还有用于脑肿瘤的药物,如 adozelesin、carzelesin 等。丝裂霉素 C(MMC):是从链霉菌培养液中分离出来的,属亚甲基亚胺类抗生素,抗瘤谱广,可用于胃、肺、乳腺癌,慢性粒细胞性白血病,恶性淋巴瘤等,主要毒性是骨髓抑制、白细胞和血细胞减少。对 MMC 有抗药性者,现用 KW2148,它为 MMC 的双硫键化合物,能克服抗药性。E09:为吲哚醌化物,体外 IC_{50} 在 1~100 ng/ml,体内对 S-180 及 5 种人癌裸鼠移植瘤有效,用量 22 mg/m^2。

2. 铂类　现已合成了几千种铂络合物,其中 10% 具有抗肿瘤活性,有些已进入临床。第一代铂络合物——顺铂抗瘤谱较广,目前公认其为治疗睾丸癌、卵巢癌、乳腺癌的一线药物,并与阿霉素、依托泊苷、博莱霉素及氟尿嘧啶合用,治疗头颈部癌、胃癌等。但由于该药具有严重的胃肠道刺激性、耳毒性、肾毒性及神经毒性;易使肿瘤细胞产生获得性耐药;水溶性小,须注射给药等缺点限制了其应用。20 世纪 80 年代设计开发出了第二代铂络合物——碳铂,其抗瘤谱广,抗肿瘤性不低于顺铂,治疗小细胞肺癌、卵巢癌的效果比顺铂好,肾毒性、神经毒性、恶心呕吐等副作用比顺铂小;有较高的水溶性和稳定性。但骨髓抑制是其常见的副作用。第三代铂络合物与顺铂无交叉耐药性,有较好的口服吸收活性,其中近年来上市或处在临床研究阶段的疗效显著的有奥沙利铂、JM216、洛铂及 SKI-2053R。

(1) 草酸铂:有外周神经毒性及骨髓毒性。对黑色素瘤、卵巢癌、胶质瘤、淋巴瘤、乳癌、胃癌有效。用量 125 mg/m^2。

(2) L-NDDP:将药物用脂质体包裹减低毒性,克服抗药性。毒性以骨髓抑制为主。最大耐受量为 300 mg/m^2。

(3) 卡铂:是第二代铂类抗肿瘤药物,1986 年首次在英国上市,1988 在中国生产。卡铂抗癌活性与顺铂相似,但肾毒性、耳毒性、神经毒性,尤其是胃肠道反应明显低于顺铂。

(4) DWA 2114R:属于第二代顺铂类抗肿瘤药物,其毒性与顺铂有所不同。DWA 2114R 的作用机制与顺铂类似。其 DNA 合成抑制的数量和损害部位与顺铂基本一致,但其试验浓度 6 倍于顺铂且需要与肿瘤细胞有更长的接触时间。和卡铂一样,DWA2114R 几乎没有肾毒性,其主要的毒性为骨髓抑制,血小板比白细胞更容易受影响。Ⅱ期临床试验表明该药对急粒白血病、卵巢癌、乳腺癌、肺癌和前列腺癌有效,用量为 1 200 mg/(m^2·d)×5。Ⅲ期临床在卵巢癌患者中进行,并与顺铂进行比较。两个药的抗肿瘤活性相同。

(5) 增尼铂(Zeniplatin):对非小细胞肺癌、卵巢癌、黑色素瘤、乳癌有效。最大耐受量为145 mg/m^2。毒性是骨髓抑制,属剂量限制性毒性,恶心和呕吐较常见,需要给予止吐剂。发展抗肿瘤药物的主要方向是保持抗肿瘤活性的同时降低毒性,然而,从目前已经见到的临床试验报道来看,该药同时拥有顺铂和卡铂最糟的毒性,所以目前该药的研究已经终止。

(6) Eenloplatin:无神经毒性、血小板减少症和耳毒性,剂量限制性毒性是中性粒细胞减少。在临床前的实验中曾经发现本品有抗白血病的作用,并且与阿糖胞苷有协同作用,结合临床上注意到的中性白细胞减少症，认为本品在治疗急性白血病方面的研究是有价值的。

(7) 奈达铂(nedaplatin,254－S)：于1995年6月在日本上市，为盐野义制药公司开发的第一个第二代铂类抗肿瘤药，它对所有顺铂有效的癌症有活性。其主要毒性包括呕吐、骨髓抑制和严重的血小板减少症。Nedaplatin也有耳毒性，程度类似于顺铂。1次/4周，每次静脉滴注100 $mg/(m^2 \cdot h)$，用于治疗头颈部肿瘤、小细胞和非小细胞肺癌、食管癌、膀胱癌、睾丸癌、卵巢癌和子宫颈癌。最大耐受量80 mg/m^2。其疗效优于顺铂，血液学毒性较顺铂高，而肾毒性和胃肠道副反应则较低。临床Ⅱ期试验表明对肺癌、头颈部恶性肿瘤、睾丸和女性生殖系统肿瘤有明显的疗效。

(8) 奥沙利铂(奥铂)：是一个具有环己烷二氨结构的铂络合物，商品名为Eloxation，为稳定的、水溶性络铂类化合物。1996年在法国上市，单用或与氟尿嘧啶加叶酸合用作结肠癌、直肠癌的二线治疗药物。本品耐受性极好，无骨髓抑制和肾毒性。国内粉针剂已批准临床研究，现正在欧洲8个国家用于治疗直肠癌和作为卵巢癌二线治疗药物的Ⅲ期临床试验。一项国际多中心临床Ⅲ期试验表明奥沙利铂与5－FU联合应用，对大肠癌的总缓解率超过50%。目前奥沙利铂已被认为是治疗晚期大肠癌的一线药物。奥铂是继顺铂、卡铂之后的第三代新型铂类抗癌药物，该药对大肠癌、非小细胞癌、卵巢癌及乳腺癌等多种肿瘤细胞有显著的抑制作用，与许多抗肿瘤药物，如5－氟尿嘧啶、紫杉醇、环磷酰胺等都有较好的相加或协同作用。它对胃肠道、肝、肾和骨髓毒性较顺铂、卡铂明显减轻，耐受性良好。

(9) 乐铂：与顺铂无交叉抗药性，无肾毒性和神经毒性。限量毒性为血小板减少，一般用50 mg/m^2，对食管癌有效，与5－氟尿嘧啶有协同作用，属第三代铂复合物。

(10) CI－973(NK121)：属卡铂类第三代铂复合物，与顺铂仅有部分交叉抗药性。可致骨髓抑制而神经及肾毒性小，最大耐受量为320 mg/m^2。本品抗肿瘤活性类似于顺铂，在某些对顺铂高耐药的模型中，其活性可与奥铂相媲美。剂量限制性毒性主要是中性粒细胞减少。

(11) JM216：为第三代络铂类化合物，抗瘤活性与卡铂相似，毒性低，几乎无恶心呕吐、肾毒性、神经毒性及血液毒性，现处于Ⅱ期临床，由英国肿瘤研究院开发。这是第一个可以口服给药的铂复合物，而且对抗顺铂肿瘤有效。

3. 烯二炔类抗肿瘤抗生素　烯二炔类抗肿瘤抗生素C1027是我国学者从链霉菌代谢产物中筛选出的迄今已报道的活性最强的大分子蛋白类抗肿瘤抗生素之一。精原细胞法测定表明，C1027对癌细胞有高度杀伤活性，最低有效浓度比阿霉素、丝裂霉素C、放线菌素D等强500倍，比氮芥、长春新碱强125倍。体内外实验结果表明，C1027对人癌细胞的杀伤作用比阿霉素、丝裂霉素C、顺铂、甲氨蝶呤等强。其作用机制可能包括抑制肿瘤细胞DNA合成，造成DNA单、双链断裂；引起细胞凋亡；影响某些癌基因(如Ras)的表达；抑制肿瘤血管生成等。由于C1027对肿瘤细胞有极强的杀伤作用及其分子结构特点，为研制单抗靶向药物提供了一个高活力“弹头”，可用多种方法将C1027与单抗连接，制成直接偶联物、组装偶联物或强化偶联物，用基因工程技术可将抗体片段和C1027制成融合蛋白。

(三) 干扰DNA前体合成及多胺合成的药物(抗代谢药)

抗代谢药通过对DNA合成中所需的叶酸、嘌呤、嘧啶及嘧啶核苷进行干扰，从而抑制肿瘤细胞的生存和复制所必需的代谢途径，导致肿瘤死亡。

1. 干扰叶酸代谢药物

(1) 甲氨蝶呤(MTX):是最早用于临床的二氢叶酸还原酶抑制剂(DHFR),DHFR 催化二氢叶酸(FH2)转化为四氢叶酸,阻断 DHFR 可使细胞内叶酸耗竭,继而影响嘌呤和胸腺嘧啶核苷合成,抑制肿瘤细胞增殖。最近研制开发了一些脂溶性大、可被动扩散进入细胞和(或)侧链缺少谷氨酸残基、无需多氨酸化的一类新的抗叶酸药物。

(2) 三甲曲沙(三甲氧苯胺喹唑啉,Trimetrexate,TMX,TMQ):叶酸通过还原型叶酸载体(RFC)进入细胞内,经叶酸多谷氨酸化合成酶(FPGS)催化形成多谷氨酸化物后参与细胞代谢。TMX 不通过 RFC,末端缺少谷氨酸,也不能多谷氨酸化,可避免由于转运机制不良引起的耐药。同时可抑制 DHFR,从而抑制嘌呤及胸腺嘧啶核苷的合成。TMX 对头颈癌、胃癌、非小细胞肺癌、乳腺癌等有效。剂量 8~12 mg/(m^2 · d),用药 5 日。

(3) 必曲克辛(哌利特森,piritrexin,PTX):必曲克辛是无谷氨酸的化合物,苯环上有 2 个甲氧基,对泌尿道上皮癌较有效。但由于半衰期短(3~5 h),须反复给药。目前已完成对头颈部肿瘤及膀胱肿瘤的Ⅱ期临床研究。最大耐受量为 170 mg/m^2。限量毒性为骨髓抑制。

(4) 依达曲沙(edatrexate,EDX,EDAM):本品为叶酸拮抗剂甲氨蝶呤的一种类似物,也是一种胸苷酸合成酶(TS)抑制剂,对非小细胞肺癌(NSCLC)有效。Ⅰ期临床试验中剂量限制毒性是黏膜炎。推荐剂量为每 3 周静注 1 次,每次 80~100 mg/(m^2 · W)×5。

(5) 雷替曲特(raltitrexed):本品是一种具有特异性的水溶性胸苷酸合成酶(TS)抑制剂,在细胞内完全且迅速代谢成聚谷氨酰胺形式,导致 TS 的抑制作用延长,可同时抑制胸苷酸合成酶及二氢叶酸还原酶。1995 年在英国上市,3 mg/m^2 静脉滴注,1 次/3 周,耐受性良好,用于治疗晚期结肠癌和乳腺癌,其治疗晚期结肠癌优于氟尿嘧啶加甲酰四氢叶酸钙标准方案。不完全的聚谷氨酰胺的形式是本品产生耐药的原因。本品静脉滴注 3 mg/m^2,每 3 周 1 次,耐受性良好。骨髓抑制是剂量限制毒性。其他毒性包括黏膜炎、腹泻、皮疹和短暂的肝酶升高。临床有望用于治疗结肠癌和乳腺癌,有效率分别达到 30%和 25%。

(6) 洛美曲沙(双去氮四氢叶酸 Lometrexate,LTX,DDA - THF):能抑制甘氨酰胺核苷酸转化酶(GAR),对恶性纤维组织细胞瘤、肺鳞癌、卵巢癌及鼻咽癌有效。甲基四氢高叶酸(5MTHHF):可抑制蛋氨酸合成酶,限量毒性为骨髓抑制及黏膜炎,用量 2.5 g/(m^2 · d)×5。pemetrexed(LY231514,5)是一个新的多靶点的抗叶酸代谢药,能抑制 TS、DHFR 和甘氨酰胺核苷酸转甲酰基酶。Ⅰ期研究试验的推荐剂量为每 3 周使用 600 mg/m^2。剂量限制性毒性为嗜中性粒细胞减少。目前正进行Ⅱ期临床试验,已观察到有抗结肠癌、乳腺癌、肺癌、膀胱癌及间皮瘤活性。

2. 抗嘌呤类

(1) 喷妥司丁(pentostatin):为腺苷脱氨酶(ADA)和核苷酸还原酶抑制剂,阻断 DNA 和 RNA 的合成而导致细胞毒性。氟阿糖腺苷酸:易溶于水和渗入细胞内,可掺入 DNA 中抑制 DNA 合成,用量 30 mg/(m^2 · d)×6。氯脱氧腺苷:磷酸化成 CdATP 可抑制 DNA 合成,用量 20 mg/(m^2 · d)×5。脱氧助间型霉素:能抑制腺苷还原酶,因而抑制 DNA 合成,用量为 5 mg/(m^2 · d)×3,每 3 周重复。以上药物对慢性淋巴白血病、非霍奇金淋巴瘤、T 细胞淋巴瘤均有效。

(2) 噻唑呋啉:体内转变为噻唑-4-羧酰胺腺嘌呤双核苷酸(辅酶Ⅱ的同类物),抑制磷酸肌苷脱氢酶而阻止鸟苷酸生成。用量 1.65 mg/(m^2 · d)×5,每 3 周重复。对白血病有效，但可引起高尿酸血症。

(3) 6-硫代-2′-脱氧鸟苷(T-dGUO)：在体内由脱氧胞苷激酶磷酸化并由嘌呤核苷磷酸化酶转变为6-巯基鸟嘌呤(T-GUA)。T-GUA的活性代谢产物6-巯基-2′-脱氧鸟苷-5′-三磷酸(T-dGTP)嵌入DNA分子而引起DNA功能的破坏。

(4) 肿瘤细胞中的O^6-烷基鸟嘌呤-DNA烷基转移酶(AGT)可对烷化剂产生耐药性。O^6-烷基鸟嘌呤衍生物，如O^6-苄基鸟嘌呤等是有效的AGT抑制剂，可增强氯乙基化和甲基化抗瘤药物的细胞毒性作用。

3. 抗嘧啶类

(1) 氟尿嘧啶(5-FU)：是治疗实体瘤的首选药物，但毒性较大，可引起严重的消化道反应和骨髓抑制等不良反应。为降低毒性，提高疗效，现有5-FU衍生物如替加氟(tegafur)和双呋氟尿嘧啶等。将5-FU调节剂如乙基尿嘧啶与5-FU合用，可降低5-FU在胃肠黏膜及其他组织中的降解，提高5-FU口服制剂的生物利用度，提高5-FU的治疗指数。

(2) 双氢尿嘧啶脱氢酶(DHUDase)：是嘧啶碱及其衍生物代谢过程中的第一个酶和限速酶，是5-FU的靶酶。给予DHUDase抑制剂可增加5-FU的血药浓度和半衰期，也可增强5-FU及其类似物的化疗效果。但大多数DHUDase抑制剂在增强化疗效果的同时，也增加5-FU对宿主细胞的毒性。

(3) BOF-A2：属于5-FU的前药，可释放3-氰-2,6-二羟吡啶(CNDP)而抑制5-FU的降解，提高血中及瘤内5-FU浓度。对胃癌、乳癌、非小细胞肺癌有效。用量400 mg/(m^2·d)×(5～7)。

(4) 布利喹啉(Brequinar，BUP785)：可抑制线粒体的二氢乳清酸脱氢酶，抑制嘧啶重新合成，对胃癌、结直肠癌有效。用量200 mg/(m^2·W)。

(5) 卡培他滨(capelitabine)：是口服的5-FU前体药物。最大耐受量为3 514 mg/(m^2·d)。剂量限制毒性有腹泻、恶心、呕吐、黏膜炎和中性粒细胞减少等。本品在胃肠道迅速吸收，并大量转化为5-脱氧-5-氟尿嘧啶。推荐剂量为2 510 mg/(m^2·d)。治转移性乳癌有效率22%，副作用少。

4. 核糖核苷酸还原酶抑制剂　核糖核苷酸还原酶是5-磷酸脱氧核糖核苷酸生物合成过程中的限速因子，该酶的活性随癌细胞的增殖而增加。用于癌症辅助治疗的羟基脲是核糖核苷酸还原酶抑制剂，可明显抑制核糖核酸还原为脱氧核糖核酸，从而抑制DNA合成。trimiox(3,4,5-三羟基苯甲酰胺肟)可使从白血病L1210细胞中提取的核糖核苷酸还原酶活性降低50%，作用比羟基脲强10倍。卡醋胺(caraczmide)，可抑制核糖核苷酸还原酶，阻止DNA合成。用量150 mg/(m^2·d)×5，静滴。

5. 抑制多胺合成的化合物　聚胺在哺乳动物细胞增生和分化作用中起非常重要的作用。鸟氨酸脱羧酶(ODC)和S-腺苷基蛋氨酸脱羧酶(SAMDC)是聚胺生物合成过程中的限速酶，在肿瘤的发展中起重要作用。暴露在化学致癌剂的细胞ODC活性增加，而将细胞置于ODC抑制剂如二氟甲基鸟氨酸中时，肿瘤的形成可被减少。由甲基乙二醛二丙咪腙衍生的SAMDC抑制剂对人实体瘤具有显著的抗瘤活性。CGP48664(4-咪基茚二酮-2′-咪基腙)是一选择性强的强效SAMDC抑制剂，IC_{50}为5 nmol·L^{-1}。依氟鸟氨酸(Eflornithine，Oridyl，DFMO)：可抑制鸟氨酸脱羧酶，从而抑制多胺合成。口服，2.25 mg/(m^2·d)，与干扰素或亚硝脲类合用治疗脑瘤。

6. DNA 多聚酶抑制剂　DNA 多聚酶是哺乳动物细胞中 DNA 修复所必需的核酸蛋白。研究表明直肠、结肠癌患者具有 DNA 多聚酶 β 基因的高频率突变表达。前列腺癌的发病也与 DNA 多聚酶 β 基因的突变有关。阿糖胞苷在体内经脱氧胞苷激酶催化转变为二或三磷酸胞苷，后者可抑制 DNA 多聚酶的活性，阻碍 DNA 的合成。

(1) 吉西他滨(gemcitabine)：是与阿糖胞苷有关的脱氧胞嘧啶核苷结构类似物，主要抑制 DNA 合成，但须经脱氧胞嘧啶核苷激酶激活。其活性代谢产物二磷酸吉西他滨和三磷酸吉西他滨抑制了 DNA 合成所必需的蛋白酶。周剂量为 1 000 mg/m^2，静脉滴注 3 周，每 4 周重复 1 次。1995 年首先在南非上市，1996 年在英国、美国上市。本品为冻干粉针剂，200 mg/瓶。本品单用对某些实体瘤如非小细胞肺癌、乳腺癌、卵巢癌、胰腺癌、肾癌和小细胞肺癌有治疗作用，主要用于治疗晚期或转移性非小细胞肺癌及用作晚期或转移性胰腺癌的一线治疗药物，其疗效与目前常用的顺铂、丝裂霉素、异环磷酰胺等相当。耐药性相对较好，主要毒性为血小板减少、流感样症状和轻度水肿，骨髓毒性较轻，且易于逆转，极少有剂量依赖性。

(2) 脱氧斯匹胍素(deoxysparqualin)：结构类似精胺，可能干扰多胺合成，还可抑制 DNA 多聚酶，抑制 DNA 合成，亦可促进白介素-1(IL-1)或白介素-2 的产生。用量 1.5～1.8 $mg/(m^2 \cdot d) \times 5$，静滴。

7. 蛋白激酶 A(PKA)及其抑制剂　PKA 分为环磷酸腺苷(cAMP)依赖的蛋白激酶Ⅰ和Ⅱ。研究表明，cAMP 结合的蛋白表达异常与结肠癌的发生有关。cAMP 类似物能抑制肿瘤细胞的生长和促进人体结肠癌细胞系的分化。8-氯环磷酸腺苷对结肠癌的抗肿瘤活性与特异性抑制 PKAⅡ有关。

(四) 嵌入 DNA 中的药物

蒽环类中柔红霉素(DNR)多用于急性白血病，阿霉素(ADM)多用于实体瘤。其共同的特点是有积累性心肌毒性，可引起致死性心力衰竭。对柔红霉素和阿霉素进行结构改造可得到一些心毒性较小的衍生物。

(1) 依达柔比星(去甲氧柔红霉素)：比柔红霉素少一个甲氧基，增强了亲脂性和细胞吸收率，半衰期长，抗药性较少，心毒性较小，骨髓抑制、脱发较常见。与阿糖胞苷合用治成人急粒白血病优于 DNR＋AraC。对复发或顽固白血病及急淋白血病也有效。用量为 8～12 $mg/(m^2 \cdot d)$，联合用药应减量。

(2) 表阿霉素(epirubicin，EPI)：与 ADM 仅差一个羟基的位置，半衰期较短，骨髓抑制、恶心、呕吐、脱发以及心毒性等副作用均低于 ADM。临床用于乳癌、淋巴瘤、胃肠癌、头颈癌、卵巢癌、软组织肉瘤、小细胞肺癌等有效，用量 60～75 mg/m^2，3～4 周重复。

(3) 吡柔吡星(吡喃阿霉素，pirarubicin，THP-ADM)：是在 ADM 的 4′位上加上一个四氢吡喃基，吸收比 ADM 快。临床用于乳腺癌、卵巢癌、胃癌、淋巴瘤、急性白血病、泌尿道上皮癌等，对头颈癌疗效较好。用量为 45～60 mg/m^2，3～4 周重复，心毒性较少。

(4) 戊柔吡星(valrubicin)：是 ADM 半合成同系物，属水溶性蒽环类抗生素，能迅速穿透细胞膜并在胞浆中积蓄，治疗效果好且毒性小，已用于治疗浅表性膀胱癌。

(5) Caelyx：为阿霉素脂质体，可避免肝迅速吸收，瘤内蓄积浓度可比阿霉素高 4～10 倍，45 $mg/(m^2 \cdot 3\sim4\ W)$。剂量限制性毒性为白细胞减少及口炎、手足掌红斑。

(6) 丝裂蒽醌(mitoxantrone,MXT,novantrone,NVT):心毒性比 ADM 小。主要用于急性白血病。骨髓抑制为限量毒性,亦可见口腔炎,每次 10～14 mg/m^2,3～4 周重复。

(7) 安吖啶(氨苯吖啶,Amsacrine,mAMSA):可嵌入 DNA,使之断裂,亦可能抑制拓扑异构酶。主要用于急性非淋巴白血病,主要毒性为骨髓抑制、口腔炎、心脏毒性。每次用量 100～150 mg/m^2,静滴。

(8) 蒽吡唑类(anthrapyrazoles):如洛索蒽醌,实验抗瘤活性同 ADM,对晚期初治乳癌疗效较好。骨髓抑制为限量毒性,大量致口腔炎,心毒性低于 ADM。

(9) 棘霉素(echinomycin):是棘链霉培养液中提取而得,嵌入 DNA 中抗癌。限量毒性为恶心、呕吐。每次量 1.25 mg/m^2,4 周重复。

(10) 放线菌素(更生霉素):是多肽抗生素。抗菌谱较窄。主要用于恶性葡萄胎和绒毛膜上皮癌的治疗,对淋巴瘤、胚胎性肿瘤、肾母体细胞瘤也有疗效,并可对放疗起增敏作用。不良反应主要包括血小板减少、骨髓抑制,消化道刺激、脱发、发热、畸胎等。

(五) 拓扑异构酶抑制药

真核细胞 DNA 的拓扑结构由两类关键酶 TOPOⅠ和 TOPOⅡ调节,这两类酶在 DNA 复制、转录、重组,形成正确的染色体结构、染色体分离和浓缩过程中发挥重要作用。

1. 拓扑异构酶Ⅰ抑制剂　TOPOⅠ抑制药主要为喜树碱及其衍生物,具有较强的细胞毒性。但由于其能引起骨髓抑制、呕吐和腹泻等不良反应,加之其水溶性较差、难以制成合适的剂型。经结构改造,得到几种活性较强而毒性较小的衍生物,如依立替康(irinotecan,CPT-11)、拓扑替康(topotecan,TPT)和 9-氨基喜树碱。

(1) 依立替康(irinotecan):依立替康于 1994 年在日本上市,有非常好的水溶性,抗瘤谱广,对多种耐药性或难治性实体瘤有效。在体外抗癌活性较小,但在体内经 P450 依赖性酯酶代谢成为有活性的 10-羟基衍生物 SN-38 而显效,后者在血浆中含量较高,但只有内酯形式才有活性。可抑制拓扑异构酶Ⅰ,使 DNA 单链断裂。临床用于治疗难治性小细胞和非小细胞肺癌、子宫颈癌、卵巢癌、乳腺癌、腺癌、胃癌、结肠癌、直肠癌等。本品副作用主要为与剂量有关的延迟性腹泻和嗜中性白细胞减少症。肝功能不全者及高胆红血素血症的病人应慎用。用量 100 mg/(m^2·W)或 150 mg/(m^2·W)。

(2) 拓扑替康(topotecan):拓扑替康即 9-二甲胺甲基-10-羟喜树碱,是美国史克必成公司研制的半合成喜树碱类新型抗肿瘤药物,1996 年在美国上市。作用机制类似其他喜树碱,在细胞 DNA 复制前期,特异地与 DNA 单链新端上的拓扑异特酶Ⅰ结合,形成稳定复合物,阻止拓扑异物酶Ⅰ对单链断端的修复,致使 DNA 双链结构破坏,最终导致肿瘤细胞死亡。由于拓扑异物酶Ⅰ的活性不仅存在于生长活跃的细胞内,生产缓慢乃至静止期的肿瘤细胞均可发现其活性存在,因此对增殖缓慢的实体瘤、化疗药物普遍耐药的实体瘤均具有潜在作用。其内酯环在不同 pH 下发生可逆性水解,成为开环型羧酸酯类,需较长时间给药才能显示出抗癌活性。主要杀死 S 期细胞。抗瘤谱广,且与铂类等多种药物无交叉耐药性,体内、体外、抗肿瘤活性研究均显示其具有较高的活性。拓扑替康主要对卵巢癌、小细胞和非小细胞性肺癌、宫颈癌、结肠直肠癌、前列腺癌等疗效较好。本品现为卵巢癌的二线治疗药,冻干粉针 4 mg/瓶,每 3 周连续 5 日静注 1.5 mg/m^2。主要由肾和胆汁排泄,肾功能不全病人应减少剂量,剂量限制性毒性为非蓄积性中性粒细胞减少、血小板减少及贫血,可见恶心、呕吐、下泻、低热、皮疹。

(3) 9-氨基喜树碱和9-硝基喜树碱：水溶性都较差，9-硝基喜树碱在体内代谢为9-氨基喜树碱。它们对耐传统抗癌药物的肿瘤具有活性。临床推荐用量为每2周静滴35 μg/(m² · h)。

除喜树碱衍生物外，安吖啶(m-AMSA)、米托蒽醌、放线菌素D和柔红霉素等也引起Topo Ⅰ同细胞核的分离。在Topo Ⅰ催化过程中，位于酶活性部位的酪氨酸基团与DNA的3′-磷酸基之间形成共价键。蛋白质酪氨酸激酶强效阻断剂tyrphostin的3种衍生物AG-555、AG-18和AG-213可以和Topo Ⅰ发生相互反应，引起Topo Ⅰ结构改变，从而阻止Topo Ⅰ和DNA的结合。这说明tyrphostin及其衍生物可作为新型Topo Ⅰ抑制剂。

2. 拓扑异构酶Ⅱ抑制剂　拓扑异构酶Ⅱ抑制剂种类较多，近年来临床上疗效较好的有DNA嵌入型的阿霉素衍生物去甲柔红霉素、吡喃阿霉素和非DNA嵌入型的如喜树碱、鬼臼乙叉苷(etoposide, VP-16)和VM-26等。原有抑制药的改造又发现了一批新的TOPO Ⅱ抑制药，如阿克拉霉素、洋红霉素、米托蒽醌等。这类化合物作用机制主要有：一是与DNA结合，抑制肿瘤细胞DNA的复制和RNA依赖的RNA酶的合成；二是在体内产生自由基，杀伤肿瘤；三是与细胞膜金属离子结合，降低酶的活性。

(1) 鬼臼类木脂素：是一类主要从小檗科鬼臼属植物中分离得到的具有显著抗肿瘤活性的天然产物，其化学结构皆具有2,3-丁内酯-4-芳基四氢萘的母核。主要包括鬼臼毒素、表鬼臼毒素、去甲鬼臼毒素、去氧鬼臼毒素、4′-去甲基去氧鬼臼毒素、α-足叶草脂素(α-peltatin)、β-足叶草脂素(β-peltatin)、鬼臼毒酮(podophyllotoxone)、4′-去甲基鬼臼毒酮等成分。早在20世纪40年代就已发现鬼臼毒素具有强抗癌活性，但由于其严重的毒副作用限制了其临床应用。经结构改造合成了一批鬼臼毒素类衍生物，并从中筛选出了依托泊苷(etoposide VP-16-213)和替尼泊苷(teniposide VM-26)两个疗效较好、毒副作用小的化合物作为临床使用的具广谱抗肿瘤活性的药物，它们对小细胞肺癌、睾丸癌、白细胞癌、淋巴肉瘤、神经胶质瘤、霍杰金氏症等均有显著疗效。VP-16毒副作用较大，水溶性较差，氨基糖依托泊苷(NK_{611})的盐酸盐水溶性好，抗癌活性与VP-16相同。依托泊苷的4′-膦酸酯二钠盐已于1996年成为上市新药。葡萄糖能增大其水溶性且具解毒作用，L-氨基酸在体内能被主动转运，将葡萄糖或L-氨基酸分子引入药效团鬼臼毒素母体，可提高药效团向癌组织中分布的选择性，增大药物水溶性，提高活性，是改造鬼臼类药物的一大方向。

(2) 米托蒽醌(Mitoxantrone; Novantrone)：是第一个用于临床的蒽二酮类抗肿瘤药物，其抗肿瘤活性是阿霉素的5倍，对乳腺癌、非淋巴网状细胞瘤及成年人的急性白血病有治疗作用，但它有一定的心脏毒性，影响了它的临床应用。为了扩大该类药物的抗肿瘤谱及减少心脏毒性，药物化学家设计并合成了蒽并吡唑类化合物、氮杂蒽醌及氮杂蒽并吡唑类化合物、咪唑并吖啶酮类化合物等。蒽并吡唑类化合物如Dup-941(losoxantrone, biantrazole, CI-941)、Dup-942(piroxantrone, oxantrazole)、Dup-937等对白血病、黑色素瘤、肉瘤、及腺瘤都有疗效，尤其是Dup-941在乳腺癌的治疗方面显示出很好的临床效果。目前该药在美国已处于Ⅲ期临床研究阶段，主要用于治疗实体瘤。氮杂蒽醌化合物可以克服由阿霉素诱导的多药耐药性。氮杂蒽并吡唑系列化合物BBR2778, BBR3438, BBR3576, BBR3390, BBR3376, BBR3456, BBR3479，主要用于治疗实体瘤，如乳腺癌、胃癌、前列腺癌。虽然临床研究表明，它们的药理活性没有米托蒽醌及Dup-941高，但由于心脏毒性不明显，所以前景很好，目前处于Ⅱ期临床。咪唑并吖啶酮类化合物中有希望的是C-1311，它口服有效，具有良好的抗肿瘤活性，且其细胞毒作用对实体瘤有选择性，对生长较慢的肿瘤疗效好，对氧自由基的形成没有诱导作用，目前 C－1311 尚处于临床前研究。

（3）9－甲氧基吡唑啉丫啶（PZA）：是一种已经进入临床试验的新型抗癌药物。最新的研究表明 PZA 可能是 DNA 拓扑异构酶Ⅰ、Ⅱ的双重抑制剂，能阻止酶和 DNA 分子的结合，具有广泛的肿瘤抑制性活性。

（4）磷曲星（fostriecin）：曾认为其作用靶点为 TopoⅡ，体外抑制 TopoⅡ的 IC_{50} 为 40 $\mu mol \cdot L^{-1}$。进一步研究发现，磷曲星是蛋白磷酸酶 1 和 2A 的强效抑制剂，其抑制蛋白磷酸酶 2A 的 IC_{50} 比抑制 TopoⅡ的 IC_{50} 低 1 000 倍，抑制蛋白磷酸酶 1 的 IC_{50} 比抑制 TopoⅡ的 IC_{50} 低 10 倍。磷曲星对治疗肺癌、乳癌、结肠和淋巴细胞癌有效，作用机制可能是通过对蛋白磷酸酶 1 和 2A 的抑制，诱导循环细胞的早熟细胞和未完全复制的 DNA 进入有丝分裂。因其他 TopoⅡ抑制剂如 VM－26 均无诱导有丝分裂的作用。抑制蛋白磷酸化酶成为抗癌药物研究的另一靶点，诱导细胞循环阻断的药物如 VM－26 和诱导细胞进入有丝分裂的药物如磷曲星合用的抗癌作用将比两药单独应用时更有效。

（5）其他：双内酰亚胺化合物右拉唑安（dexrazoxan），对 TopoⅡ有抑制作用，且能显著拮抗 ADM 的心脏毒性。吡啶并吡苄唑衍生物 S16020－2 进入了临床研究阶段。中国科学院上海药物研究所从药用植物红根草中提取到有效成分，经修饰后得到的抗肿瘤化合物沙尔威辛（salvicine）也是 TOPOⅡ抑制剂，现已完成临床前研究工作。氨萘非特（amonafide，nafidimide，BIDA）和麦尔巴隆（merbarone，硫巴比妥苯胺）因形成蛋白质结合性 DNA 断链而被推测为拓扑异构酶抑制剂。

（六）以细胞信号转导分子为靶点的抗肿瘤药物

细胞的活性受外部信号控制，外部信号转导到细胞内部引起细胞内的一系列反应，这一过程称为信号转导。信号转导包括多种细胞内途径，它们将信号转导到整个细胞，最后到细胞核，使基因开放或关闭，从而使细胞行使不同的生物功能。细胞信号转导异常，导致恶性肿瘤快速增殖、无限生长。细胞信号转导的靶点包括信号蛋白的构象、配基受体结合信号蛋白以及细胞信号转导过程中的关键酶等。

1. 蛋白酪氨酸激酶（protein tyrosine kinase，PTK）抑制剂　蛋白酪氨酸激酶是一组酶系，能催化 ATP 上的磷酸基转移到许多重要的蛋白质的酪氨酸残基上，使其残基磷酸化，从而激活各种底物酶，通过一系列反应影响细胞的生长、增殖和分化。真核细胞的生长因子、胰岛素受体和许多癌基因的表达产物都具有 PTK 活性。多数肿瘤细胞 PTK 活性异常升高，因此 PTK 是一个非常重要的抗肿瘤靶点。目前已证明许多 PTK 抑制剂有抗癌活性，部分可诱导白血病细胞分化。PTK 抑制剂主要有黄酮类、肉桂酰胺类、苯乙烯类、芪和苯胺类、二底物型抑制剂、吡哆嘧啶类、吡哆并喹唑啉和联硒双吲哚类等。来源于天然产物的有三羟异黄酮、erbstatin、lavendustinA、herbimycinA 等。其中，erbstatin 是 PTK 的双底物竞争性抑制剂，herbimycinA 则是一种不可逆的共价抑制剂。合成的 PTK 抑制剂有 tyrphostin。

小分子肽类受体酪氨酸激酶（receptor tyrosine kinase，RTK）抑制剂的研究也已取得显著的进展，如具有 RTK 活性的表皮生长因子（epidermal growth factor，EGF）受体小分子肽类抑制剂 PD158780、PD169540、CL 387785、ZD1839、CP－358744、CGP59326、CGP59326－A 等在体内外试验中显示出很强的抗肿瘤活性，已准备进入临床实验；具有 RTK 活性的血管内皮生长因子(vascularendothelialgrowthfactor,VEGF)受体小分子肽类抑制剂SU－5416和SU－6668已进入Ⅰ/Ⅱ期临床实验;具有RTK活性的血小板源性生长因子(platelet derived growth factor,PDGF)受体小分子肽类抑制剂PD－166285可明显延长荷瘤裸鼠的生存时间。

2. 法尼基转移酶(farnesyl transferase,FTase)抑制剂　现代生物学研究已经证明ras癌变基因的表达产物Ras蛋白存在于多数肿瘤中,Ras蛋白是一种三磷酸鸟苷(GTP)的结合蛋白,调控细胞的有丝分裂,其调控细胞分化的生化过程由GTP－GDP循环控制:当Ras与GTP结合时,细胞增殖;与GDP结合时细胞分裂终止。癌基因ras基因家族(H－ras、K－ras和N－ras)的突变,ras产物Ras蛋白在细胞的增殖和恶性转化方面起重要作用。突变的Ras因损害了GTPase的活性,仍保持与GTP结合状态,导致细胞恶性转化。Ras蛋白最终与胞浆膜结合才能发挥生物学效应,从胞浆到胞膜需要Ras蛋白的翻译后修饰,即从半胱氨酸残基法尼基化开始,由法尼基转移酶催化该反应,因此抑制FTase活性,阻止Ras蛋白的法尼基化,可以有效地抑制肿瘤细胞的增殖。

微生物(如真菌、链霉菌、放线菌)代谢产物是法尼基转移酶抑制剂的广阔来源,目前筛选到的代表性抗生素有:

(1) gliotoxin和乙酰gliotoxin:抑制法尼基转移酶活性,IC_{50}分别为1.1和4.4 mmol/L。gliotoxin是首次报道的微生物来源的法尼基转移酶抑制剂。

(2) UCF－76:抑制牛脑法尼基转移酶的IC_{50}为1.4～3.7 mmol/L。

(3) TAN－1813:抑制法尼基转移酶活性的IC_{50}为23 mg/L,在裸鼠体内对人纤维肉瘤HT－1080和NIH3T3/K－ras肿瘤显示抗肿瘤作用。

(4) Andrastin:不仅抑制法尼基转移酶,而且直接与P－糖蛋白相互作用,抑制抗癌药物在耐药细胞中的外排,提高抗癌药在肿瘤细胞内的积累,增强细胞毒性。

(5) Manumycin:剂量依赖性抑制Ras通路,且抑制基质金属蛋白酶分泌,降低转化细胞的侵袭性,可抑制成神经管细胞瘤、胰腺癌细胞的生长。

3. 丝裂原活化的蛋白激酶(mitogen activated proteinkinase,MAPK)信号转导通路抑制剂　MAPK是激酶链在细胞浆中的最后一个激酶,它本身需要丝氨酸/苏氨酸和酪氨酸同时磷酸化,才具有100%的活性。激活MAPK的激酶是MAPK/ERK激酶(MAPK/ERK Kinase,MAPKK)。MAPK一旦被激活则被迅速从胞浆转运到细胞核内,或者直接激活转录因子,或者激活其他蛋白激酶,启动或者关闭一些特定基因的转录,对刺激信号作出必要的反应。目前认为MAPK转导通路的模式如下:刺激信号→MAPKK→MAPK→C－jun、C－fas→转录→基因表达→生物效应。在肿瘤生长、转移过程中起重要作用的一些生长因子及其受体如表皮生长因子、血小板源性生长因子等都是通过MAPK信号转导通路发挥作用的,因此针对MAPK途径的各个关键环节,研究MAPK信号转导通路抑制剂用于抗肿瘤治疗具有十分重要的意义。

(1) L－783290:抑制人肿瘤细胞依赖性MAPK磷酸化。EC_{50}为100～200 nmol/L。100 mg/kg显著抑制裸鼠移植瘤的生长。

(2) Geldanamycin:是苯醌安莎霉素类抗生素,特异性结合热休克蛋白90(heat shock protein 90,Hsp90),破坏Hsp90－Raf－1复合物,促进Raf－1降解,从而破坏Raf－1－MEK1－MAPK的信号传递,抑制细胞增殖。低浓度geldanamycin增强顺铂、丝裂霉素C、阿糖胞苷和阿霉素等化疗药物的细胞毒性。geldanamycin 的衍生物,17-烯丙胺-17-脱甲氧格尔德霉素在美国国立癌症研究所及其他的几个研究中心正进行Ⅰ期临床实验。

(3) radicicol 和 novobiocin:是 Hsp90 抑制剂,可与苯醌安莎霉素类竞争结合 Hsp90,对 Hsp90 客体蛋白(Raf-1)具有类似于 geldanamycin 的去稳定作用。寻找新的 Hsp90 抑制剂间接干扰 MAPK 信号传递通路,联用其他化疗药物可能是治疗肿瘤的一种有效手段。

4. 蛋白激酶C(PKC)调节剂　PKC 是 Ca^{2+} 和磷脂依赖性蛋白激酶家族,须由第二信使二酰基甘油(DAG)激活,在细胞信息传导过程中起重要调节作用。在正常生理状态下,PKC 的活化是短暂的,因为 DAG 自细胞膜上产生后数分钟内即消失。而当用促癌物质佛波酯处理细胞时,首先引起 PKC 的持续活化,然后导致该酶的降解,最终从细胞中耗竭。PKC 过度表达与耗竭的细胞则有可能逃脱生长因子的负反馈控制,成为失控的增殖细胞而致癌。PKC 活化剂一般都有促癌活性,而许多 PKC 抑制剂可抗癌。根据作用部位 PKC 抑制剂可分为:① 作用于 PKC 催化区的抑制剂,如 staurosporine,是目前发现的最强的 PKC 抑制剂,已进入临床;② 作用于 PKC 调节区的抑制剂,如 calphostin C;③ 作用于 PKC 催化区和调节区的抑制剂,如地喹氯胺类。

(七) 抗肿瘤激素类药物

1. 抗雌激素受体(ER)药物　现代研究发现某些妇科肿瘤,如乳腺癌、卵巢癌和子宫癌等,其发生与体内雌激素水平有关,这些肿瘤部位有较多的雌激素受体,利用雌激素受体拮抗剂阻断雌激素对受体的作用,可达到治疗这些肿瘤的目的。早期有三苯氧胺(他莫昔芬),是非甾体类雌激素受体拮抗剂,临床上对晚期复发的乳腺癌和卵巢癌有良好的疗效,副作用小。他莫昔芬与芳构化酶抑制剂联合用药对绝经妇女的晚期乳腺癌的治疗具有协同作用。随后又有氯三苯氧胺(陀尼密芬)、羟三苯氧胺(droloxifen)、碘三苯氧吡(cidoxifen)以及 TAT59,均比三苯氧胺作用强。

2. 芳香化酶抑制剂(aromatase inhibitors)　氨基导眠能(氨鲁米特,aminoglutelhimide)是最早的芳香化酶抑制剂,特异性抑制雄激素转化为雌激素。绝经期妇女的雌激素主要来源于雄激素,这样可完全抑制雌激素的生成,但氨鲁米特的选择性不强,同时具有抑制肾上腺皮质激素合成的副作用。可抑制细胞色素 P450 酶,与替代剂量的糖皮质激素合用治疗乳腺癌。

新型芳香化酶抑制剂第一代产品如福美司坦(formastane);第二代甾体类依西美坦(exemestane)、普鲁美司坦(plomestane);第三代非甾体制剂如来曲唑(letrozole)、阿那曲唑(anastrozole)、伏氯唑(vorozole)等疗效强,提高了对芳香化酶的选择性,不抑制肾上腺皮质激素的生成,使病人的生存期更长。

福美斯坦(formestane)是第一个获准上市的甾体类芳构化酶抑制剂,肌内注射给药,因其口服迅速被代谢。其对芳构化酶的选择性强于氨鲁米特,但药理活性并不比后者强。

第三代芳香酶抑制剂具有高度选择性、抑酶活性强、能够口服等特点。阿那屈唑(anastrozole)、法屈唑(fadrozole)以及来屈唑(letrozole),推荐剂量分别为 1 次/日,每次口服 1 mg、2 次/日、每次口服 1 mg 以及 1 次/日,每次口服 2.5 mg,用于治疗绝经后经他莫昔芬治疗后复发或病情仍在发展的晚期乳腺癌患者。

3. 抗雄性激素药　比卡他胺(bicalutamide)为口服长效、非甾体结构抗雄激素药物,1995 年在英国首次上市,用于治疗晚期前列腺癌,疗效与氟他胺相似。推荐剂量方案为每天1次，口服50 mg。常见副作用有潮热、恶心、便秘、乏力、背痛、骨盆痛或全身疼痛等，对性功能影响甚微，耐受性好。

（八）抗肿瘤抗生素和单克隆抗体药物

1. 作用于各种靶点的抗肿瘤抗生素　抗肿瘤抗生素是由微生物代谢产生的具有抗肿瘤活性的化学物质。近年来，随着分子和细胞生物学研究的不断深入，报道了作用于各种靶点的抗肿瘤抗生素，如丝裂霉素、阿霉素、柔红霉素、博来霉素、平阳霉素、更生霉素等天然来源的抗肿瘤抗生素，以及经结构改造的同系物已成为治疗肿瘤较常用的药物。

(1) 作用于DNA模板的抗肿瘤抗生素：博来霉素，含烯二炔发色团的抗癌抗生素C1027，苯并二吡咯类抗生素包括Duocarmycin、CC－1065(Rachelmycin)、adozelesin、Pyrindamycin、Ducarmycins、Gilvusmycin、Carzelesin、KW－2189等一系列抗肿瘤抗生素，可作用于DNA模板，对肿瘤细胞有极强的杀伤作用。Carzelesin和KW－2189是半合成的苯并二吡咯类抗生素中最具代表性的两个。Carzelesin是CC－1065的前药类似物，由Up－John公司于1992年开发，具有耐受性好和细胞毒性强的特性，对黑素瘤B16的效果尤佳，水溶性好，无内脏蓄积毒性。KW－2189为Duocarmycin的衍生物，水溶性好，性质稳定，其抗白血病P388的活性将近是Duocarmycin的30倍，对肝、肾等无蓄积毒性。

(2) 抑制核苷转运：核苷转运是指细胞外核苷通过胞膜进入胞浆的短暂过程，是核苷酸生物合成的“补救途径”的第一步。以核苷转运作为靶点进行筛选，可能找到新型的抗肿瘤生化调节剂。研究表明，绿茶多酚、丹酚酸A、三环吡喃酮类化合物、甲基大黄素类化合物(C3368－A和C3368－B)等均有抑制核苷转运的作用。C3368－A可增强丝裂霉素、阿霉素和甲氨蝶呤等抗肿瘤药物的活性，C3368－B可在一定程度上逆转肿瘤细胞的多药抗药性。

(3) 作用于微管：由微生物产生的epothilones类抗生素是以微管为靶点的新型微管稳定剂。

(4) 作用于热休克蛋白90(Hsp90)：细胞内Hsp90在肿瘤细胞繁殖和存活中起重要作用，许多信号传递蛋白的正常功能均依赖于它。据报道，geldanamycin特异性结合并抑制Hsp90的功能，促进多种癌基因产物和周期调控蛋白的降解而显示多种生物活性，并与丝裂霉素、顺铂等化疗药物有协同作用。

(5) 抑制基质金属蛋白酶(matrix metalloproteinases，MMPs)：MMPs与肿瘤生长、侵袭、转移相关，通常在恶性肿瘤呈过度表达。因此，MMPs抑制剂有可能用于治疗肿瘤，特别是阻断肿瘤侵袭、转移。研究发现，四环素类化合物、肉桂酰胺类抗生素6011W－A、MMI－166、Batimastat可干扰MMPs的表达与活化，对肿瘤生长及转移均有明显抑制作用。

(6) 抑制血管生成：肿瘤生长依赖于相应的血管生成，抑制血管生成是研制抗癌药物的新途径。据报道C1027、Rhizoxin、Sangivamycin等抗生素有强烈的抑制血管生成作用。

2. 抗肿瘤单抗药物　单克隆抗体(单抗)对相应的抗原具有高度特异性，针对特定的分子靶点，利用特定的抗肿瘤抗生素作为“弹头”物质，分别与不同的单抗进行连接，可构建一系列的靶向各种癌症的抗肿瘤单抗药物。自1997年以来，Rituxan、Herceptin和Mylotarg(由单抗和抗肿瘤抗生素calicheamicin连接的偶联物)在美国相继获批准应用于临床肿瘤治疗，单抗药物的研究与开发成为生物技术药物领域的新热点。抗肿瘤单抗药物包括抗肿瘤单抗和抗肿瘤单抗偶联物(免疫偶联物)。免疫偶联物分子由单抗与“弹头”药物两部分构成,可用作“弹头”的物质主要有放射性核素、药物和毒素,与单抗连接分别构成放射免疫偶联物、化学免疫偶联物和免疫毒素。单抗与药物偶联物对表达有关抗原的肿瘤靶细胞作用强,显示选择性杀伤作用,而对抗原性无关细胞的作用弱或无作用。已报道与单抗进行偶联并在实验动物模型上进行疗效观察的抗癌药物有阿霉素、柔红霉素、平阳霉素、博安霉素、丝裂霉素、新制癌菌素、甲氨蝶呤、苯丁酸氮芥、苯丙氨酸氮芥、顺铂以及长春碱类衍生物等。动物实验结果表明,由抗肿瘤单抗与药物构成的偶联物与相应的游离药物比较,对肿瘤生长有更强的抑制作用,且显示较低的毒性。Gemtuzumzogamicin 是以抗体/细胞毒素偶联的新型抗体靶向化疗化合物,用于 CD-33 阳性的复发性成人急性髓细胞白血病。

特定受体或特定的基因表达蛋白可能作为单抗药物的靶点。如 Trastuzumab 用于 HER-2 受体过度表达的一系列癌症;Herceptin 是抗 HER-2/neu 癌基因编码蛋白的单抗,临床研究对乳腺癌有效,与化疗药物联合有更显著的疗效。据报道,与 Herceptin 显示协同作用的药物有顺铂、环磷酰胺、鬼臼乙叉苷、阿霉素、紫杉醇、甲氨蝶呤、长春花碱等;Rituxan 是以 B 细胞的 CD20 分子作为靶点的人鼠嵌合抗体,对非霍奇金氏 B 细胞淋巴瘤有疗效;血管内皮生长因子(VEGF)在血管生成中有重要作用,抗 VEGF 的单抗具有广谱的抗肿瘤作用,对移植于裸鼠的人体癌瘤有显著疗效。抗肿瘤单抗药物近年成为生物技术药物领域研究的热点,其研究和开发的方向主要包括:寻找新的分子靶点、抗体的人源化、偶联物分子的小型化、单抗药物的高效化、具有抗体功能的融合蛋白等等。

(九) 肿瘤新生血管生成(tumor angiogenesis,TA)抑制剂

肿瘤生长是血管依赖性的,血管生成涉及肿瘤从形成到转移的全过程。肿瘤可通过新生血管从宿主获取营养和氧气,并向宿主的其他部位输送肿瘤细胞,导致肿瘤转移。当前,抗肿瘤血管生成的 TA 抑制剂正成为抗肿瘤治疗新的研究热点。

1. 直接抑制内皮细胞增殖的 TA 抑制剂　包括 TNP-470、Thalidomide、Angiostatin、Endostatin 和 PF_4 等。碳氧氨咪唑、Suramin、IL-12 和 IFNα-2a 等是对内皮细胞和肿瘤细胞都有抑制作用的 TA 抑制剂。

2. 抑制血管生长因子活化的 TA 抑制剂　血管内皮细胞生长因子(VEGF)在肿瘤血管生成中处于核心地位,因此阻断 VEGF 的作用可以达到抗血管生成的目的。针对 VEGF 及其受体的 TA 抑制剂,如 RhuMAB VEGF 是一种人源化的抗 VEGF 抗体,正处于Ⅱ/Ⅲ期临床试验,用于治疗肺癌、乳腺癌、前列腺癌和直肠癌结肠癌。PTK787/ZK22584(Novartis)阻止 VEGF 受体的信号传导,正进行Ⅰ期临床试验,治疗晚期癌症和 Kaposi 肉瘤。ZD4190(ZenecaPharmaceuticals,UK)在血管内皮细胞抑制 VEGF 的信号传导,能抑制多种人移植瘤的生长。

3. 抑制基底膜降解的 TA 抑制剂　如金属蛋白酶抑制剂(MPI),第一代 MPI 药物是巴马司他(Batimastat,BB-94),对肺癌、乳腺癌、前列腺癌、结肠癌、胃癌和骨癌的治疗有效。第二代马马司他(Marimastat,BB-2516)耐受性较好,副作用主要为肌肉骨骼反应,表现为关节疼痛和压痛。口服生物利用度为巴马司他的 20 倍,可用于治疗卵巢癌、胰腺癌、前列腺癌、结肠癌、直肠癌等多种实体瘤。此外,还有 Neovastat、AG3340 等。

4. 具有抗肿瘤血管生成作用的化疗药物　长春碱在低剂量、非细胞毒浓度时即有较强的抗血管活性。6-甲基巯嘌呤核苷在体外可抑制血管形成的早期和延迟相,在体内有强大

的抗血管形成活性。环磷酰胺可诱导肿瘤血管床内皮细胞凋亡，明显抑制血管新生。紫杉醇是有丝分裂的抑制剂和放疗的增敏剂，现有报道紫杉醇有较强的抗血管作用，其机制可能与VEGF的下调、肿瘤杀灭所引起的肿瘤促血管生成作用的减少、诱导内皮细胞凋亡，降低肿瘤间质压力等多方面的协同作用有关。

（十）以端粒酶为靶点的抗癌药物

端粒是真核生物线性染色体末端的帽状结构，其主要功能是保护染色体末端结构，稳定染色体。细胞每一次分裂时端粒会缩短50～200 bp，端粒缩短到一定程度导致生长抑制，当端粒短到关键阈值，染色体的末端融合和断裂融合使染色体发生异常并引发细胞凋亡。绝大多数肿瘤细胞中可以检测到端粒酶活性，而正常细胞中却没有或活性很低。肿瘤细胞可能是通过激活端粒酶，稳定端粒长度而逃避衰老，持续增殖获得永生性的，因此端粒酶抑制剂有望开发成为新型抗癌药物。端粒酶是一种独特的核蛋白酶，它用自身携带的RNA模板逆转录合成富含G的重复单位，增加染色体3′端的端粒长度。端粒酶由RNA（human telomerase RNA，hTR）和逆转录酶（human telomerase reverse transcriptase，hTERT）两个主要部分及相关蛋白组成，hTERT的表达是端粒酶活性的限速步骤。

1. 反义寡核苷酸（antisense oligodeoxynucleotides，ASODN）　是端粒酶抑制剂研究领域中的热点，它是以端粒酶RNA为靶标，与靶RNA配对的一段短链DNA。与靶RNA形成杂合体，被动和主动地抑制RNA的转录。以端粒酶hTERT基因为靶标的ASODN，能选择性地与靶基因杂交，阻断端粒酶的表达，体外抗肿瘤活性研究表明其对肝癌、肺癌、胃癌、乳腺癌、脑胶质瘤等细胞均有不同程度的抑制作用。

2. 锤头型核酶　是具有核酸内切酶活性的小RNA分子，通过催化中心的反义序列识别靶位，使端粒酶活性降低，端粒缩短。

3. 逆转录酶抑制剂（reverse transcriptase inhibitors，RTI）　由于端粒酶是RNA依赖的DNA聚合酶，所以RTI可以结合到DNA上阻断逆转录酶的链延伸，成为肿瘤治疗药物。其中齐多夫定的研究最多，体外研究IC_{50}为0.1～1.75 mmol/L。

4. 此外，卟啉类、蒽醌类、异噻唑酮类以及苯异噻唑酮类物质也具有抑制端粒酶的作用，但由于一些正常可再生组织如肝脏和淋巴也具端粒酶，故这些药物可能会存在某些毒副作用。

（十一）高分子抗肿瘤药物

高分子药物具有被细胞内吞的特性，易被肿瘤细胞摄取，而小分子药物经高分子载体固定后，则具有长效、缓释等特点，因而，对高分子抗肿瘤药物的研究与开发方兴未艾。

1. 具有抗转移酶活性的高分子　肿瘤细胞的代谢比正常细胞旺盛，聚阿拉伯半乳糖、肝素等通过抑制转移酶的活性，选择性地抑制肿瘤细胞的代谢。这类天然高分子产物毒副作用较小。

2. 活化免疫系统的高分子　聚阳离子如聚亚乙基胺、聚-L-赖氨酸、聚-L-精氨酸等；聚阴离子如聚马来酸（酐）、聚丙烯酸、聚乙烯基磺酸盐、聚联苯磷酸盐、二乙烯基醚-马来酸酐共聚物以及聚核酸等，它们能够激活巨噬细胞并诱导干扰素的产生。天然高分子药物如蘑菇多糖、低聚甲壳素等也能很好地激活免疫系统的抗肿瘤活性。

3. 聚阳离子　许多肿瘤细胞表面带有比正常细胞多的负电荷，聚阳离子如聚亚乙基胺、聚-L-赖氨酸、DEAE葡聚糖等能导致肿瘤细胞表面电性中和及细胞凝集，起到抑制及杀灭肿瘤细胞的作用，但毒性大限制其临床应用。

4. 高分子载体抗肿瘤药物　将药物分子以可解离的化学键连接在高分子上制成高分子载体药物，可以实现药物的有效控制释放，实现靶向给药。如将 5－FU 结合到聚合物主链或支链上，现有聚脂肪烃、聚酯、聚膦酸酯、聚酰胺、聚硅氧烷等主链中含 5－FU 的高分子抗肿瘤药物。部分 N－乙酰化的壳聚糖能被某些肿瘤细胞选择性地浓集，抑制其生长，将 5－FU 连接到改性甲壳素、壳聚糖上，显示出可喜的免疫学活性和协同效能。早期的高分子载体有聚乙烯醇、聚丙烯酸类、聚酰亚胺类、羧甲基纤维素等，在体内难降解。生物可降解型高分子载体如聚酯、聚乳酸、聚氨基酸、聚酰胺、聚酸酐、多糖（低聚甲壳素和葡聚糖）等以及靶向肿瘤的高分子载体如人血清蛋白、牛血清蛋白、聚氨基酸以及葡聚糖、多种短肽等是较理想的抗肿瘤药物高分子载体。

（十二）肿瘤耐药逆转剂（resistance reversal agent，RRA）

肿瘤细胞对化疗药物产生耐药性是化疗失败的主要原因，因此，寻找耐药逆转剂是抗肿瘤药物研究的重要策略之一。肿瘤耐药产生的原因可能与药物代谢障碍、DNA 修复机制障碍、DNA 多聚酶活性改变以及凋亡抑制等有关。一些与凋亡抑制相关的癌基因（如 bcl2，NF－κB 等）的表达产物可阻断化疗药物诱导的肿瘤细胞凋亡，产生耐药性。此外，在肿瘤组织高度表达的 P－糖蛋白（p－gp）是能量依赖型药物外排泵，能将肿瘤细胞内的抗癌药物泵出胞外，降低化疗药物在胞内的蓄积浓度，也是肿瘤产生多药耐药的重要原因之一。p－gp 逆转剂可提高肿瘤细胞化疗药物浓度，改善疗效。

现有的肿瘤耐药逆转剂主要包括 p－gp 的逆转剂，如钙拮抗剂（verapamil 及其衍生物等）、环孢菌素类（环孢菌素 A 及其衍生物 PSC833，SDZ280－466 等）、喹啉类（粉防己碱、蝙蝠葛苏林碱、奎尼丁）、钙调蛋白拮抗剂（chlorpromazine 等吩噻嗪类衍生物）、三苯氧胺类（他莫昔酚）等；针对多药耐药基因 mdrl 破坏肿瘤细胞 p-gp mRNA 表达的反义核酸或核酶；细胞因子 TNF-α 以及蛋白药物交联剂等。

（十三）靶向性治疗恶性肿瘤的磁性药物微球

目前恶性肿瘤主要治疗手段是化疗，但化疗抗肿瘤药在肿瘤组织内很难达到有效药物浓度，且同时杀伤癌细胞和正常细胞，造成骨髓抑制等全身毒性反应，导致化疗失败。化疗效果的关键是如何提高药物的靶向性和降低药物的毒副作用。近年来人们一直在寻找一种既可靶向释放于肿瘤组织内，又不影响正常组织的理想化疗药物。

1. 脂质体　脂质体对癌症具有良好的靶向作用。阿霉素抗瘤谱广，疗效好，但毒性大，限制了其临床应用。用脂质体包封阿霉素后可显著增加阿霉素的靶向性，延长半衰期，增大血药浓度以及肿瘤部位的药物浓度，作用更强，耐受性更好。美国 FDA 已批准了阿霉素脂质体上市。

2. 磁性毫微粒　磁性毫微粒是目前国内外导向药物和医用高分子材料研究领域的热门方向之一，在足够强的外磁场作用下，可以引导负载药物在体内定向移动、浓集，从而提高药物治疗指数，降低毒副作用。然而，药物磁性毫微粒经静脉给药后，往往由于网状内皮系统的吞噬作用而被动靶向于肝、脾，难于实现其他组织的靶向给药。通过改善药物磁性毫微粒的表面性质可以抑制网状内皮系统的对其吞噬作用，现已制备了带有弱负电性的阿霉素-羧甲基葡聚糖磁性毫微粒，具有较好的磁导向功能，可有效定位于靶向。

3. 磁性微球　脂质体、毫微粒等靶向释药系统虽然可以改变药物在肿瘤与正常组织间的分布，但存在自身稳定性欠佳、靶向性分布不理想、又易被网状内皮系统的巨噬细胞吞噬等缺点。磁性药物微球是一种新的靶向给药系统，它是把药物和铁磁性物质共同包藏于载体中所制成的稳定制剂。注入体内后在足够强的外磁场作用下逐渐集中于肿瘤部位，缓慢释放化疗药物，起到高效、缓释、低毒的作用。

磁性药物微球由磁性材料（高纯度的 Fe_3O_4）、骨架材料（白蛋白、明胶、葡聚糖、乙基纤维素、红细胞等）及药物三部分组成。现有的与磁性材料制备成微球的抗肿瘤药包括：盐酸阿霉素（应用最广）、平阳霉素、丝裂霉素 C、氟尿嘧啶、甲氨蝶呤等。磁性药物微球性能都极其稳定，在外磁场的作用下有良好的靶向性，具缓释作用，毒性低，可使某些药物的化疗指数提高 10～100 倍。近年来还发展了一种免疫磁性微球，它是在普通微球磁化后在其表面引入活性基团，再通过偶联反应将抗体、酶或免疫毒素结合到微球上，可以显著提高其靶向性。磁性药物微球虽具有明显的靶向性抗肿瘤作用，但目前还存在一系列问题，如非闭合磁场的屏蔽性较差，不能有效到达脏器位置较深的肿瘤内；药物突释问题；多药耐药的问题；栓塞或中毒等，有待于进一步解决。

（十四）植物来源抗肿瘤药物

我国植物资源十分丰富，从植物中寻找开发有效的抗肿瘤新药具有广阔前景，并且植物来源的抗肿瘤药物毒副作用小。目前，临床上应用的植物来源的抗肿瘤药物主要有：生物碱（如长春碱类、喜树碱类、秋水仙碱、三尖杉酯碱等）、木脂素（如鬼臼毒素及其半合成衍生物）、柄型大环内酯类化合物（如美登木素）、二萜类化合物（如紫杉醇、冬凌草甲素）等。从作用机制来看，它们分别作用于微管系统，如长春碱类、美登素、秋水仙碱及紫杉醇；或作用于拓扑异构酶，如喜树碱类及鬼臼毒素衍生物；或通过影响核糖体功能，阻止蛋白质合成，如三尖杉酯碱类、冬凌草萜类成分。

（十五）肿瘤化疗辅助药物

1. 5-羟色胺 3（5-HT_3）受体拮抗剂　恩丹西酮（ondansetron，枢复宁）、格拉司琼（gramisetron，康泉，凯特瑞）、阿扎司琼（azasetron，苏罗同）、托烷司琼（tropisetron，呕必停）、拉莫司琼（ramosetron，奈西雅）和 dolasetrone 等常用作防治化疗所致的急性呕吐。

2. 双磷酸盐　晚期恶性肿瘤常见骨转移，导致病人出现顽固性疼痛、病理性骨折、脊髓压迫及高钙血症等一系列并发症。依替膦酸钠（etidronate）、氯膦酸钠（clodronate）、帕米膦酸钠（pamidronate）、阿伦膦酸钠（aledronate）、依本膦酸钠（ibandronate）、替鲁膦酸钠（tiludronate）、zoledronate 等双磷酸盐类药物在晚期肿瘤患者骨转移疼痛、高钙血症及骨质疏松等情况下应用。

3. 氨磷汀　是一种有机硫代磷酸盐，其前体 WR-2721 产生的巯基可清除对细胞产生损伤的氧自由基，是一个广谱的细胞保护剂，可选择性地保护外周正常组织，减轻化疗导致的耳毒性、肾毒性、血液学毒性和神经毒性，而对肿瘤组织无保护作用。

4. 造血细胞集落刺激因子（CSF）　采用基因工程技术开发的重组人类粒细胞集落刺激因子，如惠尔血和格拉诺塞特，广泛应用于预防和治疗常规剂量化疗所致的中性粒细胞减少以及骨髓或外周血干细胞移植后造血功能的恢复。可明显缩短高剂量化疗合并自体骨髓或外周血干细胞移植的患者中性粒细胞减少持续的时间，降低感染率。

5. 白细胞介素-11　化疗会引起血小板减少，促血小板生长素（TPO）、干细胞因子（c-kit 片段）、白细胞介素（IL）-1、IL-3、IL-6、IL-11 和 GM-CSF 等能促进血小板生长。重组人白细胞介素-11(rhIL-11,Neumega)由美国 GeneticsInstitute(GI)公司研制成功,是目前治疗化疗导致的血小板减少症方面唯一批准上市的有效药物。

二、中西医结合疗法

我国中医药治疗癌瘤有悠久的历史,中医学的治疗方法强调辨证与辨病、祛邪与扶正、微观与宏观、局部与整体、治标与治本相结合,生活方式与生存环境、自主康复与社会援助相结合。与西医相比,中医药抗肿瘤治疗有其独到之处,一方面可以作为手术、放疗和化疗的辅助治疗,另一方面可直接发挥抗肿瘤作用。中医治疗具有起效缓和、副作用较小的优点,重扶正与祛邪双向调节作用,治病求本。中西医结合防治癌瘤是继承发扬中医肿瘤学和运用现代医学先进技术的过程,临床实践证明,中西医结合治疗肿瘤较单纯西医治疗,在提高临床疗效、生活质量及生存期等方面,均有明显提高。

中西医结合治疗肿瘤首先要将辨证治疗与辨病治疗相结合,即在为肿瘤患者制订治疗方案时,除根据西医明确诊断,采用手术、放疗或化疗等辨病治疗以外,还按中医理论分析病人各阶段的病情变化,辨证分型施治。针对肿瘤不同病期邪正相争的病机,对早、中、晚期三个肿瘤发展阶段的辨证论治,采取攻邪祛病、攻补兼施、扶正祛邪的治法,属祛邪的有清热解毒、活血祛瘀、除痰散结、以毒攻毒法,西医抗癌三大支柱(手术、放射治疗和化学药物治疗)属祛邪范畴。属扶正的为培本法(补益五脏),所谓扶正就是调动机体的积极因素,调整阴阳血气,增强患者免疫功能。扶正培本包括健脾益气、滋肾养阴、补虚生血等方药,能调整内脏功能,提高机体细胞免疫和体液免疫功能,限制或抑制肿瘤生长,适于正不胜邪、体质虚弱者、不任攻邪者。其次,恶性肿瘤是表现于局部的全身性疾病,中西医结合治疗肿瘤兼顾局部与整体。如中西医结合治疗肝癌,以辨证论治明确肝癌为脾虚,用健脾理气为整体治疗方药,局部治疗视癌块的位置、大小等不同,分别采用放射治疗、介入治疗、癌内注射抗癌中药或西药。再者,依据肿瘤的性质、部位、病期、患者的年龄、性别、免疫、营养、身体和精神等状况的不同,治疗时应强调个体化,同时注重心理治疗。

中西医结合治疗肿瘤就是将西医手术、化疗、放疗和免疫治疗与中医药治疗相结合。对癌细胞有直接杀灭作用的抗癌中药有喜树、鸦胆子、斑蝥、莪术、苦参、蟾蜍、砒霜等。马蔺子(马蔺子甲素)、三七(三七皂苷)是放射治疗的增敏剂。人参(人参皂苷和多糖)、黄芪(多糖)对化疗药有减毒作用。现有的抗癌制剂或复方包括参芪扶正注射液、黄芪多糖、人参皂苷、香菇多糖、云芝糖肽、康莱特(薏苡仁提取物)、喜树碱、平消胶囊、鹤蟾片、六神丸、西黄丸、榄香烯、贞芪扶正冲剂等。接受手术治疗的患者在术前,可以应用中药调理,通常可给四君子汤、六君子汤、八珍汤、十全丸、六味地黄汤等补益气血、滋补肝肾、扶正健脾,提高患者耐受手术的能力。术后长期应用抗癌解毒中药,有利于患者正气的恢复。化疗对肿瘤治疗确有疗效,但毒性大,中药联合化疗有免疫调节、减毒增效作用。例如,徐氏用肝病方(平地木、瓦楞子、石燕、漏芦等)配合手术后放疗或化疗,治疗原发性肝癌;孙氏以中药黄芪、黄精、枸杞、鸡血藤、败酱草、马齿苋、仙鹤草、槐花、白花蛇舌草、半支莲、藤梨根组方,配合化疗,治大肠癌;褚氏用中药(黄芪、党参、太子参、白花蛇舌草、白术、麦冬、玄参、鱼腥草等)加化疗药物(阿霉素、丝裂霉素、顺铂)治疗中晚期肺癌;王氏采用中药冬凌草制剂或食管癌方(山豆根、全瓜蒌、夏枯草、龙葵、仙鹤草、败酱草、威灵仙、葛根、白术、香橼)合并平阳霉素化疗治食管癌;黄氏用中药消白汤(白花蛇舌草、青黛、黄药子、三棱、莪术、红参、半支莲、枸杞、狗脊、丹参、大黄、山萸肉、儿茶)配合化疗治疗急性淋巴细胞白血病，皆获得较好疗效和较长的无瘤生存期。岩舒复方苦参注射液由苦参、山慈菇、五灵脂、首乌等多味中药精制而成。具有止痛、抗癌等多种作用。中草药灯盏细辛可明显降低口腔黏膜白斑癌变率，并对癌变过程中的血管生成有“良性”作用。

（一）中医中药治疗肿瘤常用的方法和常选的药物

1. 活血化瘀法　适用于有血瘀症状的肿瘤病人。常选用的药物有三棱、莪术、水红花子、喜树、黄酮、茶多芬、留行子、泽兰、丹参、急性子、拓木、斑蝥、降香、苏木、鬼箭羽、红花、桃仁、水蛭、蜣螂、五灵脂、乳香、威灵仙、茜草等。现代医学研究发现，这些药物大部分有抑制实验肿瘤生长的作用。

2. 清热解毒法　肿瘤病人出现热毒内蕴、化火化热、肿毒瘀结时，可给予清热解毒治疗。研究证明，清热解毒药中有许多药物含有抑制或杀瘤细胞的成分，常用的药物有山豆根、七叶一枝花、三白草、天葵子、土茯苓、凤尾草、牛蒡子、石上柏、白花蛇舌草、龙葵、大黄、冬凌草、羊蹄、仙人掌、蛇莓、半支莲、农吉利、芦荟、肿节风、苦参、狗舌草、黄芩、黄连、猪殃殃、蒲公英、鸦胆子、野菊花、大蓟、小蓟、鬼针草、鱼腥草、紫草、荠菜、穿心莲、三尖杉、柿叶、牛黄、虎杖等。

3. 软坚散结法　可起到软化和消散肿块的作用。常用的药物有夏枯草、黄药子、山蘑菇、葵树子、半夏、天花粉、瓜篓、昆布、天南星、牡蛎、海藻、僵蚕、皂角刺、杏仁、马兜铃、乌药、土贝母、狼毒、小茴香等。

4. 以毒攻毒法　多选用有毒的药物，具有使肿块消散、减轻和止疼痛作用。常用的药物有全虫、马钱子、钩吻、壁虎、蜈蚣、蟾酥、雷公藤、藤黄、长春花、大蒜、雄黄、两面针、苍耳草、蜂房等。目前已从蟾酥、长春花中提取出有效成分，制成西药制剂用于临床治疗。

5. 利湿逐水法　主要适用于有痰凝湿聚病证的肿瘤病人。常用的药物有茯苓、猪苓、泽漆、枸杞、木通、薏苡仁、竹叶、石苇、葫芦、半边莲、泽泻、石打穿、车前、马边草、茵陈蒿等。

6. 扶正培本法　是中医治疗肿瘤的重要法则之一，无论是作为放疗、化疗和手术的辅助治疗，改善身体功能、减轻毒副反应，还是在康复期帮助恢复身体、防止复发和转移，都可起到很重要的作用。研究发现，大多数扶正培本的药物都有提高机体免疫功能和抗肿瘤效应。常选用的药物有人参、党参、刺五加、黄芪、三七、无花果、太子参、五味子、菟丝子、枸杞子、百合、玉竹、薜荔果、棉花根、白芍、沙参、天门冬、女贞子、龟板、鳖甲、鸡血藤、灵芝、云芝、香菇、木瓜、猴头菌、菜豆、银耳、海参等。从个别药物中提取的有效成分，如香菇多糖、灵芝多糖等已作为免疫制剂用于临床治疗。“抑扶”系列抗肿瘤新药现在有“养阴生血合剂”和“健脾益肾冲剂”。

（二）研究新进展

1. 灵芝对癌细胞的抑制作用　最近发现，有“仙草”之称的灵芝对肝癌生长有较强的抑制作用。实验发现，灵芝酸在低剂量时对肝癌细胞以及裸鼠体内肝肿瘤生长有显著的抑制作用；中等剂量时对宫颈癌细胞有明显抑制作用；高剂量时对人的正常细胞才显示抑制作用。它相对于一般化疗药物毒副作用较小。从灵芝及灵芝破壁孢子粉中萃取分离提纯的抗癌活性物质，在低浓度下能阻断癌细胞的 DNA 合成，破坏癌细胞的信号系统，多功能调控失常的细胞基因。

2. 前列腺癌预防新发现　前列腺癌位列欧美癌症发病率的第一位，近年来，其发病率和死亡率仍有较明显的上升。虽然中国人前列腺癌的发病率比欧美低得多，但由于近20年来饮食习惯的西化趋势，前列腺癌的发病率也有所增加。最近的研究认为，天然西红柿富含番茄红素、植物素和其他生物营养素，它们有助于预防前列腺癌。西红柿中所含的抗氧化剂——番茄红素，能有效地减少男子患前列腺癌的风险。黄豆富含植物性雌激素，可使那些诱发肿瘤生长的激素失去作用，特别是其中的木黄酮在实验研究中显示能阻断前列腺癌增长。木黄酮可以限制毛细血管生长，因而限制肿瘤生长，这就是黄豆及豆制品防癌的机制。坚果(核桃、杏仁、腰果、榛子等)是天然维生素E的最佳来源，是预防前列腺癌的有效方法。

3. 三种海洋生物有抗癌活性　第二军医大学药学院海洋药物研究中心首次从叶托马尾藻、铁钉菜和蓝斑背肛海兔三种海洋生物中，采用层析分离和光谱鉴定的技术分离鉴定了56种化合物，经药理试验，发现其中多种化合物具有抗癌活性成分。该中心先后从这三种海洋生物中分离出近100种化合物，鉴定了其中56种化合物，其中11种为新化合物或新天然产物，33种为首次从这些海洋生物中获得。这三种海洋生物的生物活性和化学成分研究，为我国研究新的抗肿瘤药物提供了有价值的先导化合物，同时也为进一步开发利用海洋生物提供了科学依据。

三、基因治疗

目前，恶性肿瘤临床治疗以手术、放疗和化疗为主，但这些治疗手段都不能明显提高患者的远期效果和长期生存率。20世纪80年代以来，随着细胞分子生物学、生物工程技术的迅猛发展，肿瘤生物治疗成为攻克恶性肿瘤的又一个极有希望的新疗法。肿瘤生物治疗是建立在改变宿主对肿瘤细胞的生物学应答而起抗肿瘤作用基础上的，由此衍生出过继性免疫疗法、细胞因子疗法、基因疗法等多种治疗方法。现已证明，肿瘤的发生是由于某些原癌基因的激活、抑癌基因的失活以及凋亡相关基因的改变导致细胞增殖分化和凋亡失调的结果。针对肿瘤发生的遗传学背景，将外源性目的基因引入肿瘤细胞或其他体细胞内，使其在肿瘤部位表达高浓度产物或在体外相关细胞内重组后再导入体细胞中表达，通过基因整合后成为宿主遗传物质的一部分，以纠正过度活化或补偿缺陷的基因，从而达到控制肿瘤细胞生长的目的，即为肿瘤的基因治疗。肿瘤基因治疗的目的基因主要包括细胞因子、MHC分子、协同刺激分子、抗癌基因、反义核酸、肿瘤药物相关基因及病毒基因等。目前，肿瘤基因治疗的主要途径包括：癌基因治疗，抑癌基因治疗，免疫基因治疗，药物敏感基因(自杀基因)治疗，多药耐药基因治疗，肿瘤血管基因治疗等。一些实体瘤如：脑瘤、非小细胞癌、恶性黑色素瘤、结肠癌、胰腺癌等常作为基因治疗的对象。

(一) 针对抑癌基因和癌基因的治疗

抑癌基因(抗癌基因，tumor suppressor gene，Antioncogene)的失活与肿瘤的生长密切相关。因此，将正常的抑癌基因如p53、p16、p21、p27、Rb、BRCA等导入肿瘤细胞中，以补偿和代替突变或缺失的抑癌基因，从而抑制肿瘤的生长。癌基因是指细胞基因组中具有能够使正常细胞发生恶性转化的一类基因，如Ras、Myc、Src等。绝大部分情况下，这类潜在的癌基因不表达或其表达水平不足以引起细胞的恶性转化。但是当这些基因由于突变而使其功能处于异常活跃状态，不断地激活细胞内正性调控细胞生长和增殖的信号传导途径，促使细胞异常生长。与癌基因有关的基因治疗包括反义核苷酸封闭或阻断癌基因、将癌基因产物作为"疫苗"的主动免疫治疗等。

反义技术即反义基因疗法，原理是通过阻抑从DNA至mRNA的转录过程或从mRNA到蛋白质的翻译过程，而阻断细胞中的蛋白质合成，可用于消除和抑制癌基因。反义寡核苷酸(antisense oligodeoxyribonucleotide，ASODN)是人工合成的与某些DNA或RNA序列互补的寡核苷酸，其作用机制是通过与相应序列结合而抑制癌基因的翻译转录及转录后加工，具有特异性抑制基因表达的能力，从而发挥其治疗作用。ASODN主要包括反义DNA、反义RNA和核酸。某些DNA序列如WTP53、RB及GC因子等基因能够在体外使细胞的恶性逆转。因此有人用基因技术将WTP53基因导入K562和Be－13等白血病细胞系，可使白血病细胞克隆数明显减少，生长速度减慢，而且无致癌性。Chen等把重组的反义c－myc腺病毒导入胃癌细胞(SGC7901)，发现无论在体内和体外均可显著抑制癌细胞的生长；Shen等将反义c－erbB－2通过脂质体导入卵巢癌细胞中，发现可抑制癌细胞的增殖。核酶是指由RNA组成的酶，可催化RNA切割和RNA剪接反应。具有催化RNA切割的核酶可作为基因表达和病毒复制的抑制剂，与传统药物不同，核酶是破坏遗传物质而不抑制蛋白质功能。核酶靶向特定mRNA在治疗因RNA异常表达所致的疾病，如癌症和病毒感染性疾病等，优于反义寡核苷酸。

(二) 肿瘤免疫基因治疗

免疫基因治疗是指利用基因进行免疫治疗，包括细胞因子基因治疗、基于DNA的疫苗、单克隆抗体基因转移等，能够同时诱导机体的体液及细胞免疫。

细胞因子是一类由免疫细胞(淋巴细胞、单核巨唾细胞等)和相关细胞(成纤维细胞、内皮细胞等)产生的调节细胞功能的高活性、多功能蛋白质多肽分子。在肿瘤免疫基因治疗中，IL－2、IL－4、IL－6、IL－7、IL－12、IL－13及a－IFN、r－IFN、GCM、CSF等细胞因子在宿主防御反应中起核心作用，有利于宿主的抗肿瘤免疫反应，不仅对肿瘤细胞的增殖有直接抑制作用，而且可激活细胞毒效应细胞溶解瘤细胞。

细胞因子基因治疗包括以下几个方面：

(1) 过继性免疫疗法：又称免疫效应细胞介导的细胞因子基因治疗，是将细胞因子基因导入抗肿瘤免疫效应细胞中，使之抗肿瘤作用增强，并以免疫效应细胞为载体细胞，将细胞因子基因携带至体内靶部位，使细胞因子局部浓度提高，从而更有效地激活肿瘤局部及周围的抗肿瘤免疫功能。目前已知的有抗肿瘤活性的效应细胞有：肿瘤抗原特异性的细胞毒性T细胞(cytotoxic T lymphocytes，CTL)、自然杀伤细胞(natural killer cells，NK)、淋巴因子活化的杀伤细胞(lymphokine activated killer cells，LAK)、肿瘤浸润性淋巴细胞(Tumor infilrating cytotoxicity，TIL)以及巨噬细胞等。可供选择的目的基因有白介素、干扰素、肿瘤坏死因子、集落刺激因子、趋化因子等。

(2) 以成纤维细胞等作为载体细胞介导的细胞因子基因疗法：利用成纤维细胞、内皮细胞、骨髓细胞等易于获取和培养且生命周期长的细胞作为载体，通过基因转染后并维持较长时间，以充分发挥治疗作用。

(3) 针对肿瘤细胞的免疫基因治疗：将细胞因子基因或免疫相关抗原基因转染入肿瘤细胞中，制备出免疫原性更强的新型瘤苗，以激发、增强机体产生显著的抗肿瘤免疫功能，从而达到治疗肿瘤的目的。如用腺病毒介导的IL－2基因及B7－1基因联合转染G422胶质母细胞瘤，结果发现肿瘤生长明显减慢，脑内接种的动物存活期明显延长，NK、LAK和CTL的杀伤活性增强，说明IL－2基因转移确实能使肿瘤细胞的致瘤原性下降。肿瘤抗原须与MHC－Ⅰ(主要组织相容性复合物)类分子结合,被$CD8^{+}$CTL识别,被APC摄取加工后与MHC－Ⅱ类分子结合,再被$CD4^{+}$ Th识别,方可激活肿瘤免疫。而MHC－Ⅰ和MHC－Ⅱ途径都需B7共刺激分子。肿瘤细胞低表达或不表达MHC－Ⅰ或MHC－Ⅱ及其刺激分子,是其抗原呈递发生障碍,最终逃脱机体免疫的重要原因。通过基因转染,诱导肿瘤细胞Ⅰ型主要组织相容性复合物(MHC)升高,从而使其免疫原性增加,肿瘤原性降低,MHC和B7基因联合治疗或与其他基因联合治疗,可激活CTL和NK细胞的肿瘤杀伤效应。某些人类肿瘤与病毒有高度相关性,病毒基因在肿瘤细胞高选择性靶向表达。如人乳头瘤病毒(HPV)存在于宫颈癌、口腔癌及皮肤癌等组织中,但在正常组织缺乏。用核酶、反义物及免疫基因治疗能对抗这些癌症中HPV及其产物,从而达到治疗目的。当肿瘤,如恶性脑瘤,进入分裂期后,用重组逆转录病毒载体靶向传送自杀基因,而正常脑组织不被感染。用在肿瘤细胞内复制的突变的腺病毒作为癌溶解剂而无须加治疗基因,能有效地治疗肿瘤。用分枝杆菌热休克蛋白(HSP)基因转染肿瘤细胞,使其丧失了形成肿瘤的能力,并保护免疫缺陷鼠不受未修饰的肿瘤细胞的致死性作用。

(4) 细胞因子基因治疗与化疗的联合:某些化疗药物如环磷酰胺、阿霉素、丝裂霉素等在一定剂量范围内对免疫功能损害不大,甚至可以增强免疫功能。将某些细胞因子与化疗药物联合应用于治疗肿瘤,可取得协同效果。

此外,将编码不同蛋白的质粒(基于DNA的疫苗)接种于体内,可导致机体T细胞和相应抗体对这些蛋白的应答,因而提供了一种特异性免疫手段。用单抗基因修饰肿瘤细胞,在单抗基因转移后,肿瘤细胞能产生自我反应毒性抗体。肿瘤内黏附分子(ICAM)－1与细胞迁移至炎性部位有关,也具有协同刺激T细胞功能作用。在细胞介导的细胞毒作用中,ICAM－1有助于淋巴细胞与肿瘤细胞之间的相互作用。体内回输体外激活的单核白细胞如LAK、TIL、单核细胞、巨噬细胞或体外致敏的杀伤细胞(IVS);体内移植体外加工过的骨髓细胞或造血干细胞;体内接种体外处理过的肿瘤细胞(瘤苗);体内植入经体外操作过的细胞群如肝细胞、肌细胞、胰岛细胞、软骨细胞等,这些都为肿瘤基因免疫治疗提供了新的方向和希望。

(三) 自杀基因治疗

1. 自杀基因治疗　自杀基因治疗就是将某些细菌、病毒和真菌中特有的药物敏感基因导入肿瘤细胞,通过此基因编码的特异性酶类将原先对细胞无毒或毒性极低的药物前体在肿瘤细胞内代谢成有毒性的产物,抑制核酸合成,杀死肿瘤细胞。因这些基因多是由病毒载体转移入肿瘤靶细胞,故又称为病毒导向的酶解药物前体疗法。常用的自杀基因包括:单纯疱疹病毒胸苷激酶基因(herpes simplex virus-thymidine kinase, HSV-tk)、水痘带状疱疹病毒胸苷激酶基因(varicella-zoster virus-thymidine, VZV-tk)、大肠杆菌胞嘧啶脱氨酶基因(E. coli-cytosine deaminase, CD)、细胞色素P450基因、大肠杆菌黄嘌呤-鸟嘌呤磷酸核糖转移酶基因(glunaine phosphoribosyl transfeRase, GPT)。HSK－tk基因是最有特点的自杀基因,它编码胸苷激酶,该酶可将核苷类似物(NA)代谢为二磷酸化物,后者在细胞内酶的作用下成为有毒性的三磷酸化物,阻断核酸代谢途径而发挥抗肿瘤作用。对CD基因的研究也很广泛,CD基因编码胞嘧啶脱氨酶,可将胞嘧啶代谢为尿嘧啶,使无毒的5－FC转化为有毒的5－FU。自杀基因治疗仅能杀伤S期细胞,诱导一小部分分裂细胞发生死亡。

2. 旁观者效应　自杀基因治疗肿瘤的一个显著特点是存在旁观者效应(bystander

effect,BSE)。BSE是指转染自杀基因的肿瘤细胞在抗癌前体药物作用下,除自身细胞死亡外,还能导致其邻近未转入自杀基因的肿瘤细胞死亡,从而弥补了目前基因治疗中转染效率不高的缺陷。在实践中发现,当转染自杀基因的肿瘤细胞仅占肿瘤细胞总数的10%时,使用前体药物即可使肿瘤完全消退。旁观者效应的存在在一定程度上弥补了靶基因载体系统转染效率不高的问题,提高了抗肿瘤效果,显示出良好的应用前景。

BSE的产生机制,目前主要有以下几种观点:① 缝隙连接(gap junctions,GJ):是实现代谢毒物在细胞间交流的主要途径,是由一种称为连接素(connexins)的蛋白集聚到细胞间形成的亲水管道。该管道直径为2 nm,允许相对分子质量<1 000 D的分子或离子自由出入。② 细胞凋亡:Hamel等研究发现,将bcl-2基因导入3T3细胞株,观察到表达bcl-2的3T3细胞株BSE对其存活无影响,而对不表达bcl-2的3T3细胞株作用明显,说明凋亡参与了BSE。研究认为,细胞凋亡之后产生的小泡可以包裹自杀基因产物,这些小泡被临近的细胞吞噬后就将自杀蛋白质传递给与之接触的肿瘤细胞,导致其死亡。③ 免疫介导:越来越多的研究发现,BSE与机体的免疫功能密切相关。有正常免疫力的机体,BSE就强,反之则弱或无。现已证实,免疫系统,特别是T细胞依赖的免疫介导机制,在BSE中起重要作用,故可通过改善机体的免疫状态增强BSE,从而提高自杀基因治疗肿瘤的效果。

加强旁观者效应的可能措施:① 提高缝隙连接的通透性,缝隙连接的通透性与connexins 43、37、32和26基因的表达水平有关,而通过药理学方法可以增强Cx表达。其他能增强HSV-tK/GCV体系旁观者效应的物质还有黄酮类apigenin,胆固醇合成抑制剂lovastatin。② 联合放、化疗诱导细胞凋亡。自杀基因疗法中细胞发生凋亡的现象提示它可以与其他诱导凋亡的抗肿瘤疗法(放疗和化疗)联合,产生协同抗肿瘤效应。③ 增强机体的免疫功能。

3. 肿瘤抗体靶向酶-前药治疗(antibody-directed enzyme prodrug therapy,ADEPT)

ADEPT是利用肿瘤细胞和正常细胞之间基因表达的差异,把酶基因选择性连接到特殊类型的肿瘤细胞元件上(如特异性抗体),使某一酶基因仅在肿瘤细胞转录表达,或将特异性抗体-酶交联物注入体内,使其与肿瘤细胞表面抗原特异性结合,然后再注射毒性较低的前药,此时在肿瘤细胞上高表达的酶或已结合在肿瘤细胞上的酶特异性地将无毒性的前药代谢转变为高活性细胞毒性药物,以增加肿瘤基因治疗破坏细胞的特异性。应用ADEPT系统进行靶向治疗成功的事例很多,如用编码酷氨酸激酶的基因启动子靶向黑色素瘤细胞,用CEA基因启动子靶向胃肠上皮起源的肿瘤细胞等。ADEPT的选择性主要取决于抗原和抗体的特异性。理想的靶抗原应为某类肿瘤细胞所特有,而利用基因工程制备的人源化抗体最具发展潜力。适宜的抗体-酶交联物使其易定位于肿瘤细胞发挥作用,目前利用DNA重组技术生产的融合蛋白合双功能抗体的体外实验结果良好。ADEPT的核心是前药,它包括活性药物和保护基因两部分,使用的前药由特定的ADEPT中相应的酶来决定。常见的ADEPT治疗系统有酰胺酶类系统、糖苷酶类系统、胞嘧啶脱氨酶系统和硝基还原酶系统等。

(四) 肿瘤耐药基因及药物增敏基因治疗

多药耐药(mulitiple drug resistance,MDR)是指肿瘤细胞接触某一种抗癌药物产生耐药的同时,也对其他结构和功能不同的药物产生交叉耐药性。MDR是影响肿瘤化疗疗效的重要因素之一。因此,如何消除MDR的影响、提高化疗效果就成了人们研究的热点,耐药基因治疗就是针对此产生的。肿瘤耐药基因治疗是将 MDR－1(multidrug resistance 1)基因、DHFR(dihydrofolate reductase)基因、MGMT(O^6-methylguanine-DNA methyltransferase)基因等肿瘤耐药基因转染到正常器官组织，以保护其免受化疗药物的毒性作用，提高化疗效果；或者联合使用两种或多种耐药基因转入造血干细胞，使造血干细胞获得广谱抗药性，降低化疗药物对骨髓的毒性，以提高机体对大剂量化疗的耐受力。肿瘤细胞药物增敏基因治疗是将外源基因插入肿瘤细胞后，改变肿瘤细胞对药物的敏感性。如将钙调素基因转入癌细胞，利用其对癌细胞 MDR 的逆转作用，使癌细胞对化疗药物的敏感性明显提高。

（五）靶向肿瘤血管生成的基因治疗

肿瘤的生长和存活依赖于生成的血管为它提供氧气和营养物质，因此可通过阻断肿瘤血管的生成来抑制肿瘤的生长，防止肿瘤的转移。血管内皮生长因子(VEGF)是肿瘤诱导血管生成过程中一个主要的调节因子，可选择性刺激内皮细胞分裂，并能增加微血管的通透性。通过引入一段反义 VEGF 的 cDNA 基因，与 VEGF 的 mRNA 结合，来阻断 VEGF 的翻译和转录，可抑制血管生成。P53 基因参与 VEGF 的表达调控，p53 基因突变和 K－Ras 基因突变与 VEGF 表达呈明显的正相关性，提示野生型 p53 可通过抑制 VEGF 的表达而起到抗肿瘤血管形成的作用。除了 VEGF 外，还有两个常用的内皮细胞生长抑制因子：angiostatin 和 endostain。两种抗血管生成因子同时使用或与其他疗法联合应用，可抑制肿瘤生长和转移。由于抗血管生成基因疗法高效低毒，不易产生耐药性，不受肿瘤细胞周期的影响，因此，在肿瘤治疗中有良好的应用前景。

（六）肿瘤基因放射疗法(gene-radiotherapy)

大量的研究已表明，基因治疗可用来提高恶性肿瘤放疗、化疗的敏感性，减少复发和转移。肿瘤细胞有放射诱导性启动子的特性，将遗传物质转入细胞内，用粒子照射，有基因诱导作用，调节基因表达可以提高放射后细胞凋亡，更有效地治疗肿瘤。目前，将基因治疗与放疗相结合，两者互相渗透，优势互补，使抗肿瘤效果得到进一步提高，基因放射疗法正逐渐成为当前肿瘤治疗新的研究热点之一，在临床推广应用。放疗会造成机体免疫抑制，特别是参与机体抗肿瘤免疫的自然杀伤细胞、Tc 细胞等的减少和抑制，将对病人造成明显不利影响。基因疗法与放疗联合应用时，可激发免疫机制，提高抗瘤效应，这对减少肿瘤复发和转移是非常有益的。分子生物学的研究发现，p53、Rb、p16、p21、p27、nm23 等抗癌基因的变异、缺失也影响肿瘤的放射敏感性，利用抑癌基因治疗可提高肿瘤的放射敏感性。另外，基因治疗也能使放射抗拒的缺氧肿瘤细胞增加放射敏感性。放射可明显提高质粒性载体介导的基因转移，利用放疗既可有效地控制肿瘤的生长，降低肿瘤负荷，改善肿瘤的局部免疫微循环，又可促进基因载体的高效肿瘤靶向转移，为基因治疗疗效的发挥创造有利条件，间接地增强了基因治疗的疗效。

四、肿瘤放射免疫治疗(RIT)

肿瘤的放射免疫治疗是以核素偶联特异性抗肿瘤抗体制成的 RIT 药物进行全身或局部治疗的一种肿瘤免疫导向疗法。核医学和分子生物学的发展带来了 RIT 药物研制的全面革新，许多新的核素（高能 β 射线发射体和 α 粒子发射体）和抗肿瘤导向载体（如反义寡核苷酸和基因片段）被用于制备肿瘤 RIT 药物。目前，新型 RIT 用核素主要有 ^{90}钇(^{90}Y)、^{131}碘(^{131}I)、^{188}铼(^{188}Re)、^{211}砹(^{211}At)。新型 RIT 用抗体主要有：① 单链抗体和抗体功能片段。因为完整的“核素-抗体”偶联物难以通过毛细血管内皮层和肿瘤细胞外间隙到达靶位起效，在体内清除缓慢，所以抗体分子小型化和人源单抗是进一步的发展方向。② 反义寡核苷酸和治疗用基因序列。利用核素标记寡核苷酸序列进行核素反义治疗可达到分子覆盖和射线杀伤的双重效果，同时减少 ASODN 的剂量毒性。治疗用基因序列标记制备简易，可在 DNA 链水平上起到基因治疗和射线杀伤肿瘤细胞的双重作用。

五、光动力治疗(photodynamic therapy，PDT)

PDT 药物又称光敏剂，是一种本身(或其代谢产物)能选择性浓集于作用部位，然后在适当波长光的激发下发生光动力反应而破坏靶细胞的化学物质。第一代 PDT 药物是血卟啉衍生物(hematoporphyrinderivative HpD)。1993 年卟啉型光敏剂光敏素(Photofrin)在加拿大上市，有限制地应用于光动力治疗食管癌、胃癌和子宫癌。但 HpD 成分复杂，来源困难，体内滞留时间长，选择性差，毒副作用大，波长大于 600 nm 以上可见光区吸收弱，病人接受治疗后必须在暗室避光 1～2 月等，这些限制了其应用。第二代光敏剂为酞菁配合物、萘酞菁、紫红素、叶绿素、脱镁叶绿酸铁和细菌叶绿酸铁等。与第一代光敏剂相比较，第二代药物不仅在更长的可见光区(640 nm～850 nm)有更强的吸收，更主要是这些以 Al 或 Zn 为中心离子的大环金属化合物的三线态产率与寿命比第一代光敏剂大得多，但其缺点是在肿瘤组织中的选择性和富集能力有限。第三代光敏剂为第二代光敏剂的衍生物，如氨基酸偶联光敏剂、聚合物偶联光敏剂、蛋白质或糖偶联光敏剂等，它们是在第二代光敏剂上黏附或引入一些具有生物特性的“化学装置”，可将光敏剂运输或靶向肿瘤细胞。

癌症的发生是由于机体存在原癌基因和抑癌基因，受到多方面因素影响，基因发生突变使细胞异常增生而形成肿瘤。随着细胞学和分子生物学技术、图像分析技术、免疫组织化学检查以及基因学、病理学研究的发展，初步揭示了某些肿瘤的病因与发病机制，为癌瘤的预防、定位、定性诊断和治疗提供了科学依据。化疗、放疗、手术治疗仍为当前治疗癌症的三大支柱，肿瘤基因免疫治疗的效果至今仍欠理想。细胞毒性药物是肿瘤药物治疗的主体，但对实体瘤疗效差，毒副作用大，易产生耐药性，因此研究能对肿瘤靶细胞有亲和力、选择性杀伤肿瘤细胞的药物载体或免疫脂质体是现代治疗肿瘤药物研究的一大方向。新型抗肿瘤药物如生长因子抑制剂、肿瘤血管生成抑制剂、生物反应调节剂、肿瘤耐药逆转剂、端粒酶抑制剂、单抗药物、基因工程药物等将使恶性肿瘤的治疗从表治走向根治。但由于许多新型抗癌药物的作用机制主要不是细胞毒性，而是抑制细胞生长，所需疗程较长，对于某些进展期肿瘤，为降低瘤荷，还必须首先运用常规细胞毒性药物进行治疗。不同类型的肿瘤发生机制各不相同，须选用不同类型的抗癌药物。在某些情况下，为了取得更好疗效，还须将多种抗癌药物合用。虽然目前恶性肿瘤的药物治疗已有了巨大的进步，但由于恶性肿瘤的发病机制非常复杂，要达到真正治愈还需要有一个漫长的过程。

第十四章　糖尿病及其药物治疗

第一节　胰岛素抵抗及其综合征

20世纪60年代，研究人员发现，2型糖尿病病人不但血糖异常升高，而且其分泌的胰岛素水平还高于没有糖尿病的人。此现象令专家不可思议，为什么高分泌量的胰岛素不能把高血糖降低。随着研究的不断深入，人们逐渐对这一现象有了深刻的认识，终于揭开了胰岛素抵抗这层面纱。

何谓胰岛素抵抗(Insulin Resistance，IR)？经典的胰岛素抵抗定义为正常剂量的胰岛素产生低于正常生物学效应的一种状态。换言之，胰岛素生理功能(降低血糖的能力)在下降，不能发挥其应有的作用。IR不仅存在于糖尿病人，在健康人和糖耐量异常的人群中也存在。

IR一旦出现，胰岛β细胞本能地额外分泌足量的胰岛素，来维持血糖平稳。随着IR逐渐加剧，即使分泌大量的胰岛素也不能克服IR导致的胰岛素降糖效果下降，血糖开始上升，逐渐发展为糖耐量异常，最后发展为糖尿病。研究表明，在糖耐量异常以后，由于胰岛β细胞超负荷地分泌胰岛素，会造成一部分胰岛β细胞衰竭，如果IR不能很好的控制，这种衰竭将不断加剧。在糖尿病早期，β细胞功能损害是可逆的，但到了晚期，β细胞功能衰竭甚至丧失是不可逆的，此为β细胞总量减少所致。

高胰岛素血症是IR的一个重要标志，但并非所有IR都会表现为高胰岛素血症。葡萄糖耐量降低(IGT)期多伴有高胰岛素血症，以后随着糖耐量递减程度加重，血浆胰岛素水平也会降低，有时还会低于正常水平。

糖尿病发病后若得不到有效控制，会引发多种疾病，如肾衰竭、中风、冠心病等。以往人们认为，这些疾病彼此间似乎是孤立的事件，但为何有这些并发症，人们困惑不解，只牵强地解释为长期高血糖的结果。虽然严格的控制血糖可以降低眼睛、神经系统和肾脏并发症的发生率，但不能阻挡并发症的发生和发展，尤其是心脑血管并发症，提示除了高血糖之外，还有某种因素在影响着糖尿病患者的机体。人们逐渐认识到IR不但能引发糖尿病，而且也是糖尿病各种并发症的病理基础，与十余种代谢疾病有关，如中心性肥胖、2型糖尿病、高脂血症、高血压、微量蛋白尿、冠心病等，IR是这些疾病的共同基础。以IR为基础的各种疾病的总和，称为胰岛素抵抗综合征。

IR是指体内胰岛素作用减低的一种病理生理改变，而胰岛素抵抗综合征是指一组共同具有 IR 这种病理生理特点的代谢性疾病的总称。目前认为糖尿病、IGT、中心性肥胖、高血压、高甘油三酯血症、动脉粥样硬化、冠心病、微量蛋白尿、高尿酸血症、多囊卵巢综合征、女性其他原因所致雄激素增多、纤溶酶原激活物抑制剂-1(PAI-1)增高、癌症恶病质、慢性酒精中毒、低镁血症、细胞内钙增高、肥胖基因编码蛋白瘦素增高、低体重生长激素缺乏都伴 IR,均属胰岛素抵抗综合征。

IR 和胰岛素综合征的提出,将高血压、冠心病、脑卒中、糖尿病等这些过去普遍认为彼此分割的疾病通过 IR 这一病理基础彼此联系起来,得到了统一。胰岛素抵抗综合征的提出,在 IR 认识史上是一个新的里程碑,推动了糖尿病的研究,更新了对糖尿病机制及防治的认识,促进了内分泌、心血管疾病、肾病、妇产科及药学等多学科的高度渗透。20 世纪 90 年代以后,胰岛素抵抗综合征一直成为世界医学前沿的一大亮点。

一、IR 与疾病的关系

1. IR 与 2 型糖尿病(非胰岛素依赖型糖尿病,NIDDM)　IR 是 NIDDM 发病的重要因素,在患者中普遍存在着 IR。NIDDM 的进程可分为三个阶段:第一阶段是正常葡萄糖耐量阶段,以 IR、空腹高胰岛素血症、肥胖为主要表现;第二阶段出现糖耐量异常(IGT),主要表现为 IR、空腹高胰岛素血症、餐后高血糖等;第三阶段才是糖尿病阶段。因此 IR 贯穿于 NIDDM 发生和发展的全过程。IR 作为 NIDDM 的重要特征,与 NIDDM 的发生发展密切相关,所以有 IR 是糖尿病并发症的助虐者一说。在治疗时如何避免增加 IR,提高机体对胰岛素的敏感性,对 NIDDM 的治疗,特别是对其并发症的预防有重要意义。IR 引起 NIDDM 的机制主要是:当 IR 存在时胰岛素抑制肝脏输出葡萄糖的能力和促进周围组织(主要骨骼肌)摄取和利用葡萄糖能力下降,使血糖升高。早期可以表现为代偿性的高胰岛素血症,血糖维持在正常范围或轻微增高。但随着病程发展,胰岛 β 细胞功能受损,造成胰岛素分泌相对不足,就会使血糖明显升高,出现糖尿病症状及其并发症。NIDDM 的治疗若只针对血糖而抛开 IR,等于关键环节没有抑制,并发症将无可阻挡地继续蔓延,侵害机体。所以,NIDDM 病人在饮食运动及糖尿病教育的基础上,应采取减轻 IR 的措施,既可降低血糖又可有效防止和延缓心血管危险因素的发生发展,带来多重益处。

2. IR 与高血压病　在高血压患者中,IR 发生率为 58%,当高血压患者合并有 IGT、NIDDM 或血脂异常时,其 IR 发生率高达 95.2%。高血压患者发生 IR 的几率明显高于普通人群。Ferrannini 等研究表明,肥胖和正常体重的高血压患者均有 IR,并发现 IR 程度与高血压严重程度相关。虽然 IR 并不是高血压发病的唯一因素,但它与其他加压机制一起可能在某种类型高血压的发生中发挥作用。目前认为 IR 可能通过下列机制导致高血压:增加肾脏对钠的重吸收,使血容量增加;使交感神经系统兴奋性增加,去甲肾上腺素分泌增多;使细胞浆碱化刺激细胞增殖,并通过刺激胰岛素样生长因子 Ⅰ 的合成使血管平滑肌细胞增殖肥大,促进动脉粥样硬化,增加外周阻力;激活内皮细胞中的 PKC,使内皮细胞合成血管紧张素转换酶、内皮素等缩血管物质增加;抑制体内前列腺素的合成,使血管舒张作用减弱;增加血管平滑肌细胞内 Na^{+}、Ca^{2+},使其对儿茶酚胺和血管紧张素 Ⅱ 更加敏感,增大血管张力。

3. IR 与脂质代谢异常　IR 可引起甘油三酯(TG)、极低密度脂蛋白(VLDL)升高和高密度脂蛋白(HDL)降低。IR 时,脂肪细胞膜上受体对胰岛素的敏感性下降,抗脂解作用减弱，使血中 FFA 增多，进入肝脏的 FFA 也增多，从而肝脏合成及释放 VLDL、TG 均增多。同时，IR 可使脂蛋白酯酶活性降低，对 VLDL 和 TG 的清除减少，使血中 VLDL 和 TG 水平均增高。HDL 水平下降主要是由于：脂蛋白酯酶活性降低，乳糜微粒中甘油三酯水解减少，因而乳糜微粒来源的 HDL 形成减少；肝脏和肠道中 ApoA－Ⅰ的合成及分泌减少，引起 HDL 和 ApoA－Ⅰ水平降低；卵磷酰-胆固醇转酰酶活性减弱或胆固醇转酰蛋白活性增强可能导致 HDL 水平降低；肝酯酶活性增加，HDL 分解加强。

4. IR 与冠心病　近二十年来，广泛的降压治疗尽管降低了心力衰竭、高血压心脏病和脑血管疾病的发生率，却没有改变冠心病的发生率和死亡率，甚至增加了冠心病的危险性。重要的原因可能是多数高血压患者存在 IR，合并有糖和脂质的代谢紊乱，这些因素正是冠心病的重要危险因素。IR 导致冠心病的可能机制有：IR 患者内皮细胞功能障碍，凝血系统功能亢进，同时，血浆中纤溶酶原激活物抑制剂 PAI－1 的水平增加，纤溶系统受抑，导致脂质沉着和血栓形成；诱导动脉壁平滑肌细胞增生和变性，引起动脉壁增厚，并促进 AS；增加血管平滑肌细胞内钙浓度，使血管平滑肌对缩血管物质的反应性增强；IR 引起脂质代谢异常。

5. IR 与缺血性脑血管疾病　IR 可导致微血管病变，使滋养神经的微血管硬变，引起脑血管疾病。IR 引起缺血性脑血管疾病的机制是：IR 时机体对胰岛素敏感性下降，导致血糖升高，血糖对血管内皮的毒性作用抑制了内皮细胞 DNA 合成，损害内皮屏障；IR 导致脂质代谢紊乱和胆固醇在动脉壁的沉积，而导致脑血管粥样硬化损害；诱导动脉壁平滑肌细胞的生长与繁殖，使脑动脉壁增厚狭窄；IR 导致的 PAI－1 增多也是缺血性脑血管病发生的主要病因之一。

6. IR 与高尿酸血症　Vuorinen 等发现血尿酸浓度与胰岛素抵抗有着非常密切的关系，多元回归分析表明，胰岛素抵抗及高甘油三酯血症和血尿酸相关。IR，特别是伴有高甘油三酯血症的 IR 是高尿酸的特征之一。IR 引起高尿酸血症的可能机制是：IR 和高胰岛素血症增加肾上腺素能神经元释放递质，引起肾血流量降低，导致肾脏对钠处理不利，血胰岛素也促进肾小管 $Na^{+}-H^{+}$ 交换，使尿酸的重吸收增加，造成血尿酸水平升高。IR 加速肾动脉粥样硬化，使肾脏对血尿酸的清除率下降。高尿酸血症又加重肾脏和动脉内膜损害，促进动脉粥样硬化病变，形成恶性循环。

7. IR 与微量白蛋白尿（MAU）　在糖尿病人中，MAU 发生率约 30%，一般在糖尿病发病之后的 8～10 年发展成为临床蛋白尿，4 年后上升至 80%，肾脏功能严重受损。一项研究发现 MAU 的存在使 NIDDM 患者心血管病的发病率和病死率增加一倍，总死亡率也增加一倍。目前多数学者认为 MAU 是独立的心血管危险因素，其病理生理可能与 IR 或高胰岛素血症有关。IR 和代偿性高胰岛素血症引起 MAU 的机制有：在 IR 状态下，胰岛素介导的扩张血管作用减弱，使血管舒缩功能失调，肾小球出球小动脉过度收缩，导致肾小球血流量增加，肾小球毛细血管静水压升高，使尿白蛋白排出增多；胰岛素可以选择性增加肾小球滤过膜的通透性，使白蛋白滤过增多；胰岛素可以降低肾近曲小管对白蛋白的重吸收，使尿白蛋白排出增多。

二、IR 的病因及发病机制

引起 IR 的原因很多，可分为以下三个方面：

1. 与胰岛素有关的因素　国内也有人称之为受体前因素，主要包括：

(1) 胰岛素基因突变，导致β细胞合成结构异常、生物活性低下的变异胰岛素。临床上表现为变异胰岛素综合征、高胰岛素原或者高裂解胰岛素原血症。目前已发现的胰岛素基因突变位点有：$Phe^{B25}\rightarrow Leu$，$Phe^{B24}\rightarrow Ser$，$Val^{A3}\rightarrow Leu$，$His^{B10}\rightarrow Asp$，胰岛素原 $Arg^{65}\rightarrow His$。这些突变导致胰岛素辨认和结合受体发生障碍；A链、C肽不能裂解；空间构象及电荷改变使裂解酶不能接触其作用部位以致胰岛素无法发挥其生物效应。

(2) 胰岛素降解加速。

(3) 内源性或外源性胰岛素拮抗物增多，激素性的有：生长激素、胰高血糖素、皮质醇和儿茶酚胺等；非激素性的有：胰岛素抗体等；药物有：泼尼松、苯妥英、INF-γ、INF-α等。

① 生长激素：可能通过抑制葡萄糖载体蛋白的合成影响葡萄糖转运，从而抑制胰岛素刺激的糖摄取；也可导致脂肪分解加速，使血中FFA浓度升高；还可能影响胰岛素与受体结合后信号转导等细胞内事件的发生。

② 胰淀素(Amylin)：是与编码胰岛素的基因共享一个启动子序列的多肽，能随胰岛素一起分泌。Amylin可以沉积在胰岛组织，产生胰岛淀粉样变性，使β细胞不断减少以致功能衰竭；它还通过抑制糖原合成酶，使糖原合成减少，同时促进糖原分解，来拮抗胰岛素对外周组织的降糖效应。

③ 游离脂肪酸(FFA)：可抑制葡萄糖转运和葡萄糖摄取；降低肌肉糖原合成酶活性；也可抑制葡萄糖刺激的胰岛素分泌并影响胰岛素信号传导通路。

④ 胰岛素抗体：可能是患者体内的自身抗体，也可能是患者在注射了外源性胰岛素后所产生的抗体。它能使游离胰岛素水平下降，干扰胰岛素与受体结合。

2. 与受体有关的因素　也有人称为受体水平抵抗。

胰岛素受体是一跨膜的大分子糖蛋白，由两个α亚单位和两个β亚单位组成，具有酪氨酸激酶活性。胰岛素受体功能和结构的变化无疑会导致IR。

(1) 受体功能异常：包括：受体数量减少，与胰岛素亲和力下降，酪氨酸激酶活性异常。

(2) 受体结构异常：多为胰岛素受体基因突变，致受体功能丧失或部分丧失。胰岛素受体基因突变可通过多种机制影响受体功能，使mRNA减少，导致受体生物合成减少；受体分解亢进和再利用障碍；与胰岛素结合能力下降；酪氨酸激酶活性低下；前胰岛素受体不能转变为α亚单位和β亚单位等。

肥胖与胰岛素受体水平的抵抗有很大关系。肥胖者大多数都存在IR，当体重超过理想的35%～40%，组织对胰岛素的敏感性下降30%～40%。肥胖者IR的机制有：脂肪细胞和骨骼肌细胞上胰岛素受体减少，亲和力下降；胰岛素受体酪氨酸激酶活性异常；葡萄糖载体蛋白异常；FFA增多等。

3. 胰岛素与受体结合后的因素　有人称为受体后抵抗。

胰岛素与其受体结合后，其信号向细胞内传递及效应发挥的过程十分复杂，包括信号传递、放大、蛋白质-蛋白质交联反应、磷酸化与脱磷酸化以及酶促级联(Cascade)反应等，涉及50～100个蛋白质分子，也包括许多酶。其中的任何一个环节发生异常都可能影响胰岛素的生物学效应。

(1) 葡萄糖载体蛋白(Glut)的异常：Glut是一组结构相近的蛋白质，其对葡萄糖的转运作用是葡萄糖利用和储存的限速步骤。肌肉和脂肪细胞对胰岛素刺激的葡萄糖摄取主要通过对胰岛素敏感的Glut，即Glut－4来进行。在基础状态下，细胞表面Glut－4很少，而在胰岛素刺激下，胰岛素-受体酪氨酸磷酸化信号的内传使胰岛索受体底物－1（IRS－1）磷酸化，从而活化PI－3激酶，触发富含Glut－4的小泡以胞吐形式从细胞微粒体转到细胞膜上，促进葡萄糖转运入胞内。Glut基因突变引起Glut表达和合成异常与胰岛素作用受损和IR有关。已发现肥胖症和2型糖尿病患者的脂肪细胞内Glut－4蛋白及mRNA含量均明显减少，提示胞内Glut－4的缺陷可能是肌细胞IR的一个重要原因。

（2）PC－1过度表达：曾经有文献报道在严重IR患者纤维母细胞中，作为胰岛素受体酪氨酸激酶内源性抑制物的跨膜糖蛋白PC－1过度表达，因而推测PC－1过度表达可能在一些IR患者的发病中起作用。在研究中还发现在有遗传性胰岛素受体缺陷或IRS－1缺陷的对象，PC－1活性、蛋白及mRNA水平显著降低，因此推测细胞内胰岛素的作用与PC－1的表达有关，但两者之间的关系还有待于进一步的研究证实。

（3）IRS－1基因突变：IRS－1是一种信号传递蛋白。胰岛素的正常生物效应为：胰岛素与受体结合，导致后者β亚单位酪氨酸残基磷酸化，并激活其酪氨酸激酶，使IRS－1的多个酪氨酸残基磷酸化。磷酸化的IRS－1再与含有SH_2结构域的多种蛋白质结合，经过许多酶促反应而使蛋白磷酸酶-1磷酸化而活化，其结果使糖原合成酶与磷酸化酶激酶脱磷酸化。这两个酶是与糖原代谢相关的两个关键酶，糖原合成酶脱磷酸化使酶活化而刺激糖原合成；磷酸化酶激酶脱磷酸化则失活，从而抑制糖原分解。其结果是糖原合成增多，血糖维持正常。若IRS－1基因突变，可使IRS－1酪氨酸残基磷酸化减弱，而丝氨酸化增强，则可产生IR。

（4）蛋白激酶C（PKC）：研究表明，胰岛素的反向调节激素（如糖皮质激素、胰高糖素、生长激素和儿茶酚胺等）可激活丝氨酸激酶，特别是PKC，这与外周组织IR有关。很多PKC的异构物对人和啮齿动物模型的IR产生有慢性刺激作用。这些激酶可促进胰岛素受体或其底物的丝氨酸或苏氨酸磷酸化。抑制PKC活性或降低其表达可以增加胰岛素敏感性和胰岛素受体的酪氨酸激酶活性。

（5）IR与瘦素：现已经证实了胰岛素是调节瘦素基因表达的非常重要的因素之一。研究发现瘦素与胰岛素之间存在负向调节关系，胰岛素刺激瘦素分泌，而瘦素通过与胰岛细胞上的受体结合来抑制胰岛素分泌。若这种反馈调节被破坏，瘦素抑制胰岛素分泌能力下降，导致高胰岛素血症或发生IR。

（6）肿瘤坏死因子（TNF－α）的作用：最近的资料提出，TNF－α在肥胖症和NIDDM胰岛素抵抗中起关键的作用。多种肥胖症实验动物模型的脂肪组织中TNF－α的表达是升高的，中和TNF－α使其作用降低后，通过提高胰岛素受体的酪氨酸激酶活性而增加胰岛素的敏感性；在细胞水平，TNF－α是胰岛素刺激的胰岛素受体β链和IRS－1酪氨酸磷酸化的潜在抑制子。TNF－α所致IR可能是通过以下途径：抑制Glut4的合成；刺激IRS－1丝氨酸磷酸化，而抑制其酪氨酸磷酸化；影响脂代谢。

（7）其他因素：胰岛素受体自身磷酸化缺陷、细胞内葡萄糖磷酸化障碍、肌肉糖原合成障碍等。

综上所述，胰岛素本身的缺陷、胰岛素受体异常、及胰岛素与受体结合后下游事件（downstream events）发生异常均可导致IR，但导致IR的大多数的机制尚未十分明确。随着研究的深入，IR的发生机制的揭开必将为代谢相关疾病的防治提供理论依据。

三、IR的预防和治疗

生活方式改变、精神文明不足、自我保健意识缺乏，是IR及其综合征发生的主要原因。现代文明病是人们改变传统优良生活习惯及社会现代化所带来的不良后果之一。饮食结构变化、运动减少、吸烟和药物等因素的介入，导致胰岛素在调节血糖的过程中出现失调，进而引起一系列的并发症。胰岛素抵抗及其综合征的治疗需要采取综合性措施，首先是改变生活方式——戒烟、合理膳食、适当运动、减轻体重等，并对IR进行防治，延缓或防止糖尿病及心血管疾病的发生发展，降低其发病率、致残率和死亡率，提高生活质量。

1. 合理饮食　复合碳水化合物和膳食纤维的摄入减少，过多食用富含脂肪的食品，特别是动物性食品(含有较高易导致血管硬化的脂肪)，食用精加工的谷物及纯碳水化合物的食品，如精米、精白面粉、含糖饮料及各种甜食[其在精加工的过程中损失大量的维生素、微量元素及纤维素，特别是合成葡萄糖耐量因子(glucose tolerance factor，GTF)的铬流失严重，GTF是胰岛素发挥正常生理功能的必需物质，不足会导致IR]这些饮食是导致IR的因素。因此，饮食控制是IR综合治疗应首先采取的重要一步。饮食疗法的要点有：① 控制总热量摄入以降低体重，肥胖者尤须注意；② 膳食结构合理化，糖、脂及蛋白质比例以及饱和、单不饱和及多不饱和脂肪的比例保持平衡；③ 提高膳食可溶性纤维及多种维生素含量，减少单糖及食盐摄入。饮食治疗应个体化，并应适合于不同患者的饮食习惯。

2. 适量运动　运动减少导致全身性IR。体力活动少、静坐、少动的生活方式易产生IR。有报道称，缺乏体力活动和心肺功能差的NIDDM患者，其死亡危险性为体力活动多者的1.8倍，体力劳动者IR相对较轻。运动是减轻IR的因素之一，有效改善胰岛素与其受体结合及受体后缺陷，提高胰岛素敏感性及反应性。其作用机制比较复杂，但比较肯定有直接证据的是：① 运动(无论急、慢性)明显增加2型糖尿病患者Glut-4从细胞内池向肌质膜及横小管(T管)的转位，因而增加肌胰岛素介导和非胰岛素介导(肌收缩)的葡萄糖的摄取。② 运动激活胰岛素信号传导途径中的关键效应器PI-3激酶活性，增加胰岛素受体酪氨酸磷酸化及提高糖原合成酶活性，促进细胞内糖的代谢。③ 运动具有降糖、降压、减肥、减轻高胰岛素血症、降低TG、VLDL-C及升高HDL-C等多种有益作用。运动量及运动种类因人而异。对一般NIDDM患者，建议以中等量运动，每周4次以上，每次30分钟以上为宜，但有严重并发症者不宜进行过多体力活动。

3. 戒烟限酒　吸烟可以加重IR。调查发现，经常吸烟人群IR多见，间接说明吸烟可能是糖尿病的危险因素之一。Eliasson等曾对慢性吸烟者进行胰岛素抵抗与吸烟关系的研究，结果发现胰岛素抵抗的程度与每日尼古丁的摄入量呈正相关，即吸烟越多，IR越严重。戒烟8周后，胰岛素敏感性可提高11%。目前，美国糖尿病学会将停止吸烟列入2000年糖尿病治疗建议方案中。酒也是高能量物质，饮酒本身也可能造成能量过剩而导致肥胖，过量的酒可以形成高血脂或造成代谢紊乱，使肝脏负担加重。在饮酒时进食一些碳水化合物，血糖即可升高，使糖尿病失去控制。所以，饮酒要适度，切不可过量。

4. 药物治疗

(1) 噻唑烷二酮类：噻唑烷二酮类(thiazolidinediones)药物是近年来新开发的一种很有前途的胰岛素增敏剂。该类药物能明显增强骨骼肌的葡萄糖非氧化代谢，抑制肝脏的糖异生作用，从而显著改善糖尿病患者的IR及继发的各种代谢紊乱，但并不影响胰岛素分泌。

噻唑烷二酮可明显抑制脂肪组织产生 TNF-α，并促进 Glut-4 在骨骼肌的表达，从而提高机体的胰岛素敏感性。目前开发出的列酮类药物与 PPARγ 的结合力及抗糖尿病的作用强弱顺序为：BRL-49653＞曲格列酮＞哌格列酮（piglita-zone）＞噻格列酮＞噁格列酮（englitazone）。

（2）双胍类口服降血糖药：双胍类口服降糖药的主要品种是二甲双胍。该药并不直接刺激胰岛素分泌，而主要通过抑制肝脏的糖异生，降低肝糖输出以及促进骨骼肌、脂肪等外周胰岛素靶组织对葡萄糖的摄取和利用来改善机体的胰岛素敏感性。该药口服后能在肠黏膜高浓度聚集，抑制肠道的糖吸收，因而对餐前、餐后血糖均有明显的降低作用。该药还能降低血浆 FFA 和 TG 水平，降低纤溶活性和抗血小板的黏附、聚集，而且还能降低血浆纤溶酶原激活物抑制剂-1（PAI-1）水平，因此有一定的抗动脉硬化作用。该药的降糖作用在 500～3 000 mg 之间存在着剂量依存关系，其改善胰岛素敏感性的效果一般需用量在 1 500 mg/d以上才明显，而这恰好是我国使用该药的极量，因此有必要对二甲双胍的用量与胰岛素增敏效果间的关系进一步研究。

（3）降血脂药物：他丁类药物可减少内皮素分泌，改善内皮功能，扩张小动脉，提高受体对胰岛素的敏感性，改善胰岛素抵抗作用。FFA 释放抑制剂主要有贝特类降脂药，即苯氧乙酸衍生物，目前在临床较为常用。研究表明，氯贝特可同时降低血浆 FFA 和血糖水平，并能抑制胆石形成。苯扎贝特可明显改善糖尿病患者的胰岛素敏感性，但降糖作用轻微。

（4）降压药：血管紧张素转换酶抑制剂（ACEI）和 α-受体阻滞剂有肯定的改善胰岛素敏感性作用，较适于糖尿病患者。ACEI 不仅可降低血压，还可降低血糖和改善糖耐量，并有明显的肾脏保护作用。该类药物的增敏机制主要是通过扩张血管来增加骨骼肌的血流量，从而提高骨骼肌对葡萄糖的摄取和利用。α-受体阻滞剂与 ACEI 作用相类似，能降低血浆 TG 水平和提高 HDL-c 水平。钙拮抗剂只有持续作用的缓释类型才有胰岛素增敏作用，短效类因能迅速扩张血管引起反射性交感神经兴奋，大量释放的儿茶酚胺能明显抑制胰岛素在骨骼肌中的作用并抑制胰岛素分泌，反而导致胰岛素敏感性下降，因此糖尿病患者不宜使用短效类钙拮抗剂。利尿剂和 β-受体阻滞剂可降低胰岛素敏感性和使糖耐量恶化，故不宜用于糖尿病患者。

（5）α-糖苷酶抑制剂：包括阿卡波糖、米格列醇和乙格列酯等。该类药物除能明显降低餐后血糖和一定程度降低空腹血糖外，还能降低餐后高胰岛素血症，调节胰岛素分泌状态，并改善外周靶组织对胰岛素的敏感性，减少糖尿病患者的胰岛素用量。

（6）β 肾上腺素能受体 3 激动剂：β3 受体激动剂可明显减少白色脂肪组织，并促进棕色脂肪组织的产热过程，从而减轻体重，增加脂肪组织的胰岛素受体数，改善高血糖及高胰岛素血症。

（7）食欲抑制剂：包括芬氟拉明等。这类药物属于 5-羟色胺受体激动剂，可通过刺激下丘脑的满腹中枢明显抑制食欲。芬氟拉明可明显改善糖尿病患者的胰岛素敏感性，直接促进外周组织的葡萄糖利用，并能显著降低肥胖患者的血糖，而且这一作用与减轻体重无关。

总之，提高卫生保健知识，自觉做到合理膳食、适当运动、戒烟限酒、心理平衡，我们就能预防或延缓 IR 的发生、发展；如能在 IR 及其并发症期同时对症下药，将有助于缓解糖尿病患者的 IR 状态，提高 IR 并发症的疗效和改善预后，从而减轻该病的危害。

第二节　糖尿病及其药物治疗与进展

一、概述

2002年5月，第五届国际糖尿病联盟西太区大会在北京举行。这次会议的中心议题是："战胜糖尿病"。近半个世纪以来，1型糖尿病和2型糖尿病的患病率一直在无情地上升。更加令人不安的是在过去20年，2型糖尿病在发病率非常低的国家，例如印度和许多亚非国家，也显著上升了。全球约有1.5亿糖尿病患者，这个数字估计在今后的20年内至少会翻2倍。

患病率爆炸性的增长同很多因素有关。对1型糖尿病患病率增加的原因所知相对少些，但从数据上来说，2型糖尿病更加重要。年龄和生活方式可能是主要因素，尽管2型糖尿病表现出很强的遗传模式，但到目前为止，我们并没有发现同该疾病相关的主要基因。一位2型糖尿病患者的直系亲属意味40%的患糖尿病风险。生活方式改变被认为是造成糖尿病的主要因素，肥胖、缺乏锻炼、经常吃西式的食品也可能有特定的影响。

1998～2001年，上海进行了一项成年人常见代谢综合征的调查，发现10%的年龄在20岁以上的上海居民患糖尿病，比过去20年增长了10倍；糖调节异常者占人群的10%；大于20岁的人群有血糖增高者占1/5，60岁以上的占67%。

2021年将是胰岛素发现100周年，美国迈阿密大学医学部Jay. S. Skyler教授以对糖尿病研究丰富的经验和在医学行业敏锐的洞察力对将来的糖尿病治疗进行了大胆的预测："2021年将是一个没有糖尿病的世界"。这让在目前处在严峻挑战面前极其忧虑的行业人士有点难以置信，但这毕竟让这个糖尿病肆虐的时代看到了希望，增强了我们抗击糖尿病的信心和决心。

（一）正常血糖的调节

血液中所含的葡萄糖称为血糖。正常人血糖浓度相对稳定，饭后血糖可以暂时升高，但不超过200 mg/dl(11.1 mmol/L)，空腹血糖浓度比较恒定，正常为70～110 mg/dl(3.9～6.1 mmol/L)。

1. 血糖的主要来源

(1) 食物：米、面、玉米、薯类、砂糖（蔗糖）、水果（果糖）、乳类（乳糖）等，经消化作用转变成葡萄糖，经肠道吸收入血液成为血糖。

(2) 储存于肝脏中的肝糖原和储存于肌肉的肌糖原分解成葡萄糖入血。

(3) 非糖物质即饮食中蛋白质、脂肪分解为氨基酸、乳酸、甘油等，通过糖异生作用而转化成葡萄糖。

2. 血糖的去路

(1) 葡萄糖在组织器官中氧化分解供应能量。

(2) 剧烈活动时或机体缺氧时，葡萄糖进行无氧酵解，产生乳酸及少量能量，以补充身体的急需。

(3) 葡萄糖合成肝糖原和肌糖原储存起来。

(4) 多余的葡萄糖在肝脏转变为脂肪等。

3. 血糖浓度的调节　血糖浓度能维持相对恒定是由于机体内存在一整套高效率的调节机制,精细地控制着血糖的来源与去路,使之达到动态平衡。

(1) 神经系统的调节作用:神经系统对血糖浓度的调节作用主要通过下丘脑和自主神经系统对所控制激素的分泌,后者再通过影响血糖来源与去路关键酶的活性来实现。神经系统的调节最终通过细胞水平的调节来达到目的。

下丘脑一方面通过内脏神经作用于肾上腺髓质,刺激肾上腺素的分泌;另一方面也作用于胰岛 α-细胞,使其分泌胰高血糖素;同时还可以直接作用于肝脏。三方面共同作用的结果是使肝细胞的磷酸化酶活化,使糖原分解加速;糖异生关键酶的活性增加,糖异生作用加强,从而使血糖浓度升高。

下丘脑还可通过迷走神经兴奋,使胰腺 β 细胞分泌胰岛素,同时还可直接作用于肝,使肝细胞内糖原合成酶活化,促进肝糖原的合成;此外还抑制糖异生途径,促进糖的氧化和转化,结果使血糖的去路增加,来源减少,最终达到使血糖浓度降低的目的。

(2) 激素的调节作用:调节血糖浓度的激素可分为两大类,即降低血糖浓度和升高血糖浓度的激素。各类激素调节糖代谢反应的机制见表 14-1。

表 14-1　激素对血糖浓度的调节作用

<table>
<tr><th colspan="3">降低血糖的激素</th><th colspan="3">升高血糖的激素</th></tr>
<tr><th>激素</th><th>对糖代谢的影响</th><th>促进释放的主要因素</th><th>激素</th><th>对糖代谢的影响</th><th>促进释放的主要因素</th></tr>
<tr><td rowspan="8">胰岛素</td><td rowspan="3">1. 促进肌肉、脂肪组织细胞膜对葡萄糖通透性,使血糖容易进入细胞内(肝、脑例外)</td><td rowspan="8">高血糖、高氨基酸、迷走神经兴奋、胰泌素、胰高血糖素</td><td rowspan="3">肾上腺素</td><td>1. 促进肝糖原分解为血糖</td><td rowspan="3">交感神经兴奋,低血糖</td></tr>
<tr><td>2. 促进肌糖原酵解</td></tr>
<tr><td>3. 促进糖异生</td></tr>
<tr><td rowspan="2">2. 促进肝葡萄糖激酶活性,使血糖易进入肝细胞内合成肝糖原</td><td rowspan="2">胰高血糖素</td><td>1. 促进肝糖原分解成血糖</td><td rowspan="2">低血糖、低氨基酸、促胰酶素(肝囊收缩素)</td></tr>
<tr><td>2. 促进糖异生</td></tr>
<tr><td>3. 促进糖氧化分解</td><td rowspan="2">糖皮质激素</td><td>1. 促进肝外组织蛋白质分解生成氨基酸</td><td rowspan="2">应激</td></tr>
<tr><td>4. 促进糖转变成脂肪</td><td>2. 促进肝内糖异生</td></tr>
<tr><td>5. 抑制糖异生</td><td>生长素</td><td>早期:有胰岛素样作用(时间很短)
晚期:有抗胰岛素作用(主要作用)</td><td>低血糖,运动,应激</td></tr>
</table>

① 胰岛素:胰岛素是胰岛 β 细胞分泌的一种蛋白类激素,由 51 个氨基酸组成。血中葡萄糖或氨基酸浓度高时,可促进胰岛素的分泌。

胰岛素对血糖的调节机制,首先是使肌肉和脂肪组织细胞膜对葡萄糖的通透性增加,有利于血糖进入这些组织进行代谢。胰岛素还能诱导葡萄糖激酶、磷酸果糖激酶和丙酮酸激酶的合成,加速细胞内葡萄糖的分解利用。胰岛素使细胞内 cAMP 含量减少,激活糖原合成酶和丙酮酸脱氢酶系，抑制磷酸化酶和糖异生关键酶等，使糖原合成增加，糖的氧化利用、糖转变为脂肪的反应增加，血糖去路增快；使糖原分解和糖异生减少或受抑制，使血糖来源减少，最终使血糖浓度降低。

② 胰高血糖素：胰高血糖素是胰岛 α 细胞合成和分泌的由 29 个氨基酸组成的肽类激素，相对分子质量为3 500。其一级结构和一些胃肠道活性肽如胰泌素、肠抑制胃肽（GIP）等类似。血糖降时胰高血糖素分泌增加，高糖饮食后其分泌则减少。

胰高血糖素主要通过提高靶细胞内 cAMP 含量达到调节血糖浓度的目的。细胞内的 cAMP 可激活依赖 cAMP 的蛋白激酶，后者通过酶蛋白的共价修饰改变细胞内酶的活性，即激活糖原分解和糖异生的关键酶，抑制糖原合成和糖氧化的关键酶，使血糖升高。该蛋白激酶还激活脂肪组织的激素敏感性脂肪酶，加速脂肪的动员和氧化供能，减少组织对糖的利用，从而加重血糖升高。目前认为，胰高血糖素是使血糖浓度升高的最重要的激素。

在激素发挥调节血糖浓度的作用中，最重要的是胰岛素和胰高血糖素。肾上腺素在应激时发挥作用，而肾上腺皮质激素、生长激素等都可影响血糖水平，但在生理性调节中仅居次要地位。

综上所述，胰岛素和胰高血糖素是调节血糖浓度的主要激素。而血糖水平保持恒定则是糖、脂肪、氨基酸代谢协调的结果。

(3) 肝在糖代谢调节中的作用：肝脏是调节血糖浓度的主要器官，这不仅仅是因为肝内糖代谢的途径很多，还在于有些代谢途径为肝所特有。

餐后食物中糖类经消化吸收，以葡萄糖形式大量进入血液，使血糖浓度暂时轻度升高。此时葡萄糖直接促进肝脏等组织摄取葡萄糖，使肝细胞内糖原合成明显增加，同时也抑制肝糖原的分解，减少其向血中释放葡萄糖，同时还使糖转为脂肪，结果是餐后血糖浓度仅轻度升高，并很快恢复至正常范围。饥饿时肝脏通过自己特有的葡萄糖-6-磷酸酶，将贮存的肝糖原分解成葡萄糖以提供血糖，而肌糖原则不能转为葡萄糖。

肝脏还是糖异生的主要器官。在生理情况下，甘油、氨基酸等非糖物质主要在肝细胞内转变成葡萄糖，以补充血糖因空腹所致的血糖来源不足。这是由于糖异生途径的关键酶：丙酮酸羧化酶、磷酸烯醇式丙酮酸羧激酶的活性以肝脏最高。饥饿或剧烈运动时，肝脏利用非糖物质转变成糖的作用尤为显著。此外，肝脏所具有的果糖二磷酸酶、葡萄糖-6-磷酸酶在其他单糖转化为葡萄糖的方面也起着重要作用。

由此可见，肝脏在血糖的来源与去路方面所发挥的作用较其他器官全面，所以它是维持血糖恒定的关键器官。当机体需要时，通过神经-激素的作用，使肝细胞内各种糖代谢途径的酶活性改变，实现肝脏维持血糖浓度恒定的目的。当肝功能严重受损时，进食糖类或输注葡萄糖液都可发生一时性高血糖甚至糖尿，而饥饿时则可出现低血糖症状。

（二）胰岛素及其主要生理作用

胰岛为胰腺的内分泌组织，也称 Langhans Islets，是由具有内分泌功能的细胞构成的内分泌团，直径 75～225 μm，有 70 万～100 万个，镶嵌在胰实质中，其为胰重的 1%～1.5%。

胰岛含有 4 种内分泌细胞，分别分泌不同的激素：

1. A(α)细胞　α 细胞约占胰岛内分泌细胞的 10%，分布在胰岛周边，分泌的激素有胰高血糖素（glucagon）、胰高血糖素原（proglucagon）、胰高血糖素样肽（glucagons-like peptides，GLP-1 和 GLP-2），主要是胰高血糖素，为 29 个氨基酸的单链肽，相对分子质量为

3 482.8。高血糖与高浓度的胰岛素能抑制其分泌，低血糖及精氨酸、丙氨酸、儿茶酚胺、胃肠激素、肠促胰酶肽、抑胃多肽、糖皮质激素及交感神经和副交感神经兴奋均能刺激其分泌。健康人空腹免疫反应性胰高血糖素约 75 pg/ml(25 mol/L)，但正常所测得的免疫反应性胰高血糖素中真正的胰高血糖素约只占 40%，其余为具有与高血糖素相同免疫反应的大分子异质物。高血糖素与胰岛素相反，刺激糖原分解（产生葡萄糖作用）和肝酮体排除（生酮作用），以维持非进食期间组织的能源需要，肝为其主要靶器官，其半衰期约 3～6 分钟，主要由肝、肾清除。

2. B(β)细胞　β细胞占胰岛内分泌细胞的 80%，集中在胰岛中央，分泌胰岛素（insulin，INS）、C-肽（C-peptide，C-p）、胰岛素原（proinsulin，PI）、胰淀素（amylin 或胰岛淀粉样多肽 islet amyloid polypeptide，IAPP）。

(1) 胰岛素：人 INS 基因位于 11 号染色体短臂，INS 生物合成首先在β细胞内粗内质网处合成前胰岛素原（preproinsulin；相对分子质量 11 500），合成后迅速被微粒体酶裂解为胰岛素原（proinsulin；相对分子质量 9 000），胰岛素原进入高尔基器再裂解为 INS 和 C-肽，两者等分子进入血循环，因此测定血中 C-肽含量可反映 B 细胞的分泌功能。INS 为含 51 个氨基酸的双链多肽激素，A 链含 21 个氨基酸，B 链含 30 个氨基酸。天然人 INS 的一级结构与牛 INS 相差 3 个氨基酸，与猪 INS 只差 1 个氨基酸。即 A8 和 B30 人为苏氨酸而牛为丙氨酸，A10 人为异亮氨酸而牛为缬氨酸；猪的胰岛素只是 B30 位与人不同，人为苏氨酸而猪为丙氨酸。因此猪、牛 INS 为数十年来临床应用 INS 提供了丰富的来源，也为将猪 INS 改造为半合成人 INS 成为可能。随着分子生物学技术的进展，现在用 DNA 重组技术生物合成的人胰岛素已广泛用于临床。

(2) 胰岛素分泌的调节：正常成人每日约分泌 INS 40～50 单位，空腹基础 INS 浓度平均值 10 微单位/毫升（0.4 ng/ml），在标准餐后可上升到 100 微单位/毫升以上，食物消化吸收 10 分钟后周围血 INS 开始上升，30～45 分钟达高峰，以后迅速下降，90～120 分钟回复到基础水平。血中 INS 的半衰期很短，大约 5～6 分钟。

胰岛素的分泌为一严密的调节过程，以保证空腹和餐后血糖的稳定，此过程是通过各种营养物质、胃肠激素、胰腺激素和植物神经递质的相互作用实现的。胰岛有丰富的肾上腺素能神经和胆碱能神经支配，激动 α_2 肾上腺素受体则抑制 INS 分泌，而 β_2 肾上腺素受体激动剂和刺激迷走神经则促进 INS 分泌。血糖是人 INS 分泌的主要刺激物，氨基酸、脂肪酸和酮体也能促进 INS 分泌，口服糖要比静脉注射的刺激作用更强，这是因为口服糖或食物消化过程中引起胃肠激素分泌和迷走神经兴奋，在胃肠激素中胃肠抑制肽 GLP-1 的作用最强，其他胃肠激素如胃泌素、小肠血管活性肽、肠促抑酶肽、肠原高血糖素等均有刺激 INS 分泌的作用。

(3) 胰岛素的降解和代谢：循环血中的 INS 为游离的单聚体，空腹状态下胰岛每小时分泌的 INS 40 μg(1 单位)进入门静脉，使门脉血 INS 浓度达到 2～4 ng/ml(50～100 微单位/毫升)，餐后门脉血 INS 浓度迅速上升，外周血 INS 则轻度平行上升，正常人血中 INS 半衰期为 5～6 分钟，主要在肝、肾和肌肉降解，约 50%经门脉到达肝脏被破坏而不进入外周血循环。

3. D(δ)细胞　占胰岛细胞的 3%～5%，主要分泌生长抑素（somatostatin，SS）。胰岛内 SS 起旁分泌作用，抑制胰岛的 INS 和高血糖素的分泌。SS 也有延缓胃排空作用，抑制胃酸和胃泌素的分泌和减少胰外分泌与内脏血流量的作用。正常人生理浓度大于 80 pg/ml(49 pmol/L),半衰期短于 3 分钟,清除极快。临床应用的奥曲肽(octreotide)为人工生物合成的氨基酸多肽,用于治疗类癌、高血糖素瘤、VIP 瘤和生长激素瘤(肢断肥大症),以及糖尿病、腹泻、食道静脉出血和溃疡病。

4. F 细胞(PP 细胞)　占胰岛细胞的比例小于 2%,主要分泌胰多肽(panreatic polypeptide,PP),PP 为含 36 个氨基酸的多肽,相对分子质量 4 200。其基础水平为 24±4 pmol/L,可因年长、嗜酒、腹泻、低血糖、慢性肾功能衰竭、炎症性疾病而升高。

二、糖尿病的病因、病理与诊断分型

(一) 糖尿病的病因和发病机制

糖尿病的病因尚不十分清楚,但通过临床流行病学、遗传、免疫、病毒、病理、内分泌,代谢等多方面综合研究,目前已知糖尿病的病因与下列几大因素有关。

1. 遗传因素

(1) 糖尿病发病具有种族和家族遗传易感性:流行病学调查研究表明,IDDM 和 NIDDM 均易发生于有遗传易感性的个体,只是其启动发病的环境因素不同。国外报道糖尿病人亲属的糖尿病双亲子女的调查,糖尿病发病率高达 25%。孪生兄弟姐妹双双同患 IDDM 的几率均为 54%,同患 NIDDM 的概率为 91%。我国糖尿病患者中阳性家族史者均为 6.55%,范围在 1.47%~14.5%。具有糖尿病阳性家族史的人群中,糖尿病患病率明显高于阴性家族史者,为后者的 3~40 倍。糖尿病一般亲属的患病率较一般人群要高 5~21 倍,其患病率为 2.1%~5.2%。据报道,在欧美白种人中 IDDM 的患病率明显高于我国,日本和朝鲜,NIDDM 的发病率也有明显的种族差异,如同是美国人,白种人的 NIDDM 患病率为 6%~8%,而美国 Pima 印度人的 NIDDM 发病率则为 30%~50%。这些事实表明糖尿病具有遗传倾向,但对其具体遗传学特征多数尚不清楚。目前多倾向于"多因子-多基因"遗传理论,认为大部分糖尿病人是由于染色体上多个突变基因,与环境相互作用,而发展为糖尿病的结果。我国各家的研究结果表明,中国糖尿病的遗传方式以多基因遗传为主,但也有个别家族可为单基因遗传。

(2) 遗传对 IDDM 和 NIDDM 发病的作用:糖尿病孪生子发病一致的研究为糖尿病遗传倾向提供了依据,如单卵性孪生子患糖尿病的一致性为 45%~96%,明显高于双卵性孪生子的 3%~37%,而单卵性孪生子的遗传基础完全一致的,双卵性孪生子则有 50%是共同的。单卵性孪生子,在 40 岁以前的 IDDM 病人,患糖尿病的一致性只占 50%,而 40 岁以后发病的 NIDDM 病人患病一致性为 95%~100%。中国糖尿病的遗传度为 44%~73.8%,NIDDM 的遗传度为 51.2%~73.8%,一般高于 60%,而 IDDM 为 44.4%~53.7%,低于 60%。可见,遗传对 IDDM 和 NIDDM 的发病率都具有重要作用,NIDDM 较 IDDM 具有更强的遗传倾向。

(3) HLA 和 IDDM 发病率的关联:在人类第六号染色体的短臂上有一组功能复杂的基因群,称为主要组织相容性基因复合体(major histocompotibility comptex,MHC)。这些基因控制产生的细胞膜表面抗原在人类称为 HLA 抗原。HLA 系统是迄今所知人类基因组中最复杂的系统之一,有三类基因组成,1、2 类基因与移植免疫和免疫反应调节有关,3 类基因产物是外体系统成分。HLA 与 IDDM 相关研究主要观察 HLA 各位点,不同的抗原特异性在 IDDM 病人中出现频率不相同，出现频率高者可能对 IDDM 有易感性，反之则有抗原性。据国内及海外中国人群中的研究，在 IDDM 患者中，增高的 HLA 抗原有 13 种，其中 12 种在校正后有显著性，其中 HLA－D 最重要，90％以上的 IDDM 病人具有 DR_3 或 DR_4 抗原或两者都有。另外，发现有 DR_4 抗原的 IDDM 病人易发生糖尿病性视网膜病变。

（4）胰岛素病与糖尿病：应用 RFLP 分析和 DNA 重组技术研究，发现胰岛素基因（INS）密码区点的改变导致胰岛素肽链上氨基酸密码改变，产生氨基酸的排列顺序异常的胰岛素分子。已发现的胰岛素病（Insulin Pathies）有两类：① 异常胰岛素原血症（abnormal proinsutinemia）：体内异常胰岛素原增加，由于这种异常胰岛素原的生物活性降低，病人表现有轻度糖尿病而无低糖，对外源胰岛素反应正常。② 异常胰岛素血症（abnormal insulinemia）：此症是由于胰岛素基因发生点突破，导致胰岛素分子氨基酸顺序异常。

2．病毒感染　病毒感染是 IDDM 最重要的促发因素。人类对病毒诱发糖尿病的易感性易受遗传控制，病毒感染可直接损伤胰岛组织引起糖尿病，或诱发自身免疫反应，进一步损伤胰岛组织。HLA－D 基因决定了 IDDM 病人的遗传易感性，易感个体对环境因素，特别是对病毒感染的反应异常，直接或间接通过自身免疫反应引起胰岛 B 细胞破坏，以致胰岛素分泌不足，遂发 IDDM。已知与 IDDM 发病有关的病毒有柯萨奇 B_4 病毒、腮腺炎病毒、风疹病毒、巨细胞病毒和脑炎心肌炎病毒等。

3．自身免疫　自身免疫异常与 IDDM 发病有密切关系。IDDM 病人常合并有其他自身免疫性疾病，如 Graves 状腺功能亢进、原发性 Addisor 病、Schmidt 氏综合征以及非内分泌性自身免疫疾病如恶性贫血、重症肌无力等。在体液免疫方面，与 IDDM 发病关系密切的自身抗体包括胰岛细胞膜抗体（ICA）、胰岛素自身抗体（IAA）、胰岛细胞膜抗体（ICSA）和谷氨酸脱镁抗体（64K 抗体）。近年有人在新发病的 IDDM 病人体内发现胰岛素原自身抗体（PAA）和胰岛素受体自身抗体（IRAA）；在细胞免疫方面，发现 50％～60％ IDDM 病人白细胞移动机制实验阳性。在发病后短期内死亡的 IDDM 的病人尸检中，发现有大量淋巴细胞浸润的免疫性炎症改变。

4．胰岛素抵抗　NIDDM 的发病除了与遗传因素有关外，更主要的是与胰岛素抵抗有关。胰岛素抵抗是指正常剂量的胰岛素产生低于正常生物学效应的一种状态，继发的代偿性胰岛素分泌增多对机体可产生一系列不良影响和多种病理生理改变，成为一些疾病的共同发病基础。胰岛素抵抗的病因较多，从性质上可为环境因素和遗传因素，从部位上可为肝和外周组织（肌肉、脂肪等）抵抗；从环节上可分为受体外抵抗（称为胰岛素敏感性群体）或受体内抵抗（称为胰岛素反应性群体）。由于胰岛素抵抗，外周组织对血糖不能正常利用，或因长期胰岛素抵抗，β 细胞继发功能衰竭，胰岛素分泌减低，最后均导致高血糖而发生临床糖尿病。

5．胰高血糖素　随着近年对糖尿病机制的研究不断的深入，胰高血糖素在糖尿病发病中的作用日益受到人们的重视。研究表明，有胰岛素存在时，葡萄糖可抑制胰高血糖素的分泌，但在缺乏胰岛素时，A 细胞不再受葡萄糖的影响。患糖尿病时，血糖虽升高，但胰高血糖素分泌仍增加。因此，有的学者指出，糖尿病的发生是胰岛素分泌不足与胰高血糖素分泌增多的双激素紊乱的疾病，当有足量的内源性和外源性胰高血糖素存在时，不论胰岛素水平如何，均可出现高血糖症。

6．无机元素　糖尿病与无机元素在机体内的代谢紊乱有关。血清中铬、锌、锰、硒、矾、铁、镍、镁、钙降低，造成糖的代谢紊乱，由于病情的发展，还容易诱发心脑血管病、白内障、肾病、尿毒症等，出现全身性代谢障碍。

7. 其他环境因素　① 精神神经因素：这是较重要的促发因素之一。伴随着精神的紧张、情绪的激动、心理的压力以及突然降临的创伤等，会引起某些应激激素的大量增加，包括垂体分泌的生长激素、神经末梢分泌的去甲肾上腺素、胰岛 α 细胞分泌的胰高血糖素以及肾上腺分泌的肾上腺素和肾上腺皮质激素等。② 肥胖：肥胖者 2 型糖尿病的发病比非肥胖者多见，其中以腹部肥胖的危险性最强。值得一提的是，肥胖者若有糖尿病家族史，则糖尿病的发生率将显著增高。③ 饮食：总热量摄入过多，如食入过多的单糖及动物脂肪等。④ 体力活动减少等。

（二）糖尿病的病理生理

1 型 DM 病人由于自身免疫性胰岛 β 细胞破坏，自身 INS 产生绝对缺乏而引起糖和脂肪、蛋白等一系列代谢异常。相对而言，2 型 DM 的病理生理改变则比较复杂。首先对正常人和糖耐量正常的 2 型 DM 病人的一级亲属进行观察发现，后者与正常人相比，在没有口服葡萄糖耐量实验(OGTT)改变之前，即在病的前期就已存在有 INS 敏感性和分泌的减低，以及胰岛素抵抗(insulin resistance，IR)，表现为外周组织对 INS 反应减低。由于血中清除葡萄糖减慢，机体为了克服 IR，代偿性地增加 INS 分泌而引起高 INS 血症，这在早期可能起到对抗高血糖的保护作用，一旦这种代偿机制破坏，就发生临床 DM，因此外周 IR 强烈预示临床 DM 的发生。

80％的 2 型 DM 病人肥胖。肥胖基于 2 型 DM，并激发 DM，而糖原合成的遗传缺陷又会增加体重。肥胖引起 IR，2 型糖尿病人在发胖前已有 IR，代谢性 IR 加上遗传性 IR，使 β 细胞负担过重而发生高血糖。临床前期相当长时间血糖正常，但有不同程度的 IR 和空腹高胰岛素血症。

无论是 INS 分泌不足，还是外周 IR，都表明 INS 作用障碍。INS 是体内唯一降低血糖的激素，其促进糖代谢，抑制脂肪分解，INS 作用不足引起血糖增高，当血糖超过肾糖阈，糖由尿中排出，并引起渗透性利尿，患者多尿、口渴、多饮。糖代谢障碍，脂肪、蛋白质分解增加，体重减轻，出现“三多一少”的 DM 临床表现，甚至可致发生糖尿病酮症和高渗性糖尿昏迷。长期高血糖引起血管损害，发生糖尿病大小血管合并症。

糖尿病病人代谢异常主要表现在以下三个方面：糖代谢紊乱——高血糖和糖尿；脂类代谢紊乱——高脂血症、酮症酸中毒；体重减轻和生长迟缓。

1. 糖代谢紊乱　糖尿病时常见血糖升高，这是因为胰岛素/胰高血糖素比值降低，肝的糖酵解、糖原合成及生脂作用等途径不易启动，使血糖的去路受阻，而肝糖原分解和糖异生加强，血糖来源增加。在 IDDM 型糖尿病病人，由于胰岛素缺乏，许多组织不能摄取并利用葡萄糖，使血糖进一步上升。糖尿病病人空腹时出现高血糖，主要是因为糖异生作用增强。一般糖异生的速度主要依赖于胰岛素与胰高血糖素、皮质醇、儿茶酚胺等激素之间的平衡，其中胰高血糖素的作用最重要。有人认为糖尿病病人空腹高血糖有 25％以上是由于胰高血糖素分泌过多引起，因此主张给病人生长素，抑制胰高血糖素的分泌。由于胰岛素/胰高血糖素比值降低，血糖的去路受阻，而糖异生作用却不断进行，肝失去了缓冲血糖水平的能力，因此饱食时造成高血糖。病人体内蛋白质降解为糖异生提供了大量原料，进一步促进糖异生作用，结果是病人在饥饿状态下，血中葡萄糖浓度仍持续升高。

血糖过高可经肾脏排出，引起糖尿，并产生渗透性利尿。糖尿病病人在肾功能正常的情况下，血糖浓度一般不会超过 28 mmol/L(500 mg/dl)。有些老年患者，不但血糖升高，同时伴有肾功能障碍，其血糖含量可极度升高超过 33.6 mmol/L(>600 mg/dl)，使细胞外液的渗透压急剧上升，引起脑细胞脱水，出现高渗性高血糖昏迷。在糖尿病患者中，高渗性高血糖性昏迷的死亡率高于糖尿病酮症酸中毒。

2. 脂类代谢紊乱　糖尿病时，由于胰岛素/胰高血糖素比值降低，脂肪分解加速，使大量脂肪酸和甘油进入肝脏。过多的脂肪酸再酯化成甘油三酯，并以 VLDL 的形式释放入血，造成高 VLDL 血症（Ⅳ型高脂血症）。此外，LPL（脂蛋白脂肪酶）活性依赖胰岛素/胰高血糖素的高比值，糖尿病时此比值低下，LPL 活性降低，VLDL 和 CM 难以从血浆清除，因此除 VLDL 进一步升高外，还可以出现高 CM 血症。糖尿病病人由于存在高脂血症，所以容易伴发动脉粥样硬化。

糖尿病病人血浆胆固醇常常升高，可能是由于生长素、肾上腺素、去甲肾上腺素增多，这些激素使胆固醇合成的限速酶——HMG - CoA 还原酶增加，进而使胆固醇合成增多。

糖尿病时，肝合成甘油三酯的速度增加，如果合成的速度大于释放的速度时，则甘油三酯可以在肝内堆积，形成脂肪肝。

糖尿病时，脂类代谢紊乱除能发生高脂血症外，还会造成酮血症。IDDM 型糖尿病人较 NIDDM 型容易发生酮症，这是因为胰岛素/胰高血糖素比值降低，脂肪酸合成明显减少，而脂肪组织的脂解速度却大大加速，血中脂肪酸升高，肝内脂肪酸氧化增强，酮体大量生成。当酮体生成量超过肝外组织氧化利用它的能力时，就发生酮体堆积，出现酮血症和酮尿症，严重时可发展为酮症酸中毒。

3. 体重减轻和生长迟缓　胰岛素是一种以促进合成代谢为主的储存激素。当胰岛素不足时，体内蛋白质和脂肪的合成均下降，而分解加速，这是病人体重减轻的重要原因。另一方面，葡萄糖由肾排出造成的渗透性利尿造成大量失水，使体重进一步减轻。病人同时还可伴有水、电解质和酸碱平衡失衡。

胰岛素和生长素对促进蛋白质合成具有协同作用，而且生长素促进合成代谢所需要的能量也依赖于胰岛素促进物质的氧化。缺乏胰岛素的糖尿病患儿，即使体内生长素水平较高，仍可见到生长迟缓的现象。

综上所述，糖尿病可引起体内一系列的代谢紊乱，临床上病人出现“三多一少”症状，即多尿、多饮、多食和体重减少。高血糖引起的高渗性利尿是多尿的根本原因；而多尿所致的脱水刺激机体产生口渴感，又导致多饮；体内糖利用障碍，能量代谢紊乱所致的饥饿感使得病人多食；大量蛋白质和脂肪的分解及脱水使病人体重减轻。在 IDDM 人群中，“三多一少”症状比较明显，重型病人更加突出。而在 NIDDM 病人中，往往没有这些典型的症状。

（三）糖尿病并发症

糖尿病在发生发展过程中，其并发症发病率高达 96.5%，而且症状表现复杂，其并发的感染及心脏、血管、肾脏、神经等病变，是导致糖尿病患者死亡、残疾的主要原因。血糖的持续升高会损伤以视网膜、肾脏和末梢神经为代表的一些组织的细小血管及心、脑、下肢为代表的血管。糖化蛋白可损伤多种组织蛋白、酶类，并产生大量自由基，损伤各种生物膜，导致多系统损伤，出现多种并发症，后果极为严重。因此，提高对糖尿病并发症的认识，及早做出诊断治疗，对防治糖尿病并发症的进一步恶化具有非常重要的意义。

1. DM的主要并发症　糖尿病的并发症有多种，许多学者从不同的方面加以论述。根据目前的资料，我们认为糖尿病并发症主要体现在以下四个方面：感染、血管、代谢及其他。

（1）感染：感染是糖尿病的常见并发症，是糖尿病患者死亡的主要原因之一。由于高血糖利于细菌生长，糖尿病的微血管病变致组织修复愈合缓慢，均引起病原体感染机会增加，加之免疫功能下降，机体抵抗力降低，炎症易扩展。尤其在老年糖尿病，感染的发生率约为46.4%。糖尿病合并感染最常见病原为化脓性细菌、结核菌、真菌及某些病毒，常见感染部位为呼吸道、泌尿道、消化道、皮肤、下肢（坏疽）、牙周等。随着抗生素的应用，感染已可以得到很好的控制，如耐药革兰阳性球菌感染，真菌感染，糖尿病病人最常见、最易发生的呼吸系统感染，糖尿病合并肺结核、糖尿病合并前列腺炎以及在糖尿病合并各种感染中占第2位的泌尿系统感染，以金黄色葡萄球菌为主要致病菌以反复发生的顽固多发疖、痈多见的糖尿病合并皮肤感染等，都已有相应的药物能够进行有效的控制。

（2）糖尿病血管并发症

① 糖尿病大血管并发症：大血管病变是糖尿病非特异性并发症，其基本病理变化为动脉粥样硬化（AS）。此外，70%以上糖尿病患者死亡原因为糖尿病心血管病变，糖尿病患者急性心肌梗死（AMI）的发生率比同年龄正常人高35倍，持续的高血糖还可导致糖尿病心肌病（DC）；再者，糖尿病患者脑血管意外发生率也较正常人高。

② 糖尿病微血管并发症

糖尿病肾病：糖尿病肾病是糖尿病主要的慢性并发症，也是1型糖尿病患者死亡的主要原因。广义上它包括糖尿病性肾小球硬化肾盂肾炎和肾乳头坏死，狭义上指糖尿病性肾小球硬化，也就是临床上所说的糖尿病肾病。其早期病理特征为肾脏肥大，肾小球、肾小管基底膜增厚及肾小球内高灌注、高跨膜压，随着病程进展，可逐渐发展为肾小球细胞外基质进行性积累，同时伴有肾小管-间质纤维化，最终发展为不可逆肾组织结构损伤。临床上早期表现为微量白蛋白尿，随后可出现连续性蛋白尿、高血压、进行性肾功能下降。

糖尿病眼部并发症：糖尿病视网膜病变（DR）是糖尿病并发症中最常见、危害最大的并发症之一。伴随着糖尿病控制和并发症试验（DCCT）以及英国糖尿病前瞻性研究（UKPDS），目前糖尿病性视网膜病变成了临床研究的重点。毛细血管外周细胞减少，内皮细胞增生及基底膜增厚为其主要的病理改变。血液流变学异常（如红细胞黏滞性增加、血小板易凝聚等）导致血流缓慢，以致毛细血管闭塞，视网膜组织缺氧，大量生长因子刺激视网膜新生血管形成。新生血管破裂出血，小血管组织收缩，从而引起牵引性视网膜脱离，使患者失明。研究发现，DR发生率随糖尿病病程发展有所不同，发病5年后视网膜病变发生率约为25%，10年后增至60%，15年后可高达75%～80%，其中危害最大的增殖性视网膜病变（PDR）占25%。

糖尿病神经病变：糖尿病神经病变多见于周围神经与自主神经，占60%～90%，高血糖引起神经鞘蛋白糖化，糖代谢障碍、脂类代谢障碍和微血管病变，最终导致神经结构和功能异常，引起神经病变。临床出现末梢神经炎，胃肠功能紊乱，神经源性膀胱。

③ 代谢并发症

低血糖：多为降糖药使用不当，或是剧烈运动，过分限制碳水化合物摄入所致，是糖尿病治疗不当而出现的治疗矛盾，引起了不同于糖尿病的新的损伤，也认定其为糖尿病的并发症。

糖尿病酮症酸中毒：是糖代谢紊乱的一种并发症，因糖代谢紊乱加重，导致脂肪分解加速，产生大量酮体并堆积，致使机体酸碱平衡失调，产生代谢性酮症酸中毒，导致患者急性昏迷。

糖尿病高渗性昏迷：糖尿病引起的一种内环境紊乱，临床出现以神经系统症状表现为主的综合征，其病理基础在于细胞内的脱水及细胞外液的高渗，该并发症病死率很高，是一种严重的急性并发症。

④ 其他

高血压/高血脂：糖尿病患者多伴有血脂代谢异常，而高脂血症是糖尿病的高危因素。同时，高血压也是糖尿病常见并发症之一。

糖尿病足/糖尿病下肢病变：研究发现，足内肌肉萎缩与外周神经病变高度一致，但和爪形足无明显相关。另有研究显示，运动神经病变与足部畸形的严重程度强烈相关，但与足部溃疡史无明显相关，肌肉强度（萎缩）和足部畸形也无明显相关，说明去神经状态是糖尿病患者足部畸形的内在原因。

糖尿病胃轻瘫（diabetic gastroparesis，DGP）：糖尿病性胃轻瘫是糖尿病的合并症。DGP 又称糖尿病胃麻痹或糖尿病胃潴留，其主要表现为胃肠动力减弱，胃排空时间延长，胃节律失调，胃蠕动减慢等，患者常有厌食、食欲不振，餐后上腹部不适及上腹胀满等症状。患者的胃肠自主神经病变引起胃肠动力紊乱，临床表现为腹胀、恶心、便秘甚至腹泻。自 1958 年 DGP 的概念首次被提出，DGP 患者的数量已大大增加，大约已有 50%以上的糖尿病患者伴有 DGP。

2. 糖尿病并发症的机制研究　糖尿病并发症严重危害人类的健康，且症状复杂多变，其发病机制始终是研究的热点和难点。DM 并发症的发病机制主要有四大学说：

(1) 蛋白质非酶糖化：高血糖状态是引起糖尿病慢性并发症的主要原因，其主要通过体内蛋白发生广泛的糖基化作用而引起一系列病理生理反应。体内的葡萄糖及果糖、6-磷酸葡萄糖等酮糖与体内多种蛋白质，尤其是长寿命蛋白质（如胶原蛋白、基质蛋白等）发生非酶催化的糖基化作用，首先生成 Schiff 碱，继而发生重排生成较稳定但仍然化学可逆的 Amadori 产物，然后再降解成为 α-酮醛复合物，主要是 3-脱氧葡萄糖酮醛（3-deoxyglucosone，3-DG）它比单糖更容易与蛋白质反应，主要经 Mailard 反应生成棕褐色、具有荧光性的糖基化终末产物（Advanced Glycosylate-End Product，AGE）。蛋白质 AGE 化后结构发生改变，影响了蛋白质通过正常信号传递途径发挥生理反应。AGE 在组织中形成和沉积后，引起组织的老化和功能衰退，在晶状体表现为白内障，在结缔组织表现为组织弹性降低硬度增加，血管基底膜的 AGE 化则与老年性血管病变和糖尿病大血管病变有关。LDL 的糖基化修饰与高脂血症，糖尿病心血管并发症有密切关系。在糖尿病患者，AGE 化的速度与正常人相比大大加快。另有实验证实 AGE 对 NO 的活性具有抑制作用，AGE 产生病理机制还可能有氧自由基的参与。此外，AGE 还可通过与内皮细胞、单核巨噬细胞等细胞膜上的特异性受体结合而引起细胞因子、激素、氧自由基等可溶性信号物质含量改变，导致多种蛋白质基因表达水平的改变。目前，已在多种细胞上发现了 AGEs 结合受体，如糖化终产物受体（RAGE）、寡聚糖基转移酶-48（AGE-R1）、80KH 磷蛋白酶（AGE-R2）、清道夫受体 A 家族（SRA）和 CD36 等。因此，蛋白质的非酶糖化与糖尿病微血管病变密切相关，微血管病变主要表现在视网膜、肾、心肌、神经组织及足趾，临床上常以视网膜、肾脏和神经系统为反映糖尿病性微血管病变的主要场所。内皮细胞(VEC)损伤在微血管病变中起重要作用，VEC损伤激活凝血系统和血小板，形成微血栓，释放血管生物活性物质如内皮素等，改变血管张力及血流动力学，破坏血管屏障，增加血管内皮通透性，造成一系列病理改变，这些均与糖尿病微血管病变的形成有关。而长期高血糖所致的非酶糖基化是患者VEC损伤的重要因素，糖化终末产物可与VEC膜上特异性受体结合，引发VEC氧化应激，产生氧自由基，从而损伤VEC；血管基底膜非酶糖化后，降低与VEC的黏附力，促进VEC脱落。一般来说，在细胞外，蛋白质的糖基化作用主要由葡萄糖引起；在细胞内，则由果糖、6-磷酸葡萄糖、3-磷酸葡萄糖引起，糖基化速率更为迅速。

(2) 多元醇通路激活：多元醇通路(PP)激活是糖尿病慢性并发症(DCC)的重要发生机制之一。最近的研究表明，PP激活还参与了蛋白非酶糖化、氧化应激、PKC激活等与DCC有关的生化、病理生理过程，可能是DCC发生发展的始动因素。PP是组织细胞葡萄糖代谢的途径之一，有醛糖还原酶(AR)和山梨醇脱氢酶(SDH)共同组成。在此代谢通路中，细胞摄取的葡萄糖不被磷酸化为6-磷酸葡萄糖，而是以如下过程代谢：

$$\text{葡萄糖} \xrightarrow{\text{NADPH} \quad \text{NADP}^+} \text{山梨醇} \xrightarrow{\text{NAD}^+ \quad \text{NADH}} \text{果糖}$$

其中AR是PP中的限速酶，与葡萄糖的亲和力较低($K_m > 100$ mM)，所以正常情况下该通路代谢率极低。高血糖状态下，细胞内高浓度葡萄糖激活AR，生成不易透过细胞膜的强极性化合物——山梨醇，细胞发生渗透性肿胀，使细胞结构和功能的完整性受损，肌醇、K^+丢失、Na^+-K^+ ATPase活性下降，最后导致细胞代谢与功能的损害。

在非酶糖基化的可逆阶段向不可逆阶段演变中3-DG起着重要作用，而3-DG除上述蛋白非酶糖化过程中Amadori衍生产物外，主要的是来自PP的中间代谢产物。山梨醇和果糖磷酸化后形成3-磷酸山梨醇和3-磷酸果糖，后者可进一步水解为3-脱氧葡萄糖(3-DG)，因此，PP在AGE形成中起重要作用。此外，PP通过前述的3-DG途径使AGE生成增多，而AGEs的自氧化以及其与细胞膜上特异性受体(RAGE)结合后均可产生羟基和超氧阴离子等活性自由基。DM时机体存在明显的氧化应激(OS)，包括活性自由基产生增多和机体抗氧化能力下降，PP与此两方面均有密切联系，因此对机体OS产生重大影响。另外，PP对于PKC激活的作用也渐受重视。研究发现，PP激活后增加了二酰甘油(DAG)的从头合成，并有实验证实，AR抑制剂(ARI)可抑制PKC激活，并可阻断高血糖介导的PKC激活。观察高糖环境中PKC异构体的活化过程也发现，PKCα、PKCε等DAG敏感性异构体的活化依赖PP的激活，这些均强烈支持PP激活对PKC的诱导作用。

(3) 氧化应激(oxidant stress, OS)：氧化应激是由于多种原因致使体内的反应性氧化产物如过氧化氢、脂质过氧化物、超氧化物等长期处于较高水平的状态。氧化产物一方面通过直接氧化氨基酸来改变蛋白质结构，另一方面氧化应激可促进羧基化合物(RCO)的生成，氧化产物通过氧化糖、脂类和氨基酸生成大量RCO，从而间接地生成AGEs和脂氧化终末产物(ALEs)物质。AGEs和ALEs可导致长寿命的细胞基质成分发生结构改变，引起组织僵化；沉积于血管壁的AGEs和ALEs还干扰了一氧化氮的活性，从而导致血管舒张障碍。另外，AGEs与细胞表面RAGEs结合后还可诱导细胞的靶部位发生氧化应激，从而导致基因表达和细胞表型的改变。糖尿病患者易发生微血管和大血管并发症的原因可能与代谢紊乱引发氧化应激，并进而导致羰基应激，促进AGEs和ALEs的蓄积有关。另外，氧化应激可使脂质过氧化作用增强及自由基清除能力减弱，LPO 含量升高，SOD 活性下降，活性自由基产生增加，自由基可使膜发生脂质过氧化，产生交链反应，使膜通透性增高。自由基通过攻击膜蛋白及胞内的酶系统和核酸，使细胞增殖周期延长，并可诱导细胞凋亡。

（4）二酰基甘油-蛋白激酶 C(DAG－PKC)通路激活：PKC 为一条单链多肽，相对分子质量为 67～83 ku，根据分子结构和激活方式可分为 3 类，共 11 种异构体：普通型－cPKC，包括 α、β1、β2、γ，是 DAG 敏感、钙依赖性；新型－nPKC，包括 δ、ε、η、θ、μ，是 DAG 敏感、钙非依赖性的；非典型－aPKC，包括 ξ、λ，是 DAG 不太敏感，但可被磷脂酰丝氨酸激活。生理情况下，体内 DAG 来源于磷酸肌醇(PIs)的水解，或由磷脂酰胆碱(PC)在磷脂酶 C(PLC)或 D(PLD)作用下分解产生。高血糖时 PP 激活，在山梨醇转变为果糖时伴随着氧化型辅酶Ⅰ(NAD^+)还原为还原型辅酶Ⅰ(NADH)，而 NADH/NAD^+ 比值升高抑制了磷酸甘油脱氢酶，使糖酵解中间产物 3-磷酸甘油醛转变为磷酸二羟丙酮增加，从而有助于葡萄糖的 DAG 从头合成(软脂酸→甘油-3-磷酸→磷脂酸→DAG)及 PKC 的激活。DAG 在细胞内的重要生理功能是激活 PKC，形成细胞内重要的信号传导通路。高血糖可引起 DAG 由胞浆向胞膜转移，从而激活 PKC。PKC 激活可造成血液动力学的异常，并可增加 ET－1 的表达，导致血管通透性增加和微动脉瘤的形成。PKC 激活能直接增加血管对白蛋白及其他大分子蛋白的通透性，这可能与细胞支架蛋白磷酸化形成胞内连接有关，PKC 激活还可通过增加生长因子的表达来调节血管的通透性和促进新生血管的形成，还可使Ⅳ型和Ⅵ型胶原、纤维结合素、层黏蛋白含量增加，转化生长因子 β(TGFβ)表达增加，TGFβ 可直接导致细胞外基质(extracellular matrix，ECM)的过度形成；高血糖还可诱导糖尿病鼠心肌中 DAG 含量增加，继而激活 PKCβ 异型体，使心肌肥大、心肌细胞受损、心肌纤维化和心肌萎缩；PKC 激活不仅与糖尿病血管并发症密切相关，而且还可引起神经功能紊乱，造成神经病变。

（5）其他机制

① 血液流变学异常：主要是血液有形成分的改变，糖尿病患者血白细胞的变形能力下降、黏附力加强，单核细胞表面识别糖基化蛋白的受体数量增加。白细胞的这些变化能促使白细胞滞留于微循环，进而引起微血管的闭塞；另外，在糖尿病的早期阶段即可检出血小板的聚集及释放功能异常加强。高血糖可导致凝血功能亢进，TXA_2 增加，PGI_2 减少，血小板聚集形成的微血栓可引起组织缺血缺氧，血小板还能分泌增殖素(Mitogen)，如血小板源性生长因子，而诱导血管平滑肌的增殖，最终导致血管硬化；此外，糖尿病时红细胞变形能力下降而聚集能力加强，红细胞流变学变化可增加血液的粘度，使血流阻力升高，促成或加重毛细血管硬化。研究发现糖尿病微血管病变者血小板聚集率(PAgR)和平均血小板体积(MPV)明显高于大血管病变者和正常者，提示 PAgR、MPV 增大可预示早期糖尿病微血管病变的发生。

② 细胞因子：近年来，许多研究说明细胞因子及细胞生长因子如胰岛素样生长因子－1(IGF－1)、转化生长因子－β(TGF－β)、成纤维细胞生长因子(FGF)、肿瘤坏死因子(TNF)、血小板衍化生长因子(PDGF)、白介素－1β(IL－1β)、白介素－6(IL－6)等水平均升高，这在糖尿病微血管并发症中起着重要作用。

③ 遗传因素：长期以来人们对糖尿病并发症的研究发现，许多糖尿病病程很长且血糖控制不理想的患者也没有并发症的发生，这引起了人们对遗传因素的兴趣。近年来，遗传因素在糖尿病并发症中的作用更是受到了人们的广泛关注。一般认为糖尿病并发症不遵守孟

德尔遗传法则，为多基因遗传。现已发现的主要有血管紧张素转换酶(ACE)基因(插入:V，缺失:D)多型、醛糖还原酶的 AC 反复基因多型(Z－2:CA 的 23 次反复)及存在于启动区 BfaI 和第 8 内含子的 BamHI－RFLP 多型等。

随着对糖尿病并发症研究的不断深入，发现其发生发展还与许多其他因素有关，如自身免疫、微循环、趋化因子、蛋白 C 系统(PCS)、前列腺素代谢异常、血浆同型半胱氨酸的变化等，现又发现蛋白聚糖、MAPK 家族及 P38MAPK 信号传递通路的激活，细胞粘附分子的增多，磷脂酶 D 的激活等等，并且，在对糖尿病并发症的易感基因的研究中，提出一氧化氮合酶(NOS)基因为糖尿病血管并发症的一个候选基因。

糖尿病及其并发症至今还是世界上难以解决的疑难病症之一，它对于人们来说还有许多未知的领域，如糖尿病并发症各发生机制之间如何相互作用，究竟哪一种机制为始动因素，哪一种机制为主要因素，等等。对糖尿病并发症发生机制的研究不但可以加强人类对其的认识，更可以为糖尿病并发症的治疗提供新思路，推动和促进治疗药物的不断发展，具有极其深远的意义。

糖尿病的各种慢性并发症的发生时间，一般在患糖尿病 5 年之后开始出现，其发生的早晚和严重程度与血糖控制的好坏、血脂、血压等有直接关系。因此糖尿病慢性并发症的两条主要防治要点在于:对于 1 型糖尿病患者，发病 5 年后应该每年检查 1 次糖尿病各种慢性并发症情况;对于 2 型糖尿病患者，由于当其发现糖尿病时，往往糖尿病已经有多年了，因此，他们应该从发现糖尿病时就每年 1 次检查慢性并发症的发生情况。

(四) 糖尿病的诊断和分型

血糖是临床诊断糖尿病的唯一客观指标。正常空腹血糖水平为 60～110 mg/100 ml 或 3.3～6.1 mmol/L(静脉血浆真糖法)，按 WHO 糖尿病专家委员会建议的糖尿病诊断标准，空腹血糖≥140 mg/100 ml 或 7.8 mmol/L，服糖后(或餐后)2 小时血糖≥200 mg/100 ml 或 11.1 mmol/L 诊断为糖尿病，空腹血糖<140 mg/100 ml 或 7.8 mmol/L，服糖后 2 小时血糖 140～199 mg/100 ml 或 7.8～11.1 mmol/L 为糖耐量降低或糖耐量损害(IGT)。至今临床仍沿用这一诊断标准。糖尿病的诊断分型，目前仍按 WHO 专家委员会 1985 年建议的分型。

近 20 年来对糖尿病的研究取得了很大进展。基于这些新的研究结果，IDDM 可进而分为两个亚型，即 Type1a:胰岛细胞破坏快，即常见的急性起病的 IDDM;type1b:晚发性成年人自身免疫性糖尿病(latent autoimmune diabetes in adults，LADA)。而 NIDDM 除普通常见型 NIDDM 外，还存在某些亚型，如:① 已证实的少数单基因突变型糖尿病:MODY、线粒体基因突变糖尿病、胰岛素基因突变糖尿病等;② 对 NIDDM 有高度遗传易感性民族，表现种族型 NIDDM 高发病率，如美国 Pima 印第安人、太平洋的 Nauruans 人等;③ 参与和构成代谢综合征重要部分的 NIDDM。这些表现对现有分型需要补充和修改。取消胰岛素依赖型(IDDM)和非胰岛素依赖型(NIDDM)的名词，保留 1 型(Type1)和 2 型(Type2)DM 的名词。

(1) 型 DM:指由于细胞介导的胰岛 β 细胞自身免疫性破坏，导致 INS 绝对缺乏。β 细胞免疫破坏的标志包括细胞自身抗体(ICAs)、胰岛素自身抗体(IAA)、谷氨酸脱羧酶抗体(GADs)和酪氨酸磷酸激酶抗体 IA－2 与 IA－2β。85%～90%初发 1 型空腹高血糖病人这些抗体阳性。1 型 DM 还与 HLA－DQ/DR 基因强关联。β 细胞破坏在儿童青少年进展迅速，为急进型 Type1；在成年人进展缓慢，为 LADA（成年人晚发自身免疫性 DM）；另有一些 Type1 病人病因未明，称为特发性 Type1。

（2）2 型 DM：包括由胰岛素抵抗（IR）为主，伴相对性 INS 缺乏，和以 INS 分泌缺陷为主，伴 IR 的 DM 病人。

（3）妊娠 DM：指妊娠期间第 1 次发现的任何程度的糖耐量减低。

（4）其他特殊类型 DM 包括：

① β 细胞遗传缺陷：为 β 细胞功能等基因遗传缺陷性 DM，特点是早年发病（25 岁以下），轻度高血糖，包括 MODY，特点有 INS 分泌损害伴有轻度或无 INS 作用缺陷，为常染色体显形遗传，已发现有 3 种遗传变异。

② 线粒体基因突变[$DMtRNA^{Leu(UUR)}$]：特点 DM 伴神经性耳聋和母系遗传。

③ 胰岛素作用遗传缺陷：指胰岛素受体（INSR）基因突变引起的高胰岛素血症，临床表现轻度高血糖或严重的 DM，包括过去的 A 型胰岛素抵抗综合征、临床黑棘皮病、女性不育和多囊卵巢等，儿童中 INSR 基因变异，如妖精症和 Rabson-Mendenhall 综合征，前者临床有特殊面貌，后者伴有牙齿和指甲改变、松果体肥大；另有脂肪萎缩型 DM，胰岛素抵抗病变的部位可能在受体后信号系统。

④ 胰腺外分泌病所致 DM：任何可能引起弥漫性胰腺损伤的病变，如胰腺炎、外伤、感染、胰癌和全胰切除、胰腺纤维钙化结石等均可引起 DM。

⑤ 内分泌疾病所致 DM：某些 INS 抗激素过多，如生长激素过多（肢端肥大症）、肾上腺皮质激素过多（Cushing 综合征）、高血糖素瘤、嗜铬细胞瘤等均可引起 DM。

⑥ 药物或化学品引起的糖尿病：某些药物如烟酸、糖皮质激素以及 α 干扰素等能损害 INS 分泌，毒鼠药（Vacor）也能破坏 β 细胞。

⑦ 感染性 DM：某些病毒如先天性风疹病毒、Coxaeki'B 病毒、腺病毒、腮腺炎病毒等伴有 β 细胞破坏。

⑧ 非普通性免疫介导 DM：包括两种情况，即 Stiff-man 综合征，为一种神经系统自身免疫病，1/3 伴 DM，并表现有肌强直，伴痛性痉挛，GAD 阳性；另一为抗体引起的 DM，见于系统性红斑狼疮和其他自身免疫疾病。

⑨ 其他伴有糖尿病的遗传综合征：包括 Down's 综合征、Klinefelter's 综合征和 Turner's 综合征等。

三、治疗

（一）糖尿病的治疗原则和目的

糖尿病目前虽还不能根治，但确是可防可治的。糖尿病人的生活质量与寿命取决于治疗与血糖控制的好坏。由于糖尿病是一慢性代谢性疾病，糖尿病治疗的原则，首先是综合性治疗，不单是药物治疗，而是包括饮食、运动和药物的综合治疗；第二是强调病人自我治疗；第三，应坚持长期治疗。事实证明糖尿病人主要问题是由于血糖控制不好，长期高血糖引起各种慢性并发症是导致病人致残和早亡的主要原因，因此糖尿病治疗主要目的就是尽力将血糖控制到接近正常水平。严格控制血糖可以防止和延缓糖尿病慢性并发症的发生和进展。

（二）防治措施

1. 宣传教育　由于约有半数以上的早期患者并无症状或症状轻微，常不能及时确诊和得到防治，因而要大力开展糖尿病宣传教育，让已确诊的患者了解糖尿病并逐渐熟悉饮食、运动、用药以及尿糖和血糖监测等基本措施的综合治疗原则，配合医务人员提高控制质量；让 50 岁以上的对象，尤其是前述高危对象，每年做一次餐后 2 小时的血糖筛选检查，使无症状的患者尽多尽早得到确诊和防治。

教育内容中尚需包括长期坚持饮食治疗的重要意义，尿糖和血糖仪检测方法，胰岛素治疗者还应学会无菌注射法，低血糖反应及初步处理等知识。

2. 饮食治疗　适当节制饮食可减轻 β 细胞负担，对于年长、体胖而无症状或少症状的轻型病例，尤其是空腹时及餐后血浆胰岛素不低者，往往为治疗本病的主要疗法。对于重症或幼年型(1 型)或脆性型病者，除药物治疗外，更宜严格控制饮食。饮食中必须含有足够营养及适当的糖、蛋白质和脂肪的分配比例。

(1) 蛋白质按成人每日每千克标准体重 0.8～1.2 g(平均 1.0 g)计算，约占总热量的 15%～20%。孕妇、乳母、营养不良及有消耗性疾病者可酌加至 1.5 g 左右，视需要而定。

(2) 从总热量减去蛋白质所供热量为糖及脂肪的热量，脂肪量可根据体征、血脂高低及饮食习惯等需要而定，约每日每千克标准体重 0.6～1.0 g，占总热量的 30%～35%以下。其余为糖类，占总热量的 50%～65%。按我国人民生活习惯，常用的主食量(碳水化合物) 250～400 g/d，糖尿病人可进食 200～350 g 或更多，脂肪量约为 40～60 g。如肥胖病人，尤其有血脂蛋白过高者，或有冠心病等动脉粥样硬化者，脂肪摄入量宜适当控制在总热量的 30%以下。如血胆固醇过高或为高脂蛋白血症Ⅱ型者，每日胆固醇摄入量应低于 300 mg；如甘油三酯过高或为高脂蛋白血症Ⅳ型者，则宜限总热量及糖和脂肪摄入量。如有乳糜微粒血症者(第Ⅴ、Ⅰ型)亦宜限制总热量及脂肪摄入量，使体重缓慢下降到正常标准 5%上下，所用脂肪以不饱和脂肪酸为宜。完全休息的病人主食 200～250 g(米饭或面食)、轻体力劳动者 250～300 g，中体力劳动者 300～400 g，重体力劳动者 400～500 g 以上。

糖尿病病人的三餐热量分布大概为 1/5、2/5、2/5，或分成四餐，1/7、2/7、2/7、2/7，可按病人生活习惯及病情控制情况调整，如用药后有饥饿感或濒于发生低血糖者可按病情稍进食或减少药量。粗纤维饮食可减慢糖等吸收，减低血糖血脂等。国外采用 Guar、果胶(Pectin)等，国内试用海生植物、玉米梗叶等，初见成效，且可通便，减轻便秘等。

3. 体育锻炼　参加适当的文娱活动、体育运动和体力劳动，可促进糖的利用、减轻胰岛负担，为本病有效疗法之一。除非病人有酮症酸中毒、活动性肺结核、严重心血管病等并发症，否则糖尿病患者不必过多休息。对 2 型肥胖病人，尤宜鼓励运动与适当体力劳动。但须避免过度疲劳和神经紧张的体育比赛，以免兴奋交感神经及胰岛 α 细胞等，引起糖原分解和糖异生，导致血糖升高。经医师鉴定，可以进行运动锻炼的患者每周至少锻炼 5～6 次，每次约半小时左右，锻炼时合适的心率每分钟约为 170 减去年龄的余数。锻炼后应有舒畅的感觉。

4. 药物治疗　治疗糖尿病的药物有：

(1) 胰岛素。

(2) 口服降糖药：① 磺脲类；② 双胍类；③ α 葡萄糖苷酶抑制剂；④ 胰岛素增效剂；⑤ 其他。

(3) 改善糖尿病并发症的药物：① 醛糖还原酶抑制剂；② 糖化终产物(AGEs)形成阻断剂；③ 血管紧张素转换酶抑制剂；④ 其他。

第三节 胰岛素及其人工合成类似物

一、胰岛素(Insulin)

(一) 胰岛素的研制历史

Oskar Minkowski 与 Joseph von Wering 1889 年通过切除狗胰腺引起糖尿病症状的实验，证实胰岛素的存在。20 年后 Benting FG 与 Macleod J. J. R 第一次提取出含胰岛素的胰腺浸出液，次年首次成功地治疗了第 1 例病人而宣告了胰岛素的诞生。1923 年分离、纯化的动物胰岛素问世。最初用于临床的胰岛素为每毫克 5 单位，直到 1935 年 Scott 等通过加 Zn^{2+} 得到较纯的结晶胰岛素，生物效价也由每毫克 5 单位提高到每毫克 28 单位；1937 年以后陆续研制出鱼精蛋白和鱼精蛋白锌胰岛素。虽然通过多次重结晶获得的精致胰岛素大大减少了用药后局部和全身变态反应，但 90%以上用药者体内仍可检出抗胰岛素抗体。故 20 世纪 70 年代以后进行了高纯胰岛素的研制，利用层析法进一步纯化结晶胰岛素，先后研制出纯度为 98%的单峰胰岛素(single peak-INS)和纯度为 99%的单组分胰岛素(mono-component-INS)，前者胰岛素原含量超过 10 ppm，后者胰岛素原含量低于 1 ppm。早在 1960 年 Sanger 就确定了 INS 的氨基酸序列，并导致 1963 年我国首先用化学方法人工合成 INS，但未能用于商业生产。由于猪 INS 和人 INS 只差 1 个氨基酸，即猪 INS B_{30} 为丙氨酸而人 INS 为苏氨酸，因此 1970 年代后期科学家们利用酶切技术将猪 INS B_{30} 丙氨酸切换上苏氨酸，因而获得了半合成人 INS，首次解决了动物 INS 对人的免疫原性。1982 年美国应用 DNA 重组技术，以大肠杆菌为母本生物合成的人 INS，首先通过了一系列严格的动物实验与临床试用而宣告问世，不久丹麦以酵母菌为母本的生物合成 INS 也相继问世。这是自 1921 年 INS 发明以来 INS 生产史上的一次飞跃，从此结束了人类只能依赖自动物胰腺提取 INS 的历史。与此同时对输注工具也进行了改良，改进传统的注射器，先后出现了胰岛素皮下自动注射泵、胰岛素注射笔和无针注射器。目前正在加紧对 INS 新剂型的研究，如已上市的有快作用的胰岛素类似物 Lyspro，口服 INS 不久可望问世。

(二) 胰岛素的吸收与降解

胰岛素为蛋白质，如口服，则在胃肠内即被破坏，故必须注射给药。皮下或肌内注射后直接入血，吸收速度取决于注射途径、部位、剂型和剂量及浓度。吸收入血的 INS 以游离单聚体形式迅速分布到细胞外液，血浆内 INS 的半衰期很短，约 5～6 分钟，注射胰岛素治疗的糖尿病人体内如产生胰岛素抗体，则可与 INS 结合，使其生物半衰期可能延长到 13 小时，这不仅影响 INS 的作用，而且一旦与抗体结合的 INS 解离，又可能引起低血糖反应。INS 主要在肝脏被酶降解，其降解酶是硫代金属蛋白酶，内源性 INS 约有 50%经门脉到达肝脏而被破坏；INS 主要通过受体介导的内馅(internalization)作用进入肝细胞内，INS 及其受体内馅化后主要在肝细胞内被蛋白水解酶降解。血中 INS 由肾小球滤过后被肾小管再吸收,少部分 INS 在肾脏降解,严重肾功能损害时可影响血中 INS 的清除。部分 INS 在外周组织如肌肉、脂肪失活。进入肝细胞内的 50%内馅化的 INS 被降解,而部分内馅化 INS 完整地由内皮细胞以转胞作用(transcytosis)释放进细胞外腔,这种转胞作用是 INS 分子达到其与内皮细胞形成紧密联结的靶细胞(包括肌肉和脂肪组织)的主要形式。

(三) 胰岛素制剂与特点

临床上主要根据各种 INS 作用时间特点,按作用快慢和维持作用时间,将胰岛素制剂可分为速(短)效、中效、长(慢)效 3 类。短效胰岛素有普通(正规)胰岛素(regular insulin)、锌结晶胰岛素(crystalline zinc insulin)、半慢胰岛素锌悬液(semilente insulin);中效有慢胰岛素锌悬液(lente insulin)、中性鱼精蛋白锌胰岛素(neutral protamine Hagedorn, NPH)、长效有特慢胰岛素锌悬液(ultra lente insulin)、鱼精蛋白锌胰岛素(protamine zinc insulin, PZI)。

(1) 短效胰岛素(Short/rapid-acting Ins;Shortage Ins;Regular Ins; Unmodified Ins; Solution Ins;Ins Injection):以往的短效 INS 锌结晶 INS 的酸性溶液,目前供应临床的短效 INS 制剂多为中性(pH 7.2～7.4)透明溶液,性质稳定,无色无味,注射剂内含 1.4%～1.8%甘油和 0.1%～0.25%的酚或甲酚,每 100 usp 单位正规胰岛素内含 Zn^{2+} 10～40 μg,可作皮下、肌内或静脉注射,起效快但作用持续时间短,皮下注射一般在餐前 30 分钟注射,注射后约半小时开始起效,作用高峰时间 2～4 小时,持续 5～8 小时。短效 INS 是唯一能静脉注射的 INS 制剂,静脉注射能使血糖迅速下降,但其清除快,$t_{1/2}$ 仅 5～6 min。短效 INS 国际通用的瓶签标志颜色为黄色。

(2) 中效胰岛素(Neutral Protamine Hygedern INS,NPH INS):为锌结晶胰岛素与硫酸鱼精蛋白中性无菌混悬液,含有 INS 同等相对分子质量的鱼精蛋白,呈絮状或牛奶样,摇动后看不到结晶,每 100 usp 单位内含 Zn^{2+} 10～40 μg 和 0.15%～0.25%磷酸二羧钠,1.4%～1.8%的甘油、0.15%～0.17%的亚甲酚和 0.2%～0.25%的酚。中效 INS 只能皮下注射,皮下注射后吸收缓慢,注射 1 小时开始起作用,高峰时间 6～12 小时,持续 18～24 小时,生物合成的人中效 INS 与猪 INS 的药代动力学稍有不同,前者比后者起效快,但作用时间比后者短,这是因为 INS 具有亲水性,或两者与锌鱼精蛋白的相互作用不同。中效 INS 国际通用的瓶签标志颜色为绿色。

(3) 长效胰岛素:长效胰岛素和中效的鱼精蛋白锌胰岛素不同的是内含过量的鱼精蛋白,如鱼精蛋白锌 INS,生物合成人长效锌 INS,为无菌混悬液,也呈絮状或牛奶样,加有氯化锌,呈直径 10～40 μm 的菱形结晶,另加氧化锌,使锌浓度达每 100 usp 单位 150～250 μg,另含有 0.16%醋酸钠、0.7%氯化钠和 0.1%甲基对苯,也为中性,pH 7.2～7.5。长效 INS 由于其起始作用时间特慢,持续时间长而难确定其满意剂量,动物(猪、牛)长效 INS 比生物合成人长效 INS 作用时间更长。长效 INS 国际通用的瓶签标志颜色为蓝色。

(4) 预混胰岛素:为了临床病人联合使用中、短效胰岛素的方便,有由正规 INS 和 NPH 预先混合好的混合 INS 制剂,预混 INS 国际通用的瓶签标志颜色为棕色。

(5) 胰岛素类似物(insulin analogues):如速效胰岛素,为重组 DNA 生物合成人 INS 类似物,由于改变了氨基酸排列顺序而使其药代动力学改变,如新问世的 Lyspro(美国)是将胰岛素 B 链 28 位脯氨酸与 29 位赖氨酸易位,结果解聚快,吸收快,但作用时间更短,一般于餐前 15 分钟或餐前即刻注射,作用类似餐后体内 INS 释放,用于控制餐后血糖。

(四) 胰岛素的应用

1. 胰岛素的用量　1 单位胰岛素的量相当于将兔空腹血糖降至 45 mg/100 ml (2.5 mmol/L)的量，这是胰岛素制剂未纯化年代的标准。现代的国际标准是猪牛混合胰岛素，每毫克含 24 单位，人胰岛素同质制剂每毫克含 25～30 单位，或 1 单位人或猪胰岛素含 0.038 46 mg 第 1 国际标准的胰岛素，所有商品胰岛素制剂 100 单位/ml 约含胰岛素 3.6 mg/ml(0.6 mmol/L)。目前商品胰岛素制剂有 40 单位/ml、80 单位/ml、100 单位/ml、500 单位/ml，最近国际糖尿病联盟建议统一为 100 单位/ml，以避免使用中混淆而发生错误。

2. 稳定性与保存　粉状结晶胰岛素必须贮存在避光密闭的容器内，应保存在 2～8℃冰箱内，不可冻结，这种温度下可保存 2 年，25℃室温下可保存 1 个月，要避免高温和阳光直射。短效正规 INS 由制造厂家在标签上表明的失效期为装瓶后 2 年。pH 中性制剂比酸性制剂稳定。没用完的 INS 如已放置数周未用，应弃之，因为有可能被污染。如有变色、浑浊、发黏、表面已变质或污染应弃掉不用。生物合成的人 INS 的有效期为装瓶后 24～36 个月，也应保存在 2～8℃冰箱内，不可冻结，中效 NPH 和长效锌 INS 冻结后再融化将影响剂量的准确性，另外可能发生颗粒聚结而影响其注射后的吸收。如这种人 INS 混悬液变成清亮，或有沉淀和变成颗粒与块状，均表明已变质，不可再用。开瓶后可以放置室温，但也应避免高温和阳光照射。人 INS 笔芯安(Penfill)如不用也应保存在 2～8℃冰箱内，如装入胰岛素注射笔(Novo-Pen)可放置在室温而不必装入冰箱，但也不可放在高温环境，在室温下(37℃以下)，可保存 1 周或 1 个月。

3. 适应证　适应证为：① 胰岛素首先用于胰岛素依赖型糖尿病(IDDM)病人的替代治疗：IDDM 病人由于 INS 绝对不足而必须依赖外源 INS 以维持生命和生活；② 用于治疗糖尿病的急性代谢并发症，如糖尿病酮症酸中毒、非酮症高渗性糖尿病昏迷和乳酸酸中毒；③ 用于控制糖尿病病人的围手术期、糖尿病妊娠和分娩期的血糖；④ 糖尿病病人并发急性感染；⑤ 糖尿病病人并发急性结核；⑥ 糖尿病人有慢性肝、肾疾病及功能不全；⑦ 对口服降糖药失效的 NIDDM 病人。

(五) 不良反应

1. 低血糖反应　低血糖反应是 INS 治疗最常见的副作用，特别是 INS 强化治疗的病人，DCCT 报告强化治疗组发生低血糖者比传统治疗组高 3 倍，最常见的原因是由于 INS 剂量过多或注射 INS 后未按时进餐和体力活动增加，注射 INS 后洗热水澡也容易引起低血糖。主要有两方面临床表现，即交感神经兴奋引起的饥饿感、面色苍白、出汗、心慌、焦虑、颤抖和由神经系统低糖引起的头痛、视力模糊或复视、思维障碍、精神异常、嘴手麻痹，严重者意识模糊和昏迷。需特别注意的是有些病人，主要是老年病人，糖尿病病程长或 INS 注射历史长以及有植物神经并发症的病人，往往缺乏典型的低血糖症状，一旦发生低血糖即表现为昏迷，此即所谓"无警觉性低血糖昏迷"(unawareness hypoglycemic coma)。这主要是由于合并植物神经病变改变了交感神经的敏感性和胰岛素反调节神经的释放阈，反调节激素分泌不足所致。另外就是夜间低血糖常难以发觉，对注射 INS 病人有早起头痛或夜间出汗者应怀疑有低血糖，夜间低血糖常是引起 IDDM 病人清晨高血糖的原因，即所谓"苏木基现象"(Somogyi phenomenon)。

2. 胰岛素局部与全身过敏反应　在 INS 注射局部出现水肿或瘙痒，一般在继续注射后可自行消失，全身过敏反应有荨麻疹、血管性水肿，罕有严重的全身性过敏反应，过敏反应多半是由于不纯的动物 INS 或者胰岛素变质，也可能由于对胰岛素制剂内某种添加成分如鱼精蛋白、Zn^{2+}、酚等过敏所致。如对不纯的动物来源 INS 制剂过敏，则应换用高纯度 INS 或人 INS，持续过敏者则需进行脱敏。严重的全身性过敏反应可加用糖皮质激素。少数病人注射 INS 后可出现不同程度浮肿与视力模糊，一般数日后可自行消失，除非合并心、肺疾病。

3. 脂肪萎缩或肥厚　胰岛素注射部位皮下脂肪萎缩，可能也是对 INS 的某种过敏反应，而 INS 注射局部脂肪肥厚可能是由于局部高浓度 INS 的脂肪生成作用，局部脂肪肥厚常见于在同一部位重复注射人 INS 的病人，应告诉病人避免在同一部位重复注射。

4. 胰岛素抗体形成与胰岛素抵抗　不纯的牛和猪 INS 可在体内引起抗胰岛素抗体生成，而高纯 INS 和生物合成人 INS 等罕有抗体产生，胰岛素抗体形成可影响 INS 作用，是导致胰岛素抵抗和用量增加的原因，而一旦抗体解离，又是引起意外低血糖的原因。对因注射不纯 INS 产生抗体而影响 INS 作用的病人，应及时换用高纯度或人 INS，由于 IgG 抗体引起严重的抗 INS 病人，可以加用肾上腺皮质激素。

（六）胰岛素制剂的研究进展

为了减少病人因频繁注射引起的痛苦与不便，除速效型普通胰岛素针剂外，还开发了中效和长效两种剂型，即便是长效针剂，患者也需要至少每隔 36 小时注射一次，治疗仍不方便。另外，患者长期注射用药还会产生许多不良反应，如：胰岛素浮肿、低血糖反应、肥大性脂肪营养不良及皮下脂肪萎缩等等。鉴于上述情况，研制使用方便、疗效确切、安全可靠的胰岛素新剂型，是目前国际、国内医药界共同关注的课题。国内外正在研制的胰岛素新一代产品、新剂型可归纳为以下 3 类：① 改变给药途径，使胰岛素作为外源性药物进入循环系统。如：鼻腔给药的气雾剂、滴鼻剂、直肠给药的栓剂、将其制成复盐或以高分子作为载体并加入保护剂和促吸收剂的微囊、微球、脂质体或复乳等口服制剂。② 胰岛素基因工程（或组织工程）产品。③ 应用胰岛素调节血糖水平的自动控制闭环系统。从长远发展的观点来看，上述 3 大类胰岛素新产品、新制剂，将是今后相当长的时期内国际胰岛素类药物的发展前沿和趋势所在。

就改变胰岛素给药途径而言，口服给药剂型的研究主要集中在以下几个方面：

1. 吸入型胰岛素　Pfizer 和 Aventis 公司研制的胰岛素吸入器，采用粉末状胰岛素 Aradigm 和 Novo 研制的胰岛素吸入装置 AERXx，可精确地控制胰岛素吸入量。

胰岛素吸入器使用普通胰岛素，在体内的药代动力学曲线显示其起效类似于快速作用的胰岛素，与皮下连续胰岛素泵输入的胰岛素相似，迅速达峰值，并且持续时间短。血糖曲线反映降糖作用也较快。

除吸入式胰岛素外，目前还在研制手表式胰岛素发射器、喷入式胰岛素发射器及口服胰岛素。

在不久的将来也可能采用这样的联合治疗，三餐前采用吸入胰岛素，再加上长效胰岛素如 Glargine 来提供基础胰岛素。

糖尿病的发病率上升，患者不断增加，开发非注射型胰岛素可谓商机无限。

2. 胰岛素泵　胰岛素泵又称胰岛素皮下连续输入系统（Continuous Subcutaneous Insulin Infusion，CSⅡ），这又叫人工胰腺。胰岛素泵的出现是 20 世纪末生物医学工程最成功的发明之一，是最先进的小型胰岛素给药装置。有开环式和闭环式两种。闭环式通过微机程序的指令，控制微小马达，推动药室的INS，经过导管及其前端皮下埋植的针头，昼夜不停地将INS输入患者体内，其输出量微至0.05～0.1单位/小时，进食前可按需要追加输注INS，完全模拟正常胰腺分泌INS，使糖尿病患者血糖维持在正常水平。开环式即目前临床使用的胰岛素泵，以病人自测血糖代替昂贵的葡萄糖感应器，用经过培训的人脑代替了全自动血糖分析仪，从而使价格大幅度降低。此种胰岛素泵应用30余年，使用者已有几十万人。

降低血糖是否能够有效地避免糖尿病晚期并发症、DDCT，以确凿的证据证实血糖的良好控制，可以避免或延缓糖尿病晚期并发症的发生与发展，胰岛素泵的治疗也因此引起糖尿病患者的广泛关注，其临床应用迅速得到推广。

胰岛素泵可按生理需要，每小时输出微INS，当半夜INS需求量最低时输入最小量的INS；当黎明需要量最大时，增加基础率输入，从而从根本上解决了普通INS注射治疗难以克服的难点。此外，由于泵连续不断输入微量INS，大大减少了低血糖的发生，也减少了餐前INS需要量(平均减少1/2～1/3)，并为糖尿病患者生活带来很多的自由和方便。当患者体力活动量增大时，泵还可以减少或停止基础率输注，避免运动造成的低血糖，这正是注射INS做不到的。

胰岛素泵是高科技精密的医疗仪器，价格昂贵，每台3～5万人民币，还必须定期更换一次性配件，如储液器、电池、导管以及INS，对使用者的要求高，24小时携带不便。

因此在2021年前，临床上可有很多种胰岛素输入装置和人工胰腺，给治疗带来很大方便。

3. 根治糖尿病

(1) 胰腺移植：美国1996～2000年登记有4千多例尸体胰腺移植。有功能定义为不需要注射胰岛素即可凭移植胰腺本身提供胰岛素，3年后80%以上移植胰腺有功能，接近10年时间的随访仍发现约70%～80%的移植胰腺是有功能的。

(2) 胰岛移植：过去，胰岛细胞移植不是治疗糖尿病一种好的选择，与胰腺移植相比，胰岛移植后不依赖胰岛素的比例很少(8%)，还需要依赖外源性胰岛素。胰岛细胞移植存在的问题有：① 移植物缺乏；② 移植胰岛的生命力差；③ 移植物排斥；④ 体内再发生自身免疫反应；⑤ 移植物中胰岛细胞减少。

(3) 胰岛素干细胞的应用：一门崭新的科学“干细胞生物工程”已经形成。人类胚胎干细胞在体外的成功培养，以及一种组织的干细胞(成体干细胞)向另一组织横向分化的发现，为利用“干细胞生物工程技术”治疗糖尿病奠定基础。佛罗里达大学教授Ramiya及其同事从尚未发病的糖尿病小鼠胰腺导管中分离出胰岛干细胞，并在体外诱导这些细胞分化成为产生胰岛素的β细胞。移植实验表明，接受移植的糖尿病小鼠血糖浓度控制良好，而对照的小鼠死于糖尿病，这为干细胞治疗糖尿病打下了基础。2000年12月，干细胞的研究再度被Science杂志列为年度世界十大科学进展。如果说基因研究正全力构筑科学基石的话，干细胞的研究与应用将打开疾病治疗的突破口。因此，胰岛干细胞的应用将为治疗糖尿病带来曙光。

第四节　口服降血糖药

临床糖尿病病人 90%以上为 NIDDM，而在 NIDDM 病人的治疗措施中口服降糖药是主要的治疗手段。20 世纪 50 年代的第一个合成并用于治疗糖尿病的 SU 类药物即 Cargutamide(1 - butyl - 3 - sulfonylurea)，因有抑制骨髓等毒性作用而停用。随即在此基础上研制出副作用小而较安全的第一代 SU 类降糖药甲苯磺丁脲(Tobutamide，D860)和氯磺丙脲(Chlorpropamide)。随后到 70 年代陆续研制出一大批用量小、降糖作用更好和副作用少的第二代 SU 类降糖药，80 年代研制出含—SH 结构的第三代 SU 类降糖药。与此同时其他类型的口服降糖药也陆续问世，如 α 葡萄糖苷酶抑制剂、非磺脲类结构降糖药、胰岛素增敏剂等。紧随第一代 SU 类降糖药问世之后，第一个双胍类降糖药苯乙双胍(Phenformin)也开始用于临床，但由于苯乙双胍有引起乳酸酸中毒问题，在欧美一些国家已停用，目前广泛应用的为副作用较小的二甲双胍类。

一、口服降糖药的分类

现已清楚 NIDDM 是一组具有不同病因与发病机制的特异质性疾病，主要由于 4 方面异常而导致血糖增高：① 胰岛素分泌不足；② 胰岛素释放延迟；③ 胰岛素外周组织作用损害；④ 肝糖产生增加。对口服降糖药的研究也主要从这 4 个方面出发。

目前应用和研制中的口服降糖药大体有以下分类：① 改变营养物质在胃肠道的吸收；② 增加胰岛素分泌量和速度；③ 抑制肝糖产生；④ 增加胰岛素敏感性；⑤ 增加非胰岛素介导的糖代谢。

二、磺脲类口服降糖药

除属于第 1 代磺酰脲药物的甲磺丁脲(D860)仍在临床使用外，其余基本已被第 2 代磺酰脲类药物取代。第 2 代磺酰脲类药物降糖作用比第 1 代作用强，如格列本脲(优降糖)、格列齐特(达美康)、格列吡嗪(美吡达)、格列喹酮(糖适平)、格列波脲(克糖利)等，不仅以其更强的降糖作用，而且以各自特殊的优越性而占领市场。格列美脲是第 3 代新的口服磺酰脲类药物，作用机制与一般磺酰脲类药物相同。表 14 - 2 列举了几种磺酰脲类口服降糖药的规格、作用特点、半衰期及致低血糖的可能性。

表 14 - 2　常用磺酰脲类口服降糖药的规格、作用特点、半衰期及致低血糖的可能性

药名	mg/片	作用特点	半衰期(小时)	低血糖
甲磺丁脲	500	作用平和，价格便宜	3～8	+～++
格列齐特	40、80	作用时间长	10～12	++
格列喹酮	30	作用平和，肾病可用	1～3	+
格列吡嗪	5	作用较强，快速短效	2～4	+

续表 14-2

药名	mg/片	作用特点	半衰期(小时)	低血糖
格列苯脲	2.5	作用最强,价格便宜	10～16	+++
格列美脲	1、2	作用快而强	3～4	+

(1) 体内过程:大部分磺酰脲类药物都从肾脏排出,格列本脲和格列齐特仅有一半在肝脏中降解,故有肝肾功能不全的糖尿病患者用慎用格列本脲和格列齐特。

(2) 药理作用:SU 类的主要降糖机制是刺激胰岛素分泌,而不是增加 β 细胞胰岛素的合成,通过与 β 细胞膜上的受体样结构相结合,关闭 ATP 依赖性钾通道,引起细胞去极化,使 Ca^{2+} 内流而刺激胰岛素分泌。SU 类对胰岛素分泌的急性作用是改善胰岛素分泌的第 1 相,加强胰岛素分泌的第 2 相慢性作用,据观察当血糖浓度下降到低于治疗前水平时有再刺激作用。SU 治疗时血 C-肽浓度与 24 小时血糖呈相反关系,血糖浓度越低,胰岛素分泌越多,说明 SU 的长期促胰岛素分泌是其降糖作用的主要机制。当 SU 长期治疗期间则无急性刺激胰岛素释放作用,这可能由于 β 细胞 SU 受体的向下调节作用,如果中断后再用,此作用又可恢复。SU 类除刺激胰岛素分泌外,还能减少肝脏对胰岛素的清除,因而增加外周胰岛素的浓度。近年还证明,长期 SU 治疗能改善外周组织胰岛素敏感性,增加胰岛素受体数量和增加胰岛素与其受体的结合。SU 类还能增加肌肉细胞内葡萄糖的转运和糖原合成酶的活性,减少肝糖产生。这些作用有利于改善胰岛素抵抗和降低空腹高血糖。

(3) 临床应用:SU 类降糖药主要适用于轻中度 NIDDM 病人。有胰岛素分泌者,尤其是伴有胰岛素分泌低下者,一般年龄在 40 岁以上,每日胰岛素用量不超过 40 单位,单纯饮食和运动控制达不到治疗水平者,可根据病人的年龄、病情(血糖水平以及肝、肾功能情况),以及降糖作用的强弱选用具体的 SU 类药;如单独用 SU 类药无效或出现继发失效时,可以加用双胍类或 α-葡萄糖苷酶抑制剂,一般不主张不同 SU 类之间联合应用;对高血糖难控制或继发失效的 NIDDM 病人也可在口服 SU 类基础上加用胰岛素。一般白天服用 SU 类降糖药,于睡前加用一剂中效或长效胰岛素,常能达到良好的控制。临床经验表明,SU 类适用于空腹血糖较高者,体重较轻或正常患者。年长者血糖不太高时,慎用磺酰脲药,不用降糖灵。

(4) 不良反应:SU 类药从 20 世纪 50 年代应用至今,表明这类药是比较安全的,约 4%的病人服用第 1 代 SU 类药可有不良反应,第二代 SU 类不良反应更少。主要的不良反应是低血糖,最常见、也最危险;其次为胃肠道症状,如恶心、呕吐、胃痛、厌食和腹泻,通常这些反应都不重,且与剂量有关,减少剂量或继续服用可消失。少数病人可出现皮疹或红斑,属过敏反应,如不及时停药会发展严重。其他严重的不良反应还有:胆汁性黄疸、白细胞和粒细胞减少、血小板减少、再生障碍性贫血和溶血性贫血以及剥脱性皮炎,偶有中毒性肝炎,虽属少见,但均有报道。对有过敏史,尤其是对磺胺药过敏者不宜用 SU 类降糖药。另外据观察,每年约有 5%～10%服用 SU 类药病人出现继发性失效,引起继发性失效的原因是多方面的,可能由于药物代谢的改变、饮食控制失调、β 细胞功能的进行性衰竭或病人原属迟发性 IDDM。发生 SU 类继发性失效可以加用双胍类以改善疗效,但大多数病人最终需要用胰岛素治疗。

三、双胍类口服降糖药

目前用于临床的双胍类药物有苯乙双胍(降糖灵)、二甲双胍(格华止)。该类药物的作用机制是:抑制食欲及肠壁对葡萄糖的吸收;加强外周组织摄取葡萄糖和无氧酵解,抑制组织呼吸生成乳酸;抑制肝和肾的糖异生作用;不刺激胰岛素的分泌,但能增强胰岛素与其受体的结合及作用,即有一定的胰岛素增敏作用,从而达到降糖作用。

1. 苯乙双胍　苯乙双胍有强的亲脂性,可与细胞的线粒体膜紧密结合,阻碍其呼吸链的正常运行,易导致乳酸酸中毒。临床上曾发现少数人服用后致盲,所以在国外已停止使用。在我国仍控制使用,但要限制两点:① 每日剂量不超过 75 mg;② 对有肝、肾功能不良或伴慢性心、肺功能不全以及重症贫血和尿酮体阳性者禁用。

副作用:降糖灵剂量偏高或有心、肺、肝、肾病变及缺氧者容易发生乳酸酸中毒;有消化道反应:食欲下降、恶心呕吐、腹泻等;肝、肾功能不全者慎用。

2. 二甲双胍(Metformin,甲福明,降糖片,迪化糖锭,格华止,立克糖,美迪康)　二甲双胍降糖作用弱于苯乙双胍,但其副作用小,安全。本品适用于体重较重、食欲较为旺盛,且年龄不太大、无乳酸中毒之虞者。由于该药从小肠吸收,在胃肠壁的浓度是血浆浓度的 10～100 倍,因而造成口苦、厌食、恶心、呕吐、腹泻、口中金属味,主要不良反应是引起乳酸中毒和皮肤过敏等。本药具有双胍类能降糖作用但不增加胰岛素分泌和改善胰岛素抵抗的特点,又比降糖灵安全,因而被各国广泛应用。本药吸收快,半衰期短,为 1.5～2.8 小时,很少在肝脏代谢,也不与血浆蛋白结合,几乎全部以原形由尿排出,因此有肾功能损害者禁用。适用于肥胖型糖尿病病人,且年龄不太大、无乳酸增高之虞者,尤其适用于伴胰岛素抵抗和高胰岛素血症的糖尿病病人。

目前市场上主要使用的有二甲双胍(格华止),毒性较苯乙双胍低,并且仅仅降低升高的血糖,对正常范围内的血糖没有影响,因此是一种安全可靠的降糖药,与磺酰脲类药物伍用能增加抗高血糖效果而不增加药物副作用。

四、α-葡萄糖苷酶抑制剂

α-葡萄糖苷酶抑制剂是一类影响碳水化合物吸收的药物,其代表药物有阿卡波糖(acarbore,拜唐平)、米格列醇(milglitol)和伏格列波糖(voglibore,倍欣)。本品适用对象:① 各型糖尿病;② 餐后血糖较高者;③ 经济条件较好者。

α-葡萄糖苷酶能催化 α-1,4 糖苷键水解,是小肠内麦芽糖、蔗糖等寡糖水解的酶。该类药抑制小肠上段 α-葡萄糖苷酶的活性,可阻断碳水化合物分解成单个葡萄糖,从而达到控制餐后血糖过高的目的。此类药物对 1 型和 2 型糖尿病均适用。阿卡波糖既可单独使用,控制餐后血糖升高,又可与磺酰脲类、双胍类或胰岛素联合应用,减少后者用量。伏格列波糖主要抑制餐后血糖的升高,还可预防糖尿病并发症的发生和发展。米格列醇对 α-葡萄糖苷酶有强烈的抑制作用。

阿卡波糖是从放线状菌珠分离、精制而成的复合低聚糖。该类药物的降糖作用是通过抑制小肠中的糖苷酶,使双糖转变为单糖的速率减慢,从而减慢葡萄糖在小肠的吸收,降低餐后血糖升高的幅度。该类药物不刺激胰岛素的分泌,在禁食状态下服用本品不会产生血糖下降,但与胰岛素和磺酰脲类药物并用时,则有引起低血糖的危险。

伏格列波糖还有抑制肠道淀粉酶的作用，使淀粉分解减少。此类药物对降低空腹血糖无作用，最适用于空腹血糖正常而只有餐后血糖升高的糖尿病。从该药的作用机制来看，必须在餐前给药，也可与磺酰脲或胰岛素并用。多数患者的副作用出现于消化道，主要有腹胀、腹泻、大便量增多等腹部不适，少数病人服用伏格列波糖后有转氨酶升高，偶有黄疸、口腔炎、味觉异常等。

五、噻唑烷二酮类降糖药

噻唑烷二酮类药物是近年来新开发的胰岛素增敏剂，上市的有罗格列酮、吡格列酮和瑞格列酮等。

本类药物的作用机制：增强组织摄取和氧化葡萄糖，增加糖原和脂肪合成，减少糖原分解和肝糖输出，降低血糖和血浆游离脂肪酸，减轻对β细胞的“糖毒性”和“脂毒性”作用；在多种水平上降低机体 IR，增强胰岛素的敏感性，又称胰岛素增敏剂；噻唑烷二酮是通过对过氧化酶体增殖活化受体γ(peroxisomeproliferator activatedreceptor gamam，PPAR－γ，为一种转录因子，属核激素受体)的激活而发挥作用的。噻唑烷二酮对其有高度选择性激活作用。脂肪、骨骼肌、肝脏中的 PPAR－γ 的激活，能调节特殊基因的转录。噻唑烷二酮类长期持续血糖控制的同时，可减少微血管和大血管并发症发生的危险，改善了β细胞的功能，具有延缓 2 型糖尿病发展的潜力。

噻唑烷二酮类适用于各型糖尿病及血糖增高阶段患者及其 IR 较严重患者。此类药物的副作用主要是肝功能损害，要定期检测转氨酶，一旦转氨酶升高或出现黄疸时应终止治疗。曲格列酮对肝脏有明显毒性，有的国家已停用，因其与罗格列酮结构相似，建议用药前及用药过程中定期检测肝功能。

六、非磺酰脲类胰岛素分泌促进剂

这类药物和磺酰脲类药物结构虽然不同，但作用机制却有相同之处，均为通过抑制 ATP 依赖性钾通道，造成 K^+ 外流，使胰岛β细胞去极化，从而使钙通道开放，使β细胞的 Ca^{2+} 内流增加，诱发胰岛素分泌。它们的不同之处在于对β细胞的结合部位不同。目前上市的有：瑞格列奈和那格列奈。瑞格列奈(repaglinide)，由 Boehringer Ingelheim 公司(德国)研制，NovoNordisk 公司开发，1998 年 4 月在美国上市，同年 10 月在英国上市。本品为氨甲酰甲基苯甲酸衍生物，无论空腹或进食时服用均吸收良好。该药是一种新型的胰岛素促分泌剂，被称为“膳食葡萄糖调节剂”，与磺酰脲类不同的是，瑞格列奈在胰腺β细胞上另有其具有高亲合力的结合位点。常见的不良反应有低血糖反应、头痛和腹泻等，大多轻微而短暂。只有极少的与血糖水平改变有关的暂时性视力障碍的报道。胃肠道反应包括呕吐、腹泻和便秘等，其发生率和严重性与其他口服胰岛素促分泌剂没有差别。那格列奈(nateglinide)，由赫麦罗(HMR)公司和山之内(Yamanouchi)公司在日本上市，为氨基酸苯丙氨酸衍生物，该药对β细胞的作用更迅速，持续时间更短，对周围的葡萄糖浓度更为敏感而易于反应。

瑞格列奈等适用于 2 型糖尿病有胰岛素分泌，但对磺脲药效果不佳者，对空腹血糖较高和体重较轻者尤其适用。

七、降血糖降血脂药

为苯丙胺类食欲抑制药，能增加外周组织对葡萄糖的利用而降低血糖。

本药与苯丙胺不同，对中枢神经兴奋作用小，但有较强的镇定作用，因而适用于肥胖糖尿病伴高血脂、高血压等代谢综合征的病人。副作用有大便次数增加、轻度腹痛、头晕、无力、口干等，但多可耐受并随继续服药而消除，其他尚有抑郁和嗜睡，有抑郁症者忌用，高空作业和驾驶员应慎用。新近报道，该类药尚可引起心脏瓣膜损害。选用时，尤其是长期服药时，应慎重考虑。

本药口服吸收好，一剂口服后2～4小时达血浆浓度高峰，持续6～8小时，半衰期18～20小时，在肝脏代谢，大部分以代谢产物由尿排出。

八、糖异生抑制剂

糖异生增强是由于胰岛素不足，胰升糖素过多，底物供给充足，肝脏酶活性改变及长链脂肪酸氧化增强所致，故糖异生增强是引起高血糖的一个主要因素。此类药主要是抑制长链脂肪酸的氧化，从而抑制糖异生，增强葡萄糖的氧化，具有明显的降糖作用。目前此类药主要是肉碱脂酰转移酶抑制剂，其中主要针对 CPT_1 和 CPT_2 两种同工酶。CPT_1 抑制剂代表药有etomoxir、emerriamine等，CPT_2 抑制剂主要指SDZ系列，目前此类药已进入Ⅱ期临床。

九、其他口服降糖药

1. 含铬生理活性复合物　Mertz用分离出具有生物活性的GTP（葡萄糖耐量因子），证实了铬是葡萄糖代谢过程中胰岛素利用所必需的一种元素。缺铬和缺胰岛素均有类似的效果，服用此类药可使糖耐量得到改善。目前国内临床上常用的此类药物是天安糖肽。

2. 纤维酸类及其衍生物　此类药物原属于降脂药，但在应用中发现其有降糖作用。主要是抑制糖异生，增加靶组织对胰岛素的敏感性。目前临床上应用的改善糖代谢作用的药物有必降脂、诺衡、心血安等，其中以必降脂为佳。

3. 胰岛素降解抑制剂　通过干扰细胞内的溶酶体及核内体而使胰岛素降解减少，改善胰岛素抵抗，降低高血糖及高胰岛素血症。此类药物较有应用价值的是氯喹和羟基氯喹。

4. 食欲抑制剂　此类药对肥胖的糖尿患者有辅助治疗价值。它可减轻肥胖患者胰岛素抵抗，并增强饮食治疗的效果。代表药物有右苯丙胺、芬氟拉明、右芬氟拉明。

5. 促肝细胞生长素　对胰岛β细胞损伤有保护和促修复作用，可用于胰岛素依赖型糖尿病。

6. 硒　硒有类似胰岛素的功效，可协助人体调节糖代谢，促进细胞摄取糖，从而达到降血糖的效果。补硒可以提高血及胰岛GSH Px（GSH过氧化物酶）的活性，降低脂质过氧化物（LPO）含量，使胰岛功能有明显改善。硒制剂目前以硒富康为主。

7. 钒类化合物　20世纪80年代发现钒的类胰岛素作用，掀起了国内外对钒的研究热潮，但其确切的作用机制还不甚明确。目前公认钒是磷酸酪氨酸磷酸酶（PTPase）的抑制剂，钒可通过抑制PTPase去磷酸化作用，使胰岛素受体酪氨酸激酶及下游信号底物的去磷酸化受到抑制，使胰岛素的信号作用时间延长，从而体现其类胰岛素作用。目前的钒类化合物有无机钒和有机钒两类。无机钒主要有钒酸钠、偏钒酸钠和硫酸氧钒；有机钒多以Vana-

dyl 为母核，连接不同配基组成，Vanadyl 是钒的类胰岛素作用的药理活性形式。目前已有钒制剂进入Ⅰ期临床。

十、口服降糖药使用原则

1. 联合应用　任何一类口服降糖药中的一种药物可与另一类口服降糖药中的一种合用，但同类口服降糖药不宜合用；任何一类口服降糖药可与 INS 合用。

2. 了解病史　了解患者的饮食、血糖、急性应激、慢性并发症；诊断不明的一律不盲目用药；酮症倾向及缺氧者不用双胍药；有心、肺、脑血管、肝、肾疾病患者慎用强效磺脲药或双胍药，以防低血糖或乳酸性酸中毒；妊娠妇女不能口服降糖药，因为这些药物可通过胎盘，有引起胎儿畸形、胎儿乳酸性酸中毒及新生儿低血糖的可能性。

3. 对症用药　年长者血糖不太高时慎用强磺脲药；肥胖者应主要控制饮食，减轻体重，首先使用双胍药，症状较显著者方使用磺酰脲药；消瘦或体重正常而血糖偏高者宜用磺酰脲药或苯甲酸类药；未经饮食控制、血糖又不太高者，可先单纯饮食控制 1 个月；空腹血糖及餐后 2 小时血糖较高者，说明 INS 显著不足，立即口服降糖药，若严重不足，应采用 INS 治疗；急性应激、有感染、糖尿病酮症酸中毒或拟行较大手术者，可用 INS 治疗；慢性并发症：如糖尿病肾病Ⅲ期以上者，用 INS 治疗；眼底病变Ⅲ期以上者，宜采用或加用 INS 治疗。

1 型糖尿病患者于确诊后应立即应用以胰岛素为主的治疗，同时予以饮食疗法，口服药仅作辅助治疗。2 型患者于确诊后，如无急性感染，大手术前，应先予以饮食治疗，特别在超重或肥胖患者。在病情允许下尚应鼓励开展体育活动。经过 1 个月的观察和复查，如血糖仍未达到控制目标时，才考虑加用抗糖尿病口服药，必要时胰岛素。

早期轻、中度 2 型患者，临床少有或无症状，常伴肥胖，一般仅有餐后高血糖或空腹高血糖。这类患者胰岛素分泌功能尚无障碍或障碍轻微，主要是呈现胰岛素抵抗，首选药物宜为甲福明或阿卡波糖。

中度患者除胰岛素抵抗外，已有一定的胰岛素分泌障碍，空腹血糖常超过 10 mmol/L，足量甲福明或(和)阿卡波糖不能满意控制高血糖时，可以联合应用磺酰脲类药中的一种。

重度患者已有明显的胰岛素分泌障碍，常伴有消瘦，葡萄糖刺激后的胰岛素或 C -肽反应性低或无，尽量将磺酰脲类和双胍类或阿卡波糖联用，仍不能使血糖控制达标时，需在口服药基础上加用小剂量(12～20 U/d)中效胰岛素于睡前或早餐前。

在控制高血糖时，虽应避免出现高胰岛素血症，然而当口服药不能达到控制目标时，应以消除高血糖症的毒性作用为重，及时应用胰岛素，以免延误病情。

第五节　糖尿病并发症的防治药物

现今，对糖尿病并发症的药物治疗主要包括西药、中药和一些中药复方制剂的治疗。

一、醛糖还原酶抑制剂(ARI)

自 1967 年人们发现第一个被认为无细胞毒的 ARI 丁氨糖酸以来，大约有 100 余种有体外活性的 ARI 被发现，主要分为羧酸类和螺旋己内酰脲类。

1. 螺旋己内酰脲类 有 sorbinil、M-16209、SNK-860、melbosorbinil 等。Sorbinil 由于有过敏反应和发热等副作用而不用于临床。

2. 羧酸类 有托瑞司他（torestat）、依帕司他（epalrestat）、阿司他丁（alrestatin）等，其中 tolrestat 对牛晶状体 AR（BLAR）有降低红细胞中的山梨醇水平的作用。

正在开发的 ARI 中较有希望的有（折那司他）zenarestat、（唑泊司他）zopolrestat 和 AS-3201。Zenarestat 能增加神经纤维密度及生长速度，并剂量依赖性地减少山梨醇的生成；zopolrestat 能降低糖尿病大鼠的肾表层皮质血流量从而改善肾性高血压并阻止其向糖尿病肾病发展；AS-3201 是一种新型、强效、安全的 ARI，能够完全、持续地抑制糖尿病病人体内多元醇通路的激活。此外，微生物来源的醛糖还原酶抑制剂 N99-253B 的研究受到了人们的普遍关注。

二、蛋白非酶糖基化阻滞剂

1. 氨基胍 氨基胍（aminoguanidine，AG；YM-585）是一种抗氧化剂，其商品名为匹马吉定（pimagedine），能够淬灭羟自由基并切断 AGEs 的交联，它还能降低胆固醇和甘油三酯的含量，减少外源（如食物）AGEs 在体内堆积，是唯一一个作用确定的 AGEs 抑制剂。

2. 焦磷酸硫胺素和吡多胺 焦磷酸硫胺素（thiamine pyrophosphate）和吡多胺（pyridoxamine）分别是维生素 B_1 和 B_6 的衍生物，它们是一类新的 AGEs 形成抑制剂，可抑制 Amadori 以后的反应，由此有效抑制 AGEs 的形成。初步研究证明，吡多胺能抑制 AGEs 引起的肾脏病变，且效果明显优于 AG。

3. LR 化合物 Rahbar 等合成一系列化合物作为 AGEs 形成抑制剂，称为 LR 化合物，它们是芳基（和杂环）脲基和芳基（和杂环）酰胺苯氧基异丁酸的衍生物。LR 化合物可能在糖基化反应的多个阶段发挥作用，包括糖基化的早期阶段和 Amadori 之后的晚期糖基化阶段，而且其中大部分化合物是 AGEs-蛋白交联的抑制剂。

4. ALT_{462} 和 ALT_{486} ALT_{462}（4-氨基-3-肼基-5-异丙基 4H-1,2,4-三唑）和 ALT_{486}（二盐酸 3,5-二氨基-4-羟基-苯甲酸）均能抑制糖尿病大鼠尾腱胶原的交联，按物质的量计算，其抑制 AGEs 形成和胶原交联的作用至少是 AG 的 20 倍。

5. OPB-9195 OPB-9195 为四氢噻唑（thiazolidine）的一种衍生物，体外研究发现它以剂量依赖方式明显抑制 AGEs 形成和有 AGEs 引起的交联，体内研究证明它能降低糖尿病大鼠血清 AGEs 水平，减少 AGEs 在肾小球沉积和尿蛋白排泄。

6. 溴化苯酰甲基噻唑 苯甲酰噻唑溴化物（phenacylthiazoliu bromide，PTB）能共价地与 AGEs 引起的蛋白交联发生反应并切断交联，使受累蛋白返回到未交联状态，还可能切断蛋白之间已形成的交联。

7. ALT-711 ALT-711（二甲基噻唑，4,5-dimethiazolium）是 PTB 的衍生物，是另一种 AGEs 断裂剂。

8. 替尼西坦 替尼西坦（tenilsetam，TEN）是一种抗低氧、增加认知功能的抗痴呆药物，近年发现它具有抑制 AGEs 形成的作用。

三、生长因子拮抗剂

生长激素/胰岛素样生长因子（GH/IGFs）轴异常，是发生 DN 的重要原因之一。研究发现 DN 发病各时期肾单位不同部位 GH/IGFs 系统有不同类型的异常，因此，研究开发生长因子抑制剂或其相应受体阻断剂有可能找到治疗 DN 的有效药物。但是，生长因子受体阻断后，有可能影响到机体其他代谢过程，包括神经功能，因而开发难度较大，目前开发主要放在研究生长因子抑制剂上。使用生长激素释放抑制剂奥曲肽(octreotide)能抑制肾脏和肾小球肥大并降低蛋白尿，同时血糖控制不受影响，临床上已试用于 DN 的治疗，收到了良好的效果。

四、血流改善剂

1. 血管紧张素转化酶抑制剂(ACEI)　卡托普利和依那普利可使肾功能得到恢复，同时可使蛋白尿减少。卡托普利含有巯基，具有自由基清除作用，对与自由基有关的心血管损伤有防治作用。培哚普利(perindoprilat)能抑制糖尿病病人的胰岛素抵抗，减少动脉粥样硬化的危险，对早期糖尿病的肾功能也具有保护作用。此外还有雷米普利、赖诺普利(lisinopril)、泉多普利(trandolapril)。

2. 血管生长因子抑制剂和抑制因子促进剂

(1) 药物直接抑制新生血管：有报道一种治疗实固体瘤的药物 Combretastatin-A4(CA-4)可在体内抑制视网膜新生血管，经组织学和免疫组化分析 CA-4 对正常的新生血管无抑制作用，而对变异的新生血管有抑制作用。

(2) 阻断血管生成因子的产生或活性，或增加血管生成抑制因子的作用：用 TGF-β2 治疗视网膜裂孔，使视力得到明显增进。封闭血管生成因子的表达或产生，或抵抗其活性，采用抗体中和新生血管生成因子的作用，或设法阻断受体与生长因子的结合。

(3) 从基因调控上入手：如抑制基因的转录活性，设法阻断第二信使的激活，从而阻断内皮细胞对血管生成因子的表达。

(4) 在 DR 动物模型中发现 Ang-2 参与周细胞丢失和内皮细胞退化，因此，寻找保护周细胞和减弱 Ang-2 活性的药物有重要意义。

3. 果糖二磷酸钠　果糖二磷酸钠(FDP)系糖代谢的中间产物，可明显改善血液流变学指标，降低血黏度，最终调节糖尿病患者微循环，减少其并发症的发生。

4. 前列腺素 E_1　前列腺素 E_1(PGE_1)是广泛存在于人体内的生理活性物质，具有显著的扩血管作用，可减轻缺血再灌注损伤，改善红细胞的变形性，激活血小板膜内 cAMP，抑制血栓素形成，降低血小板黏附率，抑制血小板聚集，改善组织微循环。

5. 山莨菪碱　将山莨菪碱(654-2)和利多卡因联用治疗糖尿病周围神经病变，并与维生素 B_1、B_{12} 作对照，取得了满意效果。654-2 不仅能扩张血管，改善末梢循环，对抗凝血酶原的促凝作用，抑制血栓素形成，降低血液黏滞性，并且可以冲刷阻塞微血管的栓塞，使脉管通畅。

五、抗氧剂和必需脂肪酸

临床上，普罗布考(probucol，丙丁酚)、N-乙酰半胱氨酸、维生素 E 及维生素 C 均可长期应用，用于延缓糖尿病并发症的进程，普罗布考的强氧化作用在抗氧剂中占首位，约是维生素 E 的 56 倍。亦有学者认为高血糖诱导的线粒体电子传递链过氧化物的过度产生是糖尿病并发症的最根本原因，Mn-SOD(man-ganese-super oxide dismutase)、UCP-1(uncoupling protein-1)对高血糖诱导的线粒体过氧化物的产生有抑制作用，可完全纠正多元醇代谢异常、AGEs的形成、PKC的激活，Mn-SOD或UCP-1的过度表达可改善糖尿病并发症。近年来有关自由基清除剂报道很多，其中最有效的临床药物有α硫辛酸。

六、神经营养剂(neurotrophins，NT)

1. NGF　神经营养剂是一类促进神经生长的因子(nerve growth factor，NGF)，缺乏时会导致糖尿病外周神经病变。具有治疗价值的NGF还处在开发研制阶段，现已取得较大进展的有瑞基内龙制药公司研制的神经营养剂-3(NT-3)和大脑衍生神经因子(brain-derived nerve factor，BDNF)，费迪亚公司开发的睫状神经营养因子(ciliary neurotrophic factor)也进入了Ⅰ期临床。

2. 甲钴胺　甲钴胺是维生素B_{12}(氰钴胺)的衍生物，其中央钴分子上结合了1个甲基基团，可渗入神经细胞内，参与物质的甲基转换，对神经组织的核酸、蛋白质及脂肪的新陈代谢有促进作用。

3. 爱维治　爱维治是以小牛血清为原料制备的小分子肽(相对分子质量<5 000 D)，含多种生理活性物质，其有效成分之一——磷酸肌醇寡糖被认为可起胰岛素受体后第二信使的作用，且其发挥作用的速度与胰岛素一样快，而不依赖胰岛素受体。

4. 神经节苷脂　神经节苷脂为复合糖脂，能渗透到周围神经的细胞膜内，在神经冲动传递和神经受体的功能方面具有重要意义，它具有保护细胞膜、改善轴索形态、提高Na^+ K^+ ATP酶活性和促使神经再生的作用。

七、PKC抑制剂

PKC阻断剂可抑制轴索输送与游离脊髓后根神经元神经突起的延长。LY333531可阻断VEGF所致的内皮细胞的增殖、新生血管的形成和血管通透性的改变；D-α-生育酚是嗜膜亲脂物质，可活化膜上DAG激酶，此酶可催化DAG分解，使之失去PKC的移位激活效应，从而减少PKC介导的c-foc、c-jun杂二聚体同ECM基因AP-1结合，故ECM基因表达下调。离体实验发现D-α-生育酚可抑制DAG-PKC级联激活。

八、其他

治疗糖尿病并发症的其他药物还有钙拮抗剂(主要是尼莫地平)、生物制品谷胱甘肽等。还有报道认为用蜂王浆治疗糖尿病并发症也有显著疗效。

九、中医中药

中医中药认为气阴两虚及血瘀是糖尿病并发症产生的病理基础，强调辨证论治，重在益气养阴、活血祛瘀，主要从改善血液流变性、调整自由基代谢、抑制蛋白非酶糖基化和醛糖还原酶、纠正脂肪蛋白质代谢紊乱、抗脂质过氧化、改善微循环等方面入手进行治疗。

1. 改善血液流变学的中药　从水芹中提取的抗糖尿病活性成分水芹黄酮，黄连、黄柏、三颗针等中药中的小檗碱、大蒜素、绞股蓝皂苷，冬虫夏草中的多糖成分CS-F30均可降低血清三酯甘油三酯和胆固醇，对胰腺损伤有一定的拮抗作用；小檗碱、大蒜素、川芎嗪、人参茎叶皂苷和大豆皂苷均能改善血液流变性，对糖尿病动脉粥样硬化的发生和发展起有效的防治作用。黄芩苷元和川芎嗪可改善血管的舒张功能，对内皮功能损伤具有保护作用；斛皮素、川芎嗪可抑制内皮素的分泌，对抗内皮素的缩血管作用，从而纠正糖尿病血管病变；消渴灵（柴胡、丹参、女贞子、人参、葛根等）具有良好的纠正脂肪及蛋白质代谢紊乱的作用；糖肾安胶囊（西洋参、山药、葛根、天花粉、黄芪、生地、白芍、丹参、黄连、川芎、玄参、麦冬等）可改善血液流变性和坐骨神经内微血管状态。

2. 清除自由基的中药　刺五加皂苷，人参茎叶皂苷和大豆皂苷均能通过增加 SOD 的含量，降低 LPO，清除自由基，从而减轻自由基的损伤作用而防治糖尿病并发症的发生发展；金芪降糖片（生黄芪、金银花、黄连等）不仅能很好地控制血糖，还可提高机体清除自由基、抑制脂质过氧化的能力。

3. 抑制 AGEs 的中药　斛皮素和水飞蓟宾可明显降低主动脉糖化终产物的含量，对肾脏组织上脂质过氧化物（LPO）及晚期糖化终产物（AGEs）、糖化产物（pentosidine）及脂质过氧化物均有明显抑制作用；大黄对糖尿病肾脏组织糖基化产物的形成也有抑制作用。

4. 抑制醛糖还原酶活性的中药　黄芩素、黄连素为混合性醛糖还原酶抑制剂，可减少葡萄糖向山梨醇的转化，斛皮素、水飞蓟宾分别是槐米、大蓟的活性成分，均为作用较强的醛糖还原酶抑制剂；体外筛选试验还发现甘草、黄芪、丹参、龙胆草、黄芪苷、水飞蓟素及葛根素对 AR 有明显抑制作用。

治疗糖尿病并发症的药物仍在不断发展，其治疗对策也在逐渐精细化，可按并发症的类型分类治疗，如：葛根配丹参可治疗糖尿病性周围神经病变；黄芪配山药可治疗糖尿病性胃肠植物神经病变；黄芪配葛根可治疗糖尿病足等。此外，降纤酶和微量元素硒在糖尿病并发症中的作用正在受到人们的广泛关注和研究。对一种治疗对策的研究也在不断地深入，比如，对 AR 的基因多态性的研究表明，AR 的 Z－2 等位基因可能是 AR 的激活因子，Z＋2 等位基因则为其抑制因子，因此封闭 Z－2 基因或干扰其表达，或增强 Z＋2 基因的表达可为 DR 的治疗提供新的途径；在对 AGEs 抑制剂的研究中又发现 Nicarnitine、2，3DAPC、Losartan、Pyruvate、Pyridorin 等也有抑制 AGEs 的作用，并且，高级糖基化终产物受体已成为预防和治疗糖尿病血管并发症的新靶点。治疗糖尿病及其并发症的药物也开始向基因药物、微量元素及受体类药物发展。

第十五章　骨质疏松症及其药物治疗

第一节　概　述

随着人口的老龄化趋势，老年病防治已成为全世界日益关注的健康问题。骨质疏松症(Osteoporosis，OP)是老年人，尤其是绝经期后妇女常见的一种全身性骨代谢疾病，其特征是骨质减少、骨组织的微结构退化、骨的脆性增加、易于发生骨折等，临床上可以利用双能量X线吸收法来测量患者的骨矿质密度(BMD)以协助诊断。目前全世界患OP的总人数超过2亿，已被世界卫生组织(WHO)列为威胁老年人的三大疾病之一。调查表明，我国OP患者至少有6 300万人口，50岁以上的人群中OP的发病率约为20.1%，60～70岁人群的发病率为58%，70～80岁人群的发病率几乎为100%。患者中女性多于男性，尤其是绝经后妇女发病率更高，且患病率随年龄直线增加。全世界用于OP及其并发症治疗的费用约250亿美元，其中美国超过100亿。有资料显示：今后50年，人口老龄化日趋严重，全世界OP患者将增加3～4倍，所以骨质疏松的预防和治疗势在必行。美国国家卫生院于2000年3月29日发表了有关骨质疏松症的预防、诊断和治疗的共识文件，文中指出：骨质疏松症是以骨强度下降、骨折风险性增加为特征的骨骼系统的疾病，一般是由于老年人骨丢失增多而引起，但是当儿童和青少年时期没有达到理想骨量(如峰值骨量)的情况下，即使没有骨丢失加速也会导致骨质疏松症的发生。OP患者轻则腰酸背痛、四肢乏力，重可出现驼背、弯腰、骨骼疼痛、身高下降甚至骨折，主要发生在髋部、腕部的股骨颈、脊椎和桡骨远端，还可使患者全身免疫功能下降。骨质疏松症造成的后果涉及经济、生理和社会心理等多方面，从而严重影响患者本人、家庭以及社会。由于迄今为止尚无有效的方法可重建已经疏松的骨质，因此，对OP病因病理、预防和治疗的研究成为当今世界医药学领域的一大热点。

一、OP的临床表现及诊断

1. 临床表现　期轻度患者常无症状，或间有腰背痛，偶有X线轻度椎体压缩性骨折征象。中度以上患者可出现腰痛、驼背、或伴有一处或多次骨折，导致身高缩短、脊柱后凸、胸廓畸形、肺功能受损。骨质疏松者多有骨痛，以腰背痛为主。患者多说不清引起疼痛的原因，此起彼伏，时轻时重，多为隐痛或酸痛，轻痛在活动后可消失，也可经理疗或服用非甾体消炎镇痛药后缓解一段时间。在腰背疼时可伴有四肢放射痛、麻木感、全身倦怠乏力、腓肠肌偶在睡眠中出现痉挛性收缩，可由静息痛发展为活动时疼痛或持续痛。在久坐、久卧后起立活动时，疼痛明显加重。因脊柱弯曲、身材变矮、椎体压缩性骨折、椎体后凸而引起驼背。仔细检查可见痛点固定，叩击、触压疼痛加剧。疼痛是骨质疏松症最常见、最主要的症状。据有关资料统计，骨质疏松症患者中67%为局限性腰背疼痛，9%为腰背痛伴四肢放射痛，10%腰背痛伴带状痛，4%腰背痛伴麻木感，10%不仅腰背痛，而且伴有四肢麻木和屈伸腰背时出现肋间神经痛和无力感。身长缩短、驼背是继腰背痛后出现的重要临床体征之一。有资料统计表明，妇女在60岁以后、男性在65岁以后逐渐出现身高缩短。驼背的程度越重，腰背痛越明显。此外，除驼背外，有的患者还出现脊柱后侧凸、鸡胸等胸廓畸形，从而引起多个脏器的功能变化，容易造成呼吸系统障碍，肺部疾病发生率会增加，肺功能下降，甚至出现肺动脉高压和右心室肥大等症状。骨质疏松最严重的后果是骨折，骨折常见部位有近端股骨(髋部)、椎体、桡骨远端、肱骨近端和踝部。

2. 诊断　骨质疏松症的诊断主要依靠症状、体征、实验室检查(骨代谢生化和激素指标等)、影像学等方法的帮助，包括X线片、单光子骨密度仪(SPA)、双光子骨密度仪(DPA)、双能X线骨密度仪(DEXA)、定量CT扫描(QCT)、超声骨密度仪等检查骨密度的方法；血、尿生化检查如血清碱性磷酸酶、血清Ⅰ型胶原羧基端原肽(CICP)、尿脱氧吡啶啉交联(D-Pyr)等以帮助判定骨质疏松的骨转换状态。此外，尚有近年来发展起来的依赖于活检骨组织的形态计量学参数(骨结构参数)检测。其中临床上主要依靠影像学诊断方法测定骨密度(bone mineral density，BMD)来评价骨质疏松症。

实验室检查骨代谢的生化指标有两项：① 反映骨形成的指标：骨特异性碱性磷酸酶、血清骨钙素和血清Ⅰ型胶原前肽C端和N端。② 反映骨吸收的指标：尿胶原吡啶酚交联、胶原N-端和C-端肽和尿羟脯氨酸排泄等。

骨代谢生化指标的异常比有意义的骨密度下降更先出现，故用于鉴别高危对象，对进行预防用药、监测疗效等方面起着十分重要的作用。例如，血清骨钙素和尿中吡啶啉交联测定就为治疗骨质疏松症过程中骨转换情况提供重要信息。骨转换的生化指标将有利于确定BMD或骨折研究的初步剂量。另外，对血尿素氮、血钙、红细胞沉降率、甲状旁腺素等激素水平的实验室检测也有一定的价值。

骨密度(BMD)是诊断骨质疏松的主要指标，可用于对骨质疏松的早期诊断、预测骨折危险性和评估干预措施。该指标的发现被认为是骨质疏松研究领域的一项突破性进展。最近WHO专家组将骨质疏松症诊断标准定义为：① 正常骨量：测定的骨矿含量(BMC)及骨密度(BMD)较正常成年人均值低1SD(标准差)以内。② 低骨量：测定的BMC及BMD较正常成年人均值低1～2.5 SD。③ 骨质疏松：测定的BMC及BMD较正常成年人均值低2.5 SD或以上。④ 严重的骨质疏松症：测定的BMC及BMD较正常成年人均值低2.5 SD以上，并伴有一处或多处骨折。

X线照片是最早应用的定性或半定量的骨量测定法，是一种传统的方法，在骨质疏松症中的诊断价值在于判断是否合并骨折，是否伴有骨质增生及变形，并与其他骨病鉴别，如骨肿瘤、骨软化症等。进而发展为采用单能量光子吸收法(single photo absorptiometry，SPA)测定，即测量体内骨矿物质对单谱光线束吸收的方法。通常用于桡骨门、跟骨、掌骨或指骨测定。它是用同位素碘或镅作放射源，适用于肌肉较少且形态规则的前臂骨，不能测定深部骨骼，如脊椎及髋部，有一定的缺陷。20世纪80年代后临床多应用双能X线骨吸收仪(Dual eneryy x-ray absorptiometry，DEXA)测定，这种仪器既可以测定脊椎、髋部及全身任一部位的BMC 及 BMD,亦可测定身体的肌肉及脂肪含量,是目前 WHO 认可的骨质疏松诊断仪,可用于预测骨折危险性及疗效监测,其优点是分辨率高,扫描速度快,辐射小。

定量计算机断层扫描(quantitative computed tomography,QCT)是当前唯一可以在三维空间测量 BMD 而得出真实体积 BMD 的方法,也是目前可以分别测定皮质骨与松质骨 BMD 的唯一方法,评估骨钙含量,还能精确地选择特定部位的骨骼来测量 BMD,观测骨矿变化。

定量超声骨密度仪 QUS 是无辐射的 BMD 的测定方法,以声波速度和衰减幅度来反映 BMD 的变化,超声技术在骨质疏松的普查、诊断和疗效监测和骨折预测等方面具有巨大的潜力。定量 QMR/μMR 显微成像法是分析小梁骨微细结构的变化、评价骨强度、判断是否有可能发生骨折的有力工具。

二、病因

OP 的病因和发病机制比较复杂,研究认为其可能与内分泌、激素调控、免疫机能等的异常,运动、营养、生活方式(长期吸烟或喝酒、长期久坐)、太瘦、年龄(50 岁以上)、环境、遗传因素、某些物理因素,还有缺乏钙、镁、维生素 D、维生素 A、维生素 K 以及神经性厌食症、类风湿性关节炎、癫痫症、忧郁症、甲状腺或肾上腺疾病、肾衰竭和长期服用某些药物,特别是类固醇和甲状腺剂药物等有关。这些因素引起肠对钙的吸收减少、肾脏对钙的排泄增多,重吸收减少、破骨细胞数量增多,溶骨过程占优势、成骨细胞的活性减弱,骨形成减少等,最终导致骨代谢过程中骨吸收速度超过骨形成速度,使骨密度(BMD)变低,从而诱发 OP。上述致病因素概括起来主要分为四类:① 激素调控因素,② 膳食因素,③ 药物及疾病因素,④ 遗传因素。现分述如下:

1. 激素调节失控

(1) 雌激素和雄激素:目前对性激素与骨质疏松关系的研究日益深刻。妇女在绝经或卵巢、子宫切除后,骨质量呈急剧减少。其作用机制如下:① 成骨细胞上有雌激素受体(ER),雌激素通过与胞浆受体结合变构后进入细胞核,促进特异的 mRNA 合成,促使成骨细胞发挥其活性。当雌激素减少时,大量原始骨细胞转化为破骨细胞,从而加剧骨吸收。② 雌激素减少使 ER mRNA 表达水平明显降低,骨小梁、成骨细胞、破骨细胞与骨髓基质细胞构成的骨髓微环境遭到破坏,导致骨小梁穿孔,成骨细胞功能降低,破骨细胞功能明显活跃,骨容量和矿物质含量丢失明显。③ 雌激素促进成骨细胞中转化生长因子-β(TGF-β)的产生,TGF-β 对骨形成有促进作用。④ 雌激素减少,骨对甲状旁腺激素(PTH)敏感性增加,使骨吸收增加,最终导致 $1,25(OH)_2D_3$ 生成减少,肠钙吸收减少而发生骨质疏松。

雄激素缺乏可引起男性骨质疏松。这是因为雄激素缺乏将导致血 $1,25(OH)_2D_3$ 水平降低,使肠钙吸收减少,从而导致骨质疏松。有资料报道,在性腺机能减退的男性患者中,已证实有椎体压缩性骨折患者的血 $1,25(OH)_2D_3$ 的水平明显低于未发生骨折者,给予睾丸酮治疗后,血 $1,25(OH)_2D_3$ 的水平及肠钙吸收明显增加。另外,老年人在性腺激素下降的同时,肾上腺皮质活动的下降相对较少,结果抗合成类固醇增多,骨形成进一步延迟。雄甾烯二酮产自肾上腺,可转换为雌酮。65 岁以下女性有骨质疏松者,其雄甾烯二酮水平与同年龄对照组相比明显较低。

(2) 甲状旁腺激素(PTH):PTH 主要作用是促进骨的吸收,升高血钙,降低血磷,其主要途径有：① 激活 1α-羟化酶，促进 25-OH-D_3 转化为有活性的 1,25$(OH)_2D_3$，转而影响肠对钙、磷的吸收。② 促进肾远球小管对钙的重吸收，使尿钙减少，血钙升高。③ 促进骨钙入血。PTH 能提高骨细胞膜对钙离子的通透性，使骨液中的钙离子进入细胞内，再经钙泵转运到细胞外液中，最终进入血液。④ PTH 直接作用于破骨细胞和成骨细胞，使其溶酶体释放出各种水解酶，分解骨的有机质，释放钙和磷酸盐，导致骨质被吸收。

许多研究结果证实，在年龄老化过程中会导致血钙水平降低而刺激 PTH 水平上升，其次会导致 PTH 调节血钙的调节点发生改变，使微量的血钙变化都会引起大量 PTH 分泌。PTH 水平明显上升的结果不仅是增加了 1α-羟化酶水平，造成 1,25$(OH)_2D_3$ 增加，同时也直接刺激破骨细胞的功能，使骨吸收增加，造成骨质疏松。因此，一旦 PTH 分泌过多或甲状旁腺功能亢进，骨钙大量地被动员入血出现高钙血症，加之骨吸收增快，全身骨的密度降低，必然发生骨质疏松，临床上 50%的病人可能发生此病理性骨折。

(3) 维生素 D：维生素 D 是类固醇衍生物，现在已知的维生素 D 主要有 D_2、D_3、D_4、D_5，这四种维生素 D 中以 D_2、D_3 的活性较高。维生素 D_2 又称钙化醇，维生素 D_3 又称胆钙化醇。DeLuca HF 等认为维生素 D 既是脂溶性维生素，又可看作内分泌激素。它在体内的代谢过程是这样的：首先在肝脏，无活性维生素 D 在 25-羟化酶的作用下转化为有活性的 25$(OH)_2D_3$。然后在肾脏由 1α-羟化酶将 25$(OH)_2D_3$ 转化为活性更强的激素 1,25$(OH)_2D_3$，再与靶器官及组织的 1,25$(OH)_2D_3$ 的核受体结合，促进小肠和肾小管对钙磷的吸收，维持血钙和血磷的平衡，促进钙、磷存在于骨中，使有机化合物的磷酸无机化。

维生素 D 的生理需要量约为每日 400 U，缺乏时可导致儿童佝偻病及手足痉挛，导致成人骨软化和老年性骨质疏松症。其原因在于：① 食物中维生素 D 含量不足或小肠对维生素 D 的吸收发生障碍，就会导致 25$(OH)_2D_3$ 不足：当血浆 25$(OH)_2D_3$ 水平低于 30 nmol/L 时，即可见到骨钙化不足。许多研究已证实随年龄增加，血浆 25$(OH)_2D_3$ 水平下降从而引起骨质疏松。② 年龄老化导致肾脏 1α-羟化酶活性降低，同时老年人对 1,25$(OH)_2D_3$ 代谢分解增强导致血浆 1,25$(OH)_2D_3$ 水平降低，从而影响维生素 D 的生物学功能。③ 维生素 D 受体(VDR)主要分布在小肠及骨组织。随着年龄老化，维生素 D 受体水平降低导致小肠钙吸收不足，从而减少钙化骨，发生骨质疏松。

(4) 降钙素(Calcitonin,CT)：有人认为降钙素的缺乏也是骨质疏松的病因。CT 由甲状腺 C 细胞合成，通过破骨细胞的降钙素受体抑制破骨细胞的骨吸收活动，所以 CT 缺乏会加速骨量的丢失。降钙素的主要作用：① 能抑制破骨细胞活动，快速减弱溶骨过程，增强成骨过程，使骨组织释放的钙、磷减少。成人降钙素对血钙的调节作用小，因为降钙素引起的血钙浓度下降可强烈地刺激 PTH 的释放，PTH 的作用完全可以超过降钙素的效应。但对儿童来说情况不一样，儿童骨的更新速度很快，破骨细胞每天可向细胞外液提供 5 g 以上的钙，相当于细胞外液总钙量的 5～10 倍，因此，降钙素对儿童血钙的调节十分明显。② 能抑制肾小管对钙、磷、钠及氯的重吸收，使这些离子从尿中排出增多。有研究显示各年龄组女性的血 CT 值较男性为低，绝经组妇女的血 CT 值比绝经前妇女低，因此认为血 CT 值的降低可能为女性易患骨质疏松的原因之一。

2. 膳食因素　与 OP 相关联的营养因素包括低钙摄入、低维生素 D 摄入、低氟摄入、高蛋白饮食、高钠饮食和高磷饮食、酸摄入过多、酒精摄入过多、维生素 K 缺乏、维生素 B_6 和维生素 B_{12} 缺乏、锌和硼缺乏、咖啡因、坏血病以及各种疾病引起的营养不良等。维生素 C

缺乏也可使骨基质形成减少。酸中毒时，钙的排泄增加。肉食过多，酸性灰分含量增加，尿钙也增加。高磷饮食可使甲状旁腺激素升高，增加骨量丢失。另外，吸烟过多、酗酒亦可使骨质丢失加快。现就主要的、常见的致病因素详述如下：

(1) 钙的摄入：钙是人体矿物质中含量最多的元素，是整个生命期骨重建过程中骨质形成期所必需的元素。根据 WHO 的建议，人体对钙的需要量以每人每日 1 200 毫克为宜，绝经期女性对钙的需求量增加，每人每日约需 1 200～1 500 毫克，并随年龄的增加而增加。理论上有三种情况可以造成慢性负钙平衡：① 钙摄入减少；② 钙吸收不足；③ 钙排泄增加。这三种因素之间正常情况下由一种内在因素维持一定平衡。老年人钙摄入量大大减少，其净钙吸收率(即食物钙与粪钙之差)也明显减少。饮食钙为 3 mg/kg 体重时，净钙吸收为零；若饮食钙量低于此值，则净钙吸收为负值。肠钙吸收与维生素 D 及其在肝、肾的代谢产物有关。在老年人，从食物中摄取的或内源性合成的活性维生素 D 均减少，同时因为肝、肾功能减退，维生素 D 代谢障碍，最后导致维生素 D 缺乏，并必然影响钙的吸收。

目前的研究显示，钙的摄入量和钙吸收情况与骨密度呈正相关，它们间接地抑制骨吸收，而钙的排出与骨密度呈负相关，间接地使骨吸收增加。人类膳食中普遍存在低钙摄入问题，且在生命的全过程中，钙会大量丢失，因此普遍认为钙是维护骨骼健康的重要营养素，尤其是对骨质疏松症患者，低钙摄入是骨质疏松症者膳食危险因素中最重要的因素。美国食品药物管理局(FDA)于 1994 年提出：生命前期(儿童期、青春期和成年早期)足够钙摄入能够获得最佳骨峰值，因而减少生命后期患骨质疏松症的危险。绝经后妇女增加钙摄入能减缓骨钙丢失，进而减少骨密度降低。

(2) 蛋白质的摄入：长期蛋白质摄入不足，造成血浆蛋白降低，骨基质蛋白合成不足，新骨生成落后，同时如有钙缺乏，骨质疏松即会加快出现。但高蛋白饮食和糖耐量减低者常有尿钙排量增多。大豆类植物蛋白质可能通过减少了骨吸收，提高了骨量，且大豆中含有异黄酮类物质，该物质具有雌激素样化学结构，能发挥弱的雌激素活性，具有潜在的预防骨质疏松作用。膳食中动物蛋白质是体内酸产生的主要来源，尿中酸排出量随膳食中动物蛋白质含量的增加而增加，而且动物蛋白质中含有较多的含硫氨基酸(蛋氨酸、胱氨酸和半胱氨酸)，从而诱导高钙尿，增加了尿钙的排泄。所以在膳食中提高植物蛋白的摄入量、减少动物蛋白的摄入量对预防骨质疏松是有利的。

(3) 维生素 D 和维生素 K 的摄入：维生素 D 作为机体必需营养成分在维持钙、磷代谢平衡中起重要作用。膳食中维生素 D 的摄入量减少可导致骨质疏松症。维生素 K 广泛存在自然界中，一般情况下，很少会出现维生素 K 的缺乏。但当肠道正常菌群失调(如长期滥用广谱抗生素)或脂肪吸收降低时，会出现维生素 K 的缺乏。

近年的研究表明低维生素 K 是骨质疏松症的膳食危险因素，这是因为维生素 K 是骨钙素(BGP)中谷氨酸羧化的重要辅酶，BGP 是骨内非胶原蛋白，约占有机质的 20%，最重要的作用是促进骨矿化。低维生素 K 摄入导致了谷氨酸蛋白羧化不全，增加骨折危险性。

(4) 饮酒和吸烟等其他因素：饮酒与骨质疏松症的关系复杂，适量的饮酒减少骨量的丢失，过量的饮酒则对成骨细胞有毒性作用。健康男性每日饮酒 30 g，3 周后血中骨钙素浓度即可降低，但停止饮酒后骨钙素水平又可回升。吸烟也可引起骨量减少，绝大多数吸烟者是从青少年开始，那时正是骨量获得的关键时期，吸烟可能影响最佳骨峰值的获得，增加了老年后患骨质疏松症的可能。Seman 等在调查中发现，存在脊柱骨质疏松的男性患者中吸烟者的比例高达79%。摄入食盐量过多，导致尿钙排泄增多，造成骨丢失，也是诱发骨质疏松的原因之一。

3. 药物及疾病因素

(1) 药物因素：甲状腺素替代疗法、抗癫痫药、抗凝药、镇静安眠药、化疗药、醋酸甲基孕酮注射剂、促性腺激素释放激素类药物等均可引起骨质疏松症。糖皮质激素（glucocorticoids，GC）为临床常用药物之一，因其能减少小肠对钙的吸收，促进肾对钙、磷的排泄，故长期、大剂量使用易引起糖皮质激素性骨质疏松症。据报道SARS幸存者大部分后遗症是骨质疏松或骨坏死，这可能与大剂量使用糖皮质激素有关。近年发现在GC治疗早期骨质丢失速度最快，随着其累积剂量增加，骨质丢失增多，继而腰椎和股骨颈等部位发生骨折，因此长期使用糖皮质激素应该适量补充钙和维生素D，以防骨丢失过快。

有人用环磷酰胺造骨质疏松模型，发现环磷酰胺可使小鼠股骨骨钙总量减少和骨羟脯氨酸含量减少。骨羟脯氨酸是骨胶原的重要组成成分，是骨合成的一个重要环节。骨羟脯氨酸含量减少就会使骨胶原合成减少，进一步导致骨钙沉积减少，使骨量丢失增多。

抗癫痫药既可通过对肝脏酶的诱导作用影响维生素D的生物转化，又能直接影响肠道对钙的吸收功能。肝素使维生素D转化减少，刺激破骨细胞合成胶原酶，使骨胶原合成减少，促进骨吸收增加，从而引起继发性OP。

(2) 疾病因素：长期患糖尿病时，不仅能够发生心、脑、肾和神经系统的改变，而且可以出现骨代谢紊乱、成骨细胞功能减低，使骨钙素合成、分泌和骨形成减少；同时破骨细胞活性增强，导致骨的吸收超过骨的形成，从而出现骨质疏松。此外，糖尿病引起的胰岛素不足或相对不足影响钙的转运和维生素D的代谢，使尿钙排除量增加，使体内呈负钙平衡。糖尿病还可能导致继发性甲状旁腺功能亢进，从而诱导骨质疏松的发生。

慢性肝病与骨质疏松症之间有很密切的联系，皮质骨和锥体骨质疏松在肝硬化尤其是原发性胆汁淤积性肝硬化、酒精性肝硬化、慢性活动性肝炎以及各种病因引起的肝功能衰竭而进行的肝脏移植术中有报道。有关慢性肝病患者骨质疏松的发病机制的研究还不很深入。根据目前的研究结果，可能的因素有钙吸收障碍、继发性甲状腺机能亢进引起的维生素D缺乏、长期的胆汁淤积、肾功能的减退等，导致骨吸收增加。

正常饮食的摄入、消化与吸收可以满足骨组织不断溶解和吸收过程中对钙、磷及维生素D的需要。但许多消化道疾病都可以引起人体消化与吸收不良，造成钙、维生素D的吸收减少而导致骨质疏松症。它们包括：胃切除、慢性肝病、炎症性肠病、胆道系统疾病等。例如，胃切除后导致内因子缺乏使维生素D和钙的吸收减少。胃切除后蛋白质的摄入减少可导致钙磷代谢的负平衡。

另外，内分泌疾病如甲状腺机能亢进或减退、甲状旁腺机能亢进、库欣综合征、肾上腺皮质功能不全等；风湿性疾病如类风湿性关节炎、强直性脊柱炎；血液系统疾病如多发性骨髓瘤、系统性肥大细胞增生症、淋巴瘤、白血病、恶性贫血等疾病均可引起继发性骨质疏松症。

4. 遗传因素　骨密度是决定骨强度的主要因素之一，骨量峰值和骨丢失速度是骨质疏松及骨折的主要影响因素。近年来，随着分子生物学技术的发展，遗传因素对骨质疏松发病的重要性逐渐被人们所重视。维生素D是重要的骨代谢调节激素，自1992年Morrison首先提出维生素D等位基因预测骨密度之后，许多学者从不同角度对维生素D受体（VDR）基因进行了研究。部分学者认为VDR基因多态性与BMD有一定的相关性。但法国Garne-

ro 等对欧洲妇女 VDR 基因的研究表明，VDR 基因多态性与各个部位的骨量、骨转换及 BMD 不存在明显的关系。

最新研究表明，成骨细胞、破骨细胞表面存在雌激素受体 ER，无疑 ER 基因的变异对骨质疏松的发病存在一定的相关性。1995 年 Sano 等对 ER 基因 T-A 碱基对的重复度及与骨量的相关性进行研究，发现具有此 12 次重复碱基对的基因型患者 BMD 较低，而代表骨转换的骨钙素、尿吡啶酚等骨代谢指标较高，提示 ER 基因多态性与骨质疏松有一定的关系。

转化生长因子（TGF-β）是目前公认的成骨细胞与破骨细胞之间的偶联因子，也是调节骨形成和骨吸收的重要细胞因子，在骨组织中浓度很高，对骨代谢具有重要的调节作用，且对成骨细胞、破骨细胞具有双向调节作用。研究表明，TGF-β 基因中可发生碱基丢失，这种变异明显多见于骨质疏松患者。降钙素受体 CTR 多态性与骨质疏松间也有着某种联系。

5. 运动因素　缺乏运动，尤其是青少年时期缺乏运动，将严重影响到骨密度和骨矿含量的储备。骨量与运动关系密切。运动员经过长期锻炼后骨骼变粗，密度加大。骨折后局部固定、肌肉瘫痪、航天飞行时的失重状态均可使骨骼变细，密度降低。卧床较久的病人，尿钙和粪钙均明显增加，产生负钙平衡。骨的运动状态变化必然引起内部结构变化，随后有相应的外形改变。机械性应力对成骨细胞活性是重要的刺激。废用时，成骨细胞活性减弱，而破骨细胞活性相对增强，遂发生骨质疏松。

6. 免疫因素　免疫系统的异常也能引起骨质疏松的产生，免疫系统对骨重建是通过调节成骨和破骨细胞数量、机能分化以及功能活化程度而实现的。同时体液调节也参与这个过程。此外，内分泌紊乱、钙吸收不良、一些加速骨再塑建和减少骨形成的复杂因素，都能影响骨代谢而引起骨质疏松。

综上所述，可以认为性腺激素不足、营养缺乏，包括钙吸收不良及低蛋白质饮食和缺乏运动是产生骨质疏松的因素，可能是其中某一因素起主导作用，也可能是多种因素综合而起作用。

三、OP 的分型及其病理机制

研究证实，骨量的快速丢失所造成的低骨量是 OP 发生的最主要因素。骨量丢失取决于两方面的因素，其一是成骨细胞的形成减少和成骨功能减退，其二是破骨细胞的形成和募集增加及破骨作用（骨吸收）的增加。由于成骨功能和破骨作用之间出现负平衡，使骨量减少。成骨细胞和破骨细胞之间相互调节，成骨细胞分泌一些细胞因子如 IL-6、IL-1 等，这些细胞因子能激活破骨细胞，促进骨吸收。因此从某种程度上说，破骨细胞的破骨作用有赖于成骨细胞分泌激活因子的作用；另外，骨吸收过程中还需要一种胶原酶即Ⅰ型胶原酶，用这种酶去消化占骨有机质 90%的Ⅰ型胶原。按病因不同 OP 主要可分为原发性、特发性和继发性三类。

1. 原发性骨质疏松症　是以骨量减少、骨组织显微结构退化（松质骨骨小梁变细、断裂、数量减少；皮质骨多孔、变薄）、骨的强度和密度下降为特征，导致骨的脆性增高及骨折危险性增加的一种全身骨病。原发型骨质疏松症占发病率的 90%，包括Ⅰ型、Ⅱ型。

Ⅰ型是高代谢型 OP，又称绝经后骨质疏松症（postmenopausal osteoporosis，PMO）。

这是由妇女绝经后雌激素的缺乏而引起，以进行性骨丢失、骨小梁退行性变、骨质疏松、脆性增加和易发生骨折为临床特征的全身性疾病，通常出现在妇女绝经后10～15年，表现为骨量迅速丢失，以松质骨丢失为主，严重地危害中老年妇女身心健康。其机制可能是由于绝经后性激素缺乏激活破骨细胞生成细胞因子，从而增强破骨细胞的活性而抑制成骨细胞活性，使骨吸收超过了骨形成而导致OP。

Ⅱ型是随年龄的增加而产生的老年性OP，故称老年性骨质疏松症，是与年龄相关的一种缓慢的骨丢失，松质骨与皮质骨丢失速率大致相当。其机制是：① 随着年龄的增长，垂体、肝脏及骨细胞的老化造成生长激素和性激素的分泌减少。而性激素在骨生成和维持骨量方面起着重要作用，它可间接合成蛋白，促使骨内胶原形成，以使钙、磷等矿物质更好地沉积在骨内。睾丸酮可以在骨内转化为二氢睾丸酮，实验证明其对成骨细胞有增殖作用。② 随着年龄增长，降钙素分泌减少，甲状旁腺素分泌增多，引起骨形成减少，骨吸收增加，从而引起Ⅱ型OP。③ 维生素D_3有促进骨细胞的活性作用。但从外界和皮肤合成的维生素D_3需要在肾脏1α-羟化酶的作用下转化为有活性的维生素D_3。由于年龄增长，肾功能减退而转化酶亦随之减少，使维生素D_3不能有效地转化，胃肠道吸收的钙下降造成骨形成不足。

2. 特发性骨质疏松症　特发性骨质疏松症包括青少年和成年人特发性OP。本病临床罕见，患者多为青少年，故又称之为青少年骨质疏松症。病人的血钙、血磷一般正常，这一点需与遗传性、内分泌性骨质疏松症等鉴别。病人缓慢起病，出现后背、足、髋部弥漫性的疼痛，行走困难，步态异常，生长减慢，身材矮小。可以发生长骨骨折，也有椎体的压缩性骨折，严重者出现脊柱后凸及各种畸形。X线上可以看到明显的骨量减少，椎体双凹变形、压缩变形。特发性OP对西医治疗反应较差，补钙可预防骨质疏松，但不能阻止骨丢失，不能促进骨再生长的速度。中医治疗特发性OP以补肾为主，通过提高机体的免疫力，维持体内免疫功能的相对稳定，调节内分泌功能，促进骨骼的生长和修复，治疗效果较好。特发性OP的发病机制尚不清楚，可能是：① 成骨细胞及破骨细胞功能障碍，骨形成能力不足。② 胶原合成异常，特别是出现Ⅰ型胶原数量或质量、合成或结构的异常，导致Ⅰ型胶原蛋白合成减少，这可能是编码Ⅰ型胶原的基因突变所造成。③ 青春期激素分泌紊乱。

3. 继发性OP　主要由内分泌疾病(如性腺功能低下、肾上腺皮质功能亢进、甲亢、糖尿病等)、血液病、肠胃病、骨肿瘤、类风湿性关节炎、肝肾病、营养障碍病以及某些药物(如糖皮质激素、肝素、苯巴比妥、苯妥英钠和氨甲喋呤等)等引起。因此，在某种程度上也可把继发性骨质疏松症看成是其中一种“并发症”，可见，它与原发性骨质疏松症有本质的区别。由于疾病或外伤而导致长期卧床、活动明显减少而引发的骨质疏松，称为失用性骨质疏松症，也是一种继发性OP，这是因为卧床使双下肢、躯干骨处于完全不负重状态，同时四肢及躯干运动量明显减少，对骨的刺激和应力也随之明显减低，骨量也就逐渐丢失，以致出现失用性骨质疏松症。

骨质疏松根据发生的范围又可分为以下两类：① 全身性骨质疏松症：累及全身骨骼组织，如老年性骨质疏松症、甲亢性骨质疏松症等。② 局限性骨质疏松症：一侧肢体或一个肢体的骨量丢失，常出现于损伤、制动、固定或瘫痪后，是局部骨组织失去生理应激所引起的局部骨萎缩表现，如类风湿性关节炎性骨质疏松症、肢体石膏固定后引起的局部骨质疏松症等。

四、OP的预防

目前，对于OP尚无有效的根治方法，所以及早进行OP的预防至关重要。预防OP最好采取综合措施，如在骨骼生长发育阶段加强营养，摄入丰富的钙、磷及适量的蛋白质、维生素D和其他多种维生素等，提高骨强度和骨质量，减缓年龄增长或女性绝经后引起的骨矿物质的丢失。研究表明，当钙摄量达到每日1 500毫克时，可预防OP。再者，通过体育锻炼促进骨量形成和骨矿物质增加，提高骨密度。同时，积极防治易导致OP的一些慢性病，如肾病及糖尿病等，尽量少用可导致OP的药物，如糖皮质激素、抗癫痫药和镇静药等。对有骨质疏松家族史、长期使用激素治疗的群体应定期做骨矿质密度(BMD)检查并及早采取措施。此外，服用一些药物也可进行预防，如双磷酸盐和雷洛昔芬是防治绝经后骨质疏松症的一线药物。补充钙剂和维生素D对儿童、青少年能促进骨生长，对老年人能有效防止骨丢失。据文献报道，一些补肾的中药和中成药，如龙牡壮骨冲剂、金匮肾气丸等对OP也有一定的预防作用。OP的预防分三级：一级预防是无病防病。从孕妇妊娠、儿童、青少年开始，合理的膳食营养，多吃含钙、磷高的食品，如牛奶、奶制品、豆类、鸡蛋、绿色蔬菜、海带、鱼等，多晒太阳，多运动，不吸烟、不饮酒，少喝咖啡、浓茶和碳酸饮料，少吃糖和盐，动物蛋白不宜太多，哺乳期不宜太长。二级预防是有病早治。人到中年，尤其绝经妇女，骨质流失加快，除上述措施外，要测骨密度，再根据情况采取不同的措施。积极治疗与骨质疏松症有关的疾病，如糖尿病、类风湿性关节炎、慢性肾炎、甲旁亢、甲亢和慢性肝病等。三级预防是康复医疗。防止残疾、改善中老年人生活质量，延长寿命。

具体来说可采取以下措施：

1. 注意饮食搭配，保持营养平衡　饮食习惯与骨质疏松症有着密切的关系。饮食习惯决定着人体摄入食物的种类，继而影响人体对营养的摄取和利用。注重饮食首先是科学的饮食搭配，人体所需营养素有几十种，碳水化合物、蛋白质脂类、矿物质、维生素、水和食物纤维等组成人体必需的物质，各有其生理功能，在人体代谢中紧密联系，共同参与，调节生命活动，缺一不可。任何单一天然食物都不能提供人体所需的全部营养，故多种食物须按一定比例搭配，才能满足人体的需求。其次是有意识地加入一些含钙多的食物，如牛奶、奶制品、虾皮、豆类、海藻类、鸡蛋、花菜、水果、杏仁、沙丁鱼和鲑鱼等。60岁以上的老人每日钙摄取量应为1 500毫克。忌暴饮暴食，少吃过腻、过咸、有刺激性的食物。不要常吃或大量吃菠菜，因为菠菜中的鞣酸会把食物中所含的铁质结合沉淀，有碍钙的吸收。要戒烟、少饮酒、少喝咖啡，因为吸烟会直接影响骨密质峰值的形成，过量饮酒，乙醇会抑制骨细胞的功能，并能促进破骨细胞的形成，抑制维生素D在皮肤的合成，而常喝咖啡会导致钙流失加快和维生素D的缺乏。

2. 坚持体育运动　适量的运动对骨的生长、发育、成熟以及防止老化都有影响，运动能改善和维持骨结构，增加骨骼、关节韧带、肌肉的负荷，保持骨量，对预防和治疗骨质疏松症有一定的帮助。运动对骨代谢影响的机制如下：① 运动产生的肌肉张力和机械应力作用于骨骼上，改变了骨内压，进而刺激成骨细胞生成，不仅能维持骨量或增加骨密度，而且增加骨弹性，使其抗弯曲、挤压和扭转能力增强。② 动态运动和静态运动产生的肌肉收缩，可使肌肉神经细胞保持持续较长时间的兴奋，提高了神经细胞的工作能力和增加肌红蛋白含量。③ 运动时通过肌肉的收缩和舒张作用，对骨膜起按摩作用，改善骨组织血液供应，促进骨骼营养物质的吸收。④ 通过调节内分泌功能促进骨形成,白细胞介素-1和白细胞介素-6刺激骨吸收,规则运动训练可以降低这些细胞因子水平,延缓破骨细胞活性,减少骨量丢失。运动还能提高睾酮和雌激素水平,促进骨骼生长、骨皮质增厚和骨密度升高。有足够的证据表明,青少年的体育锻炼非常有助于提高骨量峰值。一些研究表明,抗阻性和高冲击性的运动效果最好。中年人的体育锻炼对健康有多方面的好处,但锻炼对骨矿密度的影响仍待研究。老年人在足够的钙和维生素D摄入前提下进行锻炼可能会在一定程度上减缓骨矿密度的下降。老年人甚至是90岁以上的老年人通过锻炼也会明显增加肌肉体积和力量。负重练习,像是步行和举重和其他的体育锻炼,包括太极或瑜珈均可预防骨质疏松症。研究已经显示越早锻炼身体来巩固骨质越好,当过了青少年骨骼成长的黄金时间后,那么只能通过锻炼来维持骨质健康了。体育锻炼能增强体能、协调性和健康平衡,它能帮助避免因跌倒引起的骨折,尤其是老年人。各个年龄阶段的人应根据自身的工作生活条件及年龄性别等选择适合的锻炼,如跑步、登山、游泳、太极拳、跳舞等各种娱乐活动。

3. 防止药物滥用,积极治疗诱发病　对各种利尿药、抗癫痫药、甲状腺旁素,以及可的松、胃舒平、苯妥英钠、咖啡因类药物等尤其不能滥用。即使因病而服用也应该在医生的指导下使用。此外对患有糖尿病、甲状腺功能亢进、慢性胃肠道疾病、肝脏疾病等,应积极配合医生进行防治,对减少诱发骨质疏松症也十分重要。

4. 药物预防　对进入老年期的人,特别是已绝经的妇女加强骨质疏松症的防范意识尤其重要,因为他们是发生骨质疏松的高危人群。对高危人群应适当补钙及维生素D,尽早到医院检查,做到早发现,及时予以抑制骨吸收的药物如:依普黄酮、双磷酸盐等。

五、OP的治疗

1. 一般治疗

(1) 营养:适当增加膳食中蛋白质和维生素D含量,合理补钙。女性绝经后需补钙,男性50岁以后缺钙也很突出。通常儿童期需要元素钙量为1 000～1 300 mg/天;青春期100 mg/天以上;成年老年期800～1 000 mg/天;更年期妇女如未服雌雄激素或大于60岁的男性所需元素钙量应达100 mg/天。

(2) 运动:有规律的运动锻炼对防治本病有益,如散步、爬楼、慢跑和做广播操等。

(3) 改变大量饮酒、喝浓咖啡和吸烟等不良生活习惯。

2. 物理疗法　近年来一种新的防治骨质疏松症的方法,即物理疗法,越来越受到人们的重视,这方面的研究国内外文献均有报道。物理疗法的分类如下:

(1) 消炎止痛类物理疗法　适用于OP引起的疼痛,主要有:无热剂量的超短波、脉冲超短波疗法、脉冲短波疗法、无热剂量微波疗法、冷疗法、磁疗法、低频及中频电疗法、激光。

(2) 增加骨量类物理疗法　凡能产生压电效应、改善骨皮质血循环、增加应力负荷的物理因子都会对骨量增加起到积极作用。主要有:电磁波、磁疗法、紫外线疗法、直流或超声氟钙离子导入。

(3) 改善功能类物理疗法　局部损伤、炎症及骨折制动等因素日久而致肌肉萎缩、粘连,进而引起功能障碍。因此适当选用减少粘连、防止肌肉萎缩、帮助改善功能的物理疗法对患者功能恢复具有十分重要的意义。主要有:音频电疗法、温热剂量的超短波、微波疗法、超声波疗法、漩涡疗法。

(4) 促进骨折愈合类物理疗法　主要有：超声波疗法、光疗法、温热疗法、离子导入疗法、磁疗法。

3. 中医治疗　中医把OP归于“骨痿”、“骨枯”、“骨痹”的范畴，认为骨质疏松和肾有密切关系，肾虚可影响钙、磷的代谢，反映在骨代谢方面即出现骨质密度下降，因此主张治疗OP从“补肾”入手。通过补肾疗法纠正免疫系统功能低下，恢复下丘脑—垂体—靶器官的功能活动，促进骨钙的沉积，抑制骨吸收和促进骨形成。同时，中医理论还认为“肝脾肾同源”，即肾与肝脾在生理上相互促进、相互影响，在病理上相互因果，故在治疗上需肝脾肾同治、精血齐补。因此绝经期OP补肾的同时宜补益肝血；老年性OP治疗时则偏于温补肾阳；小儿缺钙则宜在补肾健骨的同时加入健脾益气之品；糖尿病所致OP则以补肾为主，兼以益气养阴、清热生津；类风湿性关节炎所致OP在滋补肝肾的同时宜祛风散寒、除湿通络等。中医疗法通过调节内分泌、免疫等多个系统的功能状态，使骨质修复，提高骨量，从而起到综合治疗OP的目的。中医治疗骨质疏松症的研究开始于20世纪80年代，起步较晚，临床上主要用于治疗老年性骨质疏松症。

(1) 中药治疗：中药针对老年骨质疏松症的治疗原则是：以补肾固本为主，以阴中求阳为法。根据“肾主骨”的中医学理论，肾虚是骨质疏松的发病关键，故治疗宜补肾壮骨，若肾精充足，则筋骨坚硬有力。调和五脏，尤以顾护脾胃为重，以强后天之本；活血化瘀，补中有通，以求标本兼治；药用平和，切勿损伤正气。

① 以六味地黄丸加淫羊藿、巴戟天、菟丝子等为基本方，用于补肾。如王氏等用补肾益骨膏(熟地、淫羊藿、紫河车、泽泻、龙骨等)，梁氏等以续断、桑寄生、山萸肉、骨碎补、熟地等治疗更年期妇女骨质疏松症，证实了补肾中药对治疗骨质疏松症的疗效。

② 对于脾肾俱虚者，则应脾肾同治，用参苓白术散合基本方。对肺肾两虚者，则应肺肾同治，用基本方合参蛤散或加五味子、冬虫夏草之类。日本金井成行用加味归脾汤治疗骨质疏松症，结果显示骨量明显增加，使贫血及更年期指数改善。

③ 随着年龄的增长，老化机体内的瘀积逐渐增多，出现血瘀是增龄的一个必然结果。故在补虚治本的同时，适当佐以活血化瘀、疏通经络之品，如桃仁、红花、牛膝等，以虚实并调，标本兼治，方能取得较好疗效。

④ 老年骨质疏松症患者，五脏虚损，内多痞积，药用峻烈则难以受任，故用药宜用平和之品，以缓缓调治。补阴不宜味厚滋腻或血肉有情之品，以防碍胃，非用不可时，则应佐以理气健脾之品如砂仁等。

(2) 针灸治疗：针灸治疗主要是针对原发性骨质疏松症。从现有的针灸临床及实验研究的报道来看，针灸治疗本病疗效肯定，而且具有疗效高、副作用小、作用全面等的特点。针灸对本病的治疗基于中医“肾主骨，生髓”的理论，认为肾虚是骨质疏松症的关键。由于肾精亏虚，骨髓生化乏源，骨髓失养，骨矿物质含量下降所致，治疗应从补肾着手，同时重视标本兼治。临床以补肾穴为主，配合对症治疗。取穴多用肾经、膀胱经背俞穴及任、督脉穴。根据现有的报道，目前针灸治疗多以针刺为主，配合电针、艾灸、推拿等多种治疗方法相结合。针灸治疗本着“急则治标，缓则治本”的原则，当患者疼痛症状明显时，重在对症处理，疏通经络，缓解疼痛，针灸治标的方法，根据患者疼痛的不同部位，随症选穴。一旦症状得到控制，则以补益肝肾，运化脾胃为法，达到延缓骨量丢失或增加骨量以治本的目的。针灸治疗可以广泛地影响消化系统、心血管系统、神经系统、内分泌系统，对人体产生整体调整作用，从而达到治疗目的。

4. 西医药物治疗　除了因骨质疏松引起骨折需进行手术治疗外，用于防治此病的药物很多，此方面研究进展也很迅速，将在下节阐述。目前，OP 的防治药物根据作用机制和作用阶段一般可分为三大类：

(1) 骨吸收抑制剂：主要包括雌激素、依普黄酮、降钙素、双磷酸盐、半胱氨酸组织蛋白酶抑制剂。

(2) 骨形成促进剂：主要包括氟化物、甲状旁腺激素、他汀类药物、生长因子。

(3) 矿化作用药物：主要有活性维生素 D 类及其衍生物和钙制剂。

5. 自然疗法

(1) 钙添星：每粒含有 1 000 毫克的微晶体羟磷灰石(MCHC)，是骨营养素精华，包含了骨头所需的所有营养，如骨胶原蛋白、多种微量元素、均衡的钙磷比例等，它们一起发挥协同作用，使骨密度逐步增加，从而防治骨质疏松症。

(2) 方酸：每粒中含有均衡比例的 $\Omega-3$ 及 $\Omega-6$ 必需脂肪酸，缺乏必需脂肪酸能导致严重的骨磨损和骨质疏松症。研究已经证实必需脂肪酸能增加骨质密度，也能提高钙吸收，增加骨的钙沉淀，减少钙从尿中流失，增强骨头硬度，而且提高骨骼生长速度。

(3) 草本精华：升麻(Black cohosh)、当归(Angelica)、西洋牡荆(Chasteberry)、人参(Ginseng)、红花苜蓿(Red clover)、甘草(Licorice)、野山药(Wild yam)、刺荨麻(Stinging nettle)、问荆(Horsetail)、柏树(Cypress)、鼠尾草(Sage)、海藻(Kelp)、蛇麻草(Hops)、节草(Knotweed)、鼬瓣花(Hemp nettle)、燕麦秆(Oat straw)、石榴壳(Pomegranate husk)。

第二节　治疗骨质疏松症的药物

一、骨吸收抑制剂

1. 雌激素及其替代疗法　雌激素(Estrogen，E)能抑制骨吸收，促进降钙素(CT)的分泌和维生素 D_3 的产生，在骨代谢中起重要作用。缺乏 E 可引起骨吸收大于骨形成，并抑制肠钙吸收和尿钙重吸收。绝经或卵巢摘除者，E 水平迅速降低是引发 OP 的主要原因，补充 E 是防治 OP 的有效途径。大量的临床试验及流行病学调查均证实，E 能有效预防绝经后骨丢失，保持骨量，减少骨折发生率，缓解骨关节疼痛，还可防止牙齿脱落，改善更年期症状。其机制主要可能是 E 与成骨细胞上的受体结合，促进成骨细胞分泌胶原酶，释放生长因子、细胞因子如胰岛素样生长因子 I(IGF－I)和转化生长因子 β(TGF－β)等，进而促进骨质合成和骨重建。同时 E 可直接造成破骨细胞凋亡，抑制破骨细胞性骨吸收。此外，E 还可通过钙调素如甲状旁腺激素(PTH)、降钙素(CT)、维生素 D 等发挥对骨代谢的调节作用。但长期使用 E 会增加绝经后阴道出血、乳腺癌、子宫内膜癌的危险性以及深静脉血栓形成和肺栓塞发生率。

雌激素替代疗法(estrogen replacement therapy，ERT)是目前最有效的一种治疗绝经后骨质疏松的方法。ERT 不但能有效地改善更年期综合症状，而且能预防骨质疏松。ERT

疗法可以有效预防骨质疏松性骨折和结肠直肠癌，但预防痴呆的作用不确定；副作用包括冠心病、中风、脑血栓，使用5年以上导致乳腺癌和胆囊炎等，因此使用受到一定的限制。

为了使更多妇女长期接受雌激素替代疗法，现正在开发一类选择性雌激素受体调节剂(selected estrogen receptor modulator，SERM)。这类化合物通过与雌激素受体结合，表现组织特异性作用，在一些组织或细胞表现为激动剂，而在另一些组织表现为拮抗剂。SERM对骨和心血管系统具有雌激素样作用，而对乳腺和子宫具有雌激素拮抗作用，这样，既能在一些组织保留雌激素的益处，又能在另一些组织避免雌激素的副作用。目前常用的SERM有三苯乙烯类的他莫昔芬(Tamoxifen，TAM)、3-羟基他莫昔芬(DRO)和苯并噻吩类的雷洛昔芬(Raloxifene，RLX)等，它们用于绝经后骨质疏松症的防治有较好临床前景。

雌激素替代疗法与SERM联合使用可以降低雌激素的副作用，治疗效果更好。目前临床应用较多的雌激素类制剂有利维爱、他莫昔芬、雷洛昔芬、雌二醇贴片、尼尔雌醇、倍美力等。利维爱是具有E、孕激素和雄激素作用的甾体化合物，绝经后妇女口服2.5 mg/d或1.25 mg/d，2年后其骨小梁和趾皮质骨的骨矿质密度(BMD)都显著增高，对OP有良好的治疗效果。他莫昔芬和雷洛昔芬是雌激素受体调节剂，与雌激素受体有高度结合力。雷洛昔芬60 mg/d，服用2年后，可使腰椎和髋骨的BMD提高2.4%。尼尔雌醇是我国研制的新型雌激素制剂，为雌三醇的衍生物，长效，1～2 mg/(次·周)，可预防OP。倍美力(Premarin)的主要成分是从孕马尿中抽取出的雌酮与马烯雌醇硫酸酯钠盐的混合物，每日口服1片(0.625 mg)，可防治OP。

2. 依普黄酮(ipriflavone)　异黄酮是一类主要存在于豆类作物中的天然化合物，结构与雌激素相似并能产生类似雌激素的效应，故称为植物雌激素。离体试验、动物实验及流行病学调查和临床观察表明，异黄酮能改善骨质疏松症病人的骨密度及其相关症状，对骨质疏松症具有确切的防治作用。人们可以从豆制品中获取异黄酮。根据这一点，科学家合成了一种异黄酮衍生物——依普黄酮。

依普黄酮结构与雌二醇相似，与雌激素在受体水平不产生竞争，能增强雌激素对骨的作用，但无雌激素所固有的其他活性，因此患乳腺癌和子宫内膜癌的危险性较小。其药理作用机制是：

(1) 能抑制破骨细胞的增生、分化、成熟及其功能和活性，从而减少骨吸收。

(2) 刺激成骨细胞前体和成骨细胞对PTH的反应性调节，从而维持成骨细胞和破骨细胞活性之间的动态平衡，抑制骨吸收、减少尿钙排泄，减缓骨质疏松症的进程。

(3) 能直接刺激成骨细胞的生长，促进骨形成。

本品主要用于绝经妇女和老年性骨质疏松症，对长期使用糖皮质激素引起的骨质疏松也有一定效果，可逆转氢化泼尼松诱导的尿钙排泄增加，增加血清降钙素含量，使骨密度升高。口服吸收较完全，常用剂量为600 mg/d，3～4个月1个疗程。约60%在小肠吸收，90分钟达血峰浓度，可分布至全身。代谢物57%从尿排泄，约40%从粪便排泄，消除半衰期约为9.8小时。其血浆蛋白结合率为94%～99%，同时服用多种药物对其代谢无明显影响。耐受性良好，不良反应发生率低，主要表现为胃肠道不适，偶见瘙痒、皮疹，一般较轻，孕妇、哺乳期妇女、儿童慎用，其他未见报道。依普黄酮是一种较理想的OP治疗药物，先后在日本、匈牙利、意大利等国上市，目前该药在国内也已经开发上市。

3. 降钙素(CT)　降钙素是由哺乳动物甲状腺C细胞分泌的具有32个氨基酸的多肽

类激素。CT对甲状旁腺激素(PTH)有很强的拮抗作用,能直接作用于破骨细胞上的降钙受体,抑制破骨细胞的功能,并能抑制大单核细胞变为破骨细胞,促进其向成骨细胞转化,从而减少骨吸收,增加骨密度和预防骨折发生。

研究表明降钙素有以下药理作用:

(1) 抑制骨吸收:降钙素作用于破骨细胞皱折缘,增加破骨细胞的膜电位而使其孤立,抑制其活性。CT还能直接与其在破骨细胞的受体结合,刺激cAMP产生,再激活蛋白激酶,可在短时间内抑制破骨细胞活性,长时间则能抑制破骨细胞增殖,减少其量,从而抑制骨吸收,降低骨转换。基于这一作用,CT已被广泛应用于以骨吸收增加及骨量丢失为特点的原发性及继发性骨质疏松症。

(2) 止痛作用:骨质疏松往往引起身体多部位疼痛。这是因为破骨细胞功能亢进造成骨量丢失过快,以及机械应力造成的骨微结构的破坏,导致骨折、骨骼变形引起肌肉疼痛,与体位关系密切。CT的止痛机制可能是:① 作用于特异的中枢神经系统的疼痛受体,抑制疼痛介质,刺激垂体对β内啡肽的释放,阻断痛觉的传导和对下丘脑的影响,直接调节中枢神经系统的伤害感受作用。② 增加促肾上腺激素分泌,具有中枢性止痛作用。③ 调节前列腺素代谢,具有外周止痛作用。

(3) 促进软骨损伤修复:CT可使关节软骨表面再生,还能使生长板和关节软骨细胞显著增殖,葡糖胺聚糖合成能力加强,保护关节软骨,减少骨赘形成。临床上能有效降低胶原水解酶的活性,促使软骨细胞附着于纤维结合素,有利于软骨损伤修复。

(4) 促进骨折愈合:临床上发现应用CT治疗四肢骨骨折,X线显示骨痂形成加快。骨痂的血液供应对骨的成熟甚为重要,可使软骨性骨痂逐渐为骨组织所代替。降钙素基因相关肽(calcitonin gene related peptide,CGRP)被认为是骨痂血管发生的重要神经肽,可直接调节成骨细胞的功能,间接靠血管内皮细胞、单核细胞和组织细胞的正性反应来促进骨折愈合。临床上对骨移植、骨囊肿充填植骨及骨折迟延愈合者局部注射CT取得一定疗效。

临床应用的CT主要来源于人、猪、鳗鱼和鲑鱼,常用剂型为针剂和鼻腔喷雾剂,注射给药副作用较多,鼻腔喷雾副作用相对较少。不良反应主要有食欲减退、潮热、恶心、呕吐等。目前国内常用制剂有益钙宁和密钙息,主要用于不能耐受双磷酸盐或雌激素的OP病人、雌激素治疗无效或有雌激素禁忌证的绝经后OP患者。因其具有中枢性镇痛作用,对于伴有骨痛的OP效果尤佳;对一些高血钙、激素引起的高转换型OP也非常有效。但由于CT长期应用会出现疗效降低甚至无效,这可能与CT受体数目减少及PTH的反作用有关,而且价格昂贵,其临床应用受到限制。

益钙宁(elcatonin)即依降钙素,是鳗CT结构改造的衍生物。注射液常用剂量10 U/次,每周2次或20 U/次,每周1次。

密钙息(miacalcic)是来源于鲑的CT,其抑制破骨细胞的活性较天然CT强50倍,注射用量50 U/次,每周3次;喷鼻剂,200 U/d,分2次。

4. 双磷酸盐　双磷酸盐是人工合成的高度亲骨矿焦磷酸盐类似物,其分子结构中的两个碳磷键(P－C－P)取代了焦磷酸盐的氧磷键(P－O－P),故具有骨矿亲和力而不易被酶水解。因此其具有直接抑制破骨细胞形成的骨吸收作用,是一类作用很强的骨吸收抑制剂。研究表明,其抑制破骨细胞性骨吸收可能与干扰破骨细胞的成熟、改变骨基质的活性,从而干扰破骨细胞的激活有关。

20世纪90年代，双磷酸盐衍生物研制成功并取得了广泛的应用，至今已生产出三代产品：第一代有依替膦酸二钠（Etidronate Disodium，Didronel，邦得林，依膦）、氯屈膦酸二钠（Clodronate Disodium，Bonefos，骨膦，洛屈）；第二代主要包括替鲁膦酸钠（Tiludronate Disodium，Skelid）和帕屈膦酸二钠（Pamidronate Disodium，Aredia，阿可达）；第三代有阿仑膦酸钠（Alendronate Sodium，Fosamax，福善美、固邦）、利塞膦酸钠（Risedronate Sodium，Actonel）、英卡膦酸二钠（Incadronate Disodium，Bisphonal）、依本膦酸钠（Ibandronate Sodium，Bonviva）和斯孟膦酸钠（Cimadronate Sodium）。福善美被美国FDA批准为防治骨质疏松的一线药物，能够抑制骨吸收，防止骨量丢失，保持骨的微小结构，诱导基本骨重建单位的正平衡，增加骨矿化作用，是现有临床治疗中唯一能降低骨质疏松髋部骨折的药物。

动物实验表明，各双磷酸盐抑制骨吸收作用的强度之比为：依替膦酸二钠：氯屈膦酸二钠：替鲁膦酸钠：帕屈膦酸二钠：阿仑膦酸钠：利塞膦酸钠：依本膦酸钠：斯孟膦酸钠≈1：10：10：100：5 000：10 000：10 000：500 000，临床可用于治疗OP、恶性肿瘤骨转移引起的高钙血症、骨痛和变形性骨炎等。但最近美国学者研究表明双磷酸类药物对预防OP的益处较少。

双磷酸类药物毒性较低，无致突变和致畸性。常见副作用为胃肠道不适，如腹痛、大便干燥、恶心等。少数出现侵蚀性食管炎，因此，服药后半小时内避免卧位，并保持活动30分钟。胃肠道返流性疾病者慎用，食管狭窄或其他食管排空障碍者禁用，青少年及中重度肾功能不全者禁用。此类药物可与二价金属阳离子物质构成复合物，与牛奶、抗酸剂、饮料、钙剂和含二价阳离子药物合用时会降低其生物活性，故需空腹或在进餐前1小时服用。给药后很快达峰值，平均半衰期约为0.5～2.5小时，主要由尿迅速排出，其余被吸附到骨组织缓慢排泄。

5. 半胱氨酸组织蛋白酶抑制剂　半胱氨酸组织蛋白酶广泛存在于细菌、病毒、植物以及动物组织中，参与多种生理和病理过程。人体组织中的半胱氨酸蛋白酶主要包括属于木瓜蛋白酶家族的组织蛋白酶B、C、K、H、L和S等。近年发现，组织蛋白酶K、L主要在破骨细胞中选择性、特异性地表达，参与骨吸收调节，证明它们与骨质疏松症的发生有关，为研究OP的发病机制和新药开发提供了一条崭新的思路。

组织蛋白酶K、L主要是通过调节骨纤维胶质降解促进骨吸收，其机制如下：① 骨吸收主要由破骨细胞调节，破骨细胞附着于骨质表面，形成一个密封的腔隙，此腔隙称为骨吸收腔隙，并由 H^+-ATP酶酸化成酸性环境。破骨细胞分泌的组织蛋白酶K、L的前体蛋白在骨吸收腔隙中被激活，参与骨质的代谢。② 骨质中的细胞外有机物质主要是Ⅰ/Ⅱ型纤维胶质，骨吸收过程的一个重要环节就是分解纤维胶质，组织蛋白酶K能通过作用于Ⅰ/Ⅱ型纤维胶质的N端三股螺旋处而降解骨纤维胶质。③ Ⅰ型纤维胶质中脯氨酸和羟脯氨酸含量丰富，组织蛋白酶K通过对富含脯氨酸的底物催化达到降解骨纤维胶质的作用从而促进骨吸收。

目前，组织蛋白酶K、L已成为研究开发OP治疗药的一个新靶点，体内、体外研究表明，其抑制剂能控制骨质中的纤维胶质的分解代谢，抑制骨吸收。

目前文献报道的半胱氨酸蛋白酶抑制剂按化学结构分类有近20种。E-64和亮肽素是从微生物中提取到的两个半胱氨酸蛋白酶抑制剂，对组织蛋白酶K、L等具有抑制作用，能抑制骨吸收。史克-比彻姆制药公司的Thompson等利用组织蛋白酶K与半胱氨酸蛋白酶抑制剂相结合的X衍射晶体结构模型，确定含1,5-二酰基碳酰肼结构的化合物是有效的组织蛋白酶K抑制剂，而醛基型肽类化合物是有效的组织蛋白酶L抑制剂。Katunuma等通过修饰非选择性的半胱氨酸蛋白酶抑制剂E-64结构的二肽部分(-Leu-Arg-)，也设计合成了对组织蛋白酶L有选择性的E-64的类似物CLIK。该类药物目前正在进行临床研究。今后此类药物研究的重点在于设计出选择性强、活性高及可口服的组织蛋白酶K、L抑制剂供临床使用。

6. 护骨素(Osteoprotegerin,OPG)　1997年有研究者发现，护骨素能结合或中和破骨细胞分化因子，减少前体破骨细胞的分化及成熟破骨细胞的活性，抑制骨吸收。骨骼中的OPG主要由成骨细胞系的各种细胞产生，并随细胞的分化而增加。体外试验表明，OPG可抑制前体破骨细胞分化和成熟破骨细胞形成骨吸收陷窝，并诱导破骨细胞凋亡。此外，OPG还可拮抗各种促进骨吸收因子引起的骨吸收。OPG对骨质疏松既有预防作用，又有治疗作用，是一种很有发展前途的新药。

二、骨形成促进剂

1. 氟化物　氟化物是目前唯一实际应用的防治OP的促骨形成药物，其作用机制可能是通过激活或促进成骨细胞的增生，加强骨细胞的有丝分裂活动，增加松质骨骨量。氟化物主要增加骨小梁的密度，对皮质骨无明显改善，甚至有可能减少，因此它比较适用于治疗绝经后OP病人。由于单一氟化物如氟化钠胃肠道反应较重，治疗窗窄，毒性较大，可导致外周关节痛、骨矿化不良、继发性甲旁亢、继发性缺钙等症状，使骨的脆性增加，致使非椎骨的骨折风险增高，现已少用。研究发现，间断使用小剂量的氟化钠缓释剂与持续钙剂联合应用，可加强其提高骨矿质密度的作用，防止新骨折的发生，还可减轻副作用。1995年美国开发了一种缓释氟化钠制剂(Slowfluoride)，结果表明，低剂量的氟化钠(每天50 mg)使绝经后OP妇女脊椎骨的骨折率明显降低。

近年来将氟离子改为氟有机化合物，开发了新一代的氟化物，主要有单氟磷酸钠(Na-MEP)和单氟磷酸谷氨酰胺(GMEP)，不仅降低胃肠刺激性，且可以和食物、钙剂合用。咀嚼片特乐定(Tridin)含有机氟(GMEP)、葡萄酸钙和枸橼酸钙，可与食物同用。口服2～3 g/d，疗程3个月以上，治疗1年后可缓解OP症状，增加骨矿质密度，椎骨骨折明显下降，不良反应轻。临床研究表明，它对绝经后OP及男性OP均有效。由于大量摄入氟可引起一些副作用，儿童、生长发育期、孕妇、乳母、骨软化症、高钙血症、高钙尿症者、肾功能不全者应慎用或禁用氟化物。

2. 甲状旁腺激素(PTH)　甲状旁腺激素是调节钙、磷代谢及骨转化最为重要的肽类激素之一，它能够精细调节骨骼的合成代谢及分解代谢过程。PTH在正常人体内的分泌有两个时相：一是PTH分泌状态的动力学多变性，此时相的主要作用是调节血钙平衡；二是PTH分泌状态的高度稳定性，此时相的作用是维持正常骨量及骨代谢的平衡，每隔一定时间二时相可互换，以完成PTH的生理功能。研究发现，小剂量的PHT能加快骨重建速率及刺激矿化板层骨的生长，从而增加松质骨的骨量，提高整个骨骼的强度和质量，促进骨形成，而大剂量时则抑制成骨细胞。血钙浓度的降低可刺激PTH的分泌，引起骨代谢的变化。

介导PTH作用的细胞因子种类繁多，有的以促成骨作用为主，如胰岛素样生长因子I

(IGF－I)和转化生长因子β(TGF－β),能刺激成骨细胞前体增生及成熟的成骨细胞产生骨成分;有的以促骨吸收为主,如IL－6,能抑制骨形成。PTH与受体结合后,通过活化cAMP依赖的蛋白激酶A及钙离子依赖的蛋白激酶C信号转导途径发挥生物作用,PTH氨基端1～34片段(hPTH1－34)具有全分子PTH与受体结合的能力及生物活性,被广泛用于研究PTH的结构与功能。hPTH1－34促骨合成代谢的分子生物学机制尚不清楚,有研究认为与其调节成骨细胞、骨细胞、骨髓造血细胞的早期反应基因——c-fos、c-jun及白介素(IL－6)表达可能有关。

hPTH1－34治疗去卵巢(OVX)大鼠的常用方案通常是10～80 μg/kg,每周注射3～7次。日本的一项研究采用每周注射1次10～90 μg/kg hPTH1－34,治疗OVX Wistar大鼠3个月后,大鼠被分为两组,一组再继续治疗3个月,一组改为安慰剂注射。结果表明每周用10 μg/kg或每周90 μg/kg hPTH1－34治疗的均能够显著增加松质骨和骨膜内面骨形成率,避免OVX所致的腰椎骨密度下降,并且使股骨皮质骨骨量明显增加。而停用hPTH1－34后,腰椎及股骨中段的骨密度均下降。大量的动物实验和临床研究显示hPTH不仅可以显著地促进皮质骨和松质骨的骨形成、增加骨密度,而且可以明显改善骨骼的生物力学特性,降低骨折发生率,且动物及人体的耐受性良好,无明显的高血钙和高尿钙等不良反应出现。2002年11月美国礼来公司生产的hPTH1－34已被美国食品和药品委员会(FDA)批准应用于骨质疏松症的防治。

大量动物实验和初步临床试验表明,间歇注射PTH有很强的促成骨作用,对去卵巢后降低的大鼠松质骨、皮质骨骨量和骨强度均有逆转作用。对PTH作用机制的进一步研究将有助于开发治疗OP的PTH替代药物或确定其联合用药方案。PTH价格昂贵,目前在临床上应用不太广泛,主要制剂有人工合成甲状旁腺素(Hnth)。PTH类制剂目前已成为最有前途的骨形成促进剂,有望今后用于原发性骨质疏松症的防治。

3. 他汀类药物　美国最近发现,用于降低胆固醇的他汀类药物,在OP的治疗中可能也有效。动物实验和临床研究表明,洛伐他汀、西立伐他汀、辛伐他汀等可刺激大鼠成骨细胞的产生,增加骨形成和骨小梁的骨密度,并且可修复骨的显微结构;老年妇女服用他汀类药物后,髋骨骨密度明显增加,其骨折的危险性降低。他汀类药物对骨组织的这种作用可能与其抑制HMG CoA还原酶、减少代谢物甲羟戊酸的生成有关。甲羟戊酸可抑制骨形态发生蛋白2(BMP－2)基因的启动子,而洛伐他汀等可增加BMP－2基因启动子的产生。另一种可能的机制是甲羟戊酸可能具有细胞效应,且这种效应不依赖胆固醇生物合成途径。在大鼠和小鼠的体内实验结果证明,任何一种他汀类药物均可通过刺激成骨细胞的产生而使所培养的骨细胞生长增加2～3倍。他汀类药物不仅能增加骨密度,并且可修复骨的显微结构,使骨更强健,正是人们一直在积极寻找的有助于骨重建的因子。目前他汀类药物的靶器官是肝脏,因此研究开发作用于骨骼的他汀类药物有可能为OP的治疗提供一种新的治疗途径。

4. 生长因子　随着分子生物学的发展,近年来研究发现许多生长因子,包括β转化生长因子(TGF－β)、成纤维细胞生长因子(FGF)、胰岛素样生因子(IGF)、血小板源性生长因子(DDGF)、表皮细胞生长因子(EGF)、骨形态形成性蛋白质(BMP)以及骨折愈合刺激素等都能刺激和调节成骨细胞活性,促进骨形成。TGF－β可控制成骨细胞分化处于稳态水平,抑制培养的成骨细胞中Cbfa－1的表达。FGF主要在骨生成早期起作用。IGF可由成骨细胞产生，主要包括 IGF1 和 IGF2，其作用通过受体介导，对于成骨细胞具有促进增殖和分化的作用，可增强骨Ⅰ型胶原的产生和骨基质的生物合成。BMP 可能是一个促 Cbfa－1 表达上调的重要局部因子。骨折愈合刺激素是我国从微生物中提取的具有成骨活性的激素类物质。目前生长因子治疗 OP 尚处于临床试验阶段，其疗效评价、毒副作用等问题尚需进一步深入研究。

三、矿化作用药物

1. 活性维生素 D　活性维生素 D(VitD)是参与和调节骨代谢的重要物质，对骨量的影响是双向的。生理量能促进肠道吸收钙，直接抑制甲状旁腺激素的分泌，促进成骨细胞 Gla 蛋白(骨钙素，BGP)的合成，稳定骨量，减低老年髋部和脊柱骨折发生率；大剂量会增加破骨细胞活性和数量，增加骨吸收。维生素 D 对低骨转换型病人意义较大，适用于 75 岁以上、缺乏维生素 D、正在接受补钙治疗的病人，其日需量为 400～800 IU。VitD 治疗 OP 应以摄入足量的钙为前提。

目前常用的有 VitD、阿法骨化醇（1α -羟基维生素 D_3）、骨化三醇（1α，25 -羟基维生素 D_3），尚在研究中的有六氟维生素 D、司骨化醇等。

(1) VitD：要在肝脏和肾脏分别生成阿法骨化醇和骨化三醇才有生物活性，其半衰期为 2～4 天，以粪便排泄为主。成人初始剂量为每次 0.5 μg，维持剂量为每次 0.25～0.5 μg，每日 1 次。VitD 会引起恶心、呕吐、头痛、高钙血症、高尿钙症、肾结石，并由肾钙化引起肾功能不全，故应定期监测血清钙、尿钙，及时调节药量。能产生雄激素样作用和促进蛋白合成，出现多毛、面部痤疮、声音沙哑、体液潴留、女性男性化等现象；长期使用可使血清低密度脂蛋白升高和高密度脂蛋白降低、诱发动脉硬化。

(2) 阿法骨化醇：是骨化三醇的前体，口服量为 0.5～1.5 μg/d，9 小时达峰浓度，半衰期约为 17.6 小时。骨化三醇的半衰期比阿法骨化醇短，口服后 4 小时达峰浓度，给药量为 0.3～0.5 μg/d。骨化三醇不需要经肝和肾羟化，可用于肾功能不全和慢性肾功能衰竭病人。阿法骨化醇、骨化三醇是目前防止骨质疏松症的一线药物，能增加消化道对钙的吸收，刺激骨骼中成骨细胞和破骨细胞的活性，同时能大幅度降低 OP 患者的骨折发生率。

2. 钙制剂　钙是骨骼正常生长和达到骨峰值的物质基础，服用钙剂可补充钙质成分，抑制 PTH 的过度分泌，促进骨形成和保持骨骼强度，减轻 OP 症状以及脊柱和髋部的骨折发生率。但大量摄取钙时，在血钙自稳定系统作用下，过剩的钙不被肠道吸收，每日摄入量超过 2 000 mg 可能会增加患肾结石的危险性。钙剂用于治疗 OP 时需与其他药物合用，对营养不良或消化道病变所致 OP 有较大的治疗意义。与维生素 D 合用时可增加肠道钙主动吸收，可能会导致高钙血症和尿钙，造成肾石灰化、尿路结石，必须监测。

钙剂的选择通常以钙含量和溶出度为依据。目前国内市场的钙制剂品种繁多，主要分为：

(1) 无机钙：包括碳酸钙、磷酸氢钙。

(2) 有机钙：包括葡萄糖酸钙、乳酸钙、枸橼酸钙、氨基酸螯合钙（乐力）、单氟磷酸钙（特乐定）、抗坏血酸钙。

(3) 天然生物钙制剂：包括龙牡壮骨冲剂（含龙骨、牡蛎、龟板、维生素 D_2 等）、盖天力（含钙、锌、锶、锰等）、佳加钙（含多种钙盐、氨基酸、锌、碘等）、阿胶钙（含多种钙盐、多种氨基酸、维生素及微量元素)和活性钙咀嚼片或冲剂(含钙、钾、镁、铁、磷等元素)。

各种钙剂各有利弊:无机钙含钙量高,但溶解度低、胃肠道刺激大、肠吸收率低;有机钙溶解度高、胃肠道刺激小,但钙含量低、实际钙吸收少;许多活性钙饱和水溶液为强碱性,急性毒性远大于无机钙,这些都亟待改进。为获得增加钙吸收、升高血钙、抑制甲状旁腺素分泌的协同作用,钙剂与维生素 D 的复方制剂应运而生,如钙尔奇 D(钙 600 mg,维生素 D 125 U)、凯思立(钙 500 mg,维生素 D 200 U)等。

四、中药

中医药对骨质疏松症的治疗是基于"肾主骨"的理论精髓。"肾主骨"主要表现在肾的羟化酶系统、垂体分泌的生长激素、甲状旁腺激素以及降钙素等对骨的调节功能。补肾中药可提高动物性腺对促进腺激素的反应性,还可延缓卵巢、子宫、睾丸等性腺组织的衰老趋势,提高老年人性激素水平,预防骨骼的退行形变化。中药中微量元素对骨骼代谢存在各种影响,它不但涉及骨盐代谢,而且还密切联系到骨的有机代谢,特别是胶原纤维的合成及骨形成和骨吸收的动态平衡,如氟、铜、锌、锰等元素。

1. 补肾中药骨密片　组成:仙灵脾、生牡蛎、骨碎补、补骨脂、巴戟天等,用于防治继发性骨质疏松症。药理作用:对下丘脑-垂体-肾上皮质(HPA)轴有调节保护作用,从而调整性激素的代谢,提高血清 $1,25(OH)_2D_3$ 的水平,促进肠钙的吸收,抑制以 IL-1、IL-6 等为主的骨吸收激动因子的活性而抑制骨质疏松症的生成和发展。

2. 中药骨疏康冲剂　主要成分:黄芪、丹参、淫羊藿等,治疗原发性骨质疏松症。药理作用:促进性激素的分泌、抑制骨吸收,减缓骨量丢失,增加骨密质,能有效地改善和消除骨质疏松症的临床症状。

3. 中药仙骨宁冲剂　主要成分:淫羊藿、骨碎补、党参、龙骨、牡蛎等,治疗绝经后原发性骨质疏松症。药理作用:能够降低绝经后原发性骨质疏松症尿钙、尿羟脯氨酸,调节雌二醇的水平,防止骨的丢失,增加骨质含量。

4. 中药益肾壮骨合剂　组成成分:补骨脂、党参、骨碎补、熟地黄、甘草等,防治原发性骨质疏松症。药理作用:提高骨密度,改善临床主症,促进骨形成,抑制骨吸收,是一种疗效显著、安全可靠的防治骨质疏松症的药物。

五、其他

1. 类胰岛素生长因子(IGF)　由骨细胞产生,可调节成骨、破骨细胞功能,明显激活骨重建作用,同时可增加骨形成。

2. 噻嗪类利尿剂　具有保护骨骼的作用,机制不明,可能与降低尿钙和对骨细胞的直接作用有关。

3. 生长激素(GH)　可促进骨转换,但是否导致骨量及强度的增加尚无定论。

4. 维生素 K_3　通过促进骨钙素形成而促进骨基质矿化,同时抑制成骨细胞合成及分泌 PGE2 来抑制破骨细胞功能。

5. 白细胞介素 6(IL-6)　IL-6 能刺激破骨细胞的增殖和功能表达,同时可抑制成骨细胞功能,在骨质疏松症的发生过程中具有重要的作用,为深入了解原发性骨质疏松症的发病机制及预防和治疗开创了一条新的途径。

6. ADFR 疗法　即改善骨质疗法。是组合应用骨活化剂和骨吸收抑制剂，以达到有计划的恢复骨重建，增加骨矿量。

OP 是一种进行性不可逆的疾病，发病率很高，早期不易察觉，其防治已成为刻不容缓的紧迫任务。目前临床用于治疗 OP 的绝大部分是抑制破骨细胞活性的药物，而刺激成骨细胞活性或既刺激成骨又抑制破骨的药物较少。近年来，治疗 OP 的药物发展极其迅速，除上述各类药物外，还有集落刺激因子、前列腺素 E_2、内皮整合素受体阻断剂、促蛋白合成的类固醇类化合物、锶盐及锌螯合物等，尚处在试验阶段。此外，研究表明，当体内维生素 K_2 缺乏时，非羧化的骨钙蛋白(BGP)浓度增高，股骨颈部骨折的发生率也增加。大剂量维生素 K_2 能使成骨细胞产生的 BGP 羧化，促进骨形成，抑制破骨细胞的骨吸收，诱导破骨细胞的凋亡。该疗法未见严重副反应，主要是胃部不适、消化不良、腹泻等消化道症状，饭后服用可防止这些副作用的产生，有望用于治疗 OP；通过对 OP 致病基因的研究已开发出一些新型药物；从天然植物中寻找高活性的抗 OP 天然成分也是一条新的治疗途径；中医治疗 OP 从肝脾肾论治、辨证求因方面也为 OP 的防治开辟了研究空间。总之，理想的治疗 OP 的药物应具有抗骨吸收和促进骨形成的双向作用，同时还应着眼于增加新骨的形成或恢复骨小梁的结构，提高患者的生活质量，这是开发治疗和预防骨质疏松新药的研究方向。

第十六章　抗菌药物及其合理应用

1929年，英国细菌学家弗莱明在研究导致人体发热的葡萄球菌时，偶然发现葡萄球菌的克星——青霉素。1940年，英国牛津大学生物化学家钱恩和物理学家弗罗里对青霉素进行分离、提纯和强化，使其抗菌力提高了几千倍。随后青霉素进入了大规模生产时期。拯救了千百万肺炎、脑膜炎、脓肿、败血症患者的生命，及时抢救了无数的伤病员。因为这一造福人类的贡献，弗莱明、钱恩、弗罗里于1945年共同获得诺贝尔医学和生理学奖。

1944年Waksman从放线菌中分离出了链霉素，并开发成为在临床使用的第二个抗生素。它给当时被认为是不治之症的结核病人带来了福音。此后，以链霉素的发现为起点，从放线菌中陆续发现了金霉素、土霉素等抗生素。半个多世纪以来，先后上市的抗菌药物已有10余类至少150种以上。

自从临床上应用抗菌药以来，很多传染病得以消灭，严重的细菌感染性疾患得以治愈。抗菌药在人类与疾病的斗争中立下不可磨灭的功劳。目前，约有1/3的住院病人应用抗菌药物。

第一节　抗菌药物的发展概况

一、β-内酰胺类抗生素

1. 青霉素类　天然青霉素中青霉素G是一种窄谱抗生素，抗菌谱包括革兰阳性菌、革兰阴性球菌、螺旋体，但青霉素有不耐酸、不耐酶、过敏反应等缺点。对青霉素敏感菌而言，其仍是临床首选药物。

耐酸青霉素类主要有青霉素V、非奈西林、丙匹西林、阿度西林、环己西林，抗菌谱与青霉素相同，耐酸，可口服，但不耐酶，抗菌活性不及青霉素，不宜用于严重感染。临床主要用于革兰阳性球菌引起的轻度感染，如咽炎、扁桃体炎等上呼吸道感染，风湿热的预防。与青霉素有交叉过敏反应。

抗金葡青霉素类主要有甲氧西林(新青Ⅰ)、苯唑西林(新青霉素Ⅱ)、氯唑西林、双氯西林、氟氯西林、萘夫西林等品种，耐酸、耐酶，可口服。临床常用为苯唑西林，氯唑西林是此类中最好的品种。主要用于耐药金葡菌引起的各种感染。与青霉素有交叉过敏反应。

氨基青霉素类常用有氨苄西林、阿莫西林、匹氨西林等品种。其特点为广谱，除对革兰阳性菌有杀灭作用以外，对革兰阴性菌也有杀灭作用，耐酸，可口服，但都对β-内酰胺酶不稳定和对耐药金葡菌无效。其中氨苄西林为临床上常用的品种，临床上主要用于呼吸道感染、胆道和肠道感染、脑膜炎等。但因耐药菌株日益增多，故对重症革兰阴性杆菌感染病因未明者不宜单独应用。

抗绿脓杆菌青霉素：

(1) 羧基青霉素：主要有羧苄西林、替卡西林、卡茚西林等。这类抗生素特点为对绿脓杆菌有效，对变性杆菌有较强的抗菌活性，对厌氧菌有一定作用。羧苄西林不耐酸、不耐酶，口服不吸收，须注射给药。临床用于尿路感染、肺部感染、胸膜腔感染、败血症、胆道感染等。与青霉素有交叉过敏反应，宜静脉给药。替卡西林抗菌谱与羧苄西林相似，主要用于绿脓杆菌感染，对呼吸道、泌尿道感染疗效也佳；常与庆大霉素（须分别注射）合用，可提高疗效。

(2) 磺基青霉素：主要为磺苄西林。磺苄西林口服不吸收，肌注后尿中血药浓度高。抗菌谱同羧苄西林，主要用于治疗泌尿道感染。

(3) 酰脲青霉素：有呋布西林、美洛西林、哌拉西林、阿洛西林等品种。其特点为：对绿脓杆菌有较大的抗菌作用，对青霉素敏感菌的作用与青霉素相似。其中，哌拉西林（唯一一个 20 世纪 90 年代以后上市的青霉素类抗生素）具有低毒、抗菌谱广和抗菌作用强的优点，对各种革兰阳性球菌以及厌氧菌有相当的抗菌活性。对 β-内酰胺酶不稳定，须与 β-内酰胺酶抑制剂合用。

2. 头孢菌素类

(1) 第一代头孢菌素：对革兰阳性菌包括耐青霉素金葡菌的抗菌作用较第二代略强，显著超过第三代，对革兰阴性杆菌较第二、三代弱。第一代的大多数品种可为 β-内酰胺酶所破坏。对肾有一定的毒性。临床主要用于革兰阳性细菌感染，包括耐药金葡菌感染，临床上最常用的是头孢唑林。同类药物中，注射用药有：头孢噻吩(cefalotin)、头孢噻啶(cefaloridine)、头孢唑林(cefazolin)、头孢乙腈(cefacetrile)、头孢匹林(cefapirin)、头孢替唑(cefatezole)、头孢拉定(cefradine)；口服用药有：头孢来星(cefalalycine)、头孢氨苄(cefalexin)、头孢羟氨苄(cefadroxil)、头孢曲秦(cefatrizine)、头孢拉定(cefradine)、头孢沙定(cefraxadine)。

(2) 第二代头孢菌素：对革兰阳性菌抗菌活性较第一代略差或者相仿，对革兰阴性菌的抗菌活性较第一代强，较第三代弱。对多种 β-内酰胺酶较稳定。肾毒性较第一代小。第二代头孢菌素用于革兰阴性细菌感染。同类药物中，注射用药有：头孢呋辛(cefuroxime)、头孢孟多(cefamandole)、头孢替安(cefotiam)、头孢尼西(cefonicid)；口服用药有：头孢克洛(cefaclor)、头抱呋辛酯(cefuroxime)、氯碳头孢(loracarbef)。

(3) 第三代头孢菌素：对革兰阳性菌虽有一定的抗菌活性，但较第一、二代弱；对 β-内酰胺酶高度稳定，对绿脓杆菌与多数厌氧菌属有一定作用。对肾基本无毒性。头孢他啶抗绿脓杆菌为本代中强，其次为头孢哌酮，头孢地嗪抗淋球菌活性强。第三代头孢菌素用于重症耐药甚至威胁生命的严重革兰阴性杆菌感染、尿路感染以及败血症、脑膜炎、肺炎、骨髓炎、盆腔炎等严重感染。此类药物中，注射用药有：头孢噻肟(cefotaxime)、头孢唑肟(ceftizoxime)、头孢甲肟(cefmenoxime)、头孢曲松(ceftriaxone)、头孢他啶(ceftazidime)、头孢地嗪(cefodizime)、头孢匹胺(cefpiramide)、头孢哌酮(cefoperazone)；口服用药有：头孢克肟(cefixime)、头孢特仑酯(cefteram pivoxil)、头孢地尼(cefdinir)、头孢布烯(ceftibuten)、头孢帕肟酯(cefpodoxim proxetil)、头孢他美酯(cefatamet pivoxil)、头孢妥仑酯(cefditoren piv-

oxil)。

(4) 第四代头孢菌素：与以往的第三代相比，增强了抗革兰阳性菌活性。第四代头孢菌素除具有第三代头孢菌素类对革兰阴性菌的抗菌作用外，对耐第三代头孢的超广谱酶(ESBLS)也稳定，临床用于第三代头孢耐药的革兰阴性杆菌引起的重症感染，可作为第三代头孢菌素的替代药。此类药物有：头孢匹罗(cefopirome)、头孢吡肟(cefepime)、头孢克定(cefclidin)、头孢唑兰(cefojoprime)、头孢瑟利(cefoselis)、头孢磺啶(cefsulodin)等，均为注射用药。

3. 非典型β-内酰胺类

(1) 单环β-内酰胺类：氨曲南(aztreonam)是第一个成功用于临床的单环β-内酰胺类抗生素，对需氧革兰阴性菌具有强大杀菌作用。抗菌范围类似氨基苷类，但副作用少，具有耐酶、对青霉素无交叉过敏等优点。常作为氨基苷类的替代品，与氨基苷类合用可加强对绿脓杆菌和肠杆菌属的作用。临床用于下呼吸道感染、尿路感染、软组织感染及败血症的治疗。其他类似药物有卡芦莫南(caretmonam)。

(2) 头霉素类：头孢西丁(cefoxitin)、头孢美唑(cefmetazole)、头孢替坦(cefotetan)等属头霉素类抗生素，目前广泛使用的为头孢西丁，其抗菌谱、抗菌活性与第二代头孢菌素相同，故有人曾将其归属为第二代头孢菌素类。其特点是抗厌氧菌包括脆弱杆菌有良好的作用，临床可用于盆腔、腹腔和妇科的需氧和厌氧菌的混合感染。

(3) 氧头孢烯类：拉氧头孢和氟氧头孢是化学合成的广谱抗生素，其抗菌谱和药理学作用特点均类似于第三代头孢菌素。

(4) 碳青霉烯抗生素：碳青霉烯抗生素是迄今已知的抗菌药物中抗菌谱最广的，对大多数革兰阳性、革兰阴性厌氧菌(脆弱类杆菌)有抗菌作用，对β-内酰胺酶高度稳定，抗菌作用也是最强的。本类药物已上市的有亚胺培南(imipenem)、美罗培南(meropenem)、比阿培南(biapenem)和帕尼培南(panipenem)。亚胺培南在体内被肾小管上皮细胞的二肽酶(肾脱氢二肽酶Ⅰ)灭活，与该酶抑制剂——西司他丁配伍，可保护亚胺培南，称之为泰能(泰宁)。

(5) 青霉烯抗生素：青霉烯与碳青霉烯相似，抗菌谱广，抗菌活性强，但化学性质不如后者稳定，且在体内易代谢产生低分子硫化物，有恶臭，是β内酰胺中唯一对静态细菌也有杀菌作用的一类抗生素。1997年始有呋罗培南上市，完成临床评价的还有2种：呋罗培南(fropenem)和利替培南酯(Ritipenem)。呋罗培南抗菌谱广，特别对金葡菌、粪链球菌等革兰阳性菌与脆弱类杆菌等厌氧菌的抗菌作用明显优于头孢替安酯、头孢特仑酯、头孢克肟、头孢克罗等口服头孢菌素，抗革兰阴性菌活性与其他头孢菌素相似，但对绿脓杆菌无作用。

(6) β-内酰胺酶抑制剂：β-内酰胺酶抑制剂是一类新的β-内酰胺类药物。代表药物有克拉维酸(广谱β-内酰胺酶不可逆的竞争型抑制剂)、舒巴坦(半合成的竞争性β-内酰胺酶抑制剂)、三唑巴坦(可逆的β-内酰胺酶竞争性抑制剂)等。临床常将之与其他抗生素配伍使用。如：奥格门汀(Augmentin)，为克拉维酸钾与阿莫西林的配伍制剂；替门汀(Timentin)为替卡西林钠及克拉维酸钾配伍制剂，用于产β-内酰胺酶的流感杆菌、淋球菌、肠杆菌科细菌、金葡菌、脆弱杆菌所致感染；舒他西林为舒巴坦和氨苄西林(1∶2)配伍制剂，临床主要用于产β-内酰胺酶的流感杆菌、淋球菌、肠杆菌科细菌、金葡菌、脆弱杆菌所致感染；他唑西林由不可逆的竞争性β-内酰胺酶抑制剂三唑巴坦与哌拉西林(1∶8)组成的制剂，两者有良好的药代动力学同步性，可使产酶性耐药菌由对哌拉西林耐药转为敏感。抗菌谱广、抗菌作用强，对绿脓杆菌有突出的作用，主要用于菌血症、肺炎、烧伤后感染、耐青霉素和氨苄西林的耐药菌引起的感染。

二、氨基糖苷类抗生素

氨基糖苷类抗生素都有一个氨基糖醇环和氨基糖分子结合而成的苷，故称为氨基糖苷类。氨基糖苷类抗生素主要有两大类，一类天然的，包括链霉素、卡那霉素、妥布霉素、新霉素、庆大霉素、西索米星、阿司米星；另一类半合成的，包括阿米卡星、奈替米星。本类抗生素抗菌作用相似，抗革兰阴性菌作用远较抗革兰阳性菌强，为一类杀菌性蛋白质合成抑制剂。

氨基糖苷类是快速杀菌剂，对静止期细菌也有较强作用。其杀菌作用的特点是：杀菌速率和杀菌时程呈浓度依赖性；仅对需氧菌有效，对需氧革兰阴性杆菌的作用强；具有较长时间的抗生素后效应，(post-antibiotil effect，PAE)，且呈浓度依赖；有初次接触效应(first expousure effect，FEE)，即首次接触氨基糖苷类时，细菌能迅速被杀死，再次或多次接触同种抗生素时，其杀菌作用明显降低；在碱性环境中抗菌活性增强。

氨基糖苷类抗生素主要用于敏感需氧革兰阴性杆菌引起的全身感染，如脑膜炎、呼吸道感染、泌尿道感染、皮肤软组织感染、胃肠道感染、烧伤或创伤感染等。

氨基苷类抗生素主要副作用是耳毒性、肾毒性、神经肌肉阻断作用和过敏反应。耳毒性一方面为前庭功能损害，表现为眩晕、恶心、呕吐、眼球震颤和共济失调；另一方面为耳蜗神经损害，表现为听力减退或耳聋。卡那霉素、阿米卡星、巴龙霉素和新霉素主要产生耳蜗毒性；奈替米星、庆大霉素和链霉素引起前庭毒性；服用氨基苷类抗生素后，临床可见蛋白尿、管型尿、尿中红细胞，严重者发生氮质血症及无尿。氨基苷类抗生素的肾毒性不同，依次为：新霉素＞庆大霉素＞阿米卡星＞妥布霉素＞奈替米星＞链霉素。本类药物还可产生神经肌肉阻滞作用或重症肌无力，抑制节前神经末梢乙酰胆碱的释放，并降低突触后膜对乙酰胆碱的敏感性，使神经肌肉接头处传递阻断，引起呼吸麻痹，临床表现为呼吸衰竭，进而循环衰竭而死亡。氨基糖苷类引起神经肌肉麻痹的程度依次为：妥布霉素＜庆大霉素＜阿米卡星＜链霉素＜新霉素＜奈替米星。一般而言，链霉素的过敏性休克发生率仅次于青霉素，但死亡率高，一旦发生，须立即皮下或肌内注射肾上腺素或静脉滴注葡萄糖酸钙进行抢救。

(1) 链霉素(streptomycin)：由 Waksman 等在 1944 年从放线菌属的灰链丝菌培养液分离提取的抗生素，为氨基苷类最早用于临床的抗结核药。链霉素虽然对多数革兰阴性杆菌有强大的抗菌作用，但因其毒性和耐药性问题，限制了它的临床使用。须与其他抗结核药联合应用(与异烟肼或利福平联用)，以延缓耐药性的发生。目前主要用于鼠疫与兔热病治疗。可与青霉素、氨苄西林合用治疗、预防细菌性心内膜炎。

(2) 庆大霉素：为一较新的氨基糖苷类药物，其抗菌谱较卡那霉素广，对包括假单胞菌在内的许多细菌具有强大抗菌活性，现被临床广泛应用，是治疗革兰阴性杆菌感染的重要药物。临床主要适用于严重的革兰阴性杆菌感染，如败血症、骨髓炎、肺炎、脑膜炎等；与羧苄西林合用治疗绿脓杆菌心内膜炎；与羟苄西林、头孢菌素联合用于原因未明的革兰阳性杆菌混合感染；口服可用于肠道感染或肠道手术前准备。庆大霉素对金葡菌、绿脓杆菌引起的一般呼吸道感染不宜作首选。其神经毒性为影响第 8 对脑神经，以前庭损害为主，但较链霉素为少。庆大霉素在氨基苷类抗生素中肾毒性最大，也最常见，肾功能不良者宜减量使用。不宜与依他尼酸及呋塞米等利尿药合用，以免增加毒性。

阿米卡星(amikacin):其抗菌谱为氨基苷类最广的,故为目前临床评价较高、使用频率较多的新氨基苷类抗生素。其突出的优点是对许多肠道革兰阴性菌和绿脓杆菌所产生的钝化酶稳定。主要用于治疗对其他氨基苷类耐药菌株引起的尿路、呼吸道、肺部感染,及绿脓杆菌、变形杆菌引起的败血症。

奈替米星(netilmicin):对肠杆菌科大多数细菌有强大抗菌活性,对葡萄球菌和其他革兰阳性球菌的作用强于其他氨基糖苷类。其对多种氨基糖苷类钝化酶稳定,因而对庆大霉素、西索米星和妥布霉素耐药菌也有较好的活性。奈替米星在临床主要用于治疗各种敏感菌引起的严重感染;与β-内酰胺类联合,用于儿童、成人粒细胞减低伴发热患者及病因未明发热患者的治疗。虽奈替米星的耳、肾毒性是氨基苷类中最低的,但仍应注意,孕妇禁用。

阿贝卡星(arbekacin):抗革兰阳性菌、革兰阴性菌的活性比阿米卡星强,特别对耐甲氧西林金葡菌有强大的抗菌力。

三、大环内酯类及其他抗生素

1. 大环内酯类　以红霉素为代表的大环内酯抗生素,对革兰阳性菌、革兰阴性球菌、厌氧菌、支原体、衣原体、军团菌等有较强的作用,广泛用于呼吸道、皮肤软组织等感染,已成为对β-内酰胺类抗生素过敏患者的替代药并主要用于耐药金葡菌感染。其抗菌谱偏窄,血药浓度低,对多种细菌出现的严重耐药性,限制了其在临床中的应用。

后来开发的罗红霉素(roxithromycin)、地红霉素(dirithromycin)、克拉霉素(clarithromycin)、氟红霉素(flurithromycin)、阿齐霉素(azithromycin)、罗他霉素(rokitamycin)等,它们是大环内酯抗生素的新品种。其药理学特征可归纳为:抗菌谱扩大,抗菌活性增强,对一些难对付的病原体(分枝杆菌、包柔螺旋体等)有效;组织、细胞内药浓度高,血药浓度也有所提高,体内分布广,半衰期延长,体内抗菌作用强大;具有良好的免疫调节作用;对酸的稳定性好,不需肠衣保护,口服吸收好,给药剂量及给药次数减少,副作用轻、易于耐受。

其中克拉霉素抗菌活性为大环内酯类中最强的,其对金葡菌和化脓性链球菌的PAE作用也比红霉素强3倍。抗菌机制和红霉素相似,抗菌活性和抗菌谱较红霉素强而广,半衰期随剂量的增大而延长,一次给药后半衰期为4～6小时。克拉霉素在肝脏代谢,其代谢产物14-羟克拉霉素对某些敏感菌的作用超过克拉霉素本身;临床主要用于敏感菌引起的感染、泌尿道生殖系统感染及皮肤软组织感染。最近国外报道,将奥美拉唑—克拉霉素—替硝唑三联疗法治疗胃溃疡,有效率较高。阿齐霉素抗菌谱与克拉霉素相似,对肺炎支原体的作用为本类药物作用最强的,对流感杆菌、淋球菌、弯曲菌的作用亦强;本品口服后2～3小时达血药峰时,生物利用度在40%左右,体内消除半衰期达2天,大部分以原形从尿中排出;临床上应用于敏感菌所致的上、下呼吸道感染,皮肤和软组织感染,沙眼衣原体和非多重耐药淋球菌的单纯性生殖器感染。

2. 克林霉素　克林霉素(氯洁霉素)为林可胺类抗生素,与林可霉素有相同抗菌谱,都为抑菌剂,与大环内酯类抗菌谱相似。克林霉素较林可霉素口服吸收好,毒性小,抗菌作用更强,故临床常用克林霉素取代林可霉素。红霉素与克林霉素互相竞争结合部位,呈药理性拮抗作用,不宜合用。临床对敏感厌氧菌引起的严重感染特别有效,尤其对脆弱杆菌所致的感染。用于治疗腹腔内和盆腔混合感染及头颈和下呼吸道厌氧菌感染,如腹膜炎、盆腔感染、吸入性肺炎和肺脓肿。

3. 万古霉素　万古霉素为杀菌性糖肽抗生素。肠道不吸收，可用于消化道感染。肌内注射剧痛，必须静脉注射。体内广泛分布，但不易透过血脑屏障，有效血药浓度可维持 12 小时，半衰期为 6 小时。主要通过肾经尿排泄。耳肾毒性显著。

本品注射给药的主要适应证是对青霉素耐药的金葡菌引起的严重感染及对 β-内酰胺抗生素过敏者的严重感染、败血症、肺炎或者心内膜炎，尤其是克林霉素引起的假膜性肠炎，和对青霉素严重过敏的肠球菌性的心内膜炎病人，可与庆大霉素联合应用，但要监测耳、肾功能；对耐青霉素肺炎球菌引起的脑膜炎可与头孢噻肟、头孢曲松或利福平联合治疗。

4. 多肽类抗生素　多肽类抗生素是从霉菌、放线菌中提取出的小分子肽，是活性极强的广谱抗生素。代表药物有杆菌肽（Bacitracin）、多黏菌素 B（Polymyxin B）、多黏菌素 E（Polymyxin E）。其中多黏菌素口服不易吸收，可用于肠道感染。肌注后 2 小时达血药高峰，有效血药浓度可维持 8～12 小时，半衰期约 6 小时。每日给药 2 次，体内无蓄积。可分布全身组织，以肝、肾最高。经肾缓慢排泄，尿中浓度高，肾功能不全者排泄缓慢，半衰期可延长 2～3 天。主要用于对其他抗生素（新型 β-内酰胺类和新型氨基糖苷类）耐药而难以控制的铜绿假单胞菌和其他革兰阴性杆菌引起的严重感染。

四、四环素类和氯霉素类抗生素

四环素类和氯霉素类抗生素，因其抗菌谱广，不仅对革兰阳性和革兰阴性细菌有抗菌作用，而且对螺旋体、衣原体、立克次体、支原体（肺炎原浆菌）、放线菌、阿米巴原虫等均有较强的抑制作用，故曾称广谱抗生素。对革兰阳性细菌及对立克次体、螺旋体、衣原体、支原体、阿米巴原虫等的作用，四环素一般强于氯霉素；对革兰阴性菌的作用，氯霉素较强。

1. 四环素类　四环素和土霉素用于立克次体病、衣原体病、支原体病、螺旋体病的临床治疗，对衣原体所致的鹦鹉热、恙虫病、性病性淋巴肉芽肿、回归热、霍乱等有较好的疗效。用于革兰阳性球菌和杆菌感染，对革兰阳性球菌感染的疗效仅次于青霉素，由于口服方便，可广泛用于这些细菌引起的一般感染，但严重感染不宜选用。不良反应主要有胃肠道反应、二重感染（菌群交替症）、对骨或牙生长的影响、肝损害、维生素缺乏等。此外，四环素类抗生素偶尔还可引起药热和皮疹等过敏反应。

近年来，由于四环素耐药菌株的日益增多，对大多数常见致病菌感染的疗效较差，仅用于某些感染疾病，逐渐被多西环素（强力霉素，doxycycline）、米诺环素（minocycline）、美他环素（metacycline）取代。土霉素基本不用，金霉素限于外用。广谱高效的甘氨酸四环素（glycylcylines）衍生物正进行临床试验，有望克服四环素的耐药性。美他环素（metacycline）为土霉素 6 位碳上接上甲烯基而得，其抗菌谱、临床作用与四环素基本相同。其特点是对耐四环素的菌株仍有效。

2. 氯霉素　氯霉素（chloramphenicol）自 1949 年作为第一个人工合成抗生素，对各种革兰阳性、革兰阴性菌均具有抑制作用而广泛用于临床，由于 20 世纪 50 年代发生致死性再生障碍性贫血和灰婴综合征而限制了临床的使用。至 70 年代，因一些耐青霉素、耐氨苄西林的菌株出现，氯霉素在治疗混合感染、流感嗜血杆菌感染和细菌性脑膜炎方面又受到重视。1980 年代后，一方面由于出现了耐药菌株，另一方面也由于氟喹诺酮类和头孢菌素类用于临床，氯霉素在国内外的应用已普遍减少，仅限于治疗某些严重的感染。

氯霉素最大的不良反应是骨髓抑制，故对其临床应用应严格控制。凡有合适的其他抗生素替代者，一般不主张选用氯霉素。严重感染而药敏试验满意时例外。可以用于：① 首选用于治疗伤寒、副伤寒；② 治疗多种细菌性的脑膜炎、脑脓肿有效；③ 治疗某些敏感菌所致的严重感染；④ 细菌性眼部感染，本品易通过血眼屏障，可治疗敏感菌引起的外眼感染；⑤ 严重厌氧菌感染，与氨基糖苷类抗生素合用后治疗厌氧菌心内膜炎、败血症或脑膜炎等严重感染。不良反应包括骨髓毒性、灰婴综合征、治疗性休克、二重感染等。

五、人工合成抗菌药物

（一）喹诺酮类

近年来迅速发展的喹啶酮类(quinolonos)是一类人工合成的抗菌药，具有抗菌谱广、抗菌力强、口服吸收好，组织浓度高、与其他抗菌药物无交叉耐药性、不良反应少等特点，已成为临床治疗细菌性感染性疾病的常用药物。

1. 喹喏酮类药物分类：

第一代：包括萘啶酸和吡哌酸(pipemidic acid，PPA)，仅对革兰阴性菌有中等抗菌活性，只用于泌尿道和肠道感染，已属淘汰药物。

第二代：包括诺氟沙星(氟哌酸，norfloxacin)、培氟沙星(甲氟哌酸，perflaxcin)、氧氟沙星(氟嗪酸，泰利必妥，ofloxacin)、环丙沙星(ciprofloxacin，环丙氟哌酸)、希普辛(CPEX)、悉复欢(cifran)等早期氟喹喏酮类(fluoroqinolnes)，成为近年生产和应用的热点，对革兰阴性菌的临床疗效已超过青霉素类，与第一代、第二代头孢菌素的疗效相似。

第三代：包括司帕沙星(sparfloxacin，斯帕沙星)、左氧氟沙星(来立信，可乐必妥，levofloxacin)、格帕沙星等新氟喹喏酮类，不仅抗菌活性大大提高，而且抗菌谱扩大到革兰阳性菌、衣原体、支原体、军团菌及结核杆菌，综合临床疗效已相似，或甚至优于第三代头孢菌素。

第四代：包括克林沙星、加替沙星等即将上市的最新喹喏酮类，又在第三代基础上增加了抗厌氧菌活性，其临床疗效甚至超过β-内酰胺类。

第一代喹喏酮类萘啶酸和吡哌酸仅对革兰阳性杆菌有效，口服难吸收，不良反应又多，只限用于治疗敏感菌的尿路感染和肠道感染。目前临床主要应用抗菌活性强、毒性低的第二、第三代氟喹喏酮类药物。

氟喹诺酮类为杀菌剂，具有较长的 PAE，即使血药浓度已降低到检测限下，仍在 2～6 小时内对某些细菌具有明显的抑制作用。临床常用的氟喹喏酮类药物的作用特点：对大多数需氧革兰阴性菌具有良好的抗菌活性，某些品种对铜绿假单孢菌活性增强；对革兰阳性需氧菌的作用增强；对厌氧菌、分枝杆菌、军团菌、衣原体也有良好的作用；某些药物对具有多重耐药性菌株也有较强的抗菌活性。

2. 临床应用

(1) 泌尿生殖系统感染：广泛用于单纯性、复杂性尿路感染。急慢性细菌性前列腺炎、淋球菌性尿道炎、宫颈炎宜选用经尿路排泄较多的氧氟沙星、洛美沙星、依喏沙星等。

(2) 肠道感染：本类药物对与消化道溃疡相关的螺杆菌、大肠杆菌、弯曲杆菌、变形杆菌、志贺菌、伤寒沙门菌等敏感。用于常见的细菌性肠炎、菌痢、腹泻、伤寒、副伤寒等。

(3) 呼吸道感染：对下呼吸道感染效果好。常用于肺炎链球菌、流感嗜血杆菌或他莫拉菌引起的支气管炎和鼻窦炎；也可用于克雷伯菌属、大肠埃希菌和铜绿假单孢菌等革兰阴性杆菌和金葡菌所致的肺炎和支气管感染。本类药物可替代大环内酯类抗生素，用于嗜肺军团菌和其他军团菌所致的感染和分枝杆菌感染。左氧氟沙星可有效治疗肺炎链球菌、肺炎支原体、肺炎衣原体引起的肺炎。

(4) 骨骼系统感染:对急慢性骨髓炎、化脓性关节炎,本类药物为首选。药物渗入骨组织超过其他药物。

(5) 皮肤软组织的感染:本类药物用于包括革兰阴性杆菌所致的五官科感染和伤口感染。

(6) 其他:本类药物也用于治疗败血症、细菌性脑膜炎、腹膜炎等严重感染,可替代氯霉素作为治疗伤寒首选。

(二) 磺胺类

目前国内生产的磺胺类药有20余种,应用较广的为磺胺嘧啶(SD)、磺胺异噁唑 (SIZ)和磺胺甲基噁唑(SMZ,又名新诺明)。

1. 磺胺类药物分类

(1) 全身感染用磺胺药:本类药物口服均可吸收,但在体内作用持续时间不同。按消除半衰期将其分为3类:短效类(<10 h),如磺胺异噁唑 (菌得清,sulfafurazole,sulfisoxazole,SIZ)、磺胺二甲基嘧啶(SM_2);中效类(10~24 h),如磺胺嘧啶(sulfadiazine,SD)磺胺甲基噁唑(SMZ);长效类(>24 h),如磺胺甲氧嘧啶(sulfamonomethoxine ,SMM)、磺胺对甲氧嘧啶(sulfametoxydiazine,SMD)、磺胺多辛(sulfadoxine,SDM,又名周效磺胺)。

(2) 肠道磺胺:本类磺胺口服后吸收甚少,主要在肠道中起制菌作用,有磺胺脒(SG)、琥磺噻唑(SST)、酞磺噻唑(PST)等。

(3) 外用磺胺:主要有磺胺醋酰钠(sulfacetamide,SA)、甲磺灭脓(磺胺米隆,sulfamylon,SML)、磺胺嘧啶银(sulfadiazole silver)等。

2. 临床应用

磺胺药为慢效广谱抑菌剂,抗菌作用弱,细菌易产生耐药性,但口服方便,价格低廉,又由于抗菌增效剂甲氧苄啶被发现后,磺胺甲噁唑与其复方制剂的面市,磺胺类药物又在临床重新受到重视。临床上选用磺胺嘧啶(SD)预防和治疗流行性脑脊髓膜炎;选用磺胺甲噁唑(SMZ)并常与甲氧苄啶(TMP)合用于呼吸道感染;选用尿中游离浓度高的磺胺药(如磺胺异噁唑)治疗泌尿道感染;选用磺胺甲噁唑加TMP治疗伤寒;选用磺胺嘧啶加链霉素治疗鼠疫;选用口服肠道内难吸收的酞磺酰胺噻唑或琥珀酰磺胺噻唑治疗肠道感染或选用易吸收的磺胺药(如磺胺嘧啶、硝胺二甲嘧啶等)治疗严重的志贺菌痢。

常见不良反应有泌尿系统的损害、过敏反应(磺胺药之间有交叉过敏反应)、血细胞减少、新生儿黄疸等。

六、抗结核病药

结核病是由结核杆菌引起的慢性传染病,可累及全身各组织器官,如肺、肾、肠,但以肺结核为常见。抗结核药能抑制或杀灭结核杆菌。按疗效、毒性及临床应用,将种类较多的抗结核病药分为两类,一线药有异烟肼、利福平、乙胺丁醇、链霉素等,其特点为疗效高,不良反应少,患者较易接受。然而,在一线药耐药时或与患者相关的一些因素如HIV感染时,需改用二线药如吡嗪酰胺、环丙沙星、氧氟沙星、对氨基水杨酸、丙硫异烟肼、卡那霉素等药物治疗。

1. 异烟肼(isoniazid,INH) 异烟肼,又称雷米封(rimifon),是目前治疗结核病常用药物之一,具有疗效高、毒性小、服用方便、价廉等优点。

口服吸收快而完全,广泛分布于全身体液和组织,包括脑脊液和胸水中。穿透力强,可渗入关节腔、胸水、腹水以及纤维化或干酪化的结核病灶中,也易透入细胞内作用于已被吞噬的结核杆菌。异烟肼对结核分枝杆菌有高度选择性,抗菌作用强,对静止期的结核杆菌,提高药物浓度或延长接触时间也可有杀菌作用。对细胞内外的结核杆菌具有同等的杀灭作用。异烟肼单用易产生耐药性,联合用药可延缓耐药性的产生,并增强疗效。异烟肼与其他抗结核药无交叉耐药性。

本品为治疗结核病的首选药物,适用于各种类型的结核病。如肺、淋巴、骨、肾、肠等结核,结核性脑膜炎、胸膜炎及腹膜炎等。为了预防和延缓耐药性的产生,应与其他一线抗结核药联合应用。对急性粟粒性结核和结核性脑膜炎应增大剂量,必要时,采用静脉滴注。异烟肼可用于预防与活动性肺结核病人接触的人群。治疗量的异烟肼不良反应少、毒性小,有时可有头痛、眩晕等轻微反应。较大剂量(每日超过 6 mg/kg)常见外周神经炎、四肢感觉异常、反射消失、肌肉轻瘫和精神失常等,因而有癫痫、嗜酒、精神病史者慎用。大剂量异烟肼可损害肝,引起转氨酶暂时性升高,因此,用药期间,应定期检查肝功能,肝病患者慎用,一旦发现肝炎,严禁继续使用。

2. 利福平(rifampicin) 利福平又名甲哌利福霉素(rifampin),简称 RFP,是半合成的利福霉素类衍生物,具有高效低毒、口服方便等优点。

口服吸收良好,1～2 h 血药浓度达峰值,但个体差异很大。对氨基水杨酸(PAS)和巴比妥类药能延缓或减少其吸收,不宜同服。穿透力强,能进入细胞、纤维空洞、痰液及胎儿体内。经粪与尿排泄,患者的尿、粪、痰均可染成橘红色。

利福平为高效广谱抗生素,有强大的抑制或杀灭结核杆菌作用,抗结核作用仅次于异烟肼,强于链霉素,不但对繁殖期和静止期的结核杆菌有作用,而且对其他抗结核药耐药的菌株也有效;能杀灭巨噬细胞、纤维空洞、干酪样病灶中的结核杆菌;对革兰阳性球菌、革兰阴性球菌也有较强抑制作用,对麻风杆菌有强大抑制作用;高浓度利福平对天花病毒、沙眼衣原体有抑制作用。利福平单用易产生耐药性,常与其他一线药联合用于重症的初治或复治患者,可增强疗效及延缓耐药性的产生。利福平与其他抗结核药间无交叉耐药性。

临床主要与其他抗结核药合用,用于各种结核病及重症患者,也可作为对异烟肼和链霉素耐药菌株的替换药物。肾功能不全的患者,宜选用利福平,也可用于治疗麻风病。常见不良反应为胃肠道刺激症状,少数病人可见肝损害而出现黄疸,也可出现过敏反应,出现过敏反应应停药。对实验动物有致畸作用,故妊娠早期妇女和肝功能不良者慎用。

3. 乙胺丁醇(ethambutol) 乙胺丁醇为人工合成的抗结核病一线药。口服易吸收,生物利用度高,迅速分布于组织和体液。2 小时血药浓度达峰值,半衰期为 3～4 小时。部分在肝内代谢,大部分以原形由尿中排出,排泄缓慢,肾功能不全时可引起蓄积中毒,应禁用。

乙胺丁醇对繁殖期结核杆菌有选择性作用,对已对链霉素或异烟肼产生耐药性的结核杆菌,该药同样有效,而且对细胞内、外结核杆菌有较强杀菌作用。单用也可产生耐药性,但较缓慢,主要与利福平或异烟肼等联合,用于重症的初治或复发性肺结核进展期及空洞型肺结核的治疗。本品有取代对氨基水杨酸的趋向。主要不良反应为:长期大量用药可致视神经炎,表现为视力下降、视野缩小、出现中央及周围盲点,红绿色盲,故用药期间应检查眼底,早发现，及时停药，数周至数月可自行消失。

第二节　抗菌药物面临的挑战和对策

一、抗生素滥用与细菌耐药性

自抗生素问世以来，感染性疾病的防治取得了重大突破。绝大多数的感染性疾病由于抗生素的应用而得到了有效控制，有些感染性疾病也随之销声匿迹。人们曾经为此而备受鼓舞，并曾满怀信心地提出人类将在21世纪到来之前"限期消灭传染病"的乐观口号。

然而，当人们还沉醉在为抗生素的神奇功能而不加限制地进行滥用之际，却在不知不觉中导致了另一个问题的出现。近几十年来，由于抗生素万能论以及商业利益的驱动，人们对于抗生素的依赖和滥用已经成为世纪难题。21世纪人类将面临三大病原微生物的威胁：耐多药的结核菌、艾滋病病毒、医院感染的耐药菌株，其中耐药菌的发展速度令人触目惊心，其原因就是滥用抗生素。20世纪20年代，医院感染的主要病原菌是链球菌；而到了90年代，产生了耐甲氧西林的金黄色葡萄球菌（MRSA）、肠球菌，耐青霉素的肺炎链球菌、真菌等多种耐药菌。大量耐药菌的产生，使难治性感染越来越多，导致病菌感染的机会越来越多，治疗感染性疾病的费用越来越高。昔日对金葡菌感染十分有效的青霉素，如今80％以上的金葡菌对它耐药。又如四环素抗菌谱广，抗菌作用强，对多种感染有效，曾是临床上最广泛应用的抗菌药物，但如今由于长期滥用的结果，一般致病菌对其耐药率竟高达80％～90％，临床上仅用于立克次体、支原体、衣原体及布氏杆菌等少数病原体的感染。耐青霉素的肺炎链球菌，过去对青霉素、红霉素、磺胺等药品都很敏感，现在几乎"刀枪不入"。部分调查还显示，绿脓杆菌对氨苄西林、阿莫西林、西力欣等8种抗生素的耐药性达100％，肺炎克雷伯氏菌对西力欣、复达欣等16种高档抗生素的耐药性高达52％～100％。耐甲氧西林的金黄色葡萄球菌（MRSA），除万古霉素外已经无药可治。更为严重的是，根据美国疾病预防及控制中心发布的报告，一种对万古霉素产生抗药性的金黄色葡萄球菌已被发现。万古霉素是一种糖肽类抗生素，一般来说在临床上经β-内酰胺类抗生素或其他抗菌药物治疗无效后才使用，被认为是抗菌药物的最后一道防线，而如今这道最后的防线已经被撕裂。为了克服细菌耐药性，人们不断研制出新的抗菌药物，如新的氟喹诺酮类药物、第三代及第四代头孢菌素类。然而细菌在接触过这些新药以后，很快就获得对这些新药的耐药性。从细菌的耐药发展史可以看出，在某种新的抗生素出现以后，就有一批耐药菌株出现。开发一种新的抗生素一般需要10年左右的时间，而一代耐药菌的产生只要2年的时间，可见，抗生素的研制速度远远赶不上耐药菌的繁殖速度。照此下去，有专家估计，人类目前用于治疗各种感染性疾病的药物10至20年后绝大部分将变为无效。目前，临床上很多严重感染者，多是由于耐药菌引起的感染，使用抗生素无法控制而死亡。总之，滥用抗生素的后果是破坏人类整个生存环境。在过去的20年里，感染性疾病的死亡率并没有进一步下降，许多几乎已经销声匿迹或普遍认为对人类健康不再构成重大威胁的疾病，例如结核和肺炎，又死灰复燃，将有可能重新成为"不治之症"。如果不予控制，21世纪人类将会面临更多的致病菌引起的感染性疾病，也会不断出现新的传染病暴发流行。

抗菌药物的滥用无疑对细菌耐药负有不可推卸的责任。中国慎用抗生素联盟最近的公告指出：中国已成为世界上细菌耐药最严重的国家之一。感染性疾病是我国最常见的疾病，也是临床重要的死亡原因之一，故抗菌药物的使用量巨大，居所有临床用药的首位。流行病学调查发现，我国住院病人抗生素使用率达60％～80％，新生儿病房抗生素使用率甚至达100％，抗生素联合使用率亦居高不下。当然，抗菌药物的应用对控制细菌感染与细菌性传染病及降低病死率起着不可估量的作用，但是，抗菌药物滥用的现象实在非常普遍。国外临床研究指出，抗生素滥用主要表现在没有明确的抗生素的适应证；没有来自痰液、尿液、血液、脑脊液、伤口分泌物、体液、引流液等样本的细菌培养鉴定和药敏试验结果；抗生素的疗程没有计划且过长，剂量过大；30％的住院病人经常接受不必要的抗生素治疗。

抗菌药物滥用不仅造成药品浪费，而且使不良反应增多，促使细菌产生耐药性，极大地降低了抗菌药物的疗效。如何有效地遏制滥用抗菌药物的势头，加强合理用药，控制细菌耐药的流行趋势，已成为临床及药品上市后安全监督的重要课题。

抗生素滥用所产生的毒副作用的严重程度已经超乎我们的想像：在我国5 000万残疾人中，1/3为听力残疾，其致聋原因中60％～80％属氨基糖苷类抗生素的使用不当；20世纪50年代，四环素广谱抗菌口服药造成一大批“四环素牙”；20世纪50年代初，日本上市氯碘喹啉治肠炎，导致78 965人发生脊髓-视神经病，不少患者失明，死亡率高达5％；20世纪90年代初，Abbott公司研制的氟喹诺酮类替马沙星经FDA批准上市，在大范围应用过程中，因引起低血糖和溶血性贫血，甚至导致死亡等严重不良反应，使该药迅速从世界市场撤除。抗感染药物是引发药源性疾病的重要原因。我国几个省市药品不良反应重点监察医院1992年1月～10月共收到不良反应报告1 833例，涉及206种药品，其中抗感染药品占45种，属导致药物不良反应最多的药物类别。

据统计，使用抗生素导致的药物副作用(adverse drug reactions，ADRs)可累及23个以上的系统和(或)器官。其中受累最多的是皮肤及其附件，最严重的是过敏性休克和肾脏损害。

引起滥用抗生素的原因有多方面，患者由于医学知识的欠缺或一知半解和对药品宣传广告的盲目信任，要求使用广谱的抗生素或抗生素联合用药，或直接到药房购买抗生素(从2004年7月起，在药店购买抗菌药物须凭处方)；临床医生则出于谨慎保险起见，放宽抗生素预防感染的用药范围，或直接使用二线或三线抗生素。还有一个不容回避的因素是有少数医生受个人经济利益的驱使，放弃医学原则而导致抗生素的不合理应用。当前存在的抗生素不合理应用的情况主要有以下几个方面：

1. 无指征滥用抗生素　不根据细菌培养选择相应敏感抗菌药，或选药不当，或频繁更换抗菌药，会造成抗菌药疗效不佳，甚至引起患者体内菌群失调，发生二重感染等严重后果。这不仅增加了患者经济负担，同时也造成了医院耐药菌株的生成。

不少医生使用抗生素仍以经验治疗为主。在已送检的样本中发现阳性的检出率低，除在药敏实验上培养技术的原因之外，还调查到有些是抗菌治疗开始后，或经验治疗失败后才做细菌培养，反映了临床医生抗生素使用的随意性。滥用抗生素现象存在于许多方面，门诊一些发热病人，或非感染性发热者，往往是边用抗生素治疗，边做检查。其中一些病毒性感染无抗生素使用指征，如比较常见的上呼吸道感染，除对症给药外，常使用一种或两种抗生素。事实上病毒引起上呼吸道感染占90%以上，抗生素对病毒的感染治疗是无效的，只有当病毒感染损伤了局部黏膜，致病菌入侵引起细菌感染时，才需用抗生素。

2. 对抗生素不良反应的重视程度不够　由于抗生素的种类繁多，适用范围广泛，用量较大，加之我国对抗生素的使用目前还没有制订统一的指导原则，造成应用抗生素药物潜在的不安全隐患。事实上，加强对抗生素不良反应的监测在临床上尚未引起广泛的重视。例如，氨基糖苷抗生素对革兰阴性菌，包括绿脓杆菌具有强大的抗菌活性，但是，它们具有剂量依赖性的毒性反应。调查发现，氨基糖苷类抗生素使用不当特别严重，表现在用药时间长，使用时间超过7天者占该次调查的43.1%，且有相当一部分为新生儿；使用期间，患者未作有关肾、耳毒性观察及检查，亦未在血药浓度监测下使用。由于对药品不良反应重视不够而导致不合理用药，如喹诺酮类是否对幼童、未成年人的软骨发育有损害，国内外专家看法均不一致。为了对病儿负责，在有众多抗生素可供选择时，以不使用为妥。不合理用药的处方中可以看到将洛美沙星和氧氟沙星用于3岁以下的儿童或哺乳妇女。选用抗生素治疗不仅要依据病情，同时还要注意病人的肝、肾功能及有无过敏史等。

3. 抗生素的疗程和剂量设计不规范　药物有其常用量，剂量增加时，疗效可适当提高，但毒性反应随剂量增加而加重。有的药物剂量增加，疗效并不提高。如四环素，超过机体需要量时则被排泄，用量太小特别是低于最小有效量时则达不到药物治疗的作用。

抗菌药物的使用应按疗程，稍有好转即停药或感染控制多日仍不及时停药都容易造成细菌耐药。

4. 不合理的抗生素联用　联合应用抗生素目的是为了提高疗效、降低毒性、延缓或避免抗药性的产生。临床没有明确指征者不宜联合应用抗生素，不合理的联用不仅不能增加疗效，反而降低疗效增加不良反应和产生耐药性的机会，因此要严格控制联合用药。据调查，部分医院联合使用抗生素者仍有很高比例，占62.8%，三联以上者占38.0%，同时联合使用抗生素应适当减量也未曾引起足够的重视，往往还是采取“强强联合”。

药物是把双刃剑，抗生素尤其如此。当人类大量使用抗生素杀灭细菌和病毒时，其实人类的免疫屏障也被无情地破坏了。因此，我们不可能指望发明一种抗生素把细菌和病毒全部消灭，而人类却安然无恙。1997年，美国学者皮特·布鲁克史密斯在《未来的灾难——瘟疫复活与人类生存》一书中写道：“疫苗、抗生素以及近年医疗技术的飞速发展，造成了一种我们几乎不受疾病影响的假象”。然而，几乎与此同时，许多可怕的毁灭性新型疾病正在世界各个角落出现。从突发的非典型性肺炎的疫情中，我们再一次受到启示：人类不要指望彻底消灭细菌和病毒，特别不要指望靠抗生素和病毒灵去与细菌和病毒搏斗。

在医院抗生素处方泛滥之时，很多国家正在积极寻求办法来抑制该现象。我们的邻国日本已在去年作出一引人注目的新规定，日本政府将逐步减少对抗生素及抗菌药物制剂的国民医疗费补贴(现初步定为每年减少7%～8%)。这一新措施将在遏制滥用抗生素方面产生积极的影响。因为随着政府对抗生素类药物补贴的减少，药价势必上升，最终将影响医生和病人抗生素类处方药的用量。日本政府的方法值得我们思考和借鉴。

美国有一个专门的机构负责抗生素合理使用和宣传，即美国疾病预防及控制中心(当然其职能不仅仅限于此)，除此之外还有很多民间组织参与。他们的目标很明确：减少不合理的抗生素使用，减缓细菌耐药性的传播。策略包括：开发新的方法以期改变抗生素使用；同各个团体组织之间形成紧密的合作关系，达到资源的合理运用；不断评估抗生素使用和细菌耐药性带来的影响和患者、医生使用的满意度；散发和传播教育宣传资料，引导抗生素的正确使用；资助各个洲去开展和评估自己的宣传运动；开发医学院的合理使用抗生素课程，并在学校进行试验课程；资助全国性的广告宣传活动，提倡合理正确使用抗生素。

这些措施极大地提高了公众的意识，对预防抗生素滥用起到极大的作用。而中国公众贫瘠的抗生素使用、细菌耐药性等危机意识，更是迫切需求这样宣传组织的出现。

警钟已经敲响，要想扭转当下耐药性细菌肆虐的局面，保证人类对致病菌拥有足够有效的威慑武器，必须控制抗生素滥用现象，合理、科学地使用抗生素。我们的社会、药品生产经营企业、医疗保健机构、公共卫生组织以至于我们每一个人都应该在不同的历史环境中不断地反思，不断地前行。而政府力量的引导无疑是一种理性心理的推进，也必然会在舆论以及权威领导力上促进其实质性的进展。国家食品药品监督管理局已发出通知：从 2004 年 7 月 1 日起，未列入非处方药药品目录的各种抗菌药物，包括抗生素和磺胺类、喹诺酮类、抗结核和抗真菌药物，在全国范围内所有零售药店必须凭执业医师处方才能销售。这一规定，是为了帮助人们改变自我购买、使用抗菌药物的习惯，引导公众在医生指导下使用抗菌药物，推动和促进我国抗生素的合理应用。让我们以此为契机，将抗生素的合理应用进行到底！

二、细菌耐药机制以及对策

细菌的耐药性可分为固有耐药性和获得性耐药性两种。固有耐药性是指有些细菌天生对某些抗生素具有耐药性；而原来对这些抗生素敏感的细菌可通过突变或遗传物质的转移过程，如接合、转化、转导，获得固有耐药菌质粒或染色体上携带的耐药因素，就是获得性耐药。

耐药性的产生通常是通过改变或取代那些正常情况下与抗生素结合的细胞内分子，从而消除药物的靶位点或形成代谢拮抗剂与药物争夺靶酶，也可通过以下几种途径来降低抗生素的胞内浓度：① 合成降解抗生素的酶或对其进行化学修饰，从而使药物失活或钝化；② 消除亲水性药物的膜孔通道，如革兰阳性细菌的外膜膜孔蛋白；③ 制造药物流出系统，在亲脂性药物未能结合在细胞内靶位点前就将其泵出细胞。这些药物流出系统有的对一类药物或一族药物特异性不高。但多重药物转运系统对不同化学结构和胞内靶位点特异性极高，而且可被耐药性微生物级链放大并转换其模式，使它们对药物更具威胁。根据抗生素类型的不同，其耐药机制的产生也不同，并且每种微生物均有其各自抵抗抗生素的办法。

1. 病原菌对目前常用的抗菌药物的耐药机制

(1) 对 β-内酰胺类抗生素的耐药机制：

① β-内酰胺酶的产生：质粒介导或染色体突变使细菌产生 β-内酰胺酶，通过水解和非水解方式破坏 β-内酰胺环，使抗生素失活，这是大多数致病菌对 β-内酰胺类抗生素产生耐药性的主要机制。近年报道的超广谱 β-内酰胺酶(extended-spectrum β-lactamase，ESBL)主要由肠杆菌的 β-内酰胺酶基因经过点突变编码产生，以 TEM 和 SHV 最常见，可水解头孢菌素及单酰胺类抗生素，并可引起对氨基糖苷类耐药，而对碳青霉烯类和头霉素类抗生素仍敏感。

② 膜通透性的改变：革兰阴性菌细胞外膜通透性降低，阻碍抗生素进入细菌内膜靶位，减少抗生素吸收。外膜屏障与 β-内酰胺酶具有明显的协同作用。

③ 靶位改变：包括青霉素结合蛋白(PBP)数量改变或缺失；药物与 PBP 的亲和力降低；

细菌产生缓慢结合的PBP;诱导PBP的出现。这种不依赖β-内酰胺酶而存在的对β-内酰胺类抗生素的耐药性称为内在或固有耐药性。

(2) 对氨基糖苷类抗生素的耐药机制:

① 钝化酶的作用:氨基糖苷类钝化酶,如乙酰化酶(AAC)、磷酸化酶、腺苷化酶(AAD),能将氨基糖苷类抗生素的游离氨基乙酰化,将游离羟基磷酸化、核苷化,使药物不易进入菌体内,也不易与细菌内靶位(30S亚基)结合,从而失去抑制蛋白质合成的能力。这种酶由质粒、染色体或转座子编码。

② 核糖体结构转变:编码核糖体蛋白质的基因突变导致核糖体结构改变,从而阻止细菌与抗生素的结合。

③ 细菌外膜的通透性降低:基因突变导致膜的不可渗透性而影响能量转换,从而减少氨基糖苷类抗生素的吸收,导致对大多数氨基糖苷类低浓度交叉耐药。

(3) 对氟喹诺酮类药物的耐药机制:

① DNA转旋酶的突变:基因突变引起靶酶DNA转旋酶的改变,是主要的耐药机制。变异转旋酶的表达阻止了喹诺酮和转旋酶的结合,对细菌没产生致死作用。这种DNA促旋酶的变异引起的耐药是由染色体介导的,发生在gyrA和gyrB基因的突变最普遍。

② 主动排出系统:细菌细胞膜上的一类蛋白质,在能量的支持下,可将药物选择性或非选择性地排出细胞。

(4) 对大环内酯类抗生素的耐药机制:

① 靶位改变:大环内酯耐药菌可合成甲基化酶,使位于核糖体50S亚单位的23SrRNA的腺嘌呤甲基化,导致抗生素不能与结合部位结合。因大环内酯类抗生素、林可酰胺类抗生素及链阳菌素的作用部位相仿,所以耐药菌对上述三类抗生素常同时耐药,称为MLS(macrdide lincosamide streptogramins)耐药。

② 灭活酶的产生:肠杆菌科细菌可产生红霉素酯酶或大环内酯2′-磷酸转移酶,破坏14元环大环内酯类抗生素的内酯环。

③ 主动外排系统。

(5) 对万古霉素的耐药机制:万古霉素通过结合肽聚糖亚单位乙酰基-D-丙氨基-D-丙氨酸末端,阻碍细胞质膜肽聚糖合成而抑制细菌细胞壁的合成,而细菌通过旁路渗透,使抗生素不能到达靶细胞,可导致对万古霉素潜在耐药。

(6) 对氯霉素和四环素的耐药机制:氯霉素耐药菌主要是由于质粒编码的乙酰基转移酶的作用所致。少数高度耐药菌株由于失去激活氯霉素进入通道的外膜蛋白,从而出现穿透屏障。

四环素耐药菌基因tetM编码6.8及7.5 kD的可溶性蛋白质,该蛋白质与核糖体结合,保持核糖体,从而阻止四环素对蛋白质合成的抑制作用。

2. 常见耐药菌的耐药特点及抗菌药物应用对策

(1) 革兰阳性菌

① 甲氧西林耐药性金黄色葡萄球菌和甲氧西林耐药性凝固酶阴性葡萄球菌:1998～1999年分离的葡萄球菌中甲氧西林耐药性金黄色葡萄球菌(methicillin-resistant staphylococcus aureus,MRSA)和甲氧西林耐药性凝固酶阴性葡萄球菌(methicillin-resistant coagulase negative staphylococcus,MRCNS)分离率分别为33.3%和68.1%。

耐药特点：MRSA 对所有的 β-内酰胺类抗生素（包括含酶抑制剂和碳青霉烯类）耐药，并常对氟喹诺酮类、氨基糖苷类、大环内酯类、克林霉素和四环素耐药。

用药对策：许多药敏试验及临床验证证明，MRSA 对万古霉素、去甲万古霉素、替考拉宁均敏感，体外药敏试验虽然显示利福平具有良好的抑菌率，但临床疗效不甚满意。

② 万古霉素耐药性肠球菌

耐药特点：对万古霉素耐药。

用药对策：对于 VRE 感染，目前尚无理想的药物治疗，总的原则是检测该菌对所有可获得的抗菌药的敏感度，确定何种药物有效，现倾向于联合用药。达福普汀、奎奴普丁临床研究表明其对 Van A、Van B 型万古霉素耐药性肠球菌感染有很好的疗效。

③ 青霉素耐药性肺炎链球菌

耐药特点：青霉素耐药性肺炎链球菌（penicillin- resistant streptococcus pneumoniae, PRP）某些菌株对青霉素、四环素、红霉素、氯霉素、克林霉素、利福平均耐药，具有多重耐药性。

用药对策：治疗上可选用第三代头孢菌素类、大剂量阿莫西林加上酶抑制剂。高耐药菌株常对广谱头孢菌素类（如头孢噻肟，头孢曲松）耐药，治疗上用万古霉素。对于高度耐药和多重耐药菌株所致感染的治疗，必须根据药敏结果针对性地选用对该菌具有抗菌作用的药物。大多数 PRP 对亚胺培南仍敏感，亚氨培南可作为 PRP 所致重症肺炎的经验疗法用药。新喹诺酮类药物由于其对包括 PRP 在内的革兰阳性菌的抗菌活性而被选作 PRP 感染的候选药物。

（2）革兰阴性菌

① 铜绿假单胞菌

耐药特点：铜绿假单胞菌是革兰阴性菌中分离率最高的致病菌，可引起人体所有部位的感染并且呈多重耐药性。研究发现，铜绿假单胞菌对头孢他啶、亚胺培南/西司他丁、头孢哌酮/舒巴坦、哌拉西林、阿洛西林的耐药率约为 20%；喹诺酮类药物中只有左氧氟沙星的耐药率较低(约为 25%)；头孢曲松和氨曲南耐药率高达 73%；阿米卡星较敏感，耐药率为 23.3%。

用药对策：对铜绿假单胞菌抗菌活性较强的抗菌药有头孢他啶、哌拉西林/三唑巴坦、亚胺培南/西司他丁、阿米卡星等。时军等研究发现联用左氧氟沙星、奈替米星治疗呼吸道铜绿假单胞菌感染有效率高达 88.6%，细菌清除率达 89.1%，并且不良反应发生率较低。

② 大肠埃希菌和肺炎克雷伯菌

耐药特点：大肠埃希菌和肺炎克雷伯菌是产超广谱 β-内酰胺酶（extended- spectrum β- lactamases, ESBL）最常见的细菌。ESBL 除可水解青霉素类和第一、二代头孢菌素类抗生素外，还可水解第三代头孢菌素类及单环 β-内酰胺类抗生素(如氨曲南)，但对头霉素类和碳青霉烯类抗生素无影响。携带 ESBL 基因的质粒上可同时携带氨基糖苷类和喹诺酮类等多种药物的耐药基因，故产 ESBL 细菌可同时表现出对这两类药物的耐药。

用药对策：酶抑制剂克拉维酸、舒巴坦、三唑巴坦对 ESBL 均有抑制作用，克拉维酸与三唑巴坦的活性相当，高于舒巴坦。治疗上可用头霉素类抗生素(如头孢西丁)；碳青霉烯类抗生素(如亚胺培南/西司他丁)；第四代头孢菌素类抗生素(如头孢吡肟)；大剂量 β-内酰胺类抗生素合酶抑制剂(如哌拉西林/三唑巴坦)。有人认为亚胺培南、头孢美唑是治疗产 ESBL

菌所致感染的最有效抗生素。少数大肠埃希氏菌和肺炎克雷伯氏菌也可产非诱导性 Amp Cβ-内酰胺酶。

③ 阴沟肠杆菌

耐药特点：阴沟肠杆菌是最常见的产诱导性 Amp Cβ-内酰胺酶的细菌。另外，阴沟肠杆菌还可产 ESBL（检出率为 41.82%）。产 Amp Cβ-内酰胺酶的细菌对第三代头孢菌素类合酶抑制剂、头霉素类、哌拉西林/三唑巴坦耐药，对碳青霉烯类及第四代头孢菌素类敏感，对非 β-内酰胺类药物（如环丙沙星、阿米卡星、奈替米星等）需根据药敏结果确定。

用药对策：治疗上可用碳青霉烯类（如亚胺培南）和第四代头孢菌素类（如头孢吡肟），根据药敏结果选用非 β-内酰胺类药（如环丙沙星、阿米卡星、奈替米星等）。研究表明，有 96.4%的阴沟肠杆菌对头孢吡肟敏感。现已证明硼酸类化合物对 Amp Cβ-内酰胺酶有抑制作用，从而对 β-内酰胺类抗生素有保护作用，使其对诱导性高产 Amp Cβ-内酰胺酶的细菌重新获得抗菌活性。

革兰阴性菌是医院感染的主要致病菌。近年来，革兰阳性菌医院感染有上升趋势。了解医院感染耐药菌的耐药特点，结合细菌药物敏感试验结果，合理使用抗菌药，对提高医院感染治愈率及防止细菌耐药率继续上升和新的耐药菌的产生有重要意义。

3. 克服细菌耐药性的新药开发　鉴于细菌耐药问题对人类健康造成的威胁，研制开发新药、新制剂，寻找对耐药菌株有效的抗生素已变得刻不容缓。克服细菌耐药性的新药开发主要有三个方面：改造现有药物，以保留其原有的对细菌靶位的作用，但避免其耐药的机制；开发辅助药物以钝化其耐药机制；应用细菌基因功能学，以发现作用于新靶位的新抗生素。

（1）现有药物的改造和新发展：治疗 MRSA 感染的新药有：① Eli lilly 公司曾报道的万古霉素衍生物去甲万古霉素、壁霉素（ticolanin），此类药的杀菌作用有时间依赖性，维持血药浓度在 MIC 以上，时间越长越好；② 脂糖肽类有 ramoplanin；③ 脂肽类有 daptamycin。它们的抗菌作用较万古霉素强。

氨基糖苷类其作用仅次于万古霉素，如 arbekin，其杀菌作用依赖浓度及后效应（PAE），所以一日量一次静滴疗效更好。

β-内酰胺类如亚胺培南系碳青霉素类（carbapcncmcs）与西司他丁（cilastatin）制成复合制剂泰能（tienam），高效广谱耐酶，对 MRSA 有效且不诱生 PBP_2。

新的喹诺酮类药物中最有前途的是克林沙星和曲伐沙星，它们对革兰阳性球菌和厌氧菌的活性比环丙沙星强。

克拉霉素的衍生物称为酮内脂类（ketolide），研究显示其为有希望的新大环内酯类抗生素，它们对红霉素耐药性金葡球菌和肺炎链球菌有很好的活性。

（2）依据细菌耐药性生化机制开发辅助药物和新药

① 耐酶抗生素的类似物：酶致抗生素失活是细菌对 β-内酰胺类、氯霉素、氨基糖苷类、大环内酯类抗生素产生耐药性的重要机制。针对这一问题，研制了对酶稳定的异恶唑青霉素、亚胺培南、美罗培南及阿米卡星等。

② 抑制使抗生素失活的酶：使抗生素免受酶致失活的抑制剂与抗生素合用，能保护抗生素不被降解。比较典型的例子是 β-内酰胺酶抑制剂克拉维酸，它与许多 β-内酰胺酶有高度亲和力和不可逆性，可保护某些抗生素免受酶的破坏，与阿莫西林和替卡西林分别组合成的 augmentin（华药产品安灭菌）及 timentin（太门汀）非常具有商业价值。其他尚有 snlbatan、marckcted 与氨苄青霉素结合；unasyn、tagobactam、marketed 与 piperacillin 结合物（tazacin 和 zocin）等。

③ 抑制细菌清除抗生素流出泵的药物：对大环内酯类、喹诺酮类、四环素类药物的耐药菌株是通过防止抗生素蓄积的细菌泵出系统介导的。若能合成不被泵出系统识别的抗生素类似物，从而保留抗菌活性，发展这类药物无疑是有光明前途的。最近发现的 glycylcycline 为一种新的四环素衍生物，对因泵出而对四环素类产生耐药性的细菌显示抗菌活性，证实这种方法的可行性。

④ 从制剂方面改善药物的靶向性：将抗生素或抗菌药物制成适宜的剂型，如脂质体、静脉乳剂和微球等剂型，给药后可直接靶向细菌，且能黏附于细菌细胞壁而渗透入胞浆内杀死细菌。或将促渗透剂或乳化剂与抗菌药物配伍，使细菌细胞壁通透性改变，药物易渗入菌体并浓集于此，或使胞浆外流而杀菌。

（3）确定新的抗菌靶点

① 与细菌生长相关的新靶点：主要是抑制细菌生长酶的合成过程，如亮氨酸合成酶，它将同族 tRNA 转成异亮氨酸。抗生素莫匹罗星能抑制异亮氨酸腺嘌呤核苷酸的形成，导致 tRNA 系统衰竭。

② 与细菌感染相关的新靶点：将在感染中起作用的基因产物作为新抗生素发挥作用的靶点。可凭借已知的致病机制发现新的抗生素。如铁的吸收作用在一些情况下是病原菌在体内生长的必要条件，因此铁吸收抑制剂可作为抗生素发展的新目标。又如，细菌特别是革兰阳性菌致病时，表面表达的蛋白质起决定作用，而表面蛋白质黏附于宿主组织是细菌感染的重要步骤，因此可研制对黏附过程有抑制作用的抗生素而防止病原菌致病。

③ 鉴定、分析在感染中起作用的新基因：可用体内基因表达技术（IVET）区分在体内感染中选择表达的基因和可分辨体内外生长中表达的基因。用 RNA 转录方法检测在实验室培养中细菌对各种刺激产生反应并进行基因表达。

目前，耐药菌株产生的主要原因是不规则使用或滥用抗生素，WHO 已呼吁全球各国采取紧急措施，杜绝多重耐药菌株的出现和传播，包括合理使用抗生素、加强抗生素使用的管理和普及相关医疗知识。具体措施有：强化教育，加强抗生素及抗菌药物合理使用知识的普及；加强临床药学指导，严格掌握抗菌药物使用的适应证，以病原学检查，细菌培养为基础，确诊感染菌，并进一步做药敏试验，按药敏结果科学选药；正确掌握抗菌药物的应用剂量和方法，针对药物的特性和细菌的敏感性确定方法；加强对耐药菌耐药监测，密切关注细菌耐药的变迁，并试行抗菌药物的轮换使用法，避免长期大剂量使用一种或某几种抗菌药物造成的耐药。

针对目前耐药菌株在全球范围产生的广泛影响，一些国际组织和机构成立了有关微生物感染与抗生素耐药的专门网站，协调全球对抗生素耐药的监测、研究和预防等。网址和有关内容如下：

① Antimicrobial Resistance：An Ecological Perspective，report from the American Academy of Microbiology. September 27，2000；

http://www.asmusa.org/

② The Rise of Antibiotic-Resistant Infections by Ricki Lewis，Ph. D.，FDA；

http://www.fda.gov/fdac/features/795 antibio.html

③ 欧洲微生物感染耐药监测网(European Antimicrobial Resistance Surveillance System, EARSS)

http://www.earss.rivm.nl/

④ 抗生素耐药库网络(Reservoirs of Antibiotic Resistance Network,ROAR)

http://www.healthsic.tufts.edu/apus/roarhome.htm

⑤ 耐药网(Resistance Web)

http://resistanceweb.mfhs.edu/cit/index.asp

⑥ The Challenge of Antibiotic Resistance

http://www.sciam.com/1998/0398 issue/03981evy.html

第三节 抗菌药物的合理应用

抗菌药物的使用使过去许多致死性疾病得以控制,但随着抗菌药物的广泛应用,特别是滥用,也给治疗带来严重问题,如毒性反应、过敏反应、二重感染、细菌产生耐药性等。为了最大程度地发挥抗菌作用,降低毒副反应、减少细菌耐药性,必须合理用药。抗菌药合理应用有以下基本原则:

一、了解抗生素药效,针对性选用药物

1. 熟悉抗菌药物的抗菌谱和抗菌作用特点　有针对性地选用抗菌药是合理用药的首要原则,而正确的细菌学诊断是正确选用药物的基础。各种抗菌药物可对一定范围内的病原菌有抑制生长或杀灭作用,并且有最低抑菌浓度(*MIC*)和最低杀菌浓度(*MBC*),但一定是对某种或几种病原菌具有较强活性,这就是通常所说的抗菌谱与抗菌作用不同。选择应用时,应首先作病原菌学诊断,针对不同病原菌尽可能在单独选用、减少联用、避免毒性的前提下,选用相适宜的、高敏感性的药物,这是合理应用抗菌药物的首要原则。

病原菌并不是对所有抗生素都敏感,也不是对较适宜的某一类抗菌药物中所有药物都具有相同的敏感性,即使是“广谱”抗菌药物也同样是具有此特性,切不可将“广谱”定义为“万能”。如“广谱半合成青霉素”中的氨基青霉素,如氨苄西林对绿脓杆菌无效;羧基青霉素中的羧苄西林钠对绿脓杆菌有效,但作用不强,临床需用大剂量,每日 20～30 g 方能有效控制绿脓杆菌感染,且对革兰阳性菌的作用不及青霉素;但酰脲类青霉素如呋布西林对绿脓杆菌有强大的抗菌作用,临床只需 1/3 羧苄西林治疗量即可有效控制绿脓杆菌感染。这就说明即使是同类抗菌药物,其抗菌作用也不尽相同,要熟悉其各自的特点,针对性选药。

不同种类病原菌所致感染,抗菌药物选用不同。如考虑为社区获得性感染宜选用第一代头孢菌素、青霉素等;如考虑为医院获得性感染,则宜选用第二、第三代头孢;如考虑为ESBLs(产超广谱 β-内酰胺酶)菌感染,则首选碳青霉烯类;如认为是产 AmpC 酶的细菌感染,则首选第四代头孢菌素。当然,也可选用碳青霉烯类抗生素。又由于同种病原菌的不同菌株对药物的敏感或耐药情况也可有不同,因此一旦细菌感染的临床诊断确立,须在用抗菌药物前,尽可能早地留取血、尿、痰、脓液等标本,送细菌学检查,以明确病原。总之,抗菌谱

决定抗菌药物的应用方向，抗菌作用取决于病原菌对抗菌药物的敏感性。

表 16-1　常见病原微生物的抗菌药物选择参考表

病原微生物	主要疾病	首选药物	备选药物
革兰阳性菌金黄色葡萄球菌	疖、痈、呼吸道感染、败血症、脑膜炎、骨髓炎、心内膜炎	青霉素	复方新诺明、四环素、红霉素、庆大霉素、先锋霉素
溶血性链球菌	蜂窝组织炎、丹毒、扁桃体炎、中耳炎、呼吸道感染、猩红热、败血症	青霉素	
草绿色链菌、肠球菌	心内膜炎、败血症、泌尿道感染	青霉素＋链霉素	氨苄青霉素＋链霉素，或红霉素＋四环素
肺炎链球菌(肺炎球菌)	大叶性肺炎、脑膜炎	青霉素	四环素、红霉素、先锋霉素
白喉杆菌	白喉或带菌者	青霉素＋白喉抗毒素	四环素或大环内酯类抗生素＋白喉抗毒素
破伤风杆菌	破伤风	青霉素＋破伤风抗毒	四环素或氯霉素＋破伤风抗毒素
炭疽杆菌	炭疽病、皮肤、内脏感染	青霉素	氯霉素、四环素、甲硝哒嗪、林可霉素
产气荚膜杆菌	气性坏疽、败血症	青霉素	四环素、氨苄青霉素
革兰阴性菌脑膜炎双球菌	流行性脑膜炎、败血症	磺胺嘧啶、青霉素	红霉素、四环素
淋球菌	淋病	青霉素、氨苄青霉素	吡哌酸、氯霉素、第一代头孢菌素
肺炎杆菌	肺炎、泌尿道感染	增效磺胺、四环素、庆大霉素	四环素、卡那霉素、氨苄青霉素
流感杆菌	肺炎、脑膜炎、中耳炎	氯霉素、链霉素、复方新诺明	氨苄或羟 氨苄青霉素、第三代头孢菌素
伤寒杆菌	伤寒、副伤寒	氯霉素、增效磺胺	吡哌酸、氯霉素、丁胺卡那霉素、羧苄青霉素、第三代头孢菌素
百日咳杆菌	百日咳	大环内酯类抗生素	增效磺胺、氨苄青霉素、口服头孢菌素
大肠杆菌	泌尿道感染、胆道感染、呼吸道感染、败血症	增效磺胺、四环素、庆大霉素、第一代头孢菌素	氯霉素、吡哌酸、氯霉素、丁胺卡那霉素、羧苄青霉素、第二代或第三代头孢菌素
痢疾杆菌	细菌性痢疾	呋喃唑酮、吡哌酸	增效磺胺、四环素、氯霉素、氨苄青霉素
变形杆菌	泌尿道感染、胆道感染、败血症	增效磺胺、吡哌酸、四环素、庆大霉素	氯霉素、妥布霉素、丁胺卡那霉素、羧苄青霉素
绿脓杆菌	烧伤及创伤感染、败血症，小儿肠炎、腹泻、继发性化脓感染	庆大霉素	羧苄青霉素＋丁胺卡那霉素、氧嗪青霉素＋庆大霉素，庆大霉素，第三代头孢菌素、多粘菌素

续表 16-1

病原微生物	主要疾病	首选药物	备选药物
军团菌	军团病	大环内酯类抗生素	大环内酯类抗生素＋利福平
鼠疫杆菌	鼠疫	链霉素、磺胺嘧啶	四环素、氯霉素、庆大霉素、丁胺卡那霉素、第三代头孢菌素
霍乱弧菌、副霍乱弧菌	霍乱、副霍乱	吡哌酸、四环素、复方氯化钠注射液	增效磺胺、氯霉素
耐酸性菌结核杆菌	各种结核病	异烟肼、链霉素	对氨基水杨酸钠、乙硫异菸胺、丙硫异菸胺
麻风杆菌	麻风病	氨苯砜、氨苯砜＋利福平	二乙酰氨苯砜、乙硫异菸胺、丙硫异菸胺
真菌	深部真菌病、阴道及肠道真菌病、皮肤指甲真菌病	二性霉素、制霉菌素	灰黄霉素、克霉唑、球红霉素
螺旋体	钩端回归热	青霉素	四环素、红霉素
立克次体	斑疹伤寒、恙虫病	四环素、氯霉素	红霉素
衣原体	沙眼、淋巴肉芽肿	磺胺、氯霉素	四环素类

2. 根据抗生素药动学和药效学特点制订合理给药方案

(1) 抗菌作用与血药浓度或作用时间的相关性：抗菌药物在体内要发挥抑菌作用或杀菌作用，必须在靶组织、靶器官内达到有效的浓度，并维持一定的时间，因此，药物剂量、间隔时间及疗程均应适当。以往对药物给药方案设计的研究中，将药动学(PK)与药效学(PD)分割看待，常以药效学参数 *MIC*、*MBC* 等为指导。上述参数虽能在一定程度上反映抗菌药物的抗菌活性，但由于其测定方法是将细菌置于固定的抗菌药物浓度中测得的，而体内抗菌药物浓度是一个连续变化的状态，因此不能体现抗菌药物在体内杀菌的动态过程。而抗菌药物 PK/PD 的研究结合了 PK 与 PD 的研究方法，旨在研究某一给药剂量的时间—浓度—效应过程，此法要更合理一些。在抗菌药物 PK/PD 研究中，根据抗菌药物的抗菌作用与血药浓度或作用时间的相关性，大致可将其分为两类：

① 浓度依赖性抗菌药物：包括氨基苷类、氟喹诺酮类、酮内酯类、两性霉素 B 等。浓度依赖性抗菌药物具有以下特点：抑菌活性随着抗菌药物的浓度升高而增强，当血药峰浓度(Cmax)大于致病菌 *MIC* 的 8～10 倍时，抑菌活性最强；有较显著的 PAE。其对致病菌的杀菌作用取决于峰浓度，而与作用时间关系不密切，可以通过提高最大药物浓度来提高临床疗效，但不能超过最低毒性剂量，对于治疗窗比较窄的氨基糖苷类药物尤其应注意。

用于评价浓度性药物杀菌作用 PK/PD 的参数主要有药-时曲线下面积(*AUC*)/*MIC* 和 Cmax/*MIC*。研究发现 Cmax/*MIC* 比值维持在 8～10 倍，可达到最大杀菌率。对于浓度依赖性抗菌药物，提高其 Cmax 或药-时曲线下面积(*AUC*)与 *MIC* 的比值，可获得较高的临床疗效和细菌清除率，在日剂量不变的情况下，单次给药可以获得较一日多次给药更大得 Cmax，使 Cmax/*MIC* 比值增大，从而明显提高抗菌活性和临床疗效。如：氨基糖苷类药物的半衰期为 2～3 小时，每 2 小时投药即达到最大药效动力学特征和获得至少 8～10 倍的峰浓度/*MIC* 比值可能是困难的；而且氨基苷类的不良反应多，但对临床分离菌有较高的

PAE。鉴于这些理由，建议以充分的每日剂量，每日 1 次给药来提高氨基糖苷类的峰浓度。每日 1 次的剂量也有潜在的降低与使用这些药物相关的肾毒性和耳毒性的作用。由于氨基糖苷与肾脏细胞刷状缘的结合呈饱和动力学，故以低的维持浓度要比高的、间歇的浓度更易于摄取，从而增加肾毒性。在需做肾切除患者的研究中证明，相同总量每日 1 次给药可使肾皮质中氨基糖甙类的浓度明显低于持续输注或每日 3 次或 1 次给药者。氟喹诺酮类抗菌药物同为浓度依赖性药物，可以通过提高 Cmax 和 *AUC*/*MIC* 提高临床疗效，但不能超过最低毒性剂量，给药间隔时间可参考半衰期、抗生素后效应（PAE）、Cmax/*MIC* 和 *AUC*/*MIC*，多数为日剂量 1～2 次给药。当治疗肺炎链球菌感染的病人时 *AUC*/*MIC* 至少应为 25～35，而当治疗革兰阴性菌感染时 *AUC*/*MIC* 则应大于 125，或 Cmax/*MIC* 大于 8，能获得良好疗效并减少耐药菌的产生。

② 时间依赖性抗菌药物：其一般特点是：a. 当血药浓度超过对致病菌的 *MIC* 以后，其抑菌作用并不随浓度的升高而有显著的增强，而是与抗菌药物血药浓度超过 *MIC* 的时间密切相关。一般 24 小时内，血药浓度高于 *MIC* 的时间应维持在 50%～ 60%以上；b. 仅有一定的 PAE 或没有 PAE。有的学者还将时间依赖性抗菌药物细分为两个亚类，即：几乎无 PAE 的时间依赖性抗菌药物，包括青霉素类、头孢菌素类及氨曲南；有一定 PAE 的时间依赖性抗菌药物，包括碳青霉烯类、万古霉素、林可霉素及大环内酯类。

该类的抗菌作用与同细菌接触时间密切相关，而与峰浓度关系较小，主要评价参数为大于最低抑菌浓度时间（$T_{>\mathrm{MIC}}$）和大于最低抑菌浓度药-时曲线下面积（$AUC_{>\mathrm{MIC}}$）。临床主要通过提高大于最低抑菌浓度时间来增加疗效，具体有以下策略：对血浆半衰期短的抗菌药物可小剂量多次给药。以前青霉素静脉给药时，医护人员习惯把青霉素溶解在 500～1 000 mL 的葡萄糖输液中滴注，结果因青霉素稳定性降低，时间过长，致有些患者始终未达有效治疗浓度。在药动学理论指导下，改为溶于 0.9 %氯化钠注射液 100 mL 中于 0.5～1 h 滴完，每天由一次改为 3 或 4 次，取得很好的治疗效果。青霉素静脉滴注血药浓度达峰很快，仅为 0.5 小时，而消除半衰期为 0.65～0.70 小时，经过 3～4 小时约有 90%已排泄，6 小时后血药浓度已低于 *MIC*。而细菌受到青霉素冲击后再生长只需 3～4 小时，如果 1 日 1 次静脉滴注，则细菌有 12 小时以上时间不接触药物，所以应每日 2～4 次静注160～400 万单位，使其充分发挥作用，同时也避免一次大剂量给药带来的严重不良反应。

（2）药物的吸收、分布等特性：透过血脑屏障性能好的药物可用于中枢感染；氨基苷类、大环内酯类等不易通过血脑屏障，只宜用于中枢以外的感染；尿液中浓度高的抗生素对于敏感细菌所致的尿路感染，只要用低剂量就有效。各种抗菌药物的药代动力学特性作如下归纳：

① 易穿透血-脑屏障的药物有：磺胺、青霉素类（炎症时）、头孢孟多、头孢呋辛、氨曲南、林克霉素、磷霉素、万古霉素、氯霉素等；

② 易穿透细胞膜的有：异烟肼；

③ 骨组织浓度高的有：（氯）克林霉素、头孢孟多；

④ 胃肠道中浓度高的有：萘啶青霉素、氨基糖苷类；

⑤ 肝脏及胆汁中浓度高的有：哌拉西林、菌必治、头孢哌酮、益保世灵、头孢吡胺、洁霉素、吡哌酸；

⑥ 泌尿生殖道浓度高的有：匹氨西林、哌拉西林、头孢氨苄、头孢呋辛、头孢西丁、头孢

美唑、头孢孟多、菌必治、头孢噻肟、泰能、氨曲南、氨基糖苷类、磷霉素、万古霉素、大观霉素、吡哌酸、复方新诺明、呋喃妥因等。

(3) 了解抗菌药物的相互作用:抗菌药物因使用范围广而易与其他药物发生相互作用,导致显著的临床不良反应发生。

① 大环内酯类药物:本类药物主要有红霉素,克拉霉素和阿奇霉素等。据报道,含14元内酯环的老药比新开发的含16元内酯环的新药更易发生相互作用。

最常见的是大环内酯类药物对细胞色素P450酶系(CYP)的作用。由于克拉霉素和红霉素均可由CYP3A氧化,还可能通过非活性的酶及其代谢产物的形成而使酶受抑,导致由该酶参与的药物代谢减缓。这类药物可能干扰肠道菌群,进而影响局部药物代谢,发生药物间的相互作用。

可与大环内酯类药物发生相互作用的药物有:抗心律失常药物,环孢素,抗凝剂,麦角胺,阿司咪唑,他克莫司,卡马西平,特非那定,抗精神病药物,茶碱和西沙必利。

② 四环素类药物:本类药物为广谱抗菌药物,目前因耐药性增加而应用减少,但仍可用于某些特殊病例如衣原体感染的治疗。常用的有:地美环素、多西环素、赖甲环素、米诺环素、土霉素和四环素。

本类药物典型的相互作用机制为其可与金属阳离子形成吸收性弱的螯合物。使用含铝、铋、钙或镁的抗酸剂可显著降低本类药物的吸收及疗效。抗酸剂还可能通过改变胃内pH值而减少本品的吸收,如碳酸氢钠、铁剂、乳剂和奶制品也可与本类药物形成螯合物。与本类其他药物相比,多西环素与米诺环素相互作用的发生率较低。

本类药物可致凝血酶不足而出血,因此,很少与口服抗凝剂合用。本类药物与维A酸类药物合用时,可增加良性颅内高压的发生几率。

③ 喹诺酮类药物:本类药物主要有:西诺沙星、环丙沙星、格帕沙星、左氧氟沙星、萘啶酸、诺氟沙星和氧氟沙星。最近10年来临床应用很广,可用于呼吸系统,泌尿系统、胃肠道和性传染疾病。

本类药物主要由于可影响药物的吸收和肝脏酶系的作用而引起药物间相互作用。多价阳离子如镁、铝、铁及硫糖铝和其他药物均可降低本类药物的口服生物利用度,降低程度与所服用的阳离子药物的剂量及用药时间等有关,主要是由于在胃肠道中形成不溶性药物-阳离子的化合物而引起。本类药物中部分可降低同服药物如茶碱和咖啡因的肝脏代谢,系由CYP2A酶抑制引起,但各种药物的抑制程度不同,如环丙沙星比诺氟沙星对茶碱的抑制作用更强,而氧氟沙星和左氧氟沙星的作用最弱,这是由于各种药物间的结构差异所致。

可与本类药物发生相互作用的药物主要有抗凝剂,非甾体类抗炎药NSAIDS,抗酸剂,硫糖铝,环孢素,茶碱和铁。

④ 利福平类药物:利福平是P450酶系(特别是CYP3A)的诱导剂,则此可引发多种药物间的相互作用。经这种酶代谢的药物与本类药物合用时,可使前者的血药浓度降低,疗效减弱。

可与本类药物发生相互作用的药物主要有:抗心律失常药物,环孢素,抗凝剂,雌激素,抗真菌药物,苯妥英,抗病毒药物,孕激素,钙拮抗剂,磺酰脲类药物,皮质激素和他克莫司。

⑤ 青霉素类和头孢菌素类药物:这两类药物虽然使用较广,但发生的相互作用较弱。部分青霉素类药物可增加华法林和其他口服抗凝药物的抗凝作用,可能是因青霉素对凝血

系统的作用所致，而某些青霉素类药物在极少数病例中出现不同的作用。某些头孢菌素类药物可致出血，特别是在与华法林合用时，可能与其拮抗维生素 K 的作用有关。某些广谱青霉素类药物可使口服避孕药失败。甲氨蝶呤与青霉素合用时，可增加前者的毒性，这是两药竞争肾小管分泌所致。有时在治疗牛皮癣和类风湿性关节炎时，即使低剂量使用也可引起死亡。

二、针对患者的生理病理情况而合理用药

除了根据致病菌的种类与感染的部位选用抗菌药外，同时还应考虑患者的个体差异。患者的病理、生理及免疫状况可影响药物的作用，对不同的患者使用抗菌药品种、剂量、疗程均应有所不同。不同人群重要脏器的生理与病理状况不同，抗菌药在体内的吸收、分布、代谢与排泄过程也不同，在选用时应予重视。特别是特殊人群的细菌感染用药，尤其需要引起重视。

1. 妊娠期和哺乳期患者抗菌药物的选择　妊娠是人体特殊生理时期，选择抗菌药物应考虑药物对胎儿的影响、妊娠期妇女药代动力学变化等因素，选择其风险/效果之比最小的药物。哺乳期使用抗菌药物时应选择安全的药物，调整用药与哺乳时间，如哺乳结束后立即用药，或在婴儿较长睡眠前用药，可使婴儿可能接触药物的量降至最低。

(1) 妊娠期禁用的抗菌药物：包括有致畸或明显毒性的药物。

① 四环素类，该类药物易透过胎盘屏障进入胎儿体内各组织，沉积于胎儿全身骨骼，使骨骼发育延迟、正在形成的乳牙黄染、牙釉质发育不全和乳齿形成异常。

② 磺胺类，该类药物可与胆红素竞争蛋白结合位点，引起新生儿黄疸，因此妊娠后期不宜用该类药物。

③ TMP 和乙胺嘧啶，此两种药物可抑制叶酸代谢，并有致畸可能，妊娠早期禁用。

④ 氯霉素，该药可迅速透入胎盘，在胎儿体内很快达到药峰浓度，会造成造血系统毒性，以及有引起早产儿、新生儿灰婴综合征的可能，妊娠后期禁用。

⑤ 甲硝唑，对动物有致突变作用，妊娠早期禁用。

⑥ 利福平，对小鼠有致畸作用，妊娠早期禁用。

⑦ 金刚烷胺、碘苷、阿糖腺苷、金刚烷胺有致畸作用，妊娠早期禁用；碘苷、阿糖腺苷有致突变作用，妊娠期间禁用。

(2) 妊娠期应避免使用的药物：包括对母婴有一定毒性的药物。

① 氨基糖苷类抗生素，有致胎儿听神经损伤的可能，以致出生后发展为先天性聋哑，对母体也有耳肾毒性，应避免使用。

② 万古霉素，耳肾毒性明显，应避免使用，但如有绝对指征又无替代药物时，则可在血药浓度监测情况下调整剂量，谨慎应用。

③ 喹诺酮类药物，由于影响蛋白合成，损害软骨，应避免使用。

④ 异烟肼，易透过胎盘屏障，干扰维生素 B_6 的代谢，引起中枢神经系统损坏，妊娠期间应避免使用，有指征时加用维生素 B_6。

⑤ 氟胞嘧啶，对动物有致畸作用，应慎用。

⑥ 呋喃妥因，可致溶血反应，应避免使用。

(3) 妊娠期可选用的药物：此类药物毒性低，或对胎儿无明显影响，也无致畸作用，包括：

① 青霉素类、头孢菌素类及其他β-内酰胺类(除酯化物)。

② 大环内酯类(除酯化物),如红霉素碱、麦迪霉素等。

③ 磷霉素。

④ 林可霉素和克林霉素慎用。

孕妇应用在乳汁中浓度高、且对乳儿有影响的品种时,应暂停授乳。青霉素类与头孢菌素类在乳汁中浓度低,对乳儿安全,故仍可授乳。

2. 新生儿患者抗菌药物的选择　新生儿生理病理变化迅速,选用抗菌药物时应考虑新生儿抗菌药物药代动力学特点,如肝脏代谢功能、肾脏排泄功能尚未发育完全、药物表观分布容积与成人的差异等,以及抗菌药物对新生儿生长发育的影响等。新生儿应用抗菌药需按体重计算剂量,按日龄调整。选用抗菌药物时应注意以下几点：

(1) 最安全的药物为β-内酰胺类。

(2) 应避免肌注给药。

(3) 新生儿因肝药酶发育不全,肾排泄能力不完备,一些毒性大的抗菌药物,如主要经肝代谢的氯霉素、磺胺类;主要自肾排泄的氨基糖苷类、万古霉素、多黏菌素类、四环素类,均应尽量避免使用。

3. 老年患者抗菌药物的选择　老年人器官功能退化,免疫力下降,使用抗菌药物应根据感染程度、细菌培养和药敏试验结果以及药品不良反应等具体情况,结合老年人的生理特点合理使用,尽量使用不良反应小的杀菌药物,剂量比成年人为低,可按肾功能减退程度调整。应重视全身综合治疗,纠正水、电解质紊乱,注视药物不良反应,以达到安全、有效用药的目的。

老年人易于感染,致病菌以革兰阴性杆菌为多,其次为葡萄球菌、肺炎球菌、肠球菌等革兰阳性菌及真菌。其中以呼吸道感染最为常见,另有尿路感染、胆道感染和血源感染。选用抗菌药物应注意以下几点：

(1) 避免应用毒性明显的药物,如氨基糖苷类,其在体内清除与肾功能呈平行关系,肾功能随年龄增长的减退致使药物在体内积聚,儿肾毒性发生率增高;万古霉素,由于其治疗范围窄,并具明显耳肾毒性,主要经肾排泄,应用时也应注意。

(2) 常减量应用β-内酰胺类抗菌药物。

(3) 宜选用杀菌剂,由于免疫功能降低和组织器官退化,病灶内细菌的清除更有赖于抗菌药物的杀菌作用。

4. 肾功能不全者抗菌药物的选择　肾功能减退患者选择抗菌药物时除考虑抗感染治疗的一般原则外,还应考虑患者肾功能损害程度,抗菌药物对肾脏毒性的大小,肾功能损害对抗菌药物药代动力学的影响,血液透析、血液滤过及腹膜透析对药物清除的影响等。肾功能不全时,主要经肾排泄的抗菌药物排泄量下降,可导致蓄积中毒。可根据血清尿素氮、血清肌酐、肌酐清除率,调整药物剂量和给药次数。肾功能轻、中和重度减退的给药量分别为正常剂量的2/3～1/2,1/2～1/5和1/5～1/10。

(1) 肾功能减退时不宜或尽量避免使用的药物有:四环素类(除多西环素)、呋喃类和萘啶酸等。四环素土霉素的应用可加重氮质血症;呋喃类和萘啶酸可在体内明显聚积,产生神经系统的毒性反应,故不易应用。

(2) 必须酌情减量的药物有：氨基苷类、羧苄西林、多黏菌素类、万古霉素、磺胺药等。此类药物均有明显肾毒性，并主要经肾排泄。

(3) 需略加调整药物剂量的包括青霉素类和头孢菌素类的大多品种。此类药物无明显或仅有轻微肾毒性，但由于排泄途径主要为肾脏，肾功能减退时也需适当调整药物剂量。

(4) 肾功能不全者宜选用主要经肝、胆系统排泄，或虽然以肾排泄为主、却无明显肾毒性或在体内代谢率高的品种，如大环内酯类、利福平、β-内酰胺类、多西环素、磷霉素等。

5. 肝功能不全者抗菌药物的选择　肝脏是大部分药物代谢器官，肝功能不全患者选用抗菌药物时应考虑使用此类抗菌药物发生毒性反应的可能性，肝功能减退对该类药物药代动力学的影响等。肝功能减退时，对药物的代谢灭活能力下降，导致血药浓度增高，毒性增加。

肝功能不全时抗菌药物的选择分以下几种情况：

(1) 药物主要由肝脏清除，肝功能减退时清除明显减少，但并无明显毒性反应发生，仍可应用或减量给药的包括大环内酯类(除酯化红霉素)、林可霉素等。

(2) 主要经肝或由相当量药物经肝清除，肝功能减退时导致清除减少，导致毒性反应发生，此类药物在肝功能不全时宜避免使用。此类药物包括红霉素酯化物、利福平、四环素类、氯霉素、氨苄西林酯化物、异烟肼、两性霉素 B、磺胺类、酮康唑、咪康唑等。

(3) 药物经肝、肾两途径清除，肝功能减退时血药浓度升高，如同时有肾功能减退，则血药浓度升高尤为明显。严重肝功能减退时须减量使用。属此类者有酰脲基类青霉素中的美洛西林、哌拉西林、阿洛西林。严重肝功能减退时阿洛西林须减量 50%。此外头孢哌酮、头孢曲松、头孢噻肟、头孢噻吩等亦为经肝肾排泄的药物，严重肝功能减退时，尤其是肝肾功能均减退时须减量使用。

(4) 药物主要由肾脏清除，肝功能减退时不需调整剂量。此类药物包括氨基糖苷类、青霉素、头孢唑啉、头孢他啶、万古霉素类、多黏菌素类等。

6. 免疫缺陷者抗菌药物的选择　免疫缺陷者易致感染，病源可能是常见病原菌，也可能是对正常人不致病或致病力微弱的条件致病菌，耐药率高，如卡他摩拉菌、军团菌属、李司忒菌属、奴卡菌属、真菌、弓形虫和卡氏肺孢子种等，多数为混合感染，病情发展迅速，易致全身感染。在病原体培养未获阳性结果前，应根据患者原发病、感染部位、分泌物涂片结合临床症状，推断为阳性球菌或阴性杆菌感染，使用广谱、高效低毒的抗菌药物治疗；因机体缺乏免疫防御能力，病原菌清除完全依靠药物，以选用杀菌剂为宜，剂量应充足，使感染组织能达到有效浓度；持续静滴更能保持血及组织有效浓度，防止因局部药物浓度下降低于有效抗菌浓度甚或消失，病原菌再度繁殖；病原明确后再予以调整，应选用高度敏感的品种，采用两种药物联合治疗，以达到协同作用。

对免疫缺陷者的抗感染，目前推荐的经验治疗方案是：静脉给药，早期应用。

① 中性粒细胞低于 500×10^6/L 或白细胞迅速减低者，阿米卡星＋哌拉西林(或头孢他啶或头孢哌酮)，对青霉素过敏者改用氨曲南＋万古霉素。

② 粒细胞减低、患者年龄在 60 岁以上，或血肌酐值在 106.08 μmol/L 以上，或有第八对脑神经损害、或合用肾毒性药物者，选用哌拉西林＋头孢他啶。

③ 粒细胞数在 500×10^6/L 以上、病情稳定者，选用阿米卡星＋苯唑西林(或氯唑西林或头孢唑啉)；或单用第三代头孢菌素或单用亚胺培南。

④ 有下列情况：弥散性肺浸润加用 SMZ - TMP；多发性肺实变加用红霉素或克拉霉素；导管感染加用万古霉素；严重腹泻或有明显腹部症状者加用甲硝唑。

三、利用临床微生物检查及药敏实验结果协助诊断调整治疗

病原检查对感染性疾病诊治有极其重要的作用。虽然临床上许多感染性疾病可以通过经验性治疗治愈，但在不同时间、不同感染、不同医疗单位，致病菌种类、构成、药物敏感性有很大差别，实际上每次常规病原检查也就是为下一次经验治疗积累经验。比如 20 世纪 50 年代，金黄色葡萄球菌对青霉素 G 十分敏感，60 年代以后产酶耐药金葡菌逐渐增多，耐酶青霉素类应运而生并广泛用于治疗金葡菌感染，70 年代以来国内耐甲氧西林葡萄球菌（MRSA）开始出现并逐渐流行，迄今，院内感染所分离的金葡菌 50%～80%为 MRSA。如果没有临床微生物检查协助进行药物选择，全凭经验治疗则常导致失败。临床医师，特别是感染科医师，掌握必要的临床微生物知识，犹如心血管医师掌握心电图分析技能之必要。

任何实验室检查方法都有其固有的敏感性与特异性，临床微生物检查更是如此，既不能盲从，也不能完全拒绝临床微生物检查结果，必须结合临床实际。阳性病原检查结果的临床价值至少可分为三类：

第一类对临床有确诊价值，包括特殊病原体与生理无菌标本中分离菌，如志贺菌、伤寒沙门菌、霍乱弧菌、结核分枝菌等，或者血、脑脊液、胸水、关节液等阳性培养；

第二类对临床仅有参考价值，须结合病人情况加以判定，如呼吸道常有多种细菌繁殖，即或阳性痰培养结果也不能肯定为致病菌，如肺炎链球菌、金葡菌、不动杆菌等；

第三类结果与临床无关，大多为污染菌，如呼吸道奈瑟菌、血培养单次表皮葡萄球菌等。

由于体外体内环境差异、细菌生长特性不同，药物敏感实验结果也应结合临床，如对青霉素耐药的肺炎链球菌感染，大剂量青霉素 G 治疗仍能取得很好疗效，对产超广谱 β-内酰胺酶肠杆菌科细菌感染治疗，是否所有三代头孢菌素均不宜使用也值得商榷，对于青霉素耐药化脓性链球菌、耐万古霉素金葡菌、对同类药物不同品种（如氟喹诺酮类）敏感性差异巨大等结果，均应审慎对待。

结合本地区本单位细菌耐药状况选用抗生素。细菌耐药情况在不同时间不同地区有很大变化，如我国周边地区（如韩国）高达 50%以上，国内耐青霉素 G 肺炎链球菌比率小于 5%，青霉素 G 仍可作为肺炎链球菌感染治疗的首选药物，但我国肺炎链球菌对大环内酯类耐药率高达 50%以上，大环内酯类不宜作为肺炎链球菌感染用药，同样我国肠杆菌科细菌产生的超广谱 β-内酰胺酶以 CTX 型为主，而欧美国家则以 SHV、TEM 型为主。

四、重视抗生素不良反应

在抗菌药物应用过程中，应注意防止不良反应的发生，如过敏性休克、剥脱性皮炎等。用药前须询问以往有无药物过敏史或其他过敏性疾病，认真做好皮肤试验（如青霉素）。用药过程中，要严密观察各种反应，并作及时处理。仅有轻度恶心、呕吐等反应，一般仍可在严密观察下继续使用；发现皮疹、发热等，即应考虑停药；如有其他严重过敏反应、神经系统毒性反应、造血系统毒性反应或肝肾毒性反应等，应立即停药，并作积极治疗。必要时，换用其他抗菌药物，继续治疗感染。

抗菌药物在临床发生的主要不良反应为过敏反应、毒性反应、特异性反应和二重感染；

此外联合用药可引起或加重不良反应。具有抗菌作用的中药制剂的不良反应也应引起临床重视。

（一）过敏反应

过敏反应是抗菌药物最常见的不良反应。引起过敏反应的主要原因是：药品中可能存在的杂质以及氧化、分解、聚合、降解产物在体内的作用；患者自身的个体差异。发生过敏反应的患者多有变态反应性疾病，少数为特异高敏体质。

1. 过敏性休克　属Ⅰ型变态反应。主要表现为烦躁不安、恐惧、衰弱、头晕、皮肤充血、多汗、血压下降、昏迷、抽搐，伴随急性肺水肿的支气管痉挛和喉部血管神经性水肿。所有的给药途径均可引起过敏性休克，如注射、口服、皮试、点眼和滴鼻等。青霉素类、氨基糖苷类、头孢菌素类、四环素类、氯霉素、林可霉素、万古霉素、磺胺类等可引起此类反应。头孢菌素类与青霉素类之间可发生交叉过敏反应。β-内酰胺类抗生素过敏性休克的发生率占所有抗生素总发生率的76.15%。其中青霉素类占67.89%。青霉素的过敏性休克多呈闪电样发作，文献报道50%出现于给药后5分钟内，10%出现于30分钟内，而另外的40%可能出现在一个小时或更长的时间以后。青霉素过敏者对头孢菌素类也存在过敏的危险。β-内酰胺类抗生素的免疫交叉反应是又一关键问题。受免疫交叉影响的β-内酰胺类药物是双环青霉素类。这类药物又发展为头孢菌素类和培南类，以后又发展出单环的单内酰胺类。有些病人对羟氨苄青霉素过敏，但可能耐受苯青霉素。链霉素的耳毒性已为临床医生所重视，也正是这一点让我们容易忽略它引起的过敏性休克，其发生率仅次于青霉素G，而且致死率比青霉素要高，应引起警惕。

为防止过敏性休克的发生，应用抗菌药物，特别是青霉素、链霉素等前必须详细询问既往史，其内容包括：① 以往用药史，是否用过青霉素类、氨基糖苷类等药物；② 应用后有无荨麻疹、瘙痒、胸闷、发热等反应；③ 对其他抗菌药物如磺胺药、解热镇痛药有无过敏；④ 个人有无变态反应性疾病，如支气管哮喘、过敏性鼻炎、湿疹等；⑤ 家属中有无上述类似病史。有对照的青霉素皮试对预测包括过敏性休克在内的变态反应有一定价值，皮试阴性仍需再次使用时重做皮试；换用另一种批号也以再做皮试为妥。鉴于过敏性休克90%于给药后30分钟内发生，故观察30分钟后才可放行。2000年版《中国药典》规定青霉素类药物使用前必须做过敏试验的药物有：青霉素钠、青霉素钾、苯唑青霉素钠、苄星青霉素、哌拉西林钠、氨苯青霉素钠、阿莫西林、氯唑西林钠。

过敏性休克必须分秒必争就地抢救，切忌远道运送。肾上腺素为首选药物，成人患者可立即肌注0.1%肾上腺素0.5～1.0 ml，病情严重者于静脉内给药。本品可重复应用，剂量同上。其他选用药物有血管活性药物、扩容剂、肾上腺皮质激素、抗组胺药物、葡糖酸钙等。喉头水肿严重引起窒息时，应及早做器官切开手术。

除青霉素类和氨基糖苷类外，磺胺药、四环素、林克霉素类、大环内酯类、氯霉素、利福平等也偶可发生过敏性休克。青霉素类与头孢菌素类之间可以发生交叉变态反应，虽发生率不高，仍应密切注意。

2. 溶血性贫血，各种血细胞减少　属于Ⅱ型变态反应。头孢菌素类的头孢噻吩、氯霉素、利福平和磺胺类可引起血小板减少；磺胺类可引起粒细胞减少；青霉素类、头孢菌素类、利福平和磺胺类可引起溶血性贫血。

3. 血清病，药物热　属于Ⅲ型变态反应。症状为给药第7～14天出现荨麻疹，血管神经性水肿，关节痛伴关节周围水肿及发热，胃肠道黏膜溃疡和肠局部坏死。青霉素类、头孢菌素类、林可霉素、链霉素磺胺类和硝基呋喃类可引起以上反应，其中应用头孢克洛后血清病样反应发生率较高。

头孢菌素类、氯霉素、红霉素、硝基呋喃类、青霉素类、链霉素、卡那霉素、磺胺类及四环素类等抗菌药物可引起药物热。

4. 接触性皮炎　属Ⅳ型变态反应。皮疹常见于手、手臂、眼睑、颈部等，表现为皮肤瘙痒、发红、丘疹、湿疹、眼睑水肿等，多见于与链霉素或青霉素经常接触 3～12 个月内发生。

5. 未分型的过敏反应

(1) 皮疹：① 荨麻疹和血管神经性水肿，可以影响到喉、胃肠道和泌尿生殖器官黏膜，青霉素类、氨基糖苷类、头孢菌素类可引起此类反应；② 日光性皮炎，在波长为 320～450 nm的光照后，皮肤出现红斑、水肿、湿疹，四环素类、林可霉素和磺胺类可引起此类反应；③ 红皮病，表现为皮肤大面积炎性损害，可由青霉素，链霉素和四环素引起；④ 固定性红斑，多见于口腔黏膜、唇缘、性器官、手指间皱襞、前臂和腹部皮肤，大环内酯类和四环素类可引起此类反应；⑤ 多形性渗出性红斑，表现为由急性发热，进而在手足、口腔黏膜及性器官发病，多由磺胺类和四环素类引起；⑥ 史蒂文斯-约翰逊综合征，即重症大疱型多型性红斑，多见于 20 岁以下男性患者，青霉素类、链霉素、磺胺类和林可霉素可引起此类反应；⑦ 莱尔病综合征，又叫毒性表皮坏死松懈症，是一种严重的过敏反应，病程有 4 个阶段：红斑期、大疱期、脱屑期和恢复期。良性病程患者，皮肤和黏膜病变可逐步修复，但十分缓慢。青霉素和磺胺类可引起此类反应。

(2) 内脏病变：① 急慢性间质性肺炎，并伴有嗜酸性粒细胞增多，这种不良反应是表现在肺和胸膜的过敏反应，硝基呋喃类和利福平等药物可引起此类反应；② 支气管哮喘、青霉素 G、头孢噻吩、多黏菌素 B 和链霉素可引起此不良反应；③ 过敏性肝炎，其临床表现为嗜酸性粒细胞增多以及出现黄疸，大环内酯类及硝基呋喃类可引起此类反应。另一种多由磺胺类引起的损害是肝实质变性损害，甚至萎缩和坏死；④ 弥漫性过敏性肾炎，青霉素、链霉素、四环素和磺胺类可引起过敏性肾损害。

（二）毒性反应

抗感染药物的毒性反应是指药物引起的生理、生化等功能异常和(或)组织、器官等的病理改变，其严重程度每随剂量增大和疗程延长而增加；其机制可为药物的化学刺激、人体细胞蛋白质合成或酶系功能受阻等，也可因宿主原有的遗传缺陷或病理状态而诱发。

毒性反应是抗菌药物所引起的各种不良反应中最常见的一种，主要表现在肾、神经系统、肝、血液、胃肠道、给药局部等方面。

1. 对神经系统的作用　青霉素 G、氨苄西林、苯唑西林、头孢噻吩、头孢唑林、四环素、萘啶酸、亚胺培南等可引起中枢神经系统毒性反应，引起一系列症状，严重者可发生癫痫样发作。

氯霉素和四环素可引起精神障碍。

氨基糖苷类、万古霉素、多黏菌素类和四环素可引起耳和前庭神经的毒性。据统计，我国聋哑儿童中，有相当数量是由于氨基糖苷类药物造成。当必须应用氨基糖苷类药物时，应进行密切的治疗监测。静脉应用庆大霉素、妥布霉素和奈替米星每天 5 mg/kg，应用 1 小时后的峰浓度应约为 5～10 mg/L，到下次应用前不能超过 2 mg/L。

链霉素、多黏菌素类、氯霉素、利福平、红霉素可对眼部造成损害，临床表现为眼部的调节适应功能障碍，发生视神经炎，甚至视神经萎缩。

新的大环内酯类药物克拉霉素可引起精神系统的不良反应，国外最近报道了克拉霉素引起17例精神病的不良反应病例，其中7例表现为谵妄。在克拉霉素的临床前及临床研究中，未发现有对神经系统的作用。随着临床大范围的使用，有关的报道已经出现，应引起临床的重视。

另有报道大环内酯类药物克拉霉素和阿奇霉素可诱导肌无力危象，其作用机制可能是减少突触前乙酰胆碱释放或加强突触后受体抑制作用。

喹诺酮类药物可引起头痛、头晕、幻觉、抽搐等中枢神经系统症状，特别是氟喹诺酮药物所引起的精神的和神经系统的不良反应。研究表明，发生这种不良反应的高危人群是大剂量用药的老年患者、有精神病史和肾功能异常者。氟喹诺酮药物对中枢神经系统的作用机制还不完全清楚，可能与有GABA生物活性物质和有单胺生物活性物质机制有关。临床表现为谵妄、类妄想狂、躁狂症、焦虑、睡眠障碍、嗜睡和昏迷。谵妄和类妄想狂症状主要表现在老年患者中，而在年轻人中的表现主要为睡眠障碍。

2. 肾脏毒性反应　抗生素的另一种严重不良反应是对肾脏的损害。其主要机制为急性毒性作用和免疫介导的急性间质性肾炎。其中氨基糖苷类的肾脏毒副作用表现最为突出，可占到全部抗生素肾损害的50%。老年人、使用剂量过高以及与其他肾毒性药物如呋塞米、多黏菌素、两性霉素B等合用时，更容易发生肾功能损害。国内有资料显示，庆大霉素的肾损害死亡率达60%。国外临床实验研究中报告的氨基糖苷类肾毒性发生率，从1%～25%不等，差异如此悬殊，可能与各国对毒性的界定、临床记录、检测方法、所用氨基糖苷类药物、用药方案等的不同有关。氨基糖苷类中奈替米星的耳肾毒性最小。可引起肾脏损害的抗菌药物还有多黏菌素类、万古霉素、磺胺类、喹诺酮类。万古霉素的肾毒性与药物的纯度有关，当药物纯度提高后，并不出现明显的肾毒性。第一代头孢菌素与强利尿剂合用会使其肾毒性增大。

3. 肝脏毒性反应　两性霉素B、林可霉素和磺胺类药物可引起中毒性肝炎；大剂量四环素引起浸润性重症肝炎；利福平可造成胆红素血症；大环内酯类和苯唑西林引起胆汁淤滞性肝炎；头孢菌素中的头孢噻吩和头孢噻啶、青霉素中的苯唑西林、羧苄西林、氨苄西林等偶可引起转氨酶升高，其机制不明。链霉素、四环素和两性霉素B可引起肝细胞型黄疸。

4. 血液系统毒性反应　氯霉素可引起再生障碍性贫血和中毒性粒细胞缺乏症；磺胺类可引起骨髓发育不全性贫血，白细胞和血小板减少；大剂量使用青霉素时，偶见凝血机制异常。第三代头孢菌素类如头孢哌酮、拉氧头孢等，由于影响肠道菌群正常合成维生素K，引起出血反应；有些品种在应用中，可能出现Coomb's试验阳性，偶见粒细胞或白细胞减少。米诺环素有引起类感染性单核细胞增多症的报告。

5. 免疫系统的毒性作用　对机体免疫系统和机制具有毒性作用的药物包括两性霉素B、头孢噻吩、氯霉素、克林霉素、四环素、硝基呋喃类、利福平和磺胺类。

6. 胃肠道毒性反应　抗菌药物对胃肠道的不良作用较常见，临床表现为恶心、呕吐、腹泻等症状。可引起胃肠道反应的药物有口服四环素类、青霉素类、头孢菌素类、大环内酯类、氯霉素、林可霉素、克林霉素和磺胺类，其中大环内酯类、氯霉素等药物即使注射给药，也可引起胃肠道反应。

7. 心脏毒性作用　抗菌药物对心脏的损害有直接和间接两种，但发生率低。直接的如两性霉素 B，可引起心肌损害，静滴过快时有导致心室颤动、心跳骤停的可能。万古霉素静滴也有引起心跳骤停的报道。青霉素大量静滴时偶可引起暂时性心电图变化，可能是冠状动脉水肿导致的心肌缺血。动物实验示氨基糖苷类可使心肌收缩力减弱，间接地损害心脏乃至电解质紊乱，如氨基糖苷类所引起的低血钾。

毒性反应的防治原则如下：

(1) 每一种抗菌药物应用后均可发生一些毒性反应，且某些是比较严重的。因此，应用任何抗菌药物前均应充分了解其可能发生的各种反应及其防治对策，这对新上市的药物尤为重要。剂量宜按生理和病理状况而确定。因药动学的个体差异较大，固有条件时应定时监测血药浓度，毒性大的抗菌药物如氨基糖苷类、万古霉素、氯霉素用于新生儿有此指征。疗程必须适当，并及时停药。在疗程中严密观察可能发生的一切反应及其预兆，并做必要的血、尿常规，血小板计数，肝肾功能检查等。

(2) 慎用毒性较强的抗菌药物如氨基糖苷类、两性霉素 B、万古霉素、多黏菌素类等，对老年人、婴幼儿、孕妇等尤宜特别注意。联用抗菌药物时应警惕协同毒性及相互作用可能发生。早产儿和新生儿以不用氯霉素为宜，必须应用时要测血药浓度。孕妇和乳妇避免用四环素类。

(3) 发生轻度毒性反应时一般可采用对症处理，中至重度毒性反应时及时减量、停药或改用毒性较低的抗菌药物，必要时可加用肾上腺皮质激素。大多数毒性反应于停药后可望迅速减轻或消失。

(4) 除少数例外，避免在鞘内、脑室内应用抗菌药物，在胸腹腔、关节腔内注入抗菌药物一般并无必要。

(5) 氨基糖苷类、氟喹诺酮类、亚胺培南-西司他丁等静滴的速度宜慢，一次给药不宜少于 1 小时。氨基糖苷类所致的神经肌肉接头阻滞可采用新斯的明静注或肌注处理，成人每次 0.125～1 mg。后两者引起的惊厥或癫痫一般在减量、停药和应用地西泮静注后可望控制。

(6) 链霉素注射后的口周及手足麻木可应用葡萄糖酸钙、氯化钙等以减轻症状；异烟肼等引起的周围神经炎可用较大量的维生素 B_6 治疗；药物引起的血小板减少及出血可考虑输血或血小板；口服抗菌药物宜采用最小适宜量以减少反应，但一般不宜与氢氧化铝制剂或牛奶同服；肌注疼痛显著者可加用局麻剂如利多卡因等；氯霉素等引起的精神症状，患者可有自杀企图，宜严加防卫。

（三）特异性反应

特异性反应是少数患者使用药物后发生与药物的药理作用完全不同的反应，其反应与患者的遗传性酶系统的缺乏有关。磺胺类、硝基呋喃类、氯霉素和两性霉素 B 进入体内后，可经红细胞膜进入红细胞，使血红蛋白转变为变性血红蛋白。对于该酶系统正常者，使用上述药物时无影响；但对于具有遗传性变性血红蛋白血症者，包括红细胞黄递酶活性降低或缺乏者，机体对上述药物的敏感性增强，即使使用小剂量药物，也可导致变性血红蛋白血症。对于红细胞 6-葡萄糖磷酸酶缺乏者或红细胞谷胱甘肽还原酶缺乏者，在使用磺胺类、硝基呋喃类、氯霉素、两性霉素 B、喹诺酮类药物时，可发生变性血红蛋白血症并伴有大量溶血。危象发生于治疗后第 2～3 天，临床表现为剧烈头痛、腹痛和腰痛，全身衰弱无力，明显的呼吸困难，体温升高，顽固性呕吐，无尿，皮肤呈橄榄黄色，此时表明变性血红蛋白血症和高胆红素血症加重。

（四）二重感染

二重感染也称菌群交替症，是抗菌药物应用过程中出现的新感染。在正常情况下，人体的口腔、呼吸道、肠道、生殖系统等处都有细菌寄生繁殖，这些细菌多数为条件致病菌，少数属致病菌或纯寄生菌。寄殖菌群在相互拮抗制约下维持平衡状态。当较长期应用广谱抗菌药物后，敏感菌群受到抑制而未被抑制者乘机大量繁殖。此外，原发疾病严重、大手术、应用肾上腺皮质激素和抗代谢药物等均可损害人体的免疫功能，也为细菌入侵和继发感染创造有利条件。在肠道、呼吸道等部位未被抑制的细菌及外来细菌均可乘虚而入，导致二重感染。

二重感染的致病菌主要有革兰阴性杆菌、真菌、葡萄球菌属等，所引起的感染有口腔及消化道感染、肺部感染、尿路感染、败血症等。发生率为2%～3%，一般出现于用药后3周内，多见于长期应用广谱抗菌药物者、婴儿、老年人、有严重原发病者（如恶心肿瘤、白血病、糖尿病、肝硬化等）及进行腹部大手术者。二重感染在临床症状有消化道感染，肠炎，肺炎，尿路感染和败血症等。

（五）抗菌药物与其他药物合用时引发或加重的不良反应

1. 与心血管药物合用　大剂量喹诺酮类药物与β受体阻滞剂合用时，可引起后者血药浓度升高。原因是大剂量喹诺酮药物对肝细胞色素P450酶系统具有抑制作用，β受体阻滞剂在体内的代谢主要是由肝细胞色素P450酶代谢。目前该酶已知的亚型有CYP2D6和CYP1A2，催化α羟基化反应和β脱烷基化反应。当肝细胞色素P450酶受到抑制时，β受体阻滞剂代谢受到影响，引起血药浓度升高，引发不良反应。红霉素和四环素能抑制地高辛的代谢，合用时可引起后者血药浓度明显升高，发生地高辛中毒。

2. 与抗凝药物合用　头孢菌素类、氯霉素可抑制香豆素抗凝药在肝脏的代谢，使后者半衰期延长，作用增强，凝血时间延长。红霉素可使华法林作用增强，凝血时间延长。磺胺类药物可增强香豆素抗凝药的抗凝作用，原因是前者可将后者从血浆蛋白结合部位置换出来，使后者血中游离浓度增高，作用增强。四环素类可影响肠道菌群合成维生素K，从而增强抗凝药的作用。

3. 与茶碱类药物合用　大剂量喹诺酮类药物与茶碱类药物合用时，可引起茶碱血药浓度升高，原因是喹诺酮类药物对肝细胞色素P450酶系统的抑制作用，同时也影响了茶碱类药物的代谢，使后者半衰期延长，血药浓度升高。大环内酯类药物也可抑制肝细胞色素P450酶系统，使茶碱血药浓度增加。红霉素与茶碱合用时，茶碱血药浓度可增加约40%；而茶碱可影响红霉素的吸收，使红霉素的峰浓度降低。交沙霉素和罗红霉素与茶碱无明显作用。

4. 与降糖药合用　氯霉素与甲苯磺丁脲及氯磺丙脲合用时，可抑制后者的代谢，使半衰期延长，血药浓度增加，作用增强，可导致急性低血糖。抗结核药利福平是强肝药酶诱导剂，与甲苯磺丁脲和氯磺丙脲合用时，可加速后者的代谢，使血药浓度降低，降糖作用减弱。磺胺类药物与磺酰脲类降糖药合用时，可影响后者的代谢，使半衰期延长，作用增强，可引起急性低血糖。

5. 与利尿剂合用　氨基糖苷类药物庆大霉素与呋喃苯胺酸合用时，有引起耳肾毒性增加的报道。头孢噻啶与呋塞咪合用可增加肾毒性，原因可能是前者的清除率降低。环孢菌素与甘露醇合用时，可引起严重的肾坏死性改变，停用甘露醇后，移植肾的功能可得到恢复。

6. 与其他药物合用　喹诺酮类药物、红霉素、四环素、利福平、异烟肼、甲氧苄胺嘧啶和酮康唑与制酸剂合用时，可使抗菌药物的吸收降低。大环内酯类红霉素与卡马西平合用时，可引起卡马西平中毒症状。

（六）具有抗菌作用的中药制剂的不良反应

目前，临床常用的具有抗菌作用的中药制剂较多，如清开灵注射液、鱼腥草注射液、穿琥宁注射液、双黄连注射液等。在使用过程中，可发生一些不良反应，有些是严重不良反应，如双黄连注射液可引起过敏性紫癜，清开灵和板蓝根注射液可引起过敏性休克。临床上还有清开灵注射液致过敏性反应引起喉头水肿的报道。因此，在临床应用这类中药制剂过程中，应密切监测病人的反应，保证用药安全。

五、在用药上主张及时、足量、适当疗程

对较轻和较局限的感染，一般可用口服或肌内注射法给药。但对严重的感染，能静脉应用的抗菌药物应从静脉途径给药。一般来说，除个别的抗菌药物外，分次静脉注射给药的方法较好，与静脉滴注相比，它产生的血清内和组织液内的药物浓度较高。

常用剂量在血清内可产生超过敏感细菌的敏感度数倍至十数倍的抗菌药物浓度，能满足一般的治疗要求，故通常不需应用过大的剂量来治疗外科感染，以免造成浪费或增加副作用发生的机会。

关于停药时间，一般抗生素用至体温正常、症状消退后 3～5 天。遇下列疾病时就应适当延长使用时间：金葡菌肺炎、脓毒血症一般用 4～6 周，肺脓疡一般用 8～12 周，伤寒一般用 2～3 周，急性骨髓炎则须在感染控制后 3～4 周才能停药，结核病一般用药一年左右。

六、抗菌药物的预防应用仅限于少数情况，应严格掌握适应证

预防性应用抗菌药物应有一定的适应证，随便应用并不能减少感染的发生，有时反有促进耐药菌株生长和导致二重感染的危险，甚至掩盖症状和延误诊断及治疗的时机。预防性应用抗菌药物的主要适应证是：① 严重创伤、开放性骨折、火器伤、腹内空腔脏器破裂、有严重污染和软组织破坏的创伤等。② 大面积烧伤。③ 结肠手术前肠道准备。④ 急症手术病人的身体其他部位有化脓性感染。⑤ 营养不良、全身情况差或接受激素、抗癌药物等的病人需作手术治疗时。⑥ 进行人造物留置手术。⑦ 有心脏瓣膜病或已植有人工心脏瓣膜者，因病需做手术时。

如拟应用抗菌药物来预防手术后感染时，一般应在术前和术中给予抗菌药物各一次，术后继续用 1～2 日。因为术前和术中应用抗菌药物后，在手术过程中病人血内便能始终保有一定的抗菌药物浓度，可防止术后感染的发生；还可避免术后长期应用抗感染药物可能发生的一些副作用和不良结果，如二重感染等。术后才应用抗感染药物对预防感染的效果较差。

七、其他

感冒、上呼吸道感染等病毒性疾病，发热原因不明者（除病情严重并怀疑为细菌感染外）不宜用抗菌药，以免临床症状不典型和病原菌不易被检出，延误正确诊断与治疗；应尽量避

免局部应用抗菌药,因其易发生过敏反应和产生耐药菌,联合用药必须谨慎掌握指征,权衡利弊。

第四节　抗菌药物的联合应用

抗菌药物联合用药的目的是发挥抗菌药的协同作用,以增强疗效,延迟或减少耐药菌的出现;对混合感染或不能作细菌学诊断的患者,联合用药可以扩大抗菌范围;联合用药可减低每个药物的剂量,减少毒副反应等,以保证用药有效和安全。以下就抗菌药物的联合应用予以分析讨论。

一、联合用药的指征

当涉及以下任一问题时,均可采用联合用药:

1. 病因未明而又危及生命的严重感染　可采用扩大抗菌谱的经验方法,例如对病因尚不清楚的脓毒血症,首先联合应用抗葡萄球菌药物和革兰阴性菌的药物,控制重症感染。一旦有了细菌培养结果,停用不必要的抗菌药物;

2. 混合感染　典型的混合感染常涉及需氧菌和厌氧菌共同侵犯。可采用氨基苷类或第三代头孢菌素等抗革兰阴性菌和甲硝唑等抗厌氧菌药物联合进行治疗,如腹腔脓肿。选择抗菌药物联合治疗旨在覆盖绝大多数已知或可疑的致病菌,但亚胺培南等广谱抗菌药物的出现,减少了联合用药在混合感染的应用。

3. 减缓耐药的产生　结核病治疗,使用单一药物常易产生耐药菌株,通常临床采用二联、三联用药,以防止长期用药后耐药菌的出现;

4. 降低毒副作用　联合用药以减少与药物剂量相关的毒性反应。例如氟胞嘧啶和两性霉素联合治疗 HIV 阳性者的隐球菌性脑膜炎,两药联合应用、可减少两性霉素的用量,从而降低其对肾脏的毒性作用。

5. 患者的免疫功能低下　如吞噬细胞功能缺损者,用β-内酰胺类抗生素加利福平,使药物分别在细胞内、外同时发挥抗菌作用,增强抗菌效果。

二、联合用药的协同作用

当两种或两种以上药物联合应用时,产生相加、协同、拮抗和无关作用。其中无关或相加作用占 60%～70%,协同作用约占 25%,拮抗作用占 5%～10%。一般从药效学相互作用而引起的药效变化来说,相加作用是两药联合应用所产生的效应等于或接近两药分别应用所产生的效应之和,但具有相加作用的同类药物的联合应用,除抗菌作用相加外,毒性也是相加的。协同作用是两药联合应用所产生的效应明显超过两者分别应用时效应之和。以往仅采用体外药敏试验来评价联合应用抗生素的效应,目前是以抗生素的后效应(PAE,系指细菌与抗生素短暂接触,当药物浓度下降低于最低抑菌浓度或消除后,细菌的生长仍受到持续抑制的效应)和体外敏感试验一起作为评价联合用药的效应指标。其判断指标为:两药联合的 PAE 值比两药单用之和延长 1 小时为协同,相近为相加,与单用时 PAE 较大值相近则为无关，比单用 PAE 较小值还小则为拮抗作用。联合用药是协同或相加时可延长给药间隔时间、提高疗效，如β-内酰胺类与氨基糖苷类联合应用时可取得良好的疗效。

协同作用的主要机制可能有：

1. 序贯阻断　磺胺甲噁唑与甲氧苄啶联合用药，同时阻断二氢叶酸合成酶、二氢叶酸还原酶，并且已成功用于治疗细菌性感染和卡氏肺囊虫性肺炎，且较两药单独应用更安全；

2. 抑制灭活酶　棒酸、舒巴坦、他唑巴坦等β-内酰胺酶抑制剂与β-内酰胺类抗生素合用，两者产生了协同作用，使许多原来耐药的细菌转呈敏感。

3. 增强药物的渗透作用　青霉素等β-内酰胺类抗生素抑制细菌细胞壁肽聚糖的合成，可促进氨基苷抗生素渗透于多种细菌体内，其中包括葡萄球菌、肠球菌、链球菌和绿脓杆菌等。例如肠球菌存在渗透屏障，故对氨基苷类天然耐药。当其与青霉素或糖肽类联合应用，即可杀灭敏感的肠球菌。此外，两性霉素 B 也可促进氟胞嘧啶渗入霉菌体内。

4. 药物作用于不同结合点　如美西林与青霉素类均可阻碍细菌细胞壁的合成，但前者主要作用于 PBPs2，而后者结合于 PBPs1。两药合用时（如美西林加氨苄西林），可获得协同作用。

5. 药物分别作用于细胞内外　β-内酰胺类及氨基糖苷类抗菌药不易进入细胞内，对细胞内的细菌不能发挥抗菌作用。例如吞噬细胞功能缺损的病人发生金黄色葡萄球菌感染时，单用β-内酰胺类抗菌药效果不佳，加用利福平则可得到更好的疗效。抗结核治疗时，常以利福平或异烟肼与链霉素合用，也可达到同时杀灭细菌内、外结核菌的目的。

6. 分别抑制不同的耐药菌群　抗结核药物联合应用常能防止或延缓抗药性的产生，原因是药物可互相抑制或杀灭另一方耐药变异株，如利福平与乙胺丁醇联用可因各自抑制不同的耐药菌群而获得协同作用。

7. 其他　如β-内酰胺类和大环内酯类抗生素联合应用治疗菌血症性肺炎链球菌肺炎，可获协同作用，疗效理想，但这有悖于快效抑菌剂与快效杀菌剂不能合用的传统理论，此合用的机制还不明确。

三、联合用药的拮抗作用

两种或两种以上药物联合应用时，其抑菌或杀菌作用明显低于每种药物的单独应用，这种现象称为联合用药的拮抗作用。如青霉素与金霉素联合治疗肺炎球菌性脑膜炎，其死亡率高达 79%；如果单独应用青霉素，其死亡率仅为 21%。拮抗作用的主要机制有二：其一，抑菌剂抑制杀菌剂的杀菌作用。例如四环素、氯霉素等抑菌剂拮抗了β-内酰胺类抗生素等的杀菌作用，因后者发挥杀菌作用时，需要细菌在繁殖旺盛时期，当抑制细菌生长时，则发挥了拮抗作用。此外，也可能与敏感细菌主动摄取氨基苷类作用受到抑制有关；其二，诱导灭活酶的产生。某些革兰阴性菌如肠杆菌、绿脓杆菌、黏质沙雷菌等具有诱导β-内酰胺酶产生；亚胺培南、头孢西丁、氨苄西林是β-内酰胺酶产生的潜在诱导剂。若其与可被其酶水解的派拉西林合用，亦可产生拮抗作用。

四、联合用药的滥用问题

抗生素的联合应用存在严重的滥用问题。实际上，联合抗生素常常不如单独应用安全、有效。有人报道，青霉素或链霉素与四环素类、氯霉素联用，在低浓度呈相同作用，但在一定浓度以上，其联合用药疗效反而不如单用青霉素或链霉素。临床上多年来抗生素联合应用的实践证明，链霉素与异烟肼等联合用于亚急性细菌性心内膜炎；多黏菌素 B 与某些抗生素联合用于绿脓杆菌感染；氯霉素与丙种球蛋白联合用于麻疹；四环素类与制霉菌素联合用于某些四环素类敏感菌感染等，仅上述有限几种联用实属必要，其他有效联用的临床报道少见。临床中为了抢救危急病人，常把几种药物配在一起进行静脉滴注，这在抢救工作中确实起了一定作用，但也产生药物配伍禁忌的问题。盲目混合静脉注射会有一定的危险性。例如青霉素同分子量较大的胺类（普鲁卡因、异丙嗪、氯丙嗪）即可产生分解反应而产生沉淀；四环素类与青霉素配伍可使青霉素的有机酸游离出来；异烟肼与酚磺乙胺、对氨基水杨酸钠以不同方式配伍，按测其半数致死量而言，其配伍后的毒性较其单独应用时为大。药物种类繁多，性质各异，药物联用往往不是各起作用、互不影响，而是在药理或理化方面产生相互作用，以致引起不良反应，严重时甚至导致死亡。联合的药物越多，产生不良反应的可能性越大。可能有效的抗菌素联用见表 16－2。

表 16－2　可能有效的抗菌素联用

病原微生物	可能有效的抗菌药物联合	备注
草绿色链球菌	青霉素＋链霉素（庆大霉素）	适用于病原菌对青霉素中度敏感的心内膜炎
肠球菌	氨苄西林＋庆大霉素；青霉素＋庆大霉素；万古霉素＋链霉素（庆大霉素）	心内膜炎或败血症有明确指征
金葡菌	利福平＋庆大霉素；利福平＋万古霉素或头孢唑啉；头孢唑啉或氯唑西林＋万古霉素；酶抑制剂＋β内酰胺类	适用于心内膜炎及严重败血症
李斯德菌属	氨苄西林＋红霉素；青霉素＋红霉素；	脑膜炎患者可以氯霉素替代红霉素
结核杆菌各型	利福平＋异烟肼；利福平＋乙胺丁醇	宜加用链霉素，吡嗪酰胺等
布鲁菌属	四环素＋链霉素；四环素＋庆大霉素；复方新诺明＋氨基糖苷类	布鲁菌病易复发，联合疗法宜应用 2～3 个疗程
肺炎杆菌	氨基糖苷类（妥布、庆大霉素）＋头孢菌素（第二代或第三代）或哌拉西林	适用于严重肺炎或败血症患者
绿脓杆菌	氨基糖苷类＋哌拉西林；头孢他啶＋氨基糖苷类；头孢他啶＋氟喹诺酮类；头孢哌酮＋酶抑制剂	适用于各种严重感染
其他革兰阴性杆菌（肠杆菌科）	氨基糖苷类＋哌拉西林；氨基糖苷类＋第二、三代头孢菌素类；酶抑制剂＋β-内酰胺类	联合用药有重要价值

第十七章　肾上腺皮质激素类药物

肾上腺皮质所分泌的激素总称为肾上腺皮质激素(adrenocortical hormones),属于甾体类化合物。皮质激素分为三类,由肾上腺皮质不同层上皮细胞所分泌。球状带分泌盐皮质激素,包括醛固酮(aldosterone)和脱氧皮质酮(desoxycortone)等;束状带分泌糖皮质激素,包括氢化可的松(hydrocortisone)和可的松(cortisone)等,其分泌和生成受促皮质素(ACTH)的调节;网状带主要分泌性激素,如脱氢异雄酮(dehydroepiandrosterone)和雌二醇(estradiol)。通常所说的肾上腺皮质激素不包括性激素,临床上常用的皮质激素一般是指糖皮质激素。

肾上腺皮质激素的基本结构为环戊烷多氢菲。盐皮质激素与糖皮质激素均是 21 个碳原子的类固醇,雄激素含有 19 个碳原子,雌激素含有 18 个碳原子(图 17－1)。皮质激素的构效关系非常密切,为了提高这一类药物的临床疗效,可以通过改造它们的化学结构获得各种新型药物。

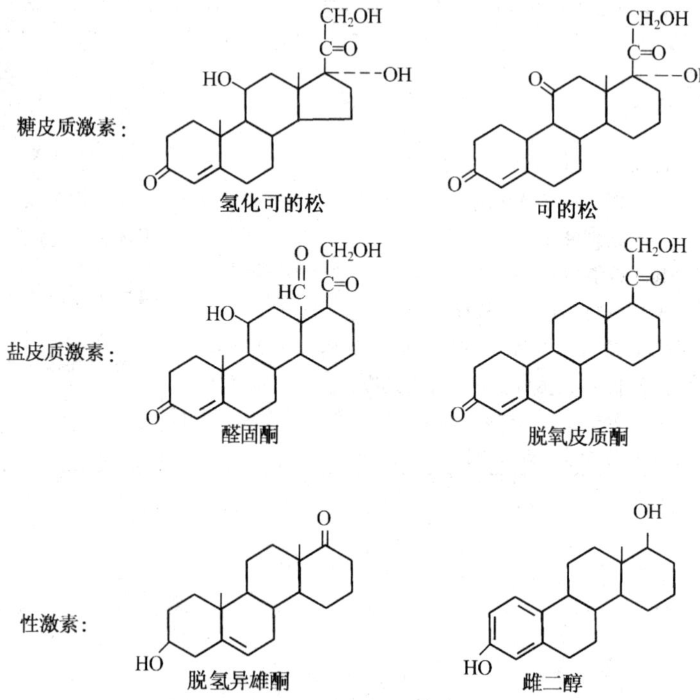

图 17－1　几种主要的肾上腺皮质激素的化学结构

第一节　糖皮质激素

糖皮质激素作用广泛而复杂，并且随着剂量不同而有所差异。生理情况下产生的糖皮质激素在调节物质代谢过程中起着重要的作用，超生理剂量的糖皮质激素还具有抗炎、抗休克、免疫抑制等药理作用。

一、糖皮质激素的生理效应

1. 对物质代谢的影响

(1) 糖代谢：糖皮质激素是调节机体糖代谢的重要激素之一，它可促进蛋白质分解，使较多的氨基酸进入肝脏，同时增强肝内与糖异生有关酶的活性，促进糖异生过程。同时，糖皮质激素具有抗胰岛素作用，降低肌肉与脂肪等组织细胞对胰岛素的反应性，以致外周组织对葡萄糖的利用减少，还可减缓葡萄糖分解为 CO_2 的氧化过程，促使血糖升高，过量的糖皮质激素可引起血糖显著增高，导致类固醇性糖尿病。

(2) 蛋白质代谢：糖皮质激素促进肝外组织（如肌肉、淋巴和皮肤等）的蛋白质分解，并且抑制蛋白质的合成。糖皮质激素分泌过多或长期应用时，将出现生长减慢、肌肉消瘦、骨质疏松、皮肤变薄、淋巴组织萎缩、遗迹伤口愈合延缓等现象。

(3) 脂肪代谢：糖皮质激素促进脂肪分解，增强脂肪酸在肝内的氧化过程，有利于糖异生作用，同时抑制脂肪合成。肾上腺皮质功能亢进或长期应用糖皮质激素时，血中胆固醇含量增高，并且四肢皮下的脂酶激活，于是四肢脂肪组织因分解增强而减少，脂肪重新分布于腹、面、肩及背部，以致呈现面圆、背厚、腹大等躯干部发胖而四肢消瘦的特殊体形。

2. 对水盐代谢的影响　糖皮质激素有较弱的贮钠排钾作用，即对肾远曲小管及集合管重吸收钠和排出钾有轻微的促进作用；还可降低肾小球入球血管阻力，增加肾小球血浆流量而使肾小球滤过率增加，并具有拮抗抗利尿激素的作用，故可利尿；过多还可引起低血钙，长期应用可导致骨质脱钙。肾上腺皮质功能不全者，排水能力明显降低，严重时可出现“水中毒”，如补充适量糖皮质激素即可得到缓解，而补充盐皮质激素则无效。在缺乏糖皮质激素时，远曲小管和集合管对水的重吸收增加，该作用可能与抗利尿激素释放增多有关。

3. 对循环系统的影响　糖皮质激素对于维持正常血压起重要作用，原因如下：

(1) 糖皮质激素能增强血管平滑肌对儿茶酚胺的敏感性，即允许作用。

(2) 糖皮质激素能抑制具有舒张血管作用的前列腺素的合成。

(3) 糖皮质激素能降低毛细血管的通透性，有利于维持血容量。

此外，离体实验证明，糖皮质激素可增强心肌收缩力，但在整体条件下对心脏的作用并不明显。

4. 在应激反应中的作用　当机体受到有害刺激时，如中毒、缺氧、疼痛、手术、饥饿、寒冷以及精神紧张焦虑等，血中促肾上腺皮质激素（ACTH）浓度即刻增加，糖皮质激素也相应增多。能引起 ACTH 与糖皮质激素分泌增加的各种刺激称为应激刺激，由此产生的反应称为应激（stress）反应。在应激反应中，除了腺垂体—肾上腺皮质系统参与外，交感—肾上腺髓质系统也参与，所以，在应激过程中血中儿茶酚胺含量也出现增加。切除肾上腺髓质的动物，可以抵抗应激而不产生严重后果，而当切除肾上腺皮质时，机体对有害刺激的抵抗力就会大大降低，严重时可危及生命。应激反应可从以下几个方面调整机体的适应能力：① 减少应激刺激引起的一些物质如缓激肽、蛋白水解酶及前列腺素的合成及分泌，减少所引起的不良作用；② 使能量代谢运转以糖代谢为中心，保证葡萄糖对机体重要器官（如心和脑）的供应；③ 在维持血压方面起允许作用，增强儿茶酚胺对血管的调节作用。必须指出，在应激反应中，除了 ACTH、糖皮质激素与儿茶酚胺的分泌增加外，β-内啡肽、生长素、催乳素、抗利尿激素、胰高血糖素及醛固酮等均可增加，说明应激反应是多种激素参与并使机体抵抗力增强的非特异性反应。

二、糖皮质激素类药物的构效关系

糖皮质激素的基本结构为类固醇（甾核），由三个六元环与一个五元环组成，四个环分别称 A、B、C、D 环，C_3 上的酮基、$C_{4\sim5}$ 的双键及 C_{20} 的羰基是保持生理活性的必需基团。与盐皮质激素比较，糖皮质激素在 C_{17} 上有羟基，C_{11} 上有氧或羟基，如可的松与氢化可的松。为提高糖皮质激素的临床疗效，减少其不良反应，曾对可的松与氢化可的松的化学结构进行改造，发现 $C_{1\sim2}$ 改成双键，对糖代谢影响及抗炎作用可增加 4～5 倍，而对水盐代谢影响减少，如泼尼松（prednisone，又称强的松）和泼尼松龙（prednisolone，又称强的松龙）。在泼尼松龙的 C_6 上加甲基，抗炎作用增强，如甲泼尼龙（methylprednisolone）。在 C_9 上引入氟，C_{16} 引入甲基或羟基，对糖代谢影响及抗炎作用更强，而对水盐代谢影响更弱，如地塞米松（dexamethasone，又称氟美松）、倍他米松（betamethasone）、曲安西龙（triamcinolone，又称氟羟氢泼尼松）。但有的含氟制剂在增强抗炎作用的同时，对水盐代谢的作用也明显增加，如氟氢可的松（fludrocortisone）、氟轻松（fluocinolone acetonide），它们主要局部应用于皮肤。图 17-2 显示的是它们的化学结构。由于糖皮质激素的抗炎作用与对代谢影响均中介于同一糖皮质激素受体，故许多糖皮质激素及其代用品上述两方面的作用还不能分开。

三、体内过程

糖皮质激素类药物口服、注射均可吸收。口服吸收速度与药物的脂溶性成正比。口服可的松及氢化的松吸收快而完全，1～2 小时血药浓度可达高峰，一次服药作用可维持 8～12 小时。合成的泼尼松和地塞米松等也可口服。注射给药时，水溶剂吸收快，而混悬剂则吸收慢。该类药物还可从皮肤、眼结膜等局部吸收，大量可致全身作用。

氢化可的松进入血后约有 90％与血浆蛋白结合，其中 80％左右与皮质激素转运球蛋白（transcortin, corticosteroid binding globulin, CBG）结合，另有 10％左右与白蛋白结合，游离型激素约占 10％。结合型无生物活性。CBG 与氢化可的松的亲和力高，结合容量低；而白蛋白与氢化可的松的亲和力低，但结合容量高。CBG 在肝脏中合成，雌激素可以促进其合成，妊娠期间或应用雌激素时，血中 CBG 的浓度增高、游离的氢化可的松减少，但通过反馈调节可使游离型恢复正常水平。肝病时 CBG 合成受损，肾病时因蛋白质从尿排出，都可使 CBG 含量减少、游离型药物浓度增加，故肝、肾疾病时糖皮质激素的作用增强，较易发生不良反应。泼尼松和地塞米松与血中 CBG 结合较少（约 70％），这可能是人工合成品作用较强的原因之一。

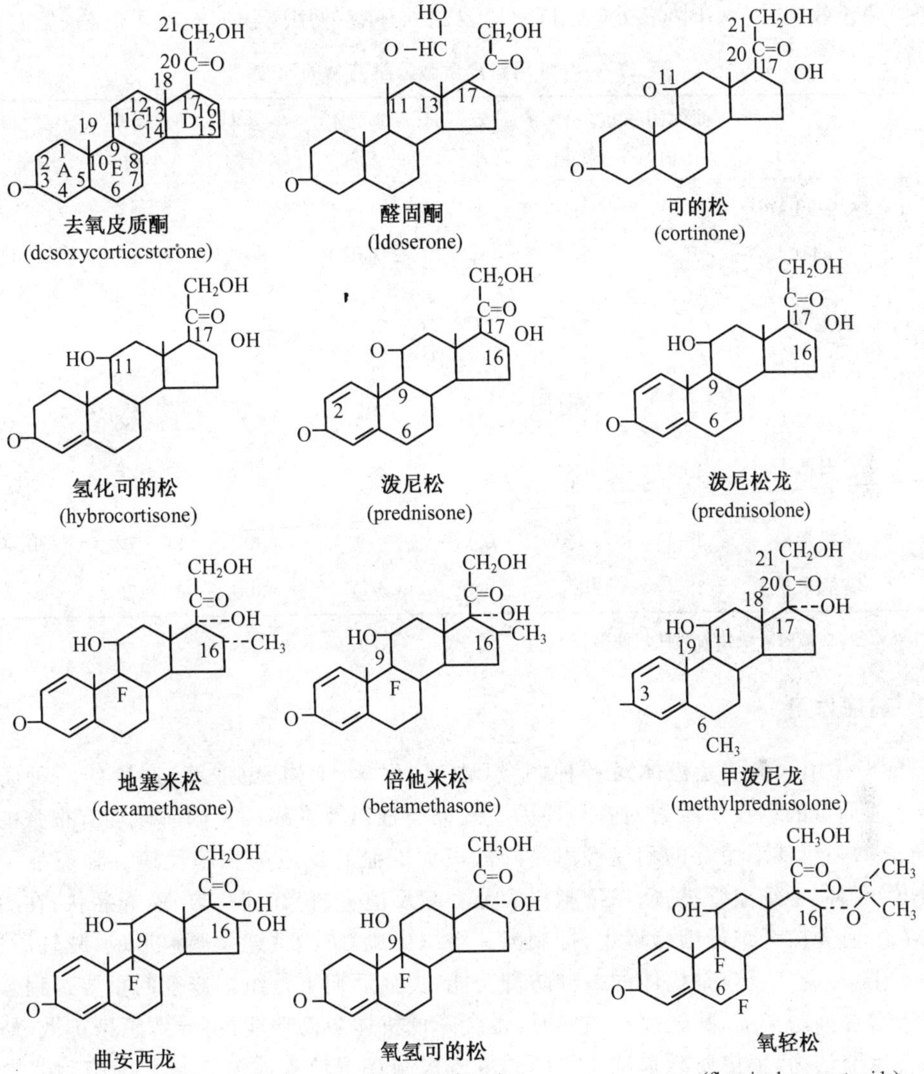

图 17-2　肾上腺皮质激素类药物的化学结构

可的松与泼尼松在体内分别转化为氢化可的松和泼尼松龙才能发挥作用，严重肝功能不全者不易发生这种转化，宜使用氢化可的松与泼尼松龙。糖皮质激素在肝主要通过 A 环上 $C_{4\sim5}$ 间的双键还原而失去活性，氢化可的松的 $t_{1/2}$ 约 90 分钟。肝、肾功能不良者对 A 环还原作用减弱，可使 $t_{1/2}$ 延长，甲状腺功能亢进、妊娠或口服避孕药者肝中还原酶活性升高，灭活加速，$t_{1/2}$ 缩短。人工合成品糖皮质激素 A 环 $C_{1\sim2}$ 是双键，使 $C_{4\sim5}$ 双键不易还原，灭活变慢，$t_{1/2}$ 可长达 5 小时以上。苯巴比妥、苯妥英钠等药物能提高肝微粒体酶的活性，从而加速糖皮质激素的代谢，与上述药物合用需加大糖皮质激素剂量，而在停用这些酶诱导剂时，则易出现糖皮质激素过量而产生不良反应。

糖皮质激素的代谢物大部分从尿排出，排泄很快，约 90％以上在 48 小时内出现于尿中，测定尿中糖皮质激素代谢物如 17-羟皮质素、17-酮皮质素可反映下丘脑—腺垂体—肾上腺轴的功能。根据糖皮质激素作用时间的长短，可将其分为短效(≤12 小时)、中效(12～

36小时）和长效（≥36小时）三类（表17-1）。此外还有外用药物如氟氢可的松、氟轻松等。

表17-1 常用糖皮质激素类药物的比较

类别	药物	糖代谢（比值）	抗炎作用（比值）	等效剂量（比值）	对受体的亲和力	半衰期（分）	半效期（小时）	一次口服常用量（mg）
短效	氢化可的松	1.0	1.0	1.0	1.0	90	8～12	20
	可的松*	0.8	0.8	0.8	0.01	90	8～12	25
中效	泼尼松*	4.0	4.0	0.8	0.05	>200	12～36	5
	泼尼松龙	4.0	4.0	0.8	2.2	>200	12～36	5
	甲泼尼龙	5.0	5.0	0.5	12	>200	12～36	4
	曲安西龙	5.0	5.0	0	2～3	>200	12～36	4
长效	地塞米松	25.0	25.0	0.75	10	>300	36～72	0.75
	倍他米松	25.0	25.0	0.60	5.4	>300	36～72	0.75

* 体外无效，在体内可转化为活性代谢物

四、药理作用

1. 抗炎作用　炎症是机体对各种刺激（物理、化学、生物、免疫等）产生的一种防御反应。超生理剂量的糖皮质激素对各种原因所致的炎症以及炎症的不同阶段均有很强的抵抗作用，可以增强机体对炎症的耐受性以及降低炎症的血管反应与细胞反应。在炎症早期可减轻渗出、水肿、毛细血管扩张、白细胞浸润及吞噬反应，改善红、肿、热、痛等症状；在后期能够抑制毛细血管核纤维母细胞增生，抑制肉芽组织生成，防治粘连及瘢痕形成，减轻后遗症。但是必须注意，炎症反应是机体的一种防御功能，炎症后期更是组织修复的重要过程。因此糖皮质激素在抑制炎症、减轻症状的同时，也会降低机体防御功能，可导致感染扩散、妨碍创口愈合。目前认为，糖皮质激素抗炎作用的主要机制在于糖皮质激素与靶细胞胞浆内的糖皮质激素受体结合后能够抑制多种炎性介质及多种细胞因子（cytokine）的产生与释放。

（1）抑制炎性介质的产生与释放：前列腺素（prostaglandin，PG）和白三烯（leukotrienes，LT）是重要的炎性介质。PG能引起红、肿、热、痛等炎症反应，LT有较强的白细胞趋化作用与增加血管通透性作用。糖皮质激素可通过增加脂皮素（lipocortin，LC）的合成而抑制PG及LT的生成。因为LC可抑制磷脂酶A_2（phospholipase，PLA_2）的活性，使细胞膜上的花生四烯酸（arachidonic acid，AA）释放减少，进而减少PG及LT的产生。缓激肽可引起血管扩张和致痛，它可被血管紧张素转化酶（angiotensin coverting enzyme，ACE）所降解，糖皮质激素则能提高ACE的活性而产生抗炎作用。

（2）抑制细胞因子的产生：在炎症过程中细胞因子起到重要作用，它们能决定炎症的性质与持续时间。与炎症反应有关的细胞因子有白细胞介素-1（interleukin-1，IL-1）、IL-2、IL-3、IL-4、IL-5、IL-6、IL-8、肿瘤坏死因子（tumor necrosis factor，TNF）、γ-干扰素（γ-interferon，γ-IFN）及粒细胞/巨噬细胞集落刺激因子（GM-CSF）等。它们能促进血管内皮细胞黏附白细胞，进而使其从血液渗出到炎性部位，并能使内皮细胞、嗜中性白细胞及巨噬细胞活化。此外，细胞因子还能使血管通透性增加，刺激成纤维细胞增生以及刺激淋巴细胞增殖与分化。糖皮质激素能抑制上述细胞因子基因的转录，使其生成减少，因而能抑制炎症反应。糖皮质激素不仅能通过抑制细胞因子的转录而阻断其效应，而且还可通过下述几种方式对抗细胞因子的效应：① 抑制 IL－2 等细胞因子受体的合成；② 逆转活化转录因子活性蛋白－1(activator protein－1, AP－1)的活化调节，或直接与 AP－1 相互作用；③ 增加 mRNA 的断裂，使 IL－1、IL－3 及 GM－CSF 减少。

(3) 抑制一氧化氮合酶的活性：一氧化氮合酶(nitric oxide synthetase, NOS)可被许多细胞因子诱导，使 NO 生成增多。NO 能增加炎症部位的血浆渗出、水肿形成及组织损伤，加重炎症反应。糖皮质激素可抑制巨噬细胞中 NOS 活性而发挥抗炎作用。

2. 免疫抑制作用　免疫反应包括免疫应答反应和免疫病理反应。

免疫应答反应可分为三个期：① 感应期：是处理和识别抗原的阶段。抗原进入机体后，先由巨噬细胞吞噬和处理，在胞浆内降解、消化，露出活性部位并与巨噬细胞 mRNA 结合成复合体，使 T 淋巴细胞或 B 淋巴细胞得以识别。② 增殖分化期：T 淋巴细胞或 B 淋巴细胞被抗原激活后分化增殖并产生免疫活性物质的时期。B 淋巴细胞被激活后增殖分化为浆细胞，后者可合成多种免疫球蛋白 IgG、IgM、IgA、IgD、IgE 等抗体；T 淋巴细胞增殖分化为致敏小淋巴细胞，而后分别对相应抗原起作用。③ 效应期：抗体或致敏小淋巴细胞再次受到特异性抗原刺激时分别产生体液免疫或细胞免疫反应。抗体与抗原结合，或直接在补体参与下破坏抗原的过程称为体液免疫。致敏小淋巴细胞再次受到特异性抗原刺激时可直接杀伤或通过释放淋巴毒素、炎症因子等免疫活性物质，使抗原所在细胞受到破坏或发生异体器官移植的排斥反应等，称为细胞免疫。体液免疫和细胞免疫最终目的是消除对机体有害的抗原或带有抗原的细胞，以保护机体。

免疫病理反应包括变态反应、自身免疫性疾病、免疫缺陷病及免疫增殖病。变态反应又称为过敏反应，是由于抗原与抗体免疫反应的异常，造成对自身组织的损伤；自身免疫性疾病是因免疫功能异常机体对自身组织成分产生特殊的抗体或致敏小淋巴细胞，造成对自身组织的损伤；免疫缺陷病就是免疫功能低下；免疫增殖病则因免疫球蛋过度产生所致。

超生理剂量的糖皮质激素对免疫过程的许多环节均有抑制作用，特别是抑制免疫反应的早期阶段。

(1) 抑制巨噬细胞对抗原的吞噬和处理。巨噬细胞对抗原的吞噬和处理是免疫反应的始动阶段。被激活的巨噬细胞可分泌 IL－1，它能使静息的 T 细胞激活并识别被处理的抗原以及产生许多细胞因子(如 IL－1、IL－2、IL－3、IL－6、TNF、γ－IFN、GM－CSF 等)。糖皮质激素通过抑制细胞因子基因的转录，而抑制免疫反应的初始阶段。

(2) 抑制淋巴细胞的 DNA 合成和有丝分裂，阻碍淋巴细胞的生成，加速致敏淋巴细胞的破坏。小剂量的糖皮质激素主要抑制细胞免疫，从而抑制迟发性过敏反应和异体器官移植的排斥反应，减轻一些自身免疫性疾病的症状；大剂量可抑制 B 细胞转化成浆细胞，减少抗体生成，抑制体液免疫。其原因可能与其选择性作用于 T 细胞亚群有关。现已知道，Th 细胞能促进 B 细胞增殖，Ts 细胞能抑制 B 细胞分化，而后者的作用可被糖皮质激素所增强。

3. 抗毒作用　细菌内毒素可导致人体高热、乏力、食欲减退等毒血症状。糖皮质激素虽不能中和细菌内毒素，但能提高机体对内毒素的耐受力，能迅速退热并缓解毒血症状。这与糖皮质激素能稳定溶酶体膜而减少内源性致热原的释放以及抑制下丘脑体温调节中枢对致热原的反应有关。

4. 抗休克作用　超大剂量糖皮质激素具有抗休克作用，已广泛用于各种严重休克，特别是中毒性休克的治疗。对其评价虽还有争论，但一般认为其机制除与其抗炎、免疫抑制及抗毒作用有关外，还与以下因素有关：① 增强心肌收缩力，使心输出量增多；② 降低血管对于某些缩血管活性物质的敏感性，使痉挛血管舒张，改善微循环；③ 稳定溶酶体膜，减少心肌抑制因子(myocardio-depressant factor, MDF)的形成，从而防止 MDF 所致的心肌收缩无力与内脏血管收缩。

5. 对血液成分的影响　糖皮质激素能刺激骨髓造血系统，使红细胞和血红蛋白含量增加，大剂量可使血小板及纤维蛋白浓度增加，凝血时间缩短；虽然促使中性白细胞数目增多，但却降低其游走、吞噬、消化以及糖酵解等功能，因而减弱对炎症区的浸润与吞噬活动。此外，糖皮质激素还能使血中淋巴细胞、嗜酸性粒细胞减少。

6. 中枢作用　糖皮质激素能影响情绪、行为，并能提高中枢神经系统的兴奋性，出现欣快、失眠、激动，少数人可表现焦虑、抑郁，甚至诱发精神失常。大剂量给予儿童，偶致惊厥或癫痫样发作。

7. 对消化系统的作用　糖皮质激素能提高胃腺细胞对迷走神经与胃泌素的反应性，使胃酸和胃蛋白酶分泌增多，提高食欲，促进消化，但大剂量应用可诱发或加重溃疡病。

五、作用机制

糖皮质激素必须与其靶细胞胞浆内的特异性受体结合才能发挥作用。在许多组织如肝、骨骼肌、肺、胸腺、淋巴组织等细胞浆中均含有与此类激素发生特异性结合的受体，糖皮质激素能进入靶细胞内，与其胞浆受体结合，形成复合物进入细胞核，与靶基因启动子序列的糖皮质激素反应成分(Glucocoticoid Response Element，GRE)结合，调节基因表达，影响转录，通过 mRNA 影响蛋白质的合成，进而产生生理或药理效应(图 17－3)。

糖皮质激素受体的一级结构顺序已经明确，该受体可分为 α 和 β 两型，α 型是一条由 777 个氨基酸残基组成的多肽链，β 型则含 742 个氨基酸残基。每型受体的整条肽链分为 3 个区段，N 末端为调节区段，中间约 70 个氨基酸残基，富含半胱氨酸、赖氨酸和精氨酸，是 DNA 结合区段，C 末端则是激素结合区段，各段之间易受蛋白水解酶的水解。

六、临床应用

1. 替代疗法　适用于治疗肾上腺皮质功能不全症(包括肾上腺危象和 Addison 病)、脑垂体前叶功能减退症及肾上腺次全切除术后。对肾上腺危象用量较大，对 Addison 病，轻者用小量糖皮质激素，重者须伍用脱氧皮质酮。

2. 严重感染　原则上应限于严重感染并伴有明显毒血症者，如中毒性菌痢、暴发型流行性脑膜炎、中毒性肺炎、重症伤寒、急性粟粒性肺结核、猩红热及败血症等。应用糖皮质激素的目的在于消除对机体有害的炎症和过敏反应，迅速缓

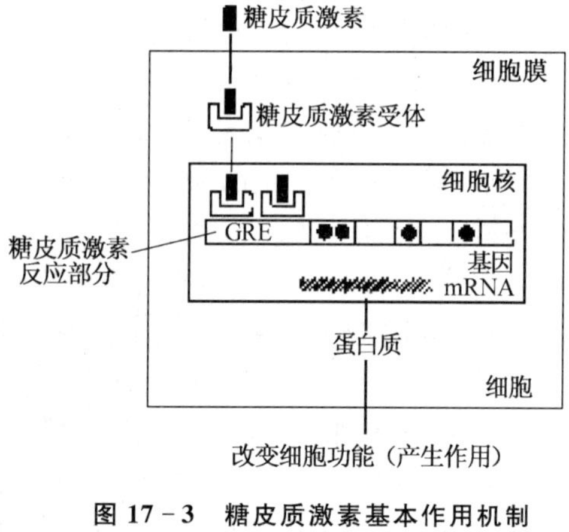

图 17－3　糖皮质激素基本作用机制

解症状，防止心、脑等重要器官的损害，有助于病人度过危险期。但必须指出，糖皮质激素没有抗菌作用，同时还可降低机体的免疫功能，因此，在治疗严重感染性疾病时一定要与相关的足量抗菌素合用，以免感染病灶扩散而导致严重后果。

病毒性感染一般不用糖皮质激素，因为激素没有抗病毒作用，且用后会降低机体的防御能力而加剧感染扩散。例如带状疱疹、水痘病人用激素后，病情反而加重。但对严重传染性肝炎、流行性腮腺炎、流行性乙型脑炎等，为了迅速控制症状，防止并发症产生，也可考虑应用。

对于人体重要器官或要害部位的炎症，为了避免组织粘连或瘢痕形成，也可用糖皮质激素以防止或减少后遗症的发生。例如结核性脑膜炎、脑炎、胸膜炎、心包炎、风湿性心瓣膜炎、损伤性关节炎等。对于虹膜炎、角膜炎、视网膜炎和视神经炎等非特异性眼炎，应用后也可迅速消炎止痛、防止角膜混浊和瘢痕粘连的发生。

3. 自身免疫性疾病和过敏性疾病

(1) 自身免疫性疾病：对于自身免疫性疾病如风湿热、风湿性心肌炎、风湿性及类风湿性关节炎、全身性红斑狼疮、结节性动脉周围炎、皮肌炎、自身免疫性贫血和肾病综合征等，可适当选用糖皮质激素治疗，但只有缓解症状的作用，停药后易复发。一般采用综合疗法，不宜单用。对于异体器官移植手术后所产生的免疫排斥反应也可使用糖皮质激素。若与其他免疫抑制剂合用效果更好。

(2) 过敏性疾病：对于荨麻疹、枯草热、血清病、血管神经性水肿、过敏性皮炎、支气管哮喘和过敏性休克等，首先应选用肾上腺素受体激动药和抗组胺药治疗。糖皮质激素不是首选药，仅在病情严重、药物无效或不能耐受时才考虑应用糖皮质激素进行辅助治疗。该类药物通过免疫抑制作用，可以抑制抗原-抗体反应所致的组织损害和炎症过程。

4. 休克　糖皮质激素适用于各种休克，有助于病人度过危险期。对感染中毒性休克，须与有效的抗生素合用，剂量要大，用药要早，短时间突击使用，产生效果时即可停用；对过敏性休克，本类药物是次选药，有时可与首选药肾上腺素合用；对于心源性休克，须结合病因治疗；对低血容量性休克，应首先补足液体、电解质或血液，如果疗效不明显可合用超大剂量糖皮质激素。

5. 血液病　可用于治疗急性淋巴细胞性白血病、再生障碍性贫血、粒细胞减少症、血小板减少症和过敏性紫癜等，但停药后易复发。

6. 局部应用　可用于治疗接触性皮炎、湿疹、肛门瘙痒、牛皮癣等，宜选用氢化可的松、泼尼松龙或氟轻松等，也可用于结膜炎、角膜炎、虹膜炎，能迅速奏效，对于眼后部炎症如脉络膜炎、视网膜炎则需全身或球后给药。

七、不良反应和注意事项

糖皮质激素的不良反应有两大类：长期大量应用所引起的不良反应以及停药反应。主要是取决于用药量与用药疗程。一次大量或仅用药数天，一般不发生不良反应。但是，每天虽仅给予氢化可的松 20～30 mg(或其他制剂的等效量)，若维持应用一周以上则可以产生不良反应。

1. 长期大量应用所引起的不良反应

(1) 医源性肾上腺皮质功能亢进综合征：长期应用超生理剂量的糖皮质激素，由于物质代谢与水盐代谢紊乱，可引起肾上腺皮质功能亢进综合征（Cushing综合征），表现为肌无力与肌萎缩（多发于四肢的大肌群，也可在骨盆与肩胛骨肌群）、皮肤变薄、满月脸、水牛背、向心性肥胖、痤疮、多毛、浮肿、低血钾、高血压、高血糖等症状。一般不需特殊治疗，停药后可自行消失，但肌无力恢复慢，且不完全。必要时采取对症治疗，如应用降压药、降糖药、采用低盐、低糖、高蛋白饮食及适量补钾。

（2）骨质疏松、肌肉萎缩、伤口愈合迟缓、抑制生长

① 骨质疏松：由于糖皮质激素可抑制骨细胞活力，促进骨基质蛋白质分解并且抑制其合成，增加钙、磷排泄，抑制肠内钙的吸收以及增加骨细胞对甲状旁腺的敏感性，长期应用可造成骨质疏松，儿童、老人和绝经期妇女更易发生，严重者可致自发性骨折、骨缺血性坏死。后者发生的原因不清，可能与骨内血管形成脂肪栓子有关，也可能是骨质疏松造成骨质塌陷的结果。为防止骨质疏松，宜补充维生素D与钙盐。

② 肌肉萎缩：糖皮质激素可促使蛋白质消耗，肌组织发生水肿及纤维变性，因此长期大剂量应用可引起肌肉萎缩。临床主要表现为肌无力、易疲乏等。

③ 伤口愈合迟缓：由于糖皮质激素能抑制肉芽组织形成，阻碍成纤维细胞及新血管生成，糖皮质激素可延缓创伤病人的伤口愈合。

④ 抑制生长：因这类药物抑制生长激素分泌以及造成机体负氮平衡，故长期大量应用还可影响儿童的生长发育。

（3）诱发或加重感染：由于糖皮质激素能降低机体防御能力，且无抗菌作用，故长期应用可诱发感染或使体内潜在病灶扩散，如病毒、霉菌、结核病灶等，特别是在原有疾病已使抵抗力降低和肾病综合征患者更易发生。

（4）消化系统并发症：由于糖皮质激素能刺激胃酸与胃蛋白酶的分泌，减少胃黏液产生，使胃壁各层变薄甚至萎缩，从而使胃防御机制减弱，并且阻碍组织修复，使溃疡愈合迟缓，故可诱发或加重胃、十二指肠溃疡，甚至出血或穿孔。溃疡的特点是表浅、多发，易在幽门前窦部，面积较大，边缘锐利，症状少，呈隐匿性，出血或穿孔率高，有“甾体激素溃疡”之称。长期大量应用时可考虑加用抗胆碱药或抗酸药，不宜与能引起胃出血的药物如阿司匹林合用。少数患者还可诱发胰腺炎或脂肪肝。

（5）心血管系统并发症

① 高血压和动脉粥样硬化：长期应用可引起高血压和动脉粥样硬化。因为糖皮质激素促进蛋白质分解而加速糖原异生及增加脂肪沉积，还可促进垂体分泌脂质动员激素，使血中游离胆固醇、胆固醇脂、磷脂类及总脂肪酸的浓度增加。

② 静脉血栓：糖皮质激素可增加血液的凝固性和刺激血小板生成，故可能导致静脉血栓。

③ 出血倾向：长期应用可引起出血倾向，如紫癜和淤斑，多分布在上肢伸侧、手背、面部和颈部的侧部，也可发生在小腿。

（6）诱发精神症状：有些患者可出现欣快感、食欲增加、激动、不安、躁动、失眠等症状。偶致精神失常或诱发癫痫发作。有精神病或癫痫病史者禁用或慎用。

（7）肾脏并发症：长期应用可引起肾小球病变，主要为结节性肾小球硬化症，还可发生淀粉肾以及肾结石等。在应用激素过程中发生化脓性肾盂肾炎较为常见。

（8）皮肤并发症：长期服用这类激素除了出现痤疮样皮肤损害、紫纹、紫癜及皮肤变薄

等症状以外，还可引起多汗症、花斑癣、毛细血管扩张、色素沉着、毛囊角化及结节性脂膜炎等。

(9) 其他：还能使眼内压升高以及引起白内障等眼部并发症，全身或局部给药均可发生。应对眼内压进行监护。眼内压升高的原因可能是由于糖皮质激素使眼前房角小梁网结构的胶原束肿胀以至房水回流受阻所致。此外，妊娠早期使用大剂量可的松可影响胎儿发育，甚至发生多发性畸形。

2. 停药反应

(1) 医源性肾上腺皮质功能不全：长期应用尤其是连续给药的患者，减量过快或突然停药时，由于体内糖皮质激素超过正常水平，通过负反馈作用，使下丘脑—腺垂体—肾上腺皮质系统抑制，腺垂体分泌ACTH减少，导致内源性肾上腺皮质激素分泌障碍，可出现肾上腺皮质功能不全。多数病人可无表现。肾上腺皮质功能恢复的时间与剂量、用药期限以及个体差异有关。停药后垂体分泌ACTH的功能需经3～5个月才能恢复；肾上腺皮质对ACTH起反应功能的恢复需6～9个月甚至更久。停药后也有患者表现有恶心、呕吐、食欲不振、肌无力、低血糖、低血压、休克等，尤其机体受到应激刺激时(如感染、外伤、出血、手术等)表现更明显，发生肾上腺危象时须及时抢救。这种肾上腺皮质功能不全常需9个月甚至1～2年才能恢复，因此对于长期使用糖皮质激素的病人，应注意以下问题：① 不可骤然停药，应缓慢减量；② 尽量减低每日维持量或采用隔日给药法；③ 在停药数月或更长时间内如遇应激情况，应及时给予足量的糖皮质激素。

(2) 反跳现象、停药症状和习惯性：

① 反跳现象：反跳现象是指长期用药因减量太快或突然停药所致原病复发或加重的现象。原因可能是病人对激素产生了依赖性或病情未充分控制所致。常需加大剂量再进行治疗，待症状缓解后逐渐减量直至停药。

② 停药症状：长期用药因减量太快或突然停药时有些病人出现一些原来疾病没有的症状，如肌痛、肌强直、关节痛、疲乏无力、情绪消沉、发热等。

③ 习惯性：有些疾病如哮喘、类风湿性关节炎、肾病综合征等，由于反复发作而多次使用激素来缓解症状，结果渐渐产生依赖性，一旦停药就会产生不悦感或恐惧感，并且主观感觉全身不适和病症复发。给予小剂量激素后，一切症状即可迅速消失。

八、禁忌证

抗菌药物不能控制的感染性疾病(如水痘、霉菌感染等)、活动性肺结核、胃及十二指肠溃疡、新近胃肠吻合术后、动脉硬化、严重高血压、精神病、癫痫、糖尿病、骨折、骨质疏松、创伤修复期、角膜溃疡、肾上腺皮质功能亢进症、孕妇等均禁用。当适应证与禁忌证同时存在时，应全面分析、权衡利弊后慎重决定。一般而言，病情危急的适应证，即使有禁忌证存在，也必须应用，等危急情况过去后尽早停药。

九、用药方法及疗程

使用糖皮质激素类药物时，应当根据病人、病情、药物作用和不良反应等确定药物、剂量、用药方法及疗程。

1. 大剂量突击疗法　用于严重中毒性感染以及各种休克。比如氢化可的松首次剂量可以采用静脉滴注 200～300 mg，每日量可达 1 g 以上，疗程一般不超过 3 天。对于休克，有人主张使用超大剂量，每次静脉注射 1 g，1 日 4～6 次。

2. 一般剂量长期疗法　用于结缔组织病、肾病综合征、顽固性支气管哮喘、中心性视网膜炎、淋巴细胞性白血病以及各种恶性淋巴瘤等。一般来说，开始时采用泼尼松口服 10～20 mg 或等效剂量的其他药物，每日 3 次，产生临床疗效后，逐渐减量至最小维持量，持续数月。

3. 小剂量替代疗法　用于垂体前叶功能减退、Addison 病以及肾上腺皮质次全切除术后。一般维持量采用可的松每日 12.5～25 mg，或者氢化可的松每日 10～20 mg。

4. 隔日疗法　皮质激素的分泌具有昼夜节律性，每天上午 8～10 时为分泌高潮，约 450 nmol/L，随后逐渐下降，到下午 4 时约 110 nmol/L，午夜 12 时为低潮，这是由于 ACTH 分泌的昼夜节律所引起。临床用药可根据这种节律进行，即在长期疗法中对某些慢性病采用隔日一次给药法，将 1 日或 2 日的总药量在隔日早晨一次性给予，因为此时正值激素正常分泌高峰，对肾上腺皮质功能的抑制较小。实践证明，外源性皮质激素类药物对垂体—肾上腺皮质轴的抑制性影响，在早晨最小，午夜抑制最大，隔日服药以采用泼尼松、泼尼松龙等中效药物为佳。

十、糖皮质激素的合理应用

糖皮质激素在临床上应用十分广泛，作为激素类药物的特殊性，这类药物如应用合理可收到很好的疗效，否则也会造成不良后果、增加治疗难度，此外其不良反应有时也限制了它的应用。因此，必须严格掌握这类药物的生理药理作用、不良反应特点、适应证以及禁忌证，还要熟悉它们的治疗观点，才能正确地使用药物。

（一）用药误区

1. 用作常规退热剂使用　由于糖皮质激素能抑制下丘脑对致热原的反应，并且能抑制白细胞致热原的生成和释放，所以它具有退热作用。然而，如果致热的原因是某种病原体，此时的治疗应当是针对消灭病原体而退热，只能在充分确定病原体能被消除时才能考虑使用这类药物，因为这类药物没有杀菌或抑菌作用。比如，患有纵隔淋巴结结核的患者，常伴有发热，当其临床诊断还未被确认之前，为了退热而使用了糖皮质激素，结果发热问题解决了，病情却未改善，肿大的淋巴结反而增大，到后来诊断明确再采用抗结核药进行治疗时，病情的改善则非常缓慢，甚至还会出现淋巴结内的干酪物质液化，增加了治疗难度。类似的例子也可见于肺炎，如细菌性肺炎的患者出现高热，医生在没有弄清病原菌以及该病原菌对抗生素的敏感性之前，没有充分准确地进行抗菌治疗，却不适当地使用了糖皮质激素退热，导致了病灶扩散，虽然热度减退了，而病情却更加严重，其后虽弄清了病原菌，并采用针对该病原菌敏感有效的抗生素治疗，但效果不如未曾应用糖皮质激素的病例。在临床上，类似的使用糖皮质激素退热的情况和事例仍屡见不鲜，应引起充分的注意。

事实上，作为对症治疗，为了降低高热可以采取许多措施，包括物理降温、适量解热等，关键问题还是在于寻找发热原因并加以解除。糖皮质激素可抑制炎症反应、吞噬细胞以及中性粒细胞的趋化性、白三烯 B4 的合成和释放、胞吞作用与超氧化合物的形成，干扰补体激活和稳定溶酶体膜等。因此许多免疫性疾病（包括伴有高热）均选用糖皮质激素进行治疗，这种治疗措施实质是针对病因的治疗，而不同于单纯为了退热而使用糖皮质激素。

2. 用于预防输液反应　有些医生习惯在静脉滴注或静脉注射液中加入地塞米松、氢化可的松等药物，认为可以利用其抗过敏作用，预防和减轻输液反应。但是这些激素本身也有致过敏的情况，且以过敏性皮疹最常见。

3. 将其作为抗生素使用　这种情况在上呼吸道感染的治疗中最为常见。糖皮质激素类药物可以抑制炎症期的渗出，也可抑制炎症后期的增生，加之具有抗毒素和抗休克作用，因此在急慢性感染中得到广泛的应用。前已述及，这类药物对病原微生物并无抑制和杀伤作用，且由于其能降低机体的防御功能，反而使潜在的感染病灶扩散，以至增加治疗的难度，甚至造成严重的后果。

4. 将其作为改善胃肠功能的药物使用　糖皮质激素类药物能增强消化腺的分泌功能，使胃酸和胃蛋白酶分泌增多，可提高食欲，促进消化。但大剂量应用会加重或诱发消化道溃疡，还可影响糖、蛋白质和电解质的代谢。

5. 滥用于慢性疾病　风湿及类风湿性关节炎、慢性肾炎、肾病综合征、椎间盘突出等疾病的病程较长，需长期治疗，故滥用情况尤为突出。

6. 滥用于局部治疗　外用糖皮质激素在治疗皮肤病的外用制剂中占重要地位，如氟轻松软膏等，具有止痒、抗炎、消肿、抗增生作用，治疗某些皮肤病效果显著，但使用不当会使皮肤萎缩干裂、毛细血管扩张，出现深色红斑、环状斑块或丘疹、渗液、脓疱、溃疡、脱屑、鱼鳞样改变、多毛症及皮炎等不良反应。有医生在治疗腰腿痛时经常用普鲁卡因注射液加氟美松作局部封闭。激素虽能使腰腿痛的症状暂时缓解，但容易掩盖病情，影响诊断和延误治疗。

除此之外，糖皮质激素类药物的用药问题还表现在用法不当、配伍不合理、制剂和给药途径选择不合理、用药剂量不准确等方面。

（二）吸入糖皮质激素治疗支气管哮喘的有效性

1992 年“国际对支气管哮喘的诊断和治疗的共识”一文发表，文中的重要观点是：支气管哮喘是一种气道的慢性炎症。这里提到的“炎症”是指非特异的炎症，而没有特指它的病原体。从病理学角度来看，参与上述炎症的细胞包括嗜酸性粒细胞和肥大细胞等。治疗这种炎症可使用糖皮质激素，给药方法可以采用局部气道喷雾或喷粉吸入，也可以通过口服、静滴等全身途径。

基于用药习惯，患者可能更习惯于口服或注射药物，而不习惯于喷雾吸入药品。吸入糖皮质激素直接作用于支气管，靶器官浓度高，起效快，比口服给药副作用少，是较理想的给药方式。吸入疗法不仅可用于激素依赖性哮喘，也可用于激素非依赖性哮喘。有人认为长期吸入糖皮质激素，不论对于儿童或成人都能取得较好的疗效，不仅症状可以得到改善或消除，肺功能也能获得改善。对于一些持续多年支气管哮喘症状的病例，吸入糖皮质激素也能收效，只是显效时间较长。如果支气管哮喘患者能够在早期症状较轻时就坚持吸入糖皮质激素，能够取得很好的疗效。按照医生指导，有规律地吸入糖皮质激素可以使支气管哮喘症状加重期缩短或消失，哮喘治疗时间减少，病死率降低。

目前市场上可供吸入应用的糖皮质激素类药物有：二丙酸倍氯米松（beclomethasone dipropionate）、布地奈德（budesonide）、丙酸氟替卡松（fluticasone propionate）等。

糖皮质激素是针对支气管哮喘具有的气道炎症反应的病因治疗。当哮喘患者出现症状时应联合使用扩张支气管的药物，如 β_2 肾上腺素受体激动剂、茶碱类药物等才能收到较好的效果。有学者比较了解二丙酸倍氯米松和氟替卡松两种气雾剂在支气管哮喘治疗中的作用，认为两种药物均能增加呼气流量的峰值，两组患者分别合用沙丁胺醇气雾剂时所需的沙丁胺醇剂量也都减少，并且两组疗效相似。

然而，吸入型药物也可通过胃肠道、肺部以及少量经直肠吸收而进入血液循环，是这种剂型的药物产生全身副反应的主要原因。为了减少糖皮质激素吸入后引起的全身副作用，除了改善吸入装置以减少药物在口咽部的沉积以外，还可改变药物特性，减少其从胃肠道和肺的吸收以及吸收后被快速代谢失活。研究表明，氟替卡松具有这种药物特性，具有较大的优越性。

（三）鼻腔应用糖皮质激素的疗效及前景

鼻腔局部用糖皮质激素类药物对参与变应性鼻炎和鼻息肉的多种细胞和细胞因子都有广泛的抑制作用，临床应用能有效改善症状，治疗剂量下即使长期应用也几乎没有或无全身副作用，鼻腔局部副作用轻微。

鼻腔局部应用的糖皮质激素类药物包括二丙酸倍氯米松（beclomethasone dipropionate）、氟尼缩松（flunisolide）、布德松（budesonide）、丙酸氟替卡松（fluticasone propionate）、丙炎松（triamcinolone acetonide）、丁基氟皮质素（fluocortin brutyl）及莫米松（mometasone furoate）。

由于强效、人工合成局部应用糖皮质激素类药物的问世，很多情况下没有必要全身应用药物，局部应用即可达到治疗目的，甚至在某些方面可产生更好的疗效。鼻腔用糖皮质激素类药物控制花粉症和常年性鼻炎鼻部症状的疗效优于抗组胺药、减充血剂、肥大细胞膜稳定剂和抗胆碱药，在花粉季节到来数天前开始使用，能更好地控制花粉症早期症状，早期合用抗组胺药对治疗眼部症状或合用减充血剂对缓解鼻塞有更理想的效果。

花粉症的免疫治疗（脱敏治疗），适用于仅对一种或两种特异性变应原敏感的患者，并需要逐渐增加皮下注射变应原的含量，通常用于在症状非常严重且药物治疗产生难以接受的副作用时，因此临床应用局部效能强而无显著的全身副作用的鼻腔局部糖皮质激素类药物有望代替花粉症的免疫治疗。慢性鼻窦炎、鼻息肉经鼻窦内窥镜手术后鼻腔局部应用糖皮质激素类对控制复发及改善嗅觉有良好的疗效。对药物性鼻炎、妊娠期鼻炎以及非免疫性非感染性鼻炎（血管运动性鼻炎）和慢性鼻炎，鼻腔局部应用糖皮质激素类药物也有安全可靠的疗效。总之，鼻腔局部用糖皮质激素类药物治疗变应性和非变应性鼻炎以及鼻息肉等鼻腔疾病有着广泛的应用前景。

第二节　促皮质激素及皮质激素抑制药

一、促皮质激素

促皮质激素（ACTH）是维持肾上腺正常形态和功能的重要激素。它的合成和分泌是垂体前叶在下丘脑促皮质激素释放激素（CRH）的作用下，在腺垂体嗜碱细胞内进行的。糖皮质激素对下丘脑及垂体前叶起着长负反馈作用，抑制 CRH 和 ACTH 分泌。生理情况下，下丘脑、垂体和肾上腺三者处于相对的动态平衡之中，ACTH 缺乏会引起肾上腺皮质萎缩以及分泌功能减退。ACTH 还有控制本身释放的短负反馈调节。

ACTH 口服后被胃蛋白酶破坏而失效，故只能注射应用。血浆半衰期为 15 分钟。它在正常人体的血浆浓度早晨 8 时为 22 pg/ml，晚间 10 时为 9.6 pg/ml。主要作用是促进糖皮质激素分泌，但只有在皮质功能完好时才能发挥疗效。一般在给药 2 小时后，皮质才开始分泌氢化可的松。临床用于诊断脑垂体前叶-肾上腺皮质功能水平以及长期使用皮质激素的停药前后，以防止发生皮质功能不全。临床应用制剂主要来自于动物垂体，故 ACTH 易引起过敏反应，表现为荨麻疹、血管神经性水肿、发热、全身不适、哮喘、呼吸困难，甚至过敏性休克等，现已少用。

二、皮质激素抑制药

皮质激素抑制药可用来代替外科的肾上腺皮质切除术，临床常用的有米托坦和美替拉酮。

1. 米托坦(mitotan)　米托坦为杀虫剂 DDT 一类化合物。它能选择性地使肾上腺皮质束状带及网状带细胞萎缩、坏死，但不影响球状带，故醛固酮的分泌不受影响。用药后血、尿中氢化可的松及其代谢产物迅速减少。主要用于不可切除的皮质癌、切除后复发癌以及皮质癌术后辅助治疗。可有厌食、恶心、腹泻、皮疹、嗜睡、头痛、眩晕、乏力、中枢抑制以及运动失调等反应。

2. 美替拉酮(matyrapone，甲吡酮)　美替拉酮能抑制 11β-羟化反应，干扰 11-去氧皮质酮转化为皮质酮及 11-去氧氢化可的松转化为氢化可的松，而降低它们的血浆水平，但通过反馈性地促进 ACTH 分泌导致 11-去氧皮质酮和 11-去氧氢化可的松代偿性增加，故尿中 17-羟类固醇排泄也相应增加。临床用于治疗肾上腺皮质肿瘤和产生 ACTH 的肿瘤所引起的氢化可的松过多症和皮质癌。还可用于垂体释放 ACTH 功能试验。不良反应较少，可有眩晕、消化道反应等。

第三节　盐皮质激素

一、盐皮质激素的生理作用

（一）盐皮质激素的生理作用

盐皮质激素主要包括醛固酮。它是调节机体水盐代谢的重要激素，它可促进肾的远曲小管及集合管重对钠、水的重吸收，同时促进钾的排出，具有明显的贮钠排钾作用。在增加细胞外液容积及其钠浓度的同时，还可降低细胞外液钾浓度。此外，盐皮质激素也具有允许作用，即能增强血管平滑肌对儿茶酚胺的敏感性，且此作用强于糖皮质激素。

（二）盐皮质激素分泌的调节

醛固酮的分泌主要受肾素-血管紧张素系统（详见循环系统）和血中 K^+、Na^+ 浓度的调节。当血 K^+ 浓度升高、血 Na^+ 浓度降低时可以直接促进肾上腺皮质球状带分泌醛固酮。

在正常情况下，ACTH 对醛固酮的分泌并无调节作用，但切除垂体后，在应激时醛固酮的分泌反应减弱，提示在应激情况下 ACTH 对醛固酮的分泌可能起到一定的促进作用。

二、盐皮质激素的药理作用

盐皮质激素（mineralocorticoids）主要包括醛固酮（aldosterone）、去氧皮质酮（desoxycorticosterone）和皮质酮。它们对于维持机体水盐代谢起着重要作用。本类激素主要用于治疗慢性肾上腺皮质功能减退症（Addison 病），用作替代疗法，以纠正失水、失钠和钾潴留，维持水、电解质的平衡。

第十八章　药物不良反应

第一节　药物不良反应概念

药物与其他事物一样，也是一分为二的，既可治病，也可致病，这是药物两重性所决定的，俗话说“是药三分毒”也就是这个道理。根据 WHO 在发展中国家的调查资料，住院病人的药物不良反应发生率为 10%～20%，有 5%的病人是因药物不良反应而住院的，全世界有 1/3 死亡病例的死因不是疾病本身而是不合理用药造成的。据中国消费者在 2000 年发布的消费警示，我国每年 5 000 万住院病人中，至少有 250 万人入院治疗与药物不良反应有关，其中 50 万属于严重不良反应。我国现有的 1 000 万聋哑人中，60%～80%与药物不良反应有关。所以，临床开方用药必须考虑药物治疗效果，又要注意病人的用药安全。

凡是用药后产生与用药目的不相符的、给病人带来不适和痛苦的统称为不良反应，主要包括副作用、毒性反应、变态反应、后遗效应、继发效应、特异质反应及“三致”作用。药物不良反应一般是可预知的，但又是不可避免的，有的甚至难以恢复。

（一）副作用

副作用是在药物正常的治疗量时出现，而与治疗目的无关的效应。当药物的某一作用为治疗目的时，其他效应就成为副作用。副作用发生的基础是药物的选择性不高。如阿托品作为解痉药服用时，其抑制腺体分泌引起的口干、心悸、视物模糊、眼压升高等即为副作用；当阿托品用于治疗严重盗汗或流涎症时，其抑制腺体的分泌作用则成了治疗作用，而松弛胃肠平滑肌作用引起便秘又成了副作用。这种副作用是不可避免的，但一般可以预料、可以减轻，能通过调整剂量或合并用药来缓解、纠正。例如麻黄碱治疗支气管哮喘时，引起患者失眠，若同时给予镇静药可减轻其中枢兴奋作用。

（二）毒性作用

在治疗量下不出现，仅在剂量过大或用药时间过长、体内药物蓄积过多时，才出现的反应称之为毒性反应。毒性反应会引起机体机能或组织结构的改变。毒性反应立即发生称为急性毒性；长期用药后逐渐发生的称为慢性毒性。毒性反应与该药的治疗指数有关，治疗指数愈小，毒性愈大，安全性愈小。来自 FDA 的数据表明，抗阳痿药伟哥在低剂量(25 mg)用药者中，“蓝视”的发生率为 3%；超剂量用药使剂量达到 50～100 mg 时，“蓝视”发生率提高到 10%～11%；而那些自己服药剂量超过 100 mg 的人，有 50%出现过“蓝视”。对治疗指数小的几类药物，使用时尤其应加以注意，如洋地黄类、氨基苷类(链霉素、妥布霉素)、降血糖药(胰岛素、磺酰脲类)、抗癌药(MTX)、抗凝血药(肝素)、抗心率失常药(利多卡因)、抗癫痫药(苯妥英钠)、抗高血压药(β-受体阻滞剂药)等。毒性作用一般是可预知的,采用剂量个体化,控制给药时间和间隔,定期检查相关功能,必要时停药或更换用药,也可避免。

(三) 变态反应

机体对药物不正常的免疫反应称为变态反应,又称过敏反应。变态反应出现于过敏体质患者,临床表现则因药、因人而异。其反应性质与药物效应、剂量无关,但反应程度相差大,从皮疹、发热至血液系统抑制、肝功能损害,甚至休克。有些大分子药物本身是半抗原,与人体内蛋白质结合形成抗原。如某些抗生素,药物作为半抗原,在体内与生物大分子结合成抗原复合物并具有抗原性,经过7~10天潜伏期后,产生抗体。当再次接触就会引起变态反应。致敏原可以是药物本身,也可是药物代谢产物或药物中的杂质。青霉素引起过敏反应,可能与其水解产生的青霉噻唑酸和青霉烯酸有关,故临床使用应现用现配。变态反应多种多样,如过敏性皮疹、皮炎、支气管哮喘、过敏性血小板减少、肝肾功能损害、休克,严重的可致死。停药可恢复,再用可再出现。过敏试验并非适用于所有的药物,了解过敏史,慎用易引起变态反应的药物尤为重要。

(四) 后遗效应

指停药后药物浓度降至有效浓度下,仍有残留的生物效应。如口服巴比妥类药物,次晨出现的宿醉现象;长期服用肾上腺皮质激素后引起的肾上腺皮质萎缩。

(五) 停药反应

长期服用某些药物,突然停药后,原有疾病出现加剧的现象称为停药反应,又称反跳现象。如长期应用β-受体阻滞剂药普萘洛尔治疗高血压、心绞痛等,突然停药,血压升高或心绞痛发作,产生危险,这可能由于β受体上调,对内源性去甲肾上腺素等递质增敏的结果;长期应用皮质激素类药物突然停药,易发生急性肾上腺皮质功能不全综合征,其严重程度与其应用的剂量和时间有关。这可能与干扰的下丘脑-垂体-肾上腺轴的负反馈有关,致肾上腺皮质萎缩,使下丘脑、垂体对低浓度的皮质激素不能作出正常反应。此外,苯二氮䓬类药物突然停药,出现反跳和戒断症状,如失眠、焦虑、兴奋不安、震颤、惊厥、精神失常等,但较巴比妥类轻。

(六) 继发效应

又称治疗矛盾,是由治疗效应所带来的不良后果,如应用广谱抗生素,体内对抗菌药敏感的细菌被杀死,而不敏感的菌株大量繁殖,继而引发第二次感染。

(七) 特异质反应

大多是由于生化过程异常所致,往往与遗传因素有关。如有些患者红细胞内缺乏葡萄糖-6-磷酸脱氢酶(G-6-PD),服用伯氨奎后,易发溶血性贫血。使用骨骼肌松弛药琥珀胆碱引起的特异质反应是由于先天性血浆胆碱酯酶缺乏。特异质反应严重程度与剂量有关,应用药理拮抗药可以救治。

(八) 致癌作用

自20世纪70年代,医学文献中出现了医源性致癌,其泛指与医疗措施有关的各种因素,当然包含了药物引起肿瘤。从此药物致癌性问题日益受到重视。到目前为止,美国FDA已列出2 400余种化合物可能对动物致癌,其中约有150种化学药物能在动物身上诱发肿瘤。国际癌症研究所对368种可能对人有致癌危险的物质进行评估,发现其中有25~

30 种化学药物与肿瘤有关。有些药物长期服用以后，引起机体某些器官、组织、细胞的过度增殖，形成肿瘤。有些药物已被正式列入致癌物或可能致癌物，如乙烯雌酚、右旋苯丙氨酸氮芥、苯丁酸氮芥、环磷酰胺、右旋糖酐铁、非拉西丁、羟甲烯龙等；有些药物已有致癌的报道，如利血平、多巴胺、氯霉素、苯妥英、苯巴比妥、异烟肼、保泰松、苯丙胺、黄体酮、氯贝丁酯、煤焦油软膏等。我国已发现 117 名银屑病患者服用乙双吗啉、双酮嗪（乙亚胺）等药物后，出现急性白血病、肝癌、肾疡、膀胱癌等。

（九）致畸作用

在胎儿快速发育期内，单次使用药物有时也会影响胎儿的体形结构。如反应停，其引起的短肢畸形发生于孕后的 4～7 周，这一时期正是四肢发育的时期。在孕期胎儿发育的各个阶段，持续接触致畸药物，可能产生累积作用，尤其在孕期前 6 个月。致畸作用的发生率与药物的剂量呈正相关，有的致畸药物对某一器官有选择性，有的在胎儿发育特定阶段产生作用。当然，即使无任何致畸药物接触时，新生儿畸形的发生率也有 3%。目前已发现有 30 种药物有致畸作用，如丙味嚷、苯丙胺、氯丙嗪、甲氨蝶呤、巯嘌呤、白消安、环磷酰胺、雄性激素、孕酮、氯氮卓、安定、苯巴比妥、氟哌啶醇、阿司匹林、奎宁、四环素、链霉素、乙胺嘧啶、华法林、甲苯磺丁脲、氯磺丁脲等。

第二节　影响药物不良反应产生的因素

药物进入机体后，产生药效的同时，也产生了不良反应。药物在机体内外因素影响下，既可能使药效增强或减弱，也可能产生与治疗目的无关的效应，引起患者痛苦或损害。药物不良反应是在药物与机体相互作用下出现的，其发生受许多因素的影响。

（一）药物方面的因素

1. 药物的选择性　由于许多药物缺乏高度的选择性，在实现治疗目的过程中，对一些无关的系统、脏器、功能也产生影响，有的甚至有毒害作用。例如抗恶性肿瘤药物，杀死肿瘤细胞的同时，也杀伤宿主功能活跃的正常细胞。

2. 药物的延伸作用　很多药物应用一段时间后，由于其药理作用导致一些不良反应。例如长期大剂量使用糖皮质激素，能使毛细血管变性出血，皮肤、黏膜出现红斑、淤点，出现肾上腺皮质功能亢进。

3. 药物的杂质　药物生产过程中加入的稳定剂、赋形剂、着色剂，甚至混入微量高分子杂质，有时会产生不良反应。例如胶囊染料常会引起固定性皮疹。

4. 药物的剂量、剂型　如服用安体舒通，其剂量为 100 mg 时，对男性乳房没有明显的影响；当其剂量为 200 mg 时，12 名服药者中，有 2 例发现乳房增大；300 mg 时，11 名服药者中有 3 例乳房增大。氯霉素口服时，对造血系统损害较常见；但胃肠道外途径用药时，造血系统损害较少。

5. 药物的质量　同一种药物，因生产厂家不同，制剂技术差别，杂质去除率不同，其不良反应的发生率也不同。例如冠心平中的对氯苯酚则是发生皮炎的原因；氨苄青霉素中的蛋白质则是发生药疹的原因。

6. 服药的时间　一般而言，连续用药的时间越长，发生药物不良反应可能性越大。同一剂量下，服用安体舒通，服用8周以内，没有出现男性乳房增大，但服用24周后，男性乳房增大的发生率高达66%。

（二）机体方面的因素

1. 种族差别　一些药物的不良反应对不同种族或民族的用药者存在区别。一些药物进入体内须经过乙酰化后被代谢，乙酰化过程有快型和慢型。例如抗结核病药异烟肼乙酰化速度分为快代谢型和慢代谢型，前者尿中乙酰化异烟肼较多，后者尿中游离异烟肼较多。日本人、爱斯基摩人慢乙酰化者很少，而欧美白种人慢乙酰化可达50%～60%，中国人慢乙酰化者仅占26.5%，所以异烟肼在白种人易发生神经炎，而黄种人则引起肝损伤。抗结核病药物吡嗪酰胺引起肝脏损害的发生率在非洲黑人中约为3.6%，而在香港人中可高达27.3%。氯碘羟喹能引起亚急性脊髓视神经病，在日本人发生率高，而且发病较快。北欧和智利的妇女口服避孕药后发生胆汁淤积型的黄疸较多。白种人应用吗啡后呼吸抑制和血压降低等不良反应发生率高于中国人，相反中国人用吗啡后发生恶心、呕吐等不良反应的发生率明显高于白种人。

黄种人服用奥美拉唑、氯胍、地西泮、丙咪嗪、普萘洛尔等药物时，不良反应发生高于白种人，因为前者经CYP2C19代谢的弱代谢发生率为后者的5倍（分别为15%、3%）。

2. 性别　一般说，对药物的不良反应，女性较男性更为敏感，大约女性为14.2%(68/478)，男性为7.3%(50/682)，妇女比男性患者高1倍。如氯霉素引起的再生障碍性贫血两者相差2倍。但在药物性皮炎，男性发生率却高于女性，其比例约为3∶2。女性有月经、妊娠、哺乳等特殊问题，妇女在月经期服用导泻药和抗凝药会导致盆腔充血、月经增多甚至引起孕妇流产。妊娠者用药不慎，可导致胎儿流产、发育不良、畸胎等严重后果。妊娠妇女应严禁使用锂盐、乙醇、华法林、苯妥英及性激素等。妊娠后期和哺乳期妇女应注意可通过胎盘及乳汁的药物对胎儿和婴儿发育的影响，如奈替米星和吗啡。

3. 年龄　婴幼儿的脏器功能发育不全，对药物的敏感性高，药物代谢速度慢，肾脏排泄功能差，药物易通过血脑屏障，所以不良反应发生率较高，尤其对中枢抑制药、影响水盐代谢及酸碱平衡的药物较敏感。与成年人相比，新生儿体液比例较大，水盐转换快，所以对影响水盐代谢和酸碱平衡的药物较敏感；血浆蛋白的总量较少，药物与血浆蛋白结合率低，对药物敏感性高；新生儿肝肾功能发育不全，其肾功能只有成年人的20%，药物清除率低，如应用庆大霉素等肾消除的药物，$t_{1/2}$明显延长而蓄积中毒；新生儿肝脏葡萄醛酸结合能力差，应用氯霉素或吗啡易导致灰婴综合征及呼吸抑制。总之，小儿，尤其新生儿与婴儿，生理、生化功能与成年人有较大差别，并非按比例缩小的成年人。特别是自身调节功能都未发育完全，药物易进入中枢神经系统而产生不良反应。另外小儿生长发育旺盛，氟喹诺酮类药物可影响生长发育，同化激素影响长骨发育，四环素可影响牙齿发育等。

老年人由于脏器功能退化，药物代谢速度较慢，血浆蛋白含量下降，较成年人更易发生不良反应。例如青霉素在成年人半衰期为0.55小时，而老年人则为1小时；苯妥英钠与血浆蛋白结合率，老年人较45岁以下的人要低26%。老年人服用地西泮，其$t_{1/2}$较青年人延长4倍，这是由于老年人肝肾功能随年龄增加而衰退的结果；同样，应用肾排泄氨基苷类抗生素，$t_{1/2}$延长2倍以上。老年人服用中枢神经系统的药物易致神经错乱，服用心血管系统的药物易致血压下降、心律失常，服用阻滞M胆碱受体易致尿潴流、便秘及青光眼发作。所以，老年人用药均应降低用药剂量。

4. 个体差异　不同个体对同一剂量的相同药物有不同的反应，这种因人而异的药物反应性称为个体差异，这是正常的“生物学差异”现象。300例男性患者用水杨酸钠治疗，约有2/3的病人在总量为6.5～13 g发生不良反应；但剂量仅为3.25 g时，已有数例病人出现不良反应；甚至有个别病人在总量达30.0 g才出现。引起不良反应的剂量在不同个体相差可达10倍。有时，个体差异也会影响到药物作用的性质。例如，巴比妥类药物在一般催眠剂量时，对大多数人可以产生催眠作用，但对个别人不但不催眠，甚至引起焦躁不安，不能入睡。吗啡也有类似情况，对个别人不表现抑制作用，相反却是兴奋作用。某些过敏体质的人，用药后产生过敏反应，这是机体将药物视为一种外来物质所发生的免疫反应。磺胺类药物可引起发热、药疹、局部水肿，严重者可发生剥脱性皮炎，青霉素可引起过敏性休克。药物代谢酶的遗传多型性是造成个体差异中的一个重要原因。细胞色素P450酶系中CYP2C19均存在遗传多型性，CYP2C19弱代谢人群服用美芬妥因、奥美拉唑等药物后，血药浓度显著高于强代谢型人，很容易发生不良反应。CYP2D6弱代谢人服用三环类抗抑郁药常产生排尿困难、心律失常等不良反应。可待因经CYP2D6代谢，脱甲基生成吗啡产生镇痛作用，但在弱代谢型人群，难于生成吗啡，故镇痛作用极弱。抗疟药氯胍经CYP2C19代谢为环氯胍而抗疟，但在弱代谢型人，几乎无作用。

5. 用药者的病理状况　服药者的病理状况影响药物的不良反应。一般人对阿司匹林的过敏反应不多见，但患有慢性支气管炎的患者中，过敏的发生率可达28%；氨苄西林在一般人中的皮疹发生率约3.1%～3.8%，但在患单核细胞增多症的病人，皮疹发生率可达42%～100%。地西泮在一般人半衰期约为46.6小时，但在肝硬化患者可达105.6小时；哌替啶在一般人的血浆半衰期为3.8小时，但在急性病毒性肝炎患者可长达7小时；在肾功能正常者，多黏菌素的神经系统毒性反应的发生率约为7%，但在肾功能不良者可高达80%。

疾病影响药动学，抑郁症、溃疡病、震颤麻痹、创伤或手术等使胃排空延长，延缓口服药物吸收；心功能不全及休克等因血液循环不畅也影响药物吸收。低蛋白血症患者，药物与其结合率低，使血中游离药物浓度增高，增加发生不良反应的机会。中枢炎症时血脑屏障功能减弱，药物进入中枢量增加，既有可能提高疗效，也有可能增加中枢毒性。肝肾疾患及其功能障碍的疾病可明显改变药物的代谢和排泄，使药物的清除率降低、半衰期延长，药物体内蓄积而中毒，因此临床治疗中务必根据患者肝肾功能调整用药方案。患者同时存在潜在性疾病也导致严重不良反应，例如氯丙嗪加重糖尿病，M胆碱受体阻滞药诱发青光眼等。

6. 其他　患者生活环境、生活习性、饮食习惯等可影响药物的作用，尤以烟酒嗜好为突出，应引起广泛重视。乙醇对交感神经、血管运动中枢有抑制作用，与消心痛、氨茶碱、利血平等合用，导致血压显著下降，出现体位性低血压。乙醇尚有增强地西泮、利眠宁等中枢抑制药的作用，导致重度抑制。吸烟诱导P450酶系CYP1A2活性，使某些药物如利眠宁、地西泮等代谢加快，缩短$t_{1/2}$，血药浓度降低，作用减弱。长期吸烟者使普萘洛尔、茶碱的清除率比正常人快2～3倍，安替比林、苯妥英、非拉西丁消除也加快。

药物通过竞争结合血浆蛋白产生相互作用。血浆蛋白结合率高、分布容积小、安全范围窄、半衰期长的药物，尤其受其影响，使药物作用增强甚至产生不良反应。双香豆素类抗凝血药及口服降血糖药为阿司匹林等药物置换，导致出血倾向及低血糖反应。

（三）其他因素

1. 用药途径　临床常用的给药途径为局部给药法和全身给药法，其主要有消化道给药、注射给药、呼吸道给药和皮肤黏膜给药。给药途径不同，关系到药物的吸收、分布、作用的快慢、强弱和持续时间。目前，临床以口服和注射用得最多。口服为最经济、最简便、最安全的途径，凡是神志清楚，又能主动配合的病人都应优先考虑口服。注射给药是把无菌的药液直接注入组织内、体腔内、血管中。其中以肌内注射和静脉注射用得最多。注射给药吸收迅速，剂量准确，可避免消化液破坏，适用于不能口服和病情危急的病人，但注射药物时，要求无菌操作，尤其静脉注射的要求更高，否则容易引起感染，甚至由此而发生生命危险。因此，注射药物一定要由医务人员操作，才能确保安全。当前，临床上静脉注射和静脉滴注完全超出了“不能口服或病情危急”的界定，尤其在抗生素滥用、病毒性疾病传播、艾滋病蔓延的今天，应引起临床医务工作者的重视。

2. 联合用药　临床上用一种药就能控制感染者居多，仅少数需联合治疗。即使联合治疗，通常二联即可；三联、四联既无必要，反而会增加毒副反应。作用机制相同的抗菌药不宜合用（如联用两种氨基糖苷类抗生素），此种联合用药的疗效不一定比单用的好，反而增加药物的毒性反应，甚至因共同竞争靶位而出现拮抗现象（如红霉素与林可霉素或氯霉素合用）。

3. 用药时间　有的药物对胃刺激性强，应于饭后服；胰岛素应在饭前注射；催眠药应在临睡前服。给药间隔一般以药物的半衰期为参考依据，但在有抗菌后效应的药物，在此时间细菌尚未恢复其活力，其给药间隔可适当延长。肝、肾功能不全者，可适当延长给药间隔时间。总之，给药间隔时间短，易致累积中毒；给药间隔时间延长，血药浓度波动增大，抗菌药物易产生耐药性。对一般疾病和急重病患者，疾病症状消失后即可停药。对某些慢性疾病及感染性疾病，按规定用药，以避免疾病复发和加重。停药不当也可引起不良反应，例如治疗严重皮疹，停用糖皮质激素或减药过决，会产生“反跳”。

4. 医师和药师的职业道德问题　为了片面追求医疗单位的经济利益，造成选药或用药不当。本可以用一般毒性小的药进行治疗，却改用价格昂贵、毒性资料不全、用药经验不足的新药；患者因无力支付高额药费，改用价格低廉、毒性较大、将被淘汰的老药；制药企业质量控制不严，营销中的不正当竞争导致的大处方、乱用药、滥用药。这些都会引起药物的不良反应，甚至导致严重的“药害”事件。

第三节　药物不良反应的机制

药物不良反应发生的机制比较复杂，为了便于分析，现将药物不良反应简单地归结为甲型不良反应和乙型不良反应两类。所谓甲型不良反应是由于药物药理作用增强所致，与剂量有关，这种不良反应可以预测，发生率高，但死亡率低；所谓乙型不良反应是与正常药理作用无关，为一种异常反应，通常难以预测，常规药理实验不能发现，发生率虽低，但死亡率高。

（一）甲型不良反应发生机制

1. 药物因素

(1) 药物的吸收：多数药物口服后，吸收的量和速度会影响药物不良反应的发生。脂溶性药物容易在肠道内吸收，在较短的时间里就达到较高的血药浓度，从而引起甲型不良反应。非脂溶性药物在消化道里的吸收不规则、不完全，个体差异大，例如胍乙啶在治疗高血压时，其剂量范围可在 10～100 mg/天，其吸收程度可以从 3%到 27%不等。说明给以同样剂量，在某些病人还没有出现疗效，而在另一些患者已发生不良反应。

(2) 药物的分布：药物在组织中分布的量和范围受局部血流量和药物穿透细胞难易的影响。例如经肝代谢的利多卡因，受肝血流量的影响。当心衰、出血或静脉滴注去甲肾上腺素时，肝血流量减少，利多卡因的消除率降低；又如循环中血浆蛋白含量是相对稳定的，与药物的结合部位和结合容量都是有限度的，随着药物量的增加，血浆蛋白结合达饱和，略增加药量，就可使血中游离型药物剧增，导致药效增强或毒性反应。服用血浆蛋白结合率为 99%的双香豆素后，再服用结合率为 98%的保泰松，由于保泰松与蛋白亲和力强于双香豆素，保泰松可将双香豆素从蛋白结合中置换出来，使双香豆素被游离，从而血中的双香豆素成倍增加，使其抗凝血作用增强而导致出血；同样，老年人、病程较长的慢性病人、长期处于营养状况不良的患者，血中蛋白含量降低都可增加不良反应发生率。不同药物对人体不同器官、不同组织细胞的亲和力是不一样的，从而引起不同的不良反应。例如氯喹对黑色素有高度亲和力，其可高度蓄积在含黑色素的眼组织中，从而引起视网膜变性。

(3) 药物的生物转化：药物主要在肝脏进行代谢，第一阶段主要进行氧化、还原或水解，第二阶段进行葡萄糖醛酸化、乙酰化、甲基化等。在肝细胞内质网中，药物经微粒体氧化酶进行氧化。药物氧化速率主要取决于基因多态性，个体之间有很大差异，例如每天服用苯妥英钠 300 mg，药物血浆浓度可在 4 μg/ml～40 μg/ml 之间波动。当其血浆浓度超过 20 μg/ml，即可产生甲型不良反应。有些药物如巴比妥类、苯妥英钠、保泰松、强力霉素等能诱导另一些药物的氧化，从而加速这些药物的代谢。例如巴比妥类与抗凝剂合用，可使抗凝作用减弱，甚至消失。另一些药物可抑制肝微粒体酶的氧化作用，因而导致某些经肝氧化代谢的药物产生甲型不良反应。例如单胺氧化酶抑制剂苯乙肼，可抑制微粒体酶合成，使乙醇和儿茶酚胺类经肝微粒体氧化作用减弱，而出现严重甲型不良反应。氯丙嗪可抑制普奈洛尔的代谢转化，加强了后者对心血管系统的抑制作用，可致严重的低血压。神经递质、激素和某些维生素主要通过与特异受体结合，而发挥药理作用；个体间的受体不但在数量上不同，而且在受体的敏感性上也可受其他药物的影响。例如乙诺酮能增加华法林对肝脏受体部位的亲和力，当与抗凝药华法林合用时，则可增强后者的抗凝作用而出血。

(4) 药物排泄：大多数药物主要经肾脏排泄。婴儿、老年人、肾脏疾病患者等，由于肾小球滤过功能不足或减退，使这些药物排泄不畅，药物在体内的滞留时间延长，血药浓度维持在较高的水平，从而引起甲型不良反应。这对一些毒性大的药物，如地高辛、氨基糖苷类抗生素和多黏菌素，需特别注意。

2. 机体因素

(1) 体内的离子平衡的影响：有些药物不良反应的发生是由于干扰了体内的离子平衡。例如强心苷通过抑制 Na^+-K^+ ATP 酶，增加心肌细胞内的 Ca^{2+} 而产生正性肌力作用，使心肌收缩力加强；当中毒量的强心苷严重抑制 Na^+-K^+ ATP 酶，可引起细胞内 Na^+、Ca^{2+} 明显增加使细胞内 Ca^{2+} 超负荷。过量的 Ca^{2+} 可引起细胞内 Ca^{2+} 释放和再摄取的自发循环，并可诱导产生由 Ca^{2+} 携带的内向电流，引起后去极，这是强心苷中毒引起心律失常的原因之一。另外，细胞内明显缺钾，减少静息电位或最大舒张电位，使心肌细胞自律性增高，传导速度减慢，也易致心律失常。

(2) 受体调节的异常：受体除对机体生理和生化过程的调节作用以外，受体本身也受多种激素乃至生理、药理和病理的调节。受体的数量和质量总是处在动态平衡状态。长期用受体激动剂可导致受体的脱敏，又称不应性或向下调节，从而减弱药理效应，这种现象在治疗上是十分重要的。例如在治疗哮喘时，长期用β-受体激动剂作为支气管扩张药，可出现药效的递减；另一方面，相反的现象也会出现，如长期用拮抗剂可致受体的高反应性或向上调节，突然停药可引起反跳反应，使病情加重或恶化。在某些疾病中，受体功能的异常可能是发病的原因。例如重症肌无力和胰岛素抗性糖尿病就可能分别与N胆碱受体和胰岛素受体的自身免疫性衰减有关。

(二) 乙型不良反应发生机制

1. 药物因素　许多不良反应的发生不是由于药物有效成分本身，而是由于生产过程中使用的添加剂，例如稳定剂、着色剂、赋形剂、乳化剂、增溶剂等，及化学合成中产生的杂质，或者药品在贮藏保管、运输过程中产生的氧化、分解、降解、聚合等产物所致。例如四环素的降解产物差向四环素和脱水差向四环素的毒性分别是四环素的70倍和250倍。我国发生的"梅花K"药害事件，这是一起乙型不良反应。青霉素的过敏反应主要由于其分解或降解产物青霉噻唑酸、青霉烯酸等与机体血浆蛋白结合形成抗原而引起的。

2. 机体因素　患者体内在遗传、新陈代谢、酶系统方面存在一些异常和缺陷，一般情况下不能被发现，一旦接触某些药物以后，就会暴露出来，出现一些不良反应。有些人红细胞内的葡萄糖-6-磷酸脱氢酶(G-6-PD)缺乏，服用常规剂量伯氨喹或磺胺类药物后，容易出现溶血性反应。有些患者肝细胞内缺乏乙酰化酶，使体内乙酰化过程减慢，用药后易引起各种不良反应，如异烟肼引起多发性神经炎和维生素B_6缺乏症，肼曲嗪引起全身性红斑狼疮样综合征，氯霉素诱发再生障碍性贫血，口服避孕药引起胆汁淤积性黄疸等。

3. 其他原因　因病人因素而引起的乙型不良反应还涉及到免疫学、致畸、致突变及致癌等方面。

(1) 免疫学方面：大多数药物过敏性反应可归类为乙型不良反应，包括Ⅰ型的过敏性休克、Ⅱ型的溶细胞型或细胞毒型、Ⅲ型的局部炎症或坏死反应、Ⅳ型的迟发型细胞反应。

(2) 致癌作用：不少药物能诱发癌症(如前述)。

(3) 致畸作用：不少药物有致畸作用(如前述)。

(4) 致突变作用：有些化学物质可能为突变源(如前述)。

第四节　药物不良反应引起的重大"药害"事件

药物是人们用于预防、诊断和治疗疾病或调节机体生理机能的化学物质。欧美国家较早走了合成药物的道路，使大批量的药物生产成为可能。以阿司匹林为例，全世界每年生产超过4万5千吨，仅德国拜耳公司1996销售量就高达110亿片，正是在这样的情况下，一旦发生药物的不良反应的药害事件，其涉及面会很广，危害就很大。100多年以来，全球曾发生重大的"药害"事件有40余起，使人们对药物的不良反应危害性加深了认识，其中比较突出的如下：

（一）沙利度胺与海豹畸胎

沙利度胺（反应停）1957年首先在德国上市，因其能治疗孕妇的妊娠呕吐，迅速被推广到欧洲、亚洲、澳洲、北美（不包括美国）、拉丁美洲等几十个国家。1961年10月，三位德国医生在西德妇科学家会议上报告了一些海豹肢畸形患儿的病例，引起了大家的重视。以后其他地方的报道接踵而来，许多新生婴儿的上肢、下肢特别短，甚至没有臂部和腿部，手和脚直接连在身体上。经过长时间的流行病学调查，证明这种"海豹肢畸形"是与患者的母亲在怀孕期间服用沙利度胺有关。调查发现，该药在几个国家里共引起畸形1万余人，仅在西德就有6 000到8 000例。值得注意的是，尽管反应停事件的危害如此之大，但是在美国、瑞士和当时的东德，由于对进口药品审批严格把关，基本上没有受到这个事件的冲击。

（二）己烯雌酚与少女阴道癌

1966～1969年间，美国波士顿市妇科医院的大夫们在较短的时间里先后发现有8名十多岁的少女患阴道癌，比同年龄组一个世纪以来报道的总数还多。经过深入的调查，证明这些病例的发生与患者母亲妊娠期间服用己烯雌酚保胎有因果关系。服药妇女所生的女儿患此癌的危险性比不服药的高出132倍。其他医院也陆续有报道，至1972年，各地共收到91名8～25岁的阴道癌患者的报告，其中49例患者的母亲在妊娠期间服用过己烯雌酚。

（三）非那西丁、磺胺酏剂与肾脏损害

非那西丁曾是一种广泛使用的解热镇痛药。1953年后，欧洲许多国家，特别是瑞士、西德、捷克、斯堪的维亚等国家突然发现肾脏病人大量增加。调查后证实这种肾病增加主要是服用非那西丁所致。欧洲报告2 000例，美国报告100例，其中有几百人死于慢性肾功能衰竭。这些国家采取紧急措施，限制含非那西丁药物出售后，这类肾病病人数明显下降，但有的病人即使停用非那西丁长达8年，还可因肾功能衰竭而死亡。

1937年，美国马森吉尔药厂未经有关部门批准，采用工业溶剂二甘醇代替酒精，产生一种磺胺酏剂，治疗感染性疾病。时至该年9～10月间，在南方开始发现肾功能衰竭的病人大量增加，后经调查证实与该公司生产的磺胺酏剂有关。该事件共发现358人受此剂损害肾脏，死亡107人。

（四）二硝基酚、三苯乙醇与白内障

20世纪30年代，美国、巴西等国许多人用二硝基酚作为一种减肥药。20年后，这些国家发现白内障病人大量增加，调查证明是由于广泛应用二硝基酚所致。服用此药的人数超过100万人，白内障的发生率约为1%，甚至有人在停药一年后才发生白内障。

三苯乙醇为一种降胆固醇药，于20世纪50年代后期上市，临床上很快就发现该药能引起脱发、皮肤干燥、男性乳房增大、阳痿、视力下降、白内障。美国有几十万人服用过此药，引起白内障的人约千人。

（五）二碘二乙基锡与中毒性脑炎

1954年，法国巴黎附近的一个小镇，一位药剂师制售一种含二碘二乙基锡的制剂，用其治疗感染性疾病，引起270人中毒，出现头痛、呕吐、痉挛、虚脱、视力丧失等中毒性脑炎的症状，死亡110人。

（六）氨基比林与白细胞减少症

1897年氨基比林首先在欧洲上市后，陆续发现服用此药的病人发生了口腔炎、发热、咽喉痛等症状。化验检查发现血中白细胞特别是粒细胞减少,后证明氨基比林能引起严重的白细胞减少症,导致各种感染。至1943年,仅美国就有1 981人死于本病。其后美国将其从法定药物目录中删去,此病明显减少。

(七)氯碘羟喹与亚急性脊髓视神经病

氯碘羟喹是1933年上市的抗阿米巴药物,后发现它能防治旅行者腹泻,因此迅速风行于许多国家。20世纪50年代后期,日本医生发现许多人患急性视神经炎(简称SMON病),患者可有双足麻木、刺痛、无力、瘫痪、失明症状。日本厚生省于1967年拨款成立专门委员会,对该病的病因进行流行病学调查。4年后,查清氯碘羟喹与SMON病的因果关系。日本服用此药而患该病就有11 000人,死亡数百人。因这个事件,有关企业共赔偿1 195亿日元。

(八)拜斯亭事件与横纹肌溶解症

2001年8月8日,德国拜耳公司宣布:从国际药品市场撤出拜斯亭。2001年8月9日,我国国家药品监督管理局发出紧急通知,禁止使用拜斯亭。

拜斯亭(Lipobay)是拜耳公司1997年上市的一种降血脂特别是降胆固醇的药品,药品名是西立伐他汀钠片(Cerivastatin),适用于原发性高胆固醇血症、混合高脂血症、高胆固醇血症以及高甘油三酯血症。到目前为止,全世界大约有600万患者曾服用过拜斯亭,其中绝大多数是50岁至70岁的人。拜斯亭是于1999年10月批准并获得进口注册证的,2000年4月开始在我国进口销售,已售出140多万粒。

1997年拜耳公司向市场推出"拜斯亭"后,有上千名病人在服用这种药物之后怀疑它造成肌肉损害,总共有52名患者的死亡被认为与"拜斯亭"有关,在美国有32例。

横纹肌溶解症是一种非常少见的病症,临床发生率在三万分之一以下,是因肌细胞产生毒素而导致肾损害的一种疾病。当骨骼肌破坏后,肌肉细胞内容物被释放到血液中,堵塞肾组织,导致肾损害;还可分解成某些有毒物质,导致肾和其他器官损害,甚至可以致死。横纹肌溶解症可表现为肌肉疼痛,同时可伴有虚弱无力、发热、恶心、呕吐、短暂性黑尿。

(九)苯丙醇胺与脑中风

苯丙醇胺(PPA)是一种麻黄碱的衍生物,通过收缩黏膜血管减轻或消除感冒引起的鼻黏膜充血、肿胀所致的鼻塞,与对乙酰氨基酚及镇咳药右美沙芬等配伍而成复方制剂,为常用的抗感冒药——如康泰克、康得、感冒灵胶囊等10余种药物。

20世纪70年代,通过药物不良反应报告发现,有些中青年妇女的颅内出血可能与PPA有关,至80年代又有30余例相似报告。1992年,FDA建议美耶鲁大学医学院组织药物流行病学专家、内科及神经病学专家,共同组成研究小组,对PPA与出血性脑中风的相关性进行流行病学研究。结果发现:出血性脑中风的发病与发病前3天服用PPA有密切关系,其中与服用含PPA感冒药的相关程度极高。由此,FDA于2000年11月6日决定撤销一切含PPA的制剂。我国原国家药品监督管理局于2000年11月14～15日连续发布两份关于暂停使用和销售含苯丙醇胺药品制剂的通知,以保障公众用药安全。

(十)四咪唑与脑炎

20世纪70～80年代,浙江温州地区应用四咪唑(Tetramizol)引起迟发性脑病,该原因不明的"脑炎"在温州流行20余年,有数百例之多。后在其他省市也报告由四咪唑引起的"脑炎"300多例。虽发病率不算高(4.85/百万),但致残率高。1982年,我国卫生部宣布淘汰四咪唑后,"脑炎"发病率急剧下降。

（十一）氨基糖苷类抗生素与耳聋

据20世纪90年代统计，我国致聋、致哑儿童约为180万人，其中由药物致聋者约100万人，占60%。药物中主要是抗生素，其中氨基糖苷类（庆大霉素、卡那霉素）占80%。新霉素滴耳、冲洗伤口也可致耳聋；红霉素、万古霉素、多黏菌素B、阿司匹林均可发生耳毒性作用。

由于人们对自然科学知识的了解和掌握有一个漫长过程，加之一些药品研制生产中疏于严格管理，20世纪世界范围内发生了许多十分惨痛的“药害”事件，使2万多人死于药物的不良事件，伤残者不计其数。20世纪末，国际上已把对药物不良反应和药源性疾病的研究当作一种流行病学即药物流行病学，加以研究和控制。即使在医药事业已高度发展的今天，随着新药的不断出现，药物不良反应和药物不良事件仍然不断发生，给人类造成痛苦乃至灾难。药源性疾病发生率呈上升趋势，已成为继心血管疾病、癌症、感染性疾病之后的第四类疾病。这不仅导致患者健康恶化，危及生命，而且耗费大量的医药资源，加重社会和患者的负担。

对药物不良反应重大“药害”事件的回顾，目的在于警示人们开方用药务必安全有效。必须加强新药的审批工作，加强药品上市后药物不良反应的监测，建立健全的药物不良反应监察报告制度，防止药物不良反应的流行。药物不良反应已越来越受到医药工作者及有关机构的高度重视。

表18-1　国际药物灾害典型事件一览表

序号	时间	国家地区	药品名称	治疗用途	引起疾病及后果
1	1897～1934	欧洲、美国	氨基比林	退热	白细胞减少症，美国死亡1 981人，欧洲死亡200余人
2	1935～1937	美国	二硝基酚	减肥	白内障，骨髓抑制死亡177人
3	1937	美国	磺胺酏剂	抗感染	尿毒症，肾功能衰竭中毒358人，死亡107人
4	1900～1940	欧洲、美国	蛋白银	尿道杀菌	银质沉淀
5	1939～1948	威尔士	甘汞	泄剂驱虫	肢端疼痛，儿童死亡585人
7	1953～1974	欧洲、美国	非那西丁	解热镇痛	肾脏损害欧洲2 000例，美国100例
8	20世纪50年代	法国	二碘二乙基锡	抗感染	中毒性脑炎
9	20世纪50年代后期	美国	三苯乙醇	降胆固醇	脱发、皮肤干燥、男性乳房增大、阳痿、视力下降、白内障
10	1957～1962	欧洲、日本等	沙利度胺	妊娠反应	海豹畸胎一万余人
11	1960～1966	澳大利亚、英国	异丙肾上腺素气雾剂	哮喘	心律紊乱、心动过速死亡3 500人
12	20世纪50年代后期～1972	日本	氯碘羟喹	腹泻	SMON病，患病11 000人，死亡数百人
13	1966～1972	美国	己烯雌酚	先兆流产	少女患阴道癌，患病91人
14	1970～1979	英国	心得宁	心律失常	眼-皮肤-黏膜综合征
15	1970～2000		苯丙醇胺	抗感冒	出血性脑中风

第五节　药物不良反应的监测和报告

药物不良反应(adverse drug reactions,ADR)自 20 世纪 60 年代起开始不断受到各国卫生医疗组织的重视,WHO 成立了相应的职能机构,即今天的乌普萨拉监测中心(the Uppsala Monitoring Centre),一方面收集和分析来自全球的各种药物不良反应事件报告,另一方面向它的 59 个成员国提供信息查询和指导。药物不良反应事件也已从最初的患者医疗机构自发报告,发展到今天的有组织、科学性的全球监测预报系统。下面介绍一下这方面的工作。

(一) 目前常用的 ADR 监测系统

1. 自发呈报系统(spontaneous reporting system)　自发呈报系统指医务人员在医疗实践中,对某种药物所引起的 ADR 通过医药学文献杂志进行报道,或直接呈报给药政机构、制药厂商等。这种方法是药物上市后 ADR 监测的最简单、也是最常用的形式,监测范围广,参与人员多,不受时间、空间的限制,是 ADR 的主要信息源,WHO 药物不良反应合作监测中心每年收到的各成员国约 20 万份 ADR 报告中绝大多数是以自发呈报为主。自发呈报最大的缺陷是漏报,不能计算 ADR 的发生率,且对自发呈报的 ADR 进行适宜解释的暴露人群的资料缺乏。

2. 处方事件监测(PEM)　PEM 最初是在反应停事件后,由英国统计学家 David Finney 于 1965 年首先提出,强调对药物不良事件(ADE)而非 ADR 的报道。“处方事件监测”中的“事件”完全改变了最初的概念,即凡确认为 ADR 的症状以及怀疑为 ADR 的症状或因发现症状而到医院就诊等都包含在“事件”之列。例如医生在病历上记载的“发疹”、“血压 170/110”、“贫血倾向”、“黄疸”等均属“事件”。这样,在“处方事件监测”中,“事件监测”都是按照医生的主观判断而作出的报告,然后在患者病历里抽出客观的“事件”,就可对其用药的相关性进行审查。某个 PEM 的操作过程是这样的:在选定一个研究药物后,PEM 通过处方计价局(PPA)可从全英人群中识别出开过此药的处方,由药物安全研究小组(DSRU)把这些处方资料贮存起来,如果在 ADR 报告方面发现某种药物问题值得深入调查时,就向开过该药处方的医生发出调查表(即绿卡),询问暴露于该药后患者的结果。PEM 的优点在于能迅速从所有开过监测药物的医生处获得报告;具有非干预性,对医生处方习惯、处方药物无任何影响;对所发生的 ADR 高度敏感;可探测潜伏期较长的 ADR。缺点是系统的非随机性,及 PEM 研究的可信性取决于医生的绿卡回收率。

3. 医院集中监测系统　医院集中监测是指在一定的时间(数月或数年)、一定的范围内,对某一医院或某一地区内发生的 ADR 及药物利用作详细记录,以探讨 ADR 的发生规律,既可是患者源性或药物源性的集中监测,也可是专科性集中监测,从而计算相应的 ADR 发生率并探讨其危险因素,资料详尽,数据准确可靠。集中监测由于是在一定的时间、一定的范围内进行,故得出的数据代表性较差、缺乏连续性,且费用较高,其应用受到一定限制,除非为某一特别目的而进行。一些学者建议每隔 10 年左右进行一次大规模医院集中监测,以对 ADR 的发生概况及药物利用进行全面的药物流行病学研究。

4. 自动记录数据库(automated database)　自动记录数据库是把患者分散的诊断、用药、剂量、不良反应及其他信息如收费记录等,通过患者唯一的保健号链接,贮存于计算机内而形成。随着 ADR 研究的进一步深入,对药物与 ADR 的因果关系的判断开始借用流行病学的方法进行评价,从而发展为广义的药物流行病学。尽管后者的研究范围较广,但 ADR 仍是其研究的主要内容。用于药物流行病学研究的数据库分 3 种:① 通过记录链接(record linkage)方法建立的大型自动记录数据库;② 收集潜在药源性疾病信息的数据库,如出生缺陷、恶性肿瘤、毒物中心的数据库;③ 记载用药史的数据库。到目前为止,已有许多数据库开始用于药物流行病学研究,如 Puget Sound 团体健康合作组织数据库、南北加州 Kaiser Pesmante 数据库、Saskatchewan 卫生计划数据库、医疗数据库(Medibase)等。

(二) ADR 监测技术的开发

住院患者中 ADR 发生率差异较大,从 0.66%～36%不等,当监测技术改变时,可发现更多的 ADR。文献中报道的 ADR 监测技术有:前瞻性或回顾性监测、目标药物或疾病的监测、药物利用回顾、护士监测、药剂师监测、高危患者的病程录回顾以及计算机监测等,各种监测技术对发现 ADR、提高 ADR 报告率各有其优缺点,近年来,人们也试图探索新的 ADR 监测技术。

1. 患者 ADR 自我监测　此法通常是研究人员根据所研究的药物可能引起的 ADR(症状),设计成一定形式的问卷表格发给患者,患者根据服药后的实际情况打电话或问卷回答可能的 ADR。电话报告通常呈标准化的、计算机驱动的问讯,研究人员根据反馈结果分析评判,最终确定是否为 ADR。1984～1986 年获得的资料表明,162 名自我监测患者所报告的最常见的 ADR 是抗生素和三环类抗抑郁药引起的 ADR,与研究人员单独询问的 1 109 名对照患者的 ADR 十分吻合。考虑到患者对一些症状术语理解上的差异,也可按身体各系统分类的非专业术语 ADR 症状清单询问患者,方法同上。患者 ADR 自我监测,在一定程度上可提高 ADR 报告率,但其可靠性受到影响,因患者对询问的内容理解上的差异,甚至夸大症状,可导致假阳性 ADR 产生。

2. 标准化程序筛选　标准化程序筛选首先由计算机打印出已确定的 ADR 解救药或追踪药(tracer)清单,包括阿托品、bentropine、右旋糖、苯海拉明、肾上腺素、维生素 K_1、丙烯羟吗啡、苯妥英等 10 种,因这些药物的使用可能是针对 ADR 的治疗,故也叫 ADR 报警药(alerting orders),对这些药物进行追踪,可提供 ADR 线索,再由药师对这些药物的使用进行评估;其次,对所有实验室血药浓度(如治疗指数较低的地高辛、氨茶碱等)和微生物检验结果按照一定的指导原则进行筛选;最后,由药师把评估的 ADR 结果以各种方式反馈给医生、护士。利用该标准化筛选法,可提高 ADR 报告率,减少漏报,但也同样存在假阳性。

3. 神经网络在 ADR 分析中的应用　神经网络是一软件包,在 Macintosh Quadra 700 计算机上开发。用抗抑郁药数据库和包括患者参数和药物信息的数据库,可预测 ADR 的发生,在一个已知其 ADR 的 10 种药物的数据库上进行试分析,并用另一种药(非库中药物)检验其预测 ADR 的相对发生率的能力。尽管试分析的药物较少,结果表明一些药物,如多虑平,其 ADR 预测的准确性可达 90%～100%。作者认为神经网络分析对特定的某一种药物可预测其 ADR,并且今后有可能在一相对较大的数据库中预测药物的作用机制。

(三) ADR 监测的社会性与国际合作

ADR 的监测已成为全社会共同关心的话题,已由单纯的 ADR 研究发展成药物流行病学。WHO国际药物监测合作中心(WHO Collaborating Centre for International Drug Monitoring),简称乌普萨拉监测中心(Uppsala Monitoring Centre),经30余年的发展,该中心从成立初的10个国家,到目前已有59个正式成员国(participating countries),覆盖世界范围约87%的人口,在全球形成药物不良反应监测的国际网络。该中心不仅收集各成员国的ADR报告,还定期出版刊物,通报药物安全信息(中国自1989年成立卫生部药品不良反应监测中心,试点进行ADR监测以来,取得了丰富经验,于1998年3月正式加入该组织,负担起药物安全性监测的国际义务)。

1. 药物不良反应资料的获取　WHO国际药物监测合作中心自成立以来,已收集了500多万来自各成员国的有关药物不良反应事件的报告,并且各种新的药物不良反应病例不断地出现在相关报刊和杂志上,那么作为一个医疗或药学工作者如何获得所关心的药物的不良反应信息?《中国药学文摘》收集了同期国内各主要专业医药杂志有关药学研究的论文摘要,其中收载各类药物不良反应的报道及综述;《药物不良反应杂志》是99年创刊的专载药物不良反应的专业季刊;其他一些医药期刊也时常刊登一些药物不良反应的案例;卞俊等编有《药物不良反应题录》一书,是从国内各种医药期刊有关药物不良反应报道按药物分类题录,以上均可供医药工作者按药物品名检索查找。现在,随着计算机网络技术的广泛应用,Internet已成为世界范围内信息传递的最快捷途径之一。目前Internet已有不少药学专业网站,其内容遍及药学的各领域,有影响的主要专业网站有PharmWeb,网址:http://www.pharmweb.net;PharmInfo,网址:http://www.pharminfo.com;FDA药物评价和研究中心(CDER),网址:http://www.fda.gov/cder/aers/index.htm;我国政府网站如国家药品监督局,网址:http://www.sda.gov.cn;中国医药信息网,网址:http://www.cpi.gov.cn。这些网站上均有药物不良反应专栏内容,也可在一些著名中文网站用搜索引擎检索所关心的药物不良反应资料。

2. 药物不良反应的预防对策　前面就药物不良反应的性质已有阐述,随着人类生存质量的提高,用药水平的提高,对药物不良反应事件的发生日趋关注,各种媒体官方机构报道的药物不良反应发生率已达相当严重的程度。那么如何减少和避免此类不良事件的发生,成为当前医疗工作者、患者共同关切的内容。

(1) 加强管理:这里的管理不是指对药品的管理,而是指对药物不良反应事件的处理。因为可疑药物不良反应有时较为严重,有时较为轻微,前者有时需迅速采取抢救措施或急救治疗;后者则需停药后再谨慎考虑使用其他药物,总之停药是首要的。停药期间应观察患者情况,寻找因果关系,分析药物作用机制和在机体内的代谢途径,初步判定是何种或哪些药物与此有关。如果患者明显好转,符合预测情况,而病情又需要药物治疗时,利用临床利益-危险(benefit-risk)原则,判断是否可用对该病有效的一些替代药物或尝试减少原药物剂量。当然也有一种情况,即无法停用药物,则在继续进行这一主要治疗的同时,需采取缓解症状措施,如接受抗癌药的患者出现严重的恶心、呕吐,常给予对症治疗。加强管理的根本原则是:不该用的药物不用;剂量疗程设计得当;治疗目的清晰;定期观察患者;一旦出现药物不良反应,立即采取相应措施,使药物不良反应的发生和由此带来的危害降到较低水平。

(2) 加强监测:就某一药物而言,不良反应的监测包含两个方面,即新药研究阶段的监测和临床阶段的监测。从目前全球发生的严重药物不良反应事件来看,临床阶段(售后阶段)的监测尤为重要。因有严重不良反应而遭撤出市场的药物近年时有发生,这主要由新药研究阶段的对象和范围与临床使用阶段存在一定距离有关。因此加强临床(售后)阶段监测是减少“药害”的重要手段。前面对药物不良反应的监测方法已作介绍,其实在上述正规的监测系统之中,一个最重要、最主要的部门是医疗单位,我国《药品管理法》第七十一条明确指出:“国家实行药品不良反应报告制度。药品生产企业、药品经营企业和医疗机构必须经常考察本单位所生产、经营、使用的药品质量疗效和反应……”。所有的医疗护理专业人员均有责任和义务把他们发现的临床上重要的药物不良反应(即使认识欠缺,因果关系不明)告知同事。对已经发生的不良反应及其诊断方法等信息上报国家中心。

(3) 合理用药:合理用药是指安全、有效、经济地应用药品。临床上不合理用药是除药物内在因素外造成药物不良反应的一个主要因素。产生不合理用药有其多方面原因,有受经济利益的驱使,有受诊断水平的限制,有对药品知识的缺乏和错误理解等因素造成,最终的危害除了增加患者的经济负担、医药资源的浪费、治疗失败外,导致药物不良反应的高发生率和药源性疾病,最终给社会带来灾难。不合理用药主要表现在选药不当、剂量不足或过量、不适当的合并用药、用药方法不当等。WHO 曾宣布全球约有 1/3 的人不是死于疾病本身而是死于不合理用药。不合理用药中危害最大的是不合理合并用药,它是导致药物不良反应的主要原因之一。某市对 10 所医院检查 972 份病例,其中 142 份有药物不良相互作用问题,占 14.7%。现在越来越多的临床药学工作者重视因不合理合并用药导致的不良反应,对药物相互作用的规律逐步加以阐明,这对提高合理用药水平、避免和减少药物不良反应的发生具有重要意义。

(4) 加强药物研究:关于药物的研究,包含了两方面的内容,一方面是药物对机体的作用机制研究,另一方面则是机体对药物反应规律研究。前者我们的目的是寻找到对某一器官或某一疾病高效、高选择性、最灵敏的药物;后者的目的是发现药物在不同机体内的药动药效学差异,指导临床提高用药水平和质量。为此药学工作者利用生理、生化、分析、计算机等方面的新成果,寻找和构建高效低毒的化合物框架,结合组合化学技术,获得大量的候选化合物,采用高通量模型筛选新药的前体,既提高了效率,又可了解可能潜在的不良反应。预知不良反应可从药物的作用谱、在体内的分布情况、酶代谢模型的产物得到相关信息。此外还可通过遗传药理学研究个体间对药物作用代谢之间的差异提示药物对某些群体可能产生的不良影响。近年来又出现了一门新兴学科——药物基因组学(pharmacogenomics),它是研究基因型(genetype)与药物反应相互关系的一门学科,是以药物效应及安全性为目标的基因分析技术。它研究的主要内容有药物代谢和处置过程中基因多态性、药物转运因子的基因多态性、药物作用靶点的基因多态性等。它将为临床合理用药提供传统药学理论所无法得到的信息,临床医生由此可知患者属何种反应群体,可为患者提供最佳疗效的药物和最佳剂量,可大大增强药物处方的安全性有效性,减少药物不良反应发生率。

附

埃利斯宣言(The Erice Declaration)
——促进药物安全信息的交流

WHO 国际药物监测合作中心等国际组织于 1997 年 9 月 27 日在意大利西西里岛的埃利斯联合召开了由 30 个国家参加的发展药物监测信息交流国际会议,与会者一致同意发表“埃利斯宣言”,旨在促进药物安全信息的交流。其基本内容为:

1. 药物安全信息必须为公众健康服务。这种信息无论在内容和方法上都必须符合道德规范，并能有效地交流。事实、假说和结论要加以区别，承认不确定性，信息的提供要适合一般性的需要和个别的需要。

2. 关于药物正确使用的教育，包括对安全信息的解释，对广大公众、病人和医务工作者都是至关重要的。进行这种教育需要特殊的承诺和资源。针对公众的药物信息，无论采用何种形式，在药物的风险和利益方面要得到平衡。

3. 必须使人们容易得到评价及了解风险和利益所需要的一切证据。要认识到压制交流信息将阻碍人们达到既定目标，这种现象应予以克服。

4. 每个国家需要建立一个独立的专家评价系统，保证全面地收集现有药物的安全信息，公正地进行评价，并让大家都能得到这种信息。应排除偏见，提供充足的经费支持该系统。要鼓励并支持国与国之间交流数据和作出的评价。

5. 虽然有时只是对灾难性事件的发生作出反应，但长期以来药物安全监测系统已奠定了基础。当前这个领域的技术革新需要保证在发生意外问题时，对问题能够迅速辨认，并能有效地进行处理，保证有效地交流信息和解决方案。

第六节　有害的药物相互作用

在临床医疗实践中，医生常将两种或两种以上的药物同时或相隔一定时间给予同一病人，意义主要在于：① 治疗多种疾病；② 提高药物的疗效，减少药物的用量，减少药物的某些不良反应；③ 延缓机体耐受性或病原体耐药性的产生，延长疗程，从而提高药物的治疗效果。但不恰当的联合用药不仅不能提高疗效，反能产生多种多样的药物不良反应。20 世纪 60 年代初，药学家和临床工作者就开始认识到药物相互作用问题。随着药物种类不断增加，这一问题将受到药学家和临床医生的更大关注。

一般而言，药物相互作用指某种药物的作用由于其他药物或化学物质的存在而受到干扰，使该药的疗效发生变化或产生药物不良反应。化学物质可能是烟、酒或毒品，也可能是食物中的某种成分（如酪胺）或一些残存的物质（如杀虫剂），疗效变化包括药物原有疗效的提高或毒性增大（协同作用）和药物原有的疗效降低或毒性减轻（拮抗作用）。联合用药应起到提高疗效或（和）减轻毒性的作用，力求避免毒性加大或（和）疗效降低的不良药物相互作用。

虽然临床上联合用药的情况非常普遍，但药物相互作用往往只是在对病人造成有害影响时才引起充分重视，所以狭义的药物相互作用通常是指两种或两种以上药物在患者体内共同存在时产生的不良影响，而这种不良影响是单用一个药物时所没有的。这里我们将重点讨论近年来临床上造成重大药害事件的一些药物相互作用。

一、药动学方面药物相互作用

药动学过程包括药物的吸收、分布、代谢和排泄，在这四个环节上均可发生药物的相互作用，最终均能影响药物在作用靶位的浓度，而改变其作用强度。

（一）影响药物吸收

药物在给药部位的相互作用，将导致药物吸收速率和吸收量的变化，从而难以达到有效血浆浓度和延缓药物显效时间。

1．pH 的影响　药物在胃肠道吸收主要通过被动扩散，药物的脂溶性是决定被动扩散的重要因素。酸性药物在酸性环境及碱性药物在碱性环境中解离度低、脂溶性较高，较易通过胃肠道黏膜被吸收；反之酸性药物在碱性环境或碱性药物在酸性环境中解离度高、脂溶性低，不易透过胃肠道黏膜。

如水杨酸类药物在酸性环境中吸收较好，若同时服用碳酸氢钠，将减少水杨酸类药物的吸收。酮康唑片和伊曲康唑胶囊溶解和吸收呈 pH 依赖性，pH 低于 4 时有利于其吸收；凡能增加胃 pH 值的药物（如抑酸剂、H_2 受体阻滞剂、质子泵抑制剂）会减少其吸收。但是伊曲康唑口服混悬液吸收则呈非 pH 依赖，可能更适合高 pH 值的患者。

2．络合的作用　喹诺酮类和四环素类抗菌药物不宜与铁制剂或含钙、镁、铝离子的抗酸药如碳酸钙、氧化镁、氢氧化铝凝胶同服，因为钙、镁、铁、铋、铝等二价或三价金属离子能与上述抗菌药物形成难溶性络合物，使药物在胃肠道的吸收受阻，在体内达不到有效抗菌浓度。

又如降血脂药考来烯胺是一种阴离子交换树脂，它对酸性物质具有很强的亲和力，极易与保泰松、洋地黄毒苷、地高辛、阿司匹林、华法林、甲状腺素等结合成为难溶解的复合物，影响这些药物的吸收。

3．胃肠运动的抑制　大多数药物在小肠上部吸收，改变胃排空、肠蠕动速率，能明显地影响药物到达小肠吸收部位和药物在小肠滞留的时间。如促进胃排空的药甲氧氯普胺（灭吐灵）能加速药物的吸收，但可能使药物吸收不完全（排泄加快），抑制胃排空药如丙胺太林（普鲁本辛）、阿托品、去甲丙咪嗪等各种具有抗胆碱作用药物能延缓吸收。对于吸收缓慢的灰黄霉素，加快胃排空反而减少其吸收。泻药明显加快肠蠕动，则可减少药物的吸收。

4．肠吸收功能的影响　新霉素、对氨基水杨酸和环磷酰胺等损害肠黏膜的吸收功能，如对氨基水杨酸可使与之合用的利福平血药浓度降低一半；环磷酰胺使合用的 β-乙酰地高辛吸收减少，血药浓度降低。

5．肠道菌群改变　通过胃肠道细菌代谢的药物，若与抗菌药联合应用，则促进这些药物的吸收。如红霉素、克拉霉素和四环素能抑制胃肠道细菌对地高辛的代谢，引起地高辛肝肠循环，体内存留时间延长，此情况下应严密注意地高辛的毒性。抗菌药还能抑制细菌水解随着胆汁分泌进入肠道的药物结合物，从而减少活性原药的重吸收，即抑制这类药物的肝肠循环。比如，抗菌药可抑制口服避孕药中炔雌醇的肝肠循环，导致血中雌激素水平低下。

6．其他　三环类抗抑郁药引起口干，可使硝酸甘油舌下含片的溶解减慢；局部麻醉剂中加入缩血管药，可使局部麻醉药从给药部位的吸收减少，保持较长的局部麻醉效果，防止其吸收中毒，如普鲁卡因中加入极少量的肾上腺素。

一般情况下食物能减少药物的吸收，有时只延缓吸收但不影响药物的吸收量；有时食物甚至能增加药物吸收，如与食物同服能增加螺内酯吸收。另外，高脂肪食物明显增加脂溶性药物的吸收。白陶土、大剂量活性炭（5～10 g）可明显减少药物在胃肠道的吸收。苯妥英抑制胃肠道的主动摄取，抑制叶酸的吸收，使患者容易发展为巨幼红细胞性贫血。

罗红霉素与地高辛合用也可提高地高辛的血药浓度，增加地高辛的毒性。其机制为罗红霉素等大环内酯类药物能抑制P糖蛋白，而P糖蛋白在肠和肾内是一个药物输送泵，能将地高辛泵回肠腔，增加肾小管的分泌，减少其吸收。

使用地高辛病人，合用伊曲康唑时，地高辛的血药浓度可增加2～4倍，产生恶心、呕吐、窦性心动过速等地高辛中毒症状，一般在合用后7～13天最明显。其机制也是因为伊曲康唑可抑制P糖蛋白，从而抑制了P糖蛋白介导的肾小管对地高辛的分泌，导致地高辛肾清除率下降；同时伊曲康唑也可以抑制地高辛在血脑屏障中由P糖蛋白介导的外向转运，使得合用后可能出现中枢神经系统中毒症状。因此在两者合用时，为了保持地高辛的有效治疗浓度，又不至于产生毒性反应，应降低地高辛的剂量60%～70%。

相关的不良药物相互作用还有：

地高辛与阿普唑仑：地高辛与阿普唑仑合用时，其血药浓度显著升高，更易发生毒性反应，并呈剂量依赖性，尤以老年人发生率高。因此在两者合用时应严密监测地高辛的临床中毒症状和体征。

胺碘酮与地高辛：胺碘酮可使地高辛血药浓度增加50%～100%，两者合用很容易引起中毒。因此必须合用时，地高辛用量应酌减1/2～1/3，有条件者应做血药浓度监测。

布洛芬与锂：锂盐对躁狂症疗效显著，尤其是急性躁狂和轻度躁狂，有效率可达80%。但其不良反应较多，安全范围窄，最适浓度为0.8～1.5 mEq/L之间，超过2 mEq/L即可出现中毒症状，如恶心、呕吐、腹痛、腹泻等，严重者可出现精神错乱、反射亢进、震颤、惊厥，甚至昏迷与死亡。非甾体抗炎药如布洛芬等可增加锂的血药浓度，发生毒性反应。

（二）影响药物分布

影响药物分布的方式表现为：

1. 竞争蛋白结合部位　药物被吸收入血后，有一部分与血浆蛋白发生可逆性结合，一部分为游离型。当同时应用多种药物时，它们可能相互竞争蛋白结合部位，将某一药物从蛋白结合部位置换出来成游离型，更多的游离型药物作用于靶位受体。这样在剂量不变的情况下，加大了该药的药理作用或毒性。阿司匹林、吲哚美辛、保泰松、氯贝丁酯（安妥明）、水合氯醛、磺胺药都有蛋白置换作用，增加一些药物的游离型比例，加大其作用。但被置换药必须具备以下特性：① 分布容积小；② 量效曲线斜率大；③ 起效快。如阿司匹林加大甲氨蝶呤的肝脏毒性，出现粒细胞缺乏症；保泰松加强华法林延长凝血酶原时间的作用；磺胺类使甲苯磺丁脲的作用加强，引起低血糖。药物被置换后，它们的代谢和排泄亦增加，半衰期缩短。

2. 改变组织分布量　一些作用于心血管的药物能改变组织的血流量。例如去甲肾上腺素减少肝脏血流量，减少利多卡因在其主要代谢部位肝脏中的分布量，从而减少该药的代谢，结果血中的利多卡因浓度增高；反之，异丙肾上腺素增加肝的血流量，因而增加利多卡因在肝中的分布及代谢，使其血浓度降低。

此外，类似于药物在血浆蛋白上的置换，组织结合位点上也可发生药物的竞争置换，并且被置换下来的游离型药物可返回到血液循环中，使其血药浓度增高。由于组织结合位点的容量通常较大，这种游离药物浓度的升高一般是短暂的，但是也可能产生具有临床意义的药效变化。比如奎尼丁除了影响地高辛的经肾排泄以外，还能将地高辛从其骨骼肌的结合位点上置换下来，提高后者的血药浓度，引起毒性反应。

(三) 影响药物的代谢

大部分药物主要在肝脏中被肝药酶(肝微粒体酶)代谢,这是一种混合功能氧化酶,其中细胞色素 P450 酶(CYP)起重要作用,药物经肝药酶代谢后,使脂溶性高的药物转化为极性较高的水溶性代谢物,再经肾排出体外。西沙必利、阿司咪唑、米贝地尔等药物在一些严重的药物不良事件报道后退出美国市场,其原因则是包括代谢在内的药物相互作用。

细胞色素 P450 酶在内源物和外源物的代谢过程中起着重要作用。目前虽然已经发现了数百种细胞色素同工酶,其中有 6 种同工酶特别重要,参与催化 95%左右常用药物的代谢,分别是 CYP1A2、CYP2C9、CYP2C19、CYP2D6、CYP2E1 和 CYP3A4。其中体内又以 CYP3A4 的含量最多,底物特异性最广泛(约 50%的药物经其催化代谢),因此在药物代谢中具有相当重要的地位。

CYP 介导的药物作用主要有两种机制:诱导代谢和抑制代谢。酶诱导会使 CYP 酶的合成增加,使通过这一途径消除的药物代谢加速,药物血浆浓度降低,疗效降低;酶抑制最常见的机制是竞争性抑制,药物相互竞争酶的同一结合位点,其次是由于母体复合物的代谢产物引起。酶的诱导或抑制常是对某一种酶,但也有药物是一种以上的同工酶的抑制剂或诱导剂。

1. 酶诱导　一种药物如能增加肝药酶的合成即酶诱导,可加速另一经过肝脏代谢药物的代谢,从而干扰该药的作用。现已发现 200 种以上化合物具有药酶诱导作用,如巴比妥类特别是苯巴比妥、水合氯醛、格鲁米特(导眠能)、甲丙氨酯(眠尔通)、苯妥英钠、扑米酮、卡马西平、保泰松、尼可刹米、灰黄霉素、利福平、螺内酯、酒精。酶诱导的结果将使受影响药物的作用减弱或缩短,这可解释连续应用这些药物产生耐受性,交叉耐受性和停药敏化现象。如同时应用苯巴比妥和双香豆素,可使后者的抗凝血作用减弱、突然停用苯巴比妥,又会使患者对双香豆素敏化。因此这类药物同时应用时,必须使用较大剂量才能维持治疗效应。

癫痫患儿长期服用苯巴比妥和苯妥英钠易出现佝偻病;服用泼尼松控制住哮喘发作的患者在服用苯巴比妥后哮喘发作次数增加;器官移植患者应用环孢菌素和泼尼松的同时应用利福平仍可出现排斥反应;利福平使口服避孕药的人避孕失败;进行美沙酮维持疗法的药物滥用者合用苯妥英钠将促进戒断症状出现;合用卡马西平加重异烟肼的肝毒性;长期嗜酒者即使服用低剂量的对乙酰氨基酚也会产生肝毒性。这些都是肝药酶被诱导剂诱导的结果。

2. 酶抑制　肝药酶的活性被某些药物抑制,称酶抑制。氯霉素、西米替丁、异烟肼、三环类抗抑郁药、吩噻嗪类药物、保泰松、胺腆酮、红霉素、甲硝唑、咪康唑、哌醋甲酯、磺吡酮、别嘌呤醇、奎尼丁等药物均有酶抑制作用。

临床上由于肝药酶的抑制而引起的药物相互作用远比由于酶诱导引起的常见。肝药酶被抑制的结果将使另一药物的代谢减少,因而加强或延长其作用。如口服甲苯磺丁脲的患者在同服氯霉素之后发生低血糖休克;氯霉素与双香豆素合用,明显加强双香豆素地抗凝血作用,使双香豆素的半衰期延长 2～4 倍,氯霉素抑制肠道中合成维生素 K 的菌丛,减少维生素 K 的合成和吸收,也是其增强双香豆素抗凝作用的一个因素。服用普萘洛尔时同时服用西米替丁可产生心肌抑制。肝药酶抑制后是否引起被影响药物产生明显的临床效果,除了取决于该药清除减少的程度和所提高的血清稳态浓度外,还取决于被抑制的药酶是否参与该药的主要代谢途径。如异烟肼抑制药物的氧化，当它与主要代谢途径为氧化的卡马西平合用时，将明显减少后者的代谢灭活，使卡马西平的血浆总清除率降低45%，使该药血清稳态浓度提高85%，发生中毒反应的危险性明显提高；对乙酰氨基酚的主要代谢途径为结合而不是氧化，与异烟肼合用时，仅使对乙酰氨基酚的血浆总清除率降低15%，不致于产生毒性反应。

近年来临床上引起严重药害事件的药物代谢性相互作用常见的有：

(1) 第二代抗组胺药与多种被CYP3A4代谢药物：特非那定属于第二代抗组胺药，它的最大优点是药物本身及其代谢产物均不会透过血脑屏障，不会产生镇静作用，没有服用苯海拉明、非那根和扑尔敏后出现的嗜睡、困倦、乏力、注意力不集中等副作用，因而迅速成为最受临床欢迎的抗过敏药。但在1986～1996年间，WHO国际药物监测合作中心共收到17个国家976例抗组胺药的不良反应报告，几乎全部为第二代抗组胺药物所致。其中发生心脏毒性反应最多的就是特非那定，因发生严重心律失常而致死者达98例。其次是阿司咪唑(息斯敏)为25例，氯雷他定(克敏能)13例，西替利嗪2例，其发生机制主要是药物代谢性相互作用。特非那定为前体药物，主要由CYP3A4代谢为特非那定酸又称非索非那定(fexofenadine)，此活性代谢物既发挥抗组胺作用，且心脏毒性比原型药物显著为低。当并用抑制CYP3A4药物(如大环内酯类抗生素，伊曲康唑等唑类抗真菌药物，H_2受体阻滞剂，皮质激素以及口服避孕药等)时，可使特非那定代谢受阻，血药浓度明显升高而影响心肌细胞的钾通道电流和静息电位的稳定性，致使复极离散，Q－T间期延长，最终发生尖端扭转型室性心动过速而致死。为此，FDA于1998年2月将本药撤出临床，法国、意大利等一些西欧国家，也紧步美国后尘，作出了禁用该药的决定。德国、丹麦等国，则采取相对温和的处理，只是将“特非那定”从原来的非处方药名单中“开除”出去，而改为凭医生的处方用药。在我国，特非那定仍然在临床上应用，而且被列为非处方药。

另一同类药物阿司咪唑(息斯敏)情况类似，当与酮康唑、依曲康唑、红霉素、克拉霉素、醋竹桃霉素、美贝地尔、奎宁、氟西汀、氟伏沙明、奈法唑酮、帕罗系汀、舍曲林等肝药酶抑制剂合用时，可使阿司咪唑血药浓度升高，引起尖端扭转型室性心动过速或Q－T间期延长等严重心律失常，甚至导致死亡。美国强生公司于1998年决定在全球停止生产阿司咪唑，而我国西安杨森制药公司仍继续生产，只是于2004年3月将其规格和说明书进行了修改。

(2) 美贝地尔与美托洛尔：美贝地尔是钙通道阻滞剂开发史上的一个重大突破，1998年问世后已经使用于60万例Ⅰ～Ⅱ期高血压和不稳定性心绞痛患者，但很快在不到一年的时间里就从市场撤出，其原因是该药为强效肝药酶(CYP3A4)抑制剂，当其与其他药物尤其是心血管药物并用时易发生代谢性相互作用，导致一系列严重不良反应。如与美托洛尔并用可使后者血药浓度增加4～5倍，导致严重的心动过缓，甚至引起死亡。

(3) 美托洛尔与氟西汀：美托洛尔与氟西汀合用可引起心动过缓。因为美托洛尔是一种亲脂性β受体阻滞剂，主要经肝脏细胞色素P450酶CYP2D6(也称为异喹胍脱羟化酶)催化形成α-羟美托洛尔等代谢产物。而氟西汀及其代谢产物去甲氟西汀及其他五羟色胺再摄取抑制剂(SSRI)均是此酶的抑制剂，延缓美托洛尔的氧化代谢，导致其血药浓度过高而引起心动过缓。这种相互作用也可发生于其他亲脂性β受体阻滞剂与氟西汀联用时，故在使用氟西汀治疗期间，若要使用β受体阻滞剂，应选择水溶性药物如阿替洛尔或索他洛尔。

(4) 氟西汀与氯氮平：氟西汀也可抑制氯氮平的代谢，使氯氮平及其代谢产物去甲氯氮平的血药浓度显著升高，引起严重不良反应。同样，对于使用任何由肝酶代谢的药物时，必须慎用SSRI。

(5) 环孢素(Ciclosporin)与地尔硫䓬(Diltiazem)：环孢素在体内主要由CYP3A4代谢失活，而地尔硫䓬可抑制CYP3A4活性，使环孢素血药浓度升高；另外地尔硫䓬还是肠道P-糖蛋白的抑制剂，可促进环孢素的吸收，也使环孢素血药浓度升高，从而过度抑制免疫功能，导致严重感染。

(6) 卡马西平与红霉素：卡马西平为治疗癫痫、三叉神经痛的有效药物，对耳鸣亦有较好的治疗作用，其常见的不良反应有眩晕、视力模糊、恶心、呕吐、共济失调、手指震颤等。红霉素能抑制卡马西平代谢，合用时可使卡马西平血药浓度升高，诱发不良反应，故应避免同服。

(7) 氟喹诺酮类与茶碱：茶碱能直接舒张支气管平滑肌，是治疗慢性阻塞性肺病(COPD)的有效药物之一，临床上为了控制病情，常与抗生素合用。氟喹诺酮类药物能使茶碱的血药浓度升高，其中有60%的患者出现不良反应。其机制可能是氟喹诺酮类药物能抑制肝微粒体混合功能氧化酶系统，因而使茶碱代谢降低，总清除率下降，血药浓度升高。如环丙沙星可降低茶碱的清除率，延长半衰期，升高血药浓度，引起震颤、焦虑不安等症状。临床上合用氨茶碱和环丙沙星时，要注意观察其不良反应，必要时监测茶碱血药浓度，或适当减少氨茶碱剂量25%～33%。对已出现氨茶碱中毒症状或疑有氨茶碱中毒者，除停用氨茶碱外，还应尽量避免合用氟喹诺酮类抗菌药，以免出现更严重的毒性反应，甚至造成死亡。

(8) 西咪替丁与红霉素：红霉素主要在肝脏代谢，而西咪替丁可抑制肝药酶，导致红霉素血药浓度过高，发生毒性反应，如心脏毒性，表现为Q-T间期延长、恶性心律失常及尖端扭转型室性心动过速，临床常出现晕厥或猝死。

(9) 苯妥英钠与西咪替丁：西咪替丁可抑制肝药酶，而苯妥英钠主要由肝药酶代谢为羟基苯妥英，再和葡萄糖醛酸结合经肾排出。因此二者合用可延缓苯妥英钠的代谢，使血药浓度升高，引起急性中毒，导致小脑-前庭系统功能失调，表现为眼球震颤、共济失调等；严重者可出现语言障碍、精神错乱，甚至昏睡、昏迷等。

(10) 苯妥英钠与异烟肼：长期应用苯妥英钠的患者加用异烟肼，10%会出现苯妥英钠中毒，发生率比单用苯妥英钠者(3%)高；两药并用超过5天，中枢神经系统副作用发生率达27%，包括定向力缺失、共济失调、眼球震颤、发语障碍、精神病行为、惊厥及昏迷等，停用异烟肼后症状减轻或消失。其机制为异烟肼能抑制肝药酶而阻止苯妥英钠的乙酰化代谢，使苯妥英钠在血液中的浓度增高，多发生于异烟肼慢乙酰化者。有报道异烟肼诱发苯妥英钠中毒，引起药物性肝炎。故合用这两种药时应测定苯妥英钠的血药浓度，密切观察临床症状，并根据需要调整用量，以免发生毒副作应。

(11) 苯妥英钠与胺碘酮：胺碘酮也可提高苯妥英钠的血药浓度，加重其毒性反应(同上)。

(12) 克拉霉素与麦角胺：克拉霉素为第二代大环内酯类半合成抗生素，能通过与细胞色素P450酶系统相互作用而抑制许多药物的氧化。麦角胺为麦角生物碱类，克拉霉素可抑制麦角胺的代谢，升高其血药浓度，产生急性麦角毒性，症状是严重的末梢血管痉挛和感觉迟钝(触物感痛)，严重者可出现呼吸困难、血压下降等。

(13) 卡马西平与地尔硫䓬：地尔硫䓬在体内经细胞色素P450氧化酶进行生物转化，与其他经同一途径进行生物转化的药物合用可产生竞争性抑制作用，使药物血药浓度升高，产生毒副作用。如地尔硫䓬与卡马西平合用，可使卡马西平的血药浓度增高40%～72%而产生毒性反应。

(14) 克拉霉素与匹莫齐特：克拉霉素为大环内酯类抗生素，可抑制细胞色素P450酶系统而抑制其他药物的代谢，导致其他药物血药浓度升高。如与匹莫齐特合用会引起后者血药浓度升高，毒性作用增强，导致Q－T间期延长、室性心动过速、室颤或充血性心力衰竭等，严重者可致死亡。

(15) 胺碘酮与造影剂：胺碘酮可抑制细胞色素P450酶系统，抑制造影剂如泛影葡胺等的代谢，导致其血药浓度升高，产生毒性反应。

另外，有些药物在体内被同一酶所代谢，同时应用这些药物时，因竞争同一代谢酶可增强相应药物的作用。如在静脉滴注普鲁卡因进行全身麻醉期间，加用骨骼肌松弛药琥珀胆碱要特别慎重，因两者均被胆碱酯酶代谢灭活，大量滴注进入体内的普鲁卡因，将竞争灭活酶，影响琥珀胆碱的水解，加重后者对呼吸肌的抑制作用。又如他汀类与贝特类降血脂药合用时可显著增加肌病和横纹肌溶解(rhabdomyolysis)的危险，表现为肌酸激酶和肌红蛋白升高、肌痛、骨骼肌溶解症状，多在用药后几周内发生，通常可以恢复。其机制可能是贝特类降低了肝脏从门静脉系统摄取他汀类的能力，且两者均被CYP2C9代谢，导致循环血中他汀类浓度升高，增加了药物对横纹肌的毒性作用，其中以西伐他汀(拜斯停)与吉非贝齐合用时发生率最高。

(四) 影响药物的排泄

大多数药物在肾脏通过肾小球滤过、肾小管分泌、肾小管重吸收(主动、被动)，最终随尿液排出体外。药物在肾脏排泄方面产生的相互作用主要有以下方式：

1. 改变尿的酸碱度　肾小管管腔的药物可被肾小管重吸收，这主要取决于药物的脂溶性，而药物的脂溶性与其解离程度有关。通常解离的药物脂溶性低，不易被肾小管再吸收；非解离的物质脂溶性高，易被肾小管再吸收。因此，酸性药物在酸性环境或碱性药物在碱性环境中时从肾小管的重吸收增加，尿中排泄减少，而碱性尿和酸性尿分别促进碱性药和酸性药在尿中排泄，如碳酸氢钠通过碱化尿液促进水杨酸类、巴比妥类的排泄，可用于这两类药物中毒的解救，碱化尿液还可促进磺胺类药物的排泄，减少泌尿道磺胺结晶的析出，保护肾脏不受损害。噻嗪类利尿剂、碳酸酐酶抑制剂、制酸剂等使尿液呈碱性的药物能增加奎尼丁、美沙酮、伪麻黄碱等弱碱性药物的吸收，促进水杨酸盐、呋喃妥英等弱酸性药物的分泌；水杨酸盐、抗坏血酸等使尿液呈酸性的药物能增加弱酸性药物的重吸收和促进弱碱性药物的清除。

2. 干扰药物从肾小管分泌　两种酸性药物或两种碱性药物同用，它们将分别竞争酸性转运系统或碱性转运系统，妨碍其中一药向肾小管分泌。如丙磺舒和青霉素两者均为酸性药，青霉素主要以原形从肾脏排泄，其中90%通过肾小管分泌进入肾小管腔，同时应用丙磺舒，因竞争酸性转运系统阻碍青霉素经肾小管的分泌，而延缓青霉素的排泄，使青霉素作用时间延长；又如呋塞米和依他尼酸均能妨碍尿酸的排泄，造成尿酸在体内的堆积，引起痛风；阿司匹林妨碍甲氨蝶呤的排泄，加大后者的毒性；双香豆素和保泰松均能抑制氯磺丙脲的排泄，加强后者的降糖效应。

3. 改变肾血流量　减少肾血流量的药物可妨碍药物经肾排泄，但这种情况在临床上并不多见。肾的血流量部分受到肾组织中扩血管的前列腺素生成量的调控。有报道指出，如果这些前列腺素的合成被吲哚美辛等非甾体抗炎药抑制，则锂的肾排泄量会降低并伴有血清锂水平的升高。这提示服用锂盐的患者又要合用某种非甾体抗炎药时，应密切监测血清锂水平。

二、药效学方面药物相互作用

药效学方面相互作用是指一种药物增强或减弱另一种药物的生理作用或药物效应。药物可通过对靶位的影响，作用于同一生理系统或生化代谢途径，或改变药物输送机制、改变电解质平衡等多种方式产生相互作用，最终产生协同或拮抗作用。

药理效应相同或相似的药物合用时可能发生协同作用，药物的主要药理作用及副作用均等于或大于单用效果之和。最常见的协同作用类型是对同一系统、器官、细胞或酶的作用。如抗胆碱药物阿托品和同样具有抗胆碱作用(副作用)的氯丙嗪、抗组胺药、三环类抗抑郁药、丁酰苯类合用，可引起胆碱能神经功能过度低下的中毒症状，如中毒性精神病、麻痹性肠梗阻、湿热环境中易中暑；乙醇、巴比妥类药物、苯二氮䓬类药物、抗精神病药、镇吐药、镇静药、阿片类镇痛药、抗抑郁药、抗组胺以及其他具有中枢神经系统抑制作用的药物联合应用可损害精神运动技能、降低灵敏性，出现困倦、木僵、吸呼抑制、昏迷和死亡。非甾体抗炎药抑制血小板功能，降低血浆凝血酶原浓度，从而加强华法林的抗凝血功能，诱发胃出血；抗心绞痛药、血管扩张药、吩噻类可互相增加降压作用，引起直立性低血压；甲氨蝶呤和复方新诺明一起作用，可引起骨髓巨幼红细胞贫血；庆大霉素、妥布霉素和第一代头孢菌素头孢噻吩等合用可增加肾脏毒性；琥珀胆碱和氨基糖苷类一起使用，可增加神经肌肉阻滞、延长窒息时间；呋塞米和氨基糖苷类合用增加耳毒性；三环类抗抑郁剂和单胺氧化酶抑制剂一起使用可引起意识丧失、惊厥、体温升高、心率加快和发绀。

与此相关的不合理药物配伍还有：

1. 索他洛尔与地尔硫䓬　地尔硫䓬可引起房室传导阻滞及心肌收缩性下降，也可引起低血压，与β受体阻断药合用引起严重的低血压或心律失常。

2. 链霉素与泮库溴铵　泮库溴铵(本可松)为非去极化型肌松药，可与乙酰胆碱竞争神经肌肉接头后膜上的受体，但无激动作用，干扰乙酰胆碱的正常去极化作用，保持后膜的极化状态，引起肌肉松弛。链霉素可抑制神经末梢乙酰胆碱的释放并降低突触后膜对乙酰胆碱的敏感性，造成神经肌肉接头处传递阻断，引起呼吸肌麻痹、心肌抑制、血压下降等。两者合用可加重神经肌肉接头阻断作用，引起严重呼吸衰竭、心脏抑制，甚至死亡。

3. 咪达唑仑与舒芬太尼　咪达唑仑具有典型的苯二氮䓬类药理活性，具有镇静、催眠、抗焦虑、抗惊厥等作用，年老或呼吸功能不全的病人，尤其是在静脉注射时，注射太快或剂量过大，可能会发生呼吸抑制或暂停；舒芬太尼是芬太尼的类似物，其药理性质与芬太尼相似，是高强度的μ-阿片受体激动剂，对μ受体亲和力比芬太尼高10倍左右，在人的镇痛作用比芬太尼强8～10倍，是目前使用的最强的阿片类镇痛药，可引起呼吸抑制。两者合用，可增强中枢镇静、呼吸抑制等作用。

4. 硝苯地平与镁　钙通道阻滞剂降压作用强，尤其是短效类钙拮抗剂，在与镁制剂合用时，因后者影响钙依赖的兴奋-收缩偶联，可产生协同降压及心脏抑制。钙拮抗剂亦可增加血镁浓度。

5. 吲哚美辛与环磷酰胺　吲哚美辛可诱发粒细胞缺乏、再生障碍性贫血，环磷酰胺也有骨髓抑制作用，两者合用其骨髓抑制作用更强，可产生严重不良反应。

6. 三唑仑与阿米替林　单纯苯二氮䓬类过量很少会致命，但当与其他镇静催眠药如巴比妥类及强镇静剂如氯丙嗪或三环类抗抑郁药合用时，因有协同作用，可互相增强疗效，产生严重后果。

7. 劳拉西泮与氯氮平　劳拉西泮（氯羟二氮䓬或氯羟安定）为苯二氮䓬类镇静催眠药，抗焦虑、抗惊厥作用较强，催眠作用较弱。两者合用可增强中枢抑制作用。

8. 维拉帕米与普萘洛尔　维拉帕米可引起房室传导阻滞及心肌收缩性下降，与 β 受体阻断剂合用，可增加心脏毒性，引起严重的心律失常；或使心率明显减慢，甚至停搏。

9. 喷司他丁与环磷酰胺　喷司他丁是拟嘌呤类抗肿瘤药，1998 年 2 月由美国 FDA 正式批准，主要用于干细胞白血病（hairy cell leukemia，HCL）、慢性淋巴细胞白血病等的治疗，其抗肿瘤机制是抑制体内的腺苷脱氨酶（ADA）。ADA 催化细胞内的腺苷和脱氧腺苷进行不可逆的脱氨基，从而控制细胞内的腺苷水平。喷司他丁抑制了 ADA 的活性，使细胞内脱氧腺苷和 5′-三磷酸脱氧腺苷（dATP）大量积累，而 dATP 的积累将最终导致细胞死亡。但喷司他丁不良反应较多，特别是与其他抗肿瘤药物合用时可能会产生严重的毒副作用。如与环磷酰胺合用可产生严重的心脏毒性，与两性霉素 B 联用可产生肾毒性、低血压、支气管痉挛，与氟达拉滨合用可产生肺毒性，与阿糖腺苷联用时可同时增强两药的不良反应。

10. 氟尿嘧啶与索立夫定　抗病毒药物索立夫定与氟尿嘧啶并用时，可阻碍后者代谢，导致血药浓度升高，对骨髓抑制显著，出现严重血液毒性可导致死亡，故严禁并用。

索立夫定是一种人工合成的嘧啶核苷类抗代谢药物，通过干扰病毒 DNA 复制而发挥抗病毒活性。该药在日本上市前进行初期临床试验时已经出现明显的药物相互作用，由于疏忽地将 5-氟尿嘧啶的前体药物替加氟与索立夫定合用而导致了 3 例患者死亡。1993 年索立夫定在日本上市后又有 23 例接受索立夫定和 5-氟尿嘧啶或其前体药物治疗引起的严重不良反应事件发生，其中 16 例死于 5-氟尿嘧啶的并发症。其机制为索立夫定代谢产物可抑制双氢嘧啶脱氢酶，而该酶是尿嘧啶、胸腺嘧啶和 5-氟尿嘧啶分解代谢的限速酶，可将 85％的 5-氟尿嘧啶不可逆的转换为没有生物活性的代谢产物。因此当索立夫定与 5-氟尿嘧啶合用时，可抑制 5-氟尿嘧啶的分解代谢导致 5-氟尿嘧啶血药浓度升高，引起骨髓抑制等严重不良反应。

改变电解质平衡亦可产生相互作用。如呋塞米、皮质类固醇、两性霉素等引起血清 K^+ 浓度降低，如同时应用洋地黄，易引起中毒，并增加奎尼丁、索他洛尔、普鲁卡因胺、胺碘酮产生室性心律失常的危险。髓袢利尿剂可增加庆大霉素等肾毒性药物的肾内浓度。补钾剂会引起留钾利尿药螺内酯、氨苯喋啶及血管紧张素转化酶抑制剂的高钾血症。

两种或两种以上药物作用相反，或发生竞争性或生理性拮抗作用，表现为联合用药时的效果小于单用效果之和。如药物在靶位上通过直接竞争特殊受体产生拮抗作用，如阿托品可拮抗乙酰胆碱与受体的结合；酚妥拉明拮抗肾上腺素对 α 受体的作用。另外很多药理作用相反的药物能产生拮抗作用，如维生素 K 使抗凝药的抗凝作用降低，糖皮质激素影响降血糖药的降糖作用，咖啡因减弱催眠药的催眠效果，抗精神病药使左旋多巴的作用下降。

药物还可通过生理、生化控制链发生拮抗作用。如青霉素对生长繁殖旺盛的细菌有强大的杀菌作用，而对静止期细菌作用弱，四环素、氯霉素、红霉素等速效抑菌剂与青霉素同用则会破坏青霉素的杀菌条件。

药物亦能通过改变输送机制产生作用，一些作用于去甲肾上腺素能神经末梢的药物，在其他药物的影响下不能到达作用部位。如氯丙嗪、氟哌啶醇、三环类抗抑郁药能抑制神经末梢膜上的胺泵，阻止胍乙啶及同类药物胍氯吩、异喹胍的摄取，使之不能发挥降压作用。

三、药物在体外相互作用

药物在体外相互作用指的是患者用药之前（即药物尚未进入机体以前）药物相互间发生化学或物理性相互作用，使药性发生变化。主要在两种情况下出现：① 药物配伍禁忌；② 固体制剂中所用赋形剂不同，影响药物的生物利用度。

（一）药物配伍禁忌

向静脉输液中加入药物是临床常用的治疗措施，但必须认识到不是任何药物都可以随意加入任何静脉输液中。在临床上加几种药物到输液中是常有的，但它们一起加入输液中时，药物之间能发生相互作用，结果可造成一种或几种药物沉淀，如过于酸性的药物和过于碱性的药物合用可发生沉淀反应。20％磺胺嘧啶钠注射液（pH 9.5～11）与10％葡萄糖注射液（pH 3.5～5.5）混合后，由于溶液pH值的明显改变（pH＜9.0），可使磺胺嘧啶结晶析出，这种结晶从静脉进入微血管，有可能造成栓塞。有些药物的溶解度很小，制成注射剂需加特殊的增溶剂，这些药物的注射剂加到任何一种静脉输液中时，可因增溶剂浓度被稀释而析出药物结晶。氢化可的松注射剂是50％乙醇溶液，当与其他水溶性注射液混合时，由于乙醇浓度降低，氢化可的松溶解度下降而发生沉淀。因此，在静脉输液中加入药物，必须重视可能由于药物相互作用而产生的沉淀反应，特别是形成的沉淀不明显，易为人们所忽视，注入血管内就会引起意外。

此外，各种氨基酸营养液中不得加入任何药物，因为一些对酸不稳定的药物在这种营养液中容易降解，这种液体还可能与青霉素形成变态反应性结合体。在葡萄糖溶液中不能加入下列药物：氨茶碱、可溶的巴比妥类、维生素B_{12}、红霉素、氢化可的松、卡那霉素、可溶性磺胺、华法林；有的药物只有在滴注不超过规定的时间情况下才能加入，如氨苄西林滴注在4 h内，甲氧西林滴注不超过8 h。生理盐水中不能加入两性霉素B。林格氏液中不能加入促皮质素、两性霉素B、间羟胺、去甲肾上腺素和四环素类抗生素。

（二）固体制剂中所用赋形剂不同，影响药物的生物利用度

药物在其固体剂型中有可能与赋形剂发生相互作用，使药物的生物利用度因其固体剂型的不同配方而发生改变。如氢氯噻嗪胶囊剂中加入PVP 10 000可提高氢氯噻嗪的生物利用度。同一药物制剂由于变更赋形剂带来不良后果的一个典型例子就是20世纪60年代后期在澳大利亚发生的暴发性苯妥英钠中毒事件，由于药厂将苯妥英钠胶囊剂的赋形剂由硫酸钙改为乳糖，提高了胶囊剂中苯妥英钠的生物利用度，使一批服用该制剂的癫痫儿出现苯妥英钠毒性反应。

“药理学进展”教学计划

（仅供参考）

章　节	要　求	学　时
第一章 失眠及其药物治疗	1．了解睡眠的重要性、分期及生理调节 2．了解失眠的诊断及其引发因素 3．掌握常用镇静催眠药的种类、药理作用及特点 4．熟悉镇静催眠药的发展动向	1 2
第二章 精神分裂症及其药物治疗	1．了解精神分裂症的临床症状、分型、诊断及病因 2．熟悉精神分裂症的发病机制 3．掌握常用抗精神分裂症药物的药理作用及特点 4．熟悉精神分裂症的治疗原则及药物选择	2 2
第三章 抑郁症及其药物治疗	1．了解抑郁症的特征性症状、诊断及分类 2．熟悉抑郁症的发病机制 3．掌握常用抗抑郁症药物的药理作用及特点 4．熟悉抗抑郁症药物的新进展	1 1
第四章 阿尔茨海默症及其药物治疗	1．了解阿尔茨海默症的症状、发病机制及诊断 2．掌握用于治疗阿尔茨海默症的常用药物 3．熟悉用于治疗阿尔茨海默症的药物研究进展	1 2
第五章 脑中风及其药物治疗	1．了解脑中风的临床表现、诊断、病因及发病机理 2．掌握用于脑中风的常用药物 3．熟悉用于脑中风并发症的常用药物	1 2
第六章 疼痛及其药物治疗	1．了解疼痛的生理学基础及其调制 2．了解疼痛的分子生物学基础 3．掌握两类镇痛药(麻醉性镇痛药和非甾体类解热镇痛抗炎药)的代表药物、作用特点及不良反应 4．熟悉镇痛药的研究进展	2 2
第七章 高血压及其药物治疗	1．了解高血压的定义和分类 2．熟悉高血压的发病因素及发病机制 3．掌握常用的抗高血压药物的药理作用特点及不良反应 4．掌握高血压的药物治疗原则 5．熟悉抗高血压药物的发展方向	1 3

续表

章 节	要 求	学 时
第八章 高脂血症及其药物治疗	1. 了解血脂和脂蛋白的基础知识 2. 了解高脂血症及其危害 3. 掌握抗高脂血症药物的分类、代表药物及其作用特点、不良反应 4. 熟悉高脂血症治疗的新型药物 5. 掌握抗高脂血症药物的合理应用	1 3
第九章 心律失常及其药物治疗	1. 了解正常心脏的电生理以及主要跨膜电流 2. 熟悉心律失常的发生机制以及分类 3. 掌握抗心律失常药物的作用机制及分类 4. 掌握各类抗心律失常药物的代表药物及各自作用特点、不良反应 5. 掌握抗心律失常药物的合理应用 6. 熟悉抗心律失常药物的发展	2 2
第十章 心力衰竭及其药物治疗	1. 了解心力衰竭的病理生理机制 2. 了解心力衰竭的分子生物学基础 3. 掌握心力衰竭的常用药物分类、代表药物及作用特点 4. 熟悉抗心力衰竭药物的新进展	2 2
第十一章 冠心病及其药物治疗	1. 了解冠心病的病理生理基础 2. 了解冠心病的危险因素 3. 熟悉冠心病的临床类型和特点 4. 掌握冠心病的常用药物分类、代表药物及作用特点	2 2
第十二章 消化性溃疡及其药物治疗	1. 了解消化性溃疡的症状及发病机理 2. 熟悉消化性溃疡药物治疗观点的发展过程 3. 掌握用于治疗消化性溃疡的常用药物分类、代表药物及其作用特点、不良反应	1 2
第十三章 恶性肿瘤及其药物治疗	1. 了解恶性肿瘤的病因及发病机制 2. 掌握肿瘤化疗的药理学基础 3. 掌握抗肿瘤药物的合理应用 4. 熟悉抗肿瘤药物的发展动向	1 2 2
第十四章 糖尿病及其药物治疗	1. 熟悉胰岛素抵抗及其综合征的防治 2. 熟悉糖尿病的病因、病理与诊断分型，掌握胰岛素及口服降糖药物的药理作用特点、不良反应 3. 熟悉抗糖尿病药物的发展动向 4. 熟悉糖尿病并发症的种类及其药物治疗	2 2 1
第十五章 骨质疏松症及其药物治疗	1. 了解骨质疏松症的临床表现及诊断 2. 熟悉骨质疏松症的病因、分型及病理机制 3. 掌握用于骨质疏松症的常用药物分类、代表药物及作用特点	1 2

续表

章节	要求	学时
第十六章 抗菌药物及其合理应用	1. 掌握常用的抗菌药物种类及作用机制 2. 掌握抗菌药物的合理应用 3. 熟悉目前抗菌药物使用中存在的问题	2 1
第十七章 肾上腺皮质激素类药物	1. 了解糖皮质激素的生理效应、构效关系 2. 掌握糖皮质激素的体内过程、药理作用、作用机制、临床应用、不良反应 3. 掌握糖皮质激素的合理应用 4. 了解糖皮质激素的发展动向	1 2
第十八章 药物不良反应	1. 掌握药物不良反应概念 2. 熟悉影响药物不良反应产生的因素 3. 熟悉药物不良反应的发生机制 4. 熟悉药物不良反应的重大"药害"事件 5. 了解药物不良反应的监测和报告 6. 掌握药物相互作用	1 1 2 1